肾脏肿瘤外科学

主　编：王林辉

副主编：曲　乐　吴震杰　崔心刚

编　委：（按姓氏拼音排序）

鲍　一	海军军医大学第三附属医院	常易凡	海军军医大学第一附属医院
陈　锐	海军军医大学第一附属医院	程　超	海军军医大学第一附属医院
程　帆	武汉大学人民医院	崔心刚	上海交通大学医学院附属新华医院
方　玉	海军军医大学第一附属医院	冯　翔	海军军医大学第一附属医院
甘欣欣	海军军医大学第一附属医院	耿红全	复旦大学附属儿科医院
龚　侃	北京大学第一医院	顾　蕾	海军军医大学第一附属医院
郭金萍	海军军医大学	花梅免	海军军医大学第一附属医院
江　军	陆军特色医学中心	刘　冰	海军军医大学第三附属医院
刘善荣	海军军医大学第一附属医院	年新文	海军军医大学第一附属医院
潘秀武	上海交通大学医学院附属新华医院	钱　程	海军军医大学
秦盛斐	同济大学附属上海市第四人民医院	曲　乐	东部战区总医院
施晓磊	海军军医大学第一附属医院	时佳子	海军军医大学第二附属医院
塔　娜	海军军医大学第一附属医院	谭晓契	海军军医大学
汪　洋	海军军医大学第一附属医院	王　杰	海军军医大学第三附属医院
王　越	海军军医大学	王　湛	海军军医大学第一附属医院
王安邦	海军军医大学第二附属医院	王林辉	海军军医大学第一附属医院
王杨凯	海军特色医学中心	吴小凤	海军军医大学第一附属医院
吴震杰	海军军医大学第一附属医院	肖成武	海军军医大学第一附属医院
肖广安	海军军医大学第一附属医院	徐　红	海军军医大学第一附属医院
阳青松	海军军医大学第一附属医院	杨　波	海军军医大学第一附属医院
杨　庆	上海交通大学医学院附属第九人民医院	叶　宸	海军军医大学第一附属医院
叶华茂	海军军医大学第一附属医院	余永伟	海军军医大学第一附属医院
曾　浩	四川大学华西医院	张　超	海军军医大学第一附属医院
张　进	上海交通大学医学院附属仁济医院	张　威	海军军医大学第一附属医院
张薇薇	海军军医大学第一附属医院	张振声	海军军医大学第一附属医院
赵堂亮	东部战区总医院	周启玮	海军军医大学第三附属医院
周昱霖	东部战区总医院	朱　焱	海军军医大学第一附属医院
朱亚生	海军军医大学第二附属医院		

中国教育出版传媒集团

高等教育出版社·北京

图书在版编目（CIP）数据

肾脏肿瘤外科学 / 王林辉主编 . -- 北京 ：高等教育出版社，2023.11

ISBN 978-7-04-060528-0

Ⅰ. ①肾… Ⅱ. ①王… Ⅲ. ①肾肿瘤－外科学 Ⅳ. ① R737.11

中国国家版本馆 CIP 数据核字（2023）第 089394 号

Shenzang Zhongliu Waikexue

策划编辑 瞿德竑 吴雪梅　　责任编辑 瞿德竑　　封面设计 张 楠　　责任印制 朱 琦

出版发行	高等教育出版社	网　　址	http://www.hep.edu.cn
社　　址	北京市西城区德外大街4号		http://www.hep.com.cn
邮政编码	100120	网上订购	http://www.hepmall.com.cn
印　　刷	天津鑫丰华印务有限公司		http://www.hepmall.com
开　　本	787mm×1092mm 1/16		http://www.hepmall.cn
印　　张	43		
字　　数	910千字	版　　次	2023 年 11 月第 1 版
购书热线	010-58581118	印　　次	2023 年 11 月第 1 次印刷
咨询电话	400-810-0598	定　　价	298.00 元

本书如有缺页、倒页、脱页等质量问题，请到所购图书销售部门联系调换

物 料 号 60528-00

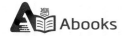

Abooks

关于我们 | 联系我们　登录/注册

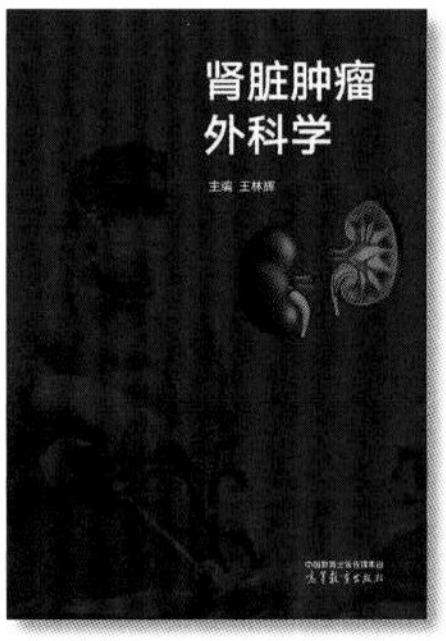

肾脏肿瘤外科学

王林辉　杨波

开始学习　收藏

《肾脏肿瘤外科学》网上资源，包括肾脏肿瘤手术技巧和并发症解析，手术案例及经典术式、手术技巧视频和名医对手术的解析等，丰富了知识的呈现形式，拓展了图书内容。这些资料是本书的重要组成部分，可进行在线阅读。

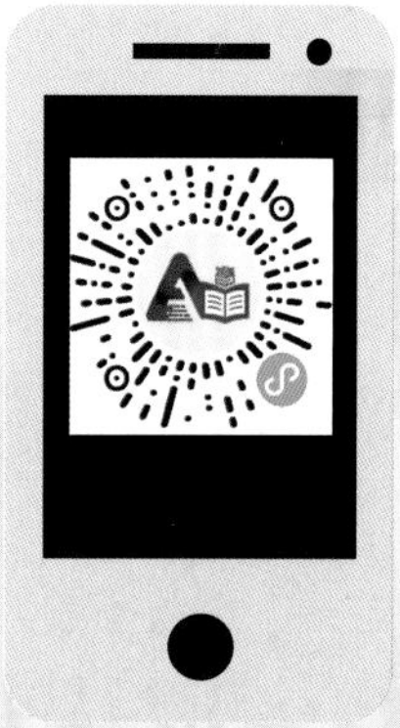

登录方法：

1. 电脑访问 http://abooks.hep.com.cn/60528，或微信扫描右侧二维码，打开小程序。
2. 注册并登录，进入“个人中心”。
3. 刮开封底账号涂层，手动输入 20 位密码或通过小程序扫描二维码，完成防伪码绑定。
4. 绑定成功后，即可开始本书的学习。

如有使用问题，请点击页面下方的“答疑”按钮。

肾脏肿瘤外科学数字资源编委会

序 言

肾脏是维持人体内环境稳定的重要器官，而肾脏肿瘤是常见泌尿系统肿瘤之一，严重威胁人类生命健康。与欧美发达国家相比，我国对于肾脏肿瘤的临床及基础研究起步较晚，但是发展飞速。20 世纪 90 年代起，我国肾脏肿瘤学研究进入了不断探索和前进的时代，肿瘤的基础及临床理论研究进一步发展，在肿瘤的发生发展、早期诊断、分型分期方面获得重要突破，保肾手术、微创技术、晚期肾癌靶向药物治疗、免疫治疗等相继开展，为万千肾脏肿瘤患者带来了福音。经过数十年发展，我国肾脏肿瘤诊治水平与科研水平已经进入国际先进行列，肾脏肿瘤学已发展到基因诊断、精准影像诊断、高难度保肾技术、机器人及单孔腹腔镜微创技术、晚期肾癌新型靶向免疫联合治疗等百花齐放的阶段，在肾脏肿瘤的发生、发展、转移、耐药、药物靶点等基础研究领域也树立了高水平的学术地位。

王林辉教授领衔的团队致力于肾脏肿瘤临床与基础研究三十余年，是我国最早开展肾脏肿瘤专病研究的团队之一，尤其在肾脏肿瘤微创技术、肾癌临床综合诊治、肾癌转移与药物耐药机制研究等方面取得了多项重大创新突破，为我国肾脏肿瘤研究走向国际化做出了突出贡献，相关成果曾获多项省部及国家级科技奖。《肾脏肿瘤外科学》是王林辉教授领衔肾脏相关领域团队精心编著而成的。全书分为总论、各论和手术学三篇，总论和各论通过图片、文字形式展现了包括肾脏的组织胚胎发育、解剖结构、生理功能等，肾脏肿瘤的病因学、流行病学、病理学、影像学、治疗学等，以及特殊类型肾脏肿瘤、肾脏肿瘤基础和转化研究等内容。针对每一章节内容，邀请了组织胚胎学、解剖学、病理生理学、流行病学、病理学、影像学、免疫学等相关领域的权威专家亲自撰写，并进行多轮审议、反复校稿，保证了内容的专业性、前沿性及科学性。手术学内容主要针对不同位置、不同分期的肾脏肿瘤，邀请国内外著名的泌尿外科专家以手术视频的形式展现肾脏肿瘤手术的技术要点及并发症处理，术式涵盖了普通腹腔镜、机器人辅助腹腔镜、单孔腹腔镜、机器人辅助单孔腹腔镜、国产纯单孔机器人辅助腹腔镜、经自然腔道内镜手术（NOTES）等各种微创术式，希望给泌尿外科临床医师提供规范化操作及手术思路、经验教训等指导。

“学有所成，业有所精”，在知识更迭日新月异的信息化时代，唯有掌握学习的技巧与思路，在自己专业领域不断精益求精，才能成为时代的佼佼者。《肾脏肿瘤外科学》内容涵盖广，涉及领域全，表达形式丰富，是目前关于肾脏肿瘤方面最具系统性、专业性的学术著作之一，我非常高兴向广大泌尿外科医生，尤其年轻医生推荐这本书，希望《肾脏肿瘤外科学》能够给广大泌尿外科医生带来借鉴与启发。

中华医学会泌尿外科学分会主任委员

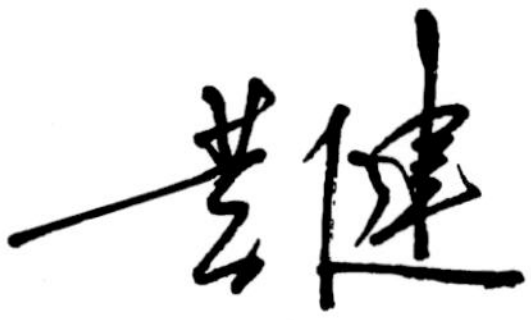

前言

医学是一座没有顶点的山峰

我出生在浙江桐乡一个美丽的江南乡村，童年时我最崇拜两个职业的人，一个是解放军，他们为党、祖国和人民冲锋陷阵、英勇无畏，使命神圣；另一个是医生，村里的赤脚医生每天奔走于阡陌小道、家家户户，为病人祛除疾患，职业崇高。军人最勇敢，医者最仁爱，而军医是勇敢和仁爱最完美的结合。1984 年高考前，第二军医大学到我所在的高中选拔品行端正、成绩优秀的学生，在老师和父母的支持下，我坚定地报考了第二军医大学。很幸运，我顺利地成为了一名军医大学的学员。

携笔从戎，怀揣着崇高理想出发

成为一名军医大学学员后，做一名好军医成了我不懈追求的目标。入学后，我完成了从一个地方青年学生到军校医学生的转变，满怀着悬壶济世的崇高理想和美好憧憬，像海绵一般如饥似渴地抓紧一切机会汲取知识。军队严明的纪律、严格的管理让我养成了严谨细致、有条不紊的学习和工作习惯。1990 年，我大学毕业分配到上海长海医院泌尿外科工作，开始从事泌尿外科临床专业业务。1994 年，我读研时选择了肾癌作为自己的临床科研方向。那时，我坚信这样一个理念：临床医学必须重视基础实验研究。实践证明，正是这个理念让我的从医之路受益匪浅。1995 年，我到国家重点实验室免疫学实验室开始研究“p16 和 GM–CSF 联合基因疗法治疗肾癌”。那时候我每天都泡在实验室，实验室的特殊气味好像已经透过皮肤浸入身体，而自己浑然不知。碰到同学时，他们经常打趣道：“不用问，一闻味道就知道你刚从实验室出来。”终于在 2003 年，我的研究成果“p16 联合 GM–CSF 治疗肾癌的临床应用研究”获上海市科技进步二等奖。此后的 20 年里，肾脏肿瘤的诊治及相关临床、基础研究几乎成为了我生活的全部内容。

敢为人先，“拓荒”肾癌诊治的“禁区”

20 世纪 90 年代初，对于早期肾脏肿瘤患者，手术全切癌变肾脏是最为有效的治疗手段。虽然从技术层面来说相对简单，手术风险也较小，但术后有 1/4 ~ 1/3 的患者会出现肾功能不全、肾功能代偿能力减弱而罹患尿毒症。工作中，我曾不知道多少次遇到这样的情形：在和病人、家属商量治疗方案时，他们常常说，“我们也不懂，您看应该怎么治就怎么治，我们信任您”。我深深地体会到这份信任里所蕴含的责任。我觉得作为医生，要时刻牢记：病人是来找我们要健康的，而不仅仅是找我们来“开刀”的，决不能为了手术而手术。医生应把病人当成自己的家人，根据病人的具体病情和个体特点来选择最佳治疗方案。治病，更要治人。

为每一名肾癌患者找到保肾的可能性，这成为我当时日思夜想、希望实现的目标，但是做起来谈何容易。怎样准确划定肿瘤的“三维”区域使手术变得更加精准？怎样尽量避开血管和集合系统找到最佳的手术入路和最精准的肿瘤切除、创面修补缝合方案？怎样实现真正的微创从而减少患者的生理和心理创伤？对于我来说，这是一个个需要攻克的医学难关，但对于广大患者来说，这是关乎生命健康和生活质量的天大的事。每每想到这里，就有一种急迫感催促着我。当时除了临床工作外，我基本上每天吃住在科室，把全部时间和精力投入到临床研究中。从开放手术到腹腔镜手术，从传统的多孔腹腔镜手术到单孔腹腔镜手术，从单孔腹腔镜手术到机器人辅助的单孔腹腔镜手术，我在追求保肾手术技术的同时，一直在不断开拓泌尿外科微创技术领域。终于在 2016 年，我利用“达芬奇”机器人（si 型）及其相关单孔设备，完成了亚洲首例真正意义上的机器人单孔腹腔镜肾脏肿瘤切瘤保肾手术，之后每年完成各类肾脏微创手术 400 多台。根据术后随访资料分析结果发现，接受保肾手术治疗的病人，肾癌的术后复发率和转移率相对于患肾全切的病人并没有显著区别，但是生活质量却大大提高了，这让我感到特别高兴和欣慰。执着追求并收获成功的人，是快乐的。

奋楫笃行，追求医学事业的脚步永不停歇

医学是一座没有顶点的山峰。虽然努力攀登了很久，但抬头仰望，山顶依然高耸直入苍穹。年少时，我常仰望星空，满怀着悬壶济世的豪情壮志。而深耕肾癌这个领域后，回归脚踏实地，努力完成好治病救人的使命职责。生命和科学像一片广袤的大陆，需要不断探索开拓，更需要敬畏和尊重。

我认为，作为一名外科医生，不应满足于做个技艺精湛的“开刀匠”，更要成为一名“临床科学家”。肾癌的治疗既要追溯源头，也要向下游深入。这些临床和基础研究包括：找到肾癌发生的可能原因及易患因素，进行正确的宣教、预防和早期诊断；管理好术后病人，尤其是要研究肾癌的复发、转移机制，放疗、化疗、免疫治疗及靶向药物治疗的适应证，为每名肾癌患者制订个体化治疗方案。2010 年，我们经历了近 10 年的研究，终于确定 RPRK 是 CXCR4 的核定位序列，证实 CXCR4 核定位可促进肾细胞癌的转移，为肾癌治疗提供了新的思路。又通过研究，于 2016 年首次发现了肾癌靶向药物治疗疗效预判的有效分子标志物和干预靶点，为解决癌细胞耐药的问题提供了可能。这些研究可以说是比

完成临床手术更有意义的事情。一把手术刀，一次最多救一人，而一套理论，却能挽救千万条生命。

初心如磐，行医者要做大写的人

宝剑锋从磨砺出，梅花香自苦寒来。无论是临床实践还是科学研究，每一点进步和每一项成果的取得，都离不开不懈地坚持和追求。“业精于勤荒于嬉，行成于思毁于随”“名誉不重要，重要的是医术”是我经常对科室里年轻医生讲的两句话，他们像年轻时的我一样，没日没夜地精练医技、潜心科研，在医学的海洋中劈波斩浪，用视病患如亲人的医德和精湛的技艺为病人祛除病痛。我始终坚信，只有更多年轻医生懂得了医者仁心、学会了治病救人，才能更好地为国家服务、为人民服务。

很多人说，医生见惯了生离死别，会变得冷血无情。但我不这样认为，医生越见沧桑，越懂真情，越富仁心。医学是一项伟大的事业，医生是一个高尚的职业。选择成为军人，就选择了战斗；选择成为医生，就选择了奉献，把苦累怨留给自己，将快乐安康送给病人。看着病人能在自己的帮助下重新过上正常的生活，我由衷地开心，这是作为一名医生最值得骄傲和自豪的时刻。正如吴孟超院士说的，“一个好医生，应该眼里看的是病，心里想的是病人。”

究竟怎样才能做一名好医生？我想，医之大者，杏林春暖，妙手仁心，必为大医精诚、大爱无疆、大盈若冲，必有“咬定青山不放松”的坚定执着、“吾将上下而求索”的孜孜以求和“德近佛者才近仙”的德艺境界。这就是我一直追求的目标。

即便不能改变世界，也不能让世界改变你的初心。虽然时光如水、世事沉浮，我已不再年轻，但我想自己的仁爱之心、奋进之心、感恩之心始终未变。回望从医生涯，虽然曲折坎坷，但是我认为自己是十分幸运的。我要感谢我的家人，是你们在我追求医学的道路上给予我无尽的陪伴、支持和理解；也要感谢组织、导师的关怀指导，感谢朋友、同事和国内外同行的支持帮助，更要感谢病人和家属们的信任与理解。谢谢你们，是你们让一个从乡村走出来的孩子，在崎岖的医学之路上始终沐浴着阳光，感受着温暖。本书的顺利出版，要感谢撰写团队所有学者的辛勤努力，感谢高等教育出版社对本书出版的指导帮助，也感谢学界同仁长期以来的鼓励支持！恩情难忘，情谊如金，在此向你们致以最真挚的谢意！

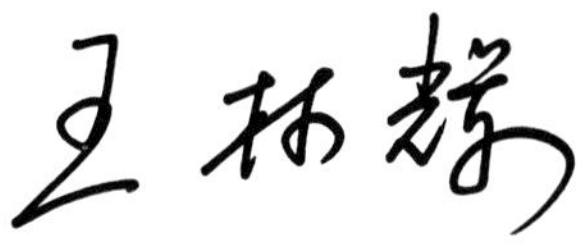

目　录

绪 论

肾脏肿瘤是泌尿系统常见的肿瘤之一，早期时多无临床症状，常常在体检时被发现，如果出现腹部肿块、血尿、腰痛等症状往往提示肿瘤已发生进展。肾脏肿瘤目前的治疗手段主要包括外科手术、物理治疗、靶向药物治疗、放射治疗及免疫治疗等。肾脏肿瘤可分为肾脏原发肿瘤和肾脏转移肿瘤。常见的肾脏原发恶性肿瘤包括肾细胞癌、肾间叶恶性肿瘤（如平滑肌肉瘤）等。常见的肾脏原发良性肿瘤包括血管平滑肌脂肪瘤、嗜酸细胞瘤、乳头状腺瘤、后肾腺瘤等。肾脏是继肺、肝、骨和肾上腺外，转移瘤的第5个好发部位。肾脏转移瘤的常见原发肿瘤包括肺癌、乳腺癌、肾上腺皮质癌、睾丸精原细胞瘤等，其中以肺癌最为常见。肾细胞癌在成人恶性肿瘤中占2%～3%，近年来我国发病率逐年上升，根据国家癌症中心最新发布的数据显示，我国肾细胞癌发病率为5.48/10万。在泌尿系统恶性肿瘤中，肾癌发病率和死亡率均排第3位。

大部分肾细胞癌是散发性的非遗传性原发肿瘤，最常见的类型是透明细胞癌，其他包括乳头状肾细胞癌、嫌色细胞癌、集合管癌等。而遗传性肾癌仅占2%～4%，目前发现的家族遗传性肾癌综合征及相应的易感基因包括VHL综合征（*VHL*基因）、结节性硬化综合征（*TSC1*/*TSC2*基因）、遗传性乳头状肾癌（*MET*基因）、遗传性平滑肌瘤病（*FH*基因）、Birt–Hogg–Dubé综合征（*FLCN*基因）、染色体3易位所致的家族透明细胞癌、BAP1癌症综合征（*BAP1*基因）、Cowden综合征（*PTEN*基因）、琥珀酸脱氢酶缺乏型肾癌（*SDH*基因）等。遗传性肾癌具有发病早、家族聚集、多器官受累等特征。因此，遗传性肾癌的外科治疗不仅要完整切除肿瘤，预防转移和复发，同时也要尽可能多地保留肾功能。随着遗传学和基因诊断学研究的进步，人们能更准确地从分子层面揭示遗传性肾癌的发病原因。对致病基因和异常基因携带者，应定期检查肾脏和肾外的病变，以达到早期治疗的目的。

目前肾脏肿瘤的治疗方式是以外科手术切除为主、其他治疗为辅的综合治疗。对于肾脏恶性肿瘤，根治性肾切除术是公认的可能治愈的方法。手术方式上历经了从开放、腹腔镜，到机器人辅助腹腔镜，再到单孔腹腔镜和经自然腔道腹腔镜手术的发展历程。有历史记载的第一例有计划的人肾切除术是1869年8月2日由Heidelberg大学外科教授Gustav Simon实施的，手术对象是一位输尿管尿瘘的女性患者，术后患者存活并获得治愈。国际上第一例肾恶性肿瘤肾切除术由 Langenbuch 于 1875 年实施。随着手术技术的不断提高和内镜的发展，以及对肿瘤病理生理学的深入研究，肾脏恶性肿瘤的外科治疗从最开始的开放性根治性肾切除术，演变到腹腔镜根治性肾切除术，再到腹腔镜肾部分切除术和最大限度地保留肾单位的肿瘤剜除术，都充分体现了微创技术的不断进步，同时器官功能的保护日益受到重视。1990 年，Clayman 完成首例腹腔镜肾切除术，之后被广泛应用普及，目前已是局限性肾癌外科手术的常规术式。1992 年，Winfield 完成世界上第 1 例腹腔镜肾部分切除术。2000 年，Intuitive Surgical 公司研发的达芬奇手术系统（Da Vinci system）首次获得美国食品药品监督管理局（FDA）批准应用于腹腔镜手术。2001 年，Guillonneau B 等对 1 例肾盂输尿管连接处狭窄、右肾功能严重受损的患者开展机器人辅助腹腔镜右肾切除术，证实该术式的可行性，由此揭开了机器人技术在肾脏疾病中应用的新篇章。随后手术技巧越来越成熟，以及对器官解剖的理解深入，手术方式上又出现了单孔腹腔镜术式和经自然腔道的腹腔镜手术。2007 年，Rane 和 Raman 等首先分别报告了单孔腹腔镜单纯肾切除术和根治性肾切除术。2012 年，Kaouk JH 等首次报道了机器人辅助经阴道 NOTES 技术在供肾切除术中的应用，结果显示经自然腔道腹腔镜肾切除术安全可行。

国内直到 1955 年才有何尚志 6 例和杨松森 2 例的 2 篇肾部分切除术的报告。1992 年，我国由北京泌尿外科中心首次开展腹腔镜肾癌根治术。2008 年，上海长海医院顺利完成国内第一例单孔多通道腹腔镜肾切除术。2008 年，中国人民解放军总医院成功完成国内第一例机器人辅助腹腔镜肾部分切除术。2010 年，赣南医学院第一附属医院顺利实施国内首例经阴道混合 NOTES 肾切除术。2012 年，北京协和医院泌尿外科完成我国首例 3D 腹腔镜手术。2012 年，上海长海医院完成国内首例经脐单孔多通道腹腔镜肾癌冷冻消融术。2013 年，上海长海医院完成中国首例单孔多通道经腹 3D 腹腔镜肾切除术。2014 年，上海长海医院完成中国首例达芬奇机器人辅助全腹腔镜右肾癌根治性切除联合腔静脉Ⅱ级癌栓取出术。2016 年，上海长征医院完成了国内首例机器人辅助腹腔镜结合荧光染色及超声定位肾癌肾部分切除术。2016 年，中国人民解放军总医院完成国际首例机器人辅助腹腔镜肾癌合并下腔静脉四级癌栓根治性切除术。2021 年 3 月 9 日，浙江嘉兴市第一医院成功完成了中国首例国产单孔机器人辅助腹腔镜肾癌肾部分切除术。

与西方国家相比，中国的肾脏手术治疗起步较晚，但在进入微创时代尤其是在进入 21 世纪后国内泌尿外科界奋起直追，腹腔镜手术、机器人辅助手术直至单孔腹腔镜手术，每种手术方式落后于国外的时间差越来越小，并在某些前沿领域走在了世界的前列，走出了一条具有鲜明时代特色的中国微创之路。

早期肾恶性肿瘤，可以通过切除部分肾达到去瘤目的，甚至可以剜除肿瘤，最大限度地保护患肾功能。而对于分期相对较晚的肾脏肿瘤，则需行根治性切除术。针对大肾癌及肾癌伴静脉癌栓患者，首选治疗仍然是外科手术；对已出现转移的肾癌采用以全身药物治疗为主，辅以原发灶或转移灶的姑息手术或放射治疗。当局部晚期肾癌的肿瘤≥10 cm

时，在并发症发生率和肿瘤残留方面，腹腔镜切除术和开放手术无显著差异。对于肾癌伴有静脉癌栓的患者，为了更好地完善手术方案，国内外专家针对静脉癌栓制订了一系列分类方法，包括：Mayo 分级法、“301”分级法、Neves 分级法和 Novick 分级法等，其中使用最广泛的是美国梅奥医学中心的 Mayo 分级法，但是其对制订微创手术方案有一定的局限性。

对于肿瘤体积大、局部进展、伴肾静脉或腔静脉瘤栓的患者，手术存在创伤大、术中出血量大等风险；尤其是富血供肿瘤、解剖异常、伴有癌栓等情况，周围脏器损伤等手术风险更高，甚至会导致严重术后并发症。因此，肾动脉栓塞技术（DSA）逐渐应用到肾恶性肿瘤的治疗中来，已经成为一种安全的辅助检查及治疗方法，且被推荐作为有严重血尿及腰痛不能耐受手术患者的一种姑息性治疗手段。经肾动脉化学治疗栓塞（TACE）和经肾动脉灌注化学治疗（TAIC）是肾脏肿瘤的重要治疗手段，可提高肿瘤全瘤切除率、无瘤生存率及减少术后种植转移。而且，肿瘤栓塞后坏死产生的抗原可刺激机体的自身免疫反应，产生肿瘤抗体，可能有助于改善预后。除此之外，超选择性肾动脉栓塞还广泛应用于肾肿瘤术前辅助治疗和肾部分切除术后严重出血等并发症的处理。

肿瘤消融是局灶治疗的另一种形式，属于非血管介入性治疗，包括射频消融、冷冻治疗、微波消融及化学消融等，是直接将能量或化学物质作用于肿瘤病灶，使肿瘤变性、凝固坏死的疗法。在实施方式上，主要有经皮穿刺消融和腹腔镜引导消融两种。前者具有创伤小、可局部麻醉操作等优势，主要应用于肾脏背侧和外侧肿瘤的消融。位于肾脏腹侧或毗邻重要脏器的肿瘤，多采用腹腔镜引导直视下消融。对于内生性肾肿瘤，目前多采用腹腔镜联合超声引导下消融，有助于明确肿瘤边界和精准消融。

与此同时，医学影像技术和材料工程不断创新进步，精准外科技术的发展也日新月异。三维立体成像导航技术是指以患者的计算机体层成像（CT）、磁共振成像（MRI）等影像学检查结果为基础，通过影像精准计算机分析云服务技术平台实时互动，进行精准术前评估和实时手术规划，从而使精准保留肾单位手术变得安全、可行。术前 3D 打印能够精准显示患者的肾肿瘤大小及肿瘤周围组织和血管情况，有利于术前规划手术切除范围，预知应该规避的血管及手术的难点。术中超声及全息实时影像的应用使得完全内生性肿瘤、肾门部肿瘤、多发小肿瘤等复杂肾肿瘤的保肾手术成为可能。目前研究已经证实，术中超声不但能定位肿瘤，还能保证肿瘤的切缘阴性，是关键的术中实时监测手段。其中，术中超声造影是近年来新兴的一项对比增强检查技术，能更清晰地发现肿瘤并显示肿瘤边界，增加了肾癌微血管和小肾癌低速血流的显示能力。此外，术中荧光显像可引导术者对肿瘤进行精准切除，对于一些复杂情况下确保外科切缘阴性，肿瘤包膜尤其是囊性肿瘤不被切破有重要意义，同时还有助于寻找肿瘤卫星灶、可疑阳性淋巴结等。

对于转移性肾恶性肿瘤需要根据患者的具体情况制订个体化的治疗方案，采用手术、放射治疗、靶向药物及免疫治疗等方法进行综合治疗。外科手术和放射治疗应在有效的全身治疗的基础上进行。外科手术是转移性肾细胞癌的辅助治疗手段，包括原发灶的减瘤手术及转移灶的姑息性切除。放射治疗对转移性肾细胞癌的治疗效果有限，多采用立体定向放射治疗（射波刀、γ 刀），主要用于骨和脑转移、局部瘤床复发、区域或远处淋巴结转移患者，可达到缓解疼痛、改善生活质量的目的。

近二十年来快速发展的分子靶向药物及近五年来出现的免疫检查点抑制剂为转移性肾癌的治疗提供了新的方法和策略，分子靶向药物能够显著提高转移性肾细胞癌的客观反应率，延长生存期。2006 年起，美国国立综合癌症网络（NCCN）、欧洲泌尿外科学会（EAU）等将分子靶向治疗药物作为转移性肾细胞癌的一、二线治疗用药。自 2015 年起，大量的临床研究证实免疫检查点抑制剂的单药治疗或联合治疗，可使转移性肾细胞癌患者得到明显的生存获益，并因此列入国内外各个指南的一、二线治疗用药。

在肿瘤的细胞免疫治疗领域中，嵌合抗原受体 T 细胞治疗（CAR–T）和 T 细胞受体嵌合型 T 细胞技术（TCR–T）占据了重要的地位，CAR–T 在血液肿瘤治疗上成绩斐然，而 TCR–T 能够特异性识别肿瘤抗原，在实体瘤领域更有潜力，具有较好的治疗前景和应用空间。未来需要在分子靶向药物、免疫检查点抑制剂和细胞免疫治疗等方向上进一步探索，为肾脏肿瘤的临床综合治疗提供更优方案。

本书共三篇 28 章，包括肾脏组织胚胎学、解剖学、生理学，肾脏肿瘤的病因学、流行病学、病理学、影像学、治疗学，特殊类型肾脏肿瘤、肾脏肿瘤基础和转化研究等内容，内容翔实、图文并茂。在手术方面，涵盖了根治性肾脏切除术、肾脏部分切除术、静脉瘤栓手术、消融手术等。在手术方式上专门介绍了腹腔镜手术、机器人辅助腹腔镜手术、单孔腹腔镜手术等，其中不乏一系列复杂、高难度的手术，并收录了相关手术并发症、手术技巧等精彩丰富的视频资料。阅读本书既可使正在接受培训的青年医师了解基本知识、手术操作步骤和要点，也可使有经验的泌尿外科医师学习到相关手术思路、手术技巧和手术经验教训。编者对本书内容反复多次修订，力求完美，但限于编者知识的局限性及临床经验尚不够丰富和全面，术中内容和观点难免存在诸多不足，恳请读者不吝赐教，提出宝贵意见和建议，我们将及时勘正。

（王林辉）

▶▶▶ 参考文献

[1] 王少华，邵鸿勋，王建业 . 肾肿瘤诊断治疗的变迁 . 中华泌尿外科杂志，1991，1991（02）：98–100.

[2] Moch H，Cubilla AL，Humphrey PA，et al. The 2016 WHO Classification of Tumours of the Urinary System and Male Genital Organs–Part A：Renal，Penile，and Testicular Tumours. Eur Urol，2016，70（1）：93–105.

[3] Listed N. Abstracts of the 102nd USCAP (United States and Canadian Academy of Pathology) Annual Meeting. March 2–8. 2013. Baltimore, Maryland, USA. Laboratory Investigation (00236837), 2013, 93 (Suppl 1): 4A.

[4] Rongshou Zheng, Siwei Zhang, Hongmei Zeng, et al. Cancer incidence and mortality in China, 2016. Journal of the National Cancer Center, 2022, (02): 1–9.

[5] 黄健 . 中国泌尿外科和男科疾病诊断治疗指南（2019 年版）. 北京：科学出版社，2020.

[6] 金圣明，吴俊龙，魏嘉明，等 . 遗传性肾癌综合征的外科治疗研究现状 . 现代泌尿外科杂志，2020，(25)：4.

[7] Chan TY. WHO Classification of Renal Tumors: Tumors of the Urinary System and Male Genital Organs. Urology, 2005, (65): 214–215.

[8] 孔垂泽，姜元军 . 肾癌根治性切除手术切除范围的变迁（附光盘）. 现代泌尿外科杂志，2018，23（03）：165–168.

[9] 郑军华，王林辉，黄翼然 . 肾癌诊断和治疗的百年演变史 . 上海医学，2017，40（07）：396–400.

[10] Winfield HN, Donovan JF, Godet AS, et al. Laparoscopic partial nephrectomy: initial case report for benign disease. J Endourol, 1993, 7 (6): 521–526.

[11] Guillonneau B, Jayet C, Tewari A, et al. Robot assisted laparoscopic nephrectomy. J Urol, 2001, 166 (1): 200–201.

[12] Rane A, Rao P. Clinical Evaluation of A Novel Laparoscopic Port (R–Porttm) In Urology And Evolution Of The Single Laparoscopic Port Procedure (Slipp) And One Port Umbilical Surgery (Opus). European Urology Supplements, 2008, (7): 193.

[13] Kaouk JH, Khalifeh A, Laydner H, et al. Transvaginal hybrid natural orifice transluminal surgery robotic donor nephrectomy: first clinical application. Urology, 2012, 80 (6): 1171–1175.

[14] 何尚志，曹裕丰，陈邦典等 . 肾部分切除术 . 中华外科杂志，1955，(11)：837–842.

[15] 杨松森，王钟奇 . 肾部分切除术 . 中华外科杂志，1955，(11)：843–844.

[16] 王林辉，刘冰，王富博，等 . 经脐单孔多通道腹腔镜下肾切除术 20 例报告 . 中华泌尿外科杂志，2011，(02)：79–82.

[17] 李汉忠，张玉石，张学斌，等 .3D 腹腔镜系统在泌尿外科手术中的应用 . 中华泌尿外科杂志，2013，(05)：325–328.

[18] 王林辉，徐斌，刘冰，等 . 单孔多通道后腹腔镜肾脏肿瘤冷冻消融术 2 例报告 . 第二军医大学学报，2012，33（07）：707–711.

[19] 王林辉，刘冰，王志向，等 . 中国首例单孔多通道经腹 3D 腹腔镜肾切除术 . 第二军医大学学报，2013，34（10）：1116–1120.

[20] 王林辉，叶华茂，吴震杰，等 . 中国首例达芬奇机器人辅助全腔镜下右肾癌根治切除联合腔静脉Ⅱ级癌栓取出术 . 第二军医大学学报，2014，35（07）：763–768.

[21] 时佳子，叶华茂，徐志鹏，等. 专用超声在机器人辅助腹腔镜肾部分切除术中的应用初探. 临床泌尿外科杂志，2016，31（01）：29–30+34.

[22] 闵俊. 解放军总医院完成世界上首例机器人辅助肾癌合并下腔静脉四级癌栓根治术. 中华医学信息导报，2017，32（12）：1.

[23] Hatcher P A，Anderson E E，Paulson D F，et al. Surgical management and prognosis of renal cell carcinoma invading the vena cava. J Urol，1991，145（1）：20–23.

[24] Verhoest G，Couapel JP，Oger E，et al. Safety and Feasibility of Laparoscopic Nephrectomy for Big Tumors（≥10 cm）：A Retrospective Multicentric Study. Clin Genitourin Cancer，2016，14（4）：e335–340.

[25] Blute M L，Leibovich B C，Lohse C M，et al. The Mayo Clinic experience with surgical management complications and outcome for patients with and venous tumour thrombus. BJU Int，2004，94（1）：33–41.

[26] Wang B J，Li H Z，Ma X，et al. Robot–assisted laparoscopic inferior vena cava Thrombectomy different sides require different techniques. Euro Urol，2016，69（6）：1112–1119.

[27] Kaplan S，Ekici S，Dogan R，et al. Surgical management of renal cell carcinoma with inferior vena cava tumor thrombus. Am J Surg，2002，183（3）：292–299.

[28] Maxwell NJ，Saleem AN，Rogers E，et al. Renal artery embolosation in the palliative treatment of renal carcinoma. Br J Radiol，2007，80（950）：96–102.

[29] Kalman D，Varenhorst E. The role of arterial embolization in renal cell carcinoma. Scand J Urol Nephrol，1999，33（3）：162–170.

[30] 干思舜，王磊，叶剑青，等. 超选择性肾动脉栓塞在腹腔镜下零缺血肾癌肾部分切除术中的应用. 中国微创外科杂志，2018，18（9）：810–813.

[31] Mouravier V，Joniau S，Van PH，et al. Current status of minimally invasive ablative techniques in the treatment of small renal tumors. J Eur Urol，2007，51（10）：328–336.

[32] Prins FM，Kerkmeijer LGW，Pronk AA，et al. Renal cell carcinoma：alternative treatment options for small renal masses，a systematic review. J Endourol，2017，31（10）：963–975.

[33] Levine JP，Patel A，Saadeh PB，et al. Computer-aided design and manufacturing in craniomaxillofacial surgery：the new state of the art. J Craniofac Surg，2012，（23）：288–293.

[34] Wink MH，Laguna MP，Lagerveld BW，et al. Contrast-enhanced ultrasonography in the follow-up of cryoablation of renal tumors：a feasibility study. BJU Int，2007，99（6）：1371–1375.

第一篇

总论

第一章

肾脏肿瘤外科学的发展简史

“最有效地治疗疾病，最大可能地保留病变器官功能，最大限度地减小手术创伤”是现代外科治疗的三大宗旨。泌尿外科因其先天“管道学科”的特点，一直处在微创外科发展的最前沿。手术是肾肿瘤治疗的基石，肾脏肿瘤的外科治疗进展，便是泌尿外科微创外科发展的典型代表。肾细胞癌（renal cell carcinoma，RCC）是泌尿系统常见的恶性肿瘤，其发病率在过去10年中增加了47%，随着临床诊疗技术的提高，早期肾癌发现比例呈上升趋势，大部分都可通过手术达到根治效果。因此，外科治疗尤其是微创外科是目前治疗肾癌的主要手段。

更小的创伤、更好的肾脏功能保护、更快的术后恢复，已成为符合现代外科宗旨且不可逆的潮流和风向标，受到了国内外泌尿外科学者的广泛关注。本章根据肿瘤不同分期将肾癌分为局限性肾癌、局部进展性肾癌及转移性肾癌，以此为切入点分析现代肾脏肿瘤外科的发展现状，以期为当前和未来适应肿瘤生物学进展和肾肿瘤微创治疗模式变化的进展提供些许启示。

第一节　局限性肾癌的外科治疗

在过去的150年中，肾癌外科治疗取得了巨大进步，自腹腔镜肾切除术首次报道以来，肾细胞癌的微创手术发展迅速。

一、开放性肾脏手术

19世纪初，由于脓毒症导致的手术死亡率接近50%，肾切除术在外科医生中的推广无比艰难。直到1867年，Joseph Lister革命性的手术消毒方法的出现使得肾脏手术迎来蓬勃发展。1869年，德国外科医生Gustav Simon通过背侧腰部切口完成了世界上第一例肾切除术以治愈尿瘘。1870年，他还为肾积水患者进行了世界上第一例肾部分切除术（partial nephrectomy，PN）。无论是1875年Langenbuch开展的第一例经腰部切口肾恶性肿瘤肾切除术，还是1876年Kocher实施的第一例经腹部切口巨大肾肿瘤肾切除术，均受限于当时有限的疾病认知和较低的医疗水平，未取得很好的疗效。1887 年，Vincenz Czerny 第一次将肾部分切除术应用于肾肿瘤的治疗。直至 1963 年，Charles J. Robson 首次提出了根治性肾切除术（radical nephrectomy，RN）的概念。这一术式一经报道就被广泛采用，明显提高了患者的生存期，并在随后很长的一段时间内，被认为是肾癌手术的金标准。

二、腹腔镜肾脏手术

美国华盛顿大学的 Ralph V.Clayman 等人在 1990 年首次描述经腹（transperitoneal，TP）腹腔镜肾切除术之后，腹腔镜和机器人辅助手术系统等微创手术方法得到了广泛的普及，逐渐替代了经典的开放手术方式。Kurt Kerbl 等人于 1993 年报道了经后腹腔（retroperitoneal，RP）的腹腔镜肾切除术。

自腹腔镜肾切除术首次报道以来，经过十余年的探索和新材料、新器械的不断发展，以及外科医师腹腔镜技艺的熟练，腹腔镜技术在肾癌外科治疗中被越来越广泛地应用。与传统的开放性手术相比，腹腔镜治疗肾癌具有住院时间短、恢复快、出血少、切口小、美观性好等优势，显著提高了患者的生活质量，有部分取代开放性手术的趋势。2007 年欧洲泌尿外科学会（European Association of Urology，EAU）的指南首次将腹腔镜根治性肾切除术（laparoscopic radical nephrectomy，LRN）列为肾癌的标准治疗方法。一项比较 RP 腹腔镜肾切除术和 TP 腹腔镜肾切除术的随机前瞻性试验发现，两种方法之间只有手术时间不同，失血量、镇痛药使用、住院时间及并发症发生率没有显著差异。

1950 年，Vermooten 为现代保留肾单位手术（nephron-sparing surgery，NSS）奠定了基础。20 世纪 60 年代，在激进手术的时代氛围下，NSS 手术取得了长足的进步，E. F. Poutasse 在肾脏节段性供血的基础上改进了 PN 的手术技术，W. K. Kerr 和 Philip C. Klotz 引入了降低肾脏温度以防止缺血性损伤的概念，使得 PN 过程中的肾脏重建步骤时间得以显著延长。Howard N.Winfield 等人于 1992 年开展了首例 TP 腹腔镜肾部分切除术（laparoscopic partial nephrectomy，LPN）。2000 年，Fergany 等随访超过 100 例 PN 患者，其中 <4 cm 患者的 10 年生存率几乎 100%。近年来，随着对肾脏功能保留的重视，PN 成为 NSS 的主要术式并得到广泛应用。NSS 初始适应证仅为双侧肾癌、孤立肾肾癌患者，随着越来越多早期肾癌患者被发现，NSS 适应证得以进一步扩大。2010 年，EAU 更是直接将 T1a 及 T1b 均纳入 NSS 可选择适应证范围。Inderbir S. Gill 等于 2013 年提出肿瘤根治、无围手术期并发症及保护肾功能，即“三连胜（trifecta）”这一概念，并认为其应该作为 PN 的常规目标。当代机器人 / 腹腔镜 PN 预后与开放手术相当，尽管肿瘤复杂性不断增加，机器人 / 腹腔镜 PN 仍需将“三连胜”作为 PN 的常规目标。

在过去的 10 年中，由于术后慢性肾脏病（chronic kidney disease，CKD）的发病风险较高，且 RN 切除的肾脏小肿物（small renal masses，SRMs）术后病理约 20% 为良性肿瘤，有过度治疗之嫌，RN 的地位因而不断受到质疑。同时，随着手术技术的成熟和新技术的不断开展，PN 的适应证范围也在逐渐扩大。目前 PN 的手术适应证已由 T1a 期逐渐扩大到 T1b，甚至部分专家学者提出 T2 期局限性肾肿瘤也可以行 PN。尽管如此，对 PN 及 RN 两种术式的适应证仍然争议不断。最近的 Cochrane Collaboration 通过系统评价比较了临床局限性 RCC 的 RN 和 PN，发现 PN 与较低的全因死亡率相关，而两者在癌症特异性存活率、严重不良事件和无复发存活率方面无明显区别。这可能归因于功能性肾实质的保存及肾脏替代治疗的发展。此外，相较 RN，PN 与良性肿瘤患者的总生存期改善关联性更强。然而，在欧洲癌症治疗研究组织（European Organization for Research on Treatment of Cancer，EORTC）对前瞻性随机对照试验进行重新分析后发现，与 RN 相比，NSS 虽然显著降低了中度肾功能不全［估算肾小球滤过率（eGFR）$<$60 mL/min］的发生率，但两组的晚期肾功能不全（eGFR$<$30 mL/min）及肾衰竭（eGFR$<$15 mL/min）的发生率近乎相同，同时 NSS 对 eGFR 的有益影响并未使该研究人群的总生存期（overall survival，OS）相较 RN 组得到明显提升。

目前普遍认为，术前 CKD 患者及有严重合并症的患者最有可能从 NSS 中受益。因此，RN 可能更适合 NSS 不是必需的并且有复杂的肾肿瘤的患者，而 NSS 的技术和肿瘤学安全性无法保证。与 RN 相比，PN 的可行性主要取决于可保留的肾实质的量，而不是肿瘤大小。此外，由于肿瘤大小增加与转移潜能相关，因此转移性疾病风险较高的患者可能正是那些从保留的肾功能中获益最多的患者，以允许潜在的额外治疗。

随着国内临床影像、手术器械及手术技术的不断改进，我国肾脏外科手术治疗经历了由开放手术到腹腔镜再由腹腔镜到机器人的一系列转变。1993 年，北京医科大学泌尿外科研究所那彦群在郭应禄教授的指导下与日本东京大学医学部泌尿外科东原英二先生合作应用腹腔镜成功切除肾 1 例，实现了我国肾脏微创外科从 0 到 1 的突破。2007 年 8 月—2008 年 10 月，一项纳入我国 23 家医院共 1 975 例患者的回顾性研究显示，1 844 例手术治疗患者中，腹腔镜手术仅占 19%。而数年之后的一项回顾性分析表明，2008—2016 年单中心的肾癌患者中约 91.7% 行微创手术，其中腹腔镜手术 3 274 例（78.6%），机器人辅助腹腔镜手术 547 例（13.1%）。虽然是单中心研究，但足以说明，相较 2008 年前，肾脏外科手术方式占比发生了明显的变化，腹腔镜占比极高，机器人辅助治疗崭露头角。我国肾脏外科腹腔镜手术虽然起步稍晚，但在诸多前辈的带领下及全国泌尿外科医生的共同努力下取得了长足的进步，腹腔镜手术技术已趋近甚至达到或超越国际先进水平。

在医疗设备和技术不断更新的过程中，肾癌微创手术技术及器械不断更新迭代，给临床治疗提供了更多的选择。近年来，单孔腹腔镜、机器人腹腔镜等新型微创技术层出不穷，在降低手术创伤的同时不断扩大手术适应证，为肾癌微创手术带来了革命性变化。

传统腹腔镜往往需要多个手术孔道进行操作，这使得患者术后容易出现多部位疼痛，且更多的手术瘢痕意味着更差的美观程度，“微微创”的需求致使“单孔腹腔镜

（laparoendoscopic single-site，LESS）”应运而生。LESS 的概念是最小化皮肤切口，从而减少与切口相关的疼痛和并发症，并对切口进行适当“美容”。该技术在泌尿外科的应用始于 2007 年，Abhay Rane 等报道了第一例单孔腹腔镜单纯肾切除术，同年 Jay D. Raman 等人报道了经脐单孔腹腔镜根治性肾切除术。2009 年，Jihad H. Kaouk 等开始开展机器人达芬奇系统联合单孔腹腔镜技术在泌尿外科手术中的应用。该术式可在单个皮肤切口（通常是脐周）内置入整合的所有端口。2008 年后，随着单孔商业化 Port 的研制及应用，我国泌尿外科单孔腹腔镜手术进入了快速发展期。2009 年，张旭团队完成了国内首例经脐单孔腹腔镜右肾癌根治性切除术。2013 年 8 月 5 日，王林辉团队于国内首次完成并报道了 1 例单孔多通道经腹 3D 腹腔镜下右肾切除术，为中国肾癌外科治疗提供了单孔 3D 腹腔镜这一有效工具。非随机研究表明，LESS 在围手术期效果、术后疼痛和美容方面的改善作用不逊于传统腹腔镜手术。但 LESS 技术本身有违人体工程学，鉴于这些器械在腹腔中非常接近，它们经常发生碰撞。此外，在某些情况下，该技术使得原本简单的任务复杂化。因此，LESS 不仅需要专门的设备，而且在开始行 LESS 操作前，需要医师具有丰富的腹腔镜经验。针对单孔技术操作空间小、器械易互相干扰和对临床医师经验要求高等缺陷，我国泌尿外科医生进行了不断尝试和改善以求解决上述问题。吴中华等将常规和预弯腹腔镜相结合以缓解器械干扰问题，朱清毅等自制腔内撑开暴露器以改善工作空间。冯海波等研发了新型机器人可视化系统以更好地满足单孔腹腔镜手术的要求。王林辉团队首创了一种单孔腹腔镜基本技能专门培训课程，并持续致力于国内单孔腹腔镜医师的培训及技术的发展。

经自然腔道内镜手术（natural orifice translumenal endoscopic surgery，NOTES）方法，顾名思义是利用自然腔道（如口腔、阴道、直肠）放置端口装置，通过这些端口进行手术和提取标本的一种方式。NOTES 的优势包括减少术后疼痛、减少切口相关并发症和改善美容效果，但是与单孔手术一样，这种方法在技术及设备上的要求很高。Mattew T. Gettman 等人于 2001 年首次在猪模型中使用阴道通路报告了 NOTES 肾切除术。Jihad H. Kaouk 等人于 2010 年报告了第一例成功施行的人类经阴道行肾切除术的 NOTES 病例。邹晓峰团队于 2010 年实施了国内首例经阴道混合 NOTES 根治性肾（右肾）切除术，随后于 2011 年成功开展了国际首例经阴道纯 NOTES 根治性肾（右肾）切除术。截至目前，尚无比较研究评估 NOTES 的有效性和优越性。

正如工业生产依靠机器人作业突破了人类先前无法达到的成就一样，机器人外科手术也将外科医师能够处理的疾病复杂程度及手术操作的精密程度带到了更高的境界。1985 年，第一台手术机器人 PUMA200 开始应用于人体手术。1989 年，J E A Wickham 等开发了名为“PROBOT”的机器人，最早应用于经尿道前列腺切除术。1990 年，科学家开发了第一个“主从系统”，该系统由主刀医生在外科工作平台上遥控操纵机械臂进行手术。1993 年，机器人伊索（AESOP，用于最佳定位的自动内镜系统）成为第一个被 FDA 批准用于腹部外科手术的机器人系统。2000 年，Intuitive Surgical 公司研发了可视化、符合人体工作效能及规律的达芬奇手术系统，首次获得 FDA 批准应用于腹腔镜手术；次年，应用于心胸外科的 ZEUS 系统（Computer Motion 公司）获得 FDA 认证，并在 Socrates 协作系统的帮助下实现远程控制机械臂完成手术；2003 年，这两家公司合并，达芬奇手术系统成为其唯一的商用机器人系统。

2001 年，Bertrand Guillonneau 等对 1 例右肾功能严重受损的患者行机器人辅助腹腔镜右肾切除术，证实该术式的可行性，由此揭开了机器人技术在肾脏疾病中的应用。Mattew T. Gettman 等人于 2004 年报告了第一例利用达芬奇手术系统完成的机器人辅助经腹膜后（RP）肾部分切除术。近年来，机器人辅助的腹腔镜手术系统已经常规用于肾癌治疗，该系统具有三维视野，在计算机的控制下将医师手部的活动转化成仪器的运动来完成手术。其与 NOTES、LESS 的结合将充分发挥三者优势。随着 SP 系统、人工智能及远程操控技术的日趋完善，机器人在肾癌治疗中的应用更具前景。NOTES 和 LESS 术式需要手术医师充分评估并权衡技术难度及患者受益后进行选择，但手术机器人的出现完美地解决了上述难题。邹晓峰团队于 2020 年报道了国内首例机器人辅助经阴道混合 NOTES 根治性肾（右肾）切除术。2021 年 3 月，王林辉团队首次应用术锐单孔手术机器人系统完成单孔机器人肾部分切除术、前列腺癌根治术等一系列泌尿外科高难度手术，标志着术锐单孔机器人手术系统正式步入临床应用。2021 年 9 月，王林辉团队牵头海军军医大学第一附属医院、浙江大学医学院附属第一医院、南京医科大学附属第二医院、上海交通大学医学院附属第九人民医院四家泌尿外科中心，开展全国多中心前瞻性随机对照临床试验，充分验证了该系统的可行性、安全性、有效性。2022 年 6 月，术锐手术机器人正式获批上市。随着国产化机器人手术比例的提高，医疗费用将显著降低。

三、肾脏肿瘤消融手术

目前，T1a 肾脏肿瘤治疗的金标准是肾部分切除术（PN）。然而，随着泌尿科医生不断寻找新技术来保护肾功能，同时最大限度地减少手术并发症的发生率，经皮局灶性消融疗法不断发展，成为许多 T1a 肾脏肿瘤患者的又一选择。消融技术已被证明具有低并发症发生率、非劣效的短期肿瘤学结果和较低的成本。

消融治疗的结果与手术治疗相当，然而，目前没有直接比较两者的随机对照研究。一项荟萃分析报告显示，与 PN 相比，消融疗法具有相似的（如果不是改善的话）肾功能保存效果，而经皮消融治疗的侵入性更小、并发症发生率往往显著低于 PN。随着热消融疗法长期随访数据越来越多，它已被证明是治疗肾小肿瘤的可行选择。王林辉团队报道了国内首例经脐单孔腹腔镜下肾肿瘤冷冻消融术。对于合并系统疾病而无法耐受手术的早期肾癌患者，可选择局部麻醉下经皮消融治疗。

第二节 局部进展性肾癌的外科治疗

局部进展性肾癌是指伴有区域性淋巴结转移、肾静脉癌栓、下腔静脉瘤栓、肿瘤侵及肾周脂肪组织和（或）肾窦脂肪组织（但未超过肾周筋膜），但无远处转移的肾癌。谈到局部进展性肾癌自然绕不开下腔静脉瘤栓的处理及肾癌淋巴结清扫的问题。

一、肾癌伴癌栓的外科治疗

1996 年，Elspeth M. Mcdougall 等报道了首例腹腔镜手术治疗 Mayo Ⅰ级下腔静脉瘤栓（inferior vena cava tumor thrombus，IVCTT）的手术经验。Frederico R. Romero 等于 2006 年报道了首例完全腹腔镜手术治疗肾癌合并 Mayo Ⅱ级 IVCTT 的手术技巧，随后腹腔镜手术治疗肾癌癌栓的报道逐渐增多。随着微创技术的发展，对于肾癌合并 0 级、Ⅰ级甚至Ⅱ级癌栓，可完全于腹腔镜下行癌栓取出术，并可减少患者痛苦，明显减小手术伤口和缩短恢复时间。Ⅲ级和Ⅳ级癌栓手术往往需要多学科协作，在体外循环等辅助技术操作下进行。

近年来，我国在微创治疗肾癌合并 IVCTT 方面取得了卓绝的进步。鉴于 Mayo 五级分类法仅考虑了癌栓高度，不适合指导机器人及腹腔镜微创手术策略，由张旭领衔，结合马潞林、马鑫、邢念增等多位国内肾癌伴静脉癌栓处理专家数十年经验，于 2017 年肾癌伴癌栓北京专家共识中提出了适合腹腔镜及机器人等微创手术的癌栓新分类“301 分级”标准。2019 年，张旭团队更是在全球范围内首次报道了下腔静脉旁的一个相对无血管解剖层次，并据此提出将 Mayo 分级的Ⅳ级癌栓进一步分类成Ⅳa（癌栓在膈肌以上，右心房以下）和Ⅳb（癌栓达右心房）这一理论，不仅使得免体外循环免开胸的机器人辅助经心包膈上下腔静脉取栓术治疗Ⅳa 级下腔静脉瘤栓成为可能，更是打破了唯体外循环治疗Ⅳ级癌栓这一传统思维，实现了从 0 到 1 的突破。相信随着越来越多的国内多中心研究的展开，我国肾癌伴癌栓患者的诊断和治疗策略会造福更多患者。

二、肾癌伴淋巴结转移的外科治疗

淋巴结清扫术（lymph node dissection，LND）在肾细胞癌（RCC）治疗中的作用是有争议的。许多泌尿外科医生在肾切除术时放弃了常规 LND，原因是缺乏确实的证据证明患者能从中获益，同时腹腔镜 LND 本身极具挑战性且耗时。机器人辅助手术可实现与开放手术相媲美的微创 LND。2019 年更新的 EAU 肾癌治疗指南建议，在影像学检查淋巴结阴性的患者术中不要使用 LND。该指南指出，LND 与降低远处转移风险、癌症特异性死亡率或全因死亡率无关，LND 仅可用于明确分期。在技术上可行的情况下，建议切除术前影像学上可见肿大的淋巴结和手术时发现的淋巴结。

目前唯一发表的肾切除术伴或不伴 LND 的前瞻性研究招募了 772 名影像学淋巴结阴性的肾癌患者。患者被随机分配为接受单纯肾切除术组与肾切除术合并 LND 组。结果表明，接受 LND 和肾切除术治疗的患者相较单纯肾切除术组的癌症控制并无明显获益。但该试验本身具有局限性，选取的大多数患者患有早期肿瘤，淋巴结受累的风险本身非常低，不太可能从 LND 中获益。

一项针对临床 T3 肿瘤的前瞻性 EORTC 试验显示，接受 LND 和肾切除术的患者与单独的肾切除术相比，其 5 年总生存期提高了 15%。无论术前影像上是否可见，淋巴结受累通常意味着转移性疾病。

由于缺乏数据，对 RCC 手术后随访期间孤立的区域淋巴结肿大的处理目前呈现出两难境地。腹膜后淋巴结复发通常与全身进展和远处转移有关。在这种情况下，相较于手术患者更容易接受全身治疗。如果仅有淋巴结受累，且技术上可行，则在选定的患者中可以行挽救性 LND，类似于手术切除孤立性转移瘤的概念，这可能会延缓疾病进展并推迟一些患者系统治疗的开始时间。

第三节　转移性肾癌的减瘤治疗

减瘤性肾切除术（cytoreductive nephrectomy，CN）目的在于延长患者的生存期。它与姑息性肾切除术不同，后者的基本目的仅仅局限于缓解诸如疼痛和出血等症状。

CN 是基于大量肾切除术后转移性疾病降期或降级的报告而衍生出的概念。该概念最早可以追溯到 1917 年，一名患有肺部转移的肾癌患者在肾切除术后出现肺转移灶的自发消退。随着 20 世纪 30 年代肾合并转移灶切除术报道的大量涌现，越来越多的证据表明，手术具有延长罹患转移性肾癌患者生存时间的巨大潜在价值。紧接着出现了许多病例报告和小规模的临床试验，同样支持 CN 和转移灶切除术能够提高转移性疾病患者生存率这一概念。“免疫学”因素假说，被认为可以解释 CN 对转移性疾病的全身反应。Atsunari Kawashima 等人证明，肿瘤等级越高，随之而来的免疫功能障碍便越严重。因此，CN 可能具有清除原发性肿瘤产生的免疫“脏水”及减少促进疾病进展的由原发性肿瘤分泌的促血管生成因子的作用。然而，CN 的潜在优势可能仅限于一部分患者。

2001 年，在美国西南肿瘤组（Southwestern Oncology Group，SWOG）和 EORTC 发表的两项重要的随机对照试验证明，与单独使用 α 干扰素（IFN-α）相比，CN 与 IFN-α 联合使用时存在明显生存优势（13.6 个月 vs 7.8 个月）。在 SWOG 试验中，当患者按体能状态分层时，美国东部肿瘤协作组（Eastern Co-operative Oncology Group，ECOG）0 分组相比 ECOG1 分组的生存优势更为显著（5.7 个月 vs 2.1 个月）。这些试验不仅确立了 CN

作为“干扰素时代”具有良好体能状态的患者的治疗标准，还对未来转移性疾病患者的试验设计和临床实践产生了弥足深远的影响。

CN 随机对照试验发表后不久，出现了一类新的靶向血管生成介质的药物——酪氨酸激酶抑制剂（tyrosine kinase inhibitor，TKI）。两项著名的评估 CN 对接受 TKI 治疗的转移性肾癌患者影响的随机对照试验（randomized controlled trial，RCT）应运而生，即 CARMENA 和 SURTIME 研究。CARMENA 比较了接受 CN 后使用舒尼替尼的患者与单独接受舒尼替尼治疗的患者的总生存期。结果出乎意料，仅接受舒尼替尼组的总生存期为 18 个月，而 CN 后接受舒尼替尼组总生存期为 13.9 个月，结果具有统计学意义。CN 后接受舒尼替尼组 OS 竟然显著少于仅接受舒尼替尼治疗组，这与大量回顾性系列的系统评价中的结果形成鲜明反差。虽然该试验本身具有缺陷，但其结果挑战了 CN 与 TKI 结合作用的优势。SURTIME 是 2018 年发表的另一项旨在评估 CN 在需要全身治疗的转移性疾病患者中的时机的 RCT，该研究结果因其终点的选择而具有局限性，不过通常达成的对该试验的理解认为，系统治疗试验可以作为“试金石”来选择可能受益于 CN 的合适患者。上述两项前瞻性随机对照研究中，患者均未能从减瘤性肾切除术中获益，为 CN 的有效性蒙上一层阴影。

在某些特定的临床情况下，诸如 RCC 伴腔静脉阻塞、心力衰竭、肝充血和 Budd-Chiari 综合征及高复发性肺栓塞风险等，这些因素可能使患者无法进行系统治疗，可以考虑行 CN 或姑息性手术。

随着全身疗法的不断发展，将能从 CN 中受益的患者筛选出来仍然是一个持续的挑战。目前主流病例选择方法主要取决于临床特征和患者的一般情况，这些在很大程度上反映了疾病负担和患者在接受手术和全身治疗时的生理储备。预测个体肿瘤行为的客观信息可能更有价值。目前，可以依靠良好的临床判断来选择适用于 CN 的患者，并考虑多学科协作、疾病治疗优先级等情况。

第四节　国产机器人的蓬勃发展

国家“十二五”期间，科技部进行了多项国产手术机器人研发项目立项。科技计划改革后，国家重点研发计划“数字诊疗装备研发”重点专项和“智能机器人”重点专项均对手术机器人技术攻关和应用示范进行了支持。通过持续的支持，手术机器人自主研发和产业化环境得到了很好的优化。我国各大高等学校如北京航空航天大学、天津大学、哈尔滨工业大学、清华大学、北京理工大学和复旦大学等在手术机器人关键技术和核心部件攻关方面进行了大量的探索并取得了优异的成果。我国本土企业如北京天智航、北京柏惠维康等企业在相关产品研发方面进行了大量攻关并取得了突破性进展。科研单位同企业协同创新的生态环境得以建立和发展。2014 年，由天津大学、中南大学、威高集团等多单位联合研发的国产机器人“妙手 S”问世，1 周内连续完成 3 台机器人辅助腹腔镜下手术，打破了国外同类技术的长期垄断。近年来，由苏州康多机器人有限公司自主研发的内镜手术机器人系统 KD–SR–01 正式投放试用后，完成了大量泌尿外科手术，如机器人辅助腹腔镜下前列腺根治性切除术、机器人辅助腹腔镜肾上腺肿瘤切除术等。同时，借助华为技术有限公司和中国联通共同研发的 5G 网络，实现了主刀医师远程无线控制床旁操作系统进行动物实验，该方法在未来有望解决目前医疗资源供需不平衡的矛盾，实现优质医疗资源再分配，缩小地域诊疗差距，合理缩减医疗开支，减轻患者及国家医保的经济负担，对战时医疗救援更有不可忽视的重要作用。此外，哈尔滨思哲睿、上海微创、成都博恩思等团队也在加紧研制同类产品。2021 年，李学松等报道了使用国产康多内镜手术机器人成功为 26 例 T1 期肾肿瘤患者施行肾部分切除术。3D 高清视野一定程度上弥补了触觉反馈缺失所带来的弊端，为肾肿瘤微创机器人手术提供了一种新的选择。上海交通大学医疗机器人研究院徐凯团队与上海长海医院泌尿外科王林辉团队以理论创新为基础、以临床需求为切入点，运用完全自主的原创设计和全链条关键技术，研制出高刚度可形变蛇形连续体手术器械，并在此基础上于 2018 年研发出了具有完全自主知识产权的首台国产单孔手术机器人。

不断微创化的外科发展理念，提示了未来手术机器人系统将以微型化、智能化、触觉化为发展方向。多学科技术的交叉结合也将为机器人手术技术带来突破性进展。术中成像技术及人工智能的涌现能够为术中决策提供更多重要的实时动态信息，从而在实现器官创伤最小化的同时使得疗效最大化。目前荧光染料吲哚青绿（ICG）和近红外线荧光（NIRF）等利用肿瘤组织缺乏 ICG 酶的机制，已经可以进行术中肿瘤组织及肿瘤旁正常组织的准确区分。且 ICG 具有与球蛋白紧密结合及对人体毒性小、容易获得、经济负担低等特点，能直观地动态显示肾脏血液循环及血管的病理改变和肿瘤的边界，将在未来机器人辅助下的肾部分切除术中扮演重要角色。

技术进步无止境，以满足患者未尽需求为目标的肾脏外科技术发展也无止境，强大的现代工业推动力促使着现代肾脏外科手术技术的不断进化。单孔腹腔镜、输尿管软镜和机器人辅助腹腔镜等新型泌尿外科微创技术在我国泌尿外科领域得到了蓬勃的发展，中国肾脏外科微创时代已经到来。

（王林辉　曲　乐）

▶▶▶ 参考文献

[1] Capitanio U，Bensalah K，Bex A，et al. Epidemiology of renal cell carcinoma. Eur Urol，2019，75（1）:

74–84.

[2] Toledo–Pereyra LH，Toledo MM. A critical study of Lister′s work on antiseptic surgery. Am J Surg，1976，131（6）：736–744.

[3] Herr HW. Surgical management of renal tumors：a historical perspective. Urol Clin N Am，2008，35（4）：543–549.

[4] Robson CJ. Radical nephrectomy for renal cell carcinoma. J Urol，1963，（89）：37–42.

[5] Clayman RV，Kavoussi LR，Soper NJ，et al. Laparoscopic nephrectomy：initial case report. J Urol，1991，146（2）：278–282.

[6] Perry KT，Freedland SJ，Hu JC，et al. Quality of life，pain and return to normal activities following laparoscopic donor nephrectomy versus open mini–incision donor nephrectomy. J Urol，2003，169（6）：2018–2021.

[7] Rassweiler J，Frede T，Henkel TO，et al. Nephrectomy：a comparative study between the transperitoneal and retroperitoneal laparoscopic versus the open approach. Eur Urol，1998，33（5）：489–496.

[8] Desai MM，Strzempkowski B，Matin SF，et al. Prospective randomized comparison of transperitoneal versus retroperitoneal laparoscopic radical nephrectomy. J Urol，2005，173（1）：38–41.

[9] Vermooten V. Indications for conservative surgery in certain renal tumors：a study based on the growth pattern of the cell carcinoma. J Urol，1950，64（2）：200–208.

[10] Buttarazzi PJ，Devine PC，Devine CJ Jr，et al. The indications，complications and results of partial nephrectomy. J Urol，1968，99（4）：376–378.

[11] Kerr WK，Anthone S，Anthone R，et al. Partial nephrectomy for hypernephroma in a solitary kidney：a case report. J Urol，1959，81（4）：509–511.

[12] Klotz PG. Results of partial nephrectomy. J Urol，1960，（84）：521–526.

[13] Winfield HN，Donovan JF，Godet AS，et al. Laparoscopic partial nephrectomy：initial case report for benign disease. J Endourol，1993，7（6）：521–526.

[14] Fergany AF，Hafez KS，Novick AC. Long-term results of nephron sparing surgery for localized renal cell carcinoma：10-year followup. J Urol，2000，163（2）：442–445.

[15] Hung AJ，Cai J，Simmons MN，et al. “Trifecta” in partial nephrectomy. J Urol，2013，189（1）：36–42.

[16] Van Poppel H，Da Pozzo L，Albrecht W，et al. A prospec-tive，randomised EORTC intergroup phase 3 study comparing the oncologic outcome of elec-tive nephron-sparing surgery and radical nephrectomy for low–stage renal cell carcinoma. Eur Urol，2011，59（4）：543–552.

[17] Lesage K，Joniau S，Fransis K，et al. Comprasion between open partial and radical nephrectomy for renal tumours：perioperative outcome and health-related quality of life. Eur Urol，2007，51（3）：61–62.

[18] Weight CJ，Lieser G，Larson BT，et al. Partial nephrectomy is associated with improved overall survival

compared to radical nephrectomy in patients with unanticipated benign renal tumours. Eur Urol，2010，58（2）：293–298.

[19] Scosyrev E，Messing EM，Sylvester R，et al. Renal Function After Nephron-sparing Surgery Versus Radical Nephrectomy：Results from EORTC Randomized Trial 30904. Eur Urol，2014，65（2）：372–377.

[20] Woldu SL，Weinberg AC，Korets R，et al. Who really benefits from nephron–sparing surgery? Urology，2014，84（4）：860–868.

[21] Larcher A，Capitanio U，Terrone C，et al. Elective nephron sparing surgery decreases other cause mortality relative to radical nephrectomy only in specific subgroups of patients with renal cell carcinoma. J Urol，2016，196（4）：1008–1013.

[22] Van Poppel H，Joniau S，Albersen M. Nephron sparing for renal cell carcinoma：whenever possible? Eur Urol Focus，2016，2（6）：656–659.

[23] Van Poppel H，Sylvester R. Is overall survival not influenced by partial vs radical nephrec-tomy? BJU Int，2018，121（3）：319.

[24] Bratslavsky G. Argument in favor of performing partial nephrectomy for tumors greater than 7 cm：The metastatic prescription has already been written. Urol Oncol Semin Orig Investig，2011，29（6）：829–832.

[25] Veys R，Abdollah F，Briganti A，et al. Oncological and functional efficacy of nephron-sparing surgery versus radical nephrectomy in renal cell carcinoma stages≥cT1b：a single institution，matched analysis. Cent Eur J Urol，2018，71（1）：48–57.

[26] 李鸣，何志嵩，高江平，等 . 多中心肾癌临床特征分析 . 中华泌尿外科杂志，2010，31（2）：77–80.

[27] Rane A，Kommu S，Eddy B，et al.Clinical evaluation of a novel laparoscopic port（R port）and evaluation of the single laparoecopic port procedure（SLipp）. J. Endourol，2007，21（Suppl）：A22–A23.

[28] Raman JD，Bensalah K，Bagrodia A，et al. Laboratory and clinical development of single keyhole umbilical nephrectomy. Urology，2007，70（6）：1039–1042.

[29] Kaouk JH，Goel RK，Haber GP，et al. Robotic single-port transumbilical surgery in humans：initial report. BJU Int，2009，103（3）：366–369.

[30] Box G，Averch T，Cadeddu J，et al. Nomenclature of natural orifice translumenal endoscopic surgery（NOTES）and laparoendoscopic single-site surgery（LESS）procedures in urology. J Endourol，2008，22（11）：2575–2581.

[31] 王林辉，刘冰，王志向，等 . 中国首例单孔多通道经腹 3D 腹腔镜肾切除术 . 第二军医大学学报，2013，34（10）：1116–1120.

[32] Autorino R，Cadeddu JA，Desai MM，et al. Laparoendoscopic single-site and natural orifice transluminal endoscopic surgery in urology：a critical analysis of the literature. Eur Urol，2011，59（1）：26–45.

[33] 吴中华，刘同族，徐友明，等.单孔后腹腔镜手术的临床应用（附102例报告）.中国内镜杂志，2019，25（1）：94–97.

[34] 朱清毅，苏健，袁琳，等.腔内撑开暴露器在经脐单孔腹腔镜下肾切除术中的应用.中华泌尿外科杂志，2017，38（3）：192–195.

[35] 张超，王正，张宗勤，等.国产单孔蛇形臂机器人手术系统在零缺血肾部分切除术中的初步应用.中华泌尿外科杂志，2022，43（2）：132–137.

[36] Ljungberg B，Albiges L，Bensalah K，et al. EAU Guidelines on Renal Cell Carcinoma 2020. European Association of Urology，2020.

[37] Uhlig J，StraussA，Rücker G，et al. Partial nephrectomy versus ablative techniques for small renal masses：a systematic review and network meta–analysis. Eur Radiol，2019，29（3）：1293–1307.

[38] 徐斌，王林辉，刘冰，等.国内首例经脐单孔腹腔镜肾肿瘤冷冻消融术.中华腔镜泌尿外科杂志（电子版），2013，7（2）：101–104.

[39] Ljungberg B，Albiges L，Abu–Ghanem Y，et al. European Association of Urology guidelines on renal cell carcinoma：the 2019 update. Eur Urol，2019，（75）：799–810.

[40] Blom JH，van Poppel H，Marechal JM，et al. Radical nephrectomy with and without lymph–node dissection：final results of the European Organisation for Research and Treatment of Cancer（EORTC）randomised phase 3 trial 30881. Eur Urol，2009，55（1）：28–34.

[41] Bekema HJ，Maclennan S，Imamura M，et al. Systemic review of adrenalectomy and lymph node dissection in locally advanced renal cell carcinoma. Eur Urol，2013，（64）：799–810.

[42] Ono M. Molecular links between tumor angiogenesis and inflammation：inflammatory stimuli of macrophages and cancer cells as targets for therapeutic strategy. Cancer Sci，2008，99（8）：1501–1506.

[43] Flanigan RC，Salmon SE，Blumenstein BA，et al. Nephrectomy followed by interferon alfa–2b compared with interferon alfa–2b alone for metastatic renal–cell cancer. N Engl J Med，2001，345（23）：1655–1659.

[44] Mickisch GH，Garin A，van Poppel H，et al. European Organisation for Research and Treatment of Cancer（EORTC）Genitourinary Group. Radical nephrectomy plus interferon-alfa-based immunotherapy compared with interferon alfa alone in metastatic renal-cell carcinoma：a randomised trial. Lancet，2001，358（9286）：966–970.

[45] Méjean A，Ravaud A，Thezenas S，et al. Sunitinib alone or after nephrectomy in metastatic renal–cell carcinoma. N Engl J Med，2018，379（5）：417–427.

[46] Bex A，Mulders P，Jewett M，et al. Comparison of Immediate vs Deferred Cytoreductive Nephrectomy in Patients With Synchronous Metastatic Renal Cell Carcinoma Receiving Sunitinib：The SURTIME

Randomized Clinical Trial [published correction appears in JAMA Oncol，2019 Feb 1，5 (2): 271] . JAMA Oncol，2019，5 (2): 164–170.

[47] 东洁，徐维锋，纪志刚，等 . 国产机器人辅助腹腔镜肾上腺肿瘤切除术五例初步结果 . 中华泌尿外科杂志，2021，42 (5): 381–384.

[48] 刘荣，赵国栋，孙玉宁，等 . 5G 远程机器人手术动物实验研究 . 中华腔镜外科杂志 (电子版)，2019，12 (1): 45–48.

[49] 李学松，樊书菠，熊盛炜，等 . 国产内窥镜手术机器人系统在肾部分切除术中的初步临床应用 . 中华泌尿外科杂志，2021，42 (5): 375–380.

第二章

肾的组织胚胎学

肾是人体主要的排泄器官。机体在新陈代谢过程中产生的废物，主要通过血液循环运至肾，经滤过、重吸收和分泌等一系列复杂的生理过程，以形成尿液的方式排出体外，调节人体的水盐代谢和离子平衡，参与维持机体内环境的相对稳定。此外，肾还能分泌多种生物活性物质，如肾素、促红细胞生成素、前列腺素等，对机体的多种生理功能有重要的调节作用。

第一节　肾的胚胎发育

人胚发育的第 4 周初，胚内中胚层由脊索向外依次分化为：轴旁中胚层、间介中胚层（intermediate mesoderm）和侧中胚层（图 1-2-1）。肾起源于间介中胚层。间介中胚层

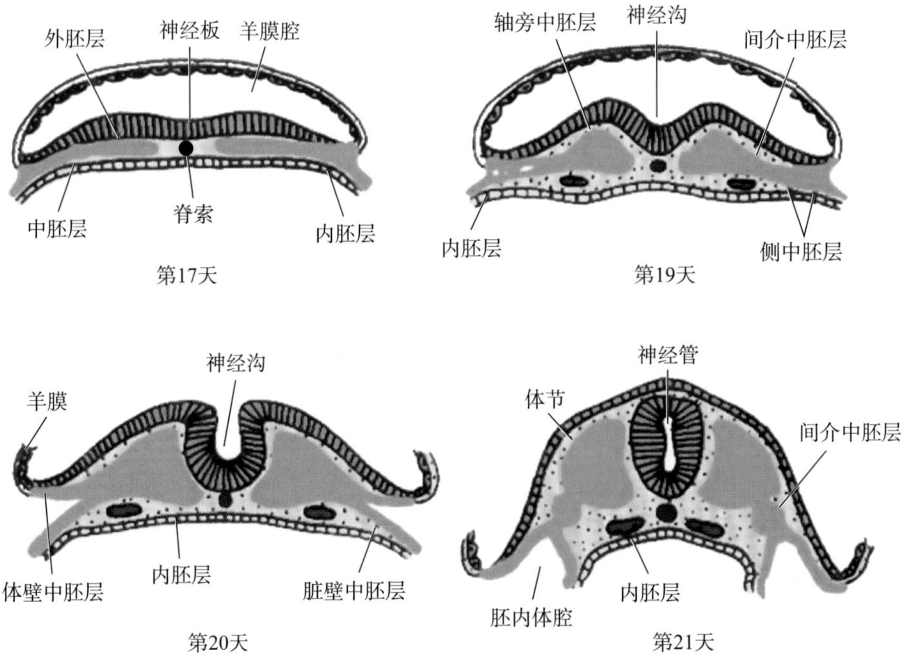

图 1-2-1　中胚层的早期分化

头端呈节段性生长，称生肾节（nephrotome）；在尾端，间介中胚层增生形成两条纵行的细胞索，称生肾索（nephrogenic cord）（图 1–2–2）。第 4 周末，生肾索继续增生，从胚体后壁凸向胚内体腔，成为分列于中轴两侧的一对纵行隆起，称尿生殖嵴（urogenital ridge），是泌尿和生殖系统发生的原基。随后，尿生殖嵴上出现一纵沟，将其分为外侧粗而长的中肾嵴（mesonephric ridge）和内侧细而短的生殖腺嵴（gonadal ridge）（图 1–2–3）。

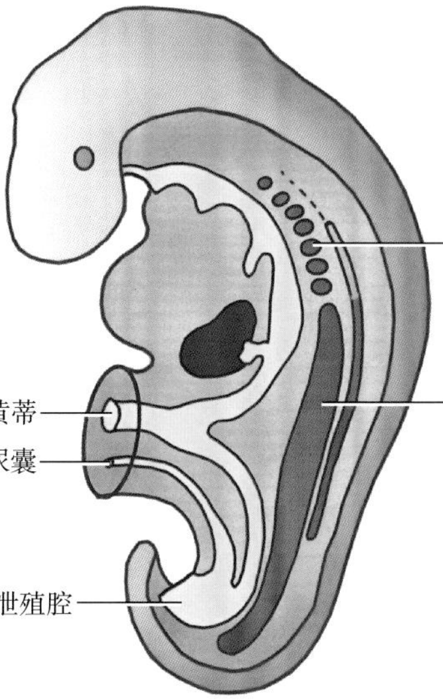

图 1–2–2　生肾节和生肾索的发生

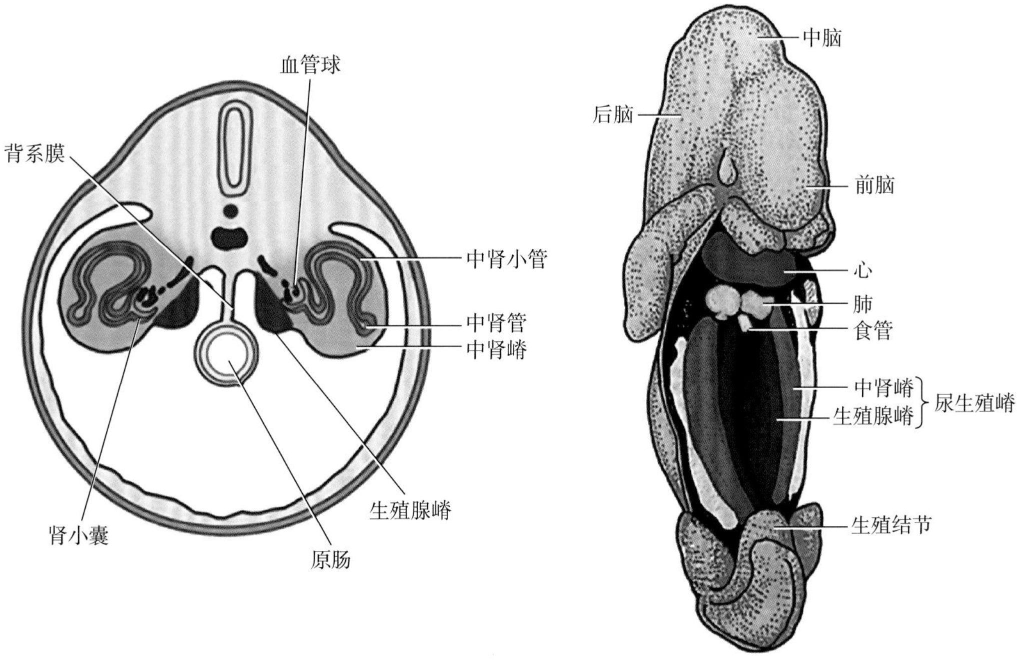

图 1–2–3　中肾嵴和生殖腺嵴的发生

一、肾的发生

人胚肾的发生分为三个阶段，即从胚体颈部至腰骶部相继出现前肾、中肾和后肾。前肾和中肾是生物进化过程的重演，后肾是人的永久肾。

（一）前肾

前肾（pronephros）发生于人胚第 4 周初，第 7 ~ 14 体节外侧的生肾节形成数条横行的上皮性小管，称前肾小管（pronephric tubule），其内侧端开口于胚内体腔，外侧端向尾部延伸，互相连接形成一条纵行的管道，称前肾管（pronephric duct）。前肾管与前肾小管构成前肾。前肾在人类无泌尿功能。第4周末，前肾小管退化消失，但前肾管大部分保留，并向尾端延伸，开口于泄殖腔（图 1-2-4）。

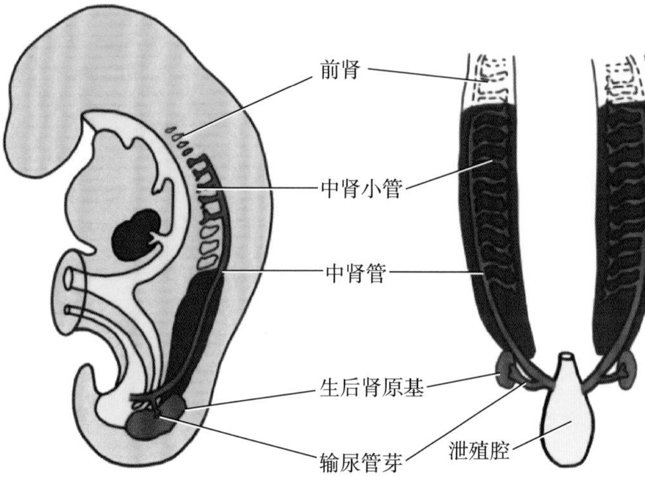

图 1-2-4 前、中、后肾的发生示意图

（二）中肾

中肾（mesonephros）发生于第4周末，当前肾小管退化时，中肾开始发生。在生肾索及其后形成的中肾嵴内，从头端至尾端相继出现约80对横行的小管，称中肾小管（mesonephric tubule）。当尾端的中肾小管形成时，头端的中肾小管已退化，因此在任何时候只会保持约30对中肾小管。中肾小管由初始的泡样结构演变为S形小管，其内侧端膨大并凹陷形成双层杯状的肾小囊（renal capsule），内有自背主动脉分支而来的毛细血管球。肾小囊与毛细血管球共同构成肾小体（renal corpuscle）；中肾小管的外侧端通入正向尾侧延伸的前肾管，此时的前肾管改称为中肾管（mesonephric duct）（图 1-2-4，图 1-2-5）。中肾管及与其相连的中肾小管共同形成中肾。人胚的中肾在后肾出现之前可有短暂的泌尿功能。后肾发生后，中肾小管大部分退化。在男性胚胎，中肾管演化为生殖管道的一部分。

（三）后肾

后肾（metanephros）是人体的永久肾，起源于输尿管芽及生后肾原基。

第5周初，中肾管末端近泄殖腔处向胚体的背外侧头端发出一盲管，为输尿管芽（ureteric bud），其长入中肾嵴尾端的中胚层内，诱导周围的中胚层细胞向其末端聚集、包绕，形成生后肾原基（metanephrogenic blastema），又称生后肾组织（metanephrogenic tissue）。输尿管芽反复分支，其主干分化为输尿管，各级分支形成肾盂、肾盏和集合管（图 1-2-6）。

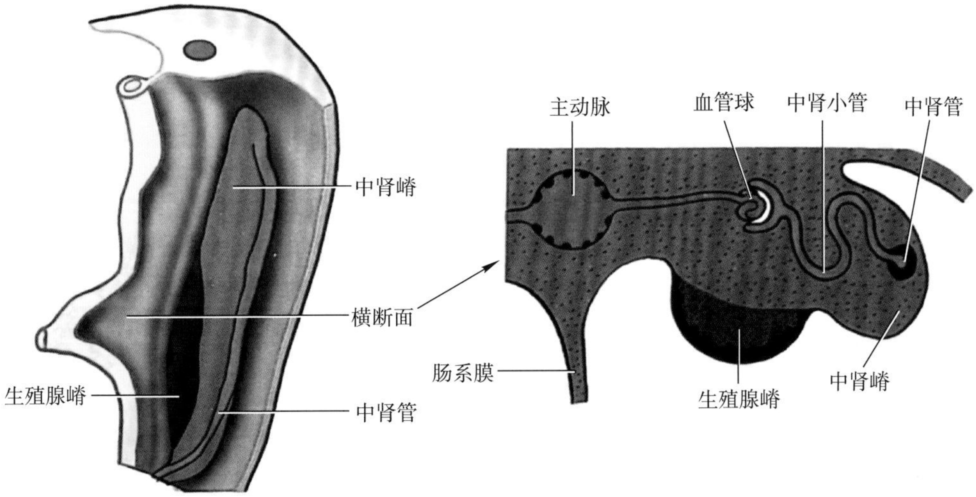

图 1-2-5　中肾的发生

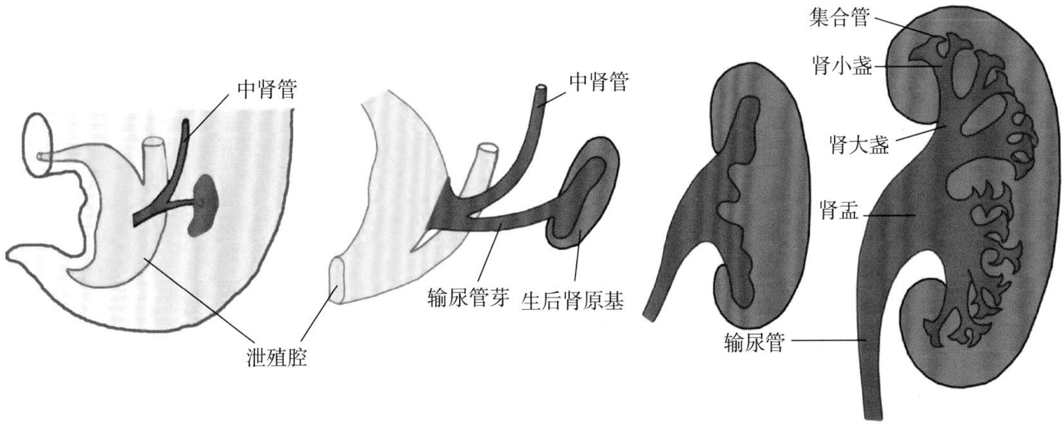

图 1-2-6　后肾发生示意图

集合管呈 T 形分支，其末端诱导生后肾原基内部的细胞团演化为 S 形肾小管。肾小管（renal tubule）一端与集合管相连；另一端膨大并凹陷形成肾小囊，毛细血管伸入囊中形成血管球，共同组成肾小体。S 形肾小管的其余部分弯曲增长，分化成近端小管、细段和远端小管（图 1-2-7）。肾小管与肾小体组成肾单位（nephron）。集合管末端不断向生后肾原基浅部生长并分支，并诱导生后肾原基不断形成大量新的肾单位，构成肾脏的皮质，因此，髓旁肾单位先发生，浅表肾单位后形成。生后肾原基的外周部分形成肾被膜。出生后，集合管停止分支，肾单位不再发生，肾的增大是由于肾单位的生长而不是数量的增多。

人胚第 12 周左右，后肾开始产生尿液，构成羊水的主要成分。由于胚胎的代谢产物主要通过胎盘排至母血，故胎儿时期的肾几乎没有排泄代谢产物的功能。

肾的原始位置较低，位于盆腔内。后随胎儿生长、输尿管伸展，肾逐渐移至腰部。在肾上升的同时，也沿纵轴旋转，肾门从腹侧转向内侧。

二、相关畸形

（一）多囊肾

多囊肾（polycystic kidney）是一种较常见的畸形。在后肾发生过程中，若远端小管与集合管未接通，尿液便积聚在肾小管内，致使肾内出现大小不等的囊泡（图 1–2–8A）。囊泡可压迫周围正常的肾单位，使其萎缩，导致肾功能进一步下降。

（二）肾缺如

因输尿管芽未形成或早期退化，不能诱导后肾发生，导致肾缺如（agenesis of kidney）。肾缺如以单侧多见，多无临床症状。

（三）异位肾

异位肾（ectopic kidney）是由于肾上升过程受阻所致的肾位置异常，常停留在盆腔，与肾上腺分离（图 1–2–8B）。

（四）马蹄肾

马蹄肾（horseshoe kidney）是在上升过程中受阻于肠系膜下动脉根部，两肾下端融合呈马蹄形（图 1–2–8C）。

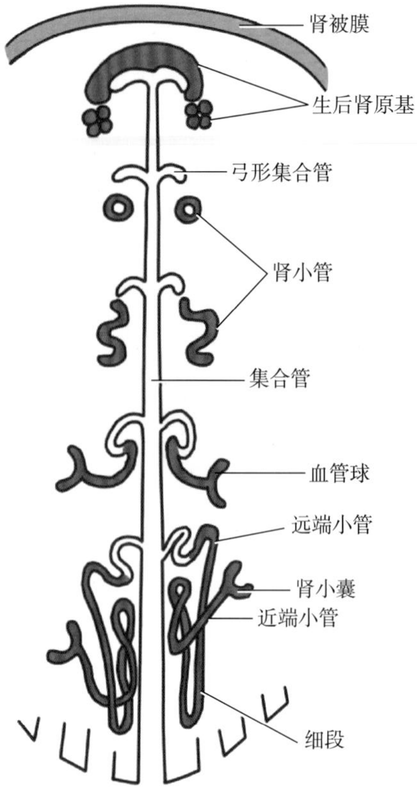

图 1–2–7 集合管和肾单位的发生过程示意图

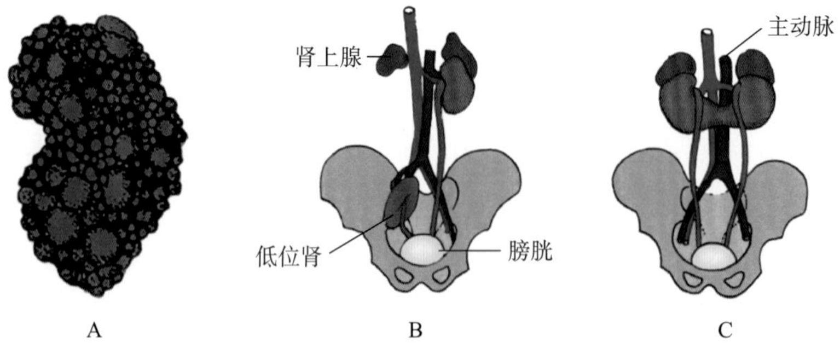

图 1–2–8 肾畸形示意图

A. 多囊肾 B. 异位肾 C. 马蹄肾

第二节 肾的组织形态

肾（kidney）是成对的实质性器官，形似蚕豆，左、右各一。正常人的肾表面光滑，质地柔软，呈红褐色。肾外侧缘隆凸，内侧缘中部凹陷，是肾血管、淋巴管、神经和输尿管出入的部位，称为肾门（renal hilum）。

肾表面覆有被膜，由致密结缔组织构成，又称肾纤维膜。肾实质由皮质和髓质两部分构成（图 1–2–9，图 1–2–10）。肾皮质（renal cortex）主要位于肾实质的浅层，富有血管，于新鲜标本上呈红褐色，肉眼观察可见密布的细小颗粒。肾髓质（renal medulla）位于肾皮质的深部，色淡红，含有许多小管道。肾髓质由 15 ~ 20 个肾锥体（renal pyramid）组成，肾锥体呈浅红色条纹状。肾锥体的底与皮质相连接，从肾锥体底呈辐射状伸入皮质的条纹称髓放线（medullary ray），位于髓放线之间的肾皮质称皮质迷路（cortical labyrinth）。每个髓放线及其周围的皮质迷路组成一个肾小叶，皮质迷路中央部分为小叶间，其中有小叶间动脉和静脉穿行。一个肾锥体与相连的皮质组成肾叶，但成人的肾叶分界不清，胎儿和婴儿肾表面可见肾叶轮廓。位于肾锥体之间的皮质部分，称为肾柱（renal column）。肾锥体的尖端钝圆，朝向肾窦，称肾乳头（renal papilla）。肾乳头顶端有许多小孔，肾生成的尿液由此孔排入肾小盏（minor renal calice）。2 ~ 3 个肾小盏合成一个膜管状结构，即肾大盏（major renal calice）。肾大盏彼此汇合成漏斗样囊状结构为肾盂（renal pelvis）。肾盂离开肾门后向下走行，逐渐变细，移行为输尿管。

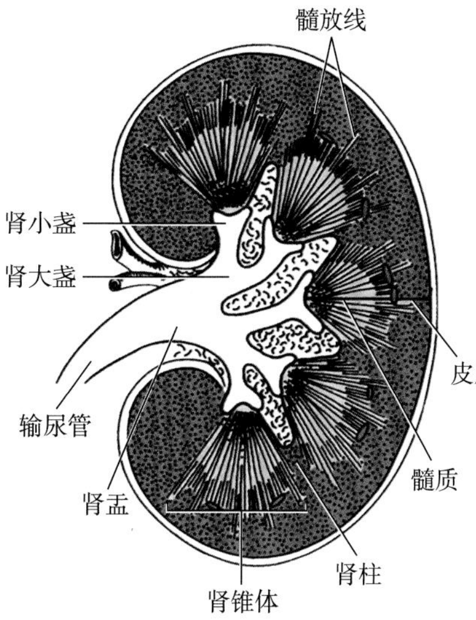

图 1–2–9　肾冠状切面模式图

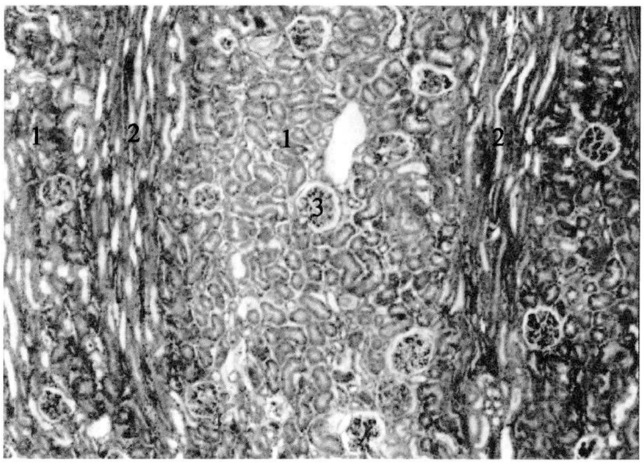

图 1–2–10　肾皮质光镜图

1. 皮质迷路；2. 髓放线；3. 肾小体

第三节　肾的显微及超微结构

肾实质主要由大量的肾单位和集合管系组成，其间有少量结缔组织、血管和神经等构成肾间质。肾单位和集合管系具有不同的胚胎发生来源。肾单位来自生后肾原基，集合管系则来自输尿管芽。每个肾单位包括一个肾小体和一条与它相连的肾小管，是尿液形成的结构和功能单位。肾小管汇入集合管系，两者构成泌尿小管（uriniferous tubule），它们都是单层上皮性管道。每条肾小管起始端膨大内陷成双层的囊（肾小囊），并与血管球共同构成肾小体。与肾小体相连的肾小管，又分为近端小管、细段和远端小管。肾小管是长而不分支的弯曲管道，其末端与集合管系相接。

泌尿小管各段在肾实质内有一定的分布及走向，肾小体和盘曲走行的肾小管位于皮质迷路和肾柱内，肾小管的直行部分与集合管系共同位于肾锥体和髓放线内。肾小管的起始段在肾小体附近盘曲走行，称近端小管曲部（或称近曲小管），继而离开皮质迷路进入髓放线，从髓放线直行向下进入肾锥体，称近端小管直部（或称近直小管）。随后管径骤然变细，称为细段。细段之后管径又骤然增粗，并反折向上走行于肾锥体和髓放线内，称为远端小管直部（或称远直小管）。近端小管直部、细段和远端小管直部三者构成的 U 形袢，称为髓袢（medullary loop），又称亨利袢（Henle′s loop）或肾单位袢（nephron loop）。髓袢由皮质向髓质方向下行的一段称降支，而由髓质向皮质方向上行的一段称升支。髓袢长短不一，长者可达乳头部，短者只存在于髓放线中。远端小管直部离开髓放线后，在皮质迷路内盘曲走行于原肾小体附近，称为远端小管曲部（或称远曲小管），最后汇入集合管系。集合管系又分 3 段，其起始段与远端小管曲部相连，称弓形集合小管（arched collecting tubule），位于皮质迷路。弓形集合小管呈弧形弯入髓放线，与直集合小管相通。直集合小管（straight collecting tubule）在髓放线和肾锥体内下行，其中直行于皮质的一段称皮质集合管（cortical collecting duct）；走行于髓质、直达肾锥体乳头处的一段称髓质集合管（medullary collecting duct）。在肾乳头处，集合管管径变粗，改称乳头管（papillary duct），开口于肾小盏，其开口处为乳头孔（图 1-2-11）。

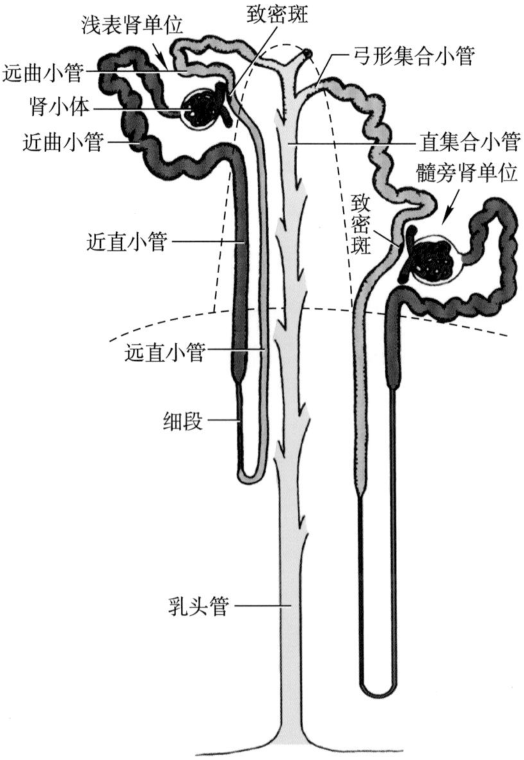

图 1-2-11　肾单位和集合管模式图

一、肾单位

肾单位（nephron）是肾的结构和功能单位，由肾小体和肾小管两部分组成，每侧肾有 100 万 ~ 140 万个肾单位，它们与集合管共同行使泌尿功能。根据肾小体在皮质内的分布部位，可将肾单位分为 2

种，即浅表肾单位（superficial nephron）和髓旁肾单位（juxtamedullary nephron）（图 1–2–11）。浅表肾单位数量多，约占肾单位总数的 85%。其肾小体体积较小，位于皮质浅层和中层，髓袢较短，在尿液形成中起重要作用。髓旁肾单位数量较少，约占肾单位总数的 15%。其肾小体体积较大，靠近髓质分布，髓袢较长，可伸至近乳头处，与尿液浓缩密切相关。

（一）肾小体

肾小体（renal corpuscle）似球形，故又称肾小球，直径约 200 μm，由血管球和肾小囊组成。每个肾小体均有两极，血管出入的一端称血管极，另一端位于血管极的对侧，与近曲小管相连，称尿极（图 1–2–12，图 1–2–13）。

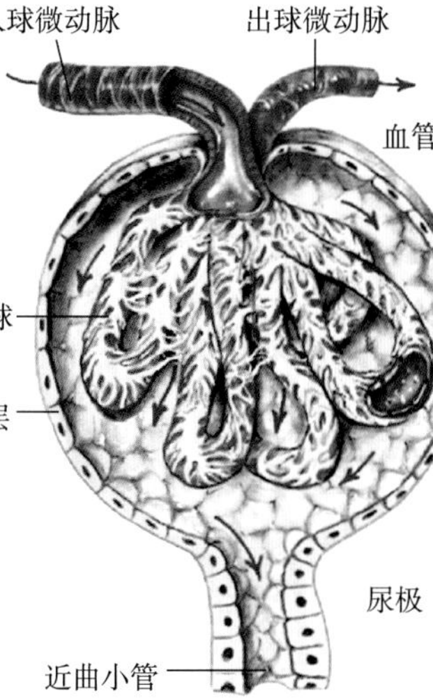

图 1–2–12 肾小体模式图

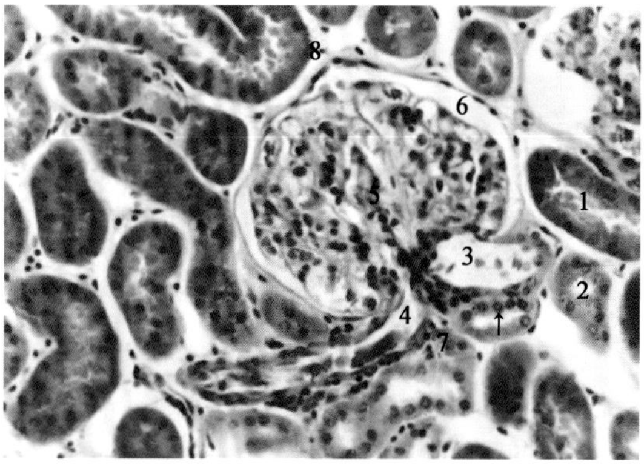

图 1–2–13 肾皮质迷路光镜图

1. 近曲小管；2. 远曲小管；3. 入球微动脉；4. 出球微动脉；5. 血管球；6. 肾小囊腔；7. 血管极；8. 尿极；↑致密斑

1. 血管球（glomerulus） 是包在肾小囊中的一团盘曲的毛细血管。入球微动脉（afferent arteriole）从血管极进入肾小体，分成 2 ~ 5 条初级分支，每支再分支形成网状毛细血管袢，构成血管球（图 1–2–12）。每个血管袢之间有血管系膜（mesangium）相连。毛细血管继而汇合成一条出球微动脉（efferent arteriole），从血管极处离开肾小体。因此，血管球是一种动脉性毛细血管网。由于入球微动脉管径较出球微动脉粗，故血管球内的血压较一般毛细血管高。当血液流经血管球时，大量水和小分子物质易于滤出管壁而滤入肾小囊内。电镜下，血管球毛细血管为有孔型，孔径 50 ~ 100 nm，有利于滤过功能（图 1–2–14，图 1–2–15）。在内皮细胞的腔面覆有一层带负电荷的富含唾液酸的糖蛋白（细胞衣），对血液中的物质有选择性通透作用。内皮外大都有基膜，但在面向血管系膜一侧的内皮则无基膜，此处的内皮细胞与血管系膜直接接触。

血管系膜又称球内系膜（intraglomerular mesangium），位于血管球毛细血管之间，

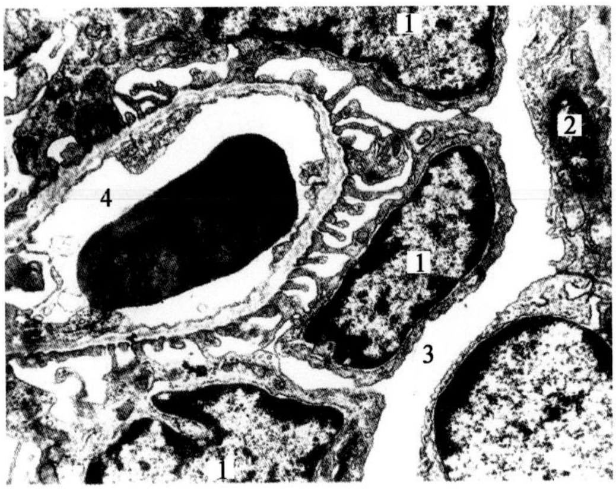

图 1-2-14 肾小体电镜图

1. 足细胞体；2. 肾小囊壁层；3. 肾小囊腔；4. 毛细血管

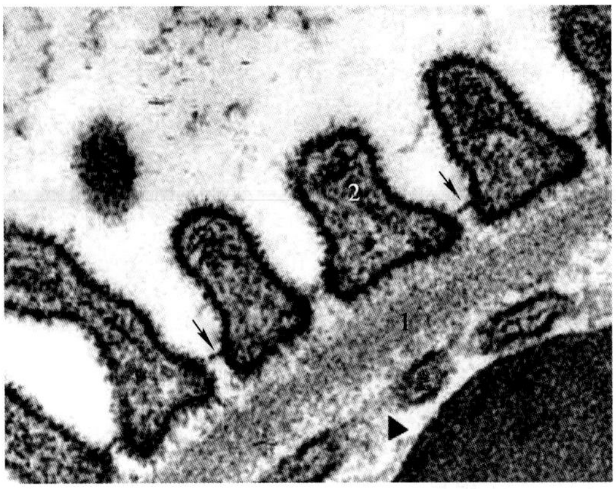

图 1-2-15 滤过膜电镜图

1. 基膜；2. 足细胞突起；↑裂孔膜；▲ 内皮细胞窗孔

邻接毛细血管内皮或基膜，主要由系膜细胞和系膜基质组成（图 1-2-16）。系膜细胞（mesangial cell）形态不规则，细胞突起可伸至内皮与基膜之间，或经内皮细胞之间伸入毛细血管腔内，细胞核较小，染色较深，胞质内有较发达的粗面内质网、高尔基复合体、溶酶体和吞噬泡等，有时还可见有少量分泌颗粒；胞体和突起内有微管、微丝和中间丝。目前认为系膜细胞来源于平滑肌细胞。系膜细胞能合成基膜和系膜基质的成分，还可吞噬和降解沉积在基膜上的免疫复合物，以维持基膜的通透性，并参与基膜的更新和修复。细胞的收缩活动可调节毛细血管的管径以影响血管球内血流量。系膜细胞还可分泌肾素和酶等生物活性物质，可能与血管球内血流量的局部调节有关。正常情况下的系膜细胞更新缓慢，但在病理情况下（如肾炎时），细胞增生活跃，吞噬和清除作用也增强。系膜基质填充在系膜细胞之间，在血管球内起支持和通透作用。血管系膜内还有少量巨噬细胞，可吞噬经内皮细胞转运至基质内的较大的蛋白质分子。

2. 肾小囊（renal capsule） 又称鲍曼囊（Bowman's capsule），是肾小管起始部膨大凹陷而成的双层囊，似杯状，囊内有血管球。肾小囊外层（或称肾小囊壁层）为单层扁平上皮，在肾小体的尿极处与近端小管上皮相连续，在血管极处反折为肾小囊内层（或称肾小囊脏层），两层上皮之间的狭窄腔隙称肾小囊腔（capsular space），与近曲小

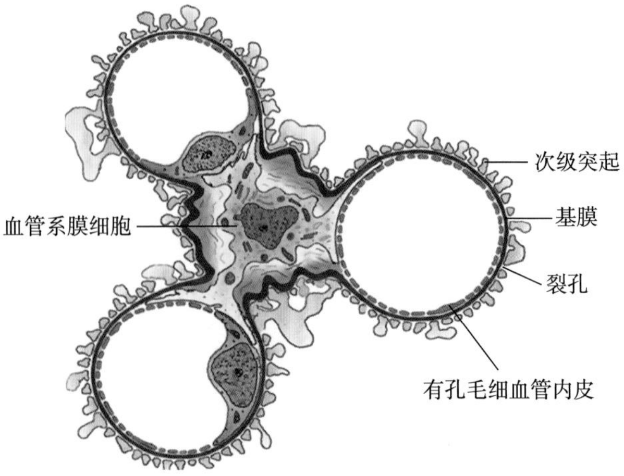

图 1-2-16 血管系膜细胞与毛细血管示意图

管腔相通，内含由血管球滤出的滤液，也称原尿（intial urine）。内层细胞形态特殊，由高度特化的足细胞（podocyte）构成（图 1–2–15，图 1–2–17）。足细胞胞体较大，凸向肾小囊腔，核染色较浅，胞质内有丰富的粗面内质网和游离核糖体，高尔基复合体体积较大，还常见内吞小泡、多泡体及溶酶体等。在扫描电镜下，可见从胞体伸出几个大的初级突起，继而再分成许多指状的次级突起，又称足突（foot process，pedicel）。相邻的足突相互穿插成指状相嵌，形成栅栏状，紧贴在毛细血管基膜外。足突之间有直径约 25 nm 的裂隙，称裂孔（slit pore），孔上覆盖一层厚 4 ~ 6 nm 的裂孔膜（slit membrane）。足细胞突起内含较多微丝，微丝收缩可使突起活动而改变裂孔的宽度。足细胞表面也覆有一层富含唾液酸的糖蛋白，可防止足细胞与肾小囊壁层上皮贴附，维持足突的指状镶嵌构型及足突间裂孔的宽度。足细胞有很多重要的功能，例如，合成基膜的所有蛋白质成分，参与基膜的更新；有较强的胞吞活动，参与清除沉积在基膜上的沉淀物，以维持基膜的通透性；对血管球毛细血管起支持作用；借助血管活性物质，调节血管球的滤过率。

3. 血管球基膜（glomerular basement membrane） 较厚（成人的基膜厚约 330 nm），位于足细胞次级突起与毛细血管内皮细胞之间或足细胞次级突起与血管系膜之间，光镜下基膜为均质状，过碘酸希夫（PAS）反应阳性。电镜下可见基膜分三层，中层较厚而致密，内、外层较薄而稀疏。基膜内主要含有Ⅳ型胶原蛋白、蛋白多糖和层粘连蛋白（laminin），形成以Ⅳ型胶原蛋白为骨架的分子筛，骨架上附有的糖胺多糖以带负电荷的硫酸肝素为主，故基膜对滤液中的大分子物质有选择性通透作用。

肾小体类似一个滤过器，以滤过方式形成滤液。当血液流经血管球毛细血管时，管内血压较高，血浆内部分物质经有孔内皮、基膜和足细胞裂孔膜滤入肾小囊腔。这三层结构

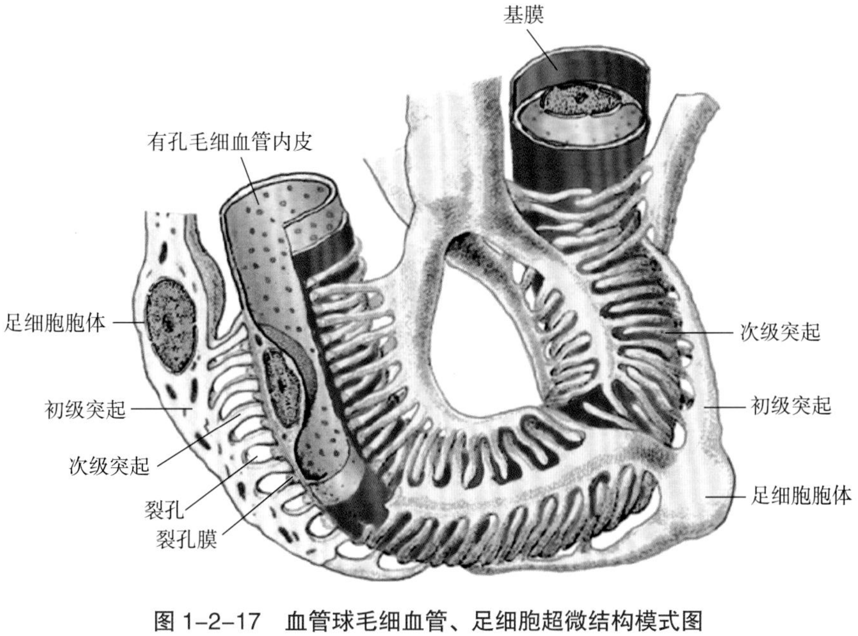

图 1–2–17 血管球毛细血管、足细胞超微结构模式图

称为滤过膜（filtration membrane），或称滤过屏障（filtration barrier）（图 1–2–15）。滤入肾小囊腔的滤液称原尿，原尿除不含大分子的蛋白质外，其成分与血浆相似。滤过膜对血浆成分具有双重选择性通透作用。一般情况下，相对分子质量在 70×10^3 以下的物质可通过滤过膜，如葡萄糖、多肽、尿素、电解质和水等；而大分子物质则不能通过或被选择性通透，这取决于被通透物质的大小、电荷性质和分子形状等因素。如相对分子质量为 69×10^3 的白蛋白可少量滤过，而相对分子质量在（150 ~ 200）$\times10^3$ 的免疫球蛋白则阻滞在基膜内而不能通过。毛细血管内皮表面和足细胞表面均含有带负电荷的唾液酸糖蛋白，基膜内还有带负电荷的硫酸肝素。这些负电荷的成分可排斥血浆内带负电荷的物质通过滤过膜，对防止血浆蛋白滤出具有重要的生理意义。一些肾病患者的滤过膜内带负电荷糖蛋白的丧失，可能是导致蛋白尿的原因之一。另外，被通透物质的分子形状也可影响它的通透性，如椭圆形的蛋白分子比球形的蛋白分子易通过滤过膜，此乃因前者有可能以其较小的半径通过滤过膜孔隙。

在成人，一昼夜两肾可形成原尿约 180 L（每分钟 125 mL）。若滤过膜受损，则血浆大分子蛋白质甚至血细胞均可通过滤过膜漏出，出现蛋白尿或血尿。当系膜细胞清除了基膜内沉积物，内皮细胞和足细胞再建新的基膜后，滤过膜功能又可恢复。

（二）肾小管

肾小管（renal tubule）是由单层上皮细胞围成的管道，上皮外为基膜及少量结缔组织（图 1–2–18）。肾小管分近端小管、细段和远端小管三部分，近端小管与肾小囊相连，远端小管连接集合管系。肾小管有重吸收原尿中的某些成分和排泄等作用。

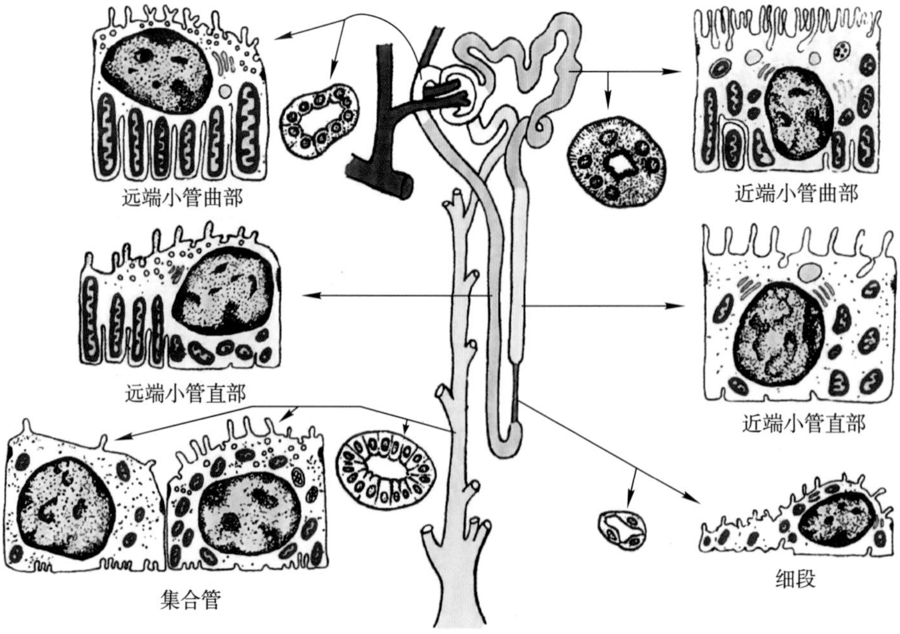

图 1–2–18　泌尿小管各段上皮超微结构模式图

1. 近端小管（proximal tubule）　是肾小管中最长最粗的一段，管径 50 ~ 60 μm，长约 14 mm，约占肾小管总长的一半。近端小管分曲部和直部两段。

近端小管曲部：简称近曲小管（proximal convoluted tubule），位于皮质内，起于肾小体尿极，迂曲盘行于肾小体附近。生理情况下，原尿不断进入近曲小管内，故管腔呈扩张状态，若因血流受阻等病变而致原尿生成减少，管腔缩小甚至闭合。曲部管壁上皮细胞为立方形或锥体形，胞体较大，细胞分界不清，胞质嗜酸性，胞核呈球形，位于近基部（图 1-2-13）。上皮细胞腔面有紧密排列的刷状缘，细胞基部有纵纹。电镜下可见刷状缘由大量密集而排列整齐的微绒毛组成，每 1 μm^2 约有 150 根，使细胞游离面的表面积大为扩大（两肾近曲小管表面积总计可达 50 ~ 60 m^2）。刷状缘处有丰富的碱性磷酸酶和 ATP 酶等，此酶与细胞的重吸收功能有关。微绒毛基部之间细胞膜内陷形成顶小管和顶小泡，若从血管内注入示踪物——辣根过氧化酶，可迅速滤入原尿，继而出现在近端小管上皮细胞的顶小管和顶小泡内，这提示小管上皮细胞可以胞饮方式重吸收原尿内的蛋白质等较大分子物质。上皮细胞的侧面有许多侧突，相邻细胞的侧突相互嵌合，或伸入相邻细胞质膜内褶的空隙内，两者构成广泛的弯曲复杂的细胞间迷路，故光镜下细胞分界不清。细胞基部胞膜内陷成发达的质膜内褶，内褶之间有许多纵向排列的杆状线粒体，形成光镜下的纵纹。侧突和质膜内褶使细胞侧面及基底面与间质之间的物质交换面积增大（图 1-2-18，图 1-2-19）。在细胞基部的质膜上有丰富的 Na^+,K^+-ATP 酶（钠钾泵），可将细胞内 Na^+ 泵入细胞间质。

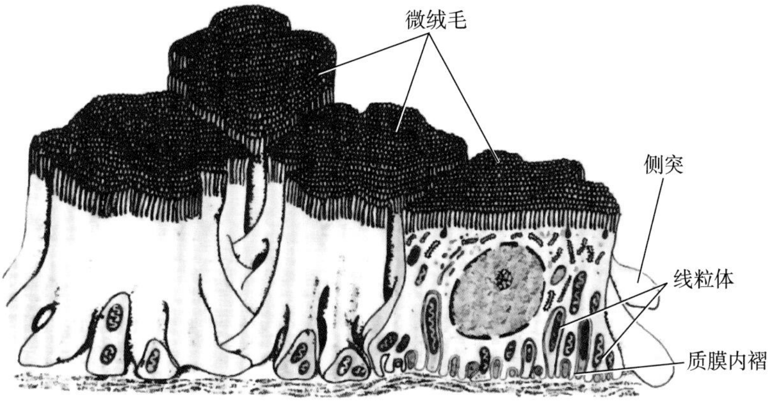

图 1-2-19　近曲小管上皮细胞超微结构立体模式图

近端小管直部：简称近直小管，是曲部的延续，直行于髓放线和肾锥体内，其结构与曲部基本相似，但上皮细胞较矮，微绒毛、侧突和质膜内褶等不如曲部发达。

近端小管的上述结构特点使其具有良好的吸收功能，它是原尿重吸收的主要场所。原尿中几乎全部的葡萄糖、氨基酸和蛋白质及大部分水、离子和尿素等均在此重吸收。此外，近端小管还向腔内分泌 H^+、NH_3、肌酐和马尿酸等，还能转运和排出血液中的酚红和青霉素等药物。临床上常利用马尿酸或酚红排泄试验，来检测近端小管的功能状态。

2. 细段（thin segment） 位于髓放线和肾锥体内。浅表肾单位的细段较短，主要位于髓袢降支，髓旁肾单位细段长，由降支再反折上行，又参与构成升支。细段管径细，直径 10 ~ 15 μm，管壁为单层扁平上皮，细胞含核部分突向管腔，胞质着色较浅，无刷状缘（图 1–2–20）。电镜下，上皮细胞游离面有少量短微绒毛，基底面有少量内褶。细段上皮甚薄，有利于水和离子通透。

3. 远端小管（distal tubule） 包括远端小管直部和曲部。管腔较大而规则，管壁上皮细胞呈立方形，细胞体积较近端小管的小，着色浅，细胞分界较清楚，核位于中央（图 1–2–20）。细胞游离面无刷状缘，基部纵纹较明显。

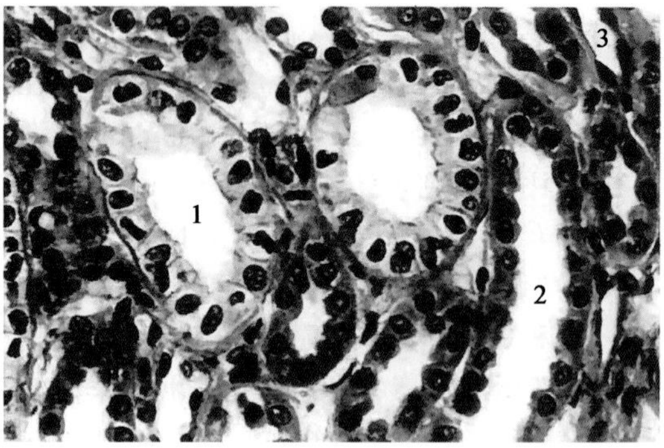

图 1–2–20　肾髓质光镜图

1. 直集合小管；2. 远直小管；3. 细段

远端小管直部：简称远直小管，经肾锥体和髓放线上行至皮质，是髓袢升支的重要组成部分。管径约 30 μm，长约 9 mm。电镜下，细胞表面有少量短而小的微绒毛，基部质膜内褶发达，长的内褶可伸达细胞顶部，褶间有许多纵行排列的线粒体（图 1–2–18）。基部质膜上有丰富的 Na^+，K^+–ATP 酶，能主动向间质转运 Na^+。细胞膜上还有一种呈凝胶状不通透水的酸性糖蛋白，致使水不能通过，因此造成从肾锥体底至肾乳头的间质内的渗透压逐步增高，有利于集合管系对水的重吸收。

远端小管曲部：简称远曲小管（distal convoluted tubule），位于皮质内，直径 35 ~ 45 μm，长 4.6 ~ 5.2 mm，其超微结构与直部相似，但质膜内褶和线粒体不如直部发达。远曲小管是离子交换的重要部位，细胞有吸收水、Na^+ 和排出 K^+、H^+、NH_3 等作用，对维持体液的酸碱平衡起重要作用。肾上腺皮质分泌的醛固酮能促进此段重吸收 Na^+，排出 K^+，垂体后叶抗利尿激素能促进此段对水的重吸收，使尿液浓缩，尿量减少。

二、集合管系

集合管系（collecting duct system）全长 20 ~ 38 mm。从皮质到肾乳头，集合管系的管径由细（直径 40 μm）逐渐变粗（直径 200 ~ 300 μm），随管径的增粗，管壁上皮由单层立方逐渐增高为单层柱状，至乳头管处成为高柱状上皮。集合管上皮细胞胞质色淡而明亮，细胞分界清楚，核圆形，位于中央（图 1–2–20）。电镜观察，集合管上皮由主细胞和闰细胞组成，在集合管的不同部位，两种细胞所占比例不同。主细胞又称亮细胞（light cell），其数量多，细胞游离面有少量微绒毛，胞质内细胞器少。闰细胞（intercalated cell）又称暗细胞（dark cell），单个存在于主细胞之间。皮质集合管内闰细胞数量较多，随着集合管下行，其数量逐渐减少至消失。电镜下可见闰细胞游离面有明显的微皱褶和微绒毛，胞质内线粒体较多。集合管也可重吸收水、Na^+，排出 K^+、H^+ 和 NH_3 等，对尿液浓缩和维持体液的酸碱平衡起重要作用。其功能活动也受醛固醇及抗利尿激素的调节。

肾小体形成的原尿，经过肾小管各段和集合管后，其中 99% 左右的水分、无机盐和几乎全部的营养物质都被重新吸收入血，部分离子也在此进行交换；肾小管上皮细胞还主动分泌排出机体的部分代谢产物。滤液经过远曲小管和集合管时又进一步浓缩，最终形成终尿，经乳头管排入肾小盏，其量为每天 1～2 L，仅占原尿的 1%。可见，肾在泌尿过程中不仅排出了机体的代谢产物，而且对维持机体水盐平衡和内环境的稳定起着重要作用。

三、球旁复合体

球旁复合体（juxtaglomerular complex）又称肾小球旁器（juxtaglomerular apparatus），由球旁细胞、致密斑和球外系膜细胞组成，位于肾小体的血管极处，大致呈三角形，致密斑构成三角形的底，入球微动脉和出球微动脉为三角区的两边，球外系膜细胞位于三角区的中心（图 1–2–21）。

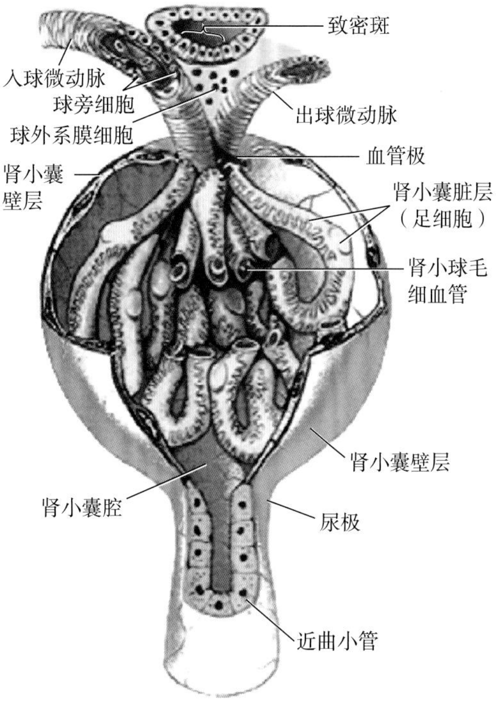

图 1–2–21　肾小体与球旁复合体模式图

（一）球旁细胞

球旁细胞（juxtaglomerular cell）位于入球微动脉管壁上，由入球微动脉管壁中膜的平滑肌细胞转变而成。细胞体积较大，呈立方形，核大而圆，胞质丰富，呈弱嗜碱性，内有丰富的分泌颗粒，颗粒呈 PAS 反应阳性。电镜下，细胞内肌丝少，粗面内质网和核糖体多，高尔基复合体发达，颗粒大小不等，多数呈均质状，用免疫组织化学法证明颗粒内含有肾素（renin）。肾素是一种蛋白水解酶，能使血浆中的血管紧张素原转变成血管紧张素Ⅰ，后者在血管内皮细胞分泌的转换酶作用下，失去 2 个氨基酸，转变为血管紧张素Ⅱ。血管紧张素Ⅱ可使血管平滑肌收缩，导致血压升高，增强肾小体滤过作用。肾素还可以促进肾上腺皮质分泌醛固酮，促进肾远曲小管和集合管吸收 Na^+ 和排出 K^+，同时伴有水的进一步重吸收，导致血容量增大，血压升高。

（二）致密斑

远端小管靠近肾小体血管极一侧的上皮细胞增高、变窄，形成一个椭圆形斑块状隆起，称致密斑（macula densa）。致密斑的细胞呈高柱状，排列紧密，胞质色浅，核椭圆形，位于近细胞顶部（图 1–2–13）。致密斑上皮基膜常不完整，细胞基部有许多细小的突起，可伸至球外系膜细胞和球旁细胞。致密斑是一种离子感受器，能敏锐地感受远端小管内滤液的 Na^+ 浓度变化。当滤液内 Na^+ 浓度降低时，致密斑细胞将“信息”传递给球旁细胞和球外系膜细胞，促进球旁细胞分泌肾素，增强远端小管和集合管中 Na^+ 的重吸收。

（三）球外系膜细胞

球外系膜细胞（extraglomerular mesangial cell）又称极垫细胞（polar cushion cell）。位于入球微动脉、出球微动脉和致密斑围成的三角形区域内。细胞体积小，有突起，与球内系膜细胞相延续。这些细胞位于球旁复合体的中央，既与致密斑相贴，又与球旁细胞、血管系膜细胞及小动脉的平滑肌细胞之间形成缝隙连接，因此认为它在球旁复合体功能活动中可能起“信息”传递作用。

四、肾间质

肾泌尿小管之间的结缔组织为肾间质（renal interstitium）。皮质内的结缔组织少，愈接近肾乳头结缔组织愈多。间质内的纤维主要由Ⅰ型、Ⅲ型和Ⅵ型胶原蛋白组成。间质细胞（interstitial cell）有多种，主要为成纤维细胞、巨噬细胞和载脂间质细胞（图 1–2–22）。成纤维细胞数量较多，可合成间质内的纤维和基质；巨噬细胞数量较少，除有巨噬功能外，还参与降解髓质内的硫酸糖胺聚糖；载脂间质细胞是髓质间质内的重要细胞成分，细胞呈不规则或星形，胞质内含嗜锇性脂滴及多种细胞器。这种细胞可合成间质内的纤维和基质，产生前列腺素、肾髓质血管降压脂，细胞突起的收缩可促进周围血管内的血液流动，以利于重吸收水分的转运，促进尿液浓缩。

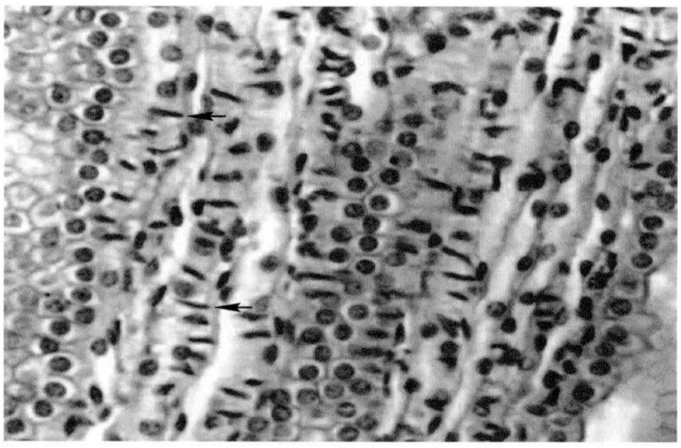

图 1–2–22 肾髓质光镜图
↑ 间质细胞

五、肾的血管、淋巴管和神经

（一）肾的血管

肾动脉直接由腹主动脉分出，经肾门入肾后分为数支走行于肾锥体之间，称叶间动脉（interlobar artery）。叶间动脉在肾柱内上行至皮质与髓质交界处，呈弓形走行，称弓形动脉（arcuate artery）。弓形动脉分出若干小叶间动脉（interlobular artery），呈放射状走行于皮质迷路内，直达被膜下形成毛细血管网，而后汇入静脉。此处静脉形如星状，称星形静脉（stellate vein），星形静脉汇入小叶间静脉（interlobular vein）。小叶间动脉沿途向两侧分出许多入球微动脉进入肾小体，形成血管球，再汇合成出球微动脉，离开肾小体，再次形成毛细血管网，称球后毛细血管网（postglomerular capillary network），分布在相应的肾小管周围，又称管周毛细血管网（peritubular capillary network）（图 1-2-23）。球后毛细血管网汇合成小叶间静脉，并依次汇入弓形静脉和叶间静脉，它们与相应动脉伴行，最后经肾静脉出肾。髓旁肾单位的出球微动脉不仅形成球后毛细血管网，还发出若干直小动脉直行降入髓质，而后在髓质的不同深度，又反折直行上升为直小静脉，与直小动脉共同构成 U 形血管袢，与相应的髓袢伴行，构成尿液浓缩的结构基础（图 1-2-24）。

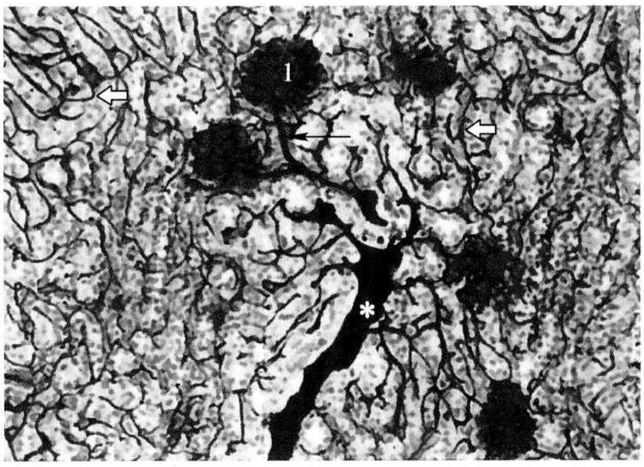

图 1-2-23　肾皮质血管光镜图

1. 血管球；* 小叶间动脉；↑ 入球微动脉；⇧ 球后毛细血管

肾血液循环与尿液的形成和浓缩密切相关，其特点是：①肾动脉直接起于腹主动脉，短而粗，血流量大，约占心排血量的 1/4，即每 4 ~ 5 min 人体内的血液全部流经肾内而被

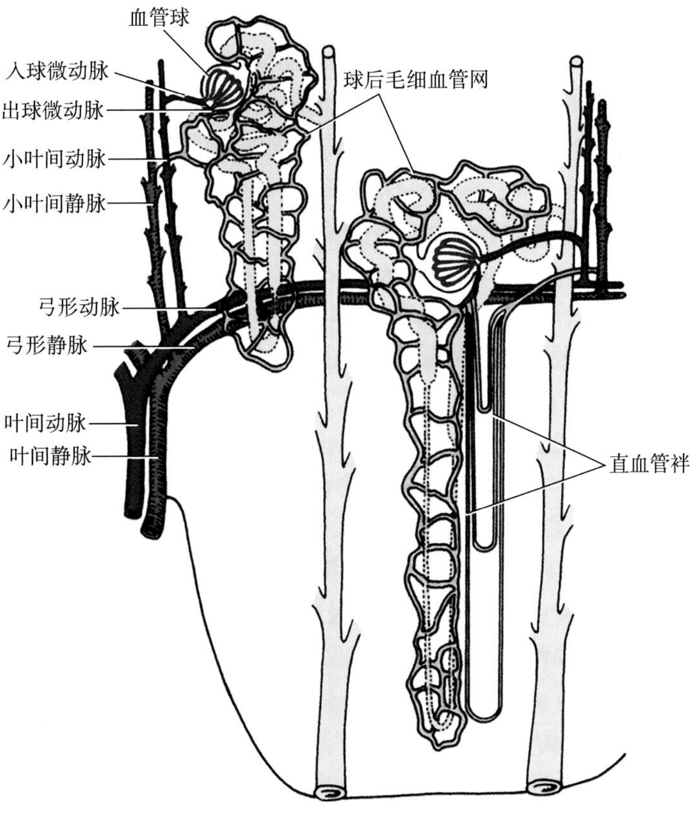

图 1-2-24　肾血液循环模式图

滤过。②肾小体血管球的毛细血管两端皆为微动脉，入球微动脉管径比出球微动脉粗，使血管球内血流量大，血压高，有利于血液滤过。出球微动脉的平滑肌收缩可主动调节血管球内的血压。③肾内血管通路中出现两次毛细血管，即入球微动脉分支形成的血管球毛细血管和出球微动脉分支形成的球后毛细血管网，由于血流经血管球时大量水分、无机离子被滤出，因此分布在肾小管周围的球后毛细血管内血液的胶体渗透压甚高，有利于肾小管上皮细胞重吸收的物质进入血液。④髓质内 U 形血管袢与髓袢伴行，有利于肾小管和集合管的重吸收和尿液浓缩。⑤肾内不同区域的血流量不同，皮质血流量大，约占肾血流量的 90%，流速快；髓质血流量小，仅占肾血流量的 10%，流速亦慢。在急性肾衰竭时，常由于小叶间动脉发生痉挛性收缩，致使皮质浅部供血减少甚至中断，使浅表肾单位的肾小体滤过功能严重低下，导致缺血性坏死，患者出现少尿甚至无尿等急性肾衰竭症状。

（二）肾的淋巴管和神经

肾有两组淋巴丛，即肾内淋巴丛和被膜淋巴丛。肾内的毛细淋巴管分布于肾小体和肾小管周围，沿血管逐级汇成小叶间淋巴管、弓形淋巴管和叶间淋巴管，经肾门淋巴管出肾。被膜内的毛细淋巴管汇合成淋巴管后，与肾内淋巴丛吻合，或汇入邻近器官的淋巴管。

肾的神经来自肾丛，包括交感神经和副交感神经，神经纤维伴随肾动脉由肾门入肾，分布于肾血管、肾间质和球旁复合体。

六、肾的其他功能

肾还能分泌多种生物活性物质，这些物质对机体生理活动起重要的调节作用。前已述及的肾素－血管紧张素系统，对维持机体正常血及离子交换有重要调节作用。肾皮质内的肾小管上皮可产生激肽释放酶，集合管上皮能产生激肽。激肽释放酶能促使激肽的形成，激肽有利尿、利钾的作用，并能使小动脉舒张，增加肾血流量。肾内的激肽释放酶－激肽系统与肾素－血管紧张素系统及肾间质细胞分泌的前列腺素，三者生理作用有相互关联的复杂关系。肾内产生的红细胞生成因子，能使血液中的促红细胞生成素原转变为促红细胞生成素，加速红细胞生成。肾还有活化维生素 D_3 及灭活甲状旁腺素、促胃液素和胰岛素等作用。

（王　越　徐　莎）

▶▶▶ 参考文献

[1] 邹仲之，李继承 . 组织学与胚胎学 . 8 版 . 北京：人民卫生出版社，2013.

[2] 李继承，曾园山 . 组织学与胚胎学 . 9 版 . 北京：人民卫生出版社，2018.

第三章

肾的解剖学

肾是泌尿系统中重要的实质器官，对机体内环境的稳定起着重要作用，主要体现在分泌尿液，维持体内水、电解质及酸碱平衡；分泌各种激素，调节血压、造血功能和骨质代谢等。掌握肾的位置、形态结构、被膜、血管、淋巴引流及毗邻，对于临床上进行肾切除或修复具有重要意义。

第一节　肾的位置、形态与结构

一、肾的位置

肾是成对器官，左、右各一。肾上端向内、下端向外，呈“八”字排列于脊柱两侧的腹膜后间隙内，属腹膜外器官（extraperitoneal organ）。左肾上端平第 11 胸椎椎体下缘，下端平第 2～3 腰椎椎间盘；由于右肾受到肝右叶的挤压，其位置较左肾稍低（图 1–3–1），右肾上端平第 12 胸椎椎体上缘，下端平第 3 腰椎椎体上缘。在背面，左侧第 12 肋斜过左肾后面的中部，而右侧第 12 肋斜过右肾后面的上部（图 1–3–2）。在腹侧面，经胃幽门的平面分别经过左肾的下部和右肾的上部。

正常情况下，由于肾周结构如脂肪囊、肾筋膜、肾血管及腹腔压力等的支持作用，肾的位置相对固定，可随呼吸略有上下移动，其活动范围不超过 1 个椎体高度；由卧位转为站立位，肾也可下降 1～3 cm。若呼吸或体位变化时肾下降超过 3 cm 或一个椎体高度，即为肾下垂。少数患者因肾的固定装置发育不良，肾蒂过长，而出现肾在腹膜后间隙（retroperitoneal space）活动的范围极大，甚至可越过腹中线至对侧腹腔，称为游走肾。肾下垂和游走肾多见于 20～40 岁体型瘦长的女性，右侧多于左侧。肾下垂和游走肾的患者可无明显症状或伴有腰部酸痛；输尿管迂曲导致肾积水或尿路感染的症状；牵拉腹腔神经丛，引起消化不良、腹胀等消化道症状；牵拉肾血管引起直立性高血压；最严重的甚至出现肾蒂或输尿管扭转，发生迪特尔（Dietl）危象。

肾发育过程中出现错误，也可导致肾位置异常。在胎儿时期，肾胚芽位于盆腔内，随

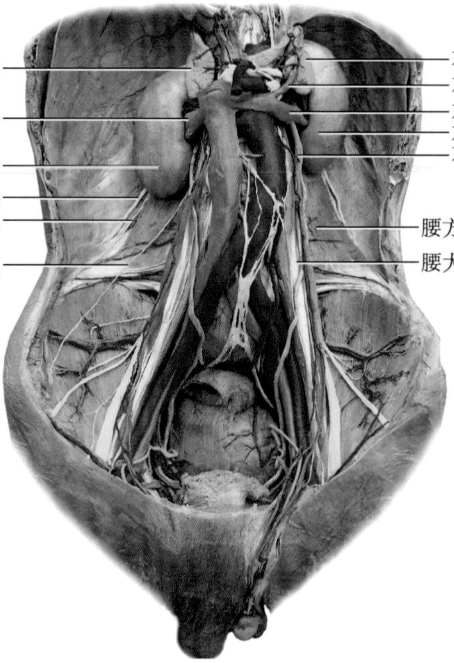

图 1-3-1 肾的位置（前面观）

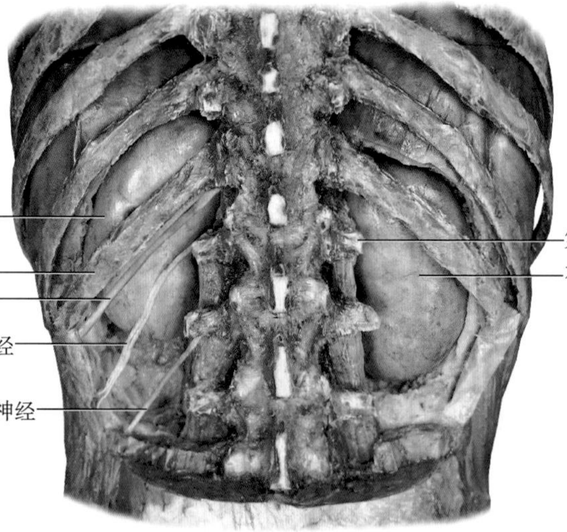

图 1-3-2 肾的位置（后面观）

着胎儿的生长，肾逐渐上升至腹膜后肾窝。若肾上升障碍或错误，则导致肾异位。留在盆腔或髂窝的肾为低位肾。若一侧肾横过中线移至对侧，则为交叉异位肾。多数异位肾处于盆腔，少数位于对侧，极少数位于胸腔。异位肾常伴旋转不良及输尿管、血管异常，因此常出现肾积水、结石、尿路感染等的症状。肾的位置异常虽少见，但在腹部肿块的诊断中，应注意与肿瘤相鉴别。

二、肾的体表投影

在后正中线两侧 2.5 cm 和 7.5 ~ 8.5 cm 处各做一垂线，经第 11 胸椎和第 3 腰椎棘突各做一水平线，肾即位于此纵横标志线围成的四边形中。其中，肾门的体表投影位于背部竖脊肌的外侧缘与第 12 肋之间的部位，称为肾区（renal region）。该区域出现疼痛或叩击痛等表现，常提示肾发生病变。

三、肾的形态

肾形似蚕豆，新鲜时为红褐色，成年人的肾表面光滑。成体肾长 10 ~ 12 cm，宽 5 ~ 6 cm，厚约 4 cm，平均质量为 150 g（120 ~ 200 g）。其中，左肾较右肾稍长、窄、重。女性较男性的肾略小。

肾具有两端、两缘及两面。肾的上端宽而薄，下端窄而厚。肾的长轴斜向下外，横轴朝向后内。因此，肾的前面实际上是前外侧面，较凸，与内脏器官相邻；后面为后内侧面，较平，贴靠腹后壁。肾的外侧缘凸隆，内侧缘中部有凹陷，是肾血管、神经、淋巴管及肾盂等结构出入的门户，称肾门（renal hilum），多为四边形，其边缘称为肾唇（图 1–3–3）。左肾的肾门一般平对第 1 腰椎椎体，右肾的肾门平对第 2 腰椎横突水平，距

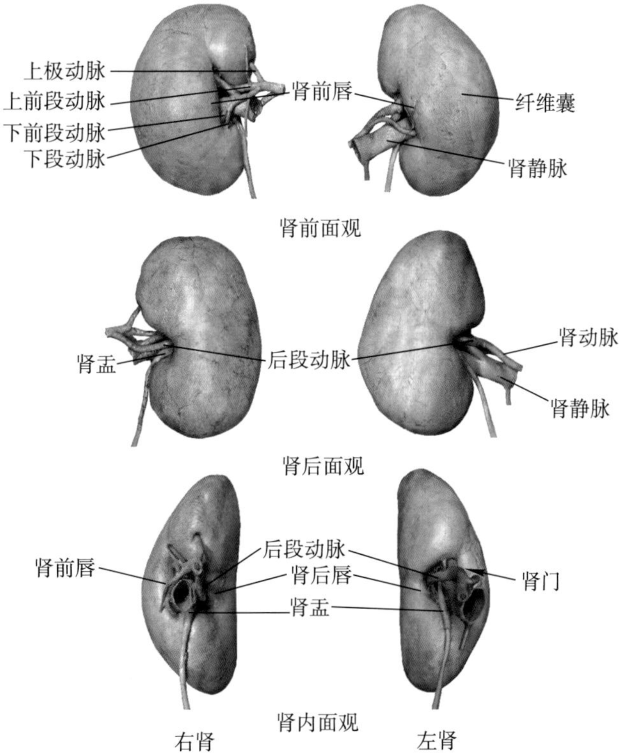

图 1–3–3　肾的形态

正中线约 50 mm。肾门的前唇和后唇有一定的弹性，手术中需分离肾门时，可牵拉前唇或后唇以扩大肾门，显露肾窦（renal sinus）。肾窦是指肾门伸入肾实质的潜在性腔隙，主要容纳肾动脉的分支、肾静脉的属支、肾小盏、肾大盏、肾盂及脂肪组织等。出入肾门的结构被结缔组织包裹，称肾蒂（renal pedicle）。肾门是手术中结扎肾蒂各结构的标志。因右肾更靠近下腔静脉，故右肾蒂较左肾蒂短。肾蒂内的结构由前向后分别为肾静脉、肾动脉和肾盂，从上到下分别为肾动脉、肾静脉和肾盂（图 1–3–3）。

四、肾的结构

肾由肾实质和肾窦内的收集系统组成。其中，肾实质又分为肾皮质（renal cortex）和肾髓质（renal medulla）。肾皮质主要位于肾实质的浅层，厚约 1 cm，富含血管，肉眼可见密布的细小颗粒，由肾小体与肾小管组成。肾髓质位于肾实质的深部，约占肾实质厚度的 2/3，由 15 ~ 20 个圆锥状的肾锥体（renal pyramid）构成。肾锥体底朝肾皮质，尖向肾窦，光滑致密，有颜色较深的放射状纹理。每个肾锥体及其周围的肾皮质合成肾叶。肾皮质延伸至肾锥体之间的部分称为肾柱（renal column），内含叶间动脉和静脉。肾锥体尖端突入肾小盏形成圆钝的肾乳头（renal papilla），有时 2 ~ 3 个肾锥体合成 1 个肾乳头。每个肾有 7 ~ 12 个肾乳头。肾乳头上有许多小孔，称为乳头孔。肾实质产生的尿液由此流出。肾窦内，包绕肾乳头的漏斗形的膜性管为肾小盏（minor renal calice），其边缘附着于肾乳头基部，承接由肾乳头排出的尿液。一个肾小盏可能包裹 2 ~ 3 个肾乳头。每个肾有 7 ~ 8 个肾小盏。相邻 2 ~ 3 个肾小盏合成 1 个肾大盏（major renal calice），2 ~ 3 个肾大盏合成 1 个肾盂（renal pelvis）（图 1–3–4）。肾盂出肾门后向下弯行，逐渐变细，约在第 2 腰椎椎体上缘水平移行为输尿管。

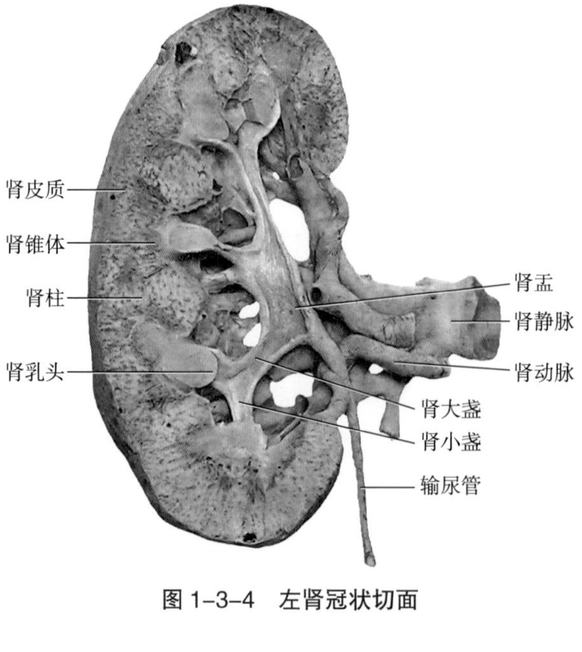

图 1–3–4　左肾冠状切面

第二节 肾的被膜

肾皮质表面有一薄层的肌织膜，由平滑肌和结缔组织构成。肌织膜与肾紧密粘连，进入肾窦后，衬于肾乳头以外的肾窦壁。在肌织膜外，肾有三层被膜包绕，由内向外分别是纤维囊、脂肪囊和肾筋膜（图 1–3–5）。

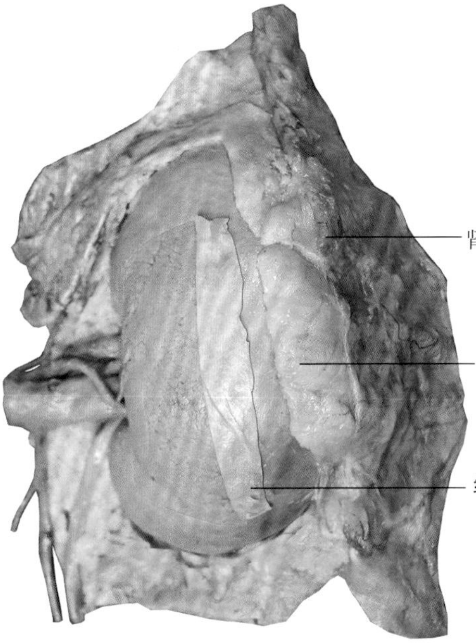

图 1–3–5 肾的被膜

一、纤维囊

纤维囊（fibrous capsule）由致密结缔组织和少量弹力纤维构成，薄而韧，包裹在肾实质表面。纤维囊在肾门处分为两层，一层贴于肾实质内面，一层包被肾窦内结构表面，并移行为肾血管鞘。正常情况下，纤维囊与肾实质结合松弛，易于剥离，病理状态下可出现粘连。肾破裂或部分肾切除时需要缝合此膜。

二、脂肪囊

脂肪囊（adipose capsule）是纤维囊外包裹一侧肾和肾上腺的脂肪层。脂肪囊通常有一定的厚度，在人体剧烈运动时起到缓冲作用，防止肾下垂。脂肪囊在肾的边缘和下端较厚，并经肾门伸入肾窦内，填充于各管道结构和神经之间。脂肪囊在肾出现炎症或肿瘤时，可以一定程度地限制炎症和肿瘤向外扩散。

三、肾筋膜

肾筋膜（renal fascia）位于脂肪囊的外面，由腹膜外组织特化形成。肾筋膜向深面发出许多纤维结缔组织束，穿过脂肪囊，连于纤维囊，对肾起固定作用。肾筋膜在肾的外侧缘分为前、后两层。前层为肾前筋膜，覆于肾和肾上腺的前方，向内侧移行时逐渐变薄，经下腔静脉和腹主动脉的前方，与对侧的肾前筋膜相连；后层为肾后筋膜，被覆于肾的后面，与腰方肌及腰大肌的筋膜愈合，内侧附着于椎体和椎间盘的侧缘。肾前、后筋膜在肾上腺上方愈合，与膈下筋膜相续；在肾的外侧缘互相融合，向前续于腹横筋膜；向下两层分离，后层向下续于髂筋膜，而前层向下则逐渐变薄，汇入腹膜外组织中（图 1–3–6）。如此，肾筋膜形成了一个下方开口的囊。

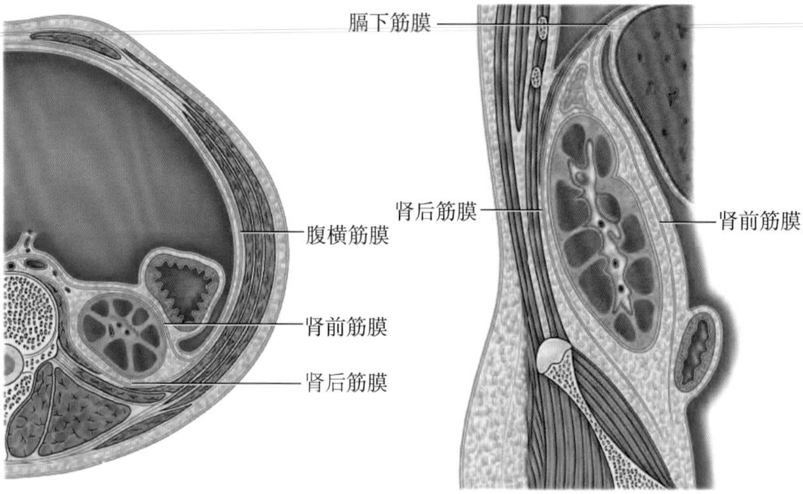

图 1–3–6 肾的被膜（横断面和矢状切面）

第三节 肾的血管、淋巴及神经支配

一、肾动脉

1 对肾动脉（renal artery）多在肠系膜上动脉发出处的下方，平第 1 ~ 2 腰椎椎间盘高度由腹主动脉的外侧面发出。发出部位与腹主动脉呈直角，之后向外横过左右膈脚，于肾门处经肾静脉的上后方入肾。由于腹主动脉位于脊柱左侧，因此右肾动脉较长。右肾动脉前邻下腔静脉、右肾静脉、胰头和十二指肠降部，左肾动脉前邻左肾静脉、胰体、脾静脉和肠系膜下静脉。肾动脉起始部的外径平均为 0.77 cm，每侧的肾动脉多为一支，偶有两支或多支。肾动脉的肾外段会发出一条或多条肾上腺下动脉、一条输尿管动脉及供应肾周组织的分支。在近肾门处，每条肾动脉会分为前、后两干进入肾窦，之后再分出段动脉。后干经肾盂后方入肾后延续为后段动脉；前干经肾盂和肾静脉之间，发出上段、上前段、下前段和下段动脉（图 1–3–7）。肾段动脉进入肾实质，发出走行于肾柱内的叶间动脉，至肾锥体基底部时发出分支称为弓状动脉，弓状动脉发出小叶间动脉进入肾皮质。肾动脉在肾内的分布呈节段性。每一段动脉分布的肾实质区域称为肾段（renal segment）。各肾段动脉之间彼此没有吻合，若某一段动脉血流受阻时，其相应肾段即可发生缺血坏死。每个肾可分为 5 个肾段：上段、上前段、下前段、下段和后段。肾上段由上段动脉供应，呈帽状，位于肾上端内侧部，包括肾前、后面的内上部。肾上前段由上前段动脉供应，经肾

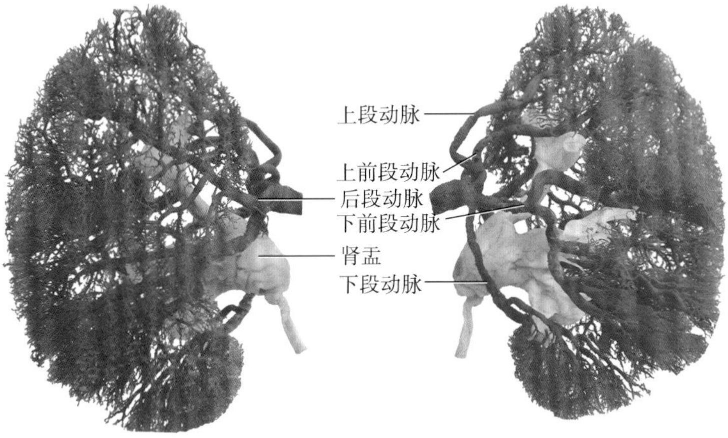

图 1-3-7 左肾动脉铸型

上段底部进入肾实质，位于肾上端前面的外侧区。肾下前段由下前段动脉供应，斜过肾盂前面进入肾实质，位于肾前面下中部，即上前段和下段之间的区域。肾下段由下段动脉供应，位于肾下端，包括肾的前、后面区域。肾后段由后段动脉供应，横跨肾盂后上方入肾实质，位于肾后面，肾上、下段之间的区域。各肾段之间被少血管的段间组织分隔，称乏血管带。其中，肾的外侧凸缘后约 1 cm 处即肾上、下前段和后段之间，纵向的相对无血管区，称为 Brodel 切线。在手术时，沿此线切开或穿刺可避免出血，以尽可能保护肾功能。肾段的划分为肾局限性病变的定位及肾段或肾部分切除术提供了解剖学基础。

肾动脉的变异较为常见，大致分为两类：一为肾动脉提前分支，由肾动脉发出并与肾动脉根部的距离 <15 mm，可有多支；另一类是副肾动脉，国内解剖学教科书定义为不经肾门入肾的动脉。国外认为，由腹主动脉发出多支动脉至肾，其中直径最大的为肾动脉，其余则称为副肾动脉（图 1-3-8）。副肾动脉是最常见的肾动脉变异，约 1/3 的人会出现副肾动脉。副肾动脉多起自肾动脉，也可发自腹主动脉、肾上腺动脉、膈下动脉等。副肾动脉又可分为副肾门动脉和副肾上、下极动脉。副肾门动脉进入肾门，与肾动脉直径相当；而上、下

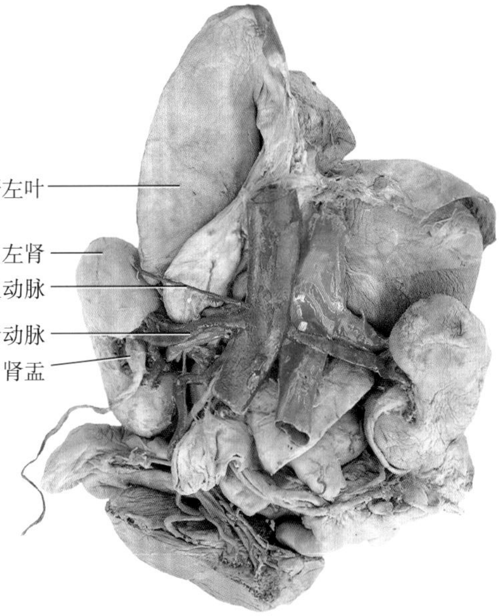

图 1-3-8 左副肾动脉后面观

极动脉进入肾的上端或下端，直径比较细小。副肾动脉与肾动脉分支一样，均为肾相应区域的终末供血动脉，一旦损伤，即可造成相应区域的缺血坏死。当发现肾大小正常，而肾动脉管径小于正常范围时，则提示副肾动脉的存在。

肾动脉的解剖学变异在临床中具有以下重要意义：进入肾上、下极的副肾动脉多为肾上、下段供血，而肾动脉的上、下段分支可能缺如。手术中，在肾门处分离或阻断肾动脉时一定要注意是否有遗漏副肾动脉。进入肾下极的副肾动脉可经过输尿管的前方或后方走行，经输尿管前方走行的副肾动脉可压迫输尿管，使尿液通过受阻，引起肾盂积水。右侧副肾动脉多数经过下腔静脉后方进入肾，但也有少数经下腔静脉前方进入，而右肾动脉一般经下腔静脉后方入肾。结扎肾血管时，应注意从下腔静脉的前、后方夹持副肾动脉及肾动脉，以防止下腔静脉血流受阻。

二、肾静脉

肾内静脉与肾内动脉不同，无节段性，有广泛的吻合。肾内静脉在肾窦内汇合成2~3支，出肾门合成一粗短的静脉干。肾静脉经肾动脉前方，在第1~2腰椎椎体平面，以直角注入下腔静脉。肾静脉多为1支，少数为2支或3支，且多见于右侧。左肾静脉的长度几乎是右肾静脉的3倍。左肾静脉在脾静脉和胰体的后方右行，在肠系膜上动脉起始处下方越过腹主动脉前方汇入下腔静脉，其汇入处一般略高于右肾静脉。右肾静脉向左经十二指肠降部及胰头外侧部的后方注入下腔静脉（见图1–3–1）。此外，左、右肾静脉的属支也不同。右肾静脉通常无肾外静脉属支的注入，而左肾静脉收纳左肾上腺静脉、左睾丸（卵巢）静脉，其属支还与周围静脉有吻合。一般认为，左肾静脉侧支吻合较丰富，可以建立门、腔静脉间的侧支循环。左肾静脉从肠系膜上动脉和腹主动脉前方之间的锐角穿过，若该夹角过小，则影响左肾静脉的回流，从而导致前胡桃夹综合征。左肾静脉长，且发育过程复杂，可发生多种解剖变异。如左肾静脉位置变异为从腹主动脉与脊柱之间穿行，可表现为单根左肾静脉从腹主动脉后方穿过或左肾静脉在腹主动脉前后形成静脉环。变异的左肾静脉受压可引起后胡桃夹综合征。

三、肾的淋巴引流

肾的淋巴来自位于肾小管周、肾被膜下及肾周脂肪囊内的三个淋巴管丛。肾内的淋巴管伴肾内静脉走行，在肾门处，与被膜下淋巴管丛的集合淋巴管汇合，汇入腰淋巴结。肾周丛的集合淋巴管可直接回流至腰淋巴结。

四、肾的神经支配

肾接受交感神经和副交感神经的双重支配，同时有内脏感觉神经分布。肾的神经来自肾动脉周围的肾丛（图1–3–9）。肾丛由腹腔神经节和神经丛、主动脉肾节、内脏小神经、

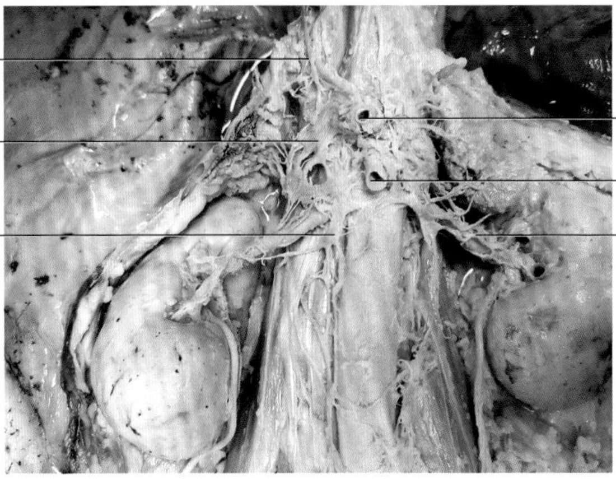
内脏大神经
腹腔神经节
主动脉肾节
腹腔干
肠系膜上动脉
肾丛

图 1-3-9 肾丛

第 1 腰内脏神经和主动脉丛发出的神经纤维共同组成。肾丛发出的神经纤维随肾动脉入肾。一般认为，交感神经纤维分布于肾血管的各级分支，使血管平滑肌收缩，调节肾实质的血流量。副交感神经只到达肾盂部，功能不确定。内脏感觉纤维伴交感神经和迷走神经走行，均经过肾丛。

第四节 肾的毗邻

肾的上方借疏松结缔组织与肾上腺相邻，两者共同包在肾筋膜内。肾的内下方有肾盂续输尿管。在内侧，左肾有腹主动脉，右肾有下腔静脉。在肾的内后方分别为左、右腰交感干。肾的前面有腹膜覆盖，两肾前面的毗邻各不相同。左肾前面上部与胃底后壁相邻，中部有胰尾和脾血管横过，下部与空肠袢和结肠左曲相贴。右肾前面上部与肝右叶相邻，下部与结肠右曲相贴，内侧缘邻十二指肠降部。在右肾手术时，特别是从背部入路时，在分离游离肾的腹侧面时，应防止伤及十二指肠降部的后壁。左肾外侧缘上方大部被腹膜覆盖与脾毗邻，下部与降结肠相邻。右肾的外侧缘借腹膜与肝右叶分开，在肾上端分离肾周围组织时应防止伤及肝右叶的下部。肾的后内侧面包在脂肪组织中，无腹膜覆盖。肾后面第 12 肋以上部分与膈邻贴，经膈与肋膈隐窝相邻。肾的手术需切除第 12 肋时，要注意保护胸膜，以免损伤造成气胸。在第 12 肋以下，肾后面除有肋下血管、神经外，自内向外有腰大肌及其前方的生殖股神经、腰方肌及其前方的髂腹下神经、髂腹股沟神经等（图 1-3-10，图 1-3-11）。

目前外科手术治疗是多种肾病或损伤的首选治疗手段。手术可以采用腹腔镜或传统的开放性手术进行，经腹腔或经腹膜后两种入路进入。其中，经腹腔途径的操作空间大，解剖层次清楚，对肾蒂的暴露较好，但可能导致腹腔粘连；而经腹膜后入路可不经过腹腔，

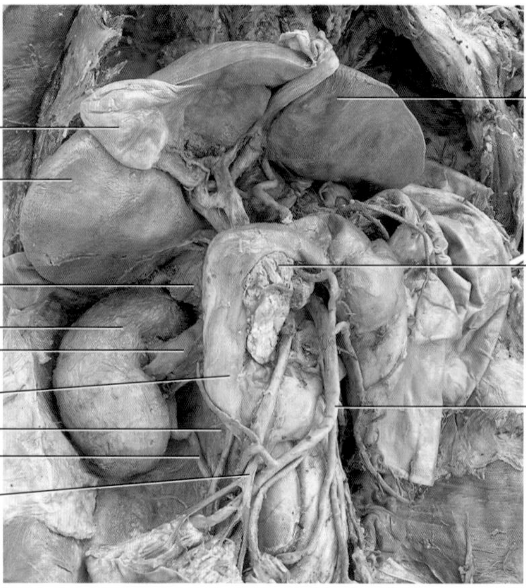

图 1-3-10 右肾毗邻前面观

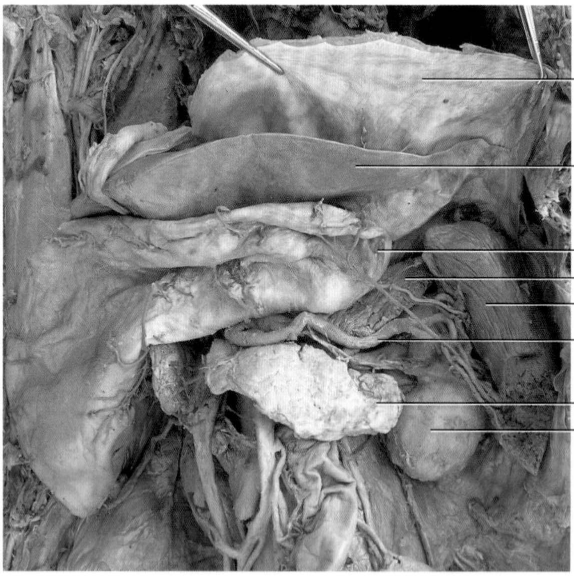

图 1-3-11 左肾毗邻前面观

对腹腔脏器影响小，避免腹腔污染，对肾实质和集合系统暴露较好，但操作空间小，解剖学标志相对不清晰。

常用经腹腔腹部切口手术入路，有纵向切口和横向切口。纵向切口只需切开腹白线或腹直肌及腹直肌鞘，暴露腹膜外组织和腹膜，操作比较简单。行腹部肋缘下横向切口时，沿切口分离皮下组织至深筋膜，分离腹外斜肌后，暴露腹内斜肌，将腹直肌、腹内斜肌、腹横肌与腹直肌后鞘一同分离进入腹腔。在结肠右曲（右肾切除），或结肠左曲（左肾切除）外侧切开后腹膜，向内牵开结肠，切开肾筋膜和脂肪囊，分离暴露肾。分离肾时，特别是在分离肾的上极时，应注意血管的异位。分离肾内上方时，有撕裂肾上腺血管的可能，应避免伤及肾上腺。右肾的内侧距下腔静脉较近，尤其右肾的肿瘤等疾病可累及下腔静脉，分离右肾内侧时切勿损伤下腔静脉。

常用的经腹膜后腰切口手术入路，多采用第 11 肋间或第 12 肋下切口。沿切口分离皮下组织至深筋膜。在切断腰肋韧带时，要特别注意避免伤及膈而引发气胸。在切口处分离下后锯肌、背阔肌、腹外斜肌，切开胸腰筋膜、腹内斜肌、腹横肌与腹横筋膜，注意避开肌深面的肋下神经、髂腹下神经及髂腹沟神经。之后，进入腹膜后间隙，分离肾的被膜，暴露肾。左肾的前面仅隔一层腹膜与胰尾、体和经胰上缘走行的脾动脉和脾静脉等结构相邻，自腹膜后入路的左肾手术要在分离肾蒂时注意以上结构。右肾前内侧与十二指肠降部相贴，在分离其腹侧面时，应防止伤及十二指肠降部的后壁。

（郭金萍）

▶▶▶ 参考文献

[1] Susan S. Gray′s Anatomy. 42 ed. Saunders：Elsevier，2020.

[2] Partin AW，Dmochowski RR，Louis R，et al. Campbell-Walsh Urology. 12th ed. Saunders：Elsevier，2020.

[3] 孙颖浩 . 吴阶平泌尿外科学 . 北京：人民卫生出版社，2019.

[4] 刘芳，丁光辉 . 腹部临床解剖实物图谱 . 2 版 . 北京：人民卫生出版社，2017.

第四章 肾脏生理学

内环境的稳态对机体的正常生理功能具有至关重要的作用，排出终末代谢产物和维持体内水、电解质的相对稳定对于内环境的稳态维持来说必不可少。肾脏作为人体主要的排泄器官，将体内的尿素、尿酸和肌酐等物质代谢的终末产物以尿的形式排出体外，同时对内环境稳态的维持也发挥着重要的调节作用。肾的主要功能包括下列 4 个方面：①通过对尿液“量”的调节，维持细胞外液的量与渗透浓度的相对恒定；②通过对尿液“质”的调节，维持细胞外液的电解质和酸碱平衡；③排出机体代谢终末产物和进入体内的异物（如经肾脏代谢的药物）；④参与内分泌功能，分泌如促红细胞生成素、肾素、1,25- 二羟维生素 D_3 和前列腺素等重要激素。

第一节　肾脏在尿液生成中的作用

肾单位是尿液生成的基本结构，由肾小体和肾小管两部分所组成。肾单位的不同部分之间的协调作用决定了尿液中物质的最终含量。尿的生成过程主要包括肾小球的滤过、肾小管和集合管的重吸收（reabsorption）及分泌作用。换而言之，尿液主要是由肾小球滤过但不被肾小管重吸收的物质及肾小管分泌（tubular secretion）出的物质组成的。

一、肾小球的滤过作用

肾脏形成尿液的第一步是肾小球对血浆的超滤。肾小球的核心是一簇毛细血管袢组成的血管球，当血液流经肾小球毛细血管网时，其内的水和小分子溶质透过肾小球滤过膜（glomerular filtration membrane）进入肾小囊囊腔形成超滤液的过程，称为肾小球的滤过作用（glomerular filtration）。称其为“超滤液”是因为从肾小囊囊腔中抽取的液体中并未检测到蛋白质，并且其内的成分与血浆中的化学成分（如 Na^+、K^+、Cl^-、葡萄糖、尿素、尿酸、肌酐和 H^+ 等）的浓度是相等的，同时滤液的量与肾小球毛细血管血压的变化密切相关。肾小球滤过膜的通透性和有效滤过压决定了肾小球的滤过作用。

（一）肾小球滤过膜的通透性

如图 1-4-1 所示，肾小球滤过膜从肾小球毛细血管壁内侧向外依次分为 3 层，即肾小球毛细血管壁的内皮细胞（细胞上有许多直径 70 ~ 90 nm 的窗孔，水和小分子物质可自由通过，其表面带负电的糖蛋白能阻止带负电的蛋白质通过）、基膜细胞（由致密的糖蛋白纤维网埋在胶质中构成，阻止大分子物质通过）和肾小囊的上皮细胞（具有足突及足突间覆盖着糖蛋白的裂隙小孔，阻止大分子蛋白通过）。

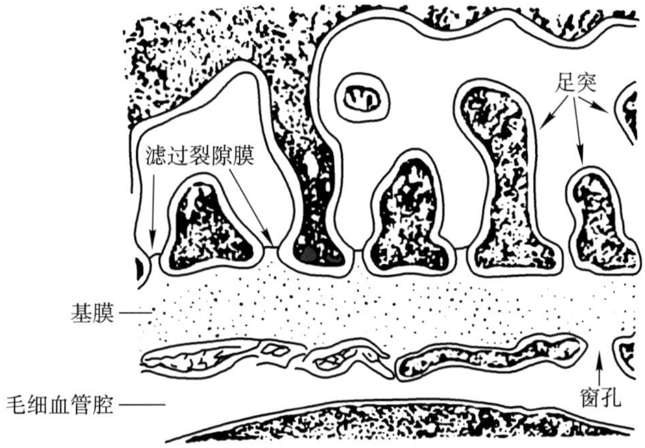

图 1-4-1　肾小球滤过膜的超微结构示意图

肾小球滤过膜的特性决定了血浆超滤液的组成，它主要根据滤过物质的粒径大小限制分子的滤过。一般来说，有效半径小于 1.8 nm 的溶质与水能自由通过滤过膜，有效半径大于 3.6 nm 的大分子溶质则完全不会被滤过，而有效半径介于 1.8 ~ 3.6 nm 之间的分子会被不同程度地过滤，这取决于其所带的电荷。由于肾小球内皮细胞的窗孔、基膜内表面和滤过裂隙膜均含有带负电荷的糖蛋白，因此带正电荷的溶质最易通过，而带负电荷的溶质则很难通过。基于滤过膜的这些特点，血浆中的水、电解质、葡萄糖、氨基酸、尿素、尿酸、肌酐等均能自由地通过滤过膜，极少量的多肽和相对分子质量较小的蛋白质也可通过滤过膜，相对分子质量较大的脂质和蛋白质则完全不能滤过。当然，即使相对分子质量较小的蛋白质通过了滤过屏障，也会被近端小管重吸收，从而保证肾功能正常的尿中几乎没有蛋白质出现。在许多肾小球疾病中，由于免疫损伤和炎症使滤过屏障上的负电荷减少，会导致带负电荷的有效半径在 1.8 ~ 3.6 nm 之间的蛋白质的滤过率增加。当滤过的蛋白质超过近端小管重吸收和分解它们的能力上限时，带负电的蛋白质即出现在尿液中形成蛋白尿，这也是肾脏疾病的重要标志。

（二）有效滤过压

肾小球毛细血管生成超滤液的原理与体循环毛细血管床生成组织液的相似，如图 1-4-2 所示，由于肾小囊内超滤液的胶体渗透压基本为 0，超滤的动力主要是肾小球毛细血管血压，而阻力则包括肾小球毛细血管的血浆胶体渗透压和肾小囊内超滤液形成的静水压。有效滤过压即为超滤的动力与阻力之间的差值，当差值为正值时即有超滤液进入肾小囊的囊腔。正常情况下，肾小球毛细血管血压约为 45 mmHg，肾小球毛细血管始端的胶体渗透压约为 25 mmHg，肾小囊内压约为 10 mmHg，从而可以计算出肾小球毛细血管始端的有效滤过压为 10 mmHg，说明始端部位是有超滤液生成的。

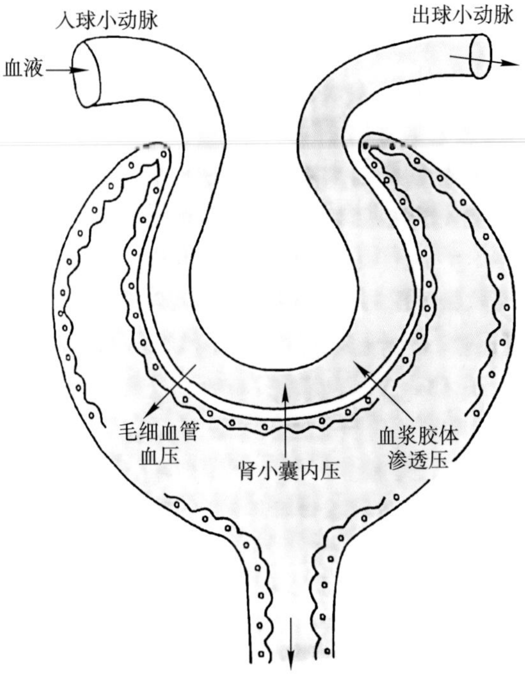

图 1-4-2　肾小球有效滤过压示意图

如图 1-4-3，随着超滤液的不断生成，肾小球毛细血管内血浆中的蛋白质浓度不断升高，引起肾小球毛细血管中的胶体渗透压不断增加，导致滤过的阻力不断增大，有效滤过压逐渐减小。因此，越靠近入球动脉端，有效滤过压越高，而当滤过阻力与滤过动力相等时，即有效滤过压为零，超滤液的生成便停止，也称为滤过平衡（filtration equilibrium）。

（三）肾小球滤过率

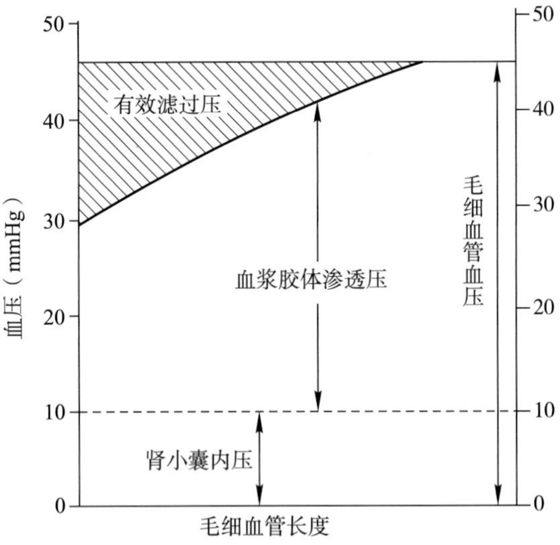

图 1-4-3　肾小球有效滤过压的动力和阻力间的关系示意图

单位时间（每分钟）内两肾生成超滤液的量称为肾小球滤过率（glomerular filtration rate，GFR）。正常成年人肾小球滤过率的平均值为 125 mL/min，按此计算，每天形成肾小球滤液的总量为 180 L。当超滤液流经肾小管时，99% 以上的滤液被重吸收，仅有不到 1% 的滤液以尿液的形式排出。不同个体的 GFR 存在差异，主要与体表面积有关，因此当用体表面积（m^2）对 GFR 进行校正后，个体差异便明显减小。性别、运动、情绪反应、饮食、年龄、妊娠和昼夜节律均可以对肾小球滤过率造成影响。

需要注意的是，血液流经肾小球毛细血管网时，并非所有的血浆都被滤过进入肾小囊中，而是仅占其中的一部分，因此肾小球滤过率与肾血浆流量（renal plasma flow，PRF）

的比值称为滤过分数（filtration fraction，FF）。在静息状态下，正常成年人的肾血浆流量约为 660 mL/min，那么滤过分数即为 19%。这说明当血液流经肾小球毛细血管网时，约有 19% 的血浆经滤过进入肾小囊囊腔中形成超滤液。在不同的生理或病理情况下，滤过分数会有较大的变动：发生急性肾小球肾炎时，肾小球滤过率显著降低，而此时肾血浆流量却变化不大，从而导致滤过分数急剧降低；心力衰竭对肾小球滤过率没有显著影响，但是此时肾血浆流量却会明显减少，引起滤过分数增加。肾小球滤过率和滤过分数均可作为衡量肾功能的重要指标。

（四）影响肾小球滤过率的因素

血浆在肾小球毛细血管处的超滤受到多种因素的影响，其中最重要的因素主要是滤过膜的通透性、有效滤过压和肾血浆流量等。

1. 滤过膜的通透性　往往用滤过系数（filtration coefficient，K_f）来反映，后者指的是在单位有效滤过压的驱动下，单位时间内通过滤过膜的超滤液的量。从计算角度看，滤过系数是滤过膜的有效通透系数（effective permeability coefficient，K）与滤过膜面积（surface area，S）的乘积，即 $K_f = K \times S$。因此，凡是影响滤过膜的有效通透系数和有效滤过面积的因素都能影响肾小球滤过率。生理情况下，肾小球滤过膜的面积和通透性均保持相对稳定，因此对肾小球滤过率的影响并不明显。但当各种原因（肾病、肿瘤手术切除）引起滤过膜的面积和通透性发生改变时，肾小球滤过率也会发生显著的变化。例如急性肾小球肾炎时，肾小球毛细血管管腔变细甚至阻塞，导致具有滤过功能的肾小球数量急剧减少，有效滤过面积减小，肾小球滤过率降低，尿量减少，严重时可出现少尿甚至无尿；肾小球肾炎还可引起肾小球滤过膜上带负电荷的糖蛋白减少甚至消失，电荷屏障的作用减弱，滤过膜的通透性增加，导致大量的血浆蛋白能够滤过进入肾小囊中，从而出现蛋白尿。一些缩血管的活性物质可以通过引起系膜细胞的舒缩活动调节滤过膜的面积和有效通透系数。

2. 有效滤过压　由上可知，有效滤过压取决于肾小球毛细血管血压、血浆胶体渗透压和肾小囊内压，因此改变其中任何一种因素都可以引起有效滤过压的变动。

（1）肾小球毛细血管血压　肾脏的自身调节功能保证了当动脉血压在 70 ~ 180 mmHg 范围内变动时，肾小球毛细血管血压能够维持相对的稳定，从而保证肾小球滤过率基本不变。但当动脉血压超出肾脏自身调节的范围时，肾小球毛细血管的血压、有效滤过压和肾小球滤过率将会发生相应的变化，从而对尿量造成影响。例如失血性休克导致血压低于 80 mmHg 时，肾小球毛细血管血压下降，有效滤过压降低，肾小球滤过率减少，出现少尿甚至无尿。入球小动脉在各种因素（如交感神经兴奋）刺激下发生强烈收缩，或各种原因引起其管腔硬化（高血压晚期），均可以导致肾小球毛细血管血压降低，肾小球滤过率减少。

（2）血浆胶体渗透压　人体的血浆胶体渗透压在正常情况下不会发生较大幅度的波

动，但各种原因引起血浆蛋白稀释（如静脉短时间输入大量生理盐水）、合成减少（如肝硬化晚期）或丢失过多（如肾病综合征），均可导致血浆蛋白减少，血浆胶体渗透压降低，从而增加有效滤过压和肾小球滤过率。但临床研究发现，由于肝、肾等疾病（如肝硬化、肾病综合征等）引起低蛋白血症时，由于肾小球滤过膜的通透性也有所降低且体循环毛细血管床的组织液生成增多（如出现腹水和组织水肿），患者尿量的增多并不明显。

（3）肾小囊内压　在一般情况下稳定在 10 mmHg 左右，但当各种原因（如肾盂或输尿管结石、肿瘤压迫等）引起输尿管阻塞时，小管液或终尿不能排出，引起管道内压力逆行性升高，最终导致囊内压升高，而降低有效滤过压和肾小球滤过率。

3. 肾血浆流量　对肾小球滤过率的影响主要是通过改变滤过平衡点实现的。当肾血浆流量增大时，会引起肾小球毛细血管中血浆胶体渗透压的上升速度减慢，滤过平衡点靠近出球小动脉端，甚至直到出球小动脉端都没有达到滤过平衡，引起有效滤过面积增大，肾小球滤过率增加；反之，当肾血浆流量减少时，血浆胶体渗透压的上升速度加快，滤过平衡点靠近入球小动脉端，有效滤过面积减小，肾小球滤过率也随之降低。各种原因（剧烈运动、大失血、缺氧、中毒性休克）强烈兴奋交感神经后，可引起入球小动脉阻力明显增加，肾血流量和肾血浆流量均会显著减少，肾小球滤过率也会发生明显降低。

（五）肾小球滤过率与肾血浆流量的测定

肾小球滤过率和肾血浆流量的测定在临床上对于肾脏功能的评估具有重要作用，其测定的核心是需要明确血浆清除率的概念和计算方法。

1. 血浆清除率的概念及计算方法　清除率（clearance，C）指的是在单位时间内将一定体积血浆中的某物质完全清除。血浆清除率也称为肾清除率，是临床上评价肾脏对某一物质的排泄功能的重要指标，指的是单位时间内肾脏排出某一物质的总量与血浆中这一物质浓度的比值。由清除率的定义可知，如需计算某物质（X）的清除率（C_X），需要测定尿中 X 的浓度（U_X，mg/100 mL）、每分钟尿量（V，mL/min）和血浆中 X 的浓度（P_X，mg/100 mL）。由于尿中的物质均来自血浆的滤过，即得 $U_X \times V = P_X \times C_X$，因此 $C_X = \dfrac{U_X \times V}{P_X}$。

由清除率的计算公式不难看出，我们对肾功能的评定不能单纯考虑单位时间内尿液中某一物质的排出量，还需要结合血浆中该物质的浓度进行综合考虑。例如，当某物质在血浆中浓度很高时，即使肾脏对该物质的排泄能力很低，但此时该物质在尿液中的排出量仍然很高。清除率反映了肾脏对不同物质的排泄能力，但实际上肾脏不可能将某一部分血浆中的某种物质完全清除出去，故清除率仅是一个推算的数值，它更多反映的是每分钟所清除的某种物质的量来自多少毫升的血浆。

2. 肾小球滤过率的测定　如前所述，肾小球滤过率是单位时间（每分钟）内两肾生成的超滤液量，因此肾小球滤过率（GFR）与该物质血浆浓度（P_X）的乘积即为每分钟肾小球滤过的该物质的量。肾脏每分钟排出 X 物质的量为 $U_X \times V$。假设该物质（X）可经肾小球自由滤过而进入肾小管，同时该物质在肾小管和集合管处既不被重吸收也不会被分泌，那么肾每分钟排出 X 物质的量和每分钟肾小球滤过的该物质的量相等，即 $U_X \times V = GFR \times P_X$，因此 $GFR = \frac{U_X \times V}{P_X}$。

（1）菊粉清除率　临床测定 GFR 的关键在于确定符合上述条件的物质，即该物质可经肾小球自由滤过但在肾小管和集合管处既不被重吸收也不会被分泌。菊粉（inulin）是一种菊科植物根部所含的多糖，相对分子质量为 5 200，人和动物血液中并没有这种多糖。研究表明，将菊粉溶液输入静脉后，血浆中的菊粉能自由经肾小球滤过膜滤过，并不被肾小管和集合管重吸收和分泌，因此对菊粉清除率的测定即可代表肾小球滤过率。同时，血浆中的菊粉经过肾脏进入尿液时不被破坏、合成和贮存，且对肾脏及全身其他器官没有毒性反应，因此菊粉的临床应用是比较安全的。测定菊粉清除率时，给受试者以菊粉溶液进行恒速静脉灌流，保持血浆中菊粉浓度恒定，然后收集尿液与血液样品并对其中的菊粉浓度和单位时间的尿量进行测定。如果血浆菊粉浓度维持在 1 mg/100 mL，尿量为 1 mL/min，尿菊粉浓度为 125 mg/100 mL，则菊粉的清除率 $C_{In} = \frac{U_{In} \times V}{P_{In}} = \frac{125\ \text{mg/100 mL} \times 1\ \text{mL/min}}{1\ \text{mg/100 mL}} = 125\ \text{mL/min}$，即该受试者的肾小球滤过率为 125 mL/min。

（2）内生肌酐清除率　应用菊粉测定肾小球滤过率虽然准确可靠，但是操作不便，故临床上多用内生肌酐清除率来推测肾小球滤过率。肌酐包括内生肌酐和外源性肌酐，内生肌酐由肌肉所含的磷酸肌酸经水解代谢产生，不受食物的影响；而外源性肌酐主要是肉类食物在体内的代谢产物。内生肌酐与肌肉量成正比，人体以恒定的速度产生和释放内生肌酐进入血液，并经血液循环至肾脏，通过尿液排出体外。肌酐可以自由地穿过肾小球滤过膜进入肾小囊，基本不被肾小管重吸收，但可被肾小管少量分泌进小管液中，因此内生肌酐清除率在数值上与肾小球滤过率比较接近。由于剧烈运动和大量的肉类食物摄入会影响肌酐的生成，故在检测内生肌酐前应注意避免剧烈运动和禁食肉类食物。内生肌酐清除率的计算公式为：

$$\text{内生肌酐清除率} = \frac{\text{尿肌酐浓度（mg/L）} \times \text{尿量（L/24 h）}}{\text{血浆肌酐浓度（mg/L）}}$$

3. 肾血浆流量、滤过分数和肾血流量的测定　血浆中的某物质在流经肾脏后，如果从肾静脉中基本检测不到，说明血浆中的该物质经过肾小球滤过、肾小管和集合管的转运后，基本通过尿液排出体外。该物质在尿中的含量等于每分钟流经肾单位的血浆流量（也称为有效肾血浆流量）与血浆中该物质浓度（P_X）的乘积。考虑到肾动脉的血液有一部分（约占 10%）供应肾单位以外的组织，因此计算完整的肾血浆流量需要注意分流的血流比例。临床上通常使用碘锐特或对氨基马尿酸（PAH）的钠盐的肾脏清除率来计算有效肾血浆流量。静脉滴注碘锐特或 PAH 并使其血浆浓度维持在 1 ~ 3 mg/100 mL，当血液流经肾脏一次后，血浆中的碘锐特或 PAH 基本上在肾静脉检测的浓度很低（考虑供应肾单位以外的 10% 血液），认为它们基本都可以经肾脏被清除，因此只要测定了碘锐特或 PAH 的清除率即可计算出有效肾血浆流量。

如测得 C_{PAH} 为 594 mL/min，考虑肾动脉的血流分流问题，因此，$RPF = \frac{U_{PAH} \times V}{P_{PAH}} \div 90\% = C_{PAH} \div 90\% = 594\ mL/min \div 90\% = 660\ mL/min$。

如 GFR = 125 mL/min，在计算出肾血浆流量的基础上，可进一步计算滤过分数（FF）。

$$FF = \frac{GFR}{RPF} \times 100\% = \frac{125\ mL/min}{660\ mL/min} \times 100\% = 19\%$$

如果通过血常规的检测得到血细胞比容的数值，在计算出肾血浆流量的基础上还可以对肾血流量（RBF）进行计算。若测得受试者的血细胞比容为 45%，RPF 为 660 mL/min，则

$$RBF = \frac{RPF}{100\% - \text{血细胞比容}} = \frac{660\ mL/min}{100\% - 45\%} = 1\ 200\ mL/min$$

二、肾小管的重吸收和分泌作用

超滤液从肾小囊进入肾小管后即改称为小管液，小管液中的成分在流经肾小管和集合管时经过重吸收和分泌的作用发生了质和量的改变，并最终形成终尿排出体外。正常人一天中两肾生成的超滤液的量可达 180 L，但是终尿量仅约 1.5 L，并且其中的物质成分与超滤液相比发生了很大的改变，说明肾小管和集合管重吸收了 99% 的水，同时对小管液中的各种物质进行了选择性重吸收和主动分泌或排泄，如小管液中的葡萄糖和氨基酸全部被重吸收，肌酐、H^+ 和 K^+ 则可被分泌到小管液中排出体外。

肾小管和集合管的物质转运主要分为被动转运和主动转运，前者包括扩散、渗透和易化扩散，后者包括原发性主动转运（质子泵、钠泵等）和继发性主动转运（Na^+– 葡萄糖同向转运体、Na^+–H^+ 交换等）。各种转运体在肾小管上皮细胞顶端膜中和基底膜侧的分布是不一样的，从而导致物质在不同的膜侧发生的转运形式也有所区别。需要注意的是，水分子在渗透作用下发生重吸收时，可以通过溶剂拖曳效应将一些溶质带着一起发生重吸收。此外，小管液中的一些小分子蛋白质可通过入胞的方式在肾小管上皮细胞发生重吸收。

（一）电解质和水的重吸收

小管液中发生重吸收的电解质主要包含 Na^+、K^+、Cl^-、Ca^{2+} 和 HCO_3^- 等，重吸收功能对于维持水、电解质的平衡具有重要的作用。

1. Na^+ 的重吸收　钠盐占据了细胞外液中 90% 的渗透活性物质的组成，因此 Na^+ 的重吸收对细胞外液容积和渗透压梯度的维持具有重要作用。Na^+ 在肾小管的重吸收是与多

种物质偶联转运的，因此肾小管对 Na^+ 的重吸收与其对 Cl^-、HCO_3^-、葡萄糖、氨基酸等溶质的重吸收有着密切关系。Na^+ 的重吸收一旦发生改变，上述溶质的重吸收也会受到重要的影响。

正常成年人的肾小球对 Na^+ 的滤过能力约为 500 g/d，但最终从尿中排出的 Na^+ 仅为 3 ~ 5 g/d，说明约 99% 经肾小球滤过的 Na^+ 被肾小管和集合管重吸收，仅有不到 1% 的 Na^+ 排出体外。肾小管和集合管的不同部位对 Na^+ 的重吸收率是不同的，在近端小管达 65% ~ 70%，在髓袢升支为 25% ~ 30%，在远曲小管和集合管约 10%。

近端小管是 Na^+ 发生重吸收的主要部位。如图 1–4–4 所示，在近端小管发生重吸收的 Na^+ 约 2/3 发生在近端小管的前半段，主要经跨细胞途径进行；约 1/3 发生在近端小管后半段，主要经细胞旁途径进行。在近端小管的前半段，Na^+ 进入上皮细胞的过程与其他物质（如葡萄糖、氨基酸）的转运和 H^+ 的分泌相偶联。上皮细胞基底侧膜中钠泵的作用造成胞内低 Na^+ 的环境，因此小管液中的 Na^+ 在顺电化学梯度通过顶端膜进入细胞的同时，既可以实现氨基酸、葡萄糖的同向转运而一起进入细胞，也可以完成 Na^+–H^+ 的逆向交换而将 H^+ 分泌进入小管液中。进入胞内的 Na^+，再经基底侧膜中的钠泵被泵出细胞，进入组织间液。在近端小管的后半段，由于小管液中的 Cl^- 浓度远高于细胞间液中的 Cl^- 浓度，Cl^- 顺浓度梯度经细胞旁途径进入细胞间液，造成小管液中正离子相对增多，管腔内带正电荷，导致小管液内的 Na^+ 顺电位梯度通过细胞旁途径发生被动重吸收。

髓袢对 Na^+ 的重吸收主要发生在升支的细段和粗段。髓袢升支细段对水不通透，而对 Na^+ 和 Cl^- 的通透性较高，并且由于小管液内的渗透压高于同一平面的组织间液中的渗透压，NaCl 便不断扩散进入组织间液。如图 1–4–4 所示，作为 NaCl 在髓袢重吸收的主要场所，髓袢升支粗段以主动重吸收的方式通过顶端膜上电中性的 Na^+–K^+–$2Cl^-$ 同向转运体，将小管液中的 1 个 Na^+、1 个 K^+ 和 2 个 Cl^- 同向转运进细胞。进入细胞内的 Na^+ 再通过基底侧膜中的钠泵泵至组织间隙。

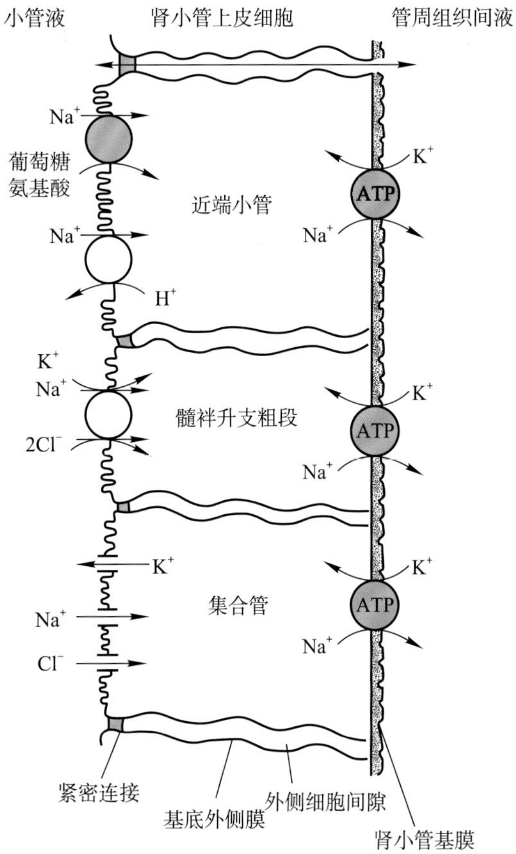

图 1–4–4 近端小管、髓袢升支粗段和集合管对 Na^+ 的重吸收机制

远曲小管和集合管对 Na^+ 的重吸收在始段和后段也有所不同。在远曲小管始段，上皮细胞顶端膜侧对 Na^+ 的重吸收是逆电化学梯度的主动转运，依靠 Na^+–Cl^- 同向转运体进入细胞，Na^+ 再由基底膜侧的钠泵泵入组织间液中。如图 1–4–4 所示，远曲小管后段和集合管的上皮细胞有主细胞和闰细胞两类细胞，其中主细胞是对 Na^+ 重吸收的主要细胞。主细胞通过其基底膜侧的钠泵造成和维持胞内的低 Na^+ 梯度，驱使小管液中的 Na^+ 顺电化学梯度经顶端膜上的钠通道进入细胞，再被钠泵排出进入组织间液。Na^+ 在远曲小管和集合管的重吸收的量主要受到醛固酮的调节，后者主要的作用机制就是通过上调顶端膜上的钠通道蛋白和基底膜侧的钠泵的数量，从而引起 Na^+ 重吸收的增加，起到“保钠”的作用。

2. K^+ 的重吸收 肾小管和集合管的不同部位对 K^+ 的重吸收也有所不同，65% ~ 70% 的 K^+ 在近端小管发生重吸收，25% ~ 30% 在髓袢重吸收，远曲小管和集合管既可重吸收 K^+，又可分泌 K^+，受到多种因素的调节。在近端小管处，从肾小球滤过的 K^+ 大部分在此发生重吸收，小管液中的 K^+ 与水和 Na^+ 的重吸收偶联在一起，因此小管液中的 K^+ 浓度基本保持不变。近端小管对 K^+ 的重吸收的机制较为复杂，通常认为由被动转运和主动转运两部分组成。髓袢对 K^+ 的重吸收率比较固定，但各段对 K^+ 的重吸收并不容易直接测定。髓袢升支粗段的 Na^+–K^+–$2Cl^-$ 同向转运体虽然将 K^+ 重吸收进入细胞，但一部分的 K^+ 又通过顶端膜顺浓度梯度返回进入小管液中。同时，髓袢的下降支可以将从上升支及集合管重吸收回间质的 K^+ 分泌进入管腔，导致真正只有一小部分的 K^+ 发生了净吸收。远曲小管和集合管对 K^+ 的重吸收主要取决于小管液中的 K^+ 浓度，只有当机体由于各种原因（K^+ 摄入过少或由于腹泻、呕吐丢失过多）导致细胞外液中 K^+ 浓度较低时，才会引起远曲小管后段和集合管的闰细胞对 K^+ 的重吸收增强。

3. Cl^- 的重吸收 近端小管、髓袢、远曲小管和集合管对 Cl^- 的重吸收机制也是不同的。在近端小管的前段，由于对 Na^+、HCO_3^- 和水的重吸收远超过对 Cl^- 的重吸收，导致小管液中 Cl^- 浓度升高。当近端小管后段的肾小管上皮细胞与紧密连接对 Cl^- 的通透性增高时，Cl^- 即顺电化学梯度通过上皮细胞或紧密连接扩散至组织间液，再吸收入血。髓袢升支细段对 Cl^- 的重吸收机制与 Na^+ 相同，属于被动扩散的过程。髓袢升支粗段对 Cl^- 的重吸收主要借助 Na^+–K^+–$2Cl^-$ 同向转运体进行主动重吸收，进入细胞后的 Cl^- 经管周膜中的氯通道进入组织间液。远曲小管始段对 Cl^- 的重吸收是通过 Na^+–Cl^- 同向转运体由小管液进入细胞，再经由基底膜侧的氯通道进入组织间液。远曲小管后段和集合管的主细胞通过对 Na^+ 的重吸收造成小管液呈负电位，从而驱使 Cl^- 经细胞旁途径发生被动重吸收。

4. Ca^{2+} 的重吸收 血浆中的 Ca^{2+} 主要以游离形式（约 50%）和与血浆蛋白结合的形式存在，因此超滤液中的 Ca^{2+} 基本都是以游离形式存在的。经肾小球滤过的 Ca^{2+} 在近端小管、髓袢、远曲小管和集合管分别有 70%、20% 和 9% 发生重吸收，仅有不足 1% 的 Ca^{2+} 经尿液排出体外。

近端小管对 Ca^{2+} 的重吸收主要通过细胞旁途径和跨细胞途径的形式进行。近端小管

重吸收的 Ca^{2+} 中约 80% 是通过溶剂拖曳作用经细胞旁途径进入组织间液的。Ca^{2+} 在近端小管经跨细胞途径的重吸收与 Na^+ 的重吸收平行。上皮细胞基底侧膜中的钙泵和 Na^+–Ca^{2+} 交换体通过逆电化学梯度转运将胞内的 Ca^{2+} 主动转运出细胞进入组织间液，从而造成胞内的 Ca^{2+} 浓度远低于小管液中的 Ca^{2+} 浓度。小管液中的 Ca^{2+} 在电化学梯度力的驱使下扩散进入上皮细胞，继而通过主动转运泵出细胞进入组织间液。髓袢的细段对 Ca^{2+} 均不通透，仅升支粗段由于对 Ca^{2+} 有通透性，且小管液为正电位，因而可通过主动和被动两种机制对 Ca^{2+} 进行重吸收。而当小管液流经远曲小管和集合管时，小管液为负电位，故 Ca^{2+} 在该段的重吸收是通过跨细胞途径完成的。

5. HCO_3^- 的重吸收　HCO_3^- 作为体内酸碱平衡缓冲对的重要组成，其重吸收的情况对机体维持酸碱平衡具有重要的作用。总体而言，超滤液中的 HCO_3^- 几乎都被肾小管和集合管重吸收，其中 80% 的 HCO_3^- 是在近端小管处发生重吸收的。如图 1–4–5 所示，在近端小管，HCO_3^- 的重吸收与顶端膜中的 Na^+–H^+ 交换密切相关。Na^+–H^+ 交换将 H^+ 分泌进入小管液与 HCO_3^- 形成 H_2CO_3，后者在顶端膜表面的碳酸酐酶（carbonic anhydrase，CA）的作用下分解为水和 CO_2。CO_2 以单纯扩散的形式进入上皮细胞后，又在 CA 的作用下水解成 H^+ 和 HCO_3^-，H^+ 在 Na^+–H^+ 交换体的作用下再次进入小管液，而 HCO_3^- 则主要通过相应的交换体进入组织间液。其中大部分的 HCO_3^- 是通过与其他离子以同向转运体的方式进入组织间液，小部分 HCO_3^- 则是通过基底膜中的 Cl^-–HCO_3^- 反向转运体实现的重吸收。需要注意的是，近端小管对 HCO_3^- 的重吸收主要以 CO_2 的形式进行，重吸收的速率受到 CA 活性的影响。当 pH 降低时，CA 活性增加，产生更多的 H^+，有助于肾的排酸保碱。髓袢对 HCO_3^- 的重吸收主要发生在升支粗段，其机制与近端小管相同。远曲小管和集合管对 HCO_3^- 的重吸收机制与近端小管类似，不同处在于其上皮细胞顶端膜侧主要依靠氢泵（H^+–ATP 酶）和 H^+–K^+ 交换体（H^+–K^+–ATP 酶）将胞内的 H^+ 泵入小管液，与 HCO_3^- 结合，

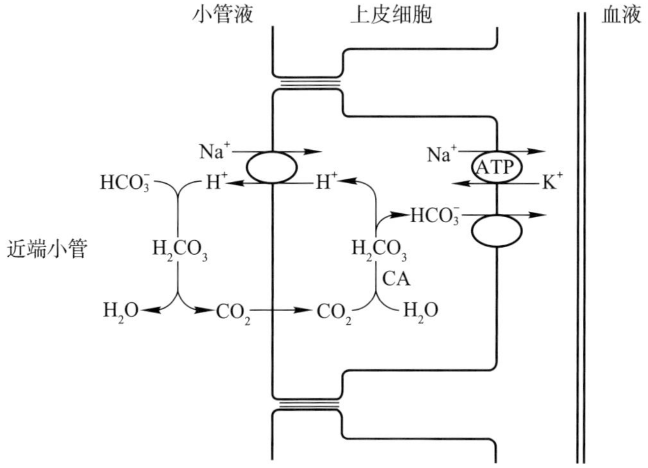

图 1–4–5　近端小管重吸收的细胞机制示意图

完成其通过 CO_2 进入细胞的过程。

6. 水的重吸收 水在肾小管和集合管各段的重吸收率是不同的，其中近端小管是水重吸收的主要场所，占 65%～70%，约 15% 的水在髓袢发生重吸收，剩余部分在远曲小管和集合管的重吸收情况取决于抗利尿激素（antidiuretic hormone，ADH）的作用。

近端小管对水的重吸收是通过渗透压作用完成的，如在近端小管前半段，由于 Na^+、葡萄糖和氨基酸等进入细胞间液，后者的渗透压升高，水在渗透压的作用下先进入细胞间液，随即又在细胞间液中静水压的作用下进入毛细血管发生重吸收。由于水是由于小管液中的物质重吸收后产生的渗透压梯度继而发生的重吸收，因此近端小管中物质的重吸收为等渗重吸收，小管液为等渗液。需要注意的是，近端小管对溶质（主要是 Na^+）和水的重吸收率与肾小球滤过率呈正相关，即近端小管对 Na^+ 和水的重吸收率总是占肾小球滤过率的 65%～70%，称为肾小管的定比重吸收，也称为球－管平衡。球－管平衡主要与肾小管周围毛细血管内的血浆胶体渗透压的变化有关，其生理意义在于维持尿量和尿 Na^+ 的相对稳定。

髓袢的不同节段对水的通透性不同。髓袢降支细段对水的通透性较高，在组织液高渗的状态下水被重吸收；髓袢升支对水均不通透，因而无法发生重吸收。

远曲小管的始段对水仍不通透，而后段和集合段对水的重吸收则取决于主细胞对水的通透性，此时小管液相较于管外为低渗状态，因此当主细胞对水的通透性增高时即可发生重吸收。主细胞对水的通透性取决于顶端膜中水孔蛋白 –2（AQP–2）的数量，后者受到抗利尿激素的调控。

（二）有机物的重吸收和排出

1. 葡萄糖和氨基酸的重吸收 葡萄糖可以完全由肾小球滤过进入肾小囊，但是一般正常人的尿液中几乎不含葡萄糖，说明葡萄糖在正常情况下几乎完全被重吸收。葡萄糖的重吸收发生在近端小管，尤其是前半段，而近端小管以后的阶段则没有对葡萄糖重吸收的能力，因此当小管液中的葡萄糖浓度超过近端小管重吸收的最大能力后，尿中便可以检测到葡萄糖。当血糖浓度达 180 mg/100 mL 时，有一部分肾小管对葡萄糖的吸收能力即达到极限，尿中开始出现葡萄糖，此时的血浆葡萄糖浓度称为肾糖阈。当血糖浓度继续升高时，尿糖浓度也随之升高，直到血糖浓度升高至 300 mg/100 mL 时，肾小管对葡萄糖的重吸收达到极限，此时尿糖浓度的升高会与血糖浓度的升高呈平行关系。正常男性肾小管对葡萄糖最大转运速率平均为 375 mg/min，女性平均为 300 mg/min。

葡萄糖的重吸收主要是通过近端小管上皮细胞顶端膜中的 Na^+– 葡萄糖同向转运体以继发性主动转运的方式进入上皮细胞。进入细胞后的葡萄糖再经由基底膜中的葡萄糖转运体 2 以易化扩散的方式进入细胞间液。

氨基酸的重吸收也是发生在近端小管，其基本原理与葡萄糖相似，也是通过上皮细胞顶端膜中的 Na^+– 氨基酸同向转运体进入细胞，再经由相应的位于基底膜中的氨基酸转运体以易化扩散的形式进入细胞间液。

2. 蛋白质的重吸收　能够被肾小球滤过的蛋白主要是血浆中的肽类激素、小分子蛋白等，虽然肾小囊超滤液中的蛋白浓度仅有 40 mg/L，但如果完全不被重吸收的话，每日尿蛋白的总量可达 7 200 mg。而正常生理情况下，排出的尿液中不含蛋白质，说明肾小球超滤液中的蛋白质是完全被重吸收的。蛋白质的重吸收主要发生在近端小管，首先通过细胞的胞饮作用进入上皮细胞内，再经由胞内溶酶体将蛋白质和多肽分解为氨基酸，最后经由基底膜侧的氨基酸转运体通过易化扩散的方式进入细胞间液。需要注意的是，这一重吸收的机制容易出现饱和，因此当小管液中的蛋白质浓度增加时，近端小管对蛋白质的重吸收很快饱和，尿中即可检测到蛋白。

3. 尿素的重吸收和排出　尿素在肾脏对尿液的浓缩和稀释（concentration and dilution of urine）中起着重要的作用。血浆的尿素可以自由经肾小球滤过进入肾小囊，然后部分被重吸收，未被重吸收的尿素随尿排出。尿素除了在近端小管发生重吸收外，在其他节段的作用取决于通透性的变化。如图 1-4-6 所示，除了髓袢降支细段和内髓部的集合管，其他部位对尿素均不通透。因此，由于髓袢升支细段、内髓组织液和内髓段集合管中的渗透压梯度的差距，尿素会由内髓段集合管中扩散至内髓组织液，再进入髓袢降支细段，从而在髓袢降支细段和内髓段集合管间形成一个循环，称为“尿素再循环”。

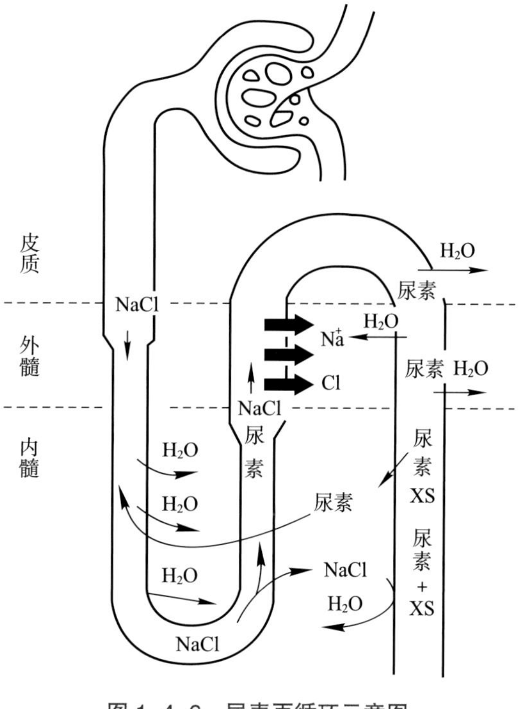

图 1-4-6　尿素再循环示意图

（三）肾小管的分泌作用

1. K^+ 的分泌　主要由远曲小管和集合管的主细胞介导，与 K^+ 的摄入量有直接的关系，K^+ 外源性摄入越多，主细胞分泌 K^+ 就会增多。如图 1-4-7 所示，K^+ 分泌的机制与 Na^+ 有密切的关系，由于 Na^+ 在该处通过主细胞顶端膜中的 Na^+ 通道进入胞内后再经基底膜侧的钠泵转运至细胞间液发生重吸收，造成管腔中呈负电位，加之胞内本身高 K^+ 浓度的环境，造成了 K^+ 顺电化学梯度力通过顶端膜中的 K^+ 通道进入小管液中。各种原因（如血量加大或使用利尿药）引起该处小管液流量加大时，由于分泌出的 K^+ 会被迅速带走，从而造成小管液中 K^+ 浓度降低，主细胞分泌 K^+ 的电化学驱动力加大，会造成更多的 K^+ 被分泌进而排出体外，这也是临床使用呋塞米等利尿药容易导致低钾的原因。K^+ 的分泌还受到醛固酮的影响，后者通过诱导主细胞基底膜中钠泵的表达，增加细胞内和小管液中

K^+ 的浓度梯度，有助于 K^+ 的分泌。

2. H^+ 的分泌 近端小管是 H^+ 分泌的主要场所，主要是通过 Na^+–H^+ 交换的反向转运完成分泌的，也有小部分是通过氢泵（H^+–ATP 酶）介导的分泌；远曲小管和集合管的闰细胞也可分泌 H^+，主要通过氢泵和 H^+–K^+ 交换体将 H^+ 分泌进入小管液。

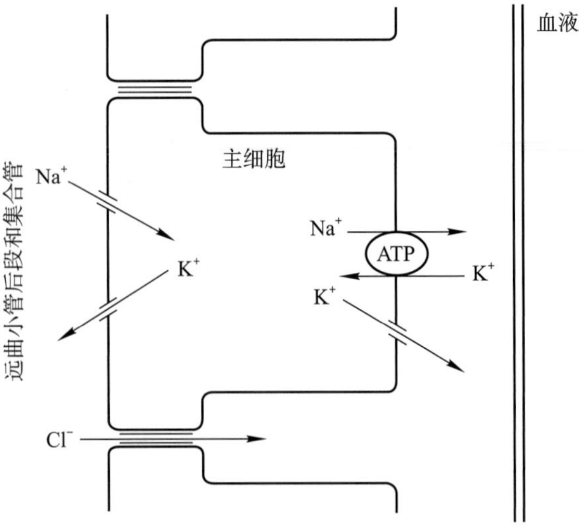

图 1–4–7 主细胞分泌 K^+ 的机制示意图

在近端小管处，H^+ 通过上皮细胞顶端膜的 Na^+–H^+ 交换体进入小管液，并参与 HCO_3^- 的重吸收。如图 1–4–8 所示，在远曲小管和集合管，闰细胞同其顶端膜中的质子泵将 H^+ 分泌进入小管液，并且 H^+ 的分泌量受到小管液 pH 和 K^+ 的分泌的影响。当小管液 pH 降低时，H^+ 的分泌减少，降至 4.5 时，H^+ 的分泌即停止。H^+ 的分泌与 K^+ 的分泌间存在竞争性抑制关系，酸中毒时，小管液中的 H^+ 升高，会抑制 K^+ 的分泌而造成高钾血症。

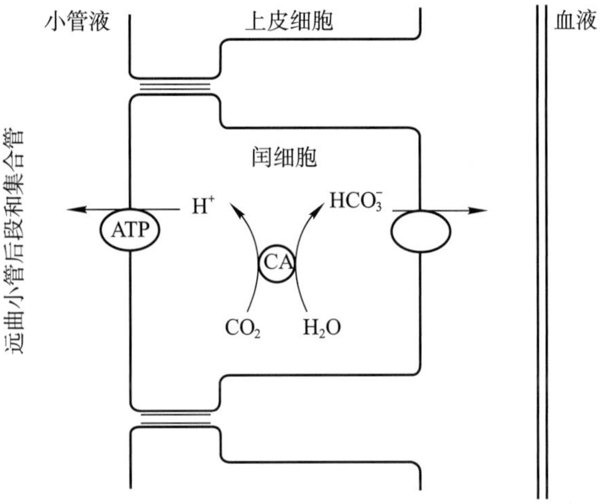

图 1–4–8 闰细胞分泌 H^+ 的机制示意图

3. 氨的分泌 氨是由上皮细胞内的谷氨酰胺代谢产生，可以通过单纯扩散和 NH_4^+ 两种方式发生分泌进入小管液。谷氨酰胺酶是生成氨的限速酶，1 分子谷氨酰胺代谢可以生成 2 分子氨和 2 分子的 HCO_3^-（发生重吸收）。氨的分泌主要发生在近端小管、髓袢升支粗段和远端小管，不同的部位其分泌的机制有所不同。如图 1–4–9（A）所示，近端小管对氨的分泌主要是通过 NH_4^+ 的形式进行的，经由上皮细胞顶端膜的 Na^+–H^+ 交换体分泌进入小管液中；如图 1–4–9（B）所示，集合管上皮细胞膜对氨高度通透，而对 NH_4^+ 的通透性较低，因此胞内生成的氨以扩散的方式分泌进入小管液，再与小管液中的 H^+ 结合成 NH_4^+ 后随尿液排出体外。

4. 外源性物质的分泌 血液中的外源性物质经肾脏排泄的能力主要取决于通过肾小球滤过膜的能力和经肾小管上皮细胞分泌的能力。如青霉素、酚红和一些利尿药在体内可与血浆蛋白结合，因此并不能通过肾小球滤过，但可在近端小管被主动分泌进入小管液中

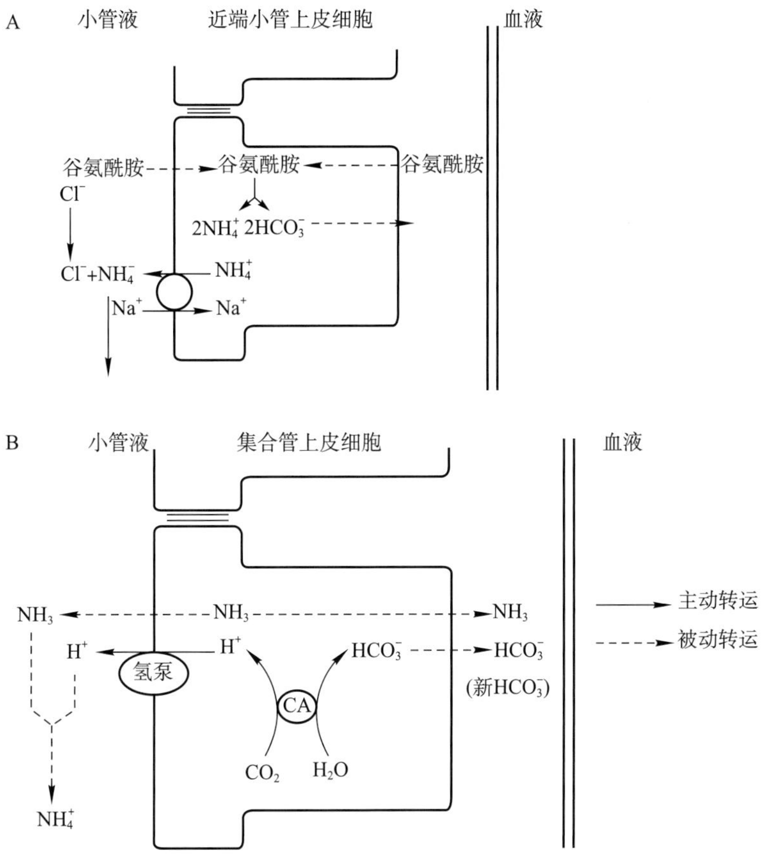

图 1-4-9 近端小管（A）和集合管（B）分泌氨的机制示意图

而被排出体外。由于进入体内的酚红不被肾小球滤过，且 94% 可由近端小管分泌进入小管液并随尿液排出体外，因此对尿液中酚红排泄量的检测通常可用于估算近端小管的排泄功能。

（四）肾脏对药物和其他物质的排泄

肾脏排泄是药物及其代谢产物从体内清除的一种主要途径。肾脏对药物的排泄涉及肾小球的滤过、肾小管和集合管的重吸收和分泌等尿液生成的全过程，其中重吸收和分泌的过程需要肾小管和集合管上皮细胞膜中的多种药物转运蛋白的参与。药物经肾脏的排泄过程与其自身特点有着密切的关系，如青霉素几乎全部以原型迅速经尿液排泄，其中约 10% 经肾小球过滤，而 90% 则是经肾小管分泌进入小管液中。肾脏转运体包括 ATP 结合转运体和可溶性载体（solute carrier，SLC）两大家族，后者在药物排泄（drug excretion）过程中的作用更为广泛和重要。SLC 类转运体主要包括有机阴离子转运体（organic anion transporter，OAT）、有机阴离子转运多肽（organic anion transporting polypeptide，OATP）、有机阳离子转运体（organic cation transporter，OCT）、新型有机阳离子转运体（novel organic cation transporter，OCTN）和寡肽转运体（peptide transporter，PEPT）。

OAT 一般位于近端小管上皮细胞的基底膜侧，主要将血液中的有机阴离子转运至上皮细胞内，底物广泛，包括内源性的阴离子代谢物和一些药物的代谢产物，如抗肿瘤药物（甲氨蝶呤、乌苯美司）、非甾体抗炎药（乙酰水杨酸盐、吲哚美辛）、抗生素类药物（β- 内酰胺类抗生素等）、抗病毒药物（阿昔洛韦、恩替卡韦）、利尿药（呋塞米、布美他尼）、血管紧张素转换酶抑制剂（ACEI）等。这些有机阴离子进入上皮细胞后，进而通过顶端膜侧相应的转运体进入小管液实现排泄的过程。OCT 和 OCTN 也是主要分布在肾脏近端小管上皮细胞基底膜侧，是肾脏从血液中摄取有机阳离子至肾小管上皮细胞的主要转运体。OCT 参与介导转运的内源性物质及药物主要包括胆碱、多巴胺、肾上腺素、四乙基铵等，这些物质进入上皮细胞后再经由相关转运体外排至管腔实现排泄过程。肾脏中 PEPT 主要分布在肾小管上皮细胞顶端膜侧，主要参与蛋白质消化产物（二肽和三肽）及拟肽类药物的重吸收，如 β- 内酰胺类抗生素、ACEI 等。

三、肾脏对尿液的浓缩和稀释作用

尿液的浓缩和稀释是以尿和血浆的渗透压相比而定的，尿液的浓缩使其渗透压高于血浆时称为高渗尿，反之尿液的稀释则生成低渗尿。当各种原因导致肾脏失去对尿液的浓缩和稀释功能时，尿的渗透压与血浆相等，即形成等渗尿。肾脏通过对尿液的浓缩和稀释使正常人尿的渗透压在 50 ~ 1200 mOsm/（kg · H_2O）变动，从而维持人体水的平衡。

（一）尿液浓缩和稀释的过程

尿液浓缩和稀释取决于在肾小管和集合管的某一节段是仅有水发生重吸收还是仅有溶质发生重吸收，前者引起尿液的浓缩，而后者则引起尿液的稀释。因此，尿液浓缩和稀释的物质基础取决于两个方面：第一，小管液和组织间液之间是否存在渗透压梯度；第二，肾小管和集合管的不同节段对水和溶质的通透性及转运特点不同。

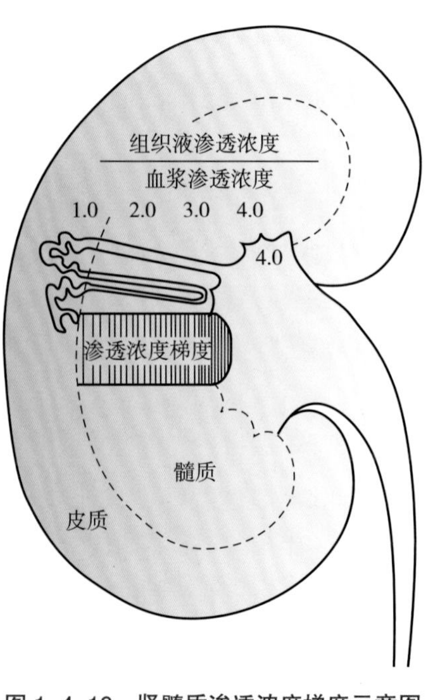

图 1–4–10　肾髓质渗透浓度梯度示意图

1. 肾髓质的高渗梯度　如图 1–4–10 所示，肾皮质部位的组织间液的渗透压与血浆中的相等，即处于等渗状态；而肾髓质部位的组织间液与血浆的渗透压比值随着髓质逐渐向内层深入而逐渐增高，越接近肾乳头部其比值越高，说明肾髓质的组织间液处于高渗状态。NaCl 和尿素是引起肾髓质组织间液高渗的主要物质，其中外髓渗透压梯度的逐渐升高主要是由 NaCl 引起的，而内髓渗透压梯度的维持则主要依靠 NaCl 和尿素的共同作用。

2. 肾小管和集合管各段对水和溶质转运的特点 近端小管对溶质和水是等渗重吸收，因此尿液的浓缩和稀释过程主要发生在髓袢、远端小管和集合管。如图 1-4-11 所示，髓袢降支细段对水高度通透，而对 NaCl 和尿素的通透性很低，由于肾髓质的组织间液渗透压梯度逐渐升高，由近端小管进入髓袢的等渗小管液在流动的时候会发生水的重吸收，从而引起小管液渗透压的逐渐升高。髓袢升支细段对水不通透而对 NaCl 和尿素具有通透性，此时小管液中的渗透压较同一平面的组织间液为高，且小管液中的 NaCl 浓度高于同一平面的组织间液，而尿素浓度则低于同一平面的组织间液，因此，当小管液向前流动时就会发生小管液中 NaCl 浓度逐渐降低而尿素浓度逐渐升高，小管液的渗透压越接近外髓越低。髓袢升支粗段对水和尿素均不通透，对 NaCl 的通透性也很低，但是其上皮细胞顶端膜中具有 Na^+-K^+-$2Cl^-$ 同向转运体，具有很强的主动重吸收 Na^+ 与 Cl^- 的能力。因此，当小管液流经髓袢升支粗段时，随着 NaCl 主动重吸收进入组织间液，小管液中的渗透压可降低至 150 mOsm/（kg · H_2O），低于血浆的渗透压［平均约为 300 mOsm/（kg · H_2O）］。远曲小管和外髓部的集合管对尿素不通透，对水的通透性受 ADH 的调控，但可以主动重吸收 NaCl，从而引起小管液中的渗透压进一步降低。当缺乏 ADH 或者 ADH 受体不敏感时，远曲小管和集合管的上皮细胞对水的通透性很低，随着小管液中的 NaCl 被主动重吸收，其内的渗透压进一步降低，导致最终尿量很大且渗透压很低，即发生了尿液的稀释。

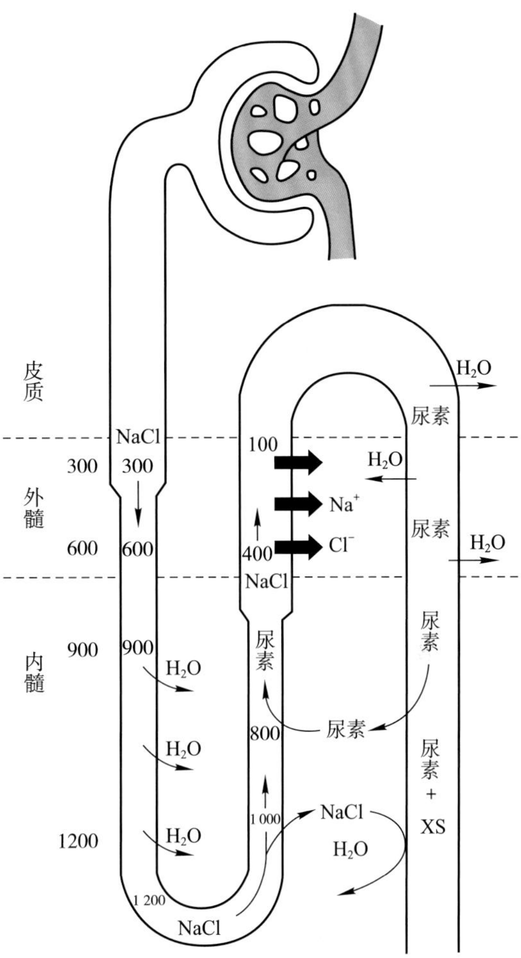

图 1-4-11 尿液浓缩和稀释机制示意图

当 ADH 功能正常时，远曲小管和集合管对水的通透性增大，流经远曲小管和集合管的小管液中的渗透压远小于同一平面组织间液的渗透压，且越往内髓方向，其组织间液的渗透压越高，小管液中的水就会顺渗透压梯度进入组织间液从而发生小管液的浓缩。当小管液到达乳头部集合管时，小管液与同一平面组织间液达到渗透平衡，远高于血浆中的渗透压，即最后排出少量的高渗尿。

（二）影响尿液浓缩和稀释的因素

凡是能够影响肾髓质渗透压梯度建立的因素及上皮细胞对水和 NaCl 转运特性的因素，均可以影响尿液的浓缩和稀释。

尿素和 NaCl 在髓质渗透压梯度的建立中起着最为关键的作用。当蛋白质摄入不足导致尿素生成减少时，肾髓质高渗梯度的建立就会受到影响，导致肾的尿液浓缩功能降低；反之，当老年人肾的尿浓缩功能衰退时，只要髓质的结构和功能正常，就可以通过高蛋白质饮食增加体内尿素的生成，从而改善肾的尿浓缩功能。髓袢升支粗段对 NaCl 的主动重吸收是外髓高渗梯度的主要原因，各种抑制 Na^+–K^+–$2Cl^-$ 同向转运体的药物，如呋塞米与依他尼酸，都可以通过降低外髓的高渗梯度，从而减少集合管对水的重吸收，产生利尿的效果。ADH 可以增加集合管对水和尿素的通透性，一方面，ADH 浓度升高引起水和尿素的重吸收增加，尿液发生浓缩；另一方面，随着尿素进入组织间液，髓质高渗梯度的变化可改变水的重吸收量，进而影响尿液的浓缩。

第二节　肾脏的内分泌功能

肾脏不仅是机体重要的排泄器官，也是非常重要的内分泌器官。肾脏能够合成和释放多种生物活性物质，如肾素、促红细胞生成素、前列腺素等，参与体内心血管、血液、运动等系统的功能调节。因此，本节主要从功能和分泌调控等方面对肾脏分泌的激素进行介绍。

一、肾素

肾素－血管紧张素系统（renin-angiotensin system，RAS）是人体中维持心血管功能稳态、体液平衡等功能的重要体液调节系统。肾素是 RAS 中第一个具有生物活性的蛋白质，是 RAS 系统中重要的限速酶。肾素分泌的变化将影响 RAS 的链式反应。

（一）肾素的分泌

肾素（renin）亦称为血管紧张素原酶。1898 年，瑞典斯德哥尔摩卡罗琳医学院生理学教授 Robert 和他的学生将动物的肾脏提取物以极小的剂量注射到家兔体内，发现家兔血压明显升高，而收缩血管的作用并不依赖于肾脏的交感神经活动，又因其来源于肾脏，故将其命名为肾素。不同的物种间，肾素基因是高度保守的。肾素基因首先翻译为肾素原，储存于囊泡中，然后由球旁器的球旁细胞（颗粒细胞）水解，形成 340 个氨基酸组成的具有催化活性的酸性蛋白酶。

（二）肾素的功能

肾素主要通过 RAS 发挥其生物学功能。肾素催化血浆中来自肝的血管紧张素原

（angiotensinogen）转变为十肽无活性的血管紧张素Ⅰ（angiotensinⅠ，AngⅠ），后者在血液或组织中的血管紧张素转换酶的催化下水解为八肽的血管紧张素Ⅱ（angiotensinⅡ，AngⅡ）。AngⅡ在氨基肽酶的作用下水解为七肽的血管紧张素Ⅲ（angiotensinⅢ，AngⅢ）。

AngⅠ的生物活性不高，但可刺激肾上腺髓质释放肾上腺素。AngⅡ自身具有较强的缩血管作用，还能刺激肾上腺皮质球状带合成和分泌醛固酮，发挥保钠排钾作用。同时，AngⅡ能促进交感缩血管神经纤维末梢释放去甲肾上腺素，还具有引起渴觉、刺激 ADH 分泌等功能。AngⅡ通过这些生物学反应最终引起血压的升高。AngⅢ主要是刺激球状带，促进其合成和分泌醛固酮，其缩血管作用弱于 AngⅡ。肾素通过 RAS 可以调节心血管活动和水盐代谢，从而维持内环境的稳态（图 1–4–12）。除了对心血管活动的作用外，有研究表明，RAS 的过度激活与肿瘤迁移、存活、细胞增殖和血管生成有关。

（三）肾素分泌的调节

肾素的合成和分泌受到多种因素的调节，主要包括肾脏的自身调节、肾交感神经活动和体液调节。

1. 肾脏的自身调节　肾脏自身具有调节肾素合成和分泌的能力，肾内感受器包括牵张感受器和致密斑感受器。肾入球小动脉的牵张感受器可感受肾动脉灌注压的变化。当机体内有效循环血量增多时，肾动脉灌注压升高，入球小动脉壁受到的牵拉刺激增加，刺激球旁细胞释放肾素增加；反之，当机体内有效循环血量降低时，肾素分泌减少。致密斑感受器能够感受流经致密斑的小管液中 NaCl 含量的变化。当小管液中 NaCl 浓度降低时，通过致密斑的 NaCl 量减少，可使球旁细胞释放肾素增加；反之，则释放肾素减少。

2. 肾交感神经活动　球旁细胞膜上具有 β 肾上腺素受体，当肾交感神经活动增强时，

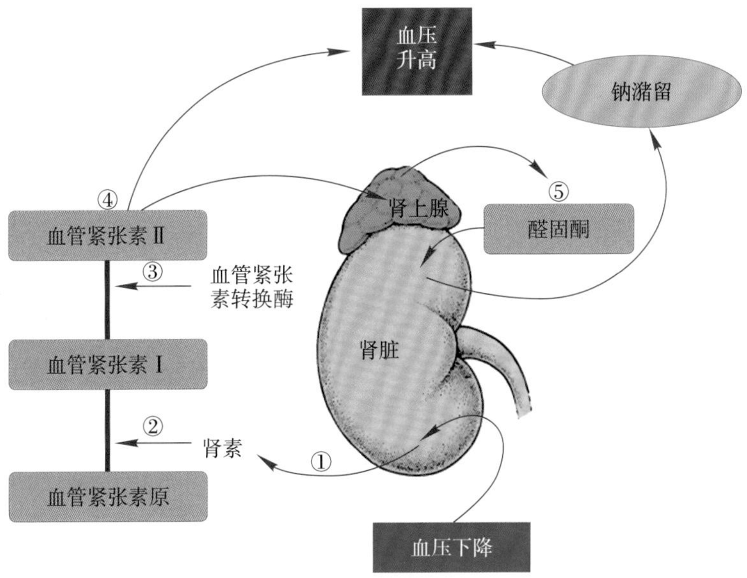

图 1–4–12　肾素 – 血管紧张素系统

其节后纤维末梢释放的去甲肾上腺素可与之结合，从而使肾素释放增加。此外，交感神经兴奋还可引起肾上腺髓质释放肾上腺素和去甲肾上腺素，通过血液循环作用于球旁细胞膜上的 β 肾上腺素受体，引起肾素释放的增多。

3. 体液调节 体液中既有刺激肾素释放的物质，如前列腺素（PGI_2 或 PGE_2）；也存在抑制肾素释放的物质，如抗利尿激素（ADH）、心房钠尿肽、内皮素（ET）、一氧化氮（NO）等。研究发现，低盐饮食也可使肾素释放增多。此外，三羧酸循环的中间产物琥珀酸能够激活 G 蛋白偶联受体 91（GPR91），引起球旁细胞中肾素的释放和肾素依赖性 RAS 的激活，这可能与糖尿病肾病的机制有关。

当机体处于大失血状态时，压力感受性反射和容量感受性反射都会减弱，上述三种调节机制会共同发挥作用，刺激肾素的释放增加；反之，当机体有效动脉血容量增高时，肾素的释放则会受到抑制。

二、促红细胞生成素

红细胞是机体血液中数量最多的细胞，它的主要功能是运输氧气和二氧化碳。红细胞在人体内平均寿命为 100 ~ 120 天。每天约有 1% 的红细胞会进入衰老阶段，继而被巨噬细胞吞噬和清除。因此，机体每天都需要有新的红细胞生成，促红细胞生成素（erythropoietin，EPO）就是在红细胞发育成熟过程中起重要调节作用的激素。

（一）EPO 的分泌

EPO 因其在红细胞生成中的作用而被认识。EPO 由 165 个氨基酸所组成，包括 3 个 N 连接糖蛋白和 1 个 O 连接糖蛋白。EPO 在胎儿期主要由肝脏产生，出生后则是由肾脏合成和释放，尤其是皮质肾单位肾小管管周的间质细胞（如成纤维细胞和内皮细胞）。摘除双肾后，血浆中的 EPO 浓度会急剧降低。

（二）EPO 的功能

机体中红细胞的生成主要受到 EPO 的调节，促红细胞生成素受体（EPO–R）以同型二聚体的形式通过 JAK2 通路介导 EPO 的生物学作用。EPO 主要作用于红系祖细胞阶段，促使早期红系祖细胞（BFU–Es）和晚期红系祖细胞（CFU–Es）分化为成熟的红细胞（图 1–4–13）。该过程涉及多种红系转录因子的激活，如 GATA1、FOG1、TAL–1、EKLF 和 BCL11A，并导致编码合成血红素和血红蛋白的相关酶的基因高表达。注射人工合成的 EPO 在几周内可以减少慢性肾病患者的输血依赖性，抑制贫血。EPO 还可通过 EPO–R 异二聚体复合物（由一条 EPO–R 链和一条 CD131 链组成），在多个组织（大脑、心脏、骨骼肌）中发挥生物学功能，如对神经系统和心血管系统损伤通过促血管生成和抗凋亡发挥保护效应；EPO 可以诱导干细胞向成骨细胞分化，并触发骨髓间充质干细胞的募集；EPO 还通过激活 EPO–R 信号通路诱导内皮细胞转分化，导致血管生成和大量营养因子（分泌组）的分泌。此外，EPO 可作为一种免疫调节剂，提高免疫细胞的吞噬活性或诱导巨噬细

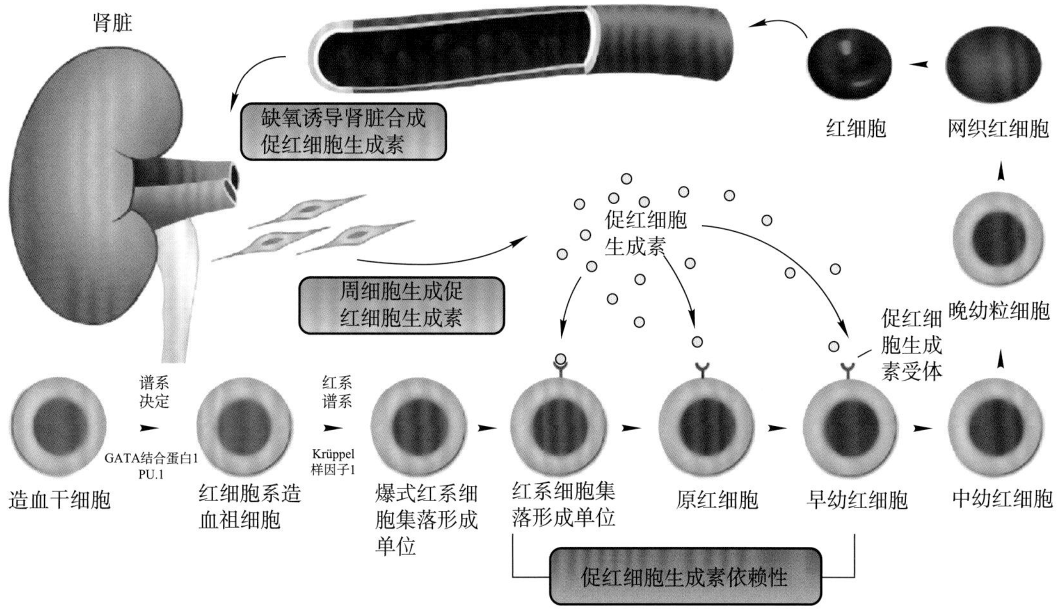

图 1-4-13 EPO 促进红细胞生成及缺氧诱导 EPO 生成增加

胞的再生表型。EPO 对肾脏具有保护作用，可以抑制肾小管损伤，缓解肾脏组织和结构的功能损失。

（三）EPO 分泌的调节

缺氧是刺激 EPO 分泌增多最重要的调节因素，缺氧诱导因子（hypoxia inducible factor，HIF）在其中的作用至关重要。HIF 作为在缺氧状态下发挥活性的转录因子，是专一调节氧稳态的关键介质。HIF-1 可作为活性氧受体，感受环境中的低氧程度，同时又对相关的低氧反应基因的转录起调控作用。HIF-1 是由 HIF-1α 和 HIF-1β 亚单位组成的异源二聚体转录因子，在氧浓度正常时，HIF-1α 在细胞内表达水平较低；而当氧分压下降时，HIF-1 在胞质中的表达增高，DNA 结合活性也相应增强。EPO 的 3′ 端增强子有 HRE，其中有 2 个 HIF-1 结合位点，HIF-1α 与胞内表达的 HIF-1β 结合形成 HIF-1，进入核内，与 EPO 基因 3′ 端增强子中的 Site 1 相结合，促进核内表达的转录因子与增强子的 Site 1 和 Site 2 特异性结合，引起 EPO 的合成和释放的增多。同时，HIF 激活还可增加红细胞 EPO 和转铁蛋白受体的表达，并减少骨髓中红系祖细胞的凋亡，从而调节血细胞比容，维持机体红细胞数量的相对稳定。

除了缺氧以外，雄激素也可刺激肾脏的间质细胞合成和释放 EPO。实验结果显示，切除肾脏或给予 EPO 抗体，雄激素促进红细胞生成的作用消失。

EPO 的产生还可能与其他因素有关，如贫血、高原、机械损伤、感染、代谢应激、高温、紧张性神经活动和缺血应激等。

三、前列腺素

前列腺素（prostaglandin，PG）是一种含 20 个碳原子的多不饱和脂肪酸衍生物，几乎机体所有组织都可合成前列腺素。按其结构的差异，前列腺素可分为 A、B、C、D、E、F、G、H 和 I 等类型，参与多种生理功能活动，包括调节血压、水盐代谢等。

（一）前列腺素的分泌

肾脏也是合成和释放前列腺素的活跃组织之一，主要在肾髓质乳头部的间质细胞和集合管细胞合成。前列腺素的合成主要分为三步：①在多种生长因子和细胞因子的刺激下，细胞膜中的磷脂酶 A2 被激活，水解其中的磷脂，并释放出前列腺素的前体物质花生四烯酸（AA）；②游离的花生四烯酸在环氧合酶（COX）的催化作用下形成不稳定的环氧化合物 PGG_2，后者又转变为 PGH_2；③ PGH_2 在不同的异构酶催化下生成各种前列腺素及其他物质，如白三烯等（图 1–4–14）。

（二）前列腺素的功能

前列腺素主要通过与相应的受体结合发挥生物学作用。前列腺素的受体是含 7 次跨膜结构域的 G 蛋白偶联受体（EP1、EP2、EP3 和 EP4），通过第二信使途径发挥生物学效应。前列腺素还可通过基因组效应调节靶细胞的功能。肾脏分泌的前列腺素主要以旁分泌或自分泌的方式在局部发挥作用。肾小球、皮质集合管、动脉及小动脉是皮质前列腺素的主要合成场所，可调节肾血流量及肾小球滤过率；肾髓质中的间质细胞及集合管上皮细胞

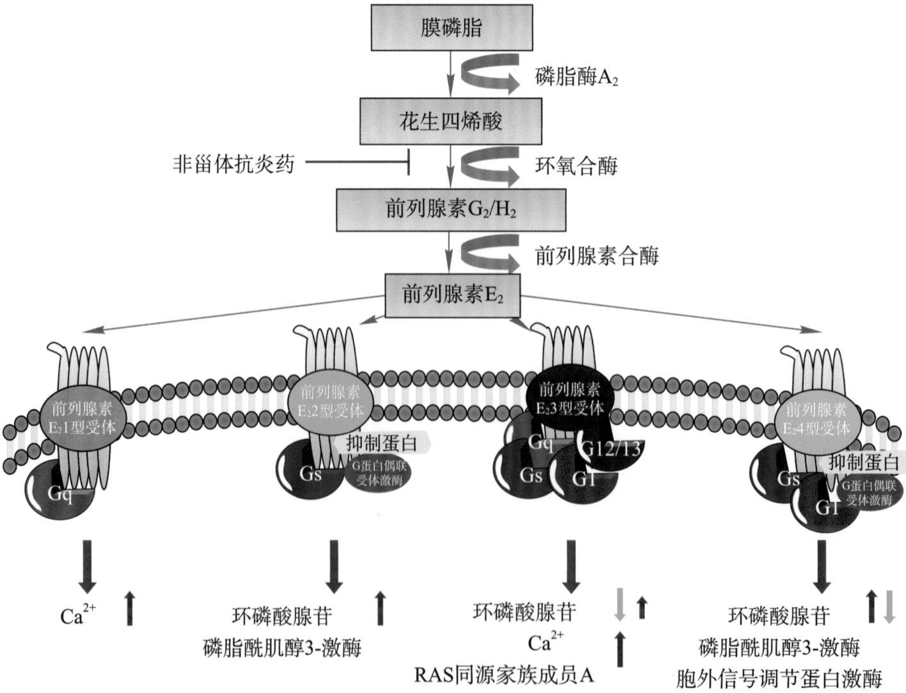

图 1–4–14　前列腺素的生成过程及作用机制

合成的髓质前列腺素，对机体的水盐代谢起重要作用。对肾脏功能影响最显著的前列腺素是 PGE_2 和前列环素（PGI_2）。PGE_2 和 PGI_2 可减弱去甲肾上腺素和血管紧张素Ⅱ的缩血管效应，增加肾血流量和肾小球滤过率，以防止肾血流量的过度降低和肾缺血；PGE_2 在髓袢升支粗段通过抑制 Na^+–K^+–$2Cl^-$ 共转运体（NKCC2）来抑制钠的重吸收，导致尿钠排出增多；在集合管，PGE_2 能抑制抗利尿激素的作用，下调 AQP2 的表达来降低尿液浓缩功能，导致尿量增加。PGI_2 主要通过刺激肾素分泌和激活 RAS 来增加醛固酮的分泌，从而增加远曲小管和集合管对钠的重吸收和对钾的分泌。

（三）肾脏前列腺素分泌的调节

肾脏前列腺素的分泌主要受到交感神经活动、ADH 和细胞外 ATP 等因素的影响。

1. 肾交感神经活动　增强时，可促进肾内前列腺素的合成。当肾血管收缩、肾血流量减少、Ang Ⅱ水平增高及肾素释放增加时，都可促使肾脏前列腺素合成增加。

2. ADH　可促进肾内 PGE_2 的合成。一方面，ADH 激活 V1 受体，通过 Ca^{2+}– 钙调素激活磷脂酶引起花生四烯酸释放增加，进而介导肾髓质 PGE_2 的生成增多；另一方面，ADH 可引起释放到远端肾单位和肾间质的激肽增多，从而促进集合管中 PGE_2 的合成。

3. 细胞外 ATP　通过旁分泌和自分泌方式激活代谢型 P2Y 受体，诱导磷脂酶激活和释放花生四烯酸，进而增加细胞内 cAMP 水平，最终引起 PGE_2 的合成和释放增加。

四、激肽释放酶

激肽释放酶（kallikrein，KLK）分为血浆激肽释放酶（plasma kallikrein，PK）和组织激肽释放酶（tissue kallikrein，TK）两种类型，分别由前激肽释放酶（prekallikrein）和激肽释放酶前体（prokallikrein）转换而来。它们是一类具有高保守序列、编码丝氨酸蛋白酶的多基因家族，可裂解激肽原后释放具有生物活性的激肽，组成激肽释放酶 – 激肽系统发挥其对心血管系统和肾脏功能的调节作用。

（一）激肽释放酶的分泌

肾脏主要产生组织激肽释放酶，裂解激肽原后释放赖氨酰缓激肽，后者在氨基肽酶的作用下产生缓激肽。肾激肽释放酶 90% 以上分布于皮质，髓质占 4.5%，乳头占 4.1%，但皮质中肾小球所含的激肽释放酶只占 1.5%，其主要生成部位可能位于肾小球旁体。激肽释放酶的活性越高，催化激肽原水解、生成缓激肽越多。缓激肽以非常低的浓度（1 ~ 50 fmol/mL）存在于循环系统，半衰期很短，数秒即被激肽酶快速水解。因此，它主要作为局部激素发挥生物学作用（自分泌或旁分泌）。激肽酶主要分为激肽酶Ⅰ和激肽酶Ⅱ，其中激肽酶Ⅱ又称为血管紧张素转换酶（ACE）（图 1–4–15）。

（二）激肽的功能

激肽通过激肽受体发挥作用，激肽受体包括 B1 受体和 B2 受体（B2R），均为 G 蛋白偶联受体。B1 受体在正常组织中以非常低的密度存在，但是在组织损伤或炎症情况下，能够从头表达和合成。B2 受体在正常机体中分布的密度较高，对缓激肽和赖氨酰缓激肽敏感，介导缓激肽的大部分作用，如激肽的急性炎症效应等。

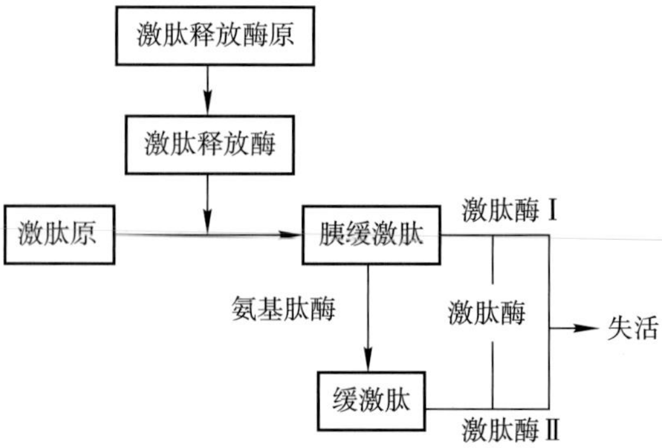

图 1-4-15 激肽释放酶合成和释放激肽及激肽的失活

1. 抗高血压和肾脏保护作用 缓激肽可以促进肾内小动脉舒张，使外周血管阻力下降，循环血量减少，可使血压下降，故有抗高血压的作用；同时，肾内小动脉舒张，导致肾血流量增加，改善肾皮质缺血，在肾脏缺血再灌注损伤中对肾脏起保护作用。

2. 利尿效应 缓激肽可以抑制集合管上皮细胞 Na^+ 的重吸收，并且具有拮抗 ADH 的作用，使得水排出增加，因此具有利尿效应。水、钠排出增加导致血浆容量减少，使血浆总蛋白浓度增加；而水的排出比 Na^+ 排出多，故尿渗透压下降。

（三）激肽释放酶分泌的调节

肾脏激肽释放酶的合成和分泌受到体内醛固酮水平的调节。醛固酮通过调节体内钠的水平，调节激肽释放酶的合成和释放。抑制钠的摄入可促进醛固酮的分泌，刺激激肽释放酶的合成和释放增加。在原发性醛固酮增多症的患者中可观察到激肽释放酶排泄增多。

缓激肽可被 ACE 水解，而 ACE 也是 AngⅠ转换成 AngⅡ的关键酶，因而 ACE 抑制剂（ACEI）及血管紧张素受体阻滞药（ARB）亦有助于促进激肽释放酶的合成和分泌。临床上常用 ACEI 来降低患者的血压和发挥肾脏保护作用。

五、1,25- 二羟维生素 D_3

维生素 D_3（vitamin D_3）亦称为胆钙化醇（cholecalciferol），体内的维生素 D_3 主要来源于食物中摄入和经阳光照射在体内转化而来。维生素 D_3 几乎无生物学活性，需在体内经过两次羟化反应，生成有活性的 1,25- 二羟维生素 D_3［钙三醇（calcitriol）］，释放进入血液循环与靶组织的维生素 D 受体（VDR）的核配体结合域（LBD）结合，产生类固醇样作用，从而发挥生物效应。1,25- 二羟维生素 D_3 在体内具有重要的作用，其缺乏会导致佝偻病、低钙血症、骨软化症和骨质疏松症等疾病。

（一）1,25- 二羟维生素 D_3 的分泌

1,25- 二羟维生素 D_3 在体内的合成是一个复杂的过程。首先，皮肤中的 7- 脱氢胆固醇在紫外线的照射下转化形成维生素 D_3；维生素 D_3 在肝中 25 羟基酶（CYP2R1）的作用下发生羟基化生成 25- 羟维生素 D_3［25（OH）D_3］，后者在肾脏中被 25- 羟维生素 D_3-1α- 羟化酶（CYP27B1）转化为更高活性的 1,25- 二羟维生素 D_3。肾脏 CYP27B1 的活性

对血液中 1,25- 二羟维生素 D_3 的维持至关重要。CYP27B1 表达异常，将导致佝偻病的发生（图 1-4-16）。

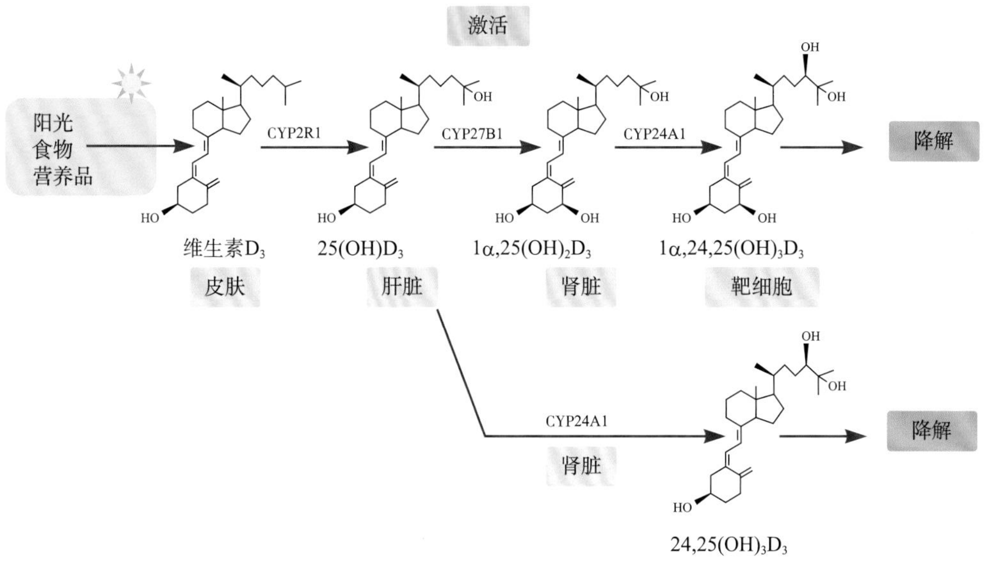

图 1-4-16 体内 1,25- 二羟维生素 D_3 的合成过程及失活

（二）1,25- 二羟维生素 D_3 的功能

1,25- 二羟维生素 D_3 通过维生素 D 受体（VDR）发挥作用，该受体与维甲酸 -X 受体（RXR）结合形成 VDR/RXR/ 辅因子复合物后作为核转录因子发挥作用，介导 900 多个靶基因的转录，包括钙结合蛋白 -D9K（S100g）、NCX1、TRPV6 和 ATP2B1 等。1,25- 二羟维生素 D_3 也可抑制如甲状旁腺激素（PTH）、CYP27B1 和 IL-17 等的基因表达。1,25- 二羟维生素 D_3 的主要生理作用是通过跨细胞途径和细胞旁途径促进肠道对钙的吸收（图 1-4-17）。1,25- 二羟维生素 D_3 可上调肠上皮细胞的瞬时受体电位离子通道亚家族成员 6（TRPV6）的表达，促进 Ca^{2+} 通过刷状缘膜进入肠细胞，结合钙结合蛋白（CaBP）进行跨细胞运动并通过基底膜侧的钙泵排出完成吸收过程。1,25- 二羟维生素 D_3 还调节肾脏远曲小管（DCT）对钙的主动吸收。在肠吸收钙不足的情况下，1,25- 二羟维生素 D_3 水平升高刺激成骨细胞产生刺激因子［如核因子 κB 受体激活蛋白配体（RANKL）］，从而增加破骨细胞的数量，使得骨钙和骨磷入血。另外，1,25- 二羟维生素 D_3 亦能使小肠黏膜细胞通过钠 - 磷共转运体促进对磷的吸收。此外，1,25- 二羟维生素 D_3 与 PTH 还有协同作用，若缺乏 1,25- 二羟维生素 D_3，PTH 对骨的作用明显减弱。1,25- 二羟维生素 D_3 还能上调骨骼中表达的成纤维细胞生长因子 23（FGF23），FGF23 促进磷酸转运蛋白 NaPi2a（Slc34a1）和 NaPi2c（Slc34a3）的重新分布，从而减少肾脏近端小管对磷酸的重吸收，导致磷尿症。FGF23 水平升高不仅会导致肾脏磷酸盐排泄，还

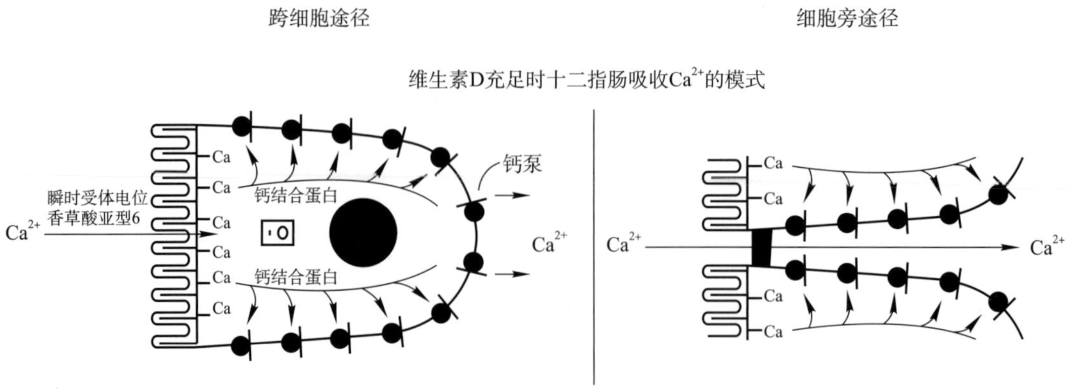

图 1-4-17 1,25- 二羟维生素 D_3 在肠道中促进 Ca^{2+} 吸收的过程

会通过降低 Cyp27b1 表达和刺激 Cyp24a1 表达影响肾脏维生素 D 代谢，从而共同降低 1,25- 二羟维生素 D_3 的循环水平，影响磷酸盐稳态。因此，1,25- 二羟维生素 D_3、PTH 和 FGF23 之间的复杂相互作用保证了正常的血清钙和磷酸盐浓度。1,25- 二羟维生素 D_3 在机体内与小肠、甲状旁腺、骨骼和肾脏相互作用，既能升高血钙，亦能升高血磷，在钙和磷的稳态中发挥重要作用。在慢性肾病患者中，肾脏对 25（OH）D_3 的羟化能力降低，从而导致继发性甲状旁腺功能亢进，以维持钙磷稳态。

1,25- 二羟维生素 D_3 在胰岛素分泌和血压调节中也发挥作用。除此之外，它还参与多种生物过程，如细胞增殖和分化、免疫反应和细胞因子调节；可以通过多种机制对神经认知产生影响，如诱导神经保护、调节氧化应激、调节钙稳态和抑制炎症过程。

（三）1,25- 二羟维生素 D_3 的分泌调节

当血清钙浓度下降时，会引起甲状旁腺分泌甲状旁腺激素（PTH）的增加，进而刺激 CYP27B1 的肾脏合成，从而促进 1,25- 二羟维生素 D_3 的合成和释放；为了维持血钙平衡，1,25- 二羟维生素 D_3 会进行负反馈调节。1,25- 二羟维生素 D_3 升高会抑制甲状旁腺分泌 PTH，抑制 CYP27B1，并刺激肾脏中的 25- 羟基维生素 D_3 24- 羟化酶（CYP24A1），CYP24A1 使得 25-(OH)D_3 和 1,25-$(OH)_2D_3$ 的侧链发生羟基化，产生钙三酸，钙三酸在胆汁中排泄，通过限制其自身的产生并增强其分解代谢，从而调节 1,25-$(OH)_2D_3$ 的含量。CYP24A1 异常会造成 1,25-（OH）$_2D_3$ 活性过高，导致高钙血症、高钙尿症、肾钙质沉着症和肾结石。

1,25- 二羟维生素 D_3 能上调骨骼中表达的 FGF23，FGF23 亦能下调 CYP27B1 的表达，形成一个负反馈回路，调节 1,25- 二羟维生素 D_3 的水平。许多其他因素也调节 CYP27B1 的表达，包括性激素和肾上腺激素、催乳素和生长激素，也能影响 1,25- 二羟维生素 D_3 的水平。

六、激素的代谢功能

肾脏不仅能够合成和分泌一些激素，还是一些激素的重要代谢场所，如胰岛素、促胃液素等。

虽然肝脏和肾脏在胰岛素的新陈代谢过程中都起着重要作用，但是肾脏是胰岛素在循环系统中降解的主要场所，主要依靠近端小管的重吸收（99%）来完成。胰岛素在近端小管重吸收后，被内吞入内体降解为碎片，后者运送至溶酶体进行充分的降解。肾衰竭患者，由于胰岛素重吸收能力显著降低，胰岛素降解减少，对其进行药物治疗引起低血糖的风险非常高。

肾脏对促胃液素代谢也具有重要作用。急性和慢性肾脏病的患者体内由于促胃液素代谢不足，引起促胃液素水平升高，导致消化性溃疡的风险显著增加。

（王杨凯　高灵通）

▶▶▶ 参考文献

[1] 姚泰 . 生理学 . 6 版 . 北京：人民卫生出版社，2003.

[2] 王庭槐 . 生理学 . 9 版 . 北京：人民卫生出版社，2018.

[3] 裴建明，朱妙章 . 大学生理学 . 5 版 . 北京：高等教育出版社，2017.

[4] 朱艳娜，刘克欣 . 慢性肾脏病对药物转运和代谢的影响 . 药品平均，2013，10（12）：13–17，24.

[5] Guyton AC，Hall JE. Textbook of medical physiology. 14th edition. Saunders：Elsevier Inc.，2020.

[6] Koeppen BM，Stanton BA. Renal Physiology. 6th ed. Saunders：Elsevier Inc.，2019.

[7] Acharya V，Olivero J. The Kidney as an Endocrine Organ. Methodist Debakey Cardiovasc J，2018，14（4）：305–307.

[8] Wolfgang，Jelkmann. Erythropoietin. Front Horm Res，2016，（47）：115–127.

[9] Pike JW，Christakoss. Biology and Mechanisms of Action of the Vitamin D Hormone. Endocrinol Metab Clin North Am，2017，46（4）：815–843.

[10] Girolami JP，Bouby N. Kinins and Kinin Receptors in Cardiovascular and Renal Diseases. Pharmaceuticals，2021，（14）：240.

[11] Yuyuan Li，Yuanyi Wei. Prostaglandin E2 in the Regulation of Water Transport in Renal Collecting Ducts. Int. J. Mol. Sci，2017，（18）：2539.

第五章

肾脏功能学

肾脏是人体重要的排泄器官，通过肾小球滤过、肾小管重吸收、肾小管和集合管的排泌生成尿液，调节机体的体液平衡。肾脏也是内分泌器官，通过合成和分泌肾素、激肽释放酶、前列腺素等血管活性物质和促红细胞生成素、1,25-二羟维生素 D_3 等，参与血压调节、红细胞生成、钙磷代谢等。

肾脏疾病是临床的常见病。肾功能损伤时，临床上可表现为血液和体液的多种生物化学改变，包括蛋白质代谢异常、血脂代谢异常、水和电解质平衡失调及酸碱平衡紊乱等。同时，肾病也可引起全身其他系统如消化系统、呼吸系统、循环系统的并发症。除了原发性肾病，全身性疾病如糖尿病、高血压、系统性红斑狼疮等也能导致肾脏功能损害。

彻底切除肿瘤的同时尽可能保留肾功能是肾脏肿瘤治疗的重要原则。因此，手术术式和术中途径（方案）的选择和制订都需考虑患者肾功能的状态及对肾功能的损伤。术前肾功能基本情况的掌握、术后肾功能的密切监测，以及急、慢性肾损伤的预防和治疗成为了肾脏肿瘤患者临床管理的常规内容。

准确、及时地评估肾功能在肾脏疾病的诊断、疗效观察、病情评估和疾病预后等有着非常重要的意义。本章主要从肾脏滤过功能、重吸收功能、排泌功能、体液调节功能及肾小管损伤检查 5 个方面介绍肾功能的实验室检查。

第一节　肾小球滤过功能检查

肾小球滤过功能是肾脏最重要的生理功能。正常情况下，血液中全部的水和小分子溶质从滤过膜滤过进入肾小囊，形成超滤液，即原尿。当肾小球滤过膜面积和通透性、有效滤过压和肾血流量等发生改变时，肾小球滤过功能则会发生异常。肾小球滤过功能检查包括肾小球滤过率、滤过功能相关的血液标志物和尿液标志物。

一、肾小球滤过率

肾小球滤过率（glomerular filtration rate，GFR）是指单位时间内（min）两肾生成

的原尿量，也就是双肾经过肾小球滤过的超滤液量，结果以 mL/（min·1.73 m^2）表示。GFR 是衡量肾脏滤过功能的指标，不能直接测定，可通过特定物质的肾清除率来反映。

肾清除率（clearance，C）是指在单位时间内（min），肾脏能将一定量血浆中含有的某种物质排出体外的血浆量，结果以 mL/min 表示，计算公式为 $C_{某物质}=(U_{某物质}\times V)/P_{某物质}$，其中 U 为某物质尿液中的浓度，P 为某物质血液中的浓度，V 为每分钟尿量。由于人体在高矮、胖瘦等上有差异，结果常用标准体表面积（1.73 m^2）校正，校正 $C_{某物质}=C_{某物质}\times 1.73\,(m^2)$/受试者体表面积（$m^2$）。受试者体表面积 A（$m^2$）：lgA = 0.425 lg［体重（kg）］+ 0.725 lg［身高（cm）］−2.144。根据物质被肾脏清除方式（滤过、重吸收、排泌）的不同，肾清除率可用于评价肾小球滤过率、肾小管重吸收量、肾小管排泌量、肾血流量等。

评价 GFR 的方法有菊粉清除率（inulin clearance，Cin）、内生肌酐清除率（endogenous creatinine clearance，Ccr）、估算的肾小球滤过率（estimated glomerular filtration rate，eGFR）和放射性核素标记的肾动态显像法。

（一）菊粉清除率

菊粉是从植物中提取的无毒、不带电荷的果糖聚合物，相对分子质量（5.2×10^3）小。它在体内既不能被合成也不能被分解，可自由通过肾小球滤过膜且不被肾小管重吸收或排泌，是测定 GFR 的理想外源性物质。菊粉清除率（Cin）是检测 GFR 的公认标准之一。

虽然 Cin 准确性高，但临床应用由于以下问题而很少开展：①菊粉为外源性物质，进入人体后会引起人体发热。②操作比较复杂，需留置尿管，准确收集尿量。③测量繁琐，要维持尿量稳定和血浆菊粉浓度稳定。④患者要承受一定的不适，需要多次采血、持续静脉输液并留置导尿管。

（二）内生肌酐清除率

肌酐（creatinine，Cr）为体内肌肉组织中肌酸的代谢终产物，包括内生肌酐和外源性肌酐两种。外源性肌酐来自摄入的鱼类、家禽类等动物肌肉；内生肌酐来自自身肌肉，生成量较稳定，为血肌酐的主要来源。肌酐相对分子质量为 113，可自由经肾小球滤过进入原尿，并且不被肾小管重吸收，很小一部分通过肾小管排泌。在控制外源性摄入、避免剧烈运动的前提下，血肌酐水平稳定。人体肾脏在单位时间（min）内把若干毫升血液中的肌酐全部清除出去的血液量即为内生肌酐清除率。因此血肌酐浓度可反映肾小球滤过功能，Ccr 可用来评价 GFR。

1. 试验操作步骤

（1）禁食肉类 2 ~ 3 天（低蛋白质饮食）；试验当天禁食茶、咖啡等利尿物质，停用利尿药；试验前避免剧烈运动；饮用足量的水，使尿量不少于 1 mL/min。

（2）准确收集 24 h 尿液，记录尿量、身高、体重。可用 4 h 留尿法代替 24 h 留尿法。

（3）在收集尿液的同时（最好在收集尿液的中期）采集血样。

（4）测定收集的尿样及血样中的肌酐浓度，根据公式计算 Ccr。公式如下：

$$Ccr = 尿肌酐浓度 \times 每分钟尿量 / 血肌酐浓度$$

$$校正\ Ccr = Ccr \times 1.73 / 受试者体表面积$$

2. 参考区间　成人 80 ~ 120 mL/（min · 1.73 m^2）。

3. 临床意义

（1）Ccr 是反映肾功能损伤的灵敏指标，在各类病因造成早期肾小球损害时，就可以出现 Ccr 降低，比血肌酐和尿素敏感。当 Ccr < 80 mL/min 时，即提示肾功能有损伤。

（2）根据 Ccr 降低情况评估肾功能损害程度。美国肾脏病基金会指南建议，依据 GFR 将慢性肾脏病（chronic kidney disease，CKD）分为 1 ~ 5 期，并根据分期指导疾病治疗，采取防治措施（表 1–5–1）。慢性肾衰竭指 CKD 进展到肾功能失代偿阶段，主要指第 4 ~ 5 期。通常 GFR 在 20 ~ 50 mL/（min · 1.73 m^2），应限制蛋白质摄入（ < 30 g/d）；< 30 mL/（min · 1.73 m^2）时，噻嗪类利尿药常无效；< 10 mL/（min · 1.73 m^2）时，呋塞米等高效利尿药疗效明显降低，结合临床进行透析。

表 1–5–1　慢性肾脏病分期及防治

分期	特征	GFR [mL/（min · 1.73 m^2）]	防治目标和措施
G1	肾小球滤过率正常或升高	≥90	CKD 诊治；缓解症状，保护肾功能
G2	肾小球滤过率轻度下降	60 ~ 89	评估，延缓 CKD 进展；降低心血管疾病风险
G3a	肾小球滤过率轻到中度下降	45 ~ 59	延缓 CKD 进展，评估治疗并发症
G3b	肾小球滤过率中到重度下降	30 ~ 44	延缓 CKD 进展，评估治疗并发症
G4	肾小球滤过率重度下降	15 ~ 29	综合治疗，透析前准备
G5	终末期肾病	< 15 或透析	如出现尿毒症，需肾脏替代治疗

（3）Ccr 可用于判断肾移植是否成功。移植成功后 Ccr 回升；若发生急性排斥反应，Ccr 会再次下降。

4. 应用评价　Ccr 比血肌酐、尿素能更好地反映肾小球滤过功能，是评价 GFR 的常规指标。从图 1–5–1 可看出，Ccr 减至正常水平 50% 时，血尿素、肌酐会仍然处于正常水平。应用 Ccr 评估患者肾功能时，需考虑肾小管对肌酐的排泌造成 Ccr 的高估，尤其是 GFR 重度下降的患者。另外还需考虑年龄对 GFR 的影响，新生儿多在 25 ~ 70 mL/（min · 1.73 m^2），2 岁以内整体偏低，40 岁以后也开始逐年降低，到 70 岁时仅为青壮年的 60% 左右。尽管 Ccr 能准确反映患者 GFR 水平，但该检查对患者有较长时间的饮食限制，且需要长时间收集尿液，使临床应用受限。

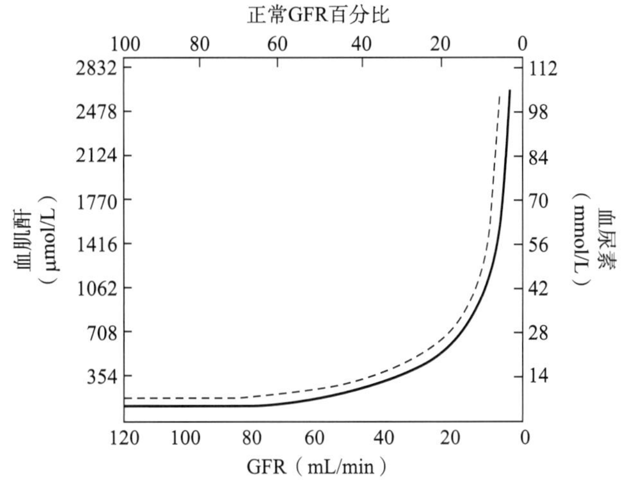

图 1-5-1　肾小球滤过率和血肌酐、尿素浓度的关系

（三）基于血肌酐的公式估算法

由于 Ccr 在临床上应用的不便，临床对绝大多数患者使用公式估算法获得患者 GFR 信息。早在 1976 年就有学者推导计算公式，至今已总结的公式多达上百种。应用经验公式、患者基本信息和血肌酐等推算出肾小球滤过率，即为估算的肾小球滤过率（estimated glomerular filtration rate，eGFR）。使用到的基本信息包括年龄（岁）、性别、身高（cm）、体重（kg）和种族等，不同计算公式涵盖的要素不全一样。

公式 1：Cockcroft–Gault 公式　该公式是 1976 年由 Cockcroft 和 Gault 以 Ccr 为标准推导出的，相关参数为血肌酐、性别、年龄和体重。该公式与放射性核素标记的 GFR 有较好的相关性，但样本量较小，对肥胖和水肿患者可能会过高估计 GFR，对老年人群会低估 GFR。因此，该公式不适用于老年、儿童、肥胖者、水肿、肌肉减少及怀孕患者。

$$eGFR = (140-\text{年龄}) \times \text{体重} \times 0.85\,(\text{女性}) / [72 \times \text{肌酐}\,(mg/dL)]$$

公式 2：肾脏疾病膳食改良（modification of diet in renal disease，MDRD）公式系列　该公式首先发布于 1999 年，是国际上比较公认的计算方法。研究以放射性碘盐的肾脏清除率为参考标准，以 CKD 患者为主要研究人群，大部分为白种人，包含了血肌酐、尿素、白蛋白、年龄、性别和种族等 GFR 相关的独立因素。该公式在 2000 年进行了简化，最终包含了 4 个变量（性别、年龄、肌酐和种族），比 Cockcroft–Gault 公式更能准确评价 GFR，随后被美国肾脏病基金会的肾脏病预后质量倡议（Kidney Disease Outcome Quality Initiative，K/DOQI）指南推荐应用。目前 MDRD 公式已被改良出不同种族的版本。2006 年，中国 eGFR 课题协作组发表了基于简化 MDRD 公式对不同分期的 CKD 患者进行研究得到的适合我国人群的改良简化 MDRD 公式，在我国有较高的使用率。公式如下：

$$eGFR = 175 \times \text{肌酐}_{Hit}\,(mg/dL)^{-1.234} \times \text{年龄}^{-0.179} \times 0.79\,(\text{女性})$$

$$eGFR = 186 \times \text{肌酐}_{CX3}\,(mg/dL)^{-1.154} \times \text{年龄}^{-0.203} \times 0.742\,(\text{女性}) \times 1.233$$

需要注意的是，不同方法学测出的肌酐结果可能会存在较大差别。2007 年，MDRD 研究组基于核素稀释质谱法标准化肌酐对酶法检测系统得出 MDRD 简化公式Ⅱ。我国改良版简化 MDRD 公式是基于碱性苦味酸动力检测法，肌酐 $_{CX3}$ 数据已校正至 MDRD 实验室。故在使用此公式时，要关注肌酐数据是否可溯源至参考标准。目前，随着我国医学实验室全面质量管理规范化，国内肌酐检测溯源管理已相对成熟和规范。

公式 3：慢性肾脏疾病流行病学合作组（chronic kidney disease epidemiology collaboration，CKD–EPI）公式　该公式最早在 2009 年发布，使用了更大的样本量，包括健康人群，且纳入老年人、少数民族等，适用的人群更广。同时该研究还考虑到肌酐数据的溯源，使肌酐检测过程标准化。CKD–EPI 公式计算出的 eGFR 与真值偏差较小，精密度和准确性都较高，比简化 MDRD 方程更为准确地划分 CKD 分期和评估风险。2012 年，CKD–EPI 又开发了基于血胱抑素 C 的计算公式和联合血肌酐、胱抑素 C 的计算公式，且肌酐和胱抑素 C 测量数据都已溯源至标准化物质。根据性别、血肌酐和胱抑素 C 水平不同，计算公式也有所不同，见表 1–5–2 和表 1–5–3。CKD–EPI$_{2012}$ 较 MDRD 公式能更准确地计算 GFR，联合公式的计算值和两个单独公式无明显差异，但联合公式具有更高的准确性和精密度。CKD–EPI$_{联合}$在中国糖尿病人群中具有更好的准确性。CKD–EPI 公式在较高水平 GFR 的人群中适用性更好，已成为 K/DOQI 指南首推的估算公式。

表 1–5–2　基于肌酐的 CKD–EPI 计算公式

性别	血肌酐（mg/dL）	eGFR 公式
女性	≤0.7	$144\times（肌酐/0.7）^{-0.329}\times0.993^{年龄}$
	>0.7	$144\times（肌酐/0.7）^{-1.209}\times0.993^{年龄}$
男性	≤0.9	$144\times（肌酐/0.9）^{-0.411}\times0.993^{年龄}$
	>0.9	$144\times（肌酐/0.9）^{-1.209}\times0.993^{年龄}$

表 1–5–3　基于肌酐和胱抑素 C 的 CKD–EPI 计算公式

性别	血肌酐（mg/dL）	胱抑素 C（mg/L）	eGFR 公式
女性	≤0.7	≤0.8	$130\times（肌酐/0.7）^{-0.248}\times（胱抑素C/0.8）^{-0.375}\times0.995^{年龄}$
		>0.8	$130\times（肌酐/0.7）^{-0.248}\times（胱抑素C/0.8）^{-0.711}\times0.995^{年龄}$
	>0.7	≤0.8	$130\times（肌酐/0.7）^{-0.601}\times（胱抑素C/0.8）^{-0.375}\times0.995^{年龄}$
		>0.8	$130\times（肌酐/0.7）^{-0.601}\times（胱抑素C/0.8）^{-0.711}\times0.995^{年龄}$
男性	≤0.9	≤0.8	$135\times（肌酐/0.9）^{-0.207}\times（胱抑素C/0.8）^{-0.375}\times0.995^{年龄}$
		>0.8	$135\times（肌酐/0.9）^{-0.711}\times（胱抑素C/0.8）^{-0.375}\times0.995^{年龄}$
	>0.9	≤0.8	$135\times（肌酐/0.9）^{-0.601}\times（胱抑素C/0.8）^{-0.375}\times0.995^{年龄}$
		>0.8	$135\times（肌酐/0.9）^{-0.601}\times（胱抑素C/0.8）^{-0.711}\times0.995^{年龄}$

1. 参考区间 同内生肌酐清除率。

2. 临床意义 同内生肌酐清除率。

3. 应用评价 公式估算法比较简单便捷、经济、易操作，不需要留取定时尿液。利用实验室信息系统抓取患者基本资料和生化指标，自动计算 eGFR，非常适合临床使用。eGFR 敏感性优于血肌酐，准确度和 Ccr 相当。当需要了解患者 GFR 时，建议首选公式估算法。目前较多使用的是 MDRD 公式和 CKD–EPI 公式。需要注意的是，公式中血肌酐是以传统单位 mg/dL 进行计算，而现在多数使用国际单位制 μmol/L，临床应用时需注意相应转化，1 mg/dL = 88.4 μmol/L。

但应用 eGFR 的前提要求是机体处于稳态，若 GFR 变化快速，则 eGFR 不可靠。故 eGFR 主要适用于肾功能相对稳定的慢性肾功能受损的患者。

使用公式法时还要关注不同检测方法或不同检验系统带来的肌酐和胱抑素 C 结果一致性问题。基于肌酐建立的公式，要注意影响肌酐的因素，相关内容见本节肾小球滤过功能相关的血液标志物检测。

上述 eGFR 公式不用于儿童评估。目前在儿童人群中使用较多的是改良 Schwartz 公式，适用范围是 2 ~ 16 岁，主要参数为肌酐和身高。该公式在 15 ~ 75 mL/（min · 1.73 m^2）与肾动态显像法具有良好的一致性，在 GFR < 20 mL/（min · 1.73 m^2）的患者中会高估 GFR 水平。

（四）放射性核素标记的肾动态显像法

除菊粉清除率外，核素标记的肾动态显像法也是公认的测定 GFR 的金标准，属于影像学检查范畴。该方法自 20 世纪 70 年代起就开始用于测定 GFR。常用的标志物有 ^{99}mTc–DTPA、51Cr–EDTA、^{125}I–Iothalamate 等。这些外源性示踪剂在体内很少分解和结合，几乎完全从肾小球滤过，也不会通过肾小管排泌。静脉注射示踪剂后动态采集图像形成时间 – 放射性曲线，进行肾小球滤过率分析。肾动态显像法方法简便安全、实用价值好，目前在临床得到广泛应用和研究，特别是用于各类肾脏外科手术方法对于手术前后肾滤过功能的观察。定量 ^{99}mTc–DTPA SPECT/CT 动态检测法 GFR 可更可靠、重复、准确地测定肾切除术围手术期、术中全肾和单肾的 GFR 变化及评估尿结石患者疾病的严重程度。除了可评估肾小球滤过功能，肾动态显像法还能够观察到肾脏血流灌注，评估肾脏体积，弥补了生物标志物不能检测单侧肾功能的不足。但核素标记肾显像法在临床使用中也受到一定限制，如需使用专门设备，价格昂贵，操作过程复杂，显像条件要求较高，干扰因素多，且机体器官将接受一定的辐射剂量。

二、肾小球滤过功能相关的血液标志物

通过检查血液中蛋白质、肌酸、核酸等代谢终产物如尿素、尿酸、肌酐，以及一些小分子蛋白如胱抑素 C、α_1 微球蛋白和 β_2 微球蛋白等，也可以在不同程度上了解肾脏

滤过功能。

（一）肌酐

肌酐生理代谢见本节内生肌酐清除率。由于血清肌酐（serum creatinine，Scr）几乎全部经肾小球滤过进入原尿，并且不被肾小管重吸收，因此在肌肉容积和活动相对稳定的情况下，Scr 水平取决于肾小球滤过率。Scr 也可以反映肾小球的滤过功能。

1. 参考区间

成年男性：29～59 岁 57～97 μmol/L

60～79 岁 57～111 μmol/L

成年女性：29～59 岁 41～73 μmol/L

60～79 岁 41～81 μmol/L

儿　　童：28 天～＜2 岁 25～69 μmol/L

2～＜6 岁 1～44 μmol/L

6～＜13 岁 27～66 μmol/L

13～＜16 岁 37～93 μmol/L（男），33～75 μmol/L（女）

16～18 岁 52～101 μmol/L（男），39～76 μmol/L（女）

2. 临床意义

（1）Scr 升高　见于各类原因引起的肾小球滤过功能受损，包括循环血容量下降导致肾血流量减少、肾脏实质性损害等。若持续升高，则提示肾小球损害严重。心肌炎、肌肉损伤、长期进行力量训练等也可出现 Scr 升高。

临床上肌酐更多的应用价值在于其变化幅度可用于评估肾功能的损伤程度和治疗效果。肾功能不全代偿期，肌酐可不增高或轻度增高；失代偿期中度增高，可达到 186～442 μmol/L；尿毒症时常≥707 μmol/L。CKD 患者 Scr 升高幅度每年要控制在＜50 μmol/L。此外，Scr 水平也是急性肾损伤（acute kidney injury，AKI）的定义和分期的标准之一。在区分肾前性和器质性少尿方面，Scr 升高幅度也有一定意义。心力衰竭、脱水等有效血容量下降引起肾血流量减少导致肾前性少尿时，Scr 浓度通常不会超过 200 μmol/L。

（2）Scr 降低　生理因素如消瘦、妊娠、衰老等，会使 Scr 降低。病理情况降低见于肌萎缩、重症肌无力、贫血等。

3. 影响因素和应用评价

（1）Scr 有较多的生理性影响因素，包括年龄、性别、肌肉容积、肌肉活动性、种族、饮食等，不适合评价某些特殊人群，如截肢者、营养不良者、素食主义者、肌肉发达者等。妊娠期女性会因生理性循环血量增加，出现血肌酐稀释性偏低。也不宜使用进食大量荤食后和剧烈运动后的肌酐结果评价肾功能，尤其用于肾损伤后的趋势观察。

需要警惕的是，对于老年人、消瘦者、孕妇等此类肌酐水平可能生理性偏低的人群，要关注血肌酐基数和上升幅度，因为轻微的上升，即使在正常范围内，也不能排除肾功能损伤可能。

（2）Scr 不适合评价早期损伤肾小球滤过功能。Scr 正常并不能代表肾小球功能正常。肾脏有强大的贮备功能，当部分肾单位受损时，剩余的肾单位能够有效代偿，此时 Scr 浓度变化不明显，往往在肾损伤发生 2 ~ 3 天后 Scr 才上升。若 GFR 下降不超过 50%，Scr 基本保持在正常水平。通常当肾小球滤过率降幅超过 1/2，甚至降到正常值 1/3 时，Scr 才开始明显升高。

（3）正常情况下，体内仅有很少一部分肌酐由肾小管排泌。但肾小球疾病时，随着肾功能的恶化，肾小管对肌酐的排泌会进行性增高，排泌量占总排泄量的比例也会越来越高，此时 Scr 并不能真实反映肾小球的滤过能力，会过高估计 GFR。若服用某些抑制肾小管分泌的药物，也会出现 GFR 评估偏低的情况。

（4）目前测量肌酐的主要方法为碱性苦味酸法和和酶法。为保证不同检测方法间的一致性，降低方法学误差，实验室应对检测方法溯源。此外，血浆中“假肌酐”物质对碱性苦味酸法的干扰会使检测值偏高，尽管实验室会通过仪器参数设定提高检测特异性，但也不能完全消除影响。这些干扰物包括维生素 C、丙酮、乙酰乙酸、α- 酮酸、葡萄糖、蛋白质及头孢菌素类抗生素、强心苷、甲基多巴等。酶法分析的特异性相对较高，但也会有些引起肌酐假性降低的物质，如 5- 氟胞嘧啶、多巴胺、多巴酚丁胺、硝基甲烷、维生素 C，以及临床常用药物如血管保护剂羟苯磺酸钙和止血药酚磺乙胺。目前实验室还没有较好的技术手段减弱药物的负性影响，临床医生需要结合药物使用情况分析肌酐结果。

（5）尿液肌酐主要用于计算物质的肾脏清除率及尿液标志物的排泄量。人体每日肌酐的生成量、尿肌酐的排出量在固定的时间内相对恒定，故常用尿肌酐校正其他尿液标志物的尿液水平，纠正尿量变化的影响，提高检测的稳定性，如尿白蛋白 / 肌酐比值。除此之外，尿肌酐主要的影响因素与 Scr 相同，两者浓度变化成反比。

（二）尿素

尿素（urea）在肝产生，是人体蛋白质代谢的终产物。相对分子质量为 60，可自由通过肾小球滤过膜，约 50% 被肾小管重吸收。血清尿素的浓度受蛋白质摄入量、机体蛋白质分解速度和肾功能的影响。因此稳定蛋白质摄入和分解的条件下，尿素水平的变化也可反映肾小球滤过功能。

1. 参考区间

成年男性：29 ~ 59 岁 3.1 ~ 8.0 mmol/L

60 ~ 79 岁 3.6 ~ 9.5 mmol/L

成年女性：29 ~ 59 岁 2.6 ~ 7.5 mmol/L

60 ~ 79 岁 3.1 ~ 8.8 mmol/L

儿　　童：28 天 ~ 6 个月 0.8 ~ 5.3 mmol/L

6 个月 ~ 1 岁 1.1 ~ 5.9 mmol/L

1 ~ 2 岁 2.3 ~ 6.7 mmol/L

2 ~ 18 岁 2.7 ~ 7.0 mmol/L（男），2.5 ~ 6.5 mmol/L（女）

2. 临床意义

（1）尿素升高可见于器质性肾功能损伤，如肾小球肾炎、慢性肾炎、多囊肾、肾硬化、肾小管坏死、肾盂肾炎、间质性肾炎等。肾功能不全时尿素增高的程度通常与病情严重性一致。

（2）尿素升高还可见于非肾性因素引起的肾脏排泄减少。肾前性因素包括急性大出血、休克、脱水、烧伤等导致有效循环血量减少，以及充血性心力衰竭、肾动脉狭窄等导致肾灌注下降；肾后性因素包括尿路结石、肿瘤、前列腺肥大等造成的尿路梗阻。联合肌酐，可区分肾性因素和肾前性因素。正常情况下，血尿素氮与血肌酐比值应为（10 ~ 15）：1，比值升高多为肾前性因素，比值降低多为肾性病变。

（3）体内蛋白质分解旺盛（如甲状腺功能亢进、消化道出血、急性传染病、高热、严重烧创伤、大手术后、挤压等），以及高蛋白质饮食后，可有轻度尿素增高。口服类固醇激素也会使血尿素增高。

（4）尿素降低可见于妊娠期生理性减少、低蛋白质饮食、慢性肝病等。

3. 影响因素和应用评价

（1）尿素是较早用于评价肾小球滤过功能的生化指标，但准确性和敏感性欠佳，不作为早期肾功能损伤的观察指标。由于肾脏有强大的贮备能力，只有当 GFR 下降到正常的 1/2 以上，尿素和 Scr 才出现增高。

当尿素、肌酐、尿酸等非蛋白质含氮类物质不能及时排泄造成体内潴留时，引起血液含量显著升高，对机体产生不良影响，称为氮质血症（azotemia）。不论何种慢性、急性肾脏病，当出现氮质血症时，有效肾单位往往已有 60% ~ 70% 受损害。

（2）血尿素氮（blood urea nitrogen，BUN）和尿素的关系：两者实际上是同一种物质。血液中除蛋白质以外还有多种含氮物质，称为非蛋白氮（NPN），它包括尿素、尿酸、肌酐等，其中尿素的含氮量最高，占非蛋白氮的 50% ~ 60%。早期通过定氮法测定尿素中含氮量，来表示尿素的含量，故称为尿素氮。现在实验室常用的方法多是直接测定尿素，两者可有以下的转换关系：1 mmol/L 尿素 = 2.14 mmol/L 尿素氮，1 mmol/L 尿素 = 0.357 mg/dL 尿素，1 mg/dL 尿素氮 = 2.809 mmol/L 尿素氮。临床应用时应注意区分和相应转化。

（3）除受肾功能影响外，尿素还受到肾外因素如蛋白质分解或摄入的影响，故仅可粗略评估肾损伤程度。另外，一些临床药物如吲哚美辛、阿司匹林等也会引起血尿素水平变化。

（三）尿酸

尿酸（uric acid，UA）是体内细胞核或者摄入食物中的嘌呤代谢终产物，主要在肝生成。30% 的尿酸在胃肠道被分解后随粪便排出，其余 70% 左右从肾小球滤过，几乎全部在肾小管被重吸收，有小部分经肾小管排泌，最终随尿液排出体外量仅占不到超滤液的 10%。

1. 参考区间　男性 208 ~ 428 μmol/L，女性 155 ~ 357 μmol/L。

2. 临床意义

（1）非肾性因素引起的血尿酸增高　见于外源性嘌呤摄入过多和体内嘌呤代谢异常。高嘌呤食物主要有动物内脏、海鲜。嘌呤代谢异常主要包括相关代谢酶缺乏或功能失调及核酸代谢亢进。前者会导致原发性高尿酸血症，后者可因细胞被大量破坏导致继发性高尿酸血症，常见于白血病、多发性骨髓瘤、真性红细胞增多症等骨髓增殖性疾病，肿瘤化学治疗后。

（2）肾性因素引起尿酸蓄积　主要是因为各种肾外及肾性因素造成的肾脏滤过功能下降，这也是慢性肾病或肾功能不全或衰竭出现高尿酸血症的主要机制。另外，某些药物、中毒等产生的代谢产物会抑制肾小管排泌尿酸，也会出现血尿酸增高现象。

（3）血尿酸降低　可见于肝生成不足或肾小管重吸收能力受损。

3. 影响因素和应用评价　临床上尿酸检测主用于痛风的诊断。除了原发性高尿酸血症，各类病因引起的肾小球滤过率下降也会造成尿酸浓度升高。肾小管重吸收和分泌受到某些药物干扰，也会引起尿酸排泄异常，如高血压患者长期服用噻嗪类利尿药会引起尿酸增高，大剂量使用糖皮质激素丙磺舒等药物后血尿酸会降低，其他药物如吡嗪酰胺、乙胺丁醇、左旋多巴等也会影响尿酸排泄。体内有机酸（如乳酸增加）也会竞争抑制肾小管尿酸分泌。

（四）胱抑素 C

胱抑素 C（cystatin C，Cys–C）亦称为半胱氨酸蛋白酶抑制蛋白 C，是一种非糖基化的碱性蛋白，由 120 个氨基酸组成，相对分子质量为 13.4×10^3。Cys–C 由机体的有核细胞合成和分泌，产生速度稳定，在各种体液中均存在，以脑脊液和精液中浓度最高。Cys–C 可自由通过肾小球滤过膜，在近曲小管全部被重吸收并分解，不会重新返回循环，也不会被肾小管上皮细胞分泌，故尿液中含量很低。血液水平完全取决于 GFR。

1. 参考区间　成人 0.59 ~ 1.03 mg/L。不同检测体系的参考区间可能不同。

2. 临床意义　血清 Cys–C 升高，提示肾小球滤过功能受损，其敏感性显著优于血肌酐、Ccr 和其他内源性小分子蛋白。肾小管疾病或肾实质受累时，肾小管重吸收功能下降，肾阈值降低，尿 Cys–C 水平升高。

3. 影响因素和应用评价　Cys–C 不受性别、身高、年龄、体重、饮食、炎症、肿瘤等因素干扰，是一种反映 GFR 变化的理想的内源性生物标志物，其评价肾功能的性能已被众多学者研究证实。Cys–C 是判断肾小球滤过功能的敏感指标和首选指标，与 GFR 有良好的相关性，能够准确反映 GFR 早期变化，可用于药物性或全身性疾病继发性肾小球功能早期损害的监测和特定人群（肾病患儿、肾移植患者、血液透析患者、肿瘤化学治疗患者、妊娠高血压患者及老年人等）肾小球滤过功能的观察。

肾移植术后患者 Cys–C 水平下降比 Scr 迅速和明显。若发生急性排斥反应，Cys–C 比 Scr 较早升高，且幅度也大。Cys–C 也被发现是患有呼吸窘迫综合征的早产儿发生 AKI 的独立预测因子，72h 内发生 AKI 的 AUC 达到 0.90 以上，最佳临界值为 1.28 mg/L，敏感度大于 90%，特异性大于 80%。

由于 Cys–C 被肾小管完全重吸收并降解，且无肾外排泄，故尿液 Cys–C 可作为肾小管损伤的标志，用于评价肾小管重吸收功能。需要注意的是，虽然 Cys–C 稳定性高，但泌尿系统损伤或者细菌感染等可产生水解酶降解尿液 Cys–C，产生负性影响。

除了对肾功能的影响外，Cys–C 在动脉粥样硬化、心力衰竭、动脉瘤、阿尔茨海默病等疾病的发展中也有一定作用。

（五）α_1 微球蛋白

血 α_1 微球蛋白和尿 α_1 微球蛋白分别评价肾脏不同的功能。前者用于评价肾小球滤过功能，后者用于评价肾小管重吸收功能。该物质的体内代谢和临床意义见本章第二节。

（六）β_2 微球蛋白

血 β_2 微球蛋白和尿 β_2 微球蛋白分别评价肾脏不同的功能。前者用于评价肾小球滤过功能，后者用于评价肾小管重吸收功能。该物质的体内代谢和临床意义见本章第二节。

三、肾小球滤过功能相关的尿液标志物

肾小球滤过屏障包括孔径屏障和电荷屏障，其中孔径屏障起主要作用。正常情况下，肾小球滤过膜只允许相对分子质量小于 1.5 万的小分子物质自由通过，1.5 万 ~ 7 万的物质可部分通过，相对分子质量大于 7 万的物质（如球蛋白、纤维蛋白原等）几乎不能通过。滤过的蛋白质 95% 以上被肾小管重吸收，尿液中的蛋白质含量很少。由于肾小球滤过屏障损伤，血浆蛋白质滤出形成的蛋白尿称为肾小球蛋白尿（glomerular proteinuria），以中、大分子蛋白质为主。肾小球屏障功能检查主要有尿蛋白、尿微量白蛋白（microalbumin protein，mAlb）、尿免疫球蛋白、尿转铁蛋白及尿蛋白选择性指数。

（一）尿蛋白

临床上尿蛋白（urine total protein，uTP）检查有定性检查和定量检查，检测的是尿液中总的蛋白质情况。定量检测包括随机尿蛋白 / 肌酐比值和 24 h 尿蛋白定量。

1. 参考区间　定性阴性，24 h 尿蛋白 $<$ 150 mg/24 h 或 $<$ 100 mg/L；随机尿蛋白 / 肌酐比值 $<$ 0.045 g/mmol 或 $<$ 200 mg/mg。

2. 临床意义　见于各类生理性蛋白尿和病理性蛋白尿。根据定量结果可以评估蛋白

尿严重程度：轻度蛋白尿（ <1 g/d）、中度蛋白尿（1～3.5 g/d）和重度蛋白尿（>3.5 g/d）。

3. 影响因素和应用评价　尿常规检查中的蛋白检测属于定性检查，主要用于筛查，灵敏度较低，对球蛋白不敏感，有一定漏检率，且易受到青霉素、造影剂等临床治疗检查手段的影响。24 h 尿蛋白定量检测需要收集较长时间的尿液，给患者带来一定不便。随机尿蛋白 / 肌酐比值与 24 h 尿蛋白定量检测有良好相关性，可作为替代检测指标。当出现蛋白尿时，还可以通过尿蛋白电泳、尿液蛋白标志物等进一步分析蛋白尿的特点。

（二）尿微量白蛋白

正常时，超滤液中有微量的白蛋白，且几乎全部被肾小管上皮细胞重吸收，每日排出量小于 30 mg/24 h。在肾小球损伤早期，滤过孔径变大或电荷屏障损伤，白蛋白滤入尿液增多，但尿常规蛋白定性检测阴性、尿总蛋白定量在正常范围内，此时需通过灵敏的检测方法如免疫比浊法，才能发现尿中白蛋白轻度增多的低浓度白蛋白尿。如果标本为随机尿，可用尿白蛋白 / 肌酐比值（urinary albumin-to-creatinine，UACR）观察尿 mAlb 排泄情况。

1. 参考区间　<30 mg/24 h，随机尿 UACR<30 mg/g。

2. 临床意义和评价　监测尿 mAlb 有助于发现肾小球早期病变并指导临床治疗，尤其是用于继发性肾脏疾病（如糖尿病肾病、高血压肾病、狼疮性肾病等）的监测和药物性、中毒性肾损害。尿 mAlb 本身可通过促进炎性反应、氧化应激等直接导致肾损害。若伴有尿液免疫球蛋白检出，提示病变加重。

随机尿 UACR 被推荐为糖尿病患者定期检查指标之一，以早期发现和诊断糖尿病肾病。肾小球滤过膜受损后，随着肾功能下降，尿 mAlb 排出升高，尿肌酐排出减少，UACR 将会升高。

UACR 和 24 h 尿白蛋白排泄率（urine albumin excretion rate，UAER）也可用于 CKD 蛋白尿的分期标准。UACR<30 mg/g 或 UAER<30 mg/24 h 为正常（A1 期），UACR 30～299 mg/g 或 UAER 30～299 mg/24 h 为微量白蛋白尿（A2 期），UACR≥300 mg/g 或 UAER≥300 mg/24 h 为大量白蛋白尿（A3 期）。

尿 mAlb 也是心血管疾病的独立危险因素。微量白蛋白尿的出现，提示机体血管会遭受损伤，从而会经历一系列血管病变，对血管硬化、冠状动脉粥样硬化性心脏病（简称冠心病）和脑卒中的发生有重要预测价值。

尿 mAlb 排泄会受到运动、发热、感染、慢性心力衰竭、血压过高等因素的影响，需要排除干扰因素后多次检测以确认尿白蛋白排泄是否增加。临床使用的尿液标本常有晨尿、随机尿和 24 h 尿。尽管 24 h 尿液检测可以更准确得到尿白蛋白的排泄率，但应用晨尿 UACR 评估白蛋白更有利于临床推广应用。UACR 和 24 h 尿白蛋白有良好的一致性。

（三）尿转铁蛋白

转铁蛋白（transferrin，TRF）是血清中的铁转运蛋白，相对分子质量为 70×10^3。正常情况下，与白蛋白一样，通过肾小球滤过膜时会受到限制，尿液中含量极少。当肾小球滤过膜受损时，尿转铁蛋白（urine transferrin，uTRF）会增加。通过免疫比浊法等敏感的检测方法测定尿液中的转铁蛋白可反映肾小球滤过膜受损情况。

1. 参考区间 <2.12 mg/L（尿）。不同检测体系的参考区间可能不同。

2. 临床意义与评价 uTRF更敏感反映电荷屏障的功能情况。TRF与Alb相对分子质量接近，等电点比Alb高，在生理环境中所带负电荷比Alb少，当肾小球滤过膜电荷屏障受损时，TRF更容易滤出，比Alb更早出现在尿液中。通常联合尿大分子蛋白IgG计算尿蛋白选择性指数，判断损伤程度，见本节（五）尿蛋白选择性指数。

（四）尿免疫球蛋白

正常情况下，血液中大分子蛋白质如免疫球蛋白、纤维蛋白原等无法通过肾小球滤过膜，尿液内不含这些物质。当肾脏疾病较重时，肾小球滤过膜失去了分子筛的作用，大量免疫球蛋白从随尿液排出。

IgG相对分子质量约160×10^3，IgA约170×10^3，IgM约900×10^3。当出现微量白蛋白尿并伴有尿液IgG、IgA水平增高时，提示肾脏进一步受损。若尿IgM排出增多，则表示肾小球滤过膜严重受损，预示患者心血管死亡和终末期肾病的风险增大。

通常联合尿IgG和uTRF分析尿蛋白选择性，判断肾功能损伤程度。联合尿微量蛋白和尿免疫球蛋白，有助于观察肾脏疾病进程和判断预后。

（五）尿蛋白选择性指数

肾小球滤过膜具有一定选择性，只允许一定大小的物质通过，且与电荷相关。测定尿液中相对分子质量相差较大的IgG（相对分子质量150×10^3）和TRF（相对分子质量79×10^3），计算两者清除率的比值，即尿蛋白选择性指数（selective proteinuria index，SPI），以评估肾小球滤过膜屏障功能损伤。

$$SPI = C_{IgG}/C_{TRF} = (\text{尿 IgG 浓度} / \text{血 IgG 浓度}) / (\text{尿 TRF 浓度} / \text{血 TRF 浓度})$$

1. 参考区间 SPI<0.1为高选择性蛋白尿，>0.2为非选择性蛋白尿。

2. 临床意义和评价 蛋白尿的选择性反映的是肾小球滤过膜受损害的程度。选择性蛋白尿，以中分子蛋白质包括白蛋白、转铁蛋白等为主，表明肾小球损害较轻。非选择性蛋白尿时，除了中分子蛋白质之外，尿中已经出现较多的大分子蛋白质，如IgG、IgM、IgA、C_3等，提示肾小球滤过膜严重损伤。尿蛋白选择性可推测病理类型，预测治疗反应和估计预后。高选择性者可预测对激素及免疫抑制剂治疗反应良好，预后好。

滤过膜虽以孔径屏障为主，在病理情况下所带电荷也会减少或消失。IgG和TRF不仅相对分子质量相差悬殊，所带电荷也不同，故SPI反映的是肾小球整体的屏障功能情况。

第二节　肾小管重吸收功能检查

肾小球超滤液中溶质的重吸收主要在肾脏近曲小管进行，髓袢继续重吸收一部分水和氯化钠，远曲小管和集合管受抗利尿激素和醛固酮的调节，继续重吸收水、Na^+ 和 HCO_3^-。此外，肾小管对不同物质的吸收能力不同，且具有一定限度。肾小管重吸收能力下降或受抑制时，小分子蛋白质随尿液排出增多，此类型蛋白尿称为肾小管性蛋白尿。临床可通过测定尿液小分子蛋白质浓度、重吸收率、排泄分数、最大重吸收量等，评价肾小管重吸收功能。

一、尿 α_1 微球蛋白

α_1 微球蛋白（α_1–microglobulin，α_1–MG）是由肝细胞和淋巴组织产生的低相对分子质量（33×10^3）的糖蛋白。该蛋白在血液中有结合型和游离型两种存在形式。结合型 α_1–MG 占 40% ~ 70%，与免疫球蛋白、白蛋白等中大分子蛋白质结合，受肾小球滤过膜限制。游离型 α_1–MG 可自由通过肾小球进入原尿，90% 以上被近曲小管重吸收且分解代谢，不重新返回血液，终尿中含量极微。

1. 参考区间　成人血清 α_1–MG 10.0 ~ 30.0 mg/L，尿液 α_1–MG 1.0 ~ 5.0 mg/L。不同检测体系的参考区间可能不同。

2. 临床意义

（1）尿 α_1–MG 水平　反映肾小管重吸收功能。升高时，提示肾小管重吸收能力下降，见于肾小管间质性疾病、药物或毒物性肾小管损伤、肾移植排斥等。尿路感染时，若尿 α_1–MG 升高，提示炎症已累及肾脏。

（2）血 α_1–MG 水平　主要反映肾小球滤过功能和肝合成能力。各种原因引起的肾小球滤过障碍可出现血 α_1–MG 升高，如肾小球肾炎、间质性肾炎等。肝脏合成能力下降可出现血 α_1–MG 降低，可见于肝炎、肝硬化、肝坏死等肝脏实质性疾病。

3. 影响因素和应用评价　血 α_1–MG 和尿 α_1–MG 反映肾脏不同部位的情况。血 α_1–MG 与血肌酐和尿素的水平变化一致，与内生肌酐清除率呈负相关，可作为评价 GFR 的指标。

尿液 α_1–MG 能够较灵敏和特异地反映肾小管早期损伤，可监测糖尿病肾病、高血压肾病、肾移植术后、药物肾毒性、重金属中毒等肾小管功能早期变化。α_1–MG 比 β_2 微球蛋白稳定，在尿液中不易降解，也不受恶性肿瘤的影响，是较好的近端小管损伤标志物。

二、尿 $β_2$ 微球蛋白

$β_2$ 微球蛋白（$β_2$-microglobulin，$β_2$-MG）存在于除红细胞和胎盘滋养层细胞以外的所有有核细胞中，主要是由淋巴细胞、血小板和粒细胞产生的一种小相对分子质量（$11.8×10^3$）蛋白。正常人 $β_2$-MG 的合成速度和释放量较为恒定，在血液、尿液等体液中以游离的形式存在。血液中 $β_2$-MG 可自由通过肾小球，几乎全部被近端小管上皮细胞重吸收并降解，不重新返回血液，故正常尿液中 $β_2$-MG 含量极微。

1. 参考区间　成人血清 $β_2$-MG 10.0～30.0 mg/L，尿液 $β_2$-MG＜0.2 mg/L。不同检测体系的参考区间可能不同。

2. 临床意义

（1）血 $β_2$-MG 浓度增加　主要见于体内合成增加或肾小球滤过减少。

体内合成增加可见于血液疾病（白血病）、实体性肿瘤（肺癌、肝癌）、病毒感染（人巨细胞病毒、EB 病毒、乙型肝炎病毒等）及自身免疫病（系统性红斑狼疮、类风湿关节炎）。

当肾小球滤过膜发生损害时，也可导致血清 $β_2$-MG 水平异常。CKD 终末期患者由于肾小球滤过率严重减低，大量 $β_2$-MG 蓄积在血液里。

（2）尿液 $β_2$-MG 升高　见于近曲小管功能受损的肾脏疾病，提示肾小管重吸收能力下降。需要注意的是，当血液 $β_2$-MG 浓度超出肾小管重吸收阈值时，尿 $β_2$-MG 也会出现升高。

3. 影响因素和应用评价　大多数肿瘤细胞表面存在 $β_2$-MG 异常表达，故肿瘤患者和骨髓增殖性疾病患者不宜使用 $β_2$-MG 评价肾功能。

肾小管上皮细胞是体内唯一分解 $β_2$-MG 的场所。重吸收功能受损时，尿 $β_2$-MG 会较明显升高，可用于监测慢性肾盂肾炎、狼疮性肾炎、药物性或金属中毒性肾小管损伤的早期变化。建议同时测定血液 $β_2$-MG，排除因肾前性 $β_2$-MG 浓度升高导致的尿液水平异常。

影响 $β_2$-MG 检测的因素较多。$β_2$-MG 易受温度、pH 和蛋白水解酶的影响。$β_2$-MG 在 pH5.7 左右的尿液中会大量降解，故临床应用时应留新鲜尿液尽快检测或调节 pH 为 7.8 后再进行检测。高强度运动和发热也会引起尿 $β_2$-MG 排泄增多。

三、尿视黄醇结合蛋白

视黄醇结合蛋白（retinol-binding protein，RBP）是血液中维生素 A（视黄醇）的转运蛋白，由肝细胞合成分泌到血液的一种小相对分子质量（$22×10^3$）蛋白，与视黄醇－前白蛋白形成复合物发挥生物学功能。当复合物与靶细胞结合后，RBP 与前白蛋白分离，回到游离形态，此时可自由被肾小球滤过。超滤液中的 RBP 几乎全部在近曲小管被重吸收和分解，仅有极其微量从尿中排泄。

1. 参考区间　成人血清 RBP 25.0 ~ 70.0 mg/L，尿液 RBP < 0.7 mg/L。不同检测体系的参考区间可能不同。

2. 临床意义

（1）尿液 RBP 升高　提示近曲小管重吸收功能障碍，可作为高血压、糖尿病、慢性肾盂肾炎、狼疮性肾炎、药物治疗等早期肾小管损害的监测和疗效判定指标。在肾移植急性排斥早期即可出现浓度上升。

（2）血 RBP 水平异常　主要原因有肝脏合成和肾脏滤过功能的影响。血 RBP 减少可因各类肝脏损伤导致合成功能降低所致，如病毒性肝炎、肝硬化等。若尿液 RBP 升高，则提示可能发生肝肾综合征。低蛋白血症、甲状旁腺功能亢进等也可出现血中 RBP 降低。

肾小球滤过功能下降会造成血液 RBP 蓄积，致使其浓度升高。

3. 影响因素和应用评价　RBP 在肾小球滤过功能和肾小管重吸收功能方面均有临床应用价值。尿液 RBP 排泄量与近端小管损害程度明显相关，与 mAlb、uTRF 存在良好的一致性，早期肾损害评价能力优于 mAlb，稳定性优于 β_2–MG。

血液 RBP 在反映肾小球滤过功能的能力上，比肌酐、尿素敏感，与 Cys–C 灵敏度相当。此外，血清 RBP 水平也会作为营养状况的评价指标，因半衰期较短，比白蛋白更早反映营养不良。

四、尿钠和滤过钠排泄分数

肾脏通过 H^+–Na^+ 交换、K^+–Na^+ 交换实现 Na^+ 重吸收，维持机体 Na^+ 浓度稳定，只有极少量 Na^+ 随尿液排出。滤过钠排泄分数（fraction of urine natrium excretion，FeNa）指尿排出部分占肾小球滤过总量的比率。

1. 检测方法　分别测定血清钠、血肌酐和尿钠、尿肌酐浓度，计算 FeNa（%）=［（尿钠 / 血钠）/（尿肌酐 / 血肌酐）］× 100%。

2. 参考区间　尿钠 < 20 mmol/L，FeNa = 1%。

3. 临床意义与应用评价　可用于鉴别肾前性少尿和肾性少尿。肾前性少尿时，由于循环血量减少，肾小球滤过率降低，超滤液中钠减少，但由于肾小管重吸收能力正常，仍可最大能力重吸收钠，FeNa < 1%；肾小管受损引起的肾性少尿时，由于重吸收减少，则尿钠排泄增加，FeNa>1%。

五、肾小管葡萄糖最大重吸收量

正常情况下，血液中葡萄糖自由经肾小球滤过后全部在近端小管重吸收入血，尿液中无葡萄糖。当超滤液中的葡萄糖浓度超过肾小管的最大重吸收能力，多余的葡萄糖将随尿液排出，尿糖检测为阳性。此时血糖的浓度称为肾糖阈，肾小管重吸收的量即为肾小管葡葡糖最大重吸收量（tubular maximum reabsorption of glucose，TmG）。

当肾小管重吸收葡萄糖能力下降时，即使血糖浓度正常，尿糖也可能出现阳性，称为肾性糖尿。肾性糖尿多继发于肾脏实质性疾病。研究表明，肾性糖尿存在家族聚集现象，绝大多数患者与2型钠－葡萄糖偶联转运体（sodium-glucose linked transporter 2，SGLT2）编码基因 *SLC5A2* 突变有关。

计算 TmG 方法需要持续输注葡萄糖溶液，测定血清及尿液葡萄糖浓度，收集尿液，计算 GFR 等，因方法较为繁琐，给受试者造成痛苦，临床很少使用。

六、尿胱抑素 C

近曲小管全部重吸收超滤液中的胱抑素 C，尿液中 Cys–C 含量非常低。当肾小管受损后重吸收功能下降，未被重吸收的 Cys–C 将随尿液排出体外，尿 Cys–C 水平升高。该物质的体内代谢、临床意义和应用评价见本章第一节。

第三节 肾小管排泌功能检查

肾小管和集合管的上皮细胞能够将物质转运到管腔中，分泌 H^+、NH_4^+、K^+、HCO_3^-，排泄尿素、肌酐、Ca^{2+}、药物等代谢产物和进入机体的异物或过剩物质。如同肾小管重吸收一样，肾小管排泌功能也有一定限度。适合评价肾小管排泌功能的物质有酚红和对氨基马尿酸，均为外源性物质。

一、酚红排泌试验

酚红是一种对人体无害的染料。经静脉注射进入体内后，绝大部分由近端小管上皮细胞主动排泌，随尿液排出。

静脉注射一定量的酚红，测定 15 min 和 2 h 内的排泄量，计算排泄率。本试验主要是肾血流量和近端小管功能的简易试验。当肾血流量减少、近端小管排泌功能损害时，酚红排泄量降低。

试验当天不要使用青霉素、阿司匹林、血管造影剂、利尿药等，避免这些物质与酚红争夺近端小管共同转运通路。

二、肾小管对氨基马尿酸最大排泄量试验

对氨基马尿酸在体内不进行分解代谢，约 20% 以原型从肾小球滤过，80% 由近端小管排泌且不被重吸收。

本实验需要持续静脉输注对氨基马尿酸，并观察血液和尿液中的浓度。当尿液中对氨

基马尿酸的浓度不再随血液浓度的升高而升高时，此时该尿液排出量即为肾小管对氨马尿酸最大排泌量（maximal tubular PAH excretory capacity，T_mPAH）。

T_mPAH 可反映肾小管数量和质量。T_mPAH 试验比酚红排泌试验具特异性，但操作繁琐，临床极少开展。

三、尿钾测定

尿液中的 K^+ 主要来源于肾脏的排泌。超滤液中 K^+ 的重吸收几乎全部在近端小管进行，而钾的排泄主要由远曲小管和集合管的分泌功能决定。该功能受肾素－血管紧张素－醛固酮系统的调节。临床上可用钾排泄分数、24 h 尿钾、尿钾 / 尿肌酐比值等评估肾脏的泌钾能力，区分肾性或肾外原因引起的钾代谢紊乱。

尿钾参考区间为 25 ~ 100 mmol/24 h。尿钾增加见于肾上腺皮质功能亢进、碱中毒、服用某些药物（如排钾利尿药呋塞米、肾上腺皮质激素泼尼松）等；尿钾降低见于肾上腺皮质功能减退、酸中毒、服用某些药物（如保钾利尿药螺内酯、氨苯蝶啶、ACEI 卡托普利）等。尿钾的排泌受血钾浓度的影响较大。低钾血症时，若尿钾 < 15 mmol/24 h、尿钾 / 尿肌酐比值 < 1.5，提示为肾外原因；若尿钾 >20 mmol/24 h，则提示存在肾性失钾。

第四节　肾小管体液调节功能检查

一、浓缩功能检查

从肾小球滤过的水分别在肾小管和集合管重吸收，其中髓袢在尿液的浓缩稀释中起重要作用。远曲小管和集合管受抗利尿激素和醛固酮的调节，决定尿液的质和量。尿液浓缩稀释功能检查包括尿相对密度、尿渗量、自由水清除率和尿浓缩试验。

（一）尿相对密度

尿相对密度又称尿比重（specific gravity of urine，SG），是指在 4℃条件下尿液与同体积纯水的质量比。尿相对密度与尿中所含溶质的浓度有关，包括水、盐类、蛋白质、糖类、尿素、有机物，是粗略反映肾小管的浓缩稀释功能的指标。

1. 参考区间　成人随机尿 1.003 ~ 1.030，晨尿 >1.020；新生儿 1.002 ~ 1.004。

2. 临床意义

（1）尿相对密度增高　尿少时可见于急性肾炎、心力衰竭、高热、休克、脱水、大量排汗等；尿多时见于溶质性利尿，如糖尿病、使用放射造影剂。

（2）尿相对密度降低　见于大量饮水、尿崩症、慢性肾小球肾炎、肾盂肾炎等。若持续排出固定在 1.010 ± 0.003 的低相对密度尿，提示为处于肾实质严重损害的终末期，肾脏丧失浓缩功能，此类低相对密度尿称为等张尿。

3. 影响因素和应用评价 尿相对密度是反映远端肾小管浓缩功能的最简便指标，但评价时需考虑尿蛋白、尿糖、尿盐类物质、尿 pH 等影响因素，属于初筛指标。放射造影剂会干扰检测方法，造成尿相对密度假性升高，有时可高达 >1.050。低相对密度尿或等张尿的判断需多次收集尿液分析。

（二）尿渗量

尿渗量（urine osmolarity，Uosm）又称尿渗透压，是指每千克尿中具有渗透活性的全部溶质颗粒的总数量，与颗粒种类、大小及所带电荷无关。

1. 参考区间 成人 600 ~ 1 000 mOsm/（kg · H_2O），平均 800 mOsm/（kg · H_2O）。

2. 临床意义

（1）Uosm 是评价肾脏浓缩稀释功能较好的指标 正常禁水 12 h 后，若 Uosm < 600 mOsm/（kg · H_2O），表示肾脏浓缩功能不全，可见于慢性肾盂肾炎、阻塞性肾病等慢性间质性病变和肾实质性病变晚期。若 Uosm 与正常血浆渗量相等，即在 300 mOsm/（kg · H_2O）左右时，称为等渗尿；Uosm < 300 mOsm/（kg · H_2O）属于低渗尿。

（2）鉴别肾性和肾前性少尿 肾前性少尿时，未累及肾小管浓缩稀释功能，Uosm 常 >450 mOsm/（kg · H_2O）；肾性少尿时，若肾小管浓缩功能受损，Uosm 多 < 350 mOsm/（kg · H_2O）。

3. 影响因素和应用评价 与尿相对密度相比，尿渗量不受大分子物质（如蛋白质和葡萄糖）的影响，更能准确反映肾脏浓缩功能。但传统测定需特殊仪器且繁琐，临床未能广泛开展。目前已有自动化尿液有形成分分析仪，可通过电导率估算出 Uosm，使临床操作更便捷。测定尿渗量的标本建议留取晨尿，避免饮水量的影响。

（三）尿浓缩试验

利用抗利尿激素（ADH）特异性作用远端小管和集合管促进水重吸收、浓缩尿液的机制，通过禁水试验、高渗盐水试验或 ADH 试验，观察尿量并测定尿相对密度或尿渗量，可判断肾脏浓缩稀释功能。正常人试验后尿量明显减少，尿相对密度升高。若尿量未减，相对密度未增或下降，则提示肾浓缩功能受损。

尿浓缩试验还有助于鉴别尿崩症类型，中枢性尿崩症用药后尿渗量和尿相对密度明显升高，而肾性尿崩症对试验反应不明显。

二、酸碱平衡调节功能检查

肾脏电解质和酸碱平衡调节是在肾小管和集合管完成。酸碱调节的过程伴随着电解质重吸收和排泌的过程。肾脏通过 H^+–Na^+ 泵、K^+–Na^+ 泵实现 $NaHCO_3$ 重吸收和排出 NH_4^+ 的方式，达到泌 H^+ 保碱、保钠排钾的目的，实现尿液酸化。评价肾小管酸化功能的试验包括酸负荷试验和碱负荷试验。

（一）酸负荷试验

酸负荷试验又称氯化铵负荷试验。连续数日给患者服用一定量的酸性药物氯化铵，在指定的时间点检测患者尿液 pH，通过观察尿液酸碱度变化，评估远端小管有无酸化功能，判断肾小管酸中毒类型。正常人服用氯化铵 2h 后，尿 pH <5.5。若远端小管分泌 H^+ 或重吸收 HCO_3^- 发生障碍，酸性物质蓄积，导致远端小管发生酸中毒，为Ⅰ型肾小管酸中毒，尿 pH >5.5。

（二）碱负荷试验

碱负荷试验又称 HCO_3^- 负荷试验。通过计算 HCO_3^- 排泄率反映近端小管的酸化功能。原尿中 HCO_3^- 大部分在近端小管通过 H^+–Na^+ 交换完成重吸收 $NaHCO_3$ 目的。受试者服用一定量的碱性药物碳酸氢盐，碱化尿液，测定血、尿中的 HCO_3^- 和肌酐浓度，计算 HCO_3^- 排泄率。若正常情况下，尿中几乎无 HCO_3^-，排泄率≤1%。若近端小管重吸收 HCO_3^- 功能受损，可导致近端小管发生酸中毒（Ⅱ型肾小管酸中毒），HCO_3^- 因无法被重吸收，随尿液排泄增多，排泄率常 >15%。Ⅰ型肾小管酸中毒排泄率 $<5\%$。

第五节 肾小管损伤检查

当肾小管受到损伤因素刺激受损时，不仅可表现为功能上的改变，肾小管上皮细胞发生损伤性变化的同时可释放特异性蛋白质进入尿液和血液循环，成为肾小管特异性标志物。通过检测尿液中这些特异性标志物，可以早期发现肾小管病变，还有助于肾小管病变原因分析和定位诊断。目前常规使用的有 *N*- 乙酰 -β- 葡萄糖苷酶和 T–H 蛋白。近年来也有多种新型损伤标志物出现，如中性粒细胞明胶酶脂质运载蛋白、肾损伤分子 -1 等。

一、*N*- 乙酰 -β- 葡萄糖苷酶

N- 乙酰 -β- 葡萄糖苷酶（*N*–acetyl–β–glucosaminidase，NAG）是一种人体内广泛存在的溶酶体水解酶，尤其在肾组织中含量丰富，相对分子质量约 130×10^3。正常情况下，由于其相对分子质量较大受到肾小球滤过限制，无法进入尿液，故尿 NAG 主要来源于近曲小管上皮细胞发生肿胀、坏死时的释放。

1. 参考范围　成人尿 <11.5 U/L。不同检测体系的参考区间可能不同。

2. 临床意义和应用评价　尿 NAG 水平能较早反映近端小管损伤，可用于肾移植排斥反应、药物性肾损伤、重金属中毒性肾损伤、肾小管间质性病变、继发性肾病等近端小管损伤的早期诊断和监测。对于肾小管病变来说，尿 NAG 是一个灵敏度高、特异性强的近端小管受损的早期诊断指标。

需要注意的是，有研究者提出肾毒性损伤后 NAG 变化很快出现，但其分泌过程很短暂，可能会导致当患者就诊时，活动性损伤引起的 NAG 分泌高峰已被错过。

二、T-H 蛋白

T–H 蛋白（Tamm–Horsfall protein，THP）是肾脏排泄的一种生理性肾小管组织糖蛋白，同时也是尿液管型和尿液结晶的重要蛋白基质，相对分子质量为 90×10^3。THP 最初是由 Tamm 和 Horsfall 于 1950 年在正常人尿液里发现，后来被证明与 1985 年发现的尿调节蛋白是同一种物质，故 THP 也称尿液调节蛋白、尿调节素（uromodulin，UMOD）。

THP 几乎只由肾小管髓袢升支粗段上皮细胞合成和分泌。除了被排泌进入肾小管腔，少量 THP 也会由肾上皮细胞基底膜侧释放到间质，随后进入血液循环。血液中的 THP 主要是单体型，而分泌进入尿液的 THP 呈现的是依赖离子强度的凝胶状高分子聚合物。

正常人尿液 THP 含量丰富，排泄量恒定，以 30 ~ 60 mg/d 的速度排出。研究发现，THP 具有多种生物学功能，包括参与肾脏逆流梯度形成、肾脏离子通道活性的调节、水和电解质平衡的调节、减少肾结石产生和防止尿路感染，还参与免疫调节和全身炎症反应。

THP 是肾脏的特异性蛋白质，可作为肾小管储备的标志物，其产生减少是肾小管损伤的一种有用的标志物。当糖尿病肾损累及远端小管时，THP 合成和分泌减少，导致尿 THP 含量呈降低趋势，THP 排泄量降低为远端小管病损的特异征象。心脏手术患者术前尿 THP 水平越低，术后 AKI 的发生率越高；尿 THP 水平越高，肾功能丧失的概率越低。但似乎肾损伤时尿 THP 也会有不同的变化。在尿路梗阻性疾病、机体炎症及自身免疫病等引起肾脏损伤时，尿 THP 含量增高。

尿调节素基因变异可导致遗传性肾脏病，患者肾功能进行性下降甚至出现慢性肾衰竭的表现。此外，还有研究发现尿调节素纯合子基因与肾细胞癌的高侵袭性相关。

三、中性粒细胞明胶酶相关脂质运载蛋白

中性粒细胞明胶酶相关脂质运载蛋白（neutrophil gelatinase associated lipocalin，NGAL）是 20 世纪 90 年代在活化的中性粒细胞中发现的一个小相对分子质量（25×10^3）蛋白质，该蛋白质的基因序列与运载蛋白超家族的其他蛋白质结构类似，故被归类于脂质运载蛋白超家族，又称载脂蛋白 -2，是一个新型肾小管损伤标志物。

NGAL 不仅在中性粒细胞中表达，还广泛存在心脏、肾脏、肝脏、胰腺、前列腺等多种组织中。正常情况下，血液和尿液 NGAL 含量较低，血浆≤150 μg/L，尿液≤100 μg/L（不同检测体系的参考区间可能不同）。在病理条件下，包括缺血、炎症、心脏手术和肾损伤，受损上皮细胞大量合成和分泌 NGAL，并释放进入全身血液循环，因此在尿液及血液中均可检测到高水平的 NGAL。

NGAL 是急性肾损伤（AKI）最有效的标志物之一。当肾缺血或受到损害时，NAGL

在肾小管上皮细胞表达增高。已有较多研究证实早期 AKI 时，尿中 NGAL 迅速升高，2 h 最为明显，可上升至临界值几十倍到几百倍，因此尿 NGAL 可用于心脏手术、肾移植、肝移植、造血干细胞移植等术后预估 AKI 的发生，诊断的特异性和灵敏度分别为 81% 和 68%，可作为预测 AKI 患者在 48 h 内进展的一个很好的诊断标志物。尿 NGAL 对极低出生体重婴儿的 AKI（AKIN I 期）有很好的预测能力，但不能准确预测死亡率。在早产儿的特定亚组中，出生后 4 h 的血 NGAL 可以预测窒息早产儿 AKI 的发生和严重程度。

CKD 患者的血、尿 NGAL 浓度也存在变化，表达水平与肾脏纤维化和肾小管细胞损伤程度有很好的相关性，可提示肾小管早期损伤，并用于 CKD 的早期诊断及进展评估。

有学者还发现，糖尿病肾病患者肾功能减退的过程中 NGAL 能够在尿白蛋白出现异常之前即出现高水平表达，并且随着尿蛋白的变化而变化。NGAL 对糖尿病肾病的早期诊断效能高于 Cys–C 和 NAG。

除肾脏病外，血 NGAL 水平还会受其他多种疾病的影响，包括全身性感染、恶性肿瘤、炎症等。在细菌感染时，血 NGAL 水平也会明显升高。NGAL 还能诱导肾间质细胞向肾小管上皮细胞的转化，并促进肾小管上皮细胞的修复和再生；也可通过调节脂质代谢及炎性反应参与冠心病、心力衰竭、脑卒中等心脑血管疾病的发生发展。

另外，NGAL 基因可能是一种新的癌基因，与小鼠的 *24p3* 基因 cDNA 全序列具有高度同源性，在多种恶性肿瘤中都呈上调表达。有实验发现，NGAL 可促进肿瘤组织部位血管新生及肿瘤生长，促进肿瘤的浸润与转移，且与癌症的分期、远处转移、远期存活率等密切相关。

四、肾损伤分子

肾损伤分子（kidney injury molecule–1，Kim–1）也是近年来被关注到的一个新型肾损伤早期检测指标，于 1998 年在缺血再灌注的大鼠肾细胞中发现的 I 型跨膜糖蛋白，属于免疫球蛋白基因超家族成员。人 Kim–1 在正常人的肝、脾、肾脏组织中含量很低。作为新的生物标志物，它在急性和慢性损伤的作用已得到证实，可使上皮细胞发生去分化。在肾细胞癌中也有与损伤类似的作用。Kim–1 已获得美国 FDA 和欧洲药品管理局（European Medicines Agency）的肾毒性临床前评估资格，并根据具体情况进行临床评估。

尿 Kim–1 在缺血及肾毒性药物因素等所致肾损伤后的近曲小管上皮细胞中表达显著增强，其胞外段裂解后的可溶性片段排入尿中，是一种较高特异性和敏感性的早期诊断急性肾小管损伤的生化标志物。在毒性药物对大鼠肾功能损伤的研究中发现，尿 Kim–1 水平对药物性肾损伤的诊断性能优于 Scr、BUN、尿 NAG，是唯一在肾小管损伤 0 ~ 1 级时可被发现异常的指标。对多种药物肾损伤模型研究发现，24 种肾毒性标志物的基因表达中 Kim–1 明显升高。研究者利用 meta 分析提示，Kim–1 对心脏手术组 AKI 的诊断准确性优于 ICU 组、造影剂组和器官移植组。心脏手术后 2 ~ 12 h 内检测尿 Kim–1，对 AKI 具有较高的诊断价值。尿 KIM 还可用于区分肾前性氮质血症和缺血性急性肾小管坏死。后者尿 Kim-1 显著高于非缺血性因素（如造影剂）引起的急性肾衰竭，且在发生缺血性肾损伤数小时内即可升高。

一项 102 例包括多种病因的 CKD 患者的研究显示，除微小病变外，Kim-1 具有不同程度的表达，完全萎缩的肾小管基本不表达。较多研究表明，2 型糖尿病患者尿 Kim-1 也会出现浓度升高，在诊断糖尿病肾病时也具有较好的特异性和敏感性，但与 eGFR 相关性结论不一致。一项对 2 型糖尿病患者 Kim-1/ 肌酐比值进行的 5 ~ 12 年随访研究证明，Kim-1 是肾损伤疾病进程中的预测因子，且与肾衰竭相关。Kim-1 可能是肾脏纤维化过程中的重要靶因子，其表达的水平与肾纤维化程度呈正相关，且纤维化及炎性浸润病变主要发生在 Kim-1 阳性肾小管上皮周围。Kim-1 参与多囊性肾病中肾间质纤维变形的形成，从而导致肾单位的进行性损害。

Kim-1 也可能成为肾细胞癌的早期诊断的重要指标。有研究发现，各类肾细胞癌组织及尿液 Kim-1 的表达在早期即呈阳性。在约 91% 的透明细胞癌患者肿瘤组织高表达，这在其他组织的肿瘤中并未发现。瘤组织中高表达的 Kim-1 通过血管滤过或肿瘤侵入泌尿系统随尿排出。肾细胞癌患者尿液 Kim-1 含量随恶性程度的增加而升高，在肾肿瘤切除后迅速下降甚至降至正常水平。有人也因此提出，抗 Kim-1 的单克隆抗体可能成为肾细胞癌新的治疗靶点。

传统的肾脏功能检查指标主要是反映肾脏的功能状态而非损伤状态，浓度变化存在滞后，也会受药物、饮食等因素的影响。临床上这类指标多用在疾病的治疗、病程分期评估和预后，对于早期肾损伤的发现缺少诊断或预估价值。科学家们一直在寻找能够预警早期肾损伤的新型肾损伤标志物。肾脏肿瘤患者常由于正常肾实质的切除及肾血管夹闭而导致的缺血再灌注损伤等，术后出现肾功能下降。部分患者术前或因肿瘤血流的增加导致肾实质血流减少，可能已出现肾功能损害。因而准确评估患者术前肾脏功能，及时发现术后肾功能损伤对肾脏肿瘤的治疗具有重要意义。理想的评价指标应具有高敏感性和高特异性，在肾功能发生变化之前就能够有所变化。选择在肾小管损伤早期出现异常的标志物，有助于临床准确、早期识别肾损伤，避免进展为 AKI。

（张薇薇　刘善荣）

▶▶▶ 参考文献

[1] 尚红，王毓三，申子瑜 . 全国临床检验操作规程 . 4 版 . 北京：人民卫生出版社，2015.

[2] 尚红，王兰兰 . 实验诊断学 . 3 版 . 北京：人民卫生出版社，2015.

[3] Coresh J，Toto R D，Kirk K A，et al. Creatinine clearance as a measure of GFR in screenees for the

African-American Study of Kidney Disease and Hypertension pilot study. American journal of kidney diseases，1998，32（1）：32–42.

［4］DeSanto N G，Coppola S，Anastasio P，et al. Predicted creatinine clearance to assess glomerular filtration rate in chronic renal disease in humans. American journal of nephrology，1991，11（3）：181–185.

［5］Cockcroft D W，Gault H. Prediction of creatinine clearance from serum creatinine. Nephron，1976，16（1）：31–41.

［6］Walser M，Drew H H，Guldan J L. Prediction of glomerular filtration rate from serum creatinine concentration in advanced chronic renal failure. Kidney international，1993，44（5）：1145–1148.

［7］全国 eGFR 课题协作组. MDRD 方程在我国慢性肾脏病患者中的改良和评估. 中华肾脏病杂志，2006，22（10）：589–592.

［8］Levey A S，Stevens L A，Schmid C H，et al. A new equation to estimate glomerular filtration rate. Annals of internal medicine，2009，150（9）：604–612.

［9］Stevens L A，Li S，Tamura M K，et al. Comparison of the CKD epidemiology collaboration（CKD–EPI）and modification of diet in renal disease（MDRD）study equations：risk factors for and complications of CKD and mortality in the kidney early evaluation program（KEEP）. American Journal of Kidney Diseases，2011，57（3）：S9–S16.

［10］Inker L A，Schmid C H，Tighiouart H，et al. Estimating glomerular filtration rate from serum creatinine and cystatin C. New England Journal of Medicine，2012，367（1）：20–29.

［11］Coresh J，Astor B C，McQuillan G，et al. Calibration and random variation of the serum creatinine assay as critical elements of using equations to estimate glomerular filtration rate. American Journal of Kidney Diseases，2002，39（5）：920–929.

［12］Shlipak M G，Matsushita K，Ärnlöv J，et al. Cystatin C versus creatinine in determining risk based on kidney function. New England Journal of Medicine，2013，369（10）：932–943.

［13］卞炳贤，周韵斓，沈立松 . 肾小球滤过率评估方程在不同人群中的适用性 . 检验医学，2015，30（7）：680–683.

［14］龙芳敏，吕梁，宋巍，等 . 影像法评估肾小球滤过率的研究进展 . 中国比较医学杂志，2021，31（11）：141–146.

［15］中华人民共和国国家卫生健康委员会 . 临床常用生化检验项目参考区间第 5 部分：血清尿素、肌酐（WS/T 404.5–2015）.

［16］Shemesh O，Golbetz H，Kriss J P，et al. Limitations of creatinine as a filtration marker in glomerulopathic patients. Kidney international，1985，28（5）：830–838.

［17］王晓慧，赵向忠，李春梅等 . 中国家族性肾性糖尿 SGLT2 基因突变分析及表型和基因型相关性研究 . 中华肾脏病杂志，2016，32（1）：1–8.

［18］吴昱，苏涛，杨莉，等 . 药物相关肾小管间质性肾炎患者几种尿标志物与肾脏病理的相关性 . 中华

内科杂志，2010，49（07）：568–571.

[19] Micanovic R，LaFavers K，Garimella P S，et al. Uromodulin（Tamm-Horsfall protein）：Guardian of urinary and systemic homeostasis. Nephrology Dialysis Transplantation，2020，35（1）：33–43.

[20] Micanovic R，Chitteti B R，Dagher P C，et al. Tamm-Horsfall protein regulates granulopoiesis and systemic neutrophil homeostasis. Journal of the American Society of Nephrology，2015，26（9）：2172–2182.

[21] 吴晓黎，吴昌学，李兴 . 糖尿病肾病患者尿 Tamm–Horsfall 蛋白、白蛋白联合检测的临床价值 . 中华内分泌代谢杂志，2002，18（1）：52–53.

[22] 蔡彦，李白翎，孙海鹏 . 成人心脏体外循环术后急性肾损伤与中性粒细胞明胶酶相关性脂质运载蛋白表达相关性研究. 中国实用内科杂志，2016，36（6）：461 – 464.

[23] 刘雷，徐璐，魏明明，等 . 尿中性粒细胞明胶酶相关脂质运载蛋白和肾损伤分子 –1 在流行性出血热合并急性肾损伤早期诊断中的价值研究 . 中国全科医学，2017，（31）：3902–3906.

[24] Yang Y H，He X J，Chen S R，et al. Changes of serum and urine neutrophil gelatinase–associated lipocalin in type–2 diabetic patients with nephropathy：one year observational follow–up study. Endocrine，2009，36（1）：45–51.

[25] 王依屹，张珏，鲁传翠，等 . 血清 NGAL、Cys C 和尿 NAG 联合检测在糖尿病肾病诊断中的临床意义 . 检验医学，2015，30（11）：1096–1099.

[26] 张佳思，卢宇 . 中性粒细胞明胶酶相关脂质运载蛋白的临床应用 . 吉林医学，2021，42（7）：1762–1765.

[27] Ichimura T. Kidney Injury Molecule–1（KIM–1），a Putative Epithelial Cell Adhesion Molecule Containing a Novel Immunoglobulin Domain，Is Up–regulated in Renal Cells after Injury. Journal of Biological Chemistry，1998，273（7）：4135–4142.

[28] Bonventre J V. Kidney injury molecule–1：a translational journey. Transactions of the American Clinical and Climatological Association，2014，（125）：293.

[29] 任玉林，陈明桐 . 肾损伤分子 –1 与肾细胞癌的研究进展 . 国际泌尿系统杂志，2018，38（2）：295–298.

[30] 林琼真，杨莉，李晓玫 . 肾损伤分子 1 及其在肾脏疾病中的研究现状 . 中华肾脏病杂志，2012，28（1）：67–71.

[31] Wang E J，Snyder R D，Fielden M R，et al. Validation of putative genomic biomarkers of nephrotoxicity in rats. Toxicology，2008，246（2–3）：91–100.

[32] 田磊，邵兴华，徐维佳，等 . 肾损伤分子 1 对急性肾损伤诊断价值的 Meta 分析 . 中华肾脏病杂志，2014，30（1）：16–23.

[33] Han W K，Bailly V，Abichandani R，et al. Kidney Injury Molecule–1（KIM–1）：a novel biomarker for human renal proximal tubule injury. Kidney international，2002，62（1）：237–244.

[34] Van Timmeren M M, van den Heuvel M C, Bailly V, et al. Tubular kidney injury molecule–1 (KIM–1) in human renal disease. The Journal of pathology, 2007, 212 (2): 209–217.

[35] Nowak N, Skupien J, Smiles A M, et al. Markers of early progressive renal decline in type 2 diabetes suggest different implications for etiological studies and prognostic tests development. Kidney international, 2018, 93 (5): 1198–1206.

[36] van Timmeren M M, Bakker S J L, Vaidya V S, et al. Tubular kidney injury molecule–1 in protein-overload nephropathy. American Journal of Physiology-Renal Physiology, 2006, 291 (2): F456–F464.

[37] Lin F, Zhang P L, Yang X J, et al. Human kidney injury molecule–1 (hKIM–1): a useful immunohistochemical marker for diagnosing renal cell carcinoma and ovarian clear cell carcinoma. The American journal of surgical pathology, 2007, 31 (3): 371–381.

[38] Cuadros T, Trilla E, Vilà M R, et al. Hepatitis A virus cellular receptor 1/kidney injury molecule–1 is a susceptibility gene for clear cell renal cell carcinoma and hepatitis A virus cellular receptor/kidney injury molecule–1 ectodomain shedding a predictive biomarker of tumour progression. European Journal of Cancer, 2013, 49 (8): 2034–2047.

[39] Sweetman D U. Neonatal acute kidney injury-Severity and recovery prediction and the role of serum and urinary biomarkers. Early Human Development, 2017, (105): 57–61.

[40] 中华医学会糖尿病学分会微血管并发症学组. 中国糖尿病肾脏病防治指南（2021 年版）. 中华糖尿病杂志，2021，13（8）：762–784.

[41] Trevisani F, Larcher A, Cinque A, et al. The association of uromodulin genotype with renal cancer aggressiveness. European urology focus, 2019, 5 (2): 262–265.

第六章

肾脏肿瘤的流行病学

肾癌（renal carcinoma，RC）是起源于肾小管上皮的恶性肿瘤，是最常见的肾脏肿瘤，约占成人恶性肿瘤的 3%。肾癌男女发病比例约为 2∶1，可见于各个年龄段，发病高峰为 50～70 岁，偶见于青年人。脑视网膜血管瘤病［von Hippel-Lindau（VHL）disease］患者及多囊肾患者后期较易发展成为肾癌。吸烟、肥胖、高血压、慢性肾病、特殊的职业暴露与肾癌的发生有关。近几十年，世界各国肾癌发病数有增加趋势。由于 B 超和 CT 等医学影像学的进步，肾癌早期发现的比例日益增加。肾癌对放射和化学治疗不敏感，及时行根治性肾切除是最有效的治疗方式。发生转移的肾癌患者预后极差，5 年生存率仅为 12%。由于肾癌在人群中存在高度异质性，即便接受根治性手术，患者的预后也各不相同。据统计，临床上仍有约 1/3 的肾癌局灶患者在接受根治性切除术后出现复发转移。

第一节　流行特征

根据国际癌症研究协会（International Agency for Research on Cancer，IARC）GLOBOCAN 项目对癌症发病情况的最新统计，2020 年全球肾癌新发病例 431 288 例，约占全部癌症新病例的 2.2%，粗发病率为 5.5/10 万，位居各类癌症发病率的第 16 位，年龄标化发病率为 4.6/10 万，较 2012 年有所上升。全年肾癌患者死亡 179 368 例，约占全部癌症死亡病例的 1.8%，年龄标化死亡率为 1.8/10 万。2020 年，中国肾癌发病死亡比为 1.7∶1（73 587/43 196），低于该指标的全球水平 2.4∶1（431 288/179 368）及美国水平 4.8∶1（69 569/14 589）。

一、地区分布

肾癌发病率在发达国家和发展中国家的分布存在明显差异。2020 年，发达国家和地区的肾癌年龄标化发病率为 9.6/10 万，而发展中国家为 1.9/10 万，发达国家是发展中国家的 5.1 倍。许多发达国家和地区是肾癌的高发区，如北美、西欧、中部欧洲及东欧、澳大利亚、新西兰等，这些地区男性年龄标化发病率均超过 10.0/10 万；而非洲、亚洲则为低发区，其中非洲西部最低，年龄标化发病率不到 1.0/10 万，西非岛国佛得角地区尚未发现肾癌报告病例。全世界高低发区发病率相差近 20 倍，具体见表 1-6-1。

表 1-6-1　2020 年世界各地区肾癌发病情况

地 区	男		女		合计	
	例数	ASR*	例数	ASR*	例数	ASR*
东部非洲	2 836	1.9	2 677	1.4	5 513	1.6
中部非洲	855	1.2	776	0.89	1 631	1.0
北部非洲	2 758	2.6	1 958	1.7	4 716	2.1
南部非洲	889	3.5	2 159	1.7	1 416	2.5
西部非洲	2 283	1.8	527	1.6	4 442	1.7
东亚	71 212	5.4	37 291	2.6	108 503	4.0
东南亚	7 668	2.3	4 300	1.2	11 968	1.7
中部南亚	15 921	1.7	9 934	1.1	25 855	1.4
西亚	6 447	5.3	3 697	2.9	10 144	4.1
加勒比海	917	3.5	532	1.9	1 449	2.7
中部美洲	4 404	16.1	2 623	2.7	7 027	3.9
北美	48 541	16.1	28 434	8.6	76 975	12.2
南美	16 965	7.0	10 549	3.7	27 514	5.2
中东欧	29 297	13.7	20 475	6.8	49 772	9.7
北欧	13 409	13.5	8 268	7.3	21 677	10.3
南欧	17 952	11.8	9 341	5.2	27 293	8.3
西欧	25 163	12.9	14 706	6.3	39 869	9.5
澳大利亚、新西兰	3 631	14.4	1 749	6.4	5 380	10.3
美拉尼西亚	60	1.6	32	0.88	92	1.2
密克罗尼西亚	14	1.82	0	0	14	2.6
波利尼西亚	27	7.6	11	3.1	38	5.3

* ASR：年龄标化率（1/10 万）(age-standardized rate per 100 000)。

数据来源：GLOBOCAN 2020。

WHO 在全球设立的 6 个监测区域中，欧洲地区肾癌发病率最高，其次依次为美洲地区（AMRO）、西太平洋地区（WPRO）、东地中海地区（EMRO）和非洲地区（AFRO），发病率最低的为东南亚地区（SEARO）。肾癌发病率不仅各大洲不同，各大洲内部也不一致。欧洲地区西欧发病率较高，其中法国、比利时、德国属于肾癌高发区，法国年龄标化发病率超过 10.0/10 万；中东欧地区捷克年龄标化发病率高达 14.4/10 万，斯洛伐克和白俄罗斯接近 12.5/10 万。美洲地区北美发病率较高，其中美国属于肾癌高发区，年龄标化发病率达到 12.4/10 万。亚洲属于肾癌低发区，经过年龄标化后，日本肾癌发病率最高，可达到 7.6/10 万，其次为以色列（7.5/10 万）、新加坡（7.4/10 万）、韩国（6.5/10 万）、亚美尼亚（6.3/10 万）、土耳其（5.3/10 万）。一个国家内部肾癌发病也不尽相同，例如，意大利西南部萨勒诺市发病率低，大概每 10 万人约有 3.6 例；而东北部地区发病率较高，大概每 10 万人约有 9 例。值得注意的是，我国虽然属于肾癌低发国，但由于中国人口基数大，肾癌在我国及全世界形成的疾病负担不可忽视。按照 2020 年肾癌新发病例数进行统计，排名前五位的国家依次为中国、美国、印度、日本、德国，发病例数分别为 4 568 754、2 281 658、1 324 413、1 028 658、628 519。因此肾癌高发区及人口大国应是筛选肾癌高危人群的重点区域。

二、时间分布

20 世纪 70 年代到 21 世纪初，全球肾癌发病率持续增长，尤其是发达国家，例如德国、美国等，1978—2012 年美国黑人的肾癌发病率增长速度明显高于白人（图 1–6–1）。此后，在过去 10 年间全球肾癌发病率持平或在局部地区有所下降，如欧洲、大洋洲、亚洲及加拿大。瑞典、中国香港及加拿大的男性，发病率下降的趋势开始较早。预计到 2030 年，全球肾癌新发病例将达到 463 885 例。

发展中国家和地区的肾癌发病情况也有类似的趋势，但时间上有所滞后。如图 1–6–2，我国上海自 1978—2012 年肾癌新发病例持续增多，经过年龄标化后，无论是男性还是女性发病率上升趋势明显，这部分是由于影像学技术的进步，使得较多的肾癌患者能够早

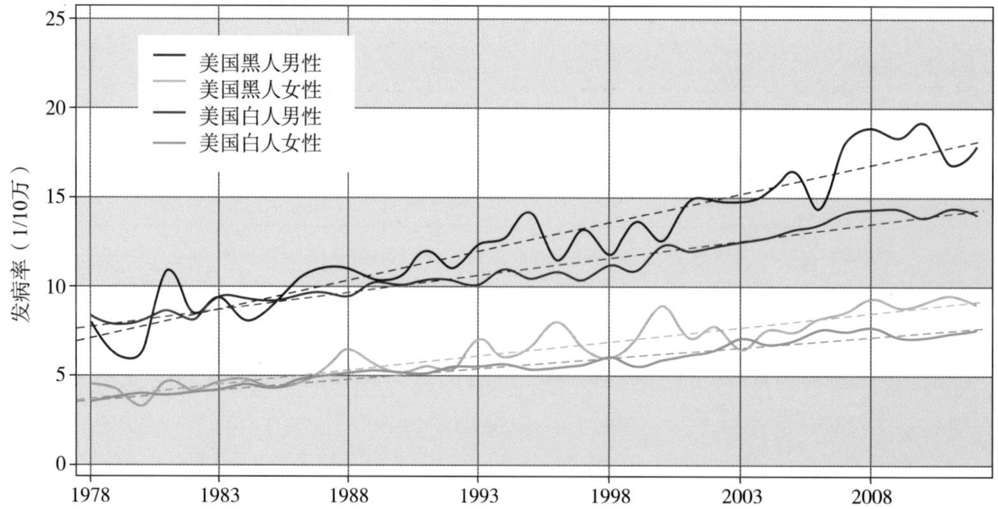

图 1–6–1 美国 1978—2012 年肾癌发病率变化（1/10 万）
（SEER 数据库 9 处登记录入点统计结果）

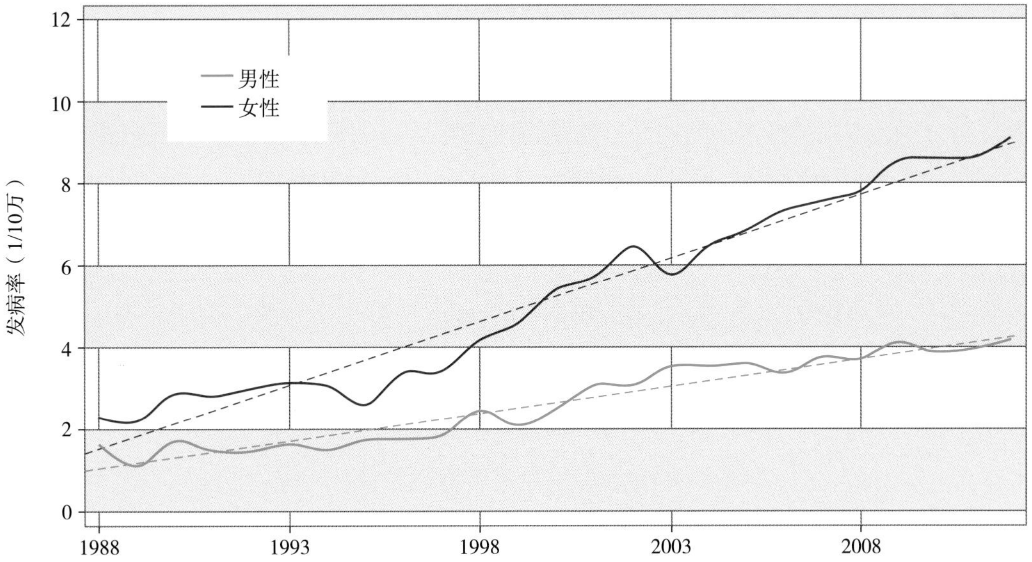

图 1-6-2　中国上海 1978—2012 年肾癌发病率变化（1/10 万）

期发现，从而导致肾癌发病率的增加。另有学者对此质疑，认为影像学的进步不是 20 世纪 80—90 年代全世界肾癌发病率不同程度上升的主要原因，因为他们在深入分析美国癌症研究院流行病学监测和终端结果数据库（Surveillance Epidemiology and End Results，SEER）1975—1999 年纳入的肾癌病例后，发现高分期、未分期肾癌而不是低分期肾癌的发病率有所增加，并且肾癌死亡率有所增加，由此提示肾癌发病率的上升有其固有的内在原因，而不是仅仅由于影像学技术的进步导致的。

三、人群分布

（一）性别

肾癌男性患者发病率高于女性，男、女性肾癌患者比例通常为2∶1。根据 GLOBOCAN 项目统计，2020 年新发男性肾癌患者 271 249 例，占男性癌症患者总例数的 2.7%；新发女性肾癌患者 160 039 例，占女性癌症患者总例数的 1.7%。男女发病率之比为 1.7∶1。肾癌男性患者在全球范围的分布规律与肾癌总人群分布相似，欧洲地区男性年龄标化发病率最高，达到 12.2/10 万，其次为美洲地区、西太平洋地区、东地中海地区、非洲地区和东南亚地区。对于肾癌女性患者，仍然是欧洲地区年龄标化发病率最高，达到 6.0/10 万，其次为美洲地区、西太平洋地区、东地中海地区、非洲地区和东南亚地区。

按性别进行分类，前十位全世界肾癌高发国家（表 1-6-2）绝大部分分布在欧洲、美洲地区，个别位于亚洲地区。在亚洲地区，日本、以色列、新加坡依次为男性肾癌高发国家，以色列、蒙古国、新加坡依次为女性肾癌高发国家。

表 1-6-2 男性及女性肾癌前十位高发国家排名

序号	男性		女性	
	国家	ASR*	国家	ASR*
1	乌拉圭	21.1	立陶宛	10.1
2	立陶宛	20.7	斯洛伐克	9.4
3	爱沙尼亚	20.6	拉脱维亚	9.3
4	捷克	20.5	捷克	9.0
5	拉脱维亚	19.1	美国	8.8
6	白俄罗斯	18.6	乌拉圭	8.6
7	斯洛伐克	18.3	爱沙尼亚	8.6
8	爱尔兰	16.9	萨摩亚	7.7
9	美国	16.4	俄罗斯	7.6
10	法国	16.1	英国	7.6

* ASR：年龄标化率（1/10 万）。

数据来源：GLOBOCAN 2020。

（二）年龄

肾癌在任何年龄均可发病，平均发病年龄在 60 ~ 65 岁，约有 5% 的肾癌患者在 40 岁之前发病。年轻肾癌患者较之年长者，5 年生存率没有明显差异。黑人患肾癌的平均年龄相对较轻，肿瘤倾向低分期、局限化，但 5 年生存率较低，可能有其文化社会原因。图 1-6-3 示各年龄段肾癌发病情况，全人群从 40 岁起肾癌发病率处于显著的上升趋势，发病高峰大概在 50 ~ 70 岁。2020 年的全球肾癌新发病例中，年龄大于 65 岁的患者占 49%，估计到 2030 年，该比例将上升到 55%，由此将引发沉重的社会经济负担。而对于 0 ~ 15 岁年龄段，美国和中国人群情况略有差异，美国维持着相对较高的肾癌发病水平，这可能与肾癌家族史具有种族差异有一定关系。但目前的研究表明，具有肾癌家族史的人群患肾癌的风险性至少在美国白人与黑人之间不存在明显差异。

（三）种族

肾癌发病具有种族（race）差异。众多研究表明，黑人男性肾癌发病率最高，其次是白人，黄种人肾癌发病率较低。图 1-6-4 示美国洛杉矶不同人群的肾癌发病情况：2000—2012 年黑人、白人、亚裔的肾癌发病率均处于持续上升状态；无论是男性还是女性，美国黑人的肾癌发病率均高于白人，亚裔的肾癌发病率较低，提示肾癌发病具有一定的种族差异。值得注意的是，广义的种族差异包括遗传背景差异、生活环境以及由此引发的生活习惯、文化水平、价值观等方面的差异。

究竟遗传背景差异及由此引发的生活习惯等方面的差异各占多少比例，需要进行移民

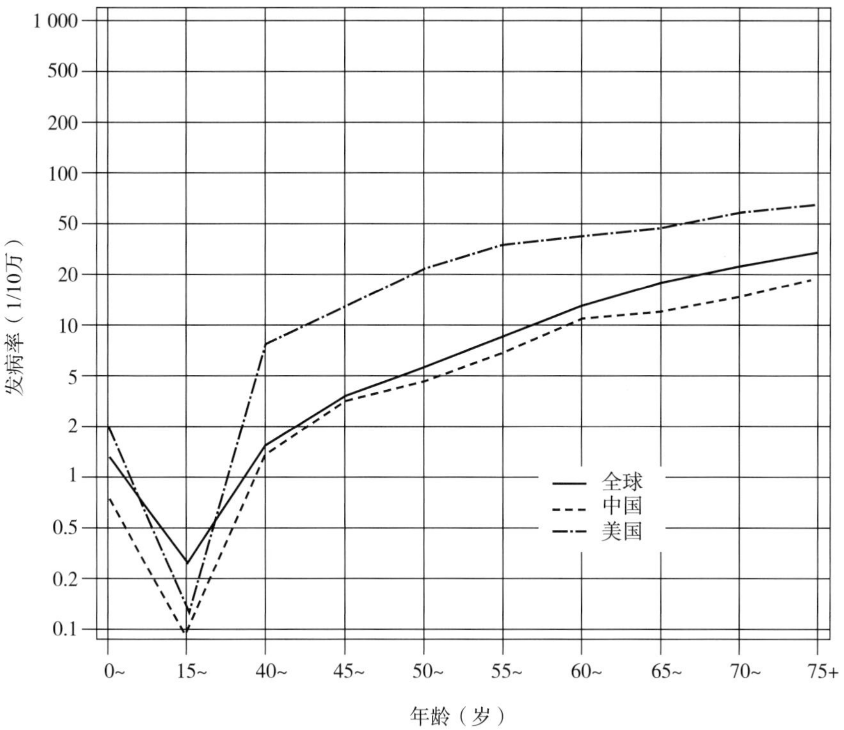

图 1-6-3　不同年龄组人群肾癌发病情况对比（1/10 万）（IARC GLOBOCAN，2020）

流行病学研究进行界定。目前已有学者提出，单纯从黑人健康保健不到位、不能及时进行超声或 CT 体检的角度去解释黑人肾癌高发病率显然缺乏力度，遗传背景、不同种族人群所患肾癌的生物学差异起着不可忽视的作用。此外，年轻黑人肾癌患者具有较高的高血压发病率、来自黑人社区总体环境的压力等因素都可能提高黑人肾癌发病率。来自美国营养卫生检测调查显示 2015—2016 年，美国黑人男性高血压年龄调整患病率为 41%，白人男性为 30%；美国黑人女性高血压年龄调整患病率为 40%，白人女性为 26%；美国黑人的肾癌发病率高于白人，因此，高血压的种族差异或许可以从一定程度上解释肾癌的种族差异。

四、不同病理类型分布

肾癌的主要病理类型是肾透明细胞癌（renal clear cell carcinoma），占 85% ~ 90%，但肾癌的病理组织类型没有明显的地区分布差异。一项基于美国国家癌症研究中心 SEER 项目的数据表明，肾癌病理类型具有种族差异。与白人相比，黑人患透明细胞癌的比例较低（黑人：白人 = 65.1% ：83.5%），但患乳头状肾细胞癌（papillary renal cell carcinoma）（黑人：白人 = 23.3% ：8.1%）、肾嫌色细胞癌（chromophobe renal cell carcinoma）（黑人：白人 = 6.0% ：5.0%）及其他肾癌组织学类型（黑人：白人 = 5.6% ：3.4%）的比例高于白人

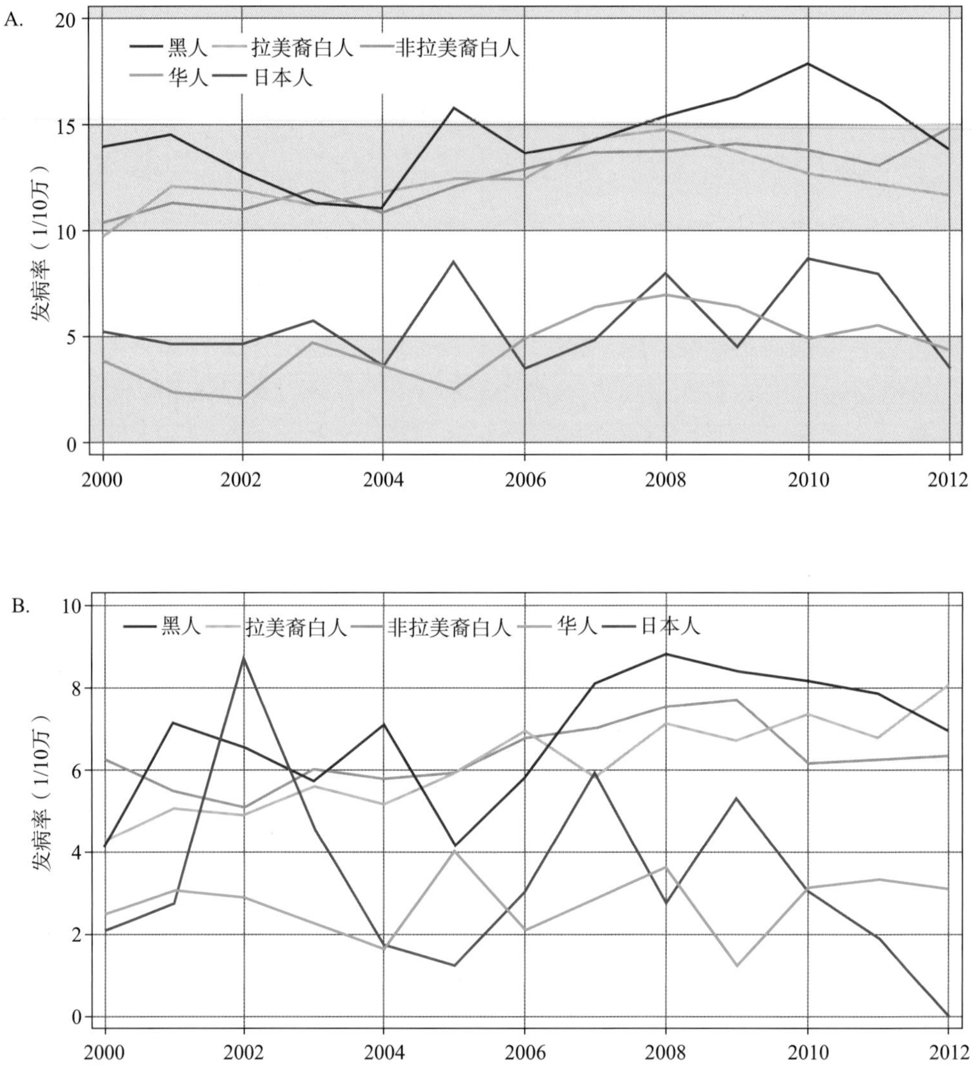

图 1-6-4 2000—2012 年美国洛杉矶不同人群发病情况（1/10 万）

A. 男性 B. 女性

（$P<0.001$）。另一项在中国沿海地区开展的研究发现，肾嫌色细胞癌的分布与年龄、性别有关。与男性相比，女性患者中嫌色细胞癌更常见［比值比（OR）=2.538］。以女性年龄小于 50 岁组为参照，51～60 岁组患嫌色细胞癌的风险性较低（OR=0.686），大于 60 岁组患嫌色细胞癌的风险性更低（OR=0.478）。出现这种差异的原因可能是雌激素在嫌色细胞癌的发生发展中发挥了一定的作用，导致女性绝经前的高发病率。此外，在欧洲地区开展的一项研究也得出了类似的结论，发现 40 岁以下的肾癌患者病理类型以嫌色细胞癌多见，这些患者诊断前更有可能出现相关体征，使得肿瘤能够在早期发现。乳头状肾细胞癌在肾癌年长患者（≥40 岁）中相对于年轻患者多见。

第二节　病因和危险因素

肾癌发病病因（etiology）和危险因素（risk factor）包括已经广泛认可的和目前处于怀疑阶段的两大类，前者主要包括吸烟、超重、高血压和慢性肾病等，它们都是导致肾癌发病比较确切的危险因素，也有学者正在挖掘肾癌发病的保护因素，如适度饮酒、饮茶等，但上述因素的致病或保护机制目前尚不清楚。此外，含非那西丁的止痛剂、肾结石病史、感染、利尿药等抗高血压药物的使用以及接触砷等毒物都与肾癌发生有关（表 1–6–3）。

表 1–6–3　肾癌发生相关因素

相关因素	证据支持
可以改变的因素	
吸烟	与每年吸烟包数具有剂量 – 反应关系
饮酒	与适量摄入量成反比
超重	与体重指数（BMI）和其他体型测量的增加具有剂量 – 反应关系
职业性三氯乙烯暴露	暴露的风险略有增加
不可以改变的因素	
年龄	与年龄增长具有剂量 – 反应关系
性别	男性风险是女性的 2 倍
身高	与身高增加具有剂量 – 反应关系，且具有区别于体重的独立效应
国家或地区	高收入国家的风险更高，另有些国家和地区的风险亦高，但原因不明
种族	黑人风险高于白人，土著风险中等（美国）
遗传变异	罕见变异：VHL 综合征和其他较罕见综合征；常见变异：13 个已确定位点
高血压病史	与血压具有剂量 – 反应关系，且具有区别于体重的独立效应
慢性肾病	与肾功能下降具有剂量 – 反应关系
糖尿病	区别于肥胖和高血压的独立效应尚未得到认可

一、吸烟

吸烟（smoking）是研究最多的、已被 IARC 等国际组织认可、具有明确因果关联的肾癌相关危险因素，尽管吸烟与肾癌的因果关联强度为中度，相对危险度大概为 2.3。Meta 分析显示，与从不吸烟人群相比，男性烟民患肾癌的危险性可增加 50%，女性烟民发病危险性增加 20%。吸烟量与患肾癌危险性具有明显的剂量 – 反应关系。吸烟年龄越早，患肾癌危险性越大。吸烟年限超过 20 年的人群较吸烟年限少于 20 年的人群，其患肾癌危险性提高 60%。深吸烟即肺吸烟的人群患肾癌危险性较浅吸烟人群提高 82%。戒烟超过 10 ~ 20 年患肾癌危险性可降低 60%。在美国人群中开展的研究显示，主动吸烟导致患透明细胞癌风险 OR 值为 2.2，95% 置信区间为（1.15，4.26）；患乳头状肾细胞癌风险 OR 值为 2.4，95% 置信区间为（1.07，5.53）；而与患嫌色细胞癌风险无关，OR 值为 0.41，95% 置信区间为（0.08，2.13）。他们认为，烟草的氧化应激损伤定位于肾近曲小管，这是透明细胞癌和乳头状肾细胞癌的起源部位，而嫌色细胞癌起源于肾远曲小管。此外，香烟主要成分尼古丁诱导的免疫细胞失能在透明细胞癌（失能 $CD8^{+}T$ 细胞及未分化的树突状细胞）和乳头状肾细胞癌（肿瘤相关巨噬细胞）中很常见，但在嫌色细胞癌中存在较少。

除了主动吸烟具有患肾癌危险性外，被动吸烟也具有一定的危险性。一项病例对照研究评价了佛罗里达州和佐治亚州不吸烟人群暴露于环境烟草烟雾（environmental tobacco smoke，ETS）患肾癌的危险性。环境烟草烟雾通常指在家庭、工作场所、公共场所或私密场合被动吸烟。结果发现，在不吸烟人群中，暴露于家庭 ETS 的个体超过 20 年患肾癌的危险性是未暴露者的 2.18 倍；一生中暴露于家庭 ETS 的个体超过 30 000 h，患肾癌危险性是未暴露者的 2.37 倍。

在过去相当长一段时期，发达国家的吸烟率有所下降，发展中国家的吸烟率比较稳定或有所增加。这样的吸烟趋势预示着未来发展中国家的肾癌发病率会继续增加，而发达国家和地区（如美国、西欧等）的肾癌发病率会有所下降。

烟草中含有一氧化碳、尼古丁、烟焦油等致癌物。实验研究已经证实，致癌物二甲基亚硝胺可以导致肾癌。吸烟提高肾癌发病率的机制主要是由于个体暴露于一氧化碳等致癌物后，引起组织慢性缺氧及类似于慢性阻塞性肺疾病的吸烟相关疾病，器官在这样的微环境中长期刺激最终导致肾癌的发生。此外研究表明，肾癌患者外周血淋巴细胞存在较高水平的 DNA 损伤，而这种损伤是由于香烟特异性的 N– 亚硝胺刺激导致；将外周血淋巴细胞进行培养，并用香烟的主要物质二醇环氧苯并［α］芘刺激后，肾癌患者较对照组更容易出现肾癌患者常出现的遗传改变——3 号染色体短臂的缺失。

吸烟不仅能增加肾癌的发生率，而且影响着肾癌的转归和预后。例如一项在西班牙进行的多因素分析发现，吸烟可使肾癌患者术后复发的危险性提高 2.84 倍，95% 置信区间为（1.27，6.32）。

二、肥胖

肥胖是近年来较受关注的危险因素，它与糖尿病等多种疾病都有紧密关联，肥胖也是导致肾癌的重要危险因素，相对危险度约为 3.6，95% 置信区间（CI）为（2.3，5.7）。自 20 世纪 80 年代以来，肥胖不仅成为发达国家最为普遍的健康问题，同时其发生率在中等及低收入国家提升迅速。可以说，肾癌发生率的提高，部分是由于全球人群肥胖趋势的增加。在美国和欧洲，肥胖相关肾癌患者分别占肾癌总人群的 40% 和 30%。在全世界范围内对前瞻性研究进行系统回顾和 meta 分析表明，处于超重（overweight）和肥胖的边缘者，BMI 每增加 5 kg/m^2，患肾癌危险性男性提高 24%，女性提高 34%。至于肥胖致肾癌的机制，学者提出了众多假说，包括脂肪素的产生、肥胖引起的慢性炎症、脂质过氧化及氧化应激等，但都缺乏人体的直接证据。肥胖虽然是肾透明细胞癌发生的危险因素，但基于队列研究的证据表明，肥胖可改善肾透明细胞癌患者的不良预后。肥胖患者与正常体重患者的免疫细胞浸润无差别，但前者的肿瘤周边脂肪组织的炎症明显增加。

越来越多的证据表明，肾癌病因和危险因素存在潜在的组织亚型差异。一项在荷兰进行的前瞻性队列研究发现，BMI 与患透明细胞癌的风险相关性略高于总体肾癌，且 BMI 每增加 1 kg/m^2，这种相关性显著增加［风险比（HR）=1.04，95%CI 为（1.01，1.08）］，而 BMI 每增加 1 kg/m^2，与患乳头状肾细胞癌风险相关性存在临界负相关［HR=0.91，95%CI 为（0.82，1.00）］。另一项在美国人群中开展的病例对照研究也得出了类似的结论，肥胖（BMI≥30 kg/m^2）人群患透明细胞癌风险 OR 值为 1.5，95%CI 为（1.1，2.1）；患嫌色细胞癌风险 OR 值为 2.5，95%CI 为（0.8，8.1）；患乳头状肾细胞癌风险 OR 值为 1.0，95%CI 为（0.5，1.9）。研究者认为，高 BMI 肥胖患者可能因为阻塞性睡眠呼吸暂停现象出现的缺氧状态与透明细胞癌由于 VHL–HIF1A 途径激活导致的假性缺氧具有协同效应而增加了患癌风险，但关于肥胖影响嫌色细胞癌发生的相关机制尚不明确。

三、高血压

部分肾肿瘤及肿瘤治疗已证明可引起高血压（hypertension）。目前已经有充分的证据表明，高血压患者较对照人群具有患肾癌的危险性，长期高血压与肾癌易患性之间具有相关性，相对危险度大约为 2.0。队列研究证实，临界高血压人群血压的变化与患肾癌危险性之间存在剂量 – 反应关系：血压升高，患肾癌危险性升高；血压降低，患肾癌危险性减低。黑人高血压患者患肾癌危险性较高，相对危险度达到 2.8，95%CI 为（2.1，3.8）；白人相对危险度（RR）约为 1.9，95%CI 为（1.5，2.4）；高血压确诊 25 年后，黑人高血压患者患肾癌危险性提高至 4.1 倍，白人高血压患者提高至 2.6 倍。高血压致肾癌的生物学机制尚不清楚，它与脂质过氧化、活性氧的形成，由于慢性缺氧造成的缺氧诱导因子上调有关。

几项队列研究发现，糖尿病与肾癌的发生具有相关性，但是由于相当比例的糖尿病患者同时具有高血压病史、肥胖的体征，因此糖尿病作为区别于高血压、肥胖等危险因素的独立致癌效应还需要进一步的流行病学调查及实验研究证实。

四、慢性肾病

慢性肾病（chronic kidney disease）使患肾癌的风险增加2～3倍。有证据表明，黑人患肾癌的风险比白人更高，原因可能是慢性肾脏疾病在黑人患者中更普遍。最近的一项meta分析评估了肾结石病史与肾癌之间的关系。肾结石患者肾癌的合并RR为1.76（95%CI：1.24，2.49）。亚组分析显示，肾结石病史仅与男性的肾癌风险增加显著相关（RR 1.41，95%CI：1.11，1.80），而在女性中无显著相关性（RR 1.13，95%CI：0.86，1.49）。此外，一些肾脏的异常状态，如终末期肾病由于长时间的透析也会增加患肾癌的危险性；肾移植患者在肾移植后自体肾可能会发生肾癌；获得性肾囊肿患者会增加患肾癌的危险性；抗高血压药物如β受体拮抗药或利尿药的长期使用也与肾癌发病相关。

五、职业暴露

总体来说，肾癌不是由于职业暴露（occupational exposure）引起的特定肿瘤，但是特定的致癌因素，如三氯乙烯（TCE），被IARC确认为属于“2A”级别的可能人类致癌物，与肾癌的发生有一定的关系。TCE主要用于金属脱脂和化学添加，是公认的可以造成环境污染的物质。工业上使用TCE的行业很多，如金属表面的去油污、干洗衣物、植物和矿物油的提取、制备药物、有机合成以及溶解油脂、橡胶、树脂、生物碱和蜡等。当前已有大量流行病学研究，分别采用不同的设计方案、不同的TCE暴露评估方法，均发现了TCE与肾癌的关联。最近一项meta分析结果显示，职业暴露于TCE会额外增加30%～40%的肾癌风险，但是由于TCE药代动力学的复杂性及与其他溶剂的共同暴露等问题，使得TCE与肾癌的因果关联还缺乏直接证据。

近年来，就中欧和西欧的高肾癌发病率，学者们从职业暴露的角度进行了剖析，但结论不一。例如一项在中欧和西欧对2 300多名职业人群进行流行病学的调查发现，从事农业和畜牧业的人群患肾癌的危险性有所增加，尤其是从事农场工作的女工，其发病危险性增加2.73倍，95%CI为（1.05，7.13）。从事该项工作时间越长，患病危险性越大。究其原因，可能与工人暴露于农场环境的杀虫剂有一定的关系。杀虫剂组成成分比较复杂，含有多种物质（如溶剂、砷、卤化物等），虽然目前尚未有报道研究特定的杀虫剂与患肾癌的因果关联，但可用于杀虫的物质，如五氯苯酚，是可以提高患肾癌危险性的物质；女性暴露于氯代脂肪烃等溶剂，患肾癌危险性可比男性提高3～4倍。但具体是杀虫剂中的何种物质起到了关键致癌作用，还需要大量的研究证据支持。

除了职业暴露于杀虫剂外，另有报道称男性职业暴露于阳光，有利于降低肾癌的发病率，这项研究同样是选择肾癌发病率较高的中西欧地区人群进行多中心病例对照研究得出的结论。更有意思的是，Mohr及其同事们对GLOBOCAN数据库的175个国家按照纬度进行分类，发现纬度越高，肾癌发病率越高。这项研究具体纳入了中波红斑效应紫外线B （ultraviolet B，UVB）的强度、云层的覆盖度及动物脂肪的摄入等指标，进行多元回归分析发现，UVB 的强度与肾癌的发病率呈负相关，由此更加直接地提示纬度高肾癌发病率高的原因是 UVB 的强度不同。维生素 D 是脂溶性维生素，光照暴露于 UV 是人体获得维生素 D 的主要形式，为人体贡献 90% 的维生素 D 需求。通过紫外线辐射，许多在表皮和真皮里的 7– 脱氢胆固醇产生化学反应，形成维生素 D_3 原，同时靠温度在体内转化为维生素 D_3。维生素 D_3 在肝脏经过酶促羟化阶段形成 25– 羟维生素 D_3［25–（OH）D_3］，进而在肾脏进一步被羟基化，成为 1,25（OH）$_2D_3$，这是维生素 D 的活性形式，可直接供应人体营养需求。维生素 D 可以通过抑制肿瘤细胞克隆的增殖，使细胞周期停滞在 G_1 期从而抑制肿瘤活性，诱导免疫细胞分化和凋亡，抑制肿瘤新血管生成等。由于肾脏是维生素 D 代谢的主要器官，当人体缺乏维生素 D 后，患肾癌的危险性有可能上升。当人群处于光照强的地方，接受的紫外线辐射强，可促使较多的 7– 脱氢胆固醇转化成维生素 D_3 原，最终在肾脏激活和代谢。

六、饮酒

早期关于饮酒（drinking）与肾癌的关系由于研究设计、样本量等因素有所欠缺，尚未观察到关联。Bellocco R 等综合 15 项病例对照研究、4 项队列研究以及 1 项囊括 12 项前瞻性研究的组群分析进行 meta 分析，涉及的人群包括北美、欧洲、亚洲等地区，将白酒、啤酒、红酒等种类纳入研究，结果发现，摄入一定程度的酒精与患肾癌具有负相关关系（表 1–6–4）。轻度（0.01 ~ 12.49 g/d）、中度（12.5 ~ 49.9 g/d）摄入酒精时，患肾癌危险性有所下降。例如，每天摄入 12g 酒精的危险性是 0.84，95%CI 为（0.79，0.90）；每天摄入 32 g 酒精的危险性是 0.68，95%CI 为（0.59，0.78）；但剂量 – 反应关系分析显示，当每天摄入酒精量大于 20 g 后，酒精的摄入与患肾癌的负相关关系就不明显了，剂量 – 反应关系曲线趋向平缓。大量（≥50 g/d）摄入酒精时，尚未发现有类似的相关性。按照年龄、性别、地理位置进行分层，或将比较确定的肾癌相关危险因素（如高血压、BMI、吸烟等因素）的混杂作用排除后，少量饮酒（包括轻度和中度摄入），患肾癌的危险性仍然是降低的。

最近一项在日本进行的前瞻性队列研究亦评估了饮酒对肾癌发病率的影响。该队列研究始于 1990 年（队列Ⅰ）和 1993—1994 年（队列Ⅱ），包括了日本 11 个公共卫生中心地区 40 ~ 69 岁的 140 420 名居民。最终从 105 663 名符合条件的参与者（50 262 名男性和 55 741 名女性）中确定了 340 例肾癌患者（230 名男性和 110 名女性），随访截止日期为 2021 年 6 月，平均随访 19.1 年，累计 2 020 364 人年。在调整了年龄、地区、BMI（≤18.5、18.5 ~ 24.9、25.0 ~ 29.9 和≥30 kg/m^2）、病史（高血压、慢性肾脏病）、吸烟（从不吸烟、既往吸烟、吸烟 < 20 包 / 年、≥20 包 / 年和 < 40 包 / 年、≥40 包 / 年）及排除基线中的糖尿病患者后，以不饮酒者（ < 1 天 / 月）为参照，偶尔饮酒者（1 ~ 3 天 / 月）的

表 1-6-4 饮酒与患肾癌的相关性

分层因素	研究数量	RR（95% 置信区间）	异质性 *P* 值
研究设计			
病例对照研究	15	0.874（0.803，0.951）	0.328
队列研究	5	0.814（0.726，0.913）	
地理位置			
北美洲	8	0.827（0.765，0.893）	0.230
欧洲	8	0.930（0.831，1.041）	
亚洲	2	1.047（0.206，5.312）	
性别			
男	14	0.875（0.779，0.984）	0.162
女	12	0.787（0.717，0.864）	
将吸烟因素校正			
是	17	0.858（0.809，0.911）	0.657
否	3	0.793（0.562，1.119）	
将 BMI 指数校正			
是	13	0.851（0.793，0.912）	0.831
否	7	0.864（0.765，0.975）	
将高血压因素校正			
是	6	0.852（0.790，0.926）	0.946
否	14	0.856（0.773，0.939）	
质量指标			
＜中等	7	0.874（0.738，1.036）	0.741
≥中等	13	0.847（0.784，0.916）	

危险性是 0.83，95%CI：（0.54，1.27）；经常饮酒者危险性是 0.89，95%CI：（0.66，1.19）。其中经常饮酒者再分类为：每周＜150 g 的危险性是 1.03，95%CI：（0.74，1.44）；每周 150～299 g 危险性是 0.74，95%CI：（0.49，1.13）；每周 300～449 g 危险性是 0.92，95%CI：（0.58，1.45）；每周≥450 g 的危险性是 0.70，95%CI：（0.41，1.17）。总之，饮酒与肾癌发病率之间没有明显的关联，也就是说，该研究没有观察到饮酒对肾癌发病的直接保护作用。这项单独在亚洲日本人群中发现的饮酒与肾癌的关系与欧洲、美洲和亚洲联合研究的差异可能是由于遗传易感性的种族差异造成的。

饮酒降低肾癌危险性的机制，主要是考虑到乙醇可以提高人体对胰岛素的敏感性；另一种可能的机制是乙醇的利尿作用，通过尿量的增加，由此减少致癌物代谢过程中对肾上皮细胞的损害。

除了适度饮酒可以降低肾癌的危险性以外，学者们比较关注的还有运动、膳食和营养等。

运动之所以被认为是肾癌发生的保护因素，主要是由于运动可以减轻体重、降低血压、提高胰岛素的灵敏性、减轻慢性炎症对机体的影响及氧化应激等，队列研究已经证实，随着运动量的上升，患肾癌的危险性是下降的。

膳食中摄入大量水果、蔬菜，少吃动物脂肪被认为可以降低患肾癌的危险性。美国学者通过对大型队列包括 88 759 名女性及 47 828 名男性进行近 20 年的跟踪随访，发现男性每天吃至少 6 顿蔬菜和水果患肾癌的危险性是每天最多吃 3 顿蔬菜和水果的 0.45 倍（$P=0.02$），女性尚未发现显著性差异。此外，在这个大型队列里还发现，多吃蔬菜和水果的人群有这样的共同特征：年龄较大，吸烟少，动物脂肪摄入少，多元维生素摄入多，运动多。进一步的量表评价发现，维生素 A 和 C、类胡萝卜素是患肾癌的保护因素，也就是多服用这些营养元素可以降低肾癌的发病率；维生素 E 与肾癌没有相关性。另有学者将 8 个未发现蔬菜水果的摄入与肾癌有相关性的队列研究与 5 个发现有关联的队列研究整合成为一个大队列，通过分析同样提出了大量水果、蔬菜是肾癌发生的保护因素的结论。此外据报道，每天饮用 500 mL 绿茶是可以降低肾癌发病风险的独立保护因素。

七、遗传因素

随着功能基因组时代的到来，遗传因素在肾癌的发生发展过程的作用陆续被挖掘。

大部分肾癌为散发型，少数为遗传型。遗传型肾癌涉及的病理类型主要包括透明细胞癌、乳头状肾细胞癌。35% ~ 40% 的 VHL 综合征患者年纪较轻时发展为透明细胞癌，且常表现为双侧多发。VHL 综合征是由于生殖细胞位于染色体 3p25–26 的 *VHL* 基因突变造成的。此外，散发肾癌中还有 70% 发生 *VHL* 基因突变或高甲基化抑制。目前普遍认为，*VHL* 基因突变导致 VHL 蛋白功能异常是形成透明细胞癌的主要原因，但最新单细胞外显子测序表明，中国人群肾癌患者可能不是 *VHL* 基因突变所导致的，与 *AHNAK*、*LRRK2*、*SRGAP3*、*USP6* 基因的突变有关。病例对照研究表明，个体的一级亲属有肿瘤病史的，患肾癌风险 OR 值为 1.2，95%CI 为（0.8，1.6），如果一级亲属为兄弟姐妹，OR 值上升到 1.7，95%CI 为（1.1，2.5）；个体的一级亲属有肾癌病史的，患肾癌风险 OR 值为 4.3，95%CI 为（1.6，11.9）。meta 分析也表明，一级亲属具有肾癌病史的个体患肾癌的风险性 OR 值为 2.2，95%CI 为（1.6，2.9）。遗传型乳头状肾细胞癌主要是位于染色体 7q31 的 *MET* 癌基因突变后激活导致的。

近些年，随着高通量方法的应用，通过全基因组扫描及全基因组关联分析（genome wide association study，GWAS）、精确定位分析等方法筛选遗传标志物，获得一批与肾癌发生发展相关的候选基因表达谱（表 1–6–5）及单核苷酸多态性（single nucleotide polymorphism，SNP）位点（表 1–6–6）。这些基因大部分位于与肿瘤恶性行为相关的重要细胞信号传导通路上，由于发生了DNA突变、DNA甲基化、miRNA的表达改变、蛋白质的修饰方式及程度的改变，导致基因的表达及功能的变化，由此在肾癌的恶性进展中发挥重要作用。需要指出的是，DNA的变异由多种原因导致，除了个体自身遗传倾向外，与个体接触的环境危险因素及其两者之间的相互作用有很大的关系，部分与肾癌相关的遗传因素与环境因素的交互作用已经报道，并在一定范围内得到验证。如*VHL*基因的突变与暴露于环境中高剂量的TCE有一定的关系；肾癌患者的外周血DNA的端粒长度较正常组短，其原因可能是与环境因素（如吸烟）有关。

表1-6-5 与肾癌相关的遗传危险因素

信号传导途径	基因	效应	研究数量	备注
证据较充分的*				
致癌物代谢	*GSTM1*	——	7	与暴露于杀虫剂有显著的交互作用
				与暴露于TCE可能有交互作用
	GSTT1	——	6	与暴露于杀虫剂有显著的交互作用
	NAT2	——	3	与吸烟有交互作用
维生素D受体	*VDR*	增加危险性	3	已确定5个增加危险性的SNP位点
				与RFL多态性可能有关
脂质过氧化	*APOE/C1*	增加危险性	2	已确定3个增加危险性的SNP位点
				已确定1个增加危险性的启动子区域
				rs405509，rs8106822增加危险性，已在其他报道中证实
证据有限的*				
血压控制	*AGT*			
细胞周期控制	*CHEK2*、*CCND1*			
细胞生长、凋亡	*EGFR*、*TGF-β1*、*CASP1/CASP5/CASP4/CASP12*			
与细胞因子相关	*TNF-α*、*IL4R*			
DNA修复	*XPD*、*XPA*、*XRCC4*、*ERCC6*、*NBS1*			
胰岛素生长因子	*IGFBP3*			
基质金属蛋白酶	*MMP-1*			
miRNA加工	*GEMIN4*			
叶酸代谢	*folate*			

续表

信号传导途径	基因	效应	研究数量	备注
氧化应激、炎症	*COMT*，*GPX4*，*OS2A*			
P53 调控	*MDM2*			
T 细胞调控	*CTLA4*			
维生素 D	*RXRA*			
Wnt 信号途径	*DKK2*，*DKK3*，*SFRP4*，*SMAD7*			
致癌物代谢	*CYP1A1*，*CYP1B1*，*GSTP1*			

*证据较充分的：指的是至少有两篇文章评价说明此种关联；证据有限的：指的是目前只有一篇文章支持该结论。

表 1-6-6 肾癌相关 SNP 位点

位点（基因）	SNP 号	OR	95% 置信区间	*P* 值
2p21（*EPAS1*）	rs11894252	1.14	（1.09，1.20）	1.8×10^{-8}
2p21（*EPAS1*）	rs7579899	1.15	（1.10，1.21）	2.3×10^{-9}
11q13	rs7105934	0.69	（0.62，0.76）	7.8×10^{-14}
12p11.23（*ITPR2*）*	rs718314	1.19	（1.13，1.26）	8.89×10^{-10}
12p11.23（*ITPR2*）	rs1049380	1.18	（1.12，1.25）	6.07×10^{-9}
2p21（*EPAS1*）	rs9679290	1.27	（1.17，1.39）	5.75×10^{-8}
2p21（*EPAS1*）	rs12617313	1.28	（1.18，1.39）	1.72×10^{-9}
2p21（*EPAS1*）	rs4953346	1.37	（1.26，1.48）	4.09×10^{-14}
2q22.3（*ZEB2*）	rs12105918	1.29	（1.18，1.41）	1.80×10^{-8}
1p32.3（*FAF1*）	rs4381241	1.11	（1.07，1.15）	3.1×10^{-10}
3p22.1	rs67311347	0.90	（0.87，0.94）	2.5×10^{-8}
3p26.2（*LRRIQ4*）	rs10936602	0.90	（0.87，0.93）	8.8×10^{-9}
8p21.3（*RHOBTB2/TNFRSF10B*）	rs2241261	1.10	（1.06，1.13）	5.8×10^{-9}
10q24.33–q25.1（*OBFC1*）	rs11813268	1.12	（1.07，1.17）	3.9×10^{-8}
11q22.3（*KDELC2*）	rs74911261	1.41	（1.27，1.57）	2.1×10^{-10}
（*ATM*）	rs1800057	1.38	（1.23，1.53）	9.0×10^{-9}
14q24.2（*DPF3*）	rs4903064	1.21	（1.16，1.25）	2.2×10^{-24}

*该位点首次被证明既与癌症有关，也与腰臀比有关。

八、其他

除了以上因素外，有学者进行队列分析发现，女性生育与患肾癌有一定的关联。危险性随着生育次数的增加而提高。妇女妊娠可引起高血压、增加肾脏负担，这些可能是生育成为肾癌危险因素的原因，但具体机制尚不明确。其他与生育相关的因素，如口服避孕药及激素替代治疗，尚未发现与肾癌发病有关。

第三节 预防策略与措施

来自 GLOBOCAN 的数据显示，全球 2020 年肾癌死亡人数为 179 305，其中发达国家占肾癌总死亡人数的 59%，发展中国家占 41%。如前所述，2020 年发达国家和地区的肾癌年龄标化发病率为 9.6/10 万，发展中国家为 1.9/10 万，发达国家是发展中国家的 4.5 倍。而发达国家的肾癌年龄标化死亡率为 2.8/10 万，而发展中国家的年龄标化死亡率为 1.0/10 万，前者是后者的 2.8 倍。由此可见，发达国家、发展中国家的死亡率的差距没有发病率的差距那么大，提示发展中国家在肾癌的三级预防、治疗等方面有待提高。我国 2020 年全年因肾癌死亡共 43 196 例，其中男性 29 147 例，女性 14 019 例，较往年没有显著变化。

肾癌的 5 年平均生存率约为 62%。不同的肾癌分期，其 5 年生存率有所不同：AJCC 分期Ⅰ期的 5 年生存率大于 90%，Ⅱ期为 85% 左右，Ⅲ期为 60% 左右，Ⅳ为 10% 左右。同时，转移的发生率与分期有一定的关系。有研究发现，行肾癌根治术后，TNM 分期为 T1 的患者发生转移的比例是 7.1%，T2 的患者为 26.5%，T3 的患者为 39.4%。

肾癌是人体泌尿系统常见的恶性肿瘤，其发病原因与环境、遗传因素均有关，根据肿瘤的三级预防策略，远离肾癌发生的危险因素是进行一级预防的关键。预防肾癌要从尽早改变自身习惯做起，如倡导戒烟；养成良好的膳食习惯，多吃蔬菜水果、适度饮酒；经常参加体育锻炼，增强身体素质，增加机体免疫力，有效控制 BMI；有效控制高血压、糖尿病；接触 TCE 等致癌原时注意劳动防护等。

普查是早期发现肾肿瘤的方法之一，也是进行肾癌二级预防的主要内容。肾癌患者主诉和临床表现多变，肾脏的位置隐蔽，对早期自我诊断、自查造成困难。血尿是肾肿瘤最常见的症状，常为无痛性、间歇性全血尿，但出现血尿伴有下腰痛及肿块者仅占肾肿瘤的 10%，因此定期进行健康体检，采用简便的 B 超方法对肾脏情况进行检查，争取直径小于 1 cm 肿瘤得以早期发现，对于争取采用根治性的手术切除机会尤为重要，尤其是进入肾癌高发年龄段的人群应该特别引起重视。此外，挖掘可以预测早期肾癌的特异性标志物进行无创性检查，如采集外周血检测特异性肾癌分子标志物以期肾癌的早期发现，也是进行二级预防的有效手段。

由于肾癌患者在初诊时已有 30% 发生转移，其 5 年生存率低于 10%，10 年生存率低于 5%。行根治性肾切除的患者也有 20% ~ 40% 的概率发生转移和复发，尤其是在手术后的 5 年内，加之肾癌对放射和化学治疗不敏感，免疫治疗个体差异较大，转移性肾癌患者预后较差，肾癌的三级预防不容忽视。目前国家药品监督管理局批准了 4 种 VEGF 信号转导通路抑制剂（舒尼替尼、索拉非尼、培唑帕尼、阿昔替尼），它们作为转移性肾癌系统治疗的一线药物，对改善患者预后有所帮助。但是药物的延迟不良反应，如索拉非尼对心血管系统的毒性，尤其是亚洲人群与非亚洲人群对药物的反应有一定的差异，仍然是影响患者预后和转归的问题。

（谭晓契）

▶▶▶ 参考文献

[1] Moch H，Cubilla AL，Humphrey PA，et al. The 2016 WHO Classification of Tumours of the Urinary System and Male Genital Organs–Part A：Renal，Penile，and Testicular Tumours. Eur Urol，2016，70（1）：93–105.

[2] Bezhanova SD，Pochek O. Novaia klassifikatsiia opukholeĭ urogenital′noĭ sistemy Vsemirnoĭ organizatsii zdravookhraneniia 2016 g［Tumors of the kidney. The new 2016 WHO classification of tumors of the genitourinary system］. Arkh Patol，2017，79（2）：48–52.

[3] Trpkov K，Hes O，Williamson SR，et al. New developments in existing WHO entities and evolving molecular concepts：The Genitourinary Pathology Society（GUPS）update on renal neoplasia. Mod Pathol，2021，34（7）：1392–1424.

[4] Warren AY，Harrison D. WHO/ISUP classification，grading and pathological staging of renal cell carcinoma：standards and controversies. World J Urol，2018，36（12）：1913–1926.

[5] Trpkov K，Hes O. New and emerging renal entities：a perspective post–WHO 2016 classification. Histopathology，2019，74（1）：31–59.

[6] Martignoni G，Pea M，Zampini C，et al. PEComas of the kidney and of the genitourinary tract. Semin Diagn Pathol，2015，32（2）：140–159.

[7] Cancer Genome Atlas Research Network，Linehan WM，Spellman PT，et al. Comprehensive Molecular Characterization of Papillary Renal-Cell Carcinoma. N Engl J Med，2016，374（2）：135–145.

[8] Caliò A，Segala D，Munari E，et al. MiT Family Translocation Renal Cell Carcinoma：from the Early Descriptions to the Current Knowledge. Cancers（Basel），2019，11（8）：1110.

[9] Lopez–Beltran A，Cheng L，Raspollini MR，et al. SMARCB1/INI1 Genetic Alterations in Renal

Medullary Carcinomas. Eur Urol，2016，69（6）：1062–1064.

[10] Kauffman EC，Ricketts CJ，Rais–Bahrami S，et al. Molecular genetics and cellular features of TFE3 and TFEB fusion kidney cancers. Nat Rev Urol，2014，11（8）：465–475.

[11] Akhtar M，Al–Bozom IA，Al Hussain T. Papillary Renal Cell Carcinoma（PRCC）：An Update. Adv Anat Pathol，2019，26（2）：124–132.

[12] Mendhiratta N，Muraki P，Sisk AE Jr，et al. Papillary renal cell carcinoma：Review. Urol Oncol，2021，39（6）：327–337.

[13] Williamson SR. Clear cell papillary renal cell carcinoma：an update after 15 years. Pathology，2021，53（1）：109–119.

[14] Williamson SR，Gill AJ，Argani P，et al. Report From the International Society of Urological Pathology（ISUP）Consultation Conference on Molecular Pathology of Urogenital Cancers：Ⅲ：Molecular Pathology of Kidney Cancer. Am J Surg Pathol，2020，44（7）：e47–e65.

[15] Fauci AS，Braunwald E，Kasper DL，et al. Harrison's principles of internal medicine. 17th ed. New York：McGraw-Hill Companies，Inc，2008.

[16] Capitanio U，Bensalah K，Bex A，et al. Epidemiology of Renal Cell Carcinoma. Eur Urol，2019，75（1）：74–84.

[17] Padala SA，Barsouk A，Thandra KC，et al. Epidemiology of Renal Cell Carcinoma. World J Oncol，2020，11（3）：79–87.

[18] Scelo G，Larose TL. Epidemiology and Risk Factors for Kidney Cancer. J Clin Oncol，2018，36（36）：JCO2018791905.

[19] Çakıcı MÇ，Kısa E，Yalçın MY，et al. Influence of border-age on survival of sporadic renal cell carcinoma：young adults versus octogenarians. Int Urol Nephrol，2020，52（11）：2087–2095.

[20] Peired AJ，Campi R，Angelotti ML，et al. Sex and Gender Differences in Kidney Cancer：Clinical and Experimental Evidence. Cancers（Basel），2021，13（18）：4588.

[21] Sims JN，Yedjou CG，Abugri D，et al. Racial Disparities and Preventive Measures to Renal Cell Carcinoma. Int J Environ Res Public Health，2018，15（6）：1089.

[22] Callahan CL，Schwartz K，Corley DA，et al. Understanding racial disparities in renal cell carcinoma incidence：estimates of population attributable risk in two US populations. Cancer Causes Control，2020，31（1）：85–93.

[23] Lin J，Kamamia C，Shriver CD，et al. Race and renal cell carcinoma stage at diagnosis：an analysis of the Surveillance，Epidemiology，and End Results data. Eur J Cancer Prev，2019，28（4）：350–354.

[24] Wu J，Zhang P，Zhang G，et al. Renal cell carcinoma histological subtype distribution differs by age，gender，and tumor size in coastal Chinese patients. Oncotarget，2017，8（42）：71797–71804.

[25] Fryar CD，Ostchega Y，Hales CM，et al. Hypertension Prevalence and Control Among Adults：United

States，2015–2016. NCHS Data Brief，2017，(289)：1–8.

[26] Montironi R，Cheng L，Scarpelli M，et al. Pathology and Genetics：Tumours of the Urinary System and Male Genital System：Clinical Implications of the 4th Edition of the WHO Classification and Beyond. Eur Urol，2016，70 (1)：120–123.

[27] Moch H，Cubilla AL，Humphrey PA，et al. The 2016 WHO Classification of Tumours of the Urinary System and Male Genital Organs-Part A：Renal，Penile，and Testicular Tumours. Eur Urol，2016，70 (1)：93–105.

[28] Scelo G，Purdue MP，Brown KM，et al. Genome–wide association study identifies multiple risk loci for renal cell carcinoma. Nat Commun，2017，(8)：15724.

[29] Wilson KM，Cho E. Obesity and Kidney Cancer. Recent Results Cancer Res，2016，(208)：81–93.

[30] Makino T，Izumi K，Iwamoto H，et al. The Impact of Hypertension on the Clinicopathological Outcome and Progression of Renal Cell Carcinoma. Anticancer Res，2020，40 (7)：4087–4093.

[31] Tahbaz R，Schmid M，Merseburger AS. Prevention of kidney cancer incidence and recurrence：lifestyle，medication and nutrition. Curr Opin Urol，2018，28 (1)：62–79.

[32] Sanchez A，Furberg H，Kuo D，et al. Transcriptomic signatures related to the obesity paradox in patients with clear cell renal cell carcinoma：a cohort study. Lancet Oncol，2020，21 (2)：283–293.

第七章

肾脏肿瘤的病理学

肾脏肿瘤以来源于肾小管上皮细胞的原发肿瘤最为常见，多见于中老年人。近年来，随着组织学、细胞遗传学、分子病理学研究的逐步深入，人们对于肾脏肿瘤又有了许多新的认识。许多以往被归为某种亚型的肾细胞癌，现在被认为是具有独特的临床病理特征的肿瘤。而某些来源暂时无法确定的肿瘤，也因其独特的分子病理改变有了新的命名。

根据世界卫生组织（WHO）2022 年公布的第 5 版 WHO 泌尿与男性生殖系统肿瘤病理学和遗传学中有关肾脏肿瘤和肿瘤样病变分类（表 1-7-1），总结如下。

表 1-7-1 肾脏肿瘤的组织学分类（WHO，2022）

肾细胞肿瘤	后肾肿瘤
透明细胞肾细胞肿瘤	后肾腺瘤
透明细胞肾细胞癌	后肾腺纤维瘤
低度恶性潜能的多房囊性肾肿瘤	后肾间质瘤
乳头状肾肿瘤	**混合性上皮 - 间质肾肿瘤**
肾乳头状腺瘤	肾混合性上皮间质瘤
乳头状肾细胞癌	小儿囊性肾瘤
嗜酸性和嫌色性肾肿瘤	**间叶性肿瘤**
肾嗜酸细胞瘤	儿童肾间叶性肿瘤
肾嫌色细胞癌	婴幼儿骨化性肾肿瘤
肾的其他嗜酸细胞肿瘤	先天性中胚层细胞肾瘤
集合管肿瘤	肾横纹肌样瘤
集合管癌	肾透明细胞肉瘤
其他肾肿瘤	成人肾间叶性肿瘤
透明细胞乳头状肾细胞肿瘤	经典的肾血管平滑肌脂肪瘤
黏液小管状和梭形细胞癌	肾上皮样血管平滑肌脂肪瘤
管状囊状肾细胞癌	肾血管母细胞瘤
获得性囊性肾病相关性肾细胞癌	肾球旁细胞瘤
嗜酸细胞性实性和囊性肾细胞癌	肾髓质间质细胞肿瘤
肾细胞癌 非特指型（NOS）	

续表

分子定义的肾癌	**肾胚胎性肿瘤**
TFE3 重排肾细胞癌	肾母细胞性肿瘤
TFEB 改变的肾细胞癌	肾源性残余
ELOC（原 TCEB1）突变肾细胞癌	肾母细胞瘤
延胡索酸水合酶缺陷型肾细胞癌	囊性部分分化型肾母细胞瘤
琥珀酸脱氢酶缺陷型肾细胞癌	**杂类肾肿瘤**
ALK 重排肾细胞癌	肾生殖细胞肿瘤
SMARCB1 缺陷型肾髓质癌	

第一节　肾细胞肿瘤

一、透明细胞肾细胞肿瘤

（一）透明细胞肾细胞癌

透明细胞肾细胞癌（clear cell renal cell carcinoma，ccRCC）是成人中最常见的散发性肾细胞癌类型，占肾脏肿瘤的 60%～75%。多见于老年人，尤其是老年男性，大多数肿瘤是通过超声、CT 或 MRI 偶然发现。最常见的临床表现是血尿和腰痛。体重减轻和发热多发生在肿瘤晚期。大体观肿瘤通常呈金黄色，囊性变、坏死和出血较为常见，故切面常呈多彩状，也可发生纤维化和钙化。镜下肿瘤细胞以胞质透明或嗜酸性为特点，排列成巢状或腺泡状。肿瘤间质富含由小的薄壁血管组成的网状间隔，是具有诊断价值的组织学特征（图 1–7–1）。WHO 分类在免疫表型中强调 VHL 和低氧诱导因子 1 的下游调控基因碳酸酐酶Ⅸ（CA Ⅸ）在 75%～100% 的透明细胞肾细胞癌中表现为弥漫性膜阳性的模式，有助于与其他类型的肾癌鉴别。与透明细胞肾细胞癌完整膜染色模式不同，透明细胞乳头状肾细胞瘤（第 5 版 WHO 中将透明细胞乳头状肾细胞癌更名为透明细胞乳头状肾细胞瘤）中该抗体呈特征性的细胞基底部阳性模式。CK7 在透明细胞肾细胞癌中呈阴性，而在肾嫌色细胞癌中弥漫阳性，有助于两者鉴别。PAX8 和 PAX2 均属于近端小管标志物，且表达模式均为核表达，但前者敏感性更高。除此之外，透明细胞肾细胞癌还可表达 RCC、CD10 以及 AE1/AE3、CAM5.2 等上皮源性标志物。透明细胞肾细胞癌的发生与第 3 号染色体短臂 3p25 上的 *VHL* 基因失活密切相关。可以表现为 *VHL* 基因的体系突变、启动子甲基化、第 3 号染色体短臂（3p）缺失。目前研究表明，第 3 号染色体短臂至少还含有其他 4 个抑癌基因，且与肾透明细胞癌的发生相关，包括：组蛋白赖氨酸甲基化酶基因 *KDM6A*（也称 UTX）和 *KDM5C*（也称 JARID1C）、组蛋白赖氨酸甲基转移酶基因 *SETD2* 和 SWI/SNF 染色质重塑复合物基因 *PBRM1*。透明细胞肾细胞癌也可存在 *BAP1*

基因的功能缺失突变，通常与患者预后不良相关。肿瘤若伴有肉瘤样或者横纹肌样分化时，通常提示预后不良。此外，2022 版 WHO 分类沿用了 2016 版 WHO/ISUP 分级系统（表 1-7-2），根据肿瘤细胞核仁的明显程度，以及是否伴有核多形性、瘤巨细胞及肉瘤样或横纹肌样分化对肿瘤进行 4 级分级，并强调肿瘤坏死是独立的不良预后因素。

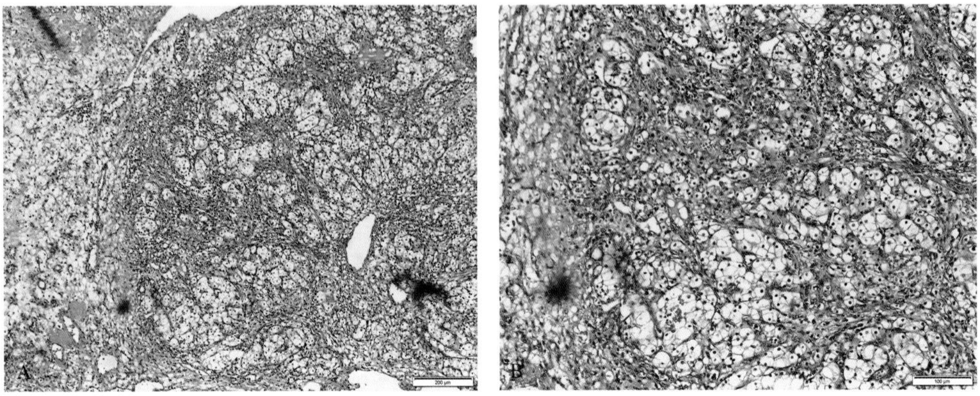

图 1-7-1 透明细胞肾细胞癌

可见肿瘤细胞呈多角或立方形，胞质透亮，间质富含由小的薄壁血管组成的网状间隔。A×100，B×200

表 1-7-2 WHO/ 国际泌尿病理学会（ISUP）分级系统

分级	定义
1 级	400 倍光镜下瘤细胞无核仁或核仁不明显
2 级	400 倍光镜下瘤细胞可见清晰的核仁，但在 100 倍下核仁不明显或不清晰
3 级	100 倍光镜下可见清晰的核仁
4 级	明显多形性的核、瘤巨细胞、肉瘤样或横纹肌样分化

（二）低度恶性潜能的多房囊性肾肿瘤

该肿瘤旧称多房囊性肾细胞癌，在 2022 版 WHO 中更名为低度恶性潜能的多房囊性肾肿瘤。肿瘤名称之所以进行更改，主要依据是该肿瘤预后良好，尚没有报道显示具有该典型特征的肿瘤复发或转移。其形态学诊断标准要求肿瘤完全多房囊性，内衬单层透明细胞肾细胞癌的肿瘤细胞（偶可见复层），细胞核为 WHO/ISUP 1 级或者 2 级，纤维间隔内可见非实性或者膨胀性生长的肿瘤细胞簇，无坏死、血管侵犯及肉瘤样变区域（图 1-7-2）。因其免疫

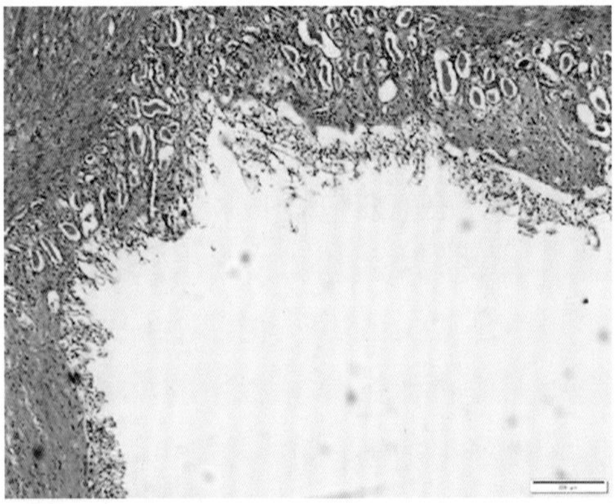

图 1-7-2 低度恶性潜能的多房囊性肾肿瘤

该类肿瘤大体为完全囊性改变，镜下可见囊壁衬附单层上皮，间隔内可见灶状透明细胞，核级较低。×40

组织化学及分子病理表现与透明细胞肾细胞癌相似，均表达 PAX8 和 CAⅨ，诊断该类型肿瘤时最应与透明细胞肾细胞癌伴出血及囊性变相鉴别。接近 90% 的该肿瘤存在染色体 3p 缺失及 25% ~ 40% 的肿瘤存在 *VHL* 突变，这些证据均提示，该肿瘤与透明细胞癌在分子病理水平具有一定的相关性。

二、乳头状肾肿瘤

（一）乳头状肾细胞癌

乳头状肾细胞癌（papillary renal cell carcinoma）是第二常见的肾细胞癌，在之前的 WHO 分类中根据肿瘤细胞的核级以及细胞排列层次分为Ⅰ型和Ⅱ型。Ⅰ型乳头状肾细胞癌乳头表面被覆单层小细胞，胞质稀少，细胞核位于基底，预后较好（图 1–7–3）；Ⅱ型乳头状肾细胞癌肿瘤细胞通常呈假复层排列，肿瘤细胞具有较高的核级，含有嗜酸性胞质，预后较差（图 1–7–4）。部分肿瘤可兼具两种亚型的组织形态学特点。目前认为，

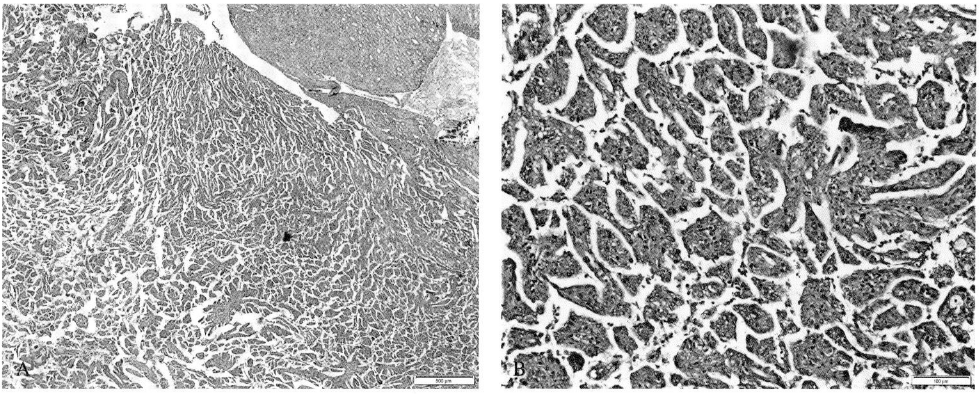

图 1–7–3　乳头状肾细胞癌，Ⅰ型

Ⅰ型乳头状肾细胞癌乳头表面被覆单层小细胞，胞质稀少，细胞核位于基底。A × 40，B × 200

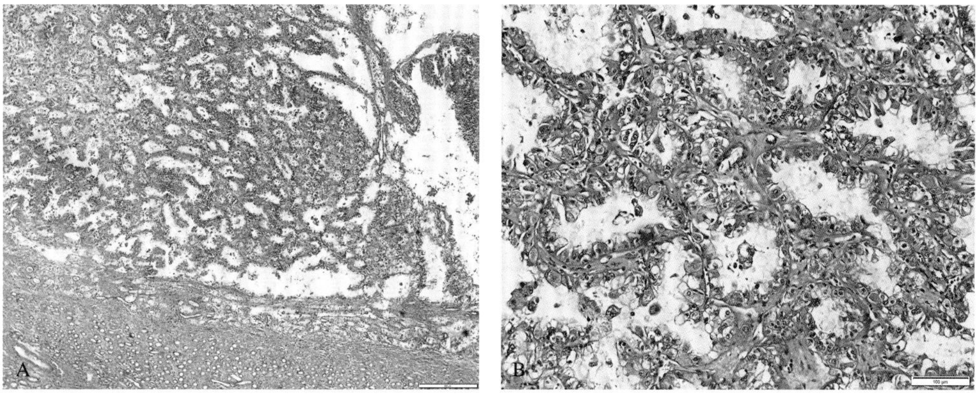

图 1–7–4　乳头状肾细胞癌，Ⅱ型

Ⅱ型乳头状肾细胞癌乳头表面细胞呈假复层排列，胞质嗜酸性。A × 40，B × 200

Ⅰ型乳头状肾细胞癌是乳头状肾细胞癌的经典形态，而Ⅱ型乳头状肾细胞癌的诊断标准则需要重新评估。许多之前诊断为Ⅱ型乳头性肾细胞癌现在为独立的肿瘤类型，因此不再推荐Ⅰ型和Ⅱ型的亚分类。在诊断该类型肾细胞癌时，应注意与伴有乳头状结构的 TFE3 重排肾细胞癌和 TFEB 改变的肾细胞癌、延胡索酸水合酶缺陷型肾细胞癌、集合管癌及黏液小管状和梭形细胞癌相鉴别。乳头状肾细胞癌的其他亚型包括梁状、管状、嗜酸性、硬化型、实性型、极向反转性、Warthin 瘤样、高级别乳头状肾细胞癌等。在其核型分析中常见到 7 号染色体的扩增、17 号染色体的 3 倍体及 Y 染色体的丢失。*MET* 基因突变在低级别 PRCC 中较常见。

（二）肾乳头状腺瘤

肾乳头状腺瘤是指具有乳头状或小管状结构的肿瘤，肿瘤无包膜，核级为低级别（WHO/ISUP1–2 级），直径不超过 15 mm（图 1–7–5）。常见于长期血液透析、获得性肾囊肿病及终末期肾病等患者。

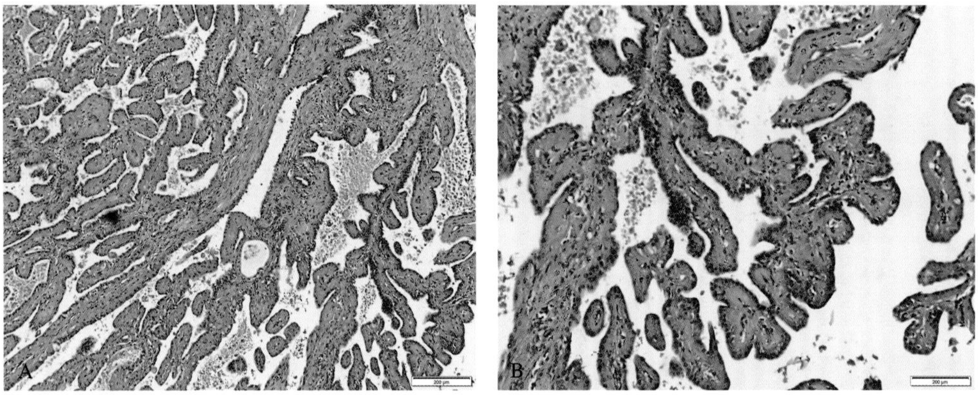

图 1–7–5 肾乳头状腺瘤

镜下见由乳头状结构组成，乳头可纤细，可粗大，后者轴心内可见淋巴细胞浸润。被覆上皮立方状，核仁不明显（核级别低），核远离基底朝向腔面分布。A×100，B×200

三、嗜酸性和嫌色性肾肿瘤

（一）肾嫌色细胞癌

肾嫌色细胞癌（chromophobe renal cell carcinoma）约占肾脏肿瘤的 6%，预后较透明细胞肾细胞癌好。其最主要的形态学特征是细胞大且胞膜较厚，具有丰富的毛玻璃状胞质，皱缩的细胞核以及明显的核周空晕（图 1–7–6）。部分病例呈嗜酸细胞变异型，肿瘤细胞以具有嗜酸性颗粒状胞质的小细胞为主。两种细胞常混合存在，嗜酸细胞排列在细胞巢片的中央，淡染的细胞排列在周边。嗜酸细胞为主的肾嫌色细胞癌在组织学上类似嗜酸细胞腺瘤，少数肿瘤可显示具有杂合性的嗜酸细胞腺瘤和肾嫌色细胞癌特征，称为杂合性嗜酸细胞 / 嫌色细胞肾肿瘤（hybrid oncocytic/chromophobe renal tumor），该肿瘤常见于嗜

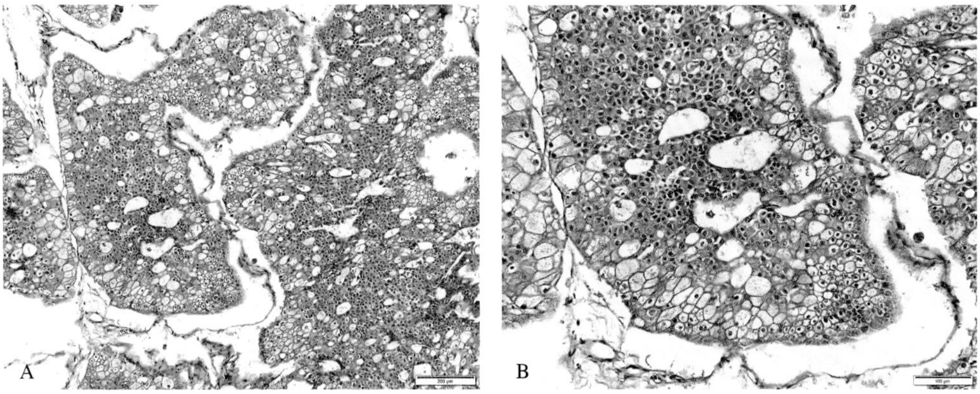

图 1-7-6 肾嫌色细胞癌

肾嫌色细胞癌的细胞较大、多角形，胞质透明，胞膜清晰，常与嗜酸性胞质的细胞混合存在。A×100，B×200

酸细胞瘤病和 Birt-Hogg-Dube 综合征相关的临床及组织学背景中，也可为散发病例。手术切除后预后良好。5 年生存率为 78%～100%，肿瘤分期、肉瘤样变及肿瘤坏死是独立预后预测因素。免疫组织化学方面，KIT、parvalbumin、kidney-specific cadherin（Ksp-cad）和 CK7 阳性均有助于肾嫌色细胞癌的诊断。

（二）肾嗜酸细胞瘤

肾嗜酸细胞瘤（renal oncocytoma）是一种由富于线粒体的大而嗜酸性上皮组成的肾脏良性肿瘤。CT 或 MRI 显示肿瘤中央有瘢痕，是其特征性的影像学表现。大体呈界线清楚的棕褐色结节。约 1/3 的肿瘤中央有放射状瘢痕。镜下肿瘤细胞排列呈实性巢状或岛状分布于疏松水肿间质之中，是其特征性组织特征。肿瘤也可大部或完全由小而胞质稀少的嗜酸母细胞构成（图 1-7-7）。免疫组织化学 PAX8、CD117 阳性，CK7 阴性或散在灶状阳

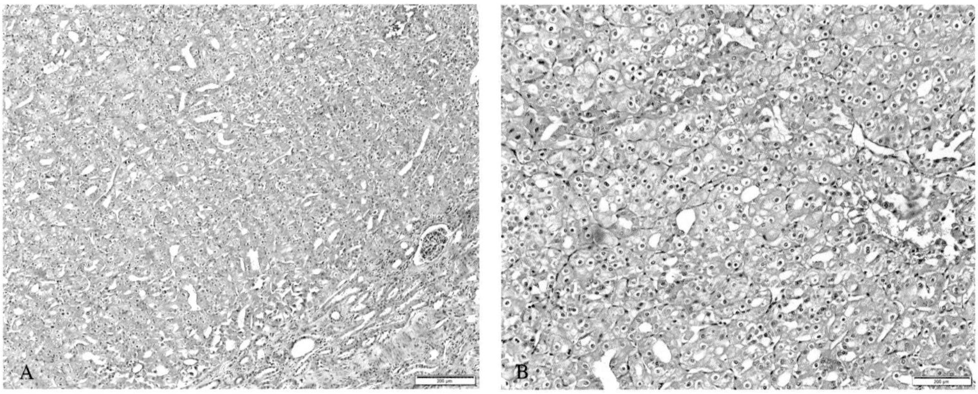

图 1-7-7 肾嗜酸细胞瘤

镜下可见肿瘤无包膜，与周围肾组织界线清楚。肿瘤细胞胞质丰富红染，呈嗜酸性改变，呈实性巢状分布于较疏松的间质中。A×100，B×200

性，须与杂合性嗜酸细胞 / 嫌色细胞肾肿瘤及 SDHB 缺陷型肾细胞癌相鉴别。

（三）其他肾嗜酸细胞肿瘤

新近研究发现，在肾细胞癌非特指型（NOS）中，有一部分肿瘤的肿瘤细胞具有嗜酸性胞质和嗜酸性或嫌色细胞样特征，同时伴有 TSC2 的体细胞失活突变或 mTOR 激活突变为主的分子改变。然而，TSC 相关肿瘤和 mTOR 相关肿瘤在形态学和免疫组织化学上是一组异质性很大的群体。为了更好地了解这一组不能被归类为嗜酸细胞瘤或肾嫌色细胞癌的异质性嗜酸性肿瘤，新引入了"其他肾嗜酸细胞肿瘤"这一概念。此类肿瘤包括低级别和高级别嗜酸细胞肿瘤，目前对该类别肿瘤的生物学行为知之甚少。

四、集合管癌

集合管癌（collecting duct carcinoma）是来源于集合管上皮的恶性肿瘤，又称 Bellini 导管癌。临床极为少见，仅占肾脏肿瘤的 1%～2%，但其侵袭性极高，约 2/3 的患者在 2 年内死亡。大体通常为灰白色、实性、质硬结节，常伴出血、坏死及周围组织侵犯，常见卫星灶。2022 版 WHO 中进一步明确其诊断标准，基本条件包括：①髓质受累；②明显的小管样形态；③具有促结缔组织增生的间质反应；④高级别的细胞学特征；⑤浸润性生长模式（图 1–7–8）。除此之外还应注意排除其他肾细胞癌亚型或尿路上皮癌及转移癌可能。主要的鉴别诊断包括转移癌（最常见为肺）、浸润性尿路上皮癌、肾盂腺癌和肾髓质癌等。免疫组织化学表达高分子量 CK（如 CK19 和 34βE12）和 CK7。推荐的有助于集合管癌诊断的免疫组织化学抗体组合包括：34βE12、GATA3、PAX2、PAX8、OCT3/4、INI1 和 P63。

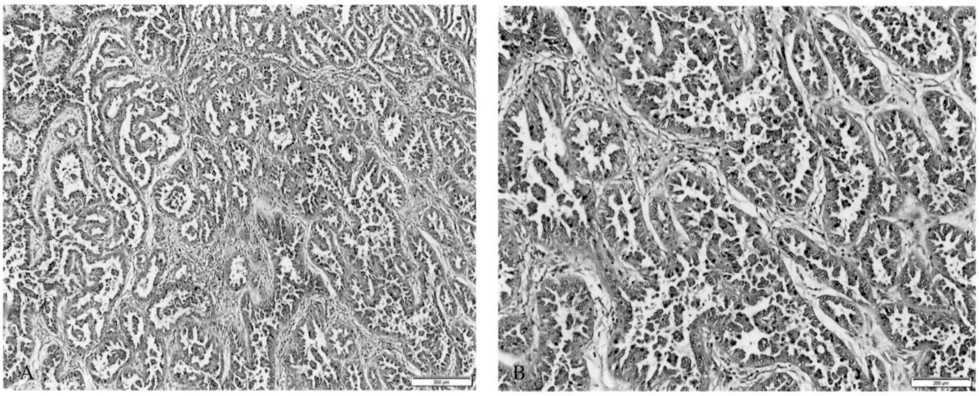

图 1–7–8 集合管癌

肿瘤排列呈小管状结构，高倍可见小乳头状结构折入小管腔内。间质增生不明显，细胞异型明显，呈高级别特征。A×100，B×200

五、其他肾脏肿瘤

（一）透明细胞乳头状肾细胞肿瘤

在第5版WHO肿瘤分类中，将第4版“透明细胞乳头状肾细胞癌”更名为“透明细胞乳头状肾细胞肿瘤（clear cell papillary renal cell tumor）”，主要依据是该类惰性实体肿瘤无转移性事件报道。该肿瘤是继透明细胞肾细胞癌、乳头状肾细胞癌、肾嫌色细胞癌之后，第四种常见的肾肿瘤类型。镜下肿瘤细胞立方至低柱状，核圆一致，远离基底膜呈线性排列，核级通常为WHO/ISUP 1～2级，呈乳头状、管状排列。通常无肿瘤坏死、肾周及淋巴血管浸润。其特征性的免疫表型为弥漫性CK7阳性及杯状分布的CAIX阳性。

（二）黏液小管状和梭形细胞癌

黏液小管状和梭形细胞癌（mucinous tubular and spindle cell carcinoma）是一种少见的肾上皮源性肿瘤，好发于女性，主要发生于肾皮质。大体呈界线清楚的黄褐色实性结节，镜下以数量不等的肾小管样结构、温和的梭形细胞和黏液样基质组成。免疫组织化学上，肿瘤表达PAX8、CK7和AMACR，CD10偶可表达。大部分肿瘤具有惰性生物学行为，罕见复发。部分肿瘤可出现高级别转化，表现为高级别核级、坏死、病理性核分裂象、血管侵犯及浸润性生长模式。肿瘤伴高级别转化通常与远处转移和死亡相关。

（三）管状囊状肾细胞癌

管状囊状肾细胞癌（tubulocystic renal cell carcinoma）极其少见，占全部肾癌的不足1%。该肿瘤多发生于成年，具有明显的性别倾向，男性病例明显多于女性，且常发生于左肾（约70%）。大部分病例预后良好，很少转移。肿瘤大体表现为孤立的界线清楚的多房囊性肿物，囊壁菲薄，囊内含清亮或血清样液体。镜下肿瘤细胞排列成管状、囊状结构，部分囊可明显扩张。囊内衬覆立方、低柱状或者靴钉样细胞，胞质嗜酸性，但缺乏坏死和核分裂象。目前认为，伴有乳头状肾细胞癌的结构和低分化或肉瘤样区域的肿瘤通常不是真正的管状囊状肾细胞癌。免疫表型与乳头状肾细胞癌相似，大部分表达CK8/18、PAX2、AMACR、CD10和P504S，部分表达CK7。此外，该肿瘤分子生物学特征会出现9号和17号染色体获得和Y染色体缺失。

（四）获得性囊性肾病相关性肾细胞癌

获得性囊性肾病（acquired cystic disease，ACD）是指终末期肾病患者肾内有4个以上的囊腔形成，诊断时应排除遗传性家族性多囊性肾病病史。ACD本身不影响血液透析患者寿命，但其罹患肾癌的风险约为正常人群的100倍。ACD相关性肾细胞癌是近年逐渐被认识到的ACD患者最常发生的肾细胞癌类型。肿瘤所累及的肾脏呈多囊性改变，病变多发生在此类囊腔内，以多灶性病变和双侧受累较为常见。肿瘤一般边界清楚，切面呈棕黄至棕褐色，偶见出血或坏死。镜下肿瘤细胞排列方式具有多样性，可呈筛孔状、腺泡状、微囊状、腺管状、乳头状或实性片状等结构，其中筛孔状和微囊状结构最常见且具有特征性。另一个特征性改变是肿瘤间质中可见到草酸盐结晶沉积。

（五）嗜酸性实性和囊性肾细胞癌

嗜酸性实性和囊性肾细胞癌（eosinophilic solid and cystic renal cell carcinoma）是一种新近被认识的与结节性硬化复合症（tuberous sclerosis complex，TSC）基因体细胞突变相关的肾细胞癌亚型。发病率极低（约为 0.2%），生物学行为呈惰性。低倍镜下可见肿瘤主要由嗜酸性细胞组成，形成大小不等实性区域，并混有大小不等囊性区域。瘤细胞胞质丰富嗜酸，胞质中可见粗糙的嗜碱性或双染颗粒状彩斑，部分胞质内可见嗜酸性小球，这是其特征性形态。免疫组织化学表型为显著的 CK20、PAX8 及 P504S 阳性，CK7 呈阴性或灶阳性，CD117 多呈阴性，这一点有别于肾脏其他嗜酸性肿瘤。Trpkov 等人采用免疫组织化学法检测 CK20 在肾嫌色细胞癌、透明细胞肾细胞癌以及嗜酸细胞瘤中表达均为阴性，因此 CK20 有助于诊断嗜酸性实性和囊性肾细胞癌。*TSC1* 或 *TSC2* 基因突变有助于诊断。

（六）肾细胞癌非特指型

肾细胞癌非特指型（NOS）不是一种独立的肾癌亚型，而是当原发于肾的肿瘤不能分入现有已知肾癌亚型时，称为 NOS，原来称为未分类的肾细胞癌。在做出此诊断之前，必须排除来自其他部位的浸润性尿路上皮癌和转移性癌等。该肿瘤组织学上可能是低级别，也可能是高级别，免疫组织化学 PAX8、PAX2、RCC 以及 CD10 有助于其肾源性的判断。

六、分子定义的肾癌

第 5 版 WHO 肿瘤分类中，新增了“分子定义的肾实体肿瘤”。传统上对肾细胞癌的分类主要基于肿瘤细胞质特征或结构特征，并综合诸如特定的基因型 - 表型相关性（如透明细胞肾细胞癌、乳头状肾细胞癌）、肿瘤部位（如集合管癌、肾髓质癌）、与基础性肾病的相关性（如获得性囊性肾病相关性肾细胞癌）、肿瘤与胚胎结构的相似性（如后肾腺瘤）以及特定的遗传背景（如遗传性平滑肌瘤病和肾细胞癌综合征相关的肾细胞癌）等信息定义肿瘤的亚型。2004 年 WHO 肿瘤分类首次引入了基于特定分子改变定义的肿瘤亚型（如易位相关肾细胞癌）。近年来，研究表明，这些分子定义的肿瘤具有过于宽泛的形态谱系，并不具有明确的基因型 - 表型相关性。因此，随着二代测序在内多种分子检测手段的广泛应用，肾细胞癌的分类进一步被拓宽。新增的分子定义的肾癌（molecularly defined kidney cancer）叙述如下：

（一）TFE3 重排肾细胞癌和 TFEB 改变的肾细胞癌

TFE3 和 TFEB 是小眼转录因子家族（MiT）成员，参与黑色素细胞调节和破骨细胞的分化。在 2016 版 WHO 泌尿与男性生殖系统肿瘤病理学和遗传学中将此两者与不同基因发生融合而发生的肾癌合称为 MiT 家族易位肾细胞癌。TFE3 重排肾细胞癌（TFE3-

rearranged renal cell carcinoma）约占儿童肾细胞癌的 40%；TFEB 改变的肾细胞癌（TFEB-altered renal cell carcinoma）是指 *MALAT1-TFEB* 基因发生融合，该类型较少见。以上两种肾细胞癌的发生与接受细胞毒性药物化学治疗存在一定相关性。在组织学上，TFE3 重排肾细胞癌最有特征性的形态表现是由上皮样透明细胞和大量砂粒体组成的乳头状肿瘤，也可表现为其他肾肿瘤的形态学特征，包括透明细胞肾细胞癌、乳头状肾细胞癌、低度恶性潜能多房性囊性肾肿瘤、嗜酸细胞瘤与上皮样血管平滑肌脂肪瘤。部分 TFE3 重排的肾细胞癌含有黑色素，与 TFE3 重排的色素性上皮样血管周细胞肿瘤有重叠。TFEB 改变的肾细胞癌常表现为双向性，肿瘤由大小两种上皮细胞组成，呈巢状排列，小细胞围绕在基底膜样物质周围，肿瘤周边常可见内陷的肾小管。在形态学上与 TFE3 重排肾细胞癌可有重叠。免疫表型方面，与大多数肾细胞癌不同，TFE3 重排肾细胞癌和 TFEB 改变的肾细胞癌均不表达上皮标记，而是以 TFE3 或 TFEB、组织蛋白酶 K 以及黑色素细胞标记 Melan A、HMB45 表达为特征。

（二）ELOC 突变肾细胞癌

ELOC 突变肾细胞癌［ELOC（formerly TcEB1）-mutated renal cell carcinoma］又称 TCEB1 突变肾细胞癌，是一种新近认识的肾细胞癌亚型，目前尚不完全了解。研究表明，该肿瘤缺乏透明细胞肾细胞癌独特的 3p 缺失，而是以 8 号染色的杂合性缺失为特征，而 *TCEB1* 基因（8q21.11）位于该染色体。组织病理学上，所有 ELOC 突变肾细胞癌形态上表现为肾透明细胞癌样腺泡区伴有折叠管状和局灶乳头状结构，肿瘤实质内有粗大的纤维肌性组织穿插。肿瘤细胞表现为 CK7、CAIX 及 CD10 阳性。

（三）延胡索酸水合酶缺陷型肾细胞癌

延胡索酸水合酶缺陷型肾细胞癌（fumarate hydratase-deficient renal cell carcinoma，FH-RCC）虽然存在因 FH 两条等位基因出现功能缺失而发生的散发病例，但多为遗传性平滑肌瘤和肾细胞癌综合征（hereditary leiomyomatosis and renal cell carcinoma，HLRCC）的表型之一，属于常染色体显性遗传疾病，其特征为 *FH* 基因的胚系突变。该病具有遗传性，且侵袭性强，病程凶险，预后较差。组织学上与多种肾细胞癌有重叠，乳头状及管囊状排列方式的混合存在是其最常见的生长方式，癌细胞中灶状出现大而明显的嗜酸性核仁是该类型肾细胞癌的重要组织学特征。FH 表达缺失和 S-（2-succino）-cysteine（2SC，一种改组的半胱氨酸，是因 FH 失活导致延胡索酸异常富集而形成的产物）过表达可提示该类的诊断。必要时应根据组织病理学特征进一步行基因检测以明确诊断。

（四）琥珀酸脱氢酶缺陷型肾细胞癌

琥珀酸脱氢酶缺陷型肾细胞癌（succinate dehydrogenase-deficient renal cell carcinoma）是一种罕见的肾脏肿瘤，占所有肾癌的 0.05%～0.2%，通常发生于年轻成人。该肿瘤呈高度遗传相关性，患者往往存在 *SDH* 相关基因的胚系突变（最常见的是 *SDHB*，其次是 *SDHC*，*SDHA* 和 *SDHD* 罕见，）从而导致线粒体复合物Ⅱ功能缺陷而致瘤。形态学上，

SDH 缺陷型肾细胞癌通常呈实性、巢状或小管状排列。最显著的形态学特征是肿瘤细胞胞质丰富，呈空泡状、絮状或羽毛状。免疫组织化学表现为特征性的 SDHB 抗体表达缺失（无论突变基因为 *SDHB* 或者其他 *SDH* 相关基因，SDHB 免疫组织化学均为阴性）。该肿瘤大多数（75%）形态温和，缺乏坏死且预后良好。当肿瘤出现高级别细胞核特征及凝固性坏死时，预后较差，极易转移。

（五）ALK 重排肾细胞癌

ALK 重排肾细胞癌（ALK-rearranged renal cell carcinoma）是一种伴有 ALK 蛋白过表达和 *ALK* 基因重排的特殊类型肾细胞癌。该类型肾细胞癌罕见，占成人肾细胞癌不足 1%。形态学上，*VCL-ALK* 基因融合和 *TPM3-ALK* 基因融合的肾细胞癌与成人肾髓质癌的形态学非常相似，呈弥漫性实性或局灶性网状 / 管状生长，间质血管较丰富，可见淋巴浆细胞浸润和间质纤维组织增生。而非 *VCL-ALK*/*TPM3-ALK* 基因融合的肾细胞癌形态学多样，可有乳头状（假乳头状）、筛状、实性、小梁状和管状或管囊状等结构并存。局部可见丰富的黏液样间质和胞质内黏液，瘤细胞胞质嗜酸性，可呈印戒样、横纹肌样、空泡状或出现多形性多核巨细胞；可见散在砂粒体和泡沫样组织细胞，可见核分裂象和凝固性坏死。免疫组织化学肿瘤细胞 ALK 蛋白呈胞膜或者胞质阳性，通常表达 CK7、AMACR、CK34βE12，INI1 表达无缺失，Ki67 增殖指数低，不表达组织蛋白酶 K 和黑色素相关标志物。应注意，部分发生在儿童的病例可表达 TFE3，但遗传学证实并无 *TFE3* 基因的重排。

（六）SMARCB1 缺陷型肾髓质癌

SMARCB1 缺陷型肾髓质癌（SMARCB1-deficient renal medullary carcinoma）是发生在肾髓质的高度侵袭性的恶性肿瘤。多发生于有镰状红细胞特征或患有镰状细胞贫血的年轻人，多数发生在黑人人种。大多数病例表现为转移性疾病，存活率通常以月为单位。组织学上与集合管癌有明显的重叠，表现为浸润性高级别腺癌伴管状、腺样、管状乳头状结构，伴有坏死、间质促结缔组织增生反应、中性粒细胞浸润及脓肿形成等。SMARCB1（INI1）的失活是其重要的分子免疫表型。此外，干细胞标志物 OCT3/4 的表达也有助于该型肾细胞癌的诊断。

七、后肾肿瘤

（一）后肾腺瘤

后肾腺瘤（metanephric adenoma）可发生于各年龄组，最常见于女性患者，是儿童肾脏中最常见的上皮性肿瘤。其形态学及免疫表型同分化型肾母细胞瘤和肾源性残余相似，被认为是分化成熟的肾母细胞瘤。大体通常为界线清楚、切面灰褐至棕黄的实性肿物，无包膜。镜下肿瘤细胞小而一致，密度较高，排列呈腺泡状结构，似胚胎细胞。由于腺泡排列紧密，低倍镜下常误认为呈实性巢片状。免疫组织化学肿瘤表达 WT1 和 CD57，而上皮细胞膜抗原 EMA 和 P504S 为阴性。该肿瘤需与上皮为主型肾母细胞瘤和实体型乳头状肾癌相鉴别。文献提示，Cadherin17（CDH17）在 81% 的后肾腺瘤中阳性表达，而在上皮为主型肾母细胞瘤和实体型乳头状肾癌中均阴性，是一种敏感性和特异性均较高的免疫标志物。此外，分子病理检测发现，约 90% 的后肾腺瘤中存在 *BRAF* 基因 V600E 突变，是该肿瘤有效的鉴别指标。

（二）后肾腺纤维瘤

后肾腺纤维瘤（metanephric adenofibroma）是一种主要发生于儿童及年轻人的良性肾脏肿瘤，是一种双相型肿瘤，其中上皮成分形态与后肾腺瘤相同，间质成分则由与后肾间质瘤相同的梭形细胞成分构成，两者比例各不相同。免疫组织化学显示间质成分表达 CD34。

（三）后肾间质瘤

后肾间质瘤是一种少见的发生于儿童的良性肾脏肿瘤。大体表现为黄褐色分叶状纤维性肿块。镜下肿瘤无包膜，浸润性生长。由与后肾纤维瘤间质成分相同的梭形细胞组成。肿瘤可特征性地包绕陷入的肾小管和血管，在黏液样背景中形成洋葱皮样同心圆结构，有 1/4 的后肾间质瘤中陷入的肾小球可出现球旁细胞增生，导致肾素分泌增多，临床患者出现血压升高。免疫组织化学显示肿瘤细胞表达 CD34，而 Vimentin、PAX8、Desmin、CK 和 S-100 均阴性。

第二节 混合性上皮和间质肿瘤

混合性上皮和间质肿瘤为上皮成分和间质成分混合的良性肿瘤，是一种双相型肿瘤。2016 版 WHO 泌尿与男性生殖系统肿瘤病理学和遗传学分类首次将成年性囊性肾瘤纳入混合性上皮和间质肿瘤家族的范畴。镜下上皮成分可排列成腺管状、微囊状和囊状结构，被覆上皮可为扁平状、立方状、柱状、假复层或局部乳头状增生。间质成分以梭形细胞为主，细胞异型性不明显。免疫组织化学上皮成分表达 CK、PAX2、PAX8，间质成分 actin、Desmin、CD10 阳性。也可表达 ER、PR。

第三节 间叶性肿瘤

一、主要见于儿童的肾间叶性肿瘤

（一）肾透明细胞肉瘤

肾透明细胞肉瘤是一种罕见的肾脏肿瘤类型，主要发生于儿童，约占儿童肾脏恶性肿瘤的 3%，仅次于肾母细胞瘤。组织来源尚不清楚。易发生骨转移，故又称儿童骨转移性肾肿瘤。大体肿瘤通常为较大的中心位于肾髓质的单发肿块，界线清楚但无包膜，切面鱼肉样、黏液状。经典的镜下形态为肿瘤细胞呈巢团状或条索状排列，间质可见网状毛细血管。此外，肿瘤细胞的形态和排列还有多种形式，如黏液型、硬化型、上皮样型、梭形细胞型等。特征性的免疫组织化学标记为 Cyclin D1 和 BCOR 弥漫核染色。

（二）肾横纹肌样瘤

肾横纹肌样瘤（rhabdoid tumor of the kidney）是好发于婴幼儿的高度侵袭性和高致死率的恶性肿瘤。80% 发生在 2 岁以内儿童，和中枢神经系统的不典型畸胎瘤样横纹肌样瘤属于同一个肿瘤谱系。该肿瘤极少发生于 3 岁及以上儿童，约占儿童肾脏恶性肿瘤的 2%。镜下肿瘤细胞无排列特征，通常呈片状、弥漫状分布，肿瘤细胞以嗜酸性泡状染色质、明显大核仁以及椭圆形核内包涵体为特征。其最具特征的分子病理改变是位于第 22 号染色体上的 SWI 染色质重塑复合物核心亚基 SMARCB1（INI1）的双等位基因失活，导致其免疫组织化学表达缺失。同样的改变也出现在肾外横纹肌样瘤、肾髓质癌以及软组织上皮样肉瘤中。因此，SMARCB1 的缺失是该肿瘤敏感和特异性标志物。

二、主要见于成人的肾间叶性肿瘤

（一）经典型血管平滑肌脂肪瘤

经典型血管平滑肌脂肪瘤（angiomyolipoma）曾被认为是一种良性错构瘤。近年来，随着分子生物学研究证实该肿瘤是一种单克隆性肿瘤，属于血管周细胞（PEC）来源的肿瘤，将其列为血管周细胞瘤家族的一员（PEComas）。该肿瘤可散发，也可与结节性硬化症合并发生，发病年龄较轻，女性较为多见。大体表现为边界清楚的球形肿块，无包膜，根据肿瘤内组织成分不同切面呈黄至棕粉色，膨胀性生长，可伴出血。镜下由多少不等的三种成分组成：缺乏弹力膜的壁厚扭曲血管、以血管为中心的杂乱排列的平滑肌以及分化成熟的脂肪组织。血管平滑肌脂肪瘤的免疫表型特征表现为黑素细胞标志物（HMB45、melan A 等）和平滑肌标志物（SAM 和 Caplonin）的共表达。

（二）上皮样血管平滑肌脂肪瘤

该肿瘤是血管平滑肌脂肪瘤的一种罕见亚型，在 2016 版 WHO 肿瘤分类中首次将其上皮样细胞成分比例定义为至少 80%。大体形态肿瘤通常呈浸润性生长，可出现坏死、肾外浸润及脉管侵犯。有明确证据表明，上皮样血管平滑肌脂肪瘤可为恶性，但其恶性的诊断标准尚不能界定和统一。

（三）肾血管母细胞瘤

肾血管母细胞瘤是 2016 版 WHO 肿瘤分类中肾间叶新增肿瘤，该肿瘤类似中枢神经系统血管母细胞瘤，主要由肿瘤性间质细胞和丰富的毛细血管网构成。与发生在中枢神经系统的血管母细胞瘤不同，目前尚无报道支持肾血管母细胞瘤与 VHL 综合征及 *VHL* 基因突变相关。免疫组织化学显示 NSE、S-100、PAX8 和 Vimentin 阳性表达。CK 和 EMA 可呈局灶性膜染色。肿瘤生物学行为良性。

第四节　肾脏胚胎性肿瘤

一、肾源性残余

肾源性残余（nephrogenic rests）是指肾内出现灶状分布的胚胎性肾组织成分，具有发展为肾母细胞瘤的潜能。25% ~ 40% 的肾母细胞瘤患者肾内可见肾源性残余。大体呈肾实质内点片状灰白色小结节，根据其位置分为肾被膜下的叶周型和肾实质深部的叶内型。镜下表现为分化较好的原始肾小管样结构。

二、幼年性囊性肾瘤

2016 版 WHO 肿瘤分类中详细阐述了一种独立的幼年性囊性肾瘤。大部分患者年龄小于 24 个月，男性多于女性。肿瘤相对患者年龄而言通常较大，完全由大小不等的囊腔构成，囊壁间为纤细的纤维间隔，局灶可富于细胞，可见分化较好的小管样结构，而无膨胀性生长的实性结节样结构。囊腔衬覆扁平、立方或靴钉样上皮，也可无衬覆上皮。应与部分囊状分化肾母细胞瘤进行鉴别。若出现不成熟的肾母细胞瘤成分，应诊断为部分囊状分化肾母细胞瘤。大多数幼年性囊性肾瘤具有 *DICER1* 基因突变，而部分囊状分化肾母细胞瘤中未发现这些突变，表明这两种长期以来被认为是连续疾病谱的肿瘤，实际上是两种不同的肿瘤。

三、囊性部分分化型肾母细胞瘤

囊性部分分化型肾母细胞瘤（cystic partially differentiated nephroblastoma）与幼年性囊性肾瘤类似，是一种好发于 24 个月龄以下儿童的部分或完全囊性肾肿瘤。男性多于女性。肿瘤由大小不等的囊腔组成，囊壁衬覆扁平、立方或靴钉样上皮，也可无衬覆上皮，囊壁间可为未分化或分化的间充质（骨骼肌成分常见，也可是软骨或脂肪成分）、胚泡岛和肾母细胞瘤上皮成分。上皮成分主要由成熟和未成熟的小管和与未成熟肾小球类似的小乳头结构组成。与幼年性囊性肾瘤不同，部分囊状分化肾母细胞瘤不具有 DICER1 基因突变。

四、肾母细胞瘤

肾母细胞瘤（nephroblastoma）是一种来源于肾胚芽组织的恶性胚胎性肿瘤，又称 Wilms 瘤。多见于 6 岁以下儿童，少见于成人。肿瘤通常呈单发巨大肿块，界线清楚，切面鱼肉样，可伴出血坏死及囊性变。以囊性变为肿瘤主体者称为囊性肾母细胞瘤。镜下肿瘤主要由三种成分组成：未分化胚芽组织、多少不等的上皮成分和间叶成分。三相分化多见，单相及双相分化肿瘤也可见。约 5% 的肾母细胞瘤可发生间变。间变重要指征包括细胞异型性明显，核分裂象增多等。

（塔 娜）

▶▶▶ 参考文献

[1] Hidayat K，Du X，Zou SY，et al. Blood pressure and kidney cancer risk：meta-analysis of prospective studies. J Hypertens，2017，35（7）：1333–1344.

[2] Jang HS，Leem JH，Jeon SS，et al. Relationship between occupational sunlight exposure and the incidence of renal cancer. Ann Occup Environ Med，2019，（31）：e32.

[3] Zaitsu M，Cuevas AG，Trudel-Fitzgerald C，et al. Occupational class and risk of renal cell cancer. Health Sci Rep，2018，1（6）：e49.

[4] Cao Y，Willett WC，Rimm EB，et al. Light to moderate intake of alcohol，drinking patterns，and risk of cancer：results from two prospective US cohort studies. BMJ，2015，（351）：h4238.

[5] Wang G，Hou J，Ma L，et al. Risk factor for clear cell renal cell carcinoma in Chinese population：a case–control study. Cancer Epidemiol，2012，36（2）：177–182.

[6] Antwi SO，Eckel-Passow JE，Diehl ND，et al. Alcohol consumption，variability in alcohol dehydrogenase genes and risk of renal cell carcinoma. Int J Cancer，2018，142（4）：747–756.

[7] Minami T，Inoue M，Sawada N，et al. Alcohol consumption，tobacco smoking，and subsequent risk of renal cell carcinoma：The JPHC study. Cancer Sci，2021，112（12）：5068–5077.

[8] Tsuyukubo T，Ishida K，Osakabe M，et al. Comprehensive analysis of somatic copy number alterations in clear cell renal cell carcinoma. Mol Carcinog，2020，59（4）：412–424.

[9] Bratslavsky G，Mendhiratta N，Daneshvar M，et al. Genetic risk assessment for hereditary renal cell carcinoma：Clinical consensus statement. Cancer，2021，127（21）：3957–3966.

[10] Purdue MP，Song L，Scélo G，et al. Pathway Analysis of Renal Cell Carcinoma Genome–Wide Association Studies Identifies Novel Associations. Cancer Epidemiol Biomarkers Prev，2020，29（10）：2065–2069.

[11] Scelo G，Purdue MP，Brown KM，et al. Genome-wide association study identifies multiple risk loci for renal cell carcinoma. Nat Commun，2017，（8）：15724.

[12] Lasseigne BN，Brooks JD. The Role of DNA Methylation in Renal Cell Carcinoma. Mol Diagn Ther，2018，22（4）：431–442.

[13] Yap NY, Rajandram R, Ng KL, et al. Genetic and Chromosomal Aberrations and Their Clinical Significance in Renal Neoplasms. Biomed Res Int, 2015, (2015): 476508.

[14] Shi Q, Liu N, Zhu Y, et al. A new risk-scoring system to predict Xp11.2 translocation renal cell carcinoma in adults. J Int Med Res, 2021, 49 (3): 300060521997661.

[15] Nejati R, Wei S, Uzzo RG, et al. Monosomy of Chromosome 9 Is Associated With Higher Grade, Advanced Stage, and Adverse Outcome in Clear-cell Renal Cell Carcinoma. Clin Genitourin Cancer, 2020, 18 (1): 56-61.

[16] Singh D. Current updates and future perspectives on the management of renal cell carcinoma. Life Sci, 2021, (264): 118632.

[17] Jang S, Zheng C, Tsai HT, et al. Cardiovascular toxicity after antiangiogenic therapy in persons older than 65 years with advanced renal cell carcinoma. Cancer, 2016, 122 (1): 124-130.

[18] Wang HT, Xia M. A meta-analysis of efficacy and safety of sorafenib versus other targeted agents for metastatic renal cell carcinoma. Medicine (Baltimore), 2019, 98 (1): e13779.

[19] Tan X, Zhai Y, Chang W, et al. Global analysis of metastasis-associated gene expression in primary cultures from clinical specimens of clear-cell renal-cell carcinoma. Int J Cancer, 2008, 123 (5): 1080-1088.

[20] Li X, Tan X, Yu Y, et al. D9S168 microsatellite alteration predicts a poor prognosis in patients with clear cell renal cell carcinoma and correlates with the down-regulation of protein tyrosine phosphatase receptor delta. Cancer, 2011, 117 (18): 4201-4211.

第八章 肾脏肿瘤的症状学

肾脏肿瘤的临床表现呈现多样化，良性肾肿瘤或早期肾癌的临床表现缺乏特异性，局部进展或晚期肾癌可以出现典型的血尿、腰痛、腹部肿块的“肾癌三联症”，但是出现频率不到 10%。实际上多数患者仅表现其中的一项或两项，但值得注意的是，也有不少患者因为发热、消瘦、水肿等“肾外症状”来就诊，检查发现肾肿瘤。

第一节 疼痛

肾脏的疼痛（pain）通常定位于同侧肋脊角（第 12 肋下缘与竖脊肌外侧缘交角），疼痛多数由梗阻或炎症引起肾脏被膜扩张、牵拉所致，常常表现为阵发性绞痛或持续性钝痛。肾肿瘤往往可引起钝痛，表现为一侧或两侧腰部持续性酸胀不适，需要与肾周感染、肾周脓肿、肾积水等疾病进行鉴别，通过泌尿系超声或腹部 CT 检查较易鉴别。少数肾肿瘤患者会引起阵发性绞痛，当肾肿瘤巨大或位于肾脏下极肿瘤挤压输尿管或者血块、血条堵塞输尿管，梗阻可刺激输尿管平滑肌发生痉挛性收缩，肾盂内压力升高，引起疼痛。

由于腹腔神经丛的反射性刺激和邻近脏器（肝脏、胰腺、十二指肠、胆囊和结肠）的影响，源于肾脏的疼痛常常伴有反射性恶心、呕吐、腹胀等消化道症状，因此肾脏的疼痛应与腹腔内脏器引起的疼痛相鉴别。晚期转移性肾癌、肾盂癌患者，发生骨、脑、皮下等远处转移，可以出现转移灶部位的局部疼痛症状。

第二节 肿块

瘦长体型的患者，深吸气时，可在肋缘下触及肾脏下极。如果肾脏下极长了肿块（mass），则较易扪及。有些巨大肾肿瘤，甚至越过了腹正中线。当腹部触及肿块，在初步判断其大小以后，一定要认真体会肿块的质地、硬度、活动度及有无硬结等。

肾囊肿和肾积水导致的肿块多为囊液性，表面光滑，有一定的液体张力，随着囊肿的增大，部分患者会有腰部酸胀的感觉。因此肾囊肿、肾积水引起的腹部肿块，囊液感较为明显，较少引起疼痛，腹部不适感也较为轻微。

肾肿瘤所致的肿块多为实性，质地较硬，大多数为球形或椭圆形，少数呈不规则形。早期肿瘤往往触及不到，若触及可有一定活动度，如进展到晚期，触及其活动度小，因为与周围组织粘连而固定，当肿瘤进一步生长，包膜张力不断增大，患者可出现腰部钝痛或隐痛。如果肿瘤突破包膜侵犯肋间神经等周围脏器，则会出现剧烈疼痛。

由于小儿体型等因素的影响，患者腹部肿块发现时体积往往已经较大。小儿腹部肿块一般考虑为肾母细胞瘤或者巨大肾积水。小儿肾母细胞瘤在发现之前一般没有任何症状，父母给患儿洗澡或更衣时偶然触及，通常肿块表面光滑，质实无压痛。巨大肾积水症状也不明显，触诊肾脏有囊性包块，且有一定液体张力。

第三节　血尿

血尿（hematuria）可分为镜下血尿和肉眼血尿，镜下血尿是指离心沉淀尿中每高倍镜（400 倍）视野下有 3 个及以上的红细胞；每 1 000 mL 尿液中含有 1 mL 以上血液时，尿液颜色出现肉眼可见的改变，称为肉眼血尿。肾实质疾病，如各型肾炎、肾病引起的血尿多为镜下血尿，同时可伴有高血压、水肿、蛋白尿、管型尿等。肾血管畸形如动脉瘤、动静脉瘘、血管瘤、肾梗死等所致血尿常呈反复发作，多见于青少年患者。肠系膜上动脉和腹主动脉之间夹角过小，压迫左肾静脉，引起肾淤血，可出现血尿，临床称为胡桃夹综合征。运动性血尿一般原因不明确，可能与肾静脉淤血，肾、膀胱黏膜血管损伤出血有关。

肾肿瘤引起的血尿常为间歇性、无痛，全程肉眼血尿，可为茶色或酱油色；也可表现为间歇性镜下血尿。对于肾盂肿瘤，无痛性肉眼血尿是常见症状，偶伴有血块和血条，引起输尿管梗阻性疼痛不适。对于早期肾细胞癌，血尿是比较少见的症状，而且血尿程度与肾肿瘤大小和分期一般无相关性，较小的肿瘤如侵犯肾盂、肾盏即可导致血尿，而向肾外生长的肿瘤即使体积很大也不会出现血尿。对于晚期肾细胞癌，因原发病灶肿瘤较大，出现血尿可能性大，如果血尿严重，可以考虑予以减瘤性肾切除或者肾动脉 DSA 栓塞治疗。

第四节　肾外症状

肾肿瘤的全身症状包括发热、消瘦、水肿、副瘤综合征等。在泌尿外科领域，发热、寒战是临床上最为常见的全身症状，对于某些进行性消瘦的恶病质患者，首先应该想到恶性肿瘤的可能。

一、发热

一般情况下，人体产热和散热呈动态平衡状态，当某种原因或某种致热原刺激导致体温调节中枢功能发生障碍时，体温就会升高至正常范围（36.0 ~ 37.0℃）以上，即通常所说的发热（fever）。值得注意的是，正常体温会受个体体质、外环境、生理情况等因素影响，一般波动范围在1℃以内。

发热的原因有很多，在临床上主要分为感染性和非感染性发热。非感染性发热的常见病因主要有血液病、结缔组织病、内分泌疾病、超敏反应性疾病、恶性肿瘤等。临床上以感染性发热常见，各种病原体如细菌、真菌、病毒、支原体等均可作为致热原引起机体发热。肾肿瘤患者出现的发热症状，往往是非感染性发热，呈现不规则热，可能因为肾癌组织坏死导致。如果长期慢性低热、消瘦等恶病质症状，在临床需要进一步鉴定和排除，是否有晚期恶性肿瘤的可能性。

二、水肿

水肿（edema）即过量的液体在组织间隙中潴留导致组织肿胀，主要表现为局部或全身的凹陷性水肿。正常情况下，人体血管、淋巴管内液体与组织液之间处于动态平衡状态，而保持该平衡的主要因素有以下几个：毛细血管内静水压、血浆胶体渗透压、组织间隙压、组织胶体渗透压。当某种原因打破该平衡，致使组织内液体产生大于吸收时，即可形成水肿。

临床上，水肿可以分为全身性水肿和局部性水肿。晚期肾肿瘤患者，因全身营养不良出现低蛋白血症，可表现为全身性水肿。对于部分肾肿瘤体积过大压迫下腔静脉或者侵犯下腔静脉，可以出现下肢水肿。左肾肿瘤伴肾静脉或者腔静脉瘤栓的患者，可能导致生殖静脉回流受阻，引起左侧睾丸静脉曲张甚至阴囊水肿。对于一些肾癌、肾盂癌根治术后患者，由于早期肾功能不全，亦可以表现为脸部、四肢水肿。

三、恶病质

恶病质（cachexia）又称恶病体质，患者处于全身营养极度消耗的状态，主要见于各种恶性肿瘤及一些慢性消耗性内科疾病的晚期，具体临床表现有进行性体重下降、消瘦、内分泌紊乱、贫血、皮肤黏膜干燥皱褶、精神萎靡等。恶病质的形成原因主要有以下两点：①恶性肿瘤对全身、局部的侵蚀和消耗；②针对晚期恶性肿瘤所采用的全身治疗对病患身体的影响。在泌尿系统疾病中，恶病质主要见于晚期肾癌、肾盂癌等常见泌尿系恶性肿瘤以及合并肿瘤全身多处转移的患者。

四、副瘤综合征

副瘤综合征（paraneoplastic syndrome）是癌症患者出现一系列由肿瘤引起的全身性症状、体征和实验室检查异常，与远处转移、感染、营养不足和治疗无关。有 10% ~ 40% 的肾细胞癌出现副瘤综合征，常见有贫血、高血压和发热，少见包括代谢综合征（高钙血症、高脂血症、肝功能异常综合征等）、血液综合征（红细胞增多症）和神经肌肉综合征等。在正常情况下，肾脏分泌产生多种类激素或细胞因子样生物活性物质，如 1,25- 二羟基胆钙化醇、肾素、促红细胞生成素和各种前列腺素等，所有这些激素都受到严格调节以维持体内平衡。肾癌可能会产生更多的这些物质，还可能会产生多种其他生理上重要的因子，如甲状旁腺激素样肽、狼疮型抗凝剂、人绒毛膜促性腺激素、胰岛素及各种细胞因子和炎症介质。这些物质被认为是造成全身症状的原因，如体重减轻、贫血和副瘤综合征。

约 13% 的肾癌患者出现高钙血症，这可能是由于副瘤综合征或骨的溶骨性转移受累。甲状旁腺激素样肽的产生是最常见的此类副瘤综合征病因，尽管肿瘤衍生的 1,25- 二羟基胆钙化醇和前列腺素可能在少数病例中起作用。野生型 VHL 蛋白抑制甲状旁腺激素样肽的表达，这些肽可作为肾癌的有效生长因子。高钙血症的体征和症状通常是非特异性的，包括恶心、厌食、疲劳和深部腱反射减弱。

高血压和红细胞增多症是肾癌患者常见的副肿瘤综合征。肾癌相关的高血压可继发于：肿瘤直接产生的肾素增加；压迫或包裹肾动脉或其分支，有效地导致肾动脉狭窄；或肿瘤内的动静脉瘘。少见的原因包括红细胞增多症、高钙血症、输尿管梗阻和与脑转移相关的颅内压升高。肾癌相关的红细胞增多症可能是由于促红细胞生成素的产生增加，直接由肿瘤或邻近肾实质响应肿瘤生长引起的缺氧而产生。

肾癌患者出现非转移性肝功能障碍又称为 Stauffer 综合征，此类副瘤综合征发生率为 3% ~ 20%。几乎所有 Stauffer 综合征患者的血清碱性磷酸酶水平升高，67% 的患者凝血酶原时间升高或低白蛋白血症，20% ~ 30% 的患者血清胆红素或氨基转移酶水平升高。其他常见的发现包括血小板减少和中性粒细胞减少，典型症状包括发热和体重减轻，这可能因为许多患者存在散在的肝坏死区域。必要时需要排除肝转移的可能，当有指征时可以进行活检穿刺，病理通常显示与淋巴细胞浸润相关的非特异性肝炎。在 Stauffer 综合征患者的血清中发现了升高的 IL–6 水平，并且认为这种细胞因子和其他细胞因子可能发挥致病作用。肾癌切除术后 60% ~ 70% 的患者肝功能恢复正常，是预后较好的表现，其中 88% 至少预期生存时间 1 年，但罕有生存 5 年以上者。如肝功能改变在肾癌切除后仍持续或反复，提示肿瘤残留或复发。

与肾癌相关的其他少见但独特的副肿瘤综合征包括库欣综合征、高血糖症、溢乳、神经肌病、凝血功能障碍和小脑性共济失调。一般而言，与肾癌相关的副肿瘤综合征的治疗需要肾癌的手术切除或全身治疗，除高钙血症外，药物治疗无临床获益的证据。

另外，肿瘤转移到不同部位亦会有相应症状，如肾癌肺转移患者后期可能出现刺激性咳嗽、咯血等症状，肾癌骨转移患者可能会出现骨痛、病理性骨折等症状，肾癌脑转移患者可能会出现头痛、头胀等颅内压升高症状。此外，其他慢性基础疾病病史，如高血压、糖尿病、冠心病等，亦是了解患者全身症状不可或缺的重要信息。

（潘秀武）

▶▶▶ 参考文献

[1] McDougal W S，Wein A J，Kavoussi L R，et al. Campbell–Walsh Urology. 11th ed. New York：Elsevier Health Sciences，2015.

[2] 孙颖浩 . 吴阶平泌尿外科学 . 北京：人民卫生出版社，2019.

[3] Decastro GJ，McKiernan JM. Epidemiology，clinical staging，and presentation of renal cell carcinoma. Urol Clin North Am，2008，(35)：581–592.

[4] Klatte T，Said JW，Belldegrun AS，et al. Differential diagnosis of hypercalcemia in renal malignancy. Urology，2007，70(179)：e7–8.

[5] Kranidiotis GP，Voidonikola PT，Dimopoulos MK，et al. Stauffer's syndrome as a prominent manifestation of renal cancer：a case report. Cases J，2009，(2)：49.

第九章

肾脏肿瘤的影像学

肾脏肿瘤的影像学诊断是肾脏肿瘤临床诊疗过程中不可或缺的重要环节。随着新技术的不断涌现和后处理软件的不断改进，使得我们能够整合解剖学和功能学成像，并将所得图像通过软件进行后处理，从而更加精准地评估病灶，这就明显提高了肾脏肿瘤诊断的准确性。近年来，无论是因其他疾病行影像检查而被偶然发现的肾脏肿块（kidney lump），还是专门针对肾脏的影像检查，都使得越来越多的肾脏肿块能在早期被发现。当前大多数肾脏肿瘤可以通过诸如超声（ultrasound）、计算机体层成像（computed tomography，CT）、磁共振成像（magnetic resonance imaging，MRI）和正电子发射体层成像（positron emission tomography，PET）等综合影像技术的运用而使患者得到确诊，并指导下一步治疗措施的制订。因此，如何合理地选择和综合运用这些影像学手段来评估肾脏肿瘤患者局部及全身情况是泌尿外科和影像科医生常面临的问题。为了尽可能早地发现和诊断肾脏肿瘤性疾病，提高患者生存率和减少并发症的发生率，应该建立一种合理的诊疗流程模式。即初始筛查模式、诊断成像模式、随访模式，对于不同阶段应选择不同的成像模式或者组合模式来完成。初始筛查阶段，一般倾向于选择经济、高效易得的影像检查模式，如超声检查。一旦在筛查中发现肿块，诊断性成像模式即被用于下一步的详细评估，这时可以根据筛查阶段成像模式提供的有效信息，来选择不同的成像模式。这个阶段常选用增强 CT 或者增强 MRI，具体情况视病灶性质而定。CT 由于其广泛可得性和检查费用低的特点，被广泛运用于肾脏肿块的定性诊断，且大多数肾脏肿块通过增强 CT 均能得到正确的诊断。当然也会存在 CT 诊断不明确，或者有 CT 检查禁忌或者 CT 造影剂有禁忌的患者，这时就运用 MRI 进一步评估。诊断成像模式的主要作用是为在筛查成像模式基础上进一步正确诊断提供信心，此外，诊断成像模式还有助于定位异常组织进行穿刺活检，检测病变的精确边界，以便进行正确的肿块分期和制订相应的手术计划，以及后续治疗的指导。接下来就是随访阶段，对于恶性肾脏肿瘤术后需要随访，对于良性或者性质不明的肿块，也需要随访，因此影像学方法在随访阶段也起着重要作用。

本章就肾脏实性和囊性病变的常见诊断、强化方式、恶性程度及治疗方法等方面作一概述，以协助临床医生对肾脏肿块进行进一步诊断。本章节讨论了目前临床中适用于诊断和监测肾脏病变的不同影像学方法的优缺点。此外，还讨论了在诊断肾脏病变的无创成像模式方面所取得的进展，以供临床参考。

第一节 肾脏病变的类型

对于偶发的肾脏病变，影像检查的首要任务是区分病灶是囊性病变还是实性，因对肾脏的囊性病灶和实性病灶有着不同的诊断思路（图 1–9–1）。肾脏实性病变的影像学定义为：肿块内无液体或极少量液体成分，而主要由血管化组织构成。而囊性肾脏病变多表现为充满液体的生长模式。肾脏病变中囊性病灶约占所有病变的 15%，实性肿块（solid mass）约占 85%。同时肾囊性恶性病变的发病率和死亡率远低于肾实性恶性病变。肾脏肿块的大小对肾脏良恶性也有提示意义，统计表明，小于 1 cm 的肾脏实性肿物约有 40% 为良性病变，但是≥7 cm 的肾脏病变中约有 90% 为恶性病灶。临床上常见的实性恶性病变有肾细胞癌（renal cell carcinoma，RCC）、淋巴瘤、尿路上皮癌和转移癌。良性肾脏实性肿块主要包括血管平滑肌脂肪瘤（AML）、嗜酸细胞腺瘤和炎性假瘤等。

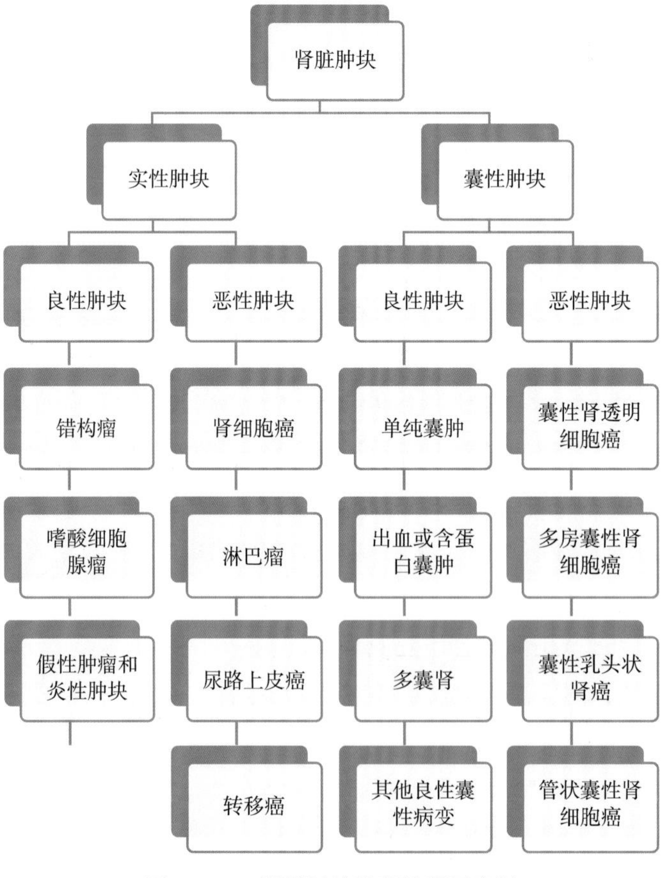

图 1–9–1 肾脏肿块诊断流程示意图

一、肾脏实性肿块

（一）肾脏实性良性肿块

据报道，在所有手术切除的肾脏实性病变中，良性病变的总发生率为13%～16%。在肾脏实体病变中大小是良恶性较重要的影响因素，在小于1 cm的肿块中，良性病变约占40%。其中血管平滑肌脂肪瘤（AML）和嗜酸细胞腺瘤是常见的良性实体病变，分别占所有病变的44%和35%。

1. 血管平滑肌脂肪瘤（angiomyolipoma，AML） 常称为错构瘤，是肾脏最常见的实性良性肿瘤之一。顾名思义，血管平滑肌脂肪瘤（AML）其主要组织成分包括：血管、平滑肌和脂肪，AML占所有手术根除肿瘤的2%～6%。较大AML有自发破裂出血的倾向，这是一个可危及患者生命的严重并发症，因此较大的AML也有学者建议对其进行外科手术或者介入栓塞治疗，以起到预防破裂出血的风险。综合评估下来，DSA引导下介入栓塞不失为合理治疗选择之一。通过CT和MRI识别AML中特征性的脂肪成分是诊断AML的有效影像学方法，但是在临床诊疗过程中也常常遇到乏脂肪AML，这时候单纯依靠常规CT和MRI方式就难以识别了，就要结合CT下患者密度表现、MRI四相位技术来识别，具体诊断技巧将在分论中进行详细讨论。

2. 肾嗜酸细胞腺瘤（renal oncocytoma） 是主要由嗜酸细胞组成的肾脏良性肿瘤，在肾脏良性肿瘤中发病率排名第2，约占手术切除的所有肾脏病变的7%。中位高发年龄为65岁的男性。通常在诊断其他疾病的影像学表现中被发现。统计学表明约33%和20%的嗜酸细胞腺瘤存在中心瘢痕和瘤内出血，这些瘢痕在某种程度上有助于与肾细胞癌的鉴别。但是根据临床经验，中心瘢痕出现的概率不到30%，同时嗜酸细胞腺瘤和肾细胞癌在强化方式上有着很大的交叉，这就进一步加大了诊断难度。虽然肾脏嗜酸细胞腺瘤被归类为良性病变，但一些报道描述了它们有恶性倾向可能，此外，嗜酸细胞瘤的侵袭性表现可表现为血管内进入肾静脉分支并侵犯肾周脂肪。换言之，如果患者因为肾脏嗜酸细胞腺瘤而接受手术治疗，从伦理上也是可以接受的。

3. 肾脏炎性假瘤 肾脏某些炎性肿块可能与肾实质肿块表现相似，在增强后也与肾脏肿瘤存在某种程度的交叉。这中间就包括了肾脏感染性、肉芽肿性和炎症性疾病。这时结合患者病史就非常重要。如常见的肾盂肾炎就在病程中常伴有寒战、发热、腹痛、脓尿等症状。黄色肉芽肿性肾盂肾炎也可能以肾脏肿块的形式出现，同时也可伴有发热、腹痛。常见于有尿路结石伴感染的女性患者。此外，肾脏炎症疾病时周围组织的改变也能为诊断提供有益的信息，如标准肾结构被破坏，肾盂肾盏扩张，肾周脂肪组织炎性改变，后腹膜炎性改变等都提示为肾脏炎性病变。因此正确理解影像学表现，把影像表现同患者的病程病史相结合对得出正确的诊断非常重要。

（二）肾脏实性恶性肿块

1. 肾细胞癌（renal cell carcinoma，RCC） 发生在男女的比例约为 3∶1，约占全身所有实体恶性肿瘤的 3.7%，肾脏实体恶性肿瘤的 90%。局限性肾脏肿瘤患者的 5 年生存率约为 92%，局部转移患者的 5 年生存率下降为约 65%，而伴有远处转移的患者的 5 年生存率下降为约 12%。因此早期诊断就显得非常重要。WHO 将 RCC 分为不同的亚组，其中透明细胞肾细胞癌（clear cell renal cell carcinoma，ccRCC）占肾细胞癌的 70%～75%，乳头状肾细胞癌（papillary renal cell carcinoma，pRCC）占肾细胞癌的 10%～21%，肾嫌色细胞癌（chromophobe renal cell carcinoma，chRCC）占肾细胞癌的 5% 左右。不同亚组病理类型有着不同的生存率，同一病理类型的生存率和生存时间也不尽相同，其主要与组织学分级、病理分期，病灶内部有无肉瘤样变存在相关性。此外，与 pRCC 和 chrRCC 相比，ccRCC 的预后更差也更加复杂。这些亚组的影像学表现也各不相同，我们将在分论中详细讲解。

2. 肾淋巴瘤 淋巴瘤是起源于淋巴细胞或淋巴母细胞第三常见的恶性肿瘤。其中侵犯肾脏的淋巴瘤以非霍奇金淋巴瘤为主，10%～20% 淋巴瘤可在肾脏表现为孤立性肿块样病变，也可表现为浸润性或包绕型肾脏病变。60% 的病例的病灶具有多灶性改变，病灶大小通常在 1～3 cm 之间，与肾实质相比，增强后常呈相对低水平强化。尽管可根据患者增强后相对弱的强化来与 ccRCC 进行鉴别，但在一些病例中，可能需要活检才能与非 ccRCC 亚群（如乳头状肾细胞癌）相区分。

3. 尿路上皮癌 约占所有患者的 15%。尿路上皮癌起源于肾盏和肾盂被覆的移行上皮组织。其中位诊断年龄多在 60 岁以上，以血尿为最常见症状。尿路上皮癌还具有异时性和多原发特性，可分别发生在 11% 和 24% 的尿路上皮癌患者中。上尿路尿路上皮癌在早期可以简单地与其他实体性病变和肾细胞癌区分开来，在早期往往表现为肾盂和肾盏的占位病变，同时强化后明显强化，延迟后可见肾盂肾盏内充盈缺损样改变，以此来与肾脏部位的实性占位相区分。当中晚期肾脏部位尿路上皮癌侵犯肾脏实质后，需要与肾脏原发性肿瘤进行鉴别，同时这样的病变与浸润性肾细胞癌的鉴别有一定的难度。

4. 转移性肿瘤 肿瘤患者肾脏转移的发生情况因评估技术的不同而不同，尸检和临床病理研究的肾脏转移性肿瘤发生率分别为 1%～20%。肾转移性疾病常发生在肾髓质与皮质的交汇处，常表现为低水平强化，边界欠清，部分富血供转移性肿瘤除外。其特征不同于通常定义的皮质性肾细胞癌，肾脏实性肿块的患者，如果既往有肿瘤病史，就要考虑转移肾肿瘤可能，但是诊断往往需要穿刺活检来明确。

二、肾脏囊性病灶

肾脏囊性病灶是在临床诊疗过程中经常遇到的肾脏病变，如何准确地评估囊性病灶的良恶性对后续治疗措施的制订和随访策略的选择至关重要。为了准确地评估这些囊性病灶，可以采取不同的成像模式来识别和描述它们。与实性病灶相比，囊性病灶通常是低分期和侵袭性较小的病变。病因分类可分为获得性、遗传性或肿瘤性。Bosniak 分级系统是肾脏囊性病灶诊断中最重要的分级系统，其从 1986 年首次提出到 2019 版，其间 Bosniak 分级系统在不断更新和完善。肾脏囊性病灶在 CT 影像上的 Bosniak 分型方案如图 1-9-2 所示。该风险分层方法一般用于肾脏囊性病灶的危险度分层。Bosniak 系统采用明显的影像学特征将病变从Ⅰ级分级至Ⅳ级，分级越高，恶性的可能性越大，将会在分论中进行详细讨论。

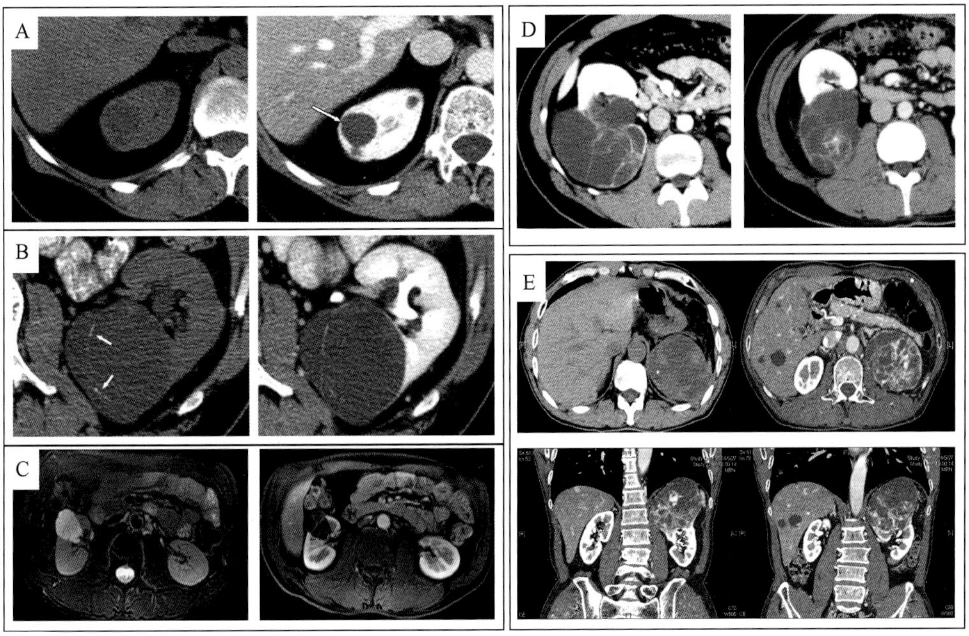

图 1-9-2　肾脏囊性病灶的 Bosniak 分型

A. Bosniak type Ⅰ；B. Bosniak typeⅡ；C. Bosniak type ⅡF；D. Bosniak typeⅢ；E. Bosniak type Ⅳ

（一）良性肾脏囊性病灶

1. 单纯囊肿　临床上最常见的肾囊性病变为单纯性囊肿，约 41% 的病例为偶然发现的单纯性囊肿。CT 平扫时单纯性囊肿的 CT 值通常在 10 ~ 20 HU 范围内，内部无明显分隔，在增强后无任何强化。超声上表现为薄壁的无回声结构，后部可见回声增强。而在 MRI 成像上，T_1 加权成像通常表现为低信号，T_2 加权成像通常表现为高信号，DWI 为低信号表现，增强后病灶无明显强化。这些类型的病变属于 BosniakⅠ型囊肿，不需要任何额外的检查，也没有潜在恶性可能。当然临床中有的单纯性肾脏囊肿随着时间推移有增大的可能，针对这样的情况，可以推荐患者行囊肿去顶减压手术，或者介入治疗即囊肿硬化手术，该手术创伤小、恢复快，不失为肾脏单纯囊肿准备治疗患者的选择之一。

2. 出血和含蛋白囊肿　含蛋白囊肿因囊肿内含有蛋白质而被称为蛋白性囊肿，在 CT

平扫上 CT 值通常位于 20~40 HU，密度较单纯囊肿略高，但较恶性病变小。超声检查可能有助于评估这些病变，因为无论是出血囊肿还是含蛋白囊肿，其超声下均表现为特征性的低回声改变。这一点很容易被识别并与其他病变相区别。另一方面，当出血性囊肿的衰减值小于 40 HU 或者大于 90 HU 时，要怀疑其存在恶性病变的可能。然而一个均匀的 CT 值大于 70 HU 的肾脏肿块，几乎都是出血囊肿。通常也无须补充检查。

3. 多囊肾　是一种病因不明性肾脏囊性疾病，目前一般认为与遗传有关。临床上分为两型，常染色体隐性遗传型（婴儿型）多囊肾，发病于婴儿期，临床中比较罕见；常染色体显性遗传型（成年型）多囊肾，多见于青中年。病理表现为肾脏特定区域或整个肾被多发性囊肿所取代，常导致受累的肾脏形态增大。这些囊肿大小不一，增强后囊肿和囊肿之间可见正常的肾脏组织强化，借此与强化的囊肿壁或者间隔相区分。多囊肾患者常伴有血尿或高血压。多囊肾与其他肾脏囊性病变的外观相似，但无恶性发展的可能。病理上肾小球囊内上皮细胞异常增殖是多囊肾的显著特征之一，这些囊肿内衬薄壁，呈立方状上皮组织，大小从毫米到厘米不等，通常被萎缩的肾实质所包围，可同时累及肾脏髓质和皮质区。与囊性肾瘤相比，多囊肾表现为一组有包膜的囊肿，而囊性肾瘤中致密的纤维包膜通常浸没在由纤维组织间隔分离的囊肿中，纤维组织间隔不含正常的肾脏组织成分。

4. 其他肾脏良性囊性病变　在临床检查中可能会遇到一些肾脏良性囊性病变，如髓质海绵肾、多囊性肾脏发育不良等，细致的检查有助于临床医生区分它们。

（二）恶性肾脏囊性疾病

根据临床和 WHO 病理分期系统的统计结果，恶性肾脏囊性疾病主要包括囊性肾透明细胞癌、多房囊性肾细胞癌、囊性乳头状肾细胞癌和管状囊性肾细胞癌，而其他类型的肾细胞癌则不常见。

1. 囊性肾透明细胞癌　在所有的透明细胞癌病例中，近 15% 的透明细胞癌可伴有囊性变。由于囊性肾癌含有数量较少的癌细胞，其 CT 平扫的密度通常在 −10~20 HU；然而与单纯性囊肿比较，它们具有某些影像学特征，如边界不欠清晰，囊壁增厚，或者囊壁可见软组织密度影。10%~15% 的囊性肾透明细胞癌囊壁可能伴有钙化。囊性肾细胞癌包括单房和多房囊性生长或囊性坏死。鉴别是囊性肾癌还是肾癌伴有坏死，对预后的判断比较关键。通常肾癌伴坏死导致的囊性病变发生在较大的肾癌，这种类型的肾癌预后较囊性肾癌差，在工作中要予以鉴别。

2. 多房囊性肾细胞癌　是一种低级别肾脏肿瘤，占所有肾细胞癌的 3%~6%。病理分类学上的新变化反映了有更好的预后，进展或转移的病例报道较少。根据既往的数据表明，该类型的肾癌多发生在男性身上。然而近年来的数据则显示没有性别偏好。病理上这些病变有多个由透明癌细胞和纤维分隔形成的多发囊肿，可以或不显示血管形成。早期认为与囊性肾透明细胞癌相比，多房性囊性肾细胞癌具有多灶性低强化结节。但根据 Hindman 等人的建议，这些恶性病变与多发囊性病变并不存在一致性，也有可能表现为明显强化的结节。

3. 囊性乳头状肾细胞癌　乳头状肾细胞癌（pRCC）占所有肾细胞癌的10%～15%，一项研究表明，25%的恶性Bosniak Ⅲ囊性病变被证实为pRCC。一般来说，与透明细胞癌相比，pRCC在使用造影剂时因其微血管密度较低，呈轻度强化表现。在一项研究中，近13%～24%的pRCC增强后其强化值＜20 HU，因10～20 HU的强化值位于可疑强化区间，故静脉注射造影剂后CT可显示无明显强化病灶，从而容易将囊性pRCC病例误诊为囊性或坏死性病灶，特别是当无强化部分的组织在CT平扫时CT值接近水的密度时，更容易被误判为增强后无强化，这时要精确判断有无强化可采取减影技术或者使用MRI来评估，MRI对于弱强化的病灶显示更具有优势。

4. 管状囊性肾细胞癌　是一种罕见生长缓慢的肾脏惰性肿瘤，占所有肾细胞癌的比例不到1%，男女比例约为7∶1，罕有转移。它与乳头状肾细胞癌有许多重叠的病理特征，WHO 2016病理诊断标准中被单独列出。在显微镜下，它表现为由纤维间隔分隔的大小不同的囊肿。然而从宏观上看，这些类型的病变呈现海绵状外观。这些病变在超声下表现为高回声病变，CT的密度可依据内容物的成分不同表现为等、低和高密度病灶。

第二节　肾脏肿块的成像模式

一、超声成像

由于超声成像具备广泛的可获得性、无电离辐射、成本低，因此成为可疑肾脏占位（kidney mass）患者首选的筛查工具。当前由于超声换能器的改进，超声设备也正在向小型化的方向发展，这从某种程度上更进一步增强了其灵活性。超声以声波的形式在组织中传播，当其通过不同的组织时部分声波发生反射，接收端的信号检测探头能检测到这种反射波，然后根据接受到声波的振幅和传播时间生成图像。目前常用的图像模式是用亮度（brightness）调制方式来显示回波强弱的方式，即B超模式。

超声成像技术是一种重要的影像诊断工具，常用于判断无症状的肾脏肿块。在接受超声检查的无症状患者中，肾脏肿块的偶然发生率约为0.4%，其中约一半的病例为RCC。超声常被用于评估上尿路相关症状的排查，与非增强MRI或CT相比，超声在静脉造影剂过敏的患者中更受青睐，尽管与增强CT相比，超声在识别肾脏小的病变方面的敏感性较低。在大多数病例中，超声在评估囊性病灶中有其独特优势，可以对大部分肾脏囊性疾病进行分型，然而其在评估实性病变和复杂囊性病灶时可能存在较大程度的图像特征重叠，这时可能就需要借助别的影像模式来评估。由于超声是腹部最常用的影像检查技术之一，常用于腹部评估，其有助于肾癌的早期诊断，因此肾癌的检出率大大提高。在无症状肾癌患者中，通过这种方法检测到的肾癌病例占总病例数的 83%。初诊时发现的病变平均大小为 5.5 cm，在所有直径≤3 cm 的肾脏病变中，约有 30% 是通过超声检查检测到的。早期发现病灶有助于改善诊断，从而提高肾癌患者的存活率。超声对某些肾肿瘤的检测效率较低，其中包括小的低回声或等回声肿瘤，尤其是位于肾脏边缘的外生性小肿块，这些部位的小肿块可能因为肠道气体的干扰而导致漏诊。肾脏的超声检查中也常见到高回声病灶，最常见的高回声肿块为错构瘤，约有 48% 的肾细胞癌表现为高回声。超声成像技术的进步引入了谐波 B 型组织成像，它为肾囊性肿块（cystic mass）提供了更好的分类图像。在超声诊断中，最常见的缺点之一是其无法识别肾脏肿块，这一缺陷在小的肾脏肿块、伴有钙化的肿块和超重患者表现更为突出。在超声诊断中，不同的实性肾肿块即使体积较大，也可能被漏诊，因为它们可能与肾实质呈等回声。一般来说，超声无法识别≤5 mm 的肾脏病变。Jamis–Dow 等的一项研究表明，大小 1 cm 左右的病变，CT 的检出率约在 76%，而超声仅能检出约 20% 的病灶。大小 2 cm 的病变 CT 检出率约为 95%，超声的检出率约为 70%；但当病灶到 3 cm 左右时，超声的检出率为 95%。从上述数据可以看出，随着病灶的不断增大，超声的检出率呈现逐步提高的趋势。但是如果病变太小，未造成肾脏轮廓的改变，或与邻近的肾脏组织回声一致，在超声上很容易被漏诊。此外在超声检查中，某些恶性病变，如肾淋巴瘤或多发性肾脏转移瘤患者，通常相对于附近的肾实质呈低回声表现，超声在识别这些病灶时有一定难度。

在超声图像上，肾窦区小的恶性病变与窦内脂肪成分很难区分。外生性大尺寸良性 AML 在超声图像上也可能被忽略，因为它会显示出与肾周脂肪相似的高回声模式。在超声图像上正确识别肾脏病变的一个重要的解决方案就是正确地显示肾实质、肾周脂肪和肾窦。这时操作者对肾脏扫描截面的选择和判断就非常关键。因此需要对超声科医师进行专业的培训，包括熟练掌握使用机型的各项技术参数指标，超声换能器的焦点以及正确放置换能器，以提高超声图像的质量，从而尽可能避免漏诊和误诊。然而囊壁钙化引起的混杂回声很难通过微调超声的参数来控制，这就需要进一步的 CT 成像。

近年来彩色多普勒超声的广泛运用，使得能在某种程度上对肾脏肿块进行更进一步的特征性描述进而完成其鉴别诊断。彩色多普勒超声不同于传统超声的灰阶图像，它利用多普勒效应捕捉液体运动。该运动可以与传统的超声心动图相结合，获得与附近组织相对应的血流信号。彩色多普勒超声的运用有助于识别肾脏内生性等回声肿块病灶，否则这样的病灶很难通过常规超声发现。研究表明，通过彩色多普勒超声和常规超声相结合的模式，能够明显提高肾脏病灶的检出率和诊断正确率。此外，对比增强超声（contrast-enhanced US，CEUS）也是近年来在临床中开展的一项超声检查新技术，通过静脉注射超声造影剂使得肾脏实质和有血供的病灶出现强化，CEUS 的一个较为独特的优势就在于其可动态观察增强全过程，但这也对超声检查的医师提出了更高的要求，首先他（她）要对超声造影的特性有全面的了解和掌握，同时在显示病灶时期要全程细致观察和判断。超声造影剂是一种无肾毒性造影剂，对于肾功能不全的患者也可使用。因增强超声提供了微循环的细节，在鉴别多普勒超声无法鉴别的相对少血供的实体病变（如乳头状肾细胞癌）时表现出更高的敏感性。一项基于组织病理学确诊的265例患者超声造影的研究报告显示，利用增强超声模式将肾脏病变归类为良性或恶性的阳性预测值和阴性预测值分别为94.7%和100%。综上所述不难看出，通过彩色多普勒超声和超声造影的综合运用，有助于肾脏小的低回声、等回声以及乏血供肿块的诊断。

二、CT成像

CT成像是最常用的评估不确定肾脏病变的影像学方法。CT也被作为RCCs分期的首选技术，因CT在早期和晚期肾脏肿瘤的诊断准确率均较高。对于小的肾脏病变，CT的敏感性约为90%，对于>2 cm的肿块，CT的敏感性接近100%。CT与US和MRI比较的另一个好处是它能够通过测量CT值（HU）来区分肾肿块，CT值是一个可测量的、一致性较好的X线衰减值。一般用强化前后CT差值10 HU来判断病灶有无强化，如果强化前后CT差值>10 HU，即认为病灶有强化即病灶为实性病灶或者为含有实性成分的病灶；当差值<10 HU则判断病灶为无强化的囊性病灶。在CT平扫中，对于病灶≥1 cm的肿物（<1 cm的病灶测量CT值可能存在部分容积效应，导致测量的CT值不够精确）可以使用CT值作为分类评估标准。当病灶CT值位于0~20 HU时，考虑为单纯性囊肿；当CT值位于20~70 HU，考虑为软组织病灶，这时往往需要CT增强来进一步评估，若同时病灶中出现脂肪密度−20~−100 HU，可以考虑其为肾脏错构瘤。在过去的几十年里，双能CT（DECT）的发展被认为是评估肾脏病变的另一有利的影像学方法，因为它在造影后增强的识别上提供了更高的特异性，并可最大限度地减少辐射剂量。由于多层螺旋CT的飞速发展，使得CT成像的速度越来越快，这样就可以通过屏气来完成快速的薄层图像，从而减少配准错误和运动伪影。在CT扫描方案中，数据采集需要在多个时间阶段进行，包括造影剂注射前的平扫和造影剂注射后的增强图像，然后通过重建方法获得具有解剖学细节的2D或3D图像。由于CT平扫图像的软组织分辨率有限，为了提高组织的对比度，一些造影剂通过静脉被注射到患者体内。这些类型的CT图像被称为对比增强CT（contrast-enhanced CT，CECT）。无论是离子型含碘还是非离子型含碘造影剂都是常用的CT造影剂。肾脏CECT图像通常分为动脉期、皮质髓质期（corticomedullary phase，CMP）、肾实质期（nephrographic phase，NP）和分泌期（excretory phase，EP）4个不同的阶段。每个阶段都有不同的强化方式，也被用于观察不同侧重点的病灶。在CT图像采集过程中，需要采用薄准直，各期相成像参数（管电流、管电位、螺距）必须一致，才能正确显示可能病变的增强。静脉注射造影后，采集CMP和NP的图像分别在40~80 s和80~120 s。在CMP中，皮质和髓质是最容易区分的，表现为皮质和髓质的不均质强化，皮质呈现更强的强化，而髓质稍弱，这个时期对于位于皮质部位的富血供肿

瘤显示较好，并可以评估病变的血管状况，动脉异常等情况。在 NP 中，皮质和髓质呈相似的强化，表现为“皮髓质均匀强化模式”，该期也是鉴别病变一个较好的时相，因为它们与 CMP 的强化模式不同，可提高病灶的可见性。在一些选择性的病例中，造影剂监测 8~15 min 后采集 EP 期图像，用于观察肾盂肾盏系统，以区分尿路上皮肿瘤和肾实质肿块。CT 的影像学分型主要依赖患者的 CT 图像特征，包括实性肾病变的钙化和增强，囊性肾病变的实性构成或增强的间隔等。值得注意的是，增强 CT 对于那些位于肾实质和肾周脂肪交界处的小病灶的诊断有一定难度，因为部分容积效应的存在，很容易导致测量 CT 值发生偏移或者错误。这一问题通常出现在横断位层厚 > 5 mm 的图像上，主要是因为附近增强肾实质与肾脏病变具有相似的体素。使用 2 mm 层厚的冠状面和矢状面 CT 图像可以最大限度地减少这种限制。此外，这些伪影可以通过使用薄准直和减小螺距来避免。由于部分容积效应引起的另一个特殊情况是位于肾脏上下极的肾囊肿，这两个部位的囊性病灶很容易因为部分容积效应在囊肿内部出现一个类似分隔样的强化表现。这个问题可以通过使用薄层重建冠状位或者矢状位的方式得以解决。

“假性强化”是指肾囊肿在造影增强图像序列上 CT 值的假性增加，通常位于肾脏实质中心部位的小囊肿较易发生。在 CT 平扫序列上，如果肿块的测量值≤10 HU，这种情况很容易检测到。然而，如果病灶的 CT 值≥10 HU，并在对比剂给药后出现增强，尤其是当强化值位于 10~20 HU 时，则很难判断这是假性增强还是真实增强。在这种情况下，可建议患者接受 MRI 或 CEUS 进行进一步的肿块评估（图 1-9-3 和图 1-9-4）。

由于呼吸运动，在肾两极还存在一些其他的伪影，它们可能表现为肾周假包块。同时由于严重的呼吸伪影，实际存在肾脏肿块也可能被漏诊。在肾脏、脾脏和肝脏识别相同的运动伪影有助于发现这个陷阱，以便对患者重新检查。通过使用从不同阶段获得的多个 CT 图像，对肾脏病变进行完整的评估。然而在临床诊疗过程中，经常遇到不同医疗机构扫描的 CT 图像，这些不同机构的 CT 扫描参数往往不同，这就为正确诊断带来了一定难度。另外，CT 扫描各期各有优缺点，因此建议各医疗机构尽量统一扫描参数和扫描期相，以达到最佳识别和正确分类病灶的目的。其中 CT 平扫用来评估病灶内部平扫时的 CT 值，以评估增强后的强化程度。但是较小的病变，其衰减程度与附近肾实质相同，特别是在没有造成肾脏轮廓扭曲的情况下，在平扫的图像上容易出现漏诊。此外其他异常，包括瘘管、动脉瘤、动静脉畸形（AVM），在平扫图像上很容易被漏诊或被误认为是肿瘤性病灶。因此，正确的增强扫描序列对于识别乏血供或者强化肿块至关重要。在 CT 增强造影剂注射过程中，特别强调造影剂的团注，这样才能保证后续获得比较清晰的和高对比度的各期增强图像。其中 CMP 获得的图像对评估不同的肾脏异常非常有帮助（图 1-9-5），如动脉瘤、AVM 和肾病变血管化，但它们可能无法区分小的皮质病变，这些病变与附近的皮质实质具有相同的成像模式。此外，CMP 图像还可能使得小的乏血供肿块显示不清。对比度增强的所有阶段中，NP 被认为是适合检出肾脏病灶的期相，因此期肾脏皮髓质出

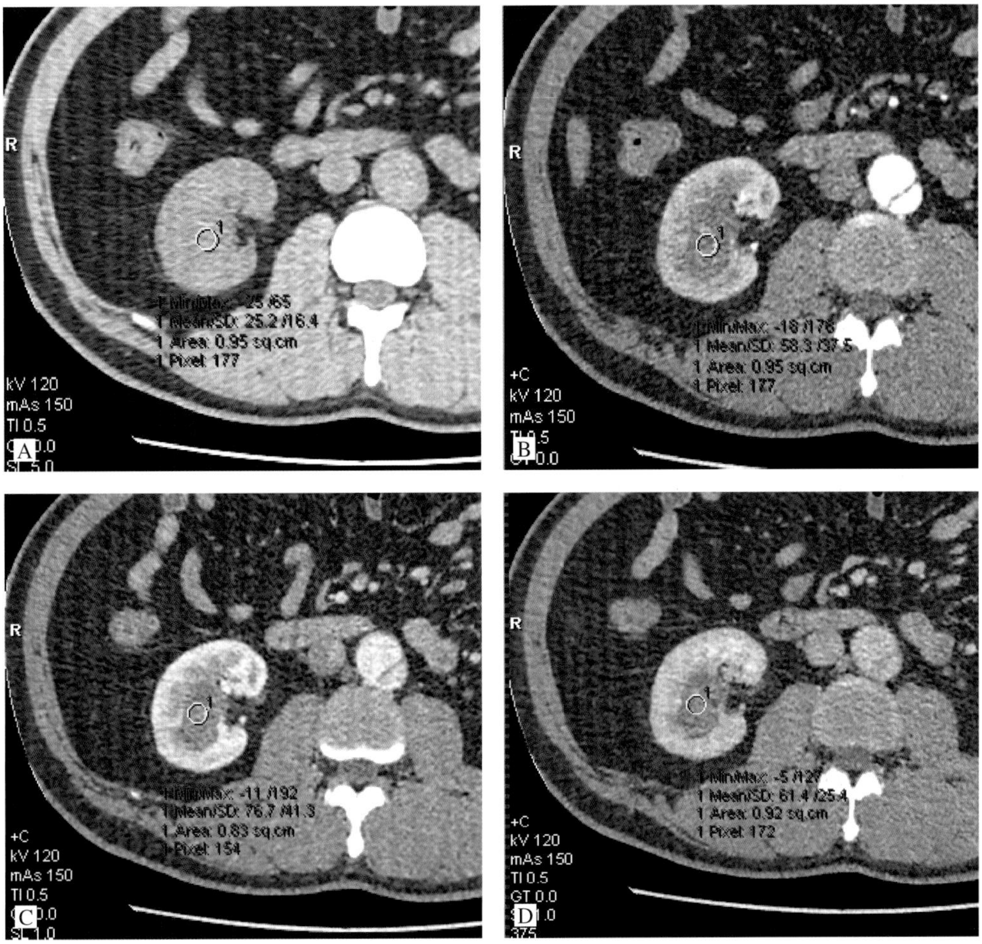

图 1-9-3　囊肿的假性强化

A. CT 平扫提示右肾盂旁占位，CT 值为 25 HU；B. CT 增强动脉期 CT 值为 58 HU；
C. CT 增强皮髓质期 CT 值为 76 HU；D. CT 增强延迟期 CT 值为 61 HU

现均质强化，更有利病灶的显示，因此仔细观察 NP 非常关键。NP 增强差的肾髓质可能模拟肾脏肿块样表现，导致假阳性。为了解决这个问题，必须获得 EP 期的延迟 CT 扫描图像。出血性囊肿可能与肾脏病变相似，EP 和 NP 图像均有假性强化的表现，在这种情况下，平扫期的 CT 就显得非常重要。EP 的另一个优势就是鉴别中央区扩张的肾盂肾盏和中央区的低密度病灶，因为中央区扩张的肾盂肾盏和低密度病灶无论是在 CMP 还是 NP 上都表现为低密度，到了 EP 扩张的肾盂肾盏由于造影剂的充盈表现为高密度病灶，而低密度病灶仍然表现为低密度，借此以鉴别。但 CMP 和 NP 强化的病灶由于造影剂的退出，到了 EP 可能表现为无强化病灶，从而被误诊，因此对各期的观察都非常重要。不能厚此薄彼，要综合评估，才能得出正确的诊断。此外，使用 2D 或 3D 重建技术可以大大提高 <2 cm 肾脏病变的识别和分类能力。薄层重建被证明可以增强对肾脏小病变的检测能力，也有助于更好地评估病变内部特征。此外，肾冠状位重建可识别轴向图像上无法看到的肾

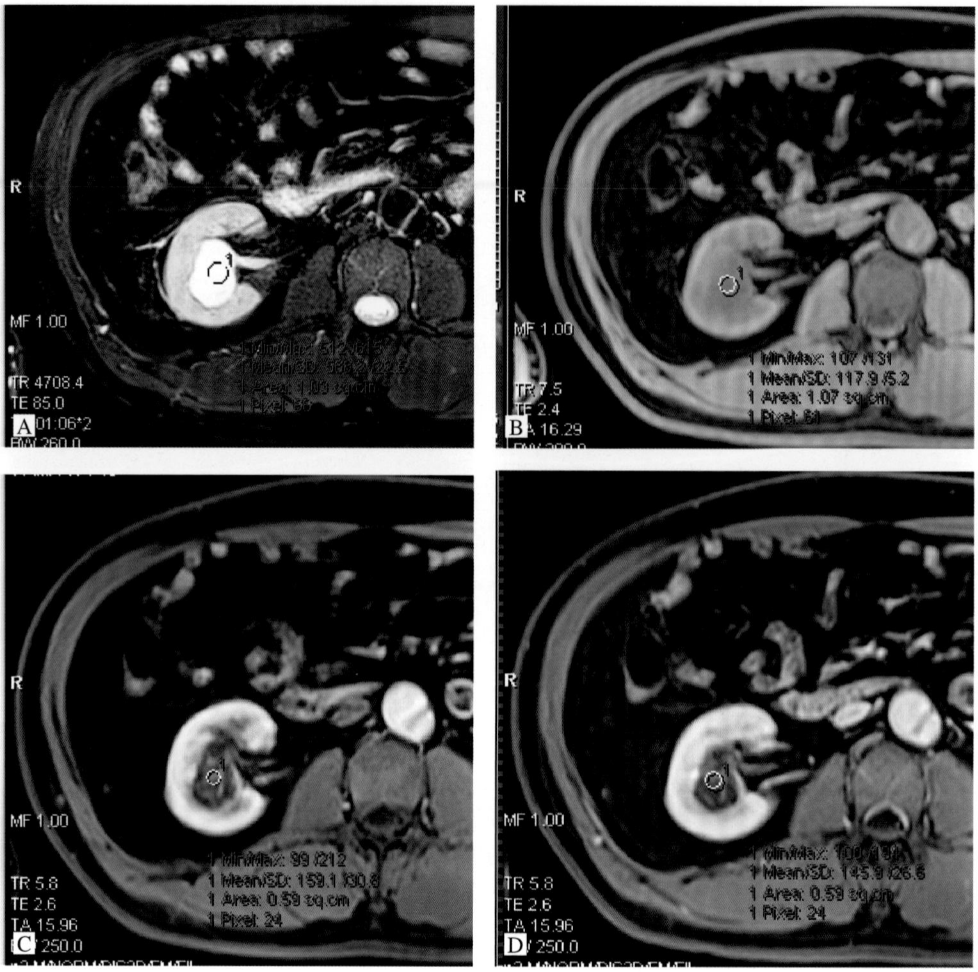

图 1–9–4 MRI 检查明确病灶为囊性

A. T_2WI 示右肾盂旁占位 SI 值为 568；B. T_1 平扫 SI 值为 117；C. T_1 增强动脉期 SI 值为 159；D. T_1 增强延迟期 SI 值为 145

脏轮廓改变和强化方式的改变，特别是位于肾脏两极的病变（图 1–9–6）。随着技术的进步，临床医生面临着不同的挑战，如如何选择合适的技术，以最小剂量的辐射为患者提供良好的诊断准确性。

许多新的 CT 技术已被用来分类肾脏良恶性病变。对比增强双能 CT 利用不同的 X 线光谱获得 2 组 CT 数据，从而区分 2 种不同的组织成分，与常规 CT 成像相比，对肾小病变的分类具有更好的特异性。此外，CT 灌注是近年来一种新的成像方法，它可以利用对比增强 CT 扫描对组织灌注进行定量评估。该方法在嗜酸细胞瘤和肾细胞癌分型方面显示了良好的初步结果。一项研究报道 CT 灌注的特异性和敏感性分别为 66.7% 和 100%，而多期 CT 的特异性和敏感性分别为 50% 和 93%。

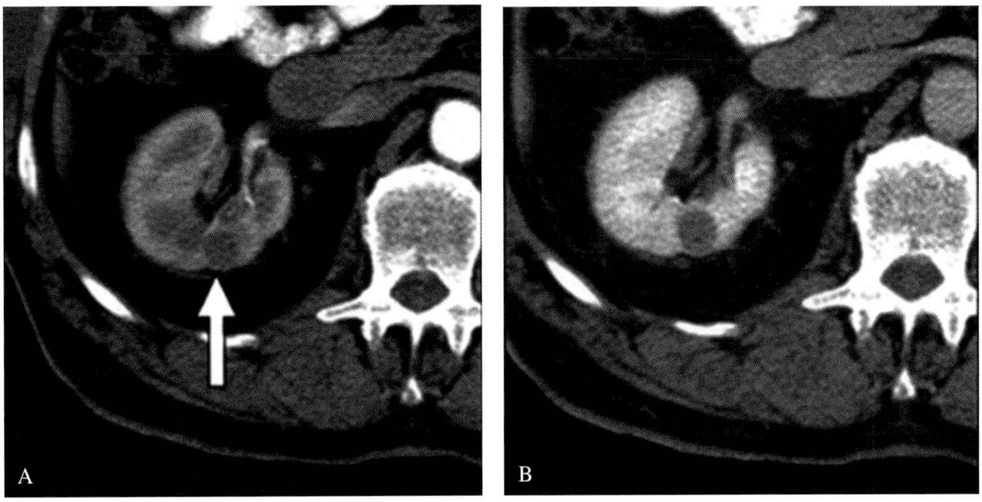

图 1-9-5　肾脏肿瘤在增强 CT 的皮质髓质期（CMP）的表现

A. CMP 显示病灶强化程度和肾脏病灶类似（箭头所示），该期极易造成病灶漏诊；B. 延迟期图像显示病灶强化退出改变，清晰显示病灶，最终病理结果证实为乳头状肾细胞癌

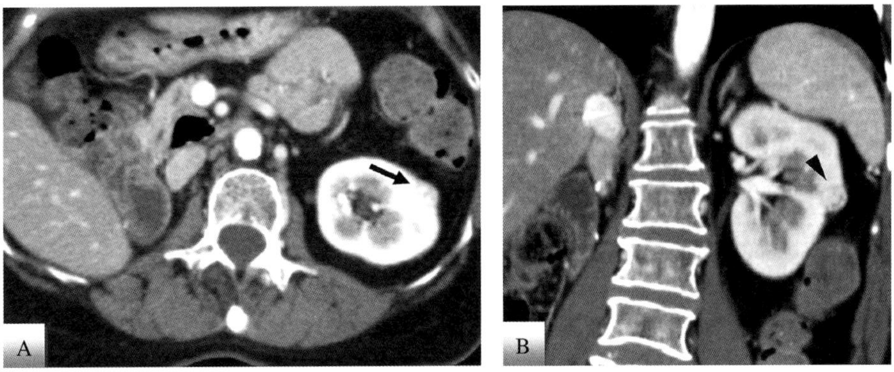

图 1-9-6　肾脏肿瘤在增强 CT 的冠状位重建图像的表现

A. 横断位由于部分容积效应，导致位于肾脏边缘的小病灶显示不清；B. 冠状位重建，清晰显示病灶

三、MRI

随着近年来磁共振软硬件技术的发展，MRI 在临床中的运用日趋广泛，其在肾脏良恶性病灶的诊断和鉴别诊断中已是不可取代的成像技术。尤其是在慢性肾脏疾病患者中，MRI 较 CT 具有优势也更受欢迎。肾 MRI 检查序列包括常规的解剖学成像序列 T_1 加权成像（常用为四相位 T_1 加权成像），T_2 加权成像（包括横断位和冠状位成像），同时还需行横断位 T_2 抑脂序列成像，功能性序列主要是 DWI 序列，增强 MRI 也包括动脉期、皮髓质期、实质期和延迟期。获得高质量的 MRI 图像是对肾脏病变进行准确分类的关键。要获得高质量的图像，患者的配合度和合理参数的设置同样重要。CT 使用 X 线穿透组织后

的衰减值来生成图像，而 MRI 则是通过梯度场的切换使得成像的目标质子发生共振（常用的为氢质子），然后切割磁力线产生信号，并将这种信号转换为可识别的图像。它与 CT 成像最大的区别和优势在于，MRI 成像无任何辐射损伤，是一种真正安全无创的成像模式。MRI 和 CT 或 US 比较另一个巨大优势是其具有良好的软组织分辨率，增强 MRI 使用的造影剂钆剂比增强 CT 造影剂碘剂肾毒性更低，发生超敏反应的概率也更小，因此对增强 CT 含碘造影剂过敏的患者或者肾功能不全的患者，增强 MRI 不失为一种更好的选择。

肾脏良性或者恶性病灶，在 MRI 平扫的 T_1 加权成像和 T_2 加权成像有着一定程度交叉，因此单纯依靠平扫来鉴别诊断肾脏病灶的良恶性有一定的困难，这时就需要进行增强扫描。尤其是当 CT 增强对肾脏病变是否强化存在争议时，MRI 增强较 CT 增强更为敏感，即便较弱的强化，通过减影技术也能很好地显示出来。另外，MRI 在鉴别囊性和实性肿块方面也有着独特优势，囊性病灶在 T_2 加权时表现为特征性的高信号，同时 DWI 表现为低信号。此外，动态对比增强（dynamic contrast-enhanced，DCE）和弥散加权成像（diffusion-weighted imaging，DWI）可以提供有关肿瘤的功能学信息。通过这些信息，可以区分良、恶性肾脏病变和肾细胞癌的亚型，并可以预测肿瘤的分级。虽然 MRI 成像在肾脏病变分类中表现出其优秀的诊断效能，但在图像采集过程中也存在一定的缺陷需要注意。在 MRI 检查中，患者的配合对于获得高质量的图像起着至关重要的作用，这主要是在屏气扫描的情况下。快速 T_1 加权成像具有通过保持高空间分辨率在一次屏气中获取图像的能力。然而由于呼吸运动产生的伪影，可能会在鉴别小的壁结节和增强囊性病变内部的分隔时产生困难。此外，呼吸运动造成的伪影可能会造成增强后图像的配准错误，从而导致病灶增强识别的问题。为了解决这些问题，可以采用不同的运动校正技术来减少或纠正这些呼吸运动伪影，并在图像采集过程中嘱患者屏住呼吸。MRI 成像的另一个缺陷是很难识别囊性肾病变内部的钙化，这可能会导致 Bosniak 分期出现错误。如果 T_2 加权上中心性低信号怀疑为钙化，则应行 CT 平扫进一步确认。同时由于扫描范围的限制，MRI 图像上还可能出现卷积伪影。这个不足可以通过扩大扫描的范围来解决。当然，扫描范围的增加就意味着扫描时间的增加，这对于快速成像序列是不利的，也对扫描的患者屏气时间提出了更高要求，因此这是一个权衡的过程，既要保证扫描图像的质量又要尽可能地缩短扫描时间。最近 MRI 技术的改进包括新的脉冲序列的出现，如高清弥散加权成像序列 RESOLVE 序列，全身 MRI 扫描，无疑都将增加 MRI 在已知或疑似肾恶性肿瘤患者中的运用空间。

MRI 研究进展及其相关工作：DWI 是目前唯一能在活体组织中检测水分子布朗运动的成像序列，最早用于检测急性期脑梗死，近年来已经被用于各部位肿瘤的诊断和鉴别诊断，其在肾脏肿瘤的诊断中也展示了其独特优势，该序列无须额外使用造影剂，仅依靠扩散加权梯度场的改变来完成图像信号的采集。DWI 的信号强度与细胞密度有关，一般情况下组织内细胞密度越大，信号强度越强，所以大部分肾实质性或者肿瘤性肿块表现为高信号，其另一个优势为通过 2 个不同 b 值可以获得定量参数指标——表观扩散系数（apparent diffusion coefficient，ADC）。另外，还可以使用不同模型来评估患者组织中 DWI 信号改变是来源于细胞密度的增加还是血管密度的增加，以此来判断病灶的性质。动脉自旋标记灌注成像是另一种无创的并且不需要额外注入造影剂的评估病灶灌注水平的 MRI 方法。研究表明，该方法有从肾细胞癌中鉴别嗜酸细胞瘤和不同亚型肾细胞癌的能力。但该方法的一个缺陷是对于灌注水平较低的病灶检出率较低，如 pRCC。

第三节　肾脏肿瘤的核医学检查

核医学（nuclear medicine）是原子能在医学领域中的和平利用，是通过核素及其标记化合物示踪技术（radionuclide tracing technique）进行脏器功能测定、疾病诊断和治疗的医学学科。

肾癌患者术前需行放射性核素肾图（radionucleiorenogram）或肾动态显像（dynamic renal imaging）进行肾功能评估。针对不同的肾功能区域（肾小球或肾小管），选择不同的核素示踪剂可以分别测得肾小球滤过率（glomerular filtration rate，GFR）和有效肾血浆流量（effective renal plasma flow，ERPF）。图 1–9–7 为对应不同肾功能区域的核素示踪剂，其中锝 –99 m 标记的二乙烯三胺五乙酸（^{99m}Tc–DTPA）和碘 –131 标记的邻碘马尿酸（^{131}I–OIH）是临床上最为熟悉的肾小球滤过型和肾小管分泌型核素功能示踪剂；在没有核医学显像设备的情况下，铬 –51 标记的乙二胺四乙酸（^{51}Cr–EDTA）可以通过检测血浆放射性计数的方法计算总 GFR。肾动态显像可以分别获得两侧肾脏各自的功能情况，是内

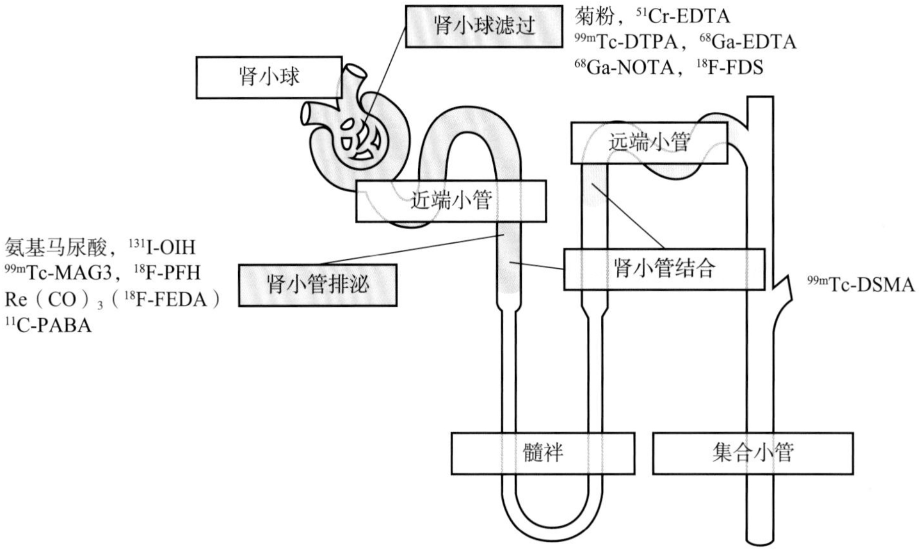

图 1–9–7　核素肾脏功能示踪剂及对应的肾功能区域

生肌酐清除率等计算方法无法测得的，这对于肾脏肿瘤手术患者尤为重要。虽然肾动态显像的方法受影响因素较多，但通过充分的检查前准备、优化的采集方案及后处理方法等，依然可以为临床提供更准确可靠的信息。

肾脏肿瘤包括多种病理类型，不同类型肾脏肿瘤的处置及预后各不相同，常规 CT、MRI 影像在肾脏肿瘤术前诊断和鉴别中仍存疑难，核医学影像可以弥补常规影像的不足。与常规影像学检查技术比较，核医学成像技术在显示脏器或病灶的位置、形态及大小等解剖信息的同时，更重要的是显示血流灌注、酶活性、代谢水平、受体表达水平、肿瘤信号通路，甚至 DNA 损伤情况。因此核医学显像具有灵敏度高、特异性强等特点，能够在常规影像学检查发现解剖结构变化前，在分子水平上评估肿瘤的生物学特性。此外，由于核素检查的高灵敏度，临床工作中所需进入患者体内的示踪剂的化学量极微小（microdosing），一般仅为 10^{-18} ~ 10^{-14} g，因此核素示踪剂既不会引起生物效应，也不会加重肝肾功能的负担，核素扫描是安全可靠的检查手段。

表 1–9–1 为目前临床实践中可以用于肾脏肿瘤诊断、鉴别、随访及疗效评估的核素

表 1–9–1　核素肾脏肿瘤显影剂

显像靶点 / 机制	示踪剂名称	显像方式	临床应用
糖代谢	^{18}F–FDG	PET	诊断、鉴别、评估
细胞膜	^{11}C 或 ^{18}F–acetate	PET	诊断、鉴别、评估
	^{11}C 或 ^{18}F–choline	PET	诊断、鉴别、评估
核苷代谢（肿瘤增殖）	^{18}F–FLT	PET	诊断、鉴别、评估
	^{11}C–4DST	PET	评估
氨基酸转运体	anti–^{18}F–FACBC	PET	诊断、鉴别
肿瘤乏氧	^{18}F–FMISO	PET	评估
碳酸酐酶Ⅸ（CA Ⅸ）	^{124}I–girentuximab	PET	诊断、鉴别、评估
	^{18}F–VM4–037	PET	诊断、鉴别、评估
前列腺特异性膜抗原	^{68}Ga–PSMA11	PET	评估
	^{18}F–DCFPyL	PET	评估
	^{18}F–PSMA1007	PET	评估
生长抑素受体	^{68}Ga–DOTATOC	PET	评估
血管内皮生长因子 A	^{89}Zr–bevacizumab	PET	评估
整合素（integrin）受体	^{18}F–fluciclatide	PET	诊断、鉴别
骨（钙磷代谢）	^{18}F–NaF	PET	评估
	^{99m}Tc–MDP	SPECT	评估
线粒体和多药耐药相关蛋白	^{99m}Tc–MIBI	SPECT	诊断、鉴别
免疫检查点	^{89}Zr–atezolizumab	PET	评估

造影剂。以显像设备来区分，可分为 SPECT（单光子）显像药物和 PET（正电子）显像药物；以示踪核素来源区分，可以分为以 ^{18}F、^{11}C 为代表的回旋加速器生产的核素药物，以及以 ^{99m}Tc、^{68}Ga 为代表的核素发生器生产的金属螯合物类显像药物；以显像原理机制划分，可以分为参与细胞生命活动的代谢类［氟代脱氧葡萄糖（FDG）、三氟胸苷（FLT）等］显像药物，肽受体类（PSMA、整合素）显像药物，乏氧类（^{18}F–FMISO）显像药物，肿瘤免疫类（^{89}Zr–atezolizumab）显像药物，等等。以临床上应用最为广泛的肿瘤代谢显像 ^{18}F–FDG PET/CT 为例，FDG 代谢参数肿瘤最大标准化摄取值（SUV_{max}）及其归一化以后的摄取比值参数（TLR、TKR）与透明细胞肾细胞癌（ccRCC）的病理分级有密切的相关性，是无创评估 WHO/ISUP 分级的可行方法。胆碱、乙酸盐、核苷等代谢显像与 FDG 显像结合有助于肿瘤病理类型的预测。对于肾脏实性肿瘤原发病灶的诊断和鉴别方面，^{99m}Tc–MIBI 显像和碳酸酐酶Ⅸ显像与常规影像结合可以发挥更大的作用。其中肾脏肿瘤的 MIBI 显像技术特别值得推荐。^{99m}Tc–MIBI（甲氧基异丁基异腈）是一种正一价的亲脂性阳离子化合物，易于在富含线粒体的细胞中积累，主要经肝脏和肾脏排泄，临床常用于心肌血流灌注显像和甲状旁腺显像，也可用于乳腺癌和甲状腺癌的影像诊断。肾脏的 MIBI 显像属于老药新用，近期国内外临床研究发现，^{99m}Tc–MIBI SPECT/CT 可以作为一种鉴别肾脏良性肿瘤和肾癌的有效的放射性核素显像技术，肾脏良性肿瘤摄取 MIBI，而肾癌放射性摄取较低。PSMA 显像和生长抑素受体显像在肾癌转移灶的探测能力方面可能是 FDG PET 显像的补充。血管内皮生长因子以及免疫检查点相关的免疫显像有助于疗效随访及治疗决策。除了表格中罗列的各种核素显像剂以外，还有研究者设计了更为复杂的多模态肾脏肿瘤造影剂，通过临床实践证明可以兼顾核素扫描以及术中光学导航，做到了真正的“诊”和“疗”的一体化。

此外，随着影像技术的高速发展，核医学影像设备（SPECT 和 PET）全面进入同机融合的时代，SPECT/CT、PET/CT、PET/MR 设备已经在临床广泛使用，做到解剖与功能影像的完美融合，是肾脏肿瘤精准治疗中重要的环节，特别是对于肾脏的囊性病灶，一体化 PET/MR 融合显像设备结合了 PET 显像的高灵敏度、高特异性及 MRI 的高分辨率、多参数成像的优点，在肾脏肿瘤诊断方面的临床研究前景值得期待。

除了核素药物和核医学设备的进步，我们也注意到随着计算机技术的进步，人工智能和机器学习技术与医学影像技术结合可以为肿瘤诊疗提供更加有用的信息。同样以 ^{18}F–FDG PET/CT 为例，有临床研究发现，PET 和 PET/CT 纹理参数模型可以提高肾透明细胞癌 Fuhrman 核分级的预测能力，但是上述研究目前仅限于小样本单中心的数据分析，缺乏多中心大样本的验证结果。

（阳青松　程　超　杨亲亲　张欣韵）

▶▶▶ 参考文献

[1] Xia C, Dong X, Li H, et al. Cancer statistics in China and United States, 2022: profiles, trends, and determinants. Chin Med J, 2022, 135(5): 584–590.

[2] Chen W, Zheng R, Baade PD, et al. Cancer statistics in China, 2015. CA Cancer J Clin, 2016, 66(2): 115–132.

[3] Kaur R, Juneja M, Mandal AK. An overview of non-invasive imaging modalities for diagnosis of solid and cystic renal lesions. Med Biol Eng Comput, 2020, 58(1): 1–24.

[4] Silverman SG, Pedrosa I, Ellis JH, et al. Bosniak Classification of Cystic Renal Masses, Version 2019: An Update Proposal and Needs Assessment. Radiology, 2019, 292(2): 475–488.

[5] Donin NM, Mohan S, Pham H, et al. Clinicopathologic outcomes of cystic renal cell carcinoma. Clin Genitourin Cancer, 2015, 13(1): 67–70.

[6] Kang SK, Chandarana H. Contemporary imaging of the renal mass. Urol Clin North Am, 2012, 39(2): 161–170.

[7] Najafi A, Wildt M, Hainc N, et al. Evaluation of renal lesions using contrast-enhanced ultrasound (CEUS); a 10-year retrospective European single-centre analysis. Eur Radiol, 2018, 28(11): 4542–4549.

[8] Foti G, Fighera A, Campacci A, et al. Diagnostic performance of dual-energy CT and subtraction CT for renal lesion detection and characterization. Eur Radiol, 2019, 29(12): 6559–6570.

[9] Lopes Vendrami C, Parada Villavicencio C, DeJulio TJ, et al. Differentiation of Solid Renal Tumors with Multiparametric MR Imaging. Radiographics, 2017, 37(7): 2026–2042.

[10] Werner RA, Pomper MG, Buck AK, et al. SPECT and PET Radiotracers in Renal Imaging. Semin Nucl Med, 2022, S0001–2998(21): 104–105.

[11] 叶敏,张永学,夏晓天. 正电子放射性核素显像在肾癌诊断中的研究进展. 国际放射医学核医学杂志,2020,44(9):575–581.

[12] 朱虹静,董爱生,左长京. 放射性核素显像在肾肿瘤诊断中的应用. 国际放射医学核医学杂志,2021,45(1):41–46.

[13] Klinkhammer BM, Lammers T, Mottaghy FM, et al. Non-invasive molecular imaging of kidney diseases. Nat Rev Nephrol, 2021, 17(10): 688–703.

[14] Vig SVL, Zan E, Kang SK. Imaging for Metastatic Renal Cell Carcinoma. Urol Clin North Am, 2020, 47(3): 281–291.

[15] Karivedu V, Jain AL, Eluvathingal TJ, et al. Role of Positron Emission Tomography Imaging in Metabolically Active Renal Cell Carcinoma. Curr Urol Rep, 2019, 20(10): 56.

[16] Minamimoto R，Nakaigawa N，Nagashima Y，et al. Comparison of 11C-4DST and 18F-FDG PET/CT imaging for advanced renal cell carcinoma：preliminary study. Abdom Radiol（NY），2016，41（3）：521–530.

[17] Nakamoto Y，Ishimori T，Shimizu Y，et al. Clinical utility of 68Ga-DOTATOC positron emission tomography/computed tomography for recurrent renal cell carcinoma. Eur J Nucl Med Mol Imaging，2019，46（7）：1524–1530.

[18] Zhao Y，Wu C，Li W，et al. 2-［18F］FDG PET/CT parameters associated with WHO/ISUP grade in clear cell renal cell carcinoma. Eur J Nucl Med Mol Imaging，2021，48（2）：570–579.

[19] Bensch F，van der Veen EL，Lub-de Hooge，et al. 89Zr-atezolizumab imaging as a non-invasive approach to assess clinical response to PD-L1 blockade in cancer. Nat Med，2018，24（12）：1852–1858.

[20] Vento J，Mulgaonkar A，Woolford L，et al. PD-L1 detection using 89Zr-atezolizumab immuno-PET in renal cell carcinoma tumorgrafts from a patient with favorable nivolumab response. J Immunother Cancer，2019，7（1）：144.

[21] Hekman MC，Rijpkema M，Muselaers CH，et al. Tumor-targeted Dual-modality Imaging to Improve Intraoperative Visualization of Clear Cell Renal Cell Carcinoma：A First in Man Study. Theranostics，2018，8（8）：2161–2170.

[22] Zhang L，Zhao H，Jiang H，et al. 18F-FDG texture analysis predicts the pathological Fuhrman nuclear grade of clear cell renal cell carcinoma. Abdom Radiol（NY），2021，46（12）：5618–5628.

第十章

肾脏肿瘤的治疗学

随着医疗技术的发展、健康意识的普及和广泛的健康体检，很多疾病得到早发现、早诊断、早治疗，大大延长了人类的寿命。目前肿瘤性疾病的治疗已经从过去单纯的外科手术发展为集外科、物理、靶向、免疫、放射和化学治疗、介入和主动监测于一体的综合治疗。肾癌作为泌尿系统肿瘤中致死率最高的肿瘤疾病其治疗手段得到了各个方面的极大发展。

第一节　外科治疗

外科治疗在近一百年经历了革命性变化，外科手术在疗效和微创的道路上不断精进，腹腔镜手术（laparoscopic surgery）、机器人手术（robotic surgery）广泛开展，疾病的外科手术适应证不断扩大，现在越来越多的疾病在早期得到及时的外科治疗，越来越多的外科难题也逐步疏解。

1869 年 8 月 2 日，Gustav Simon 教授成功实施了世界上第一例输尿管尿瘘患者肾脏切除术；1875 年，Langenbuch 实行第一例经腰部切口肾恶性肿瘤肾切除术；1876 年，Kocher 实施了第 1 例经腹部切口巨大肾肿瘤肾切除术。1949 年，Roboson 开展了第 1 例开放性腰腹联合切口根治性肾切除术，并于 1963 年首次提出“根治性肾切除术”的概念。

一、手术类型

（一）肾癌根治性切除术

肾癌根治术长期以来一直都是治疗肾脏肿瘤的标准术式，其切除的范围主要包括肾脏、肾周脂肪、Gerota 筋膜、上段输尿管，以及根据肿瘤侵犯情况包括或不包括同侧肾上腺及肾门部淋巴结。手术适应证：不适合保留肾单位手术的 Ⅰ 期患者以及部分临床分期为 Ⅱ、Ⅲ 期患者。对于同侧肾上腺是否切除，2020 年 EAU 指南推荐术前影像及术中发现肾上腺受肿瘤侵犯可切除同侧肾上腺，而肾脏肿瘤位于上极不再作为肾上腺受侵犯的考虑因素。淋巴结清扫目前仍有争议，常规淋巴结清扫及特异性淋巴结清扫均无法提高肿瘤的特异性生存率或降低全因性死亡率，但对于可能预后不良的患者来说，可推荐行扩大淋巴结清扫。

对于部分晚期及转移性肾癌患者，可在结合全身药物治疗，充分评估患者全身情况、手术风险的基础上，行姑息性原发灶切除或转移灶切除术。一方面可以降低肿瘤负荷，另一方面可减轻晚期肿瘤所致的疼痛、血尿等症状，提高患者的生存质量。

（二）保留肾单位手术

保留肾单位手术是在术中将肾脏肿瘤区域充分暴露后，将肾脏动脉进行阻断，在有限的时间内将肾脏肿瘤完整切除，并将肾实质和集合系统进行有效的缝合，以达到止血和防止漏尿的疗效。该术式可以有效地保留肾单位，减少术后并发症的发生，提高患者生活质量，降低慢性肾病发生率，其适用范围逐渐增加。肾部分切除术不再局限于早期定义的T1a肿瘤，同样适用于经过筛选的T1b甚至部分严格筛选的T2期肿瘤，以及部分肾功能不全、无功能肾、孤立肾、双肾癌患者肾肿瘤。2019年EAU指南已将保留肾单位手术定义为T1期肾癌首选治疗方式。随着影像技术的发展，术前重建技术及术中对于肿瘤超声定位技术、全息影像导航技术、机器人技术得到熟练应用，结合术前PADUA（preoperative aspects and dimensions used for an anatomical）评分系统、R.E.N.A.L. 评分系统，越来越多的复杂肾肿瘤（如肾门部肿瘤、完全内生性肿瘤）的保肾手术也同样可以安全开展。

无论根治性切除还是保留肾单位手术，手术方式的选择应在术前针对患者病情、影像学资料充分评估的基础上，结合医院的条件、主刀医生的自身能力、患者家属意愿等决定。保留肾单位术的开展无论是通过开放手术还是腔镜或是机器人辅助完成，同样存在一定比例的术后创面出血、漏尿等并发症，因此手术适应证应当严格把控。

二、手术操作方式

（一）开放肾脏手术

开放性肾脏根治性切除术最早由Robson正式提出，证实根治性肾癌切除术较单纯性肾切除使肾癌患者的5年生存率提高了14%（66% vs 52%），但随着腹腔镜技术的出现及推广，其地位逐渐被腹腔镜根治性切除术所取代。然而对于既往术区手术史、疑难手术尤其是巨大肾脏肿瘤手术以及部分合并下腔静脉瘤栓的肾癌手术，开放手术在更有效的操作面暴露、迅速控制大血管止血、最大限度减少肾脏热缺血时间及必要的联合脏器切除等方面都有其不可替代的优势。开放肾脏手术根据手术路径可分为经腹手术、经腰手术以及胸腹联合手术。术者需根据患者的病情、体型、术者的自身习惯，合理选择手术入路。

（二）腹腔镜手术及机器人手术

1990年，Clayman实施了第一例腹腔镜下肾癌根治术。1999年1月，由Intuitive Surgical公司制造的达芬奇机器人产生，这是获得欧洲统一（CE）市场认证的第一台真正意义上的手术机器人，并于 2000 年通过 FDA 的市场认证，成为世界上首套可正式在医院手术室中应用的机器人外科手术系统。2001 年，Guilonneau 等首次报道机器人外科手术系统辅助腹腔镜下肾切除术。腹腔镜手术及机器人手术的手术适应证基本相似，在开放手术适应证的基础上需考虑术者的操作能力、经验、习惯、患者的主观意愿及医院的硬件。有研究认为，开放性肾部分切除术与腹腔镜下肾部分切除术的术后无进展生存期（progression free survival，PFS）和总生存期（overall survival，OS）差异无统计学意义，但腔镜手术有更少的并发症发生率、输血率、住院天数、再住院率及再手术率。机器人手术具有极度清晰、高度放大的三维空间视野，以及完全模拟手腕动作、540° 旋转范围的灵活机械手臂，能完全同步主刀医生需要的手术动作。在手术区域空间越小，手术精确度要求越高的情况下，其优势也越明显。机器人手术相较腹腔镜手术术中有更少的热缺血时间、术中出血、并发症发生率和住院天数，但在肿瘤切除效果方面与腹腔镜手术并无差异。

近几年，单孔腹腔镜手术（laparoendoscopic single-site surgery，LESS）及经自然腔道内镜手术（natural orifice translumenal endoscopic surgery，NOTES）也成为新的研究方向，手术切口逐步向微创口及无瘢痕方向前进，最大限度实现伤口美观化。2008 年报道了第一例 LESS 肾癌根治术。机器人单孔手术是将传统机器人手术多个体表穿刺操作孔汇集于一个操作孔道，将所有的手术器械和摄像设备通过一个微小的切口进入体腔进行操作。相比于传统机器人手术，机器人单孔手术进一步减轻了患者的创伤，患者术后恢复更快、疼痛感更轻，而且体表几乎没有明显的手术瘢痕。

作为第一款专为单孔手术所设计的手术机器人系统，Da Vinci SP 系统（Da Vinci SinglePort System）通过多个关节实现机械臂的可弯性，一定程度上克服了以上各类问题。2018 年，FDA 正式批准其用于泌尿外科临床手术中。

而我国自主研发的术锐单孔手术机器人系统则是应用“对偶连续体”理论，设计出具有高灵活度的可弯蛇形机械臂。机械臂采用高自由度可弯转臂体 + 静止体外定位臂设计，完全避免了体外定位臂的术中碰撞风险，并且机械臂的移动和弯转通过远近端构节圆盘协同数十根结构骨共同推拉实现，使得手术工具末端的负载均匀分散在每根结构骨上，手术工具的负载能力显著提高（有效操作力大于 10 N）。

2021 年 3 月，王林辉团队以研究者发起的临床试验方式，主刀完成首例人的前列腺癌根治术，标志着术锐单孔机器人手术系统正式步入临床应用。2021 年 9 月，王林辉团队牵头海军军医大学第一附属医院、浙江大学医学院附属第一医院、南京医科大学附属第二医院、上海交通大学医学院附属第九人民医院，开展全国多中心前瞻性随机对照临床试验，完成泌尿外科常见高难度手术：前列腺癌根治术、肾癌肾部分切除术、肾上腺肿瘤切除术、输尿管成形术等术式共计 169 例（包括术锐单孔机器人手术 101 例），验证了该系统的可行性、安全性、有效性。在成功开展泌尿外科临床试验、总结经验后，该手术系统已被推广至全国多个省市（北京、山东、浙江、江苏、江西、四川、湖北）、多个医院（北京协和医院、上海瑞金医院等 17 家医院）、多个领域（妇科、普外科、儿科等）手术中。截止 2023 年 9 月，术锐单孔手术机器人已完成妇科手术 70 台、普外科手术 40 台、儿科手术 29 台。2023 年 6 月，术锐单孔手术机器人获国家药品监督管理局批准正式上市。

三、手术入路

目前并未有证据证明经腰或经腹入路对于肿瘤控制效果存在差异。手术方式的选择除了与肿瘤的影像学特点、患者的自身条件相关外，还与主刀医生的手术经验和习惯有很大关系。

（一）经腹肾脏手术

经腹肾脏手术是经腹腔入路，在腹腔空间内进行相应的根治及部分切除手术，是目前运用最广的肾脏手术（kidney surgery）入路方式。该术式最大的优势就是解剖标志清晰，操作空间大，对于肾脏腹侧肿瘤、大肿瘤及合并癌栓的肾肿瘤手术有明显优势，但对腹腔其他脏器干扰较大，术后有并发粘连性肠梗阻的风险，并且对于既往有腹部手术史的患者，该术式需仔细评估后开展。

（二）经腰肾脏手术

该术式是通过自制或特制气囊在腹膜外间隙建立一个无血管的腹膜后空间，根据需要游离出肾血管、游离翻转肾脏，从而进行进一步的肾脏手术。该术式的优势是对腹腔脏器干扰小，减少腹腔感染及肠粘连等并发症，并且对肾动脉的处理更加直接；对于既往操作区域有腹部手术史的患者，不失为一个更好的选择；尤其适用于肾脏上极肿瘤。弊端是操作空间相对狭小，没有解剖空间提示，空间立体感要求高，对于术者的操作能力有更高要求，并且术中若出现腹膜损伤，会导致 CO_2 气体进入腹腔，造成腹膜后空间受挤压变小，从而影响视野，影响操作。

（三）腰腹联合方式手术

2009 年，Srivastava 等首次提出应用腰腹联合途径的肾癌根治术治疗肾脏肿瘤，该术式为经腹经腰入路的边界术式，具有很大的灵活性。常规情况下，肾脏手术方式大多根据肿瘤大小部位选择经腹或经腰入路。但对于特殊部位的肿瘤，如肾脏背侧后唇或背侧肾门处，单纯经腰、经腹均无法凸显腔镜手术的优势，这时选择腰腹联合方式的手术一方面能使肿瘤充分暴露于术野中，便于缝合，并且能在打开腹膜后充分利用腹腔及后腹膜空间，操作更加便利，使两种入路完美结合，获得最大益处。

第二节　物理治疗

物理治疗（physiotherapy）又指通过物理方法与介质（包括声、光、热、电等）对病变部位进行损伤从而达到治疗效果。根据不同的物理介质分类，目前针对肾肿瘤常见的物理治疗方法有冷冻消融、射频消融、微波消融、超声消融、激光消融、不可逆电消融等，这些物理治疗方法统称为肿瘤消融治疗。

肿瘤消融治疗（tumor ablation，TA）能够在尽可能减小创伤的同时，尽可能保留肾功能。随着肿瘤消融治疗在肾肿瘤治疗方面的应用日益广泛，越来越多的临床研究证实了肿瘤消融治疗对特定患者有着较好的安全性和疗效，尤其是针对多发肿瘤、肾功能不全、孤立肾等不适宜接受肾部分切除术（partial nephrectomy，PN）或者根治性肾切除术（radical nephrectomy，RN）的患者。

肿瘤消融治疗可通过经皮穿刺、腹腔镜、机器人辅助腹腔镜、开放等入路进行，在这些方法中，在影像学引导下的经皮穿刺肿瘤消融治疗可以最小的创伤换取患者最快的恢复速度。

一、适应证选择

肿瘤消融治疗是保留肾单位同时治疗肾肿瘤的一种方式，所以在遴选适用患者时要慎重，以求达到最佳的治疗效果。挑选时主要考虑患者因素和肿瘤因素，其中包括肿瘤大小、位置、分期、患者年龄、合并症及患者意愿。

肿瘤消融治疗一般适用于 cT1 期肾肿瘤患者，治疗效果以最大直径 < 4 cm、背侧、外生性、远离周围重要组织的肾占位为佳。若肿瘤直径 > 4 cm，则复发率、并发症发生率将相应升高；另一方面，肿瘤消融治疗损伤肾实质较少，无须阻断肾动脉，肾脏无缺血再灌注损伤，且绝大多数肿瘤消融治疗可于局部麻醉下进行，故适用于麻醉风险较大的患者及孤立肾、肾功能不全、遗传性肾癌需多次手术的患者。

所以在决定行 PN、RN 或 TA 前，需要与患者及家属充分沟通 TA 的利弊，结合患方意愿后决定方案。TA 的优势在于更短的住院时间、更快的恢复速度、更少的疼痛及并发症、更好地保护肾功能，能够避免全身麻醉，并且可以重复消融。相对应的，TA 也有其自身的劣势，如术后复发率较 PN 或 RN 高，若想获悉肿块病理学信息还需术前或术中取活检（推荐但非必需）等。需要特别与患者沟通的是，就算第一次消融效果不尽如人意，术者还可以进行第二次消融或是再行 PN 或 RN 治疗。

值得一提的是，不同于 PN 或 RN，在通过影像学手段检测出肾肿物之后，应尽可能对局部病灶进行穿刺活检，明确肿物的病理学特征后再行肿瘤消融治疗，从而为下一步的诊治提供有力的依据，避免过度治疗。

在一项纳入了 714 名肾肿瘤患者的研究中，231 名患者在术前接受了穿刺活检，结果显示 46 名患者（20%）病理结果为良性，其中 37 名患者（80.4%）得知病理结果后拒绝继续接受消融手术。剩余 483 名患者在术中进行活检并行消融术，术后病理显示有 81 名患者（16.8%）病理结果为良性，75 名患者（15.7%）病理结果无法确定良恶性。换言之，有 157 名患者（32.5%）在无法确定肿瘤为恶性的情况下接受了消融手术。此外，肿瘤消融治疗对于不同病理类型肾肿瘤的治疗效果也不尽相同。研究证实，射频消融术对于肾透明细胞癌效果劣于肾乳头状细胞癌。

另一方面，肿瘤消融治疗对于不同分期肾肿瘤的预后也有着一定差异。在一项平均随访时间达 78 个月的回顾性研究中，研究者对比了 TA 与 PN 对于不同大小肾肿瘤的治疗效果，结果显示，TA 对于肿瘤直径≤4 cm 与＞4 cm 肾肿瘤术后 10 年复发比例分别为 7.1% 和 33.3%。在 T1a 期肾肿瘤中，TA 与 PN 的术后 10 年 OS 与无病生存期（DFS）相当，但 TA 组 T1b 期肾肿瘤的术后复发率更高，术后 10 年 DFS 低于 PN。无独有偶，多项研究结果均提示 TA 对于较大肾肿瘤，消融后可能仍有少量残留，从而导致复发。因此，对肾肿瘤进行肿瘤消融治疗应严格把握手术适应证，最好能完善术前穿刺活检获得病理学信息，并在术中根治病灶或尽可能减少消融后残存的病灶。

二、分类

（一）冷冻消融术

冷冻消融术（cryoablation，CA）是基于制冷物质和冷冻器械产生的超低温使病变组织坏死，以达到治疗目的的技术。

20 世纪 40 年代，氢、氦、氮相继液化成功，为冷冻手术提供了理论基础；1950 年，液氮冷冻术首次应用于临床，开启了冷冻消融术时代，而后 20 世纪末，美国研制成功氩氦气冷冻技术，标志着新的时代到来。氩氦冷冻术的原理是常温高压气体突然释放进入容积相对较大的低压区后，产生急速降温或升温的绝热节流效应，具体指在影像学手段的引导下将氩氦超冷刀置入肾肿瘤内，采用了氩气制冷、氦气制热的原理，在 –140 ~ 45℃之间，对肾肿瘤进行多个冷热循环的冻融处理，使肿瘤细胞破裂坏死。达到原位消融肿瘤细胞和保护正常肾组织目的的微创治疗方法。一般一个周期为冷冻 10 min，复温 8 min。

冷冻引起微血管收缩、血栓形成，从而导致血液淤滞于微循环中；冻融导致肿瘤细胞破裂，同时造成毛细血管内皮损伤导致缺氧，诱导特异性与非特异性的抗肿瘤免疫反应。冷冻肿瘤细胞坏死后产生特异性肿瘤抗原，刺激机体产生特异的免疫抗体，通过抗原抗体结合启动针对肿瘤细胞的特异性免疫杀伤，进一步清除肿瘤细胞。

冷冻消融术完全可在患者中度镇静的情况下进行，镇静后患者神志淡漠、有意识，对语言和触觉刺激有反应，无须气道干预，可自行维持心血管功能。相比于肿瘤切除手术，冷冻消融术创伤小、消融边界清晰，可以让医生很容易地判断消融的边界，安全性大幅度提高。但相比于射频消融，冷冻消融周期多、时间长。

无论是腹腔镜下或是经皮穿刺，冷冻消融术手术成功率超过 95%，并且两者并发症发生率无明显差别。一项队列研究比较了 145 例腹腔镜下肾肿瘤冷冻消融术患者与 118 名经皮穿刺肾肿瘤冷冻消融术患者，两组 OS、肿瘤特异性生存率（CSS）、无局部复发生存率

（RFS）相当。

目前CA主要应用于治疗T1期肾肿瘤患者，其中CA在治疗T1a期肿瘤方面效果已获广泛认可，而CA对于T1b期肾肿瘤疗效不尽如人意。在一项纳入了308例T1a及T1b期肾肿瘤患者的研究中，经皮穿刺冷冻消融术后复发率为7.7%（T1a）与34.5%（T1b），所有入组患者1年、2年、3年DFS分别为92.5%、89.3%和86.7%。在另一项纳入了220例经穿刺活检确诊T1期肾癌的研究中，冷冻消融术后5年RFS为93.9%，94.4%患者未发生远处转移。而在接受CA治疗后的T1b期患者中，术后1年、2年、3年局部肿瘤控制率（local tumor control，LTC）分别为82.6%、72.3%以及60.3%。

（二）射频消融术

射频消融术（radiofrequency ablation，RFA）是指在超声、CT等引导下，或经开放手术、腹腔镜手术，把射频电极针直接刺入肾肿瘤内，通电后交变电流使电极针周围组织发生离子震荡，摩擦产热，并传导至邻近组织，使电极针周围的肿瘤组织脱水、干燥，继而产生凝固性坏死，产生一球形或类球形消融区，达到灭活肿瘤组织作用的方法。

作为临床中应用超过20年的成熟技术，RFA在肾肿瘤治疗中已广泛开展。RFA需将肿瘤加热至55℃以上，从而导致细胞毒效应。温度一旦超过60℃，细胞将直接死亡。RFA针有单极、双极、簇状电极三种，以双极为例，电流从一极流入肿瘤组织，从另一极流出，过程中电流使组织摩擦、生热。一般而言，最适宜使用RFA治疗的肾肿瘤直径约为3 cm，更大的肿瘤需要多根针联合消融才能完全覆盖。已有多项研究验证了RFA的疗效及安全性。术后1个月随访结果显示，单次RFA对T1a期肾肿瘤手术成功率达94%，T1b期肾肿瘤为81%。后续可以通过多次消融或其他治疗方法提高治愈率。

一般射频消融都可于中度镇静的情况下进行，若术中有损伤神经的风险（如肋间神经），则手术须在全身麻醉下进行。射频消融可使周围组织汽化并形成焦痂，故相对于冷冻消融，射频消融边界较模糊，一般需要扩大消融范围以求确切的疗效。

至于腹腔镜下射频消融与经皮穿刺射频消融，多项研究验证了两者无论是在并发症发生率、肿瘤复发率、肿瘤特异性生存率上均无差异。

（三）微波消融术

微波消融术（microwave ablation，MWA）是指将一根特制微波针，经皮穿刺到肿瘤中心区域，在微波针的某一点上含有一个1 mm大小的“微型微波炉”，由它释放的微波磁场可以使周围的分子高速旋转运动并摩擦升温，从而使组织凝固、脱水坏死，达到治疗的目的。相比于射频消融通过热传递使组织被动升温，微波消融旨在使组织主动摩擦产热，温度更高且覆盖范围更广。

一项临床研究中，研究者分别纳入了185例接受MWA与1770例接受PN治疗的肾肿瘤患者并进行了平均40.6个月的随访。该研究验证了MWA与PN在局部肿瘤进展（3.2% vs 0.5%，P=0.10）、肿瘤特异性生存率（2.2% vs 3.8%，P=0.24）、远处转移发生率（4.3% vs 4.3%，P=0.76）方面无显著差异，MWA 在总生存率（HR 2.4；95%CI：1.0，5.7，P=0.049）、无疾病生存率（82.9% vs 91.4%，P=0.003）方面劣于 PN，但 MWA 组有着更好的肾功能保护、更少的出血量及更短的住院天数，证实了 MWA 对肿瘤疗效不亚于 PN，且并发症发生率更低。

对 85 例肾癌患者采用经皮肾肿瘤微波消融术，肾肿瘤平均直径为 3.2 cm。研究者在术后对患者进行了 2 ~ 3 年的随访，90% 的肿瘤被成功消融。

另外两项分别纳入了 40 例与 27 例 MWA 治疗肾肿瘤患者的研究验证了 MWA 对于 T1a 期肾肿瘤能够取得较好的疗效。

（四）其他消融术

此外，还有高强度聚焦超声（high intensity focused ultrasound，HIFU）、非热能不可逆电穿孔（non-thermal irreversible electroporation）、激光消融（laser ablation）等方法正在临床试验中验证其临床疗效及安全性。

三、临床应用

1. 患者呈俯卧位（移植肾除外，视具体情况而定）。

2. 术者再次根据术前影像学资料确定肿块位置及形态。

3. 经皮穿刺可在超声、CT、MRI 等技术引导下完成，腹腔镜消融术根据肿瘤位置采用经腹或后腹腔入路。

4. 根据需要行消融前活检，需要注意的是若肿瘤直径 < 1 cm，穿刺部位出血则难以辨清病灶。

5. 术中所需的消融边界应超出肿瘤边界 5 ~ 10 mm，若取 5 mm 消融效果接近切除效果。若肿瘤形态不规则，消融边界须超出肿瘤边界 10 mm 以确保消融完全。

四、并发症

肿瘤消融治疗后并发症发生率低，大多症状轻微，一般不危及生命。

出血是最常见的并发症，出血点可位于包膜下、肾周、胸壁或腹壁（穿刺时损伤肋间血管）或针道。大多数出血可自限，不会造成严重后果。一旦出现危及生命的大出血应该考虑及时输血等对症治疗，或行 DSA 或手术治疗以挽救患者生命。针道的出血往往容易被忽略，消融结束后对于针道的彻底止血可显著减少其发生率。

15% 的肿瘤消融治疗案例可出现神经损伤，当肿瘤靠近肋骨或脊椎时，损伤神经的风险大大增加。冷冻消融术中神经损伤一般较轻，术后口服止痛药可消除不适症状，神经损伤一般可于 2 周内恢复，但射频消融术可对神经造成永久不可逆损伤。

若肿瘤邻近集合系统，术后可出现血尿。血尿是肿瘤消融治疗后常见并发症，发生率为 10% ~ 20%。特别是直径较大的肿瘤或是中央型肿瘤术后易出现血尿。绝大多数血尿可自行消失，但必须确保患者在出院前可自行排尿，一旦患者主诉下腹胀痛或无法排尿应及时行超声检查以排除膀胱填塞风险。术中如损伤输尿管，术后则会出现尿瘘。若患者出现尿瘘，可留置输尿管支架 4～6 周，待损伤恢复后拔除。

周围邻近器官的损伤也是肿瘤消融治疗中常见的并发症。如穿刺时穿透胸膜可导致气胸的发生。该并发症一般不影响术中操作，术后按情况可选择留置胸引管。若肿瘤位于肾脏上极可能损伤到肾上腺。若术后出现脱水、血压下降、直立性低血压、虚脱、厌食、呕吐、精神不振、嗜睡乃至昏迷等症状，应该考虑到肾上腺危象可能。此时应及时对症处理，并补充皮质醇。

其他少见并发症还有急性泌尿系感染、心肌梗死、脑卒中、延迟性出血等，一般肿瘤消融治疗不会引起肾功能进一步损伤，一旦出现并发症应及时处理。

第三节 靶向治疗

既往肾脏肿瘤的全身治疗局限于化学治疗（chemotherapy）与以白细胞介素 -2（IL-2）和干扰素（IFN-α）为代表的细胞因子疗法，即细胞因子（cytokine）时代。2005 年后，小分子靶向药物在肾癌方面的运用宣告了靶向治疗（targeted therapy）时代的来临。多年来，多种靶向药物应用于临床，主要应用于转移性肾癌患者、术后出现复发的肾癌患者，以及高危患者术后的辅助治疗。靶向药物使肾癌患者的治疗方案发生了天翻地覆的变化，极大地改善了中晚期肾癌患者的预后（表 1-10-1）。目前 FDA 已批准了 9 种靶向药物单

表 1-10-1 肾癌常用靶向药物分类及代表药物

靶向药物分类	代表药物
酪氨酸激酶抑制剂	索拉非尼（sorafenib）
	阿昔替尼（axitinib）
	舒尼替尼（sunitinib）
	仑伐替尼（lenvatinib）
	培唑帕尼（pazopanib）
	替沃扎尼（tivozanib）
哺乳动物雷帕霉素靶蛋白抑制剂	依维莫司（everolimus）
	替西罗莫司（temsirolimus）
作用于 VEGF 的靶向药物	贝伐珠单抗（bevacizumab）
作用于 c-Met 的靶向药物	卡博替尼（cabozatinib）
作用于 EGFR 的靶向药物	厄洛替尼（erlotinib）

独或联合用于转移性肾癌治疗，其中索拉非尼、舒尼替尼、阿昔替尼、依维莫司、培唑帕尼经中国食品药品监督管理局（CFDA）[现为国家药品监督管理局（NMPA）] 批准已在国内上市。

2021 版 CSCO 指南对于低危转移性肾癌患者仍首先推荐使用靶向药物作为一线治疗，对于中危及高危患者首先推荐采用免疫治疗联合靶向治疗，或单用靶向治疗。EAU 指南中已经建议所有转移性肾透明细胞癌患者首选免疫治疗联用靶向治疗，但对于不耐受或无法接受免疫治疗的患者，EAU 指南仍推荐单用舒尼替尼、培唑帕尼或卡博替尼作为一线治疗。

目前，靶向治疗在肾肿瘤治疗，尤其是转移性肾癌治疗中有着举足轻重的地位。分子靶向药物治疗能显著提高转移性肾癌患者的整体反应率（overall response rate，ORR），延长其无进展生存期（progression free survival，PFS）和总生存期（overall survival，OS）。

一、靶向药物分类

（一）酪氨酸激酶抑制剂

对于非遗传性肾癌而言，*VHL* 基因的缺失或突变是导致肾癌发生发展的罪魁祸首。*VHL* 可以靶向降解缺氧诱导因子（hypoxia-inducible factor，HIF），它的突变失活导致了 HIF 的聚集，进而导致参与缺氧诱导信号通路的下游因子（包括 VEGF、PDGF 等）的激活，这些因子参与血管生成、细胞增殖与存活。VEGF 及其 VEGFR 在肿瘤血管形成及转移中发挥了核心作用，能特异性地刺激血管内皮细胞，增加微血管密度，提高内皮细胞通透性，使微小肿瘤增大并具有转移潜能。因此，针对 VEGF 及 VEGFR 的靶向药物主要有酪氨酸激酶抑制剂（tyrosine kinase inhibitor，TKI）和单克隆抗体（monoclonal antibody，mAb）两类。TKI 是能够渗透细胞膜的小分子抑制剂，靶向肿瘤细胞和（或）周围内皮及血管激酶受体的特定部位，从而阻断细胞增殖信号转导途径。目前主要作用于 VEGFR 的 TKI 类药物有舒尼替尼、索拉非尼、培唑帕尼、阿昔替尼和仑伐替尼。不同于 TKI 类药物，贝伐珠单抗是静脉使用的重组人源化 IgG1 型单克隆抗体，主要针对循环 VEGF，通过阻止 VEGF-α 与 VEGFR 的结合而达到抗血管生成作用，由于并不直接作用于肿瘤细胞，通常需要与细胞毒性药物联合使用。

1. 索拉非尼（sorafenib）　是最早被批准应用于治疗肾癌的靶向药物，于 2005 年与 2006 年分别于美国和中国上市。索拉非尼是一种双通道、多靶点的药物，可作用于 RAF 激酶，通过阻断 RAS/RAF/ERK/MEK 信号转导通路进而抑制肿瘤细胞增殖；同时索拉非尼也可作用于酪氨酸受体激酶，从而抑制肿瘤血管生成。

在既往药物研究中，与安慰剂组对比，索拉非尼可显著提升 PFS；但是相比于干扰素，索拉非尼并无显著优越性。故索拉非尼多用于作为对照组与其他靶向药物疗效作对比。

2. 舒尼替尼（sunitinib）　是一种多靶点的小分子 TKI，具有很强的抗血管生成作用。舒尼替尼的作用靶点主要包括：血小板源性生长因子受体（PDGFR，PDGFRα 和 PDGFβ），血管内皮细胞生长因子受体（VEGFR，VEGFR1、VEGFR2 和 VEGFR3），FMS 样络氨酸激酶（FLT-3），集落刺激因子受体（CSF-1R），干细胞因子受体（c-KIT）和神经营养因子（RET）。

舒尼替尼于 2006 年经 FDA 批准，2008 年经 CFDA 批准上市。其上市主要依据是与干扰素（IFN）的对照试验，相比于 IFN-α，服用舒尼替尼的患者具有更优越的 PFS（11 个月 vs 5 个月），OS（26.4 个月 vs 21.8 个月）和客观缓解率（47% vs 12%）。SWITCH 试验是一项前瞻性、公开标签、随机Ⅲ期试验，该研究共纳入 365 例未经治疗的晚期肾细胞癌患者。研究对象按 1∶1 的比例随机分组，分别接受索拉非尼或舒尼替尼治疗，当疾病进展时或毒性不可耐受时，受试者分别交叉使用舒尼替尼或索拉非尼序贯治疗。研究到达终点时，索拉非尼组中位 PFS 为 5.9 个月，舒尼替尼组则为 8.5 个月。

服用舒尼替尼所引起的不良反应（adverse reaction）主要有高血压、疲劳、腹泻和手足综合征。在免疫检查点抑制剂被应用于临床前，舒尼替尼作为晚期肾癌一线治疗药物发挥了巨大作用。

2021 版中国临床肿瘤学会（CSCO）肾癌诊疗指南仍然将舒尼替尼作为治疗所有转移性或不可切除的透明细胞及乳头状肾细胞癌的Ⅰ级治疗推荐。在最新版美国国立综合癌症网络（National Comprehensive Cancer Network，NCCN）指南中，舒尼替尼则是作为其他推荐列入透明细胞癌的全身治疗方案中，而对于非透明细胞癌类型的肾癌，该指南仍然推荐舒尼替尼作为首选之一。EAU 官方指南则是推荐对无法接受或耐受免疫治疗的患者，可予以舒尼替尼作为一线治疗用药。

3. 培唑帕尼（pazopanib） 可靶向作用于血管内皮细胞生长因子受体（VEGFR）、血小板源性生长因子受体（platelet-derived growth factor receptor，PDGFR）以及干细胞生长因子受体（c-Kit），通过抑制对肿瘤供血的新血管生成而起抗肿瘤作用。通过分别与安慰剂、细胞因子疗法对比，培唑帕尼可以显著提高患者的 PFS 和肿瘤反应率（tumor response，TR）。

2010 年一项随机双盲临床Ⅲ期研究评估了培唑帕尼在 435 名转移性肾癌患者中的疗效及安全性。培唑帕尼组中位 PFS 为 9.2 个月，客观反应率为 30%；安慰剂组中位 PFS 为 4.2 个月，客观反应率仅为 3%，并且两组患者生存质量无明显差异。在 COMPARZ 研究中，研究者比较了培唑帕尼与舒尼替尼的临床疗效。结果显示，培唑帕尼组疗效不劣于舒尼替尼组（PFS 为 8.4 个月 vs 9.5 个月，OS 为 28.4 个月 vs 29.3 个月，ORR 为 31% vs 24%）。PISCES 研究则比较了舒尼替尼与培唑帕尼的安全性，结果显示，服用培唑帕尼的患者生活质量更高，更少感到疲劳不适。

前述研究均证明了培唑帕尼的疗效及安全性，目前 CSCO 将培唑帕尼列为转移性肾癌Ⅰ级推荐的一线治疗用药，以及Ⅱ级推荐的二线治疗用药，EAU 也将其与舒尼替尼并列，作为无法接受或耐受免疫治疗的转移性肾癌患者一线用药（Ⅰb 类证据）。NCCN 指南将培唑帕尼列为透明细胞癌一线治疗其他推荐（次于靶向免疫联合治疗），也推荐其用于特定非透明细胞癌患者的综合治疗，如 VHL 综合征患者。

4. 阿昔替尼（axitinib） 别名阿西替尼，是一种针对 VEGFR–1、VEGFR–2 和 VEGFR–3 的小分子抑制剂，首先作为二线治疗药物步入晚期肾癌临床治疗。在接受细胞因子治疗无效后序贯使用阿昔替尼和索拉非尼的患者中，阿昔替尼组患者中位 PFS 为 12.1 个月，ORR 为 32.5%；而索拉非尼组中位 PFS 为 6.5 个月，ORR 为 13.6%。

在与索拉非尼的对比中，作为一线用药的阿昔替尼取得了更好的 PFS（4.8 个月 vs 3.4 个月），两者 OS 无明显差别。在另一项Ⅲ期药物试验中，服用阿昔替尼的患者并未取得比服用索拉非尼更长的 PFS。目前阿昔替尼在 CSCO 指南中被列为转移性或不可切除性透明细胞肾细胞癌中低危患者的一线治疗用药（Ⅱ级推荐）。

到了免疫治疗时代，在 KEYNOTE–426 试验中，861 名未接受过治疗的晚期透明细胞肾细胞癌患者分别接受了阿昔替尼联用帕博利珠单抗或单用舒尼替尼作为一线治疗。研究显示，阿昔替尼联用帕博利珠单抗组的 PFS 为 15.1 个月、反应率为 59.3%，而舒尼替尼组为 11.1 个月和 35.7%；同时死亡风险前者较后者低了 47%。在后续研究中，阿昔替尼联用帕博丽珠单抗组在 PFS 方面优势尽显。对于国际转移性肾细胞癌联合数据库（International Metastatic Renal-Cell Carcinoma Database Consortium，IMDC）评分低危组，联合用药组与舒尼替尼组 OS 相近；而在中高危组中，联合用药组 OS 更长。目前帕博利珠单抗加阿昔替尼的组合已被多个指南推荐为晚期肾癌一线治疗方案，但其确切疗效仍待更大规模、更进一步的临床应用来验证，目前下定论还为时过早。

5. 仑伐替尼（lenvatinib） 是口服多靶向 TKI（靶点包括 VEGFR–1、VEGFR–2、VEGFR–3），可作用于 FGFR1–4、PDGFR–α、RET、KIT 等位点。在晚期肾细胞癌的治疗中，与单独使用依维莫司相比，联合使用仑伐替尼和依维莫司可延长无进展生存期，提高患者的客观缓解率和总生存率。结果显示，仑伐替尼与依维莫司联合治疗组患者的中位 PFS 为 14.6 个月，依维莫司单药治疗组则为 5.5 个月。与单一药物组相比，联合药物组可将疾病进展或死亡的风险降低 63%。联合治疗组的客观有效率为 37%，单一治疗组为 6%。基于此，2016 年 5 月 FDA 批准仑伐替尼 + 依维莫司用于抗血管生成治疗后进展患者的二线治疗，这是首个 TKI 与 mTOR 抑制剂联合用药方案，但联合用药组因不良反应减量或停药率也高于依维莫司组（89% vs 54%），提示联合用药也存在不良反应的叠加。

另一方面，仑伐替尼在与免疫治疗联用方面展示了巨大的潜力。在 CLEAR 研究中，共 1 069 名晚期肾癌患者被随机分配到仑伐替尼 + 依维莫司组、仑伐替尼 + 帕博利珠单抗组、舒尼替尼组中。研究抵达主要终点时，仑伐替尼 + 帕博利珠单抗组中位 PFS 为 23.9 个月，ORR 为 71%，并且有 16% 的患者取得完全缓解（CR）。作为对比，舒尼替尼组中位 PFS 则仅为 9.2 个月。并且三组不良反应发生率相仿，安全性无显著差别。

仑伐替尼与帕博利珠单抗的组合也经过了临床药物试验的探索，取得了一定的认可，2021 年，FDA 已经批准帕博利珠单抗联合仑伐替尼用于晚期肾细胞癌患者的一线治疗。

6. 替沃扎尼（tivozanib） 2021 年 3 月，FDA 批准多靶向 TKI 替沃扎尼作为复发或难治性进展性肾癌的三线或后续用药进入临床。一项Ⅲ期药物临床试验对比了替沃扎尼与索拉非尼的疗效差异。结果显示，替沃扎尼与索拉非尼的中位 PFS 分别为 11.9 个月和 9.1 个月；257 名服用索拉非尼患者中有 156 名（61%）在进展后接受了替沃扎尼治疗，最终索拉非尼组中位生存期为 29.3 个月，替沃扎尼组则为 28.8 个月。另一项单臂Ⅱ期研究也同样验证了替沃扎尼作为索拉非尼耐药（drug resistance）后的二线治疗，开始用药后 PFS 为 11.0 个月，OS 为 21.6 个月。18% 患者达到过部分缓解（PR）（中位反应持续时间为 15.2 个月），52% 患者达到过疾病稳定（SD）（中位反应持续时间为 12.7 个月）。考虑在晚期肾癌治疗中，靶向药物仍有多种多样的选择，并且替沃扎尼在索拉非尼作为对照的研究中也并未取得令人眼前一亮的成绩，所以替沃扎尼在后续临床试验中机会匮乏。

（二）哺乳动物雷帕霉素靶蛋白抑制剂

PI3K/AKT/mTOR 通路在许多癌症中起着关键作用，VEGF 的结合导致 mTOR 的激活，随后是促进细胞增殖、血管生成及蛋白质合成和转录的下游磷酸化事件的级联反应。此外，PI3K/AKT/mTOR 通路在 28% 的肿瘤中发生改变，抑制 mTOR 信号转导可使蛋白质翻译下降和抑制血管生成及肿瘤细胞增殖。替西罗莫司与依维莫司均为哺乳动物雷帕霉素靶蛋白抑制剂（mammalian target of rapamycin inhibitor，mTORi）特异性抑制剂，可与细胞质蛋白 FKBP12 结合形成复合物，直接抑制 mTOR 靶蛋白，从而减少内皮细胞迁移和增殖；阻止肿瘤细胞释放 VEGF 等因子，从而抑制肿瘤血管生成；下调细胞周期进程和细胞增殖相关蛋白的表达，抑制肿瘤增长和细胞增殖；降低营养转运蛋白活性，减少细胞代谢所需物的摄取，从而抑制肿瘤代谢。

1. 依维莫司（everolimus） 是一种 mTORi，以往一般用于对舒尼替尼或索拉非尼治疗失败后的晚期肾癌患者的二线治疗，但最新指南中已推荐免疫治疗作为该类患者的序贯治疗。

在 RECORD-1 试验中，研究者对比了依维莫司与安慰剂在舒尼替尼或索拉非尼耐药的晚期肾癌患者中的疗效，结果显示，中位 PFS 显著延长（依维莫司组 4.9 个月，安慰剂组 1.9 个月），但 OS 相近（依维莫司组 14.8 个月，安慰剂组 14.4 个月）。

对于病理类型为非透明细胞癌的肾癌患者，特别是嫌色细胞癌患者，应用依维莫司可取得较好的效果。一项临床Ⅱ期研究纳入了 49 名非透明细胞癌的肾癌患者，每日口服 10 mg 依维莫司直至疾病进展或出现不可耐受的不良反应。观察期中，10.2% 患者取得了 PR，51.0% 患者处于 SD，中位 PFS 为 5.2 个月。在所有患者中，40% 嫌色细胞癌患者服用依维莫司后肿瘤缩小，病情缓解。

目前在各项指南中，已将依维莫司作为晚期肾癌序贯治疗中对特定患者的推荐用药，如非透明细胞癌患者；依维莫司也可用于结节性硬化症所致 AML 的患者。

2. 替西罗莫司（temsirolimus） 是一种静脉注射的 mTORi。在一项临床Ⅲ期多中心临床研究中，626 名未经治疗的转移性肾癌患者分别列入替西罗莫司组、干扰素组、替西罗莫司联合干扰素组。在三组患者中，替西罗莫司组拥有最佳的 OS 与 PFS，替西罗莫司组、干扰素组、联合用药组中位 OS 分别为 10.9、7.3 和 8.4 个月，中位 PFS 分别为 3.8、1.9 和 3.7 个月。2014 年另一项研究（INTORSECT），比较了替西罗莫司和索拉非尼作为舒尼替尼耐药后二线治疗用药的疗效和安全性，结果显示，替西罗莫司中位 OS 为 12.3 个月，中位 PFS 为 4.3 个月；索拉非尼中位 OS 为 16.6 个月，中位 PFS 为 3.9 个月。两组 PFS 没有显著差异，索拉非尼组 OS 优于替西罗莫司组，两者安全性可。结论为舒尼替尼耐药后，相比于更换替西罗莫司，继续使用 VEGFR 抑制剂索拉非尼可获得更好的预后。

基于以上结论，FDA 于 2007 年 5 月 30 日批准其用于晚期肾细胞癌的治疗，NCCN 指南将替西罗莫司列为中高危透明细胞肾细胞癌患者一线治疗的推荐用药（3 类证据）；其在序贯治疗中同样作为对特定患者的推荐用药（2B 类证据）。

（三）作用于 VEGF 的靶向药物

贝伐珠单抗（bevacizumab）是世界上第一个用于抗肿瘤血管生成的单克隆抗体，其作用原理是靶向抑制血管内皮生长因子（vascular endothelial growth factor，VEGF），从而拮抗肿瘤血管生成、阻断肿瘤血液供应、阻止肿瘤生长。

在 AVOREN 双盲研究中，649 名未经治疗的转移性肾癌患者分别接受 IFN-α+ 安慰剂、IFN-α+ 贝伐珠单抗治疗，研究者比较了两组患者的 PFS 与 OS。IFN-α+ 安慰剂组中位 PFS 为 10.2 个月，中位 OS 为 21.3 个月；IFN-α+ 贝伐珠单抗组中位 PFS 为 5.4 个月，中位 OS 为 23.3 个月。该研究证实了在使用干扰素的基础上联用贝伐珠单抗可显著提高患者的 PFS，奠定了该疗法在转移性肾癌一线治疗中的地位。另一项研究也证实了相比于单用干扰素，干扰素 + 贝伐珠单抗可获得更好的 OS，但干扰素 + 贝伐珠单抗组 3、4 级不良反应发生率较高。

在靶向治疗时代初期，贝伐珠单抗联用干扰素与舒尼替尼作为中低危转移性肾癌患者一线治疗用药，发挥了显著作用。但随着越来越多的新药被研发、应用于临床，目前 CSCO 及 EAU 指南均未推荐其用于转移性肾癌的治疗。NCCN 目前仍将贝伐珠单抗列为特定转移性透明细胞癌患者二线治疗用药，也可在特定情况下对于部分非透明细胞癌患者使用贝伐珠单抗作为一线治疗方案。在一项非随机临床Ⅱ期研究中，研究者使用贝伐珠单抗 + 厄洛替尼治疗遗传性平滑肌瘤病和肾细胞癌（hereditary leiomyomatosis and renal cell carcinoma，HLRCC）患者，结果显示，客观反应率可达 64%（27/42），中位 PFS 为 21.1 个月。

（四）作用于 c-Met 的靶向药物

c-Met 又称肝细胞生长因子（hepatocyte growth factor，HGF）受体，HGF 是 c-Met 唯

一的高亲和配体。c–Met 基因是乳头状腺癌家族的原癌基因，5%～13% 的散发性乳头状腺癌也存在体细胞 c–Met 突变。HGF/c–Met 通过诱导细胞增殖和抑制细胞凋亡阻止肾坏死并加速肾损伤修复，过度激活时则会诱发肿瘤，还可导致 VEGFR、EGFR、RAS–RAF–MEK 和 Akt–mTOR 信号通路对抑制剂的耐药反应。

卡博替尼（cabozatinib）作为多靶点抑制剂可以抑制 VEGFR、c–Met 和 AXL 活性。Ⅲ期临床试验（METEOR 研究）证实，卡博替尼治疗转移性肾癌的 ORR（17% vs 3%）、中位 PFS（7.4 vs 3.9 个月）和 OS（21.4 vs 16.5 个月）均优于依维莫司。由于卡博替尼能够抑制 c–Met 的活性，因此卡博替尼治疗转移性肾癌或存在优势，该结果也在 2017 年欧洲肿瘤医学学会（EMSO）会议中报道，并且于 2017 年开始，NCCN 肾癌指南中将卡博替尼作为转移性肾癌的一线用药。

2021 年，Choueiri 等人将卡博替尼联用纳武单抗作为晚期肾癌的一线治疗方案，与舒尼替尼作对比。结果显示，卡博替尼联用纳武单抗组与舒尼替尼组中位 PFS 为 16.6 个月 vs 8.3 个月，1 年生存率为 85.7% vs 75.6%，客观反应率为 55.7% vs 27.1%，卡博替尼联用纳武单抗相比于舒尼替尼，疗效优势明显。故目前 NCCN 指南、EAU 指南均推荐该组合为肾透明细胞癌的一线治疗。

（五）作用于 EGFR 的靶向药物

EGFR 属于 ErbB 家族的酪氨酸酶激酶穿膜受体，在包括 RCC 在内的多种实体肿瘤中过表达，与肿瘤细胞的增殖、侵袭、转移及血管生成等有关。EGFR 在 RCC 细胞膜上表达较高，在患者的正常细胞质中呈现高表达。

厄洛替尼（erlotinib）是作用于 EGFR 的 TKI 类口服药物，目前 FDA 并未批准其用于治疗转移性肾癌。一项临床Ⅱ期研究（SWOG S0317）纳入了 45 名转移性乳头状肾癌患者，总体反应率（response rate，RR）为 11%，疾病控制率（disease control rate，DCR）为 64%，包括 5 例 PR、24 例 SD，中位 OS 为 27 个月。治疗过程中发生 1 例 5 级不良事件，1 例 4 级不良事件，以及 9 例 3 级不良事件。基于上述数据，2017 年 NCCN 肾癌指南将厄洛替尼作为 2A 类推荐用于转移性肾癌患者的治疗。

二、治疗策略

（一）分层治疗

首先患者在用药前应该充分评估预后，以便于指导诊疗以及制订监测随访方案。目前常用的肾肿瘤综合预后评估模型有三个，分别是加利福尼亚大学洛杉矶分校制定的肾癌预后分级系统（UCLA-integrated staging system），该系统结合了 TNM 分期、Furhman 分级及 ECOG 评分，适用于接受手术的肾癌患者评估（图 1–10–1）；纪念斯隆凯特琳癌症中心（Memorial Sloan-Kettering Cancer Center，MSKCC）晚期肾癌预后模型，该模型于细胞因子时代建立，结合检验指标、体力状态及确诊时间来预测预后（表 1–10–2）；国际转移性肾癌数据库联盟（International Metastatic Renal Cancer Database Consortium，IMDC）晚期肾癌预后模型，该模型根据靶向治疗数据进行调整，优化了预后效能（表 1–10–3）。上述三个模型无一例外都将患者分为低危、中危、高危三个等级，不同等级患者用药、随访等

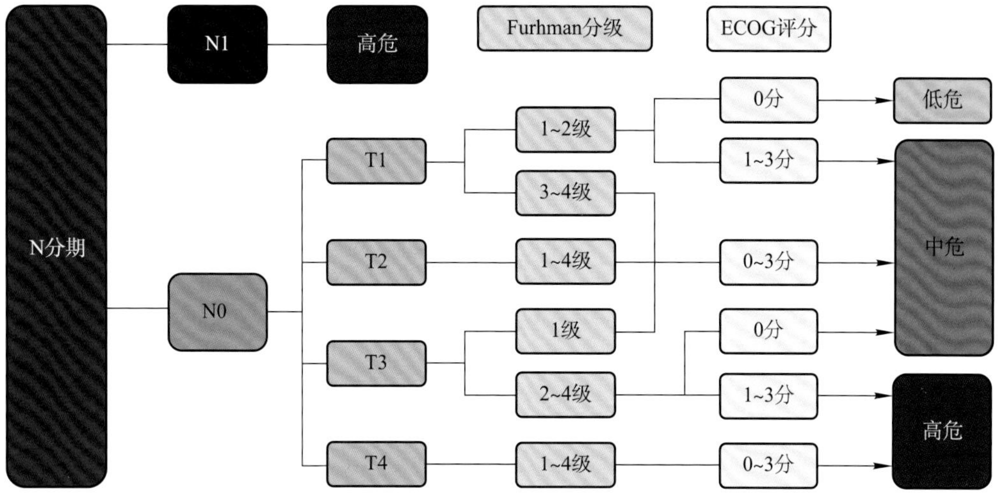

图 1–10–1　加利福尼亚大学洛杉矶分校制定的肾癌预后分级系统

表 1–10–2　纪念斯隆凯特琳癌症中心（MSKCC）晚期肾癌预后模型

序号	MSKCC 危险因素评分
1	血红蛋白 < 13 g/dL（男性）或 < 11.5 g/dL（女性）
2	校正血钙 > 10 mg/dL
3	Karnofsky 体力状态评分 < 80
4	乳酸脱氢酶（LDH）水平 > 300 U/L
5	从最初确诊到接受治疗≥1 年
无上述危险因素的患者预后好，1 ~ 2 项为中等，≥3 项为预后差	

表 1–10–3　国际转移性肾癌数据库联盟（IMDC）晚期肾癌预后模型

序号	IMDC 危险因素评分
1	从最初确诊到接受治疗≥1 年
2	Karnofsky 体力状态评分 < 80
3	血红蛋白低于正常值下限
4	血钙高于正常值上限
5	中性粒细胞高于正常值上限
6	血小板高于正常值上限
无上述危险因素的患者预后好，1 ~ 2 项为中等，≥3 项为预后差	

诊疗策略也不尽相同，因此，在不同阶段对不同患者进行评估能有效帮助主诊医生制订合理的方案。

（二）联合治疗

过往 TKI 类药物是治疗晚期肾癌的一线用药，随着晚期肾癌治疗步入免疫治疗时代，越来越多研究和指南推荐靶向药物联用免疫检查点抑制剂——如帕博利珠单抗 + 阿昔替尼、纳武单抗 + 卡博替尼、仑伐替尼 + 帕博利珠单抗用于晚期肾癌患者的一线治疗。而在 CSCO 2021 版肾癌诊疗指南中，对于低危转移性或不可切除性肾癌仍然将舒尼替尼、培唑帕尼和索拉非尼作为Ⅰ级推荐；而对于中高危转移性或不可切除性肾癌治疗推荐中，除上述三种单用靶向药物治疗外，还加入了帕博利珠单抗 + 阿昔替尼或仑伐替尼作为Ⅰ级推荐。此外，CSCO 指南也将卡博替尼 + 纳武单抗、阿昔替尼 + 阿维鲁单抗作为Ⅱ级或Ⅲ级推荐用于晚期肾癌患者的治疗中。目前我国药品监督管理局（NMPA）已经批准了索拉非尼、舒尼替尼、培唑帕尼、依维莫司、阿昔替尼用于转移性肾癌的治疗，而仑伐替尼还未在国内经批准。

由此可见，靶向治疗 + 免疫治疗已经成为晚期肾癌治疗的大势所趋。此外，在无法耐受免疫治疗的患者中，单用靶向药物作为一线治疗仍不失为一种选择。而在免疫治疗失败的二线治疗中，靶向治疗依然能够发挥其作用。

（三）序贯治疗

靶向药物的序贯治疗是指当依序选用药物对患者进行治疗，一旦患者对首选药物出现耐药、无法耐受其不良反应或是因其他原因停药后，使用其他一种或多种药物替代前一种继续治疗。序贯治疗能够最大限度改善预后，减少不良反应。故对晚期肾癌患者采用靶向治疗时应该严格评估个体情况，按照指南推荐或诊疗经验，依序选择最合适药物进行治疗，并在治疗过程中对患者一般情况、肿瘤进展情况、不良反应、生活质量进行定期监测，并及时根据情况选择继续首选方案或更换药物。

若选择单用 TKI 类作为一线治疗，其序贯治疗可大致描述为：单用 TKI 药物—失败后更换为免疫联合靶向药物治疗或换用其他 TKI 类药物—再次失败后换用其他 TKI 类药物或 mTOR 类药物。

而免疫联合靶向治疗失败后的序贯治疗目前相关可靠研究还比较欠缺，其中前瞻性研究规模较小，回顾性研究受限较多，均尚未得到确切结论。EAU 指南基于专家经验，推荐在靶免联合治疗失败后，采用未经使用过的 VEGR 抑制剂作为二线治疗用药。

三、不良反应

不良反应（adverse reaction，ADR）是指接受一种医学治疗或药物后出现的任何不利的和非预期的迹象（包括实验室检查异常）、症状、疾病，该事件不一定与接受的治疗或产品有关。靶向药物治疗过程中绝大多数患者会出现不良反应，有 10% ~ 25% 患者会因严重不良反应而减量、暂停服药或完全停药，继而影响靶向药物发挥疗效，某些严重不良反应甚至会导致患者死亡（表 1–10–4）。

表 1–10–4　靶向药物的常见不良反应

发生部位	典型表现
全身性不良反应	疲劳、甲状腺功能减退
心血管系统	高血压、左心室收缩功能下降
呼吸系统	呼吸困难
血液系统	凝血功能障碍、出血
消化系统	腹泻、恶心、呕吐、消化不良、厌食、腹痛
泌尿系统	急性肾损伤、慢性肾损伤、血尿、蛋白尿
皮肤	皮疹、手足综合征、脱发、黏膜炎、口炎、皮肤变色、瘙痒、水肿
检验指标异常	中性粒细胞减少、低磷血症、脂肪酶升高、淋巴细胞减少、贫血、血小板减少、高血糖，以及肌酐、三酰甘油、总胆固醇等指标异常

（一）不良反应的分级

目前靶向药物的不良反应严重程度通常参照美国国立卫生研究院（National Institutes of Health，NIH）所发布的常见不良反应事件评价标准 V5.0（common terminology criteria for adverse events，CTCAE），可分为 5 级（表 1–10–5）。

表 1–10–5　NIH 不良反应事件评价标准（V5.0）

分级	评价标准
1 级	轻度，指无症状或轻度症状，仅于临床随访中发现，无须接受治疗
2 级	中度，需要较小、局部或非侵入性治疗指征；工具性日常生活活动受限 *
3 级	重度或具有重要医学意义，但不会立即危及生命；住院治疗或延长住院时间指征；致残；自理性日常生活活动受限
4 级	危及生命，需要紧急治疗
5 级	与不良反应相关的死亡

* 工具性日常生活活动指做饭、购买衣物、使用电话、理财等；自理性日常生活活动指洗澡、穿脱衣、吃饭、盥洗、服药等，并未卧床不起。

（二）不良反应的处理

肾癌靶向药物不良反应的处理关键在于早期发现、及时处理、有效管理（表 1–10–6）。这对于患者生活质量的提高、药物治疗的延续、预后的改善、安全性的保证都有着举足轻重的作用。对于主诊医师来说，合理地鉴别并发症的严重程度，针对性地采取合适的措施，并制订个体化的随访策略是对于靶向药物不良反应处理的关键。一般而言，1、2 级

表 1-10-6 常见各级不良反应的处理方法

不良反应名称	1 级	2 级	3 级	4 级
高血压	不需要治疗	单药降压治疗	暂停服药，使用一种或多种降压药物治疗，直到 AE 降至或恢复基线水平，将药物减量后重新开始治疗	停止靶向治疗后紧急处理
血液毒性	减少靶向药物剂量		停药，待 AE 恢复至基线水平后恢复初始剂量，同时密切监测，可考虑调整给药方案	
蛋白尿	密切监测	密切监测，必要时暂停靶向药物治疗	暂停服药，使用一种或多种降压药物治疗，直到 AE 降至或恢复基线水平，将药物减量后重新开始治疗	
甲状腺功能减退	不需要治疗	甲状腺素片代替治疗	暂停服药，使用一种或多种降压药物治疗，直到 AE 降至或恢复基线水平，将药物减量后重新开始治疗	
口腔黏膜炎	对症处理，予以漱口水、止痛药及支持疗法，不需要调整剂量或停药	同前	暂停服药，使用一种或多种降压药物治疗，直到 AE 降至或恢复基线水平，将药物减量后重新开始治疗	终止治疗，对症处理
胃肠道症状	不需要治疗		症状控制不佳时考虑减量或停药	
疲劳	无须调整剂量		减量或停药，进行干预；恢复后由较低剂量重启治疗	
间质性肺炎	对症处理，可继续靶向药物治疗，严密监测	暂停治疗，给予糖皮质激素，对症处理，直到 AE 降至或恢复基线水平，根据呼吸内科专科意见是否停止靶向药物治疗	终止治疗，给予糖皮质激素，对症处理，必要时根据经验使用抗生素，请呼吸内科或感染科会诊，不再考虑恢复治疗	

不良反应需要密切监测，无须调整靶向药物治疗方案；3、4 级不良反应需要积极干预治疗，减少靶向药物剂量甚至暂停使用，待不良反应处理完善后减量或恢复至初始剂量继续服药。

在实际应用过程中，设置专人跟踪随访服用靶向药物的患者，指导用药的方法及周期，协助配药，提醒随访检查的内容，及时记录每一阶段的治疗疗效及不良反应，并与医生、护士、患者、家属配合，及时鉴别、处理患者由于不良反应所引发的症状。

因为不良反应常发生在身体的多个系统中，所以在处理、随访的过程中，多学科合作会诊也起到了至关重要的作用。完整的病史及用药计划能够使各个专科的医生全面了解患者情况，并结合目前肿瘤进展与不良反应严重程度制订治疗方案，在保护重要器官功能、保证患者生活质量的前提下，尽可能延续靶向治疗以延长患者生存期。治疗时需参考患者具体情况，结合基础疾病及体力状态针对性评估及处理。

四、耐药

耐药性是分子靶向药物治疗过程中最大的障碍，有 26% 的患者会发生原发耐药，而且几乎所有的患者最终都会发展为继发性耐药。其中约 15% 的进展性肾癌患者对舒尼替尼先天耐药，其余患者在接受舒尼替尼治疗 6 ~ 15 个月后也往往出现耐药和疾病进展：大约 22% 的患者在早期用药时由于耐药使得索拉非尼的作用明显下降。许多研究提出信号转导旁路的活化可能是肾癌靶向耐药的潜在原因，但具体的生物学机制尚待阐明。

针对靶向治疗耐药的主要策略是，换用其他种类的靶向药物，然而目前对于二线、三线治疗药物并无确切的选择标准。一项Ⅱ期临床试验对比了仑伐替尼、依维莫司以及联合用药作为转移性肾癌二线治疗的疗效，结果显示，联合用药组有比依维莫司组更高的 ORR（43% vs 6%）、更长的中位 PFS（14.6 vs 5.5 个月）和 OS（25.5 vs 15.4 个月），且仑伐替尼组的 ORR（27%）、中位 PFS（7.4 个月）和 OS（19.1 个月）也均优于依维莫司组。基于此，2016 年 5 月 FDA 批准仑伐替尼 + 依维莫司用于抗血管生成治疗后进展患者的二线治疗，这是首个 TKI 与 mTORi 联合用药方案，但联合用药组因不良反应减量或停药率也高于依维莫司组（89% vs 54%），提示联合用药也存在不良反应的叠加。

在分子靶向药物治疗过程中，如何解决耐药是目前面临的最关键问题。临床上进展期肾癌患者发生靶向耐药之后，后续可选择的治疗手段非常有限，因此，阐明肾癌靶向耐药的生物学机制，发现逆转肾癌靶向耐药的治疗手段具有重要意义。在一项针对肾癌舒尼替尼耐药的研究中，靶向抑制 AXL 和 c-MET 的小分子抑制剂，不但可以逆转舒尼替尼耐药，还可以延缓耐药的发生。卡博替尼在靶向 VEGFR 药物耐药的肾癌患者中显示了强大的疗效，延长了患者的无进展生存期。

最近有研究表明，间质细胞来源的外泌体可通过传递蛋白和 miRNA 影响肿瘤细胞对药物治疗的敏感性。耐药肿瘤细胞也可通过外泌体传递 miRNA 及药物外排相关蛋白来赋予敏感细胞耐药表型，被认为是耐药性播散的可能机制。有研究也证实了外泌体在舒尼替尼耐药形成中的重要作用，抑制外泌体的形成和释放或许可为逆转靶向耐药提供新的视角。RNA 测序结果表明，外泌体中 RNA 的组成并不完全反映其来源细胞中 RNA 的情况，提示细胞中 RNA 是选择性进入外泌体。曲乐等研究者发现，外泌体分泌的 lncARSA 作为竞争性内源性 RNA 可促使肾癌对舒尼替尼的耐药性，对于 lncARSA 的靶向治疗或可恢复舒尼替尼对肾癌的抑制作用。由于肿瘤细胞和正常细胞被证实存在着不同的外泌体组分和内容物，因此发现特异性调控RNA进入外泌体的分子可能为阻断细胞特异性的RNA分泌提供靶点。

此外，目前尚缺乏预测靶向药物疗效的生物学标志物，因此探索肾癌靶向耐药的生物学机制以及寻找预测靶向药物治疗疗效的生物学标志物十分迫切。有关耐药机制的研究较多，但目前还没有明确的能够预测耐药反应的因子。若能建立预测靶向药物耐药的模型，则可以在服药前结合患者个体情况，为其选择合适的药物，避免耐药的发生，给患者提供更大效益。

肾癌靶向药物耐药的生物学机制研究及其治疗靶点的探索一直是该领域的研究重点。关于肾癌靶向药物耐药的机制研究多是从基因转录及蛋白翻译的角度出发但未深入阐明，因此亟须从新的角度深入探索肾癌靶向药物耐药的生物学机制。由于肾癌的发生机制十分复杂，单一靶向药物客观有效率低且总生存改善有限，如何通过基因检测和分子标志物筛选出靶向治疗敏感的病例，如何与其他靶向药物进行有效的联合等都是值得研究和亟待解决的问题。

五、精准化治疗

如今，在面对转移性肾癌时，医生与患者都面临着很多的选择，如何为患者选择合适的治疗方法显得尤为重要。随着基因组测序技术快速进步及生物信息与大数据科学的交叉应用，可对大量RCC患者进行基因组学及蛋白组学鉴定，从而对RCC患者从分子水平上进行精确分类，将基因表达水平与治疗预后相关联，最终实现对疾病和特定患者进行个性化精准治疗，提高疾病诊治与预防的效益。在临床上，病理组织学特征是诊断治疗的关键因素，但很多病例难以用组织学来区分，病理组织学有一定的局限性，因此选择更为精准的个体化治疗指标尤为重要。分子病理诊断不但可以为常规病理诊断提供更多的信息，而且是制订治疗方案时重要的参考依据。2016年，Chen等研究者总结了894例RCC患者的基因组信息，发现在分子水平上RCC可以进一步分为9个亚型，使得一些在组织学上难以分类的病例可以得到更为确切的诊断，辅助医生为合适的患者选择恰当的治疗方法。同时，该研究指出患者的一些位点突变，如*MET*、*BAP1*等与使用靶向治疗的疗效密切相关，*PD-1*、*PD-L1*等基因的表达也与新型免疫疗法的疗效有直接关系。上述结果提示，基因组学的结果可以指导临床靶向以及免疫治疗，并且可以为患者提供更为合适的治疗方式。Dietz等对患者的全外显子进行测序，发现在发生TKI耐药后，在某些位点会发生突变，而突变较多的患者对尼鲁单抗治疗有效。这就为患者治疗方式的选择提供了依据。Sonpavde等提出，在治疗中应该结合患者的基因组学、影像资料、预测生物标志物、临床因素、组织学因素来建立模型，为患者提供更为准确的治疗方式。

随着分子生物学的不断深入发展，人们对肾癌的发生发展机制也有了进一步了解，生物治疗也从简单的细胞毒性攻击发展到靶向治疗和免疫治疗。但是生物治疗带来的耐药、不良反应等问题也不可忽视，肿瘤防治工作者必须开发更为有效的治疗方式，一方面从靶向药物方面继续挖潜、开发新药；另一方面要探索更为有效的交叉或联合用药方案，优化治疗效果，延长患者生存期，同时也尽可能减少不良反应，提高患者生活质量。

第四节　免疫治疗

早期肾癌缺乏预警临床症状和可靠的诊断生物学标志，多数肾癌患者是通过常规体检发现，尚处在肾癌早期，但目前仍有约 10% 的患者初诊即为局部进展和转移性肾癌。由于肾癌对化学治疗［5- 氟尿嘧啶（5-FU）、阿柔比星联合吉西他滨］和放射治疗的敏感度较低，采用放射和化学治疗往往达不到预期治疗效果，放射和化学治疗一般不作为肾癌的主要治疗手段。因此，对于早期肾癌患者，根治性肾切除或肾脏部分切除术成为主要治疗手段，患者预后较好。但在最初诊断时未发现远处转移的肾癌患者，在行手术治疗后，仍有约 20% 会出现转移和复发。对于肾癌晚期患者，手术难以去除肾癌转移病灶，故仍以药物治疗为主，而能够进行手术切除的晚期肾癌患者亦可选择减瘤性手术治疗。

肾癌被认为是一种免疫原性较强的肿瘤，特点是肾癌周围浸润着大量炎性细胞，如 T 细胞、自然杀伤细胞（NK 细胞）、巨噬细胞和树突状细胞（dendritic cell，DC）等，其肿瘤细胞通过多种机制产生免疫抑制微环境，以逃避免疫监视和干扰免疫系统发挥有效的抗肿瘤效应。随着肿瘤免疫学的深入研究，肿瘤免疫治疗（tumor immunotherapy）作为个性化精准治疗的重要组成部分，取得了一系列瞩目成就，重组细胞因子、单克隆抗体技术、细胞免疫治疗（cellular immunotherapy）、肿瘤疫苗和溶瘤病毒等接连突破，肿瘤免疫治疗进入全面发展阶段，因其卓越的疗效和创新性，在 2013 年，被《科学》杂志评为年度十大科学突破之首。各种免疫治疗方法在对肾癌与免疫系统的深入认识的过程中不断涌现，并不断推陈出新，为肾癌患者的综合治疗开辟了一条新路径，让晚期肾癌患者的预后不断改善，晚期肾癌患者的中位生存时间从 10 年前的 1 ~ 2 年，延长至目前的 3 ~ 5 年，在临床试验中，低危晚期肾癌患者的生存时间更是高达 6 ~ 7 年。在经历了细胞因子治疗、靶向药物治疗后，随着纳武利尤单抗的获批，肾癌正式开启免疫治疗时代，其治疗手段越来越多样化。目前肾癌免疫治疗主要包括四大类：非特异性免疫治疗（如细胞因子治疗等）、单克隆抗体（如抗血管生成靶向单克隆抗体、免疫检查点抑制剂等）、免疫细胞疗法（如嵌合抗原受体修饰 T 细胞免疫疗法、肿瘤浸润性淋巴细胞疗法等）和肿瘤疫苗（如新型树突状细胞肿瘤疫苗、个性化新抗原肿瘤疫苗等）。这些治疗手段并非互相排斥，在某些情况下，联合治疗往往能够带来更好的疗效，多疗法联合使用将成为临床治疗趋势。

一、肾癌的细胞因子非特异性免疫治疗

细胞因子（cytokine）是由免疫细胞及组织细胞分泌的在细胞间传递信息、具有多种调控机体免疫和非免疫系统发育和效应功能的一类小分子多肽和蛋白质。细胞因子种类繁多，可与靶细胞上特异性细胞因子受体（cytokine receptor，CKR）相互作用，启动细胞内的相关信号转导，调节相关蛋白表达，导致细胞功能改变。细胞因子以网络化调节方式使众多免疫细胞彼此功能协调，形成免疫应答的基本格局和整体效应，还可作用于神经、内分泌等其他机体调节系统。某些病理生理作用可引起机体内某种细胞因子的相对或绝对缺乏或过剩，从而导致免疫功能紊乱和疾病发生。因而，细胞因子在疾病预测、预警、预防、治疗和康复中具有独特的生物学活性和重要的临床应用价值。

由于生物工程的快速发展，大多数细胞因子基因已被成功克隆，并在原核细胞和真核细胞中获得高效表达，有的已大量投入生产，其中有一些基因重组细胞因子已成为正式的药物应用于临床恶性肿瘤的治疗。这些细胞因子可诱导或增强机体免疫系统对肿瘤细胞的杀伤活性，抑制肿瘤细胞转移，或直接干扰肿瘤细胞生长和杀伤肿瘤细胞，可作为放射和化学治疗的辅助手段，提高肿瘤治疗效果。肾癌的细胞因子治疗多集中于靶向治疗出现之前，对于转移性肾癌，临床上曾将注射细胞因子α干扰素（interferon-α，IFN-α）和白细胞介素-2（interleukin-2，IL-2）作为转移性肾癌的标准治疗。

（一）IFN-α

干扰素是第一个被发现和临床应用的细胞因子，是一类高活性、多功能的分泌型糖蛋白。根据其基因序列、染色体定位和受体特异性等特点可分为Ⅰ型、Ⅱ型和Ⅲ型干扰素。Ⅰ型干扰素主要包括IFN-α和IFN-β，主要由病毒感染的细胞、浆细胞样树突状细胞（plasmacytoid dendritic cell，pDC）等产生，所有Ⅰ型干扰素具有一个共同的细胞表面受体IFN-αR，由IFN-αR1和IFN-αR2两个亚基组成。Ⅱ型干扰素即IFN-γ，主要由活化T细胞和NK细胞产生，可通过细胞表面Ⅱ型干扰素受体发挥生物学效应。Ⅲ型干扰素包括IFN-λ1、IFN-λ2、IFN-λ3和IFN-λ4，主要由树突状细胞（dendritic cell，DC）所产生。其中，主要在抗肿瘤方面发挥重要作用的是Ⅰ型和Ⅱ型干扰素。IFN-α主要通过免疫调节、控制肿瘤增殖分化、抗新生血管形成及增加体内杀伤性T细胞的活性产生抗肿瘤效应。在一项多中心前瞻性研究中，203名接受IFN-α治疗的转移性肾癌患者缓解率为13.8%，完全缓解率4.4%，并观察到信号转导子和转录激活子3（signal transducer and activator of transcription 3，STAT3）多态性可作为转移性肾癌患者IFN-α治疗的预测标志物。但对较多患者而言，单剂量IFN-α治疗无法达到持续的临床获益且产生明显药物不良反应，因而应用较少。随着靶向药物的不断发展，目前已较少作为一线推荐治疗药物。

（二）IL-2

白细胞介素（interleukin，IL）是由多种细胞产生并作用于多种细胞的一类细胞因

子。1972 年 IL 家族的第 1 个成员 IL–1 被发现，1983 年发现 IL–2，目前已发现的白细胞介素成员已包括 38 种，分别命名为 IL–1 到 IL–38，它们能够相互协调、相互作用以完成造血和免疫调节功能。其中，IL–2 能够抑制肿瘤细胞生长和逃逸，促进 T 细胞增殖分裂，下调调节性 T 细胞数量，提升细胞毒性 T 细胞和 NK 细胞活性。临床研究发现，255 名接受大剂量 IL–2 治疗转移性肾癌患者，总缓解率为 14%，完全缓解率为 5%，部分缓解率为 9%，且部分缓解患者的中位反应持续时间为 19.0 个月。因此，中高剂量 IL–2 被 FDA 批准为转移性肾癌的标准治疗方案。然而中高剂量 IL–2 治疗存在很大的局限性，其毒性显著，治疗中会产生大量的急性治疗相关严重不良反应，如低血压和血管渗漏综合征等。目前多将 IL–2 和其他药物联合应用于临床治疗，以有效降低 IL–2 的毒副作用。

二、肾癌的单克隆抗体治疗

（一）抗血管生成靶向单克隆抗体治疗

1971 年，Judah Folkman 首次提出了在肿瘤发生机制研究领域有里程碑意义的“肿瘤生长具有血管依赖性”学说，使人们意识到，肿瘤的治疗并不应仅局限于直接针对肿瘤细胞的化学治疗、放射治疗和手术切除，抑制肿瘤新生血管的生成同样可以达到抑制肿瘤增殖与转移的目的。目前认为，肿瘤细胞、肿瘤基质细胞、细胞外基质及它们产生的各种细胞因子共同构成了肿瘤血管生成的微环境。肿瘤血管生成是肿瘤生长、增殖、进展和转移的关键环节之一，既与肿瘤的预后相关，也可成为肿瘤治疗的靶标。针对肿瘤细胞的传统治疗手段虽然可以直接杀死肿瘤细胞，但由于周围血管的营养支持，残存肿瘤细胞仍可获得血供而得以持续生长和播散转移。同时，异常的肿瘤血管使药物向肿瘤组织内部递送减少，疗效受限。抗肿瘤血管生成提供了一种全新的肿瘤药物靶向治疗策略，即从全局出发，针对肿瘤细胞，更要针对肿瘤微环境，尤其是肿瘤血管生成，从而实现对肿瘤的全方位打击。

血管内皮生长因子（vascular endothelial growth factor，VEGF）家族是目前已知最重要的肿瘤血管促进因子之一，包括 VEGF–A、B、C、D、E 和胎盘生长因子（placental growth factor，PIGF）等。其中，VEGF–A 是诱导肿瘤血管形成作用最强、特异性最高的血管生长因子，是由两条肽链通过二硫键构成的同源二聚体。所有血管化组织均可表达 VEGF–A，因此 VEGF–A 在血管早期的形成中发挥重要作用，此外，许多细胞在缺氧应激条件下也可表达 VEGF–A。VEGF 家族蛋白表达后主要与受体相互结合发挥功能，VEGF–A 可与 VEGFR–1、VEGFR–2 结合，但主要是活化 VEGFR–2 酪氨酸激酶，激活下游信号转导通路，因此 VEGF–A/VEGFR–2 途径被认为在肿瘤相关的血管新生过程中起到最为关键作用。VEGF–A 能够选择性刺激内皮细胞增殖并促进血管形成；诱导内皮细胞表达整合素及其配体，诱导内皮细胞分泌多种组织蛋白酶以降解细胞外基质，介导内皮细胞迁移、浸润和血管腔样结构的形成；提高血管尤其是微小血管的渗透性，为肿瘤细胞的生长和血管网的新生提供营养物质。此外，VEGF-A 还能够通过下调 T 细胞功能、诱导调节性 T 细胞分化和增殖、抑制树突状细胞成熟、促进骨髓来源抑制性细胞（myeloid-derived suppressor cell，MDSC）扩增等机制形成免疫抑制性肿瘤微环境。

肾癌是富含血管的实体肿瘤，针对这一特点，抑制血管生成成为肾癌靶向治疗的重要策略之一。抗血管生成靶向药物分为多靶点小分子酪氨酸激酶抑制剂（tyrosine kinase inhibitor，TKI）类药物（索拉菲尼、舒尼替尼、仑伐替尼、卡博替尼等）与针对 VEGF 及 VEGFR 的单克隆抗体类（贝伐珠单抗等）。靶向 VEGFR 的小分子受体 TKI 长期服用也可能出现耐药的问题，影响患者的长期生存。肾癌多具有 *VHL* 基因突变，这也往往导致 VEGF 在肾癌组织中高表达，VEGF 过多使得肿瘤血管生成增加。研究发现，应用贝伐珠单抗（bevacizumab，avastin）可特异性结合 VEGF，竞争性阻断 VEGF 与其受体的结合，从而达到阻断血管生成作用，促进肿瘤血管正常化，并发挥免疫调节作用，促进 T 细胞的启动和活化、T 细胞浸润至肿瘤，进而改造肿瘤微环境。但是，贝伐珠单抗单药对转移性肾细胞癌的疗效是有限的，单一抑制 VEGF/VEGFR 信号通路发挥的抗肿瘤作用显然是远远不够的，临床上正在不断探索靶向药物联合治疗方案，以期进一步提高疗效。联合治疗的思路包括靶向药物之间、靶向药物与细胞因子或靶向药物与免疫治疗药物以及免疫治疗药物与免疫治疗药物之间的联合。贝伐珠单抗在欧洲（2007 年）和美国（2009 年）获准与 IFN-α 联用作为晚期肾癌的一线治疗药物，可显著提高疗效且不良反应可耐受。

（二）免疫检查点抑制剂治疗

机体的免疫细胞具有“免疫监视”功能，正常情况下，当体内出现恶变细胞时，免疫系统可以有效监督、识别并清除这些“非己”细胞。肿瘤抗原被抗原提呈细胞摄取加工处理，并以抗原肽 / 主要组织相容性复合体（MHC）复合物的形式提呈给 T 细胞受体（T cell receptor，TCR），在 T 细胞及 APC 表面的多种共刺激分子参与下，激活 T 细胞，使其增殖分化并迁移浸润肿瘤，识别并杀死肿瘤细胞。因此，有效的免疫应答是机体对抗肿瘤所必需的，而 T 细胞免疫监视功能通常在肿瘤生成过程中受损，从而导致肿瘤逃逸的发生。免疫检查点分子（immune checkpoint molecule）是指一类在免疫细胞上表达的抑制性分子，能够通过配体 / 受体的相互作用调控免疫激活程度，使免疫系统活化能够保持在正常的范围之内，防止免疫系统的过度活化，因此在维持免疫耐受、防止自身免疫反应中发挥至关重要的作用。免疫检查点分子的表达和功能异常是很多疾病发生的重要原因之一，如免疫检查点分子过度表达或功能过强，免疫功能受到抑制，机体的免疫力低下，就易患肿瘤等疾病；反之，如免疫检查点分子的抑制功能下降，过强的免疫反应可能导致对自身正常组织和细胞的攻击。而在肿瘤细胞或肿瘤微环境中的未恶化细胞上往往过表达这些免疫检查点分子，其作用是抑制 T 细胞的活化及功能，逃脱其免疫监视，使机体免疫系统不能产生有效的抗肿瘤免疫应答，诱导肿瘤免疫耐受，从而促进肿瘤细胞生长。

阻断免疫检查点的抑制作用是目前临床上激活抗肿瘤免疫应答，控制肿瘤免疫逃逸最有前景的手段之一。细胞毒性 T 淋巴细胞相关抗原 4（cytotoxic T lymphocyte-associated antigen-4，CTLA-4）、程序性死亡蛋白 -1（programmed death-1，PD-1）及其配体（PD-L1）、Tim3、LAG3、TIGIT 等免疫检查点在活化的免疫细胞及肿瘤局部的表达及其在肿瘤免疫逃逸中的作用已得到广泛证实，针对这些分子的疗法已经进入临床用于肿瘤研究并得到广泛应用，尤其是 T 细胞抑制性受体 CTLA-4 及 PD-1 蛋白的发现在一定程度上改变了肿瘤治疗的格局（图 1-10-2）。2018 年，James Allison 和 Tasuku Honjo 因发现抑制负向免疫调节的新型癌症疗法（前者发现针对 CTLA-4 的免疫检查点疗法，后者发现针对 PD-1 的免疫检查点疗法），获得了诺贝尔生理学或医学奖。近年来，PD-1/PD-L1 抑制剂和 CTLA-4 抑制剂等免疫检查点抑制剂在晚期肾癌治疗中表现出显著疗效，进一步改善了既往靶向治疗失败后患者的预后并有效延长其生存期，具有良好的应用前景。

1. PD-1/PD-L1 抑制剂治疗　PD-1 是 CD28 超家族的免疫受体分子，属于Ⅰ型跨膜糖蛋白，主要包括含有球蛋白可变区样结构的胞外区、疏水的跨膜区及胞内区。其胞内区尾部有 2 个独立的酪氨酸残基，其氮端的酪氨酸残基参与构成一个免疫受体酪氨酸抑制模体（immunoreceptor tyrosine-based inhibitory motif，ITIM），其碳端的酪氨酸残基则参与构成一个免疫受体酪氨酸转换模体（immunoreceptor tyrosine-based switch motif，ITSM）。PD-1 主要表达于活化的 T 细胞表面，还可由 B 细胞、NK 细胞、树突状细胞以及单核细胞表达产生。PD-1 有 PD-L1 和 PD-L2 两个配体，其中 PD-L1 是主要功能配体。华裔科学家陈列平实验室率先发现 PD-L1 在人类肿瘤组织中广泛表达，会导致 $CD8^{+}$T 细胞对肿瘤的杀伤力减弱，因此，对 PD-1/PD-L1 通路的免疫调节对抗肿瘤有重要的意义。肿瘤微环境诱导浸润的 T 细胞高表达 PD-1 分子，肿瘤细胞高表达 PD-1 的配体 PD-L1，肿瘤

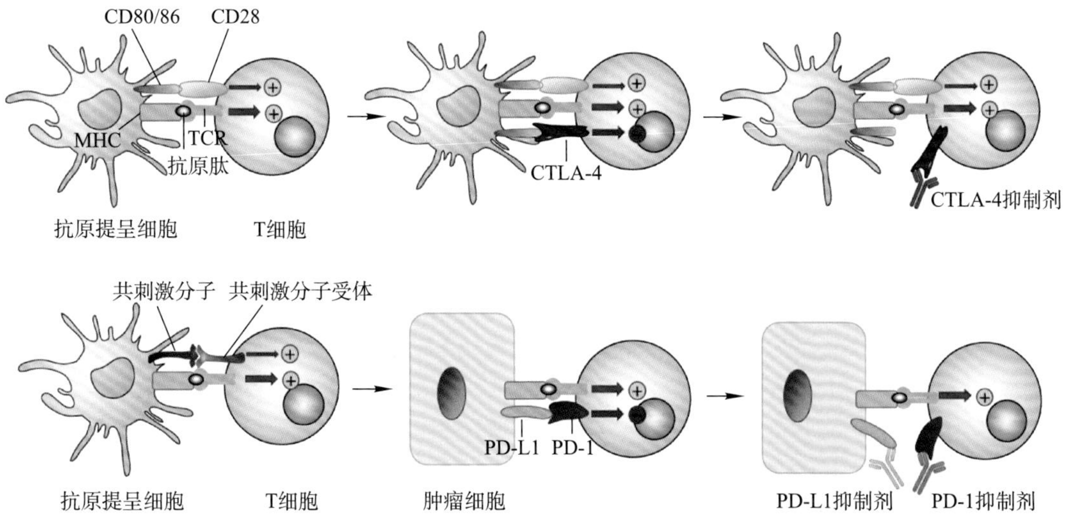

图 1-10-2　主要免疫检查点抑制剂治疗肿瘤的原理

细胞上的 PD–L1 与 T 细胞表面的 PD–1 相互作用，可持续激活 T 细胞的 PD–1 信号通路，促使 PD–1 的 ITSM 结构域中的酪氨酸发生磷酸化，募集含 Src 同源区 2 域蛋白质酪氨酸磷酸酶 2（Src–homology 2 domain-protein tyrosine phosphatase 2，SHP2），进而引起下游脾酪氨酸激酶（spleen tyrosine kinase，Syk）和磷脂酰肌醇 3 激酶（phosphoinositide 3 kinase，PI3K）的去磷酸化，抑制下游 AKT、ERK 等通路的活化，最终抑制 T 细胞活化所需基因及细胞因子的转录和翻译，发挥负向调控 T 细胞活性的作用，导致抗肿瘤免疫反应减弱。已有文献报道，PD–L1 在肾癌组织中过表达与肿瘤患者预后不良有关。使用 PD–1/PD–L1 免疫检查点抑制剂来抑制免疫检查点活性，释放肿瘤微环境中的免疫刹车，可重新激活 T 细胞对肿瘤的免疫应答效应，重启免疫监视和杀伤。

近年来，已有多种 PD–1/PD–L1 单克隆抗体在肾癌免疫治疗的临床研究中成功应用。目前 PD–1 抑制剂主要有纳武单抗（nivolumab）和帕博利珠单抗（pembrolizumab），两者均为 PD–1 抑制剂，能特异性附着于 T 细胞的 PD–1 上并解除 PD–1 对 T 细胞的抑制作用，防止 T 细胞失活，从而阻断肿瘤细胞的免疫逃逸，提高免疫系统杀死癌细胞的能力。研究显示，纳武单抗治疗晚期肾癌疗效优于依维莫司（靶向 mTOR 抑制剂），且安全性更好。2015 年，美国 FDA 批准纳武单抗用于晚期肾癌的二线用药，目前研究结果表明，晚期肾癌患者一线抗血管生成药物治疗失败后，使用纳武单抗单药治疗可以显著延长患者生存时间。2021 年，ASCO 年会上发表的首个在辅助治疗肾癌中使用检查点抑制剂的Ⅲ期 KEYNOTE–564 研究结果显示，帕博利珠单抗用于高危、完全切除的透明细胞肾癌患者的术后辅助治疗，能使疾病复发或死亡风险降低 32%，显著提高了 DFS。此外，阿特珠单抗（atezolizumab）是第一个被美国 FDA 批准上市的 PD–L1 抑制剂，可与 PD–L1 结合并阻断其与 PD–1 的相互作用。IMmotion150 研究曾报道阿特珠单抗单药一线用于晚期肾癌的 ORR 为 25%，中位 PFS 期为 6.1 个月，并不优于抗血管靶向药物的疗效。来自 COSMIC–021 研究的最新结果（NCT03170960）显示，每日口服 40 mg 或 60 mg 多靶点小分子 TKI 类药物卡博替尼（cabozantinib）联合阿特珠单抗（静脉注射 1 200 mg，每 3 周 1 次）治疗晚期透明细胞和非透明细胞肾癌患者，获得了令人鼓舞的临床活性和可接受的耐受性，并可通过不同的剂量水平和组织学亚型观察到对疾病控制。

2. CTLA–4 抑制剂治疗　CTLA–4 是主要表达在活化的 $CD4^+$ 和 $CD8^+$T 细胞上的一种跨膜受体，在调节性 T 细胞（Treg 细胞）中也可组成型表达，为免疫球蛋白超家族成员，与 T 细胞表面的协同刺激分子受体（CD28）具有高度的同源性。CTLA–4 能与 CD28 竞争性地结合抗原提呈细胞表面的相同的配体 B7–1（CD80）和 B7–2（CD86），但 CTLA–4 对 B7 的亲和力明显高于 CD28 分子，从而使 CD28 的结合受到了阻碍，进而抑制 T 细胞的激活过程以及介导 Treg 细胞的抑制功能。CTLA–4 的胞质区有 ITIM，其中的酪氨酸残基被磷酸化后，可与 SHP1 和含有 SH2 结构域的肌醇 5– 磷酸酶（SH2 domain containing inositol 5′–phosphatase，SHIP）结合，向活化的 T 细胞内传递抑制信号，抑制 T 细胞免疫应答的启动，从而导致活化的 T 细胞减少并阻止记忆性 T 细胞的生成。因此，通过抑制性抗体抑制 CTLA4 可以阻断这一机制，达到增强 T 细胞的活化、增殖和抗肿瘤的目的。伊匹木单抗（ipilimumab）是全球首款 CTLA–4 抑制剂，与 CTLA–4 结合，阻断 CTLA–4 与配体的相互作用。2011 年，美国 FDA 批准伊匹木单抗用于治疗不可切除或转移性的黑色素瘤；2017 年，美国 FDA 又批准其用于治疗儿科黑色素瘤患者（12 岁及以上）。2018 年，美国 FDA 批准将伊匹木单抗和纳武单抗联合用于治疗中高危晚期肾癌，这是首次联合免疫疗法获批用于肾癌患者的一线治疗。

3. 免疫联合治疗 近年来，多种免疫治疗新药接连获批应用于肾癌治疗，开启了肾癌免疫治疗新时代。研究发现，肿瘤新生血管系统缺氧、酸中毒及高渗漏特点加剧了肿瘤免疫微环境的免疫抑制性，通过抗血管生成靶向药物可抑制和正常化肿瘤新生血管，改善肿瘤微环境的氧供水平和药物浓度，从而更好地发挥免疫检查点抑制剂的疗效，可能在肾癌的发生中起到协同作用。KEYNOTE–426 研究结果显示，帕博利珠单抗联合阿昔替尼对比舒尼替尼（sunitinib）单药在治疗晚期肾癌患者中显示出优越和持久的抗肿瘤活性。2019 年 4 月，基于 KEYNOTE–426 研究结果，美国 FDA 批准帕博利珠单抗联合阿昔替尼用于晚期肾癌的一线治疗，这也是首个获批的免疫联合靶向药物治疗方案。长期随访结果进一步证实帕博利珠单抗联合阿昔替尼对比舒尼替尼单药一线治疗晚期肾癌疗效更优，这一结果支持将联合治疗作为晚期肾癌一线治疗的标准选择。KEYNOTE–581 研究结果显示，与舒尼替尼相比，帕博利珠单抗与口服多受体酪氨酸激酶（RTK）抑制剂仑伐替尼（lenvatinib）组合疗法治疗晚期肾细胞癌在多个疗效终点，如 PFS 和 ORR 均有统计学意义的显著改善。IMmotion151 是第二项联合免疫治疗用于晚期肾癌一线的Ⅲ期临床研究，显示对于 PD–L1 阳性的患者，阿特珠单抗与贝伐珠单抗联合优于舒尼替尼治疗。Checkmate9ER 研究结果显示，与舒尼替尼组相比，纳武单抗联合卡博替尼一线联合治疗晚期肾癌的无进展生存、总生存和缓解都得到改善，显著优于舒尼替尼组。2021 年，美国 FDA 批准纳武单抗联合卡博替尼一线治疗晚期肾癌。

此外，由于 CTLA–4 与 PD–1/PD–L1 分别作用于抗原提呈细胞诱导 T 细胞活化阶段及 T 细胞效应阶段，对不同步骤的关键调控元件同时进行阻断，有可能会获得更佳的疗效。因此，在晚期肾癌的免疫疗法中，免疫联合靶向方案、免疫联合免疫双重抑制方案突飞猛进，两者相辅相成，起到了协调增效的叠加作用，展现出优异疗效的同时保证了安全性。CheckMate–214Ⅲ期临床研究的结果显示，纳武单抗联合低剂量伊匹木单抗可显著改善晚期肾细胞癌患者的长期生存率。2018 年，美国 FDA 批准纳武单抗联合伊匹木单抗成为首款用于初治的中高危晚期肾癌患者的联合免疫疗法。

由此可见，免疫联合靶向及免疫双药联合是晚期肾癌治疗的大势所趋。相信随着对联合免疫治疗方案（不同组合 / 不同剂量 / 给药顺序等）的不断优化和探索，各种治疗模式的综合应用将会显著提高晚期肾癌一线治疗的疗效，并减少毒副反应较大的使用忧患。

三、肾癌的细胞免疫治疗

肿瘤的细胞免疫治疗是指将具有抗肿瘤细胞活性的免疫细胞输注给肿瘤患者，激发机体免疫反应或直接杀伤肿瘤细胞，达到治疗肿瘤的目的。其优势在于起效快，能降低放射和化学治疗的毒性作用，可在患者体内建立长期特异性的抗肿瘤免疫效应。肿瘤的细胞免疫治疗主要包括两大类：一类是以细胞因子诱导的杀伤细胞（cytokine induced killer cell，CIK 细胞）、树突状细胞 – 细胞因子诱导的杀伤细胞（dendritic cell-cytokine induced killer cell，DC–CIK 细胞）治疗等为代表的非特异性的第一代技术；一类是以嵌合抗原受体 T 细胞治疗（chimeric antigen receptor T cell therapy，CAR–T 细胞治疗）、肿瘤浸润淋巴细胞（tumor infiltrating lymphocyte，TIL）治疗等为代表的特异性的新一代疗法，在不同层面上解决了 T 细胞对肿瘤的识别难题，逐渐在临床试验中呈现更好的抗肿瘤效果。

（一）非特异性的第一代技术

1. CIK 细胞治疗　是通过分离获取患者外周血单个核细胞，在多种细胞因子（如 IL–2、IFN–γ、IL–1α 等）的作用下，体外诱导、激活和扩增成大量具有高度抗肿瘤活性的免疫杀伤细胞，再静脉回输到患者体内，发挥抗肿瘤活性。其作用机制包括：CIK 细胞通过释放颗粒酶 / 穿孔素等毒性颗粒，直接杀伤肿瘤细胞；CIK 细胞释放的大量细胞因子对肿瘤细胞有直接抑制作用，还可调节机体免疫反应间接杀伤肿瘤细胞；CIK 细胞能够表达 FasL，通过与肿瘤细胞膜表达的 Fas 结合，诱导肿瘤细胞凋亡。此疗法对于清除残留的微小肿瘤病灶方面有着优势。已有临床研究表明，CIK 细胞免疫治疗可以显著改善晚期转移性肾癌患者的预后，卡氏功能状态评分高、无或仅有一个转移部位的患者预后较好，且增加 CIK 免疫治疗次数可以使患者更大程度获益。

2. DC–CIK 细胞治疗　是将 DC 的前体细胞从外周血中分离，在体外进行培养扩增并诱导分化为 DC，作为专职抗原提呈细胞的 DC 可提呈肿瘤抗原给 CIK，使 CIK 获得更高的增殖效率和更强的抗肿瘤活性。对于肾癌术后患者，DC–CIK 治疗是一种安全有效的治疗方式，可在一定程度上增强机体抗肿瘤免疫作用，提高患者生存质量，延长生存时间。

（二）特异性的新一代疗法

1. CAR–T 疗法　是应用患者自身的 T 细胞，通过实验室进行基因修饰，将编码识别肿瘤细胞且激活 T 细胞的嵌合抗原受体的基因导入 T 细胞，即把 T 细胞改造成 CAR–T 细胞，使其具有良好的靶向性和更强的杀伤活性，体外培养以大量扩增后再次回输入患者体内，从而特异性识别并精准攻击肿瘤细胞（图 1–10–3）。目前，已有 5 款 CAR–T 细胞疗法在美国获 FDA 批准上市，在恶性血液肿瘤的个性化治疗中展现出色的疗效，已成为近年来最有前景的肿瘤免疫疗法之一。CAR–T 治疗常见的不良反应有细胞因子释放综合征、脱靶效应、超敏反应、神经毒性等。但是 CAR–T 治疗在实体瘤上的临床疗效不尽如人意，如何通过 CAR–T 的进一步改造和优化将这一突破性技术扩展到实体瘤治疗领域是

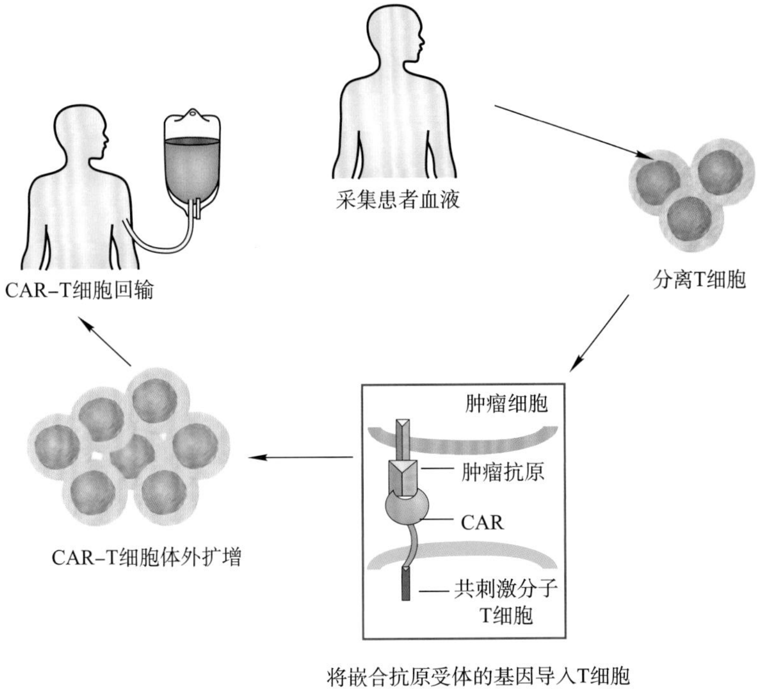

图 1-10-3　CAR-T 细胞的主要制备过程

近年的一大主题，越来越多的针对实体瘤的 CAR-T 细胞疗法临床试验相继开展，开拓了更广阔的应用空间。在 2019 年德国癌症免疫疗法协会年度会议［The 17th Annual Meeting of the Association for Cancer Immunotherapy（CIMT）］上，公布了两种 CAR-T 疗法在治疗转移性肾癌上的早期治疗结果，试验对 7 名转移性肾细胞癌的患者进行了 CAR-T 治疗，在对患者进行约 140 天的随访后，发现有 6 名患者的病情得到稳定。这两种 CAR-T 疗法最核心的区别在于它们的靶向抗原不同，分别是受体酪氨酸激酶 AXL 和受体酪氨酸激酶样孤儿受体 ROR2。根据患者体内肿瘤抗原的不同，这两种 CAR-T 疗法可以择其一与抗原特异性结合，从而精准攻击肿瘤细胞。此结果也支持肿瘤微环境条件性激活技术（conditionally active biologics，CAB）与 CAR-T 技术相结合的新型细胞疗法（CAB-CAR-T 疗法）在提高转移性肾细胞癌 CAR-T 疗法安全性的潜力。

2. TIL 细胞疗法　是指从肿瘤组织中分离肿瘤浸润的淋巴细胞，在体外培养和大量扩增、定向筛选后回输到患者体内。这些淋巴细胞多样性丰富，其中针对肿瘤特异性突变抗原的 T 细胞比例高，且能靶向肿瘤细胞的多种抗原，肿瘤趋向和浸润能力强，是深入到肿瘤内部攻击能力最强的免疫细胞，可通过多个靶点激发对肿瘤细胞的特异性免疫反应。TIL 细胞在肾癌中的作用目前存有争议。大多数研究表明，肾癌患者的 TIL 数量与良好预后正相关；而另一些研究发现，高密度的 $CD8^+$ TIL 与不良临床结果有关。早期临床试验结果表明，肾癌应用 TIL 细胞疗法受益有限，未发现 TIL 治疗的优势，其中一些 TIL 治疗试验反应率差异性较大。有研究发现，TIL 中 PD-1 高度表达，将 TIL 疗法与免疫检查点抑制剂合用，阻断 PD-1 及其配体 PD-L1，可消除 T 细胞受到的肿瘤抑制，有望成为提高肾癌治疗反应率、延长生存期的有效方法。

四、肾癌的肿瘤疫苗治疗

肿瘤疫苗（tumor vaccine）是通过各种形式将肿瘤细胞、肿瘤有关蛋白和多肽、表达肿瘤抗原基因等肿瘤相关抗原信号导入体内，激发机体产生针对肿瘤细胞或肿瘤微环境中有利于肿瘤生长的细胞或分子的主动特异性免疫反应，进而起到抑制或消除肿瘤生长、复发或转移的作用。近年来，各类新型肿瘤疫苗纷纷问世，在多种实体瘤的治疗中取得了令人振奋的临床数据，在肾癌治疗中也取得了很多重大突破。

（一）新型 DC 肿瘤疫苗

DC 是人体内已知功能最强的专职抗原提呈细胞，可以高效地摄取、加工、处理并将抗原肽提呈给初始 T 细胞，进而诱导 T 细胞活化和增殖。DC 是机体适应性免疫应答的始动者，也是连接天然免疫和适应性免疫的“桥梁”，在免疫应答诱导中具有独特地位。DC 肿瘤疫苗就是利用 DC 提呈抗原、激活免疫的功能，将在体外诱导或构建的可特异性识别肿瘤细胞的 DC，回输入肿瘤患者体内，可以激活 T 细胞对肿瘤的免疫反应（图 1-10-4）。伊利沙定（ilixadencel）是新型同种异体 DC 疫苗，源自健康人的活化同种

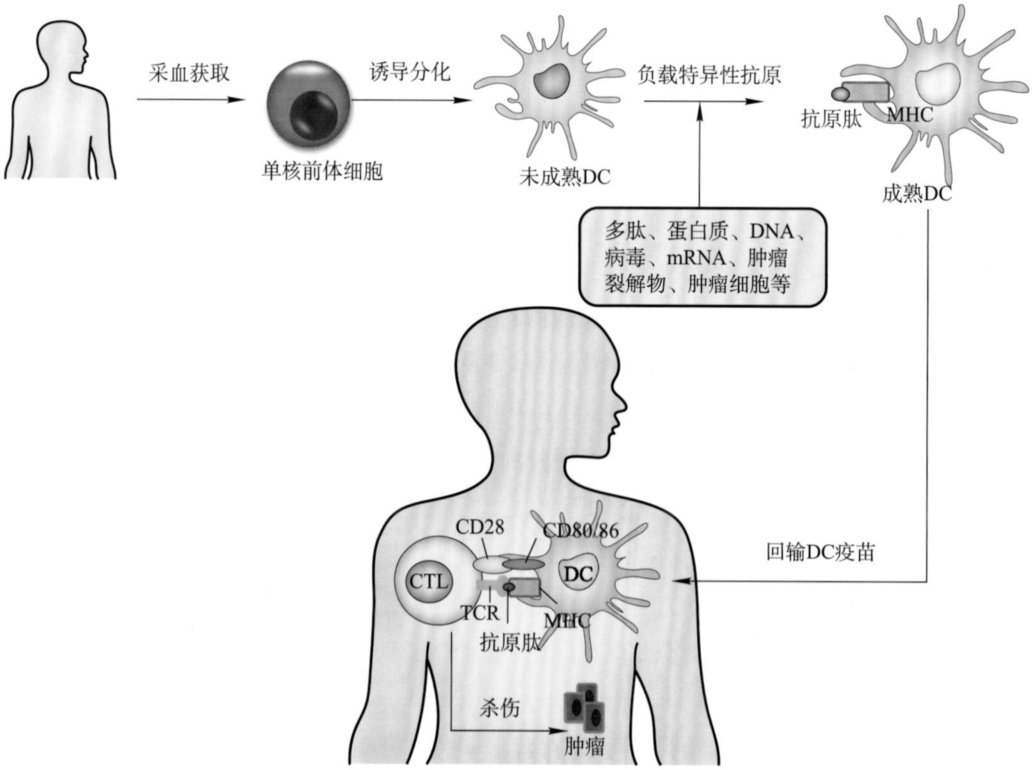

图 1-10-4 DC 肿瘤疫苗的基本原理

异体 DC 在体外被激活，能够产生大量有针对性的免疫刺激因子，然后制备成疫苗并直接注射在患者的肿瘤部位，引起免疫反应，进而导致患者细胞毒性 T 细胞的肿瘤特异性活化。2020 年，ASCO-SITC 临床免疫肿瘤学研讨会公布的一项Ⅱ期 MERECA 多中心随机临床研究数据显示，伊利沙定联合舒尼替尼和单独采用舒尼替尼治疗初治晚期转移性肾癌患者，总生存率分别为 54% 和 37%，ORR 分别为 42% 和 24%，中位缓解时间分别为 7.1 个月和 2.9 个月。在新确诊的转移性肾癌患者中，与单独采用舒尼替尼治疗相比，伊利沙定联合治疗组总缓解率提高 1 倍，完全缓解率更高，缓解更加持久，并且更加安全。基于此数据结果，2020 年，伊利沙定被 FDA 授予再生医学先进疗法的称号，用于治疗转移性肾癌患者。

（二）个性化新抗原肿瘤疫苗

肿瘤细胞的持续突变会改变肿瘤细胞生长、生存和分化，同时可导致肿瘤细胞所表达的蛋白中会存在一些变异的或全新的多肽序列。由于突变的特异性导致不同患者的肿瘤细胞突变不尽相同，所产生的肿瘤新抗原也各不相同。肿瘤新抗原能够特异性存在于肿瘤细胞，但不存在于正常细胞上，因此，靶向这些新抗原可以让患者的 T 细胞发现并攻击肿瘤细胞，而不伤害正常细胞，但人体内能够识别这些肿瘤新抗原的 T 细胞十分稀缺。这就需要在体外合成新抗原后注射到人体中，激发可特异性识别该新抗原的 T 细胞免疫反应。每位患者都有其独特的新抗原谱，鉴定和筛选肿瘤新生抗原，并借此开发个性化肿瘤疫苗的个性化免疫治疗开始进入人们的视野，也为肿瘤免疫治疗领域注入了新鲜血液。随着测序技术和生物信息学的发展，快速有效地对每位患者进行单独测序和新抗原筛选已成为可能，为新抗原疫苗临床应用奠定了基础。目前，个性化新抗原肿瘤疫苗主要通过对患者肿瘤细胞进行 DNA 和 RNA 测序，寻找因基因突变而高度特异性表达的肿瘤新抗原，然后构建高度个性化的肿瘤疫苗，通过有效的接种途径递送至人体内，激活免疫细胞并杀死带有上述抗原的肿瘤细胞。NeoVax 实验性疫苗是一种新型的个性化新抗原肿瘤疫苗，目前正在黑色素瘤、脑瘤、肾癌中积极开展临床探索。在一项Ⅰ期临床研究中，接受了 NeoVax 疫苗注射的晚期黑色素瘤患者，其平均生存时间长达 4 年，截至 2021 年文献发表时，所有 8 位入组患者都还存活，其中 6 名没有肿瘤进展迹象，另外 2 名已经扩散到肺部的患者，疫苗接种后出现复发。之后，他们接受派姆单抗进行治疗，经治疗后病灶完全消失，并且没有任何复发的迹象。对这些患者的 T 细胞进行分析发现，这些接种疫苗出现的新抗原特异性 T 细胞反应能够长期持续存在，不仅能够持续识别最初的靶向抗原表位，而且还扩展到识别其他与黑色素瘤相关的抗原表位，起到了强效持久的抗肿瘤效果，展示出个性化新抗原肿瘤疫苗的巨大潜力。目前，NeoVax 疫苗与免疫检查点抑制剂联用正在肾癌中开展临床试验，以期刺激肾癌患者对手术后残留体内的肿瘤细胞的免疫反应，改善术后高复发风险肾癌患者的预后。

第五节 放射和化学治疗

一、放射治疗

过去临床工作者常认为肾肿瘤是对于放射治疗（radiation therapy，简称放疗）不敏感的，但在过去20年放疗技术得到不断更新。新型高剂量放疗能通过释放“消融剂量”（ablative dose）的射线对肾肿瘤起到杀伤作用。该放疗方法由于辐射剂量大，为防止正常组织损伤，可将计划治疗剂量分次给予，实现小照射野聚焦式的放射治疗，以达到控制或根除病变的目的。

其中，立体定向放射治疗（stereotactic radiotherapy，SR）应用最广泛。SR是利用专门设备通过立体定向、定位技术，把数百个钴-60源的射线束聚焦于同一点，在计算机系统控制下，将高剂量分次高精度地集中于靶区，形成切割样放射性损毁边界。SABR可高剂量单次进行，也可减少单次剂量分次进行，具体方案有26Gy单次，14Gy×3次、6Gy×5次放疗等。

不仅是放射治疗本身的技术更新，现在放疗的整体规划、影像引导、肿瘤动态追踪等各项理念及辅助技术也得到了巨大的提高，使靶区域接受高剂量照射的同时可尽量减少周围组织剂量，放疗在肾肿瘤治疗中重获一席之地。

（一）适应证

放疗作为可在门诊开展的无侵袭性治疗技术，对于肾肿瘤能够起到较好的临床治疗效果并且不良反应轻微。放疗适应证主要分为两类，一类是不愿意、无法耐受手术治疗，术后肾功能不全风险高的局限性肾癌患者，对于这些患者而言，放疗可以在有效保护肾功能的同时尽可能地治疗肿瘤。但放疗后复发率随肿瘤直径增长而升高，肿瘤最大直径≤4 cm的肾癌患者术后局部复发率为4.2%，当肿瘤最大直径>4 cm时复发率升高至14.3%。另一类是转移性肾癌患者，一方面放疗可用于原发灶的减瘤性治疗，减轻肿瘤负荷以改善患者预后；另一方面放疗也常用于脑、骨、肝、淋巴结等转移灶的治疗，对于寡转移灶肾癌患者，放疗有着较好的治疗效果。

（二）疗效

在一项meta分析中，研究者纳入了26项研究，共计383名肾肿瘤患者。患者平均年龄为70.3岁，平均随访周期为28个月，肿瘤平均直径为4.6 cm，绝大多数患者不具备手术指征或拒绝手术。研究结果显示，放疗对于肾肿瘤控制率可达97.2%。T_3或T_4期肾肿瘤患者，放疗后5年局部控制率为43.5%。

在一项由国际放射外科肾脏肿瘤学联合会牵头的国际多中心回顾性研究中，223名原发性肾癌患者接受了 SBRT 治疗，其中 118 名患者接受单次 SBRT 治疗（中位辐射剂量 25 Gy），这些患者年龄小，体力状态好，肿瘤体积较小；另外 105 名患者接受多次 SBRT 治疗（中位累积剂量 40 Gy，分 2～10 次进行）。所有患者肿瘤平均直径为（43.6±27.7）mm。所有患者 2 年局部控制率为 97.8%，2 年肿瘤特异性生存率（cancer specific survival，CSS）、OS 和 PFS 分别为 95.7%，82.1% 和 77.4%；4 年 CSS、OS 和 PFS 分别为 91.9%，70.7% 和 65.4%。单次接受与多次接受 SBRT 对于疗效无明显影响。

对于脑转移患者，若转移灶位置局限并且体积较小，使用放疗可以取得较好效果。在一项纳入了 88 名患者的临床试验中，其中 51 名肾癌伴脑转移患者接受立体定向放疗（SR），17 名接受 SR+ 全脑放疗（whole-brain radiotherapy，WBRT），该 68 名患者每人脑部转移灶不超过 3 处。对于多于 3 处脑转移的患者，研究者给予 WBRT。三组中位 OS 分别为 SR 组 12 个月、SR+WBRT 组 16 个月、WBRT 组 2 个月。在 SR 的基础上增加 WBRT 能够提升颅内肿瘤控制，但是没有显著提高 OS。SR 1 年、2 年、3 年的颅内肿瘤控制分别为 81%、78%、55%。结果显示，SR 能够有效控制颅内转移灶，联用 WBRT 能够进一步改善效果。

骨是晚期肾癌患者常见的转移部位，骨转移会带来骨相关事件（skeletal-related events，SRE），导致体力活动能力下降、疼痛、病理性骨折等。放疗能够有效地针对性治疗骨转移灶，减轻症状并且缩小肿瘤负荷，甚至改善预后。

（三）不良反应

根据常见不良反应事件评价标准界定（common terminology criteria for adverse events，CTCAE），放疗后 CTCAE 1～2 级不良事件发生率为 35.6%，出现 3～4 级不良事件的比例约为 1.5%。常见的不良反应有恶心、疲劳、皮炎等，严重者可出现肾盂肾炎、胃溃疡、十二指肠溃疡等。大多数不良反应均可耐受，少部分患者因无法耐受导致放疗剂量减少，可导致疗效变差。

研究显示，接受放疗后患者平均 eGFR 变化率为 7.7 mL/（min·1.73 m^2）。建议在治疗前对放射区域进行精准定位，并在治疗后对肾功能进行长期随访调查，尤其是定期行肾图对分肾功能进行了解，有助于最大限度保护肾功能，并且及时发现肾功能异常、及时处理。

（四）总结与展望

对于中晚期患者而言，行放疗可减轻肿瘤负担，或作为一线治疗的辅助疗法。与传统放疗原理不同，高剂量放疗能够对肾肿瘤产生细胞毒性作用，破坏微血管，使肿瘤细胞坏死后释放抗原，诱导激活机体的抗肿瘤免疫功能。放疗结合免疫治疗在治疗晚期肾肿瘤方面具有巨大的潜力，对于无法耐受手术的患者，放疗加射频消融也可取得不错的疗效。

放疗是一种非侵袭性、不良反应较轻并且能够很好保护肾功能的治疗手段，已在肾肿瘤治疗中取得了一定成果。但目前报道的队列大多为小规模、短随访，预后评价方法不一。有多项相关研究正在进行中，日后这些研究结果可能为肾肿瘤放疗提供效果更好的治疗计划、更精准的适用范围、更确切的评估方法以及更长远的随访计划，也能为肾肿瘤的综合治疗带来新的思路。

二、化学治疗

目前肾肿瘤治疗已步入靶向治疗和免疫治疗的时代，已有明确证据证实化学治疗对于肾细胞癌效果不佳，各大指南均不推荐对肾癌患者进行化学治疗。既往研究中，长春碱和5-氟尿嘧啶客观反应率仅为6%~9%和5%~8%。

只有在极少数特定患者（如肾集合管癌和髓样癌）中，化学治疗可能仍具有一定效果，但也不推荐作为一线或二线治疗。

第六节 介入治疗

介入治疗（interventional therapy）是指在血管、皮肤上开直径几毫米的微小通道或经人体生理管道，在影像设备（血管造影机、透视机、CT、B超）的引导下对病灶局部进行治疗的创伤较小的治疗方法。

肾肿瘤介入治疗是指通过肾动脉栓塞，也就是经皮穿刺选择性肾动脉插管后注入栓塞物质，使肾动脉或其分支闭塞的治疗方法。该方法应用范围可大致分为两类，一种是对肿瘤病灶进行治疗，另一种是在紧急情况下对外伤、手术或肿瘤导致的急性严重出血起到止血作用。

1969年，肾动脉栓塞术（renal artery embolization，RAE）在动物实验中率先应用，后续该方法在临床实践中用以治疗肿瘤相关的出血以及缓解晚期肾肿瘤患者症状。随着临床应用的普及，RAE逐渐被用于PN术前辅助治疗，以期便于剥离肿瘤、减少手术出血以及缩短手术时间。

目前RAE在治疗肾脏肿瘤方面，更多针对无法接受手术的患者，作为姑息治疗减轻患者肿瘤负荷，同时也可有效控制肿瘤造成的出血和腰腹疼痛等症状。

而通过介入治疗进行肾动脉栓塞的同时进行化学治疗药物灌注在过去被认为能够有效在使肿瘤缺血的同时，增强药物杀伤能力。但随着化学治疗在肾肿瘤中的地位逐渐边缘化，肾肿瘤介入治疗更多指单纯肾动脉栓塞，而非合并化学治疗药物灌注。

一、疗效

经过栓塞肾动脉主干、分支或超选择性栓塞肿瘤供应血管，都能有效缩小肿瘤、减轻疼痛、减少出血，总体上延长患者生存期。对于分期较晚的肾肿瘤患者，缩小肿瘤直径后部分患者可以重获手术机会，并且 RAE 可以促进肿瘤坏死，释放抗原，激活机体免疫反应等。

（一）PN 术前行 RAE

随着循证医学的普及，PN 术前行 RAE 是否有益处仍存在争议，多项临床研究已验证了 PN 术前行 RAE 无法使患者生存获益，此外一部分研究者发现，PN 术前行 RAE 可明显缩短手术时间、减少出血量，并且使术者得以完整切除较大、较复杂的肾肿瘤。

（二）RN 术前行 RAE

另一方面，在 RN 前行 RAE 则被公认为有助于减小手术难度，并延长患者生存期。Zielinski 等纳入了 118 例 RN 术前行 RAE，并根据术前情况匹配了 116 名单纯行 RN 的肾肿瘤患者。在 RAE+RN 组，患者术后 5 年及 10 年生存率为 62% 及 47%，相比较对照组 5 年、10 年生存率分别为 35% 和 23%。

（三）晚期肾癌患者行 RAE

大部分肾癌晚期患者已经失去了接受根治性手术的机会，而全身治疗又较难达到完全治愈的效果。因此在这种情况下，RAE 可作为姑息性治疗手段对肿瘤进行局部治疗以控制症状，并且其疗效已在一部分小样本病例报道中得到证实。

在一项纳入了 73 例合并血尿和（或）疼痛的肾肿瘤患者研究中，接受 RAE 后所有患者血尿消失，并且 72% 的患者疼痛减轻。在另一项小规模研究中，25 名无法接受手术的晚期肾癌患者接受了 RAE 治疗，其中 17 名患者症状得到控制，5 名患者肿瘤体积明显缩小，Brady 等人的研究也得到了相近的结论。Onishi 则对比了 24 名接受 RAE 与 30 名单纯接受支持治疗对晚期肾癌患者生活质量以及生存期的影响，结果显示，75% RAE 组患者不适症状减轻，并且 RAE 组中位生存期（229 天）长于单纯接受支持治疗组（116 天）。

（四）AML 患者行 RAE

此外，RAE 也可作为肾血管平滑肌脂肪瘤（angiomyolipoma，AML）的一线治疗方案。血管平滑肌脂肪瘤是来源于肾血管周细胞，由血管、脂肪以及平滑肌成分按照不同比例构成的肾良性病变，可发生于肾皮质及髓质。其突然破裂严重的大出血患者可以在腹部触及包块，甚至可合并休克症状、危及生命。最大直径 > 4 cm 的 AML 常伴自发性出血（50% ~ 60%）、疼痛和血尿（80% ~ 90%），针对该类 AML 可进行预防性 RAE 以免病情发展。并且研究显示，针对 AML 进行选择性 RAE 对肾功能几乎无影响。长期随访显示，AML RAE 术后复发概率为 30% 左右，因此患者术后应该继续进行影像学随访，建议每年复查 CT 或 MRI，监测 AML 是否复发。

二、并发症

肾动脉栓塞是一种创伤小、安全性高的血管腔内操作手段，其并发症发生率明显低于手术。RAE术后并发症主要包括：栓塞后综合征、血肿、血管损伤、感染、肾功能损伤等。栓塞后综合征（post-embolization syndrome）主要是指患者在接受血管栓塞后1～3天内出现的一系列不适症状，如腹痛、发热、恶心、呕吐等。通常这些症状为自限性，在确诊后数日内给予支持治疗后能够自行消失，不必再行特殊处理。

RAE术后感染发生率较低，在极少数病案报道中提到，一旦发生严重感染，可视情况全身应用抗生素，并且进行局部引流。

若在RAE术中多支肾动脉分支被栓塞，则患者易出现腹痛或腰背部疼痛，此时可通过适当提供止痛治疗来缓解症状；而栓塞肾动脉主干时，栓塞介质反流或溢出可能同时影响肾上腺、肠道或者下肢血管，引起严重不良事件，如肾上腺功能不全、一过性高血压、肠道或肢体末端坏死等。故在使用栓塞介质封堵血管时要格外谨慎，以免造成异位栓塞。

三、总结与展望

肾肿瘤的介入治疗是一种安全有效的治疗手段，既能作为择期治疗方式有效控制肾肿瘤，又能急诊处理出血等紧急情况。无论是作为外科手术的辅助治疗方式，或是晚期肾癌的姑息手段，抑或是肾血管平滑肌脂肪瘤的预防性治疗措施，尤其是对于无法接受手术的患者，肾动脉栓塞都有着不错的疗效以及较低的并发症发生率。在未来，越来越多关于RAE的临床试验将一一展开，RAE作为肾肿瘤的治疗手段还有极大的潜力等待被挖掘，而其中的关键则在于多学科合作，以探索出一条对肾肿瘤患者最有利的介入治疗道路。

第七节　主动监测

主动监测（active surveillance）是指对已明确诊断，有治愈性治疗适应证的患者，因患者担心生活质量、手术风险等因素，暂缓即刻开始主动治疗而选择严密随访。

EAU指南中将主动监测定义为在随访过程中使用腹部影像学检测手段（如超声、CT、MRI等）对肿瘤大小进行监测，若在随访过程中发现肿瘤进展，则采取临床干预手段。而观察等待（watchful waiting）则是指对于无法接受干预治疗手段的患者在随访过程中不主动进行影像学检测，除非患者出现临床症状。两者区别在于主动监测重点为主动、规律地对暂时不接受治疗的患者进行随访及影像学检测，一旦肿瘤出现进展，可以随时运用临床干预作为后发手段进行治疗；而等待观察则是被动地进行观察，如对接受姑息治疗的患者，只有当患者病情发生变化时才进行相应的检查。

对患者进行主动监测而非立即展开治疗，需要主诊医师、患者及家属经过慎重考虑后才能进行。在此过程中，需要定期对患者情况、肿瘤情况及治疗相关因素进行评估，同时患者可能会承受更大的心理负担，因此患者的心理状态也需纳入考量范围中。

一、适用人群

（一）患者因素

随着患者年龄的增长，患者一般情况、基础条件、体力状态随之变差，合并症增多，手术风险也不断增加。在该客观条件下，对于年龄≥75 岁以上老年患者，采取主动监测作为初始治疗方法的比例大大增加。

（二）肿瘤因素

长久以来，对于肾肿瘤的手术治疗一向是金标准，然而对于年龄较大、合并症多、手术风险大、无手术意愿的患者，主动监测不失为值得优先考虑的治疗方式。随着肾肿瘤发病率不断增加，居民健康意识的不断提升以及影像学检查手段不断普及，通过偶然检查发现的早期肾肿瘤不断增多。其中位于肾实质、最大直径 < 4 cm、不伴淋巴结及远处转移的肾肿瘤又被称为肾实质小占位性病变（small renal parenchymal mass，SRM），目前 SRM 的病因还无法完全明确。

在临床实践中，肿瘤的生长速度是主诊医生决定进行主动监测或是手术治疗最重要的考虑因素。在既往的观察性研究中发现，SRM 大多进展缓慢，相当一部分甚至在随访过程中直径或者体积几乎无增长，并且只有极少部分的 SRM 会发生远处转移，2009 年美国泌尿外科协会将对于 SRM 进行主动监测纳入了指南。

二、主动监测方法及效果

（一）主动监测方法

目前对主动监测频率及内容的高等级证据还比较缺乏，一般建议主动监测需要做到以下三点：避免肿瘤升期，保护患者肾功能，避免出现禁忌证影响后续可能开展的治疗。

主动监测的方法为定期进行腹部影像学检查，具体检查间隔取决于主诊医生的判断，一般为 3～6 个月行超声、CT 或 MRI 复查。每次复查时，主诊医生都应告知患者 AS 的风险以及其他治疗方案。如果肿瘤直径增长后超过 4 cm 或短期内快速增长则应立即进行手术或其他治疗，对于肿瘤≤4 cm 且生长缓慢的肾肿瘤患者可继续进行 AS。

（二）主动监测效果

Patel 等对 202 名 T1a 期肾肿瘤患者（共 234 处肾占位）进行了平均 34 个月的随访，其中 71 例患者接受主动监测，41 例患者接受根治性肾切除术，90 例患者接受肾部分切除术。三组间患者的总生存率、肿瘤特异性生存率无显著差别。在一项纳入了 14 项研究，共计 1 245 例患者、1 364 处肾占位的综述中，研究者综合分析了先行 AS 后再接受治疗是否对预后产生影响。肾占位平均直径为（2.3 ± 0.4）cm，平均随访时长为（33.6 ± 16.9）个月。34.0% 的患者在接受平均 27.8 个月 AS 后接受了后续治疗，其中 41% 的患者因肿瘤发生进展而进行治疗，51.9% 的患者虽未发生进展，但在主诊医生建议下接受了治疗。所有患者在 AS 期间肿瘤平均生长速度为每年（0.28 ± 0.20）cm，最终 1.1% 的患者因为接受了 AS，在治疗时发现了远处转移。研究者总结后提出，如果对患者进行慎重挑选，AS 不会增加 T1a 期肾肿瘤患者的转移风险。

Kundle 等对于 106 例不适宜接受手术切除的肾肿瘤进行至少 1 年的随访，平均随访 29 个月（随访时长范围为 12 ~ 117 个月），随访初始时平均肿瘤直径为 2.0 cm（0 ~ 12 cm）。截至随访终止，35 例肾肿瘤（33%）直径减小或无进展（−1.4 ~ 0 cm），并且无 1 名患者发生远处转移；71 例肾肿瘤（67%）以每年平均 0.31 cm（0.2 ~ 1.6 cm）速度增长，其中 1 名患者发生远处转移。尽管该研究无法鉴别出明确的临床指标用以分辨肿瘤是否会快速进展，但研究者明确了对于无进展或者进展缓慢的肾肿瘤，主动监测安全并且行之有效。

1990 年，Birnbaun 和 Bosniak 对 11 名肾肿瘤患者（共 13 处肾占位）通过不断的影像学复查进行了 2 ~ 7.8 年的跟踪随访。结果显示，该队列中肾肿瘤直径年均增长范围为 0 ~ 1.6 cm，平均为 0.5 cm。截至 1995 年，该研究后续共纳入了 37 名肾肿瘤患者（共 40 处肾占位），随访时长范围为 1.75 ~ 8.5 年（平均 3.25 年）。所有 40 例肾肿瘤直径年均增长范围为 0 ~ 1.1 cm，平均 0.36 cm。26 例肾肿瘤接受了手术切除，其中 22 例为 Furhman Ⅰ级，4 例为 Furhman Ⅱ级。由此 Bosniak 总结前人经验后提出，对于肿瘤 < 3 cm 的老年患者或者高风险患者，外科医生应该首先采用主动监测法进行随访，而不建议直接手术。

据统计，约 42% 的患者在接受 AS 后最终将接受延迟治疗，多数是由于肿瘤生长。尽管绝大多数研究将直径 < 4 cm 的肾肿瘤称为 SRM，但是在临床实践中偶发性肾肿瘤直径往往 < 2 cm，Volpe 发现直径 < 2 cm 的肾肿瘤中 38.5% 为良性。许多临床研究建议当肿瘤进展至 3 cm 以上时需要进行手术治疗。

三、总结

目前对于肾肿瘤的治疗方式多种多样，主动监测对于特定人群不失为一种优先的、值得考虑的治疗方式。主动监测的关键在于系统、主动、规律地对患者进行影像学复查，并且在疾病发生进展之后，主诊医生应迅速制订下一步诊疗方案。

（杨　庆　钱　程　王　正　花梅免）

▶▶▶ 参考文献

[1] Yu J，Zhang X，Liu H，et al. Percutaneous Microwave Ablation versus Laparoscopic Partial Nephrectomy for cT1a Renal Cell Carcinoma：A Propensity-matched Cohort Study of 1955 Patients. Radiology，2020，294（3）：698–706.

[2] Escudier B，Eisen T，Stadler WM，et al. TARGET Study Group. Sorafenib in advanced clear-cell renal-cell carcinoma. N Engl J Med，2007，356（2）：125–134.

[3] 中国临床肿瘤学会指南工作委员会 . 中国临床肿瘤学会（CSCO）肾癌诊疗指南 . 2021 版 . 北京：人民卫生出版社，2021.

[4] Sternberg CN，Davis ID，Mardiak J，et al. Pazopanib in locally advanced or metastatic renal cell carcinoma：results of a randomized phase Ⅲ trial. J Clin Oncol，2010，28（6）：1061–1068.

[5] Rini BI，Plimack ER，Stus V，et al. KEYNOTE–426 Investigators. Pembrolizumab plus Axitinib versus Sunitinib for Advanced Renal-Cell Carcinoma. N Engl J Med，2019，380（12）：1116–1127.

[6] Qu L，Ding J，Chen C，et al. Exosome-Transmitted lncARSR Promotes Sunitinib Resistance in Renal Cancer by Acting as a Competing Endogenous RNA. Cancer Cell，2016，29（5）：653–668.

[7] Eto M，Kamba T，Miyake H，et al. STAT3 polymorphism can predict the response to interferon-alpha therapy in patients with metastatic renal cell carcinoma. EurUrol，2013，（63）：745–752.

[8] Motzer RJ，Penkov K，Haanen J，et al. Avelumab plus Axitinib versus Sunitinib for Advanced Renal-Cell Carcinoma. N Engl J Med，2019，（380）：1103–1115.

[9] McDermott DF，Huseni MA，Atkins MB，et al. Clinical activity and molecular correlates of response to atezolizumab alone or in combination with bevacizumab versus sunitinib in renal cell carcinoma. Nat Med，2018，（24）：749–757.

[10] Choueiri TK，Powles T，Burotto M，et al. Nivolumab plus Cabozantinib versus Sunitinib for Advanced Renal-Cell Carcinoma. N Engl J Med，2021，（384）：829–841.

[11] Andersen R，Donia M，Westergaard MC，et al. Tumor infiltrating lymphocyte therapy for ovarian cancer and renal cell carcinoma. Hum VaccinImmunother，2015，（11）：2790–2795.

[12] Correa RJM，Louie AV，Zaorsky NG，et al. The Emerging Role of Stereotactic Ablative Radiotherapy for Primary Renal Cell Carcinoma：A Systematic Review and Meta–Analysis. Eur Urol Focus，2019，5（6）：958–969.

[13] Siva S，Louie AV，Warner A，et al. Pooled analysis of stereotactic ablative radiotherapy for primary renal cell carcinoma：A report from the International Radiosurgery Oncology Consortium for Kidney（IROCK）. Cancer，2018，124（5）：934–942.

[14] Siva S，Kothari G，Muacevic A，et al. Radiotherapy for renal cell carcinoma：renaissance of an overlooked approach. Nat Rev Urol，2017，14（9）：549–563.

[15] Onishi T，Oishi Y，Suzuki Y，et al. Prognostic evaluation of transcatheter arterial embolization for unresectable renal cell carcinoma with distant metastasis. BJU Int，2001，87（4）：312–315.

[16] Patel N，Cranston D，Akhtar MZ，et al. Active surveillance of small renal masses offers short–term oncological efficacy equivalent to radical and partial nephrectomy. BJU Int，2012，110（9）：1270–1275.

[17] ROBSON CJ. Radical nephrectomy for renal cell carcinoma. J Urol，1963，(89)：37–42.

[18] 黄健.中国泌尿外科和男科疾病诊断治疗指南（2019年版）.北京：科学出版社，2020.

[19] 孙颖浩.机器人泌尿外科手术学.北京：人民卫生出版社，2015.

[20] Roman JD，Cadeddu JA，Rao P，et al. Single-incision laparoscopic surgery：initial urological experience and comparison with natural orifice transluminal endoscopic surgery. BJU Int，2008，101（12）：1493–1496.

[21] Widdershoven CV，Aarts BM，Zondervan PJ，et al. Renal biopsies performed before versus during ablation of T1 renal tumors：implications for prevention of overtreatment and follow–up. Abdom Radiol（NY），2021，46（1）：373–379.

[22] Pickersgill NA，Vetter JM，Kim EH，et al. Ten–Year Experience with Percutaneous Cryoablation of Renal Tumors：Tumor Size Predicts Disease Progression. J Endourol，2020，34（12）：1211–1217.

[23] Johnson BA，Sorokin I，Cadeddu JA. Ten–Year Outcomes of Renal Tumor Radio Frequency Ablation. J Urol，2019，201（2）：251–258.

第十一章

肾脏肿瘤的基础和转化研究

肾细胞癌指起源于肾小管上皮的癌症，占肾脏癌症的 90% 以上，该疾病包括超过 10 种组织学和分子亚型（molecular subtype），其中肾透明细胞癌最常见。局限性肾细胞癌可以通过部分或根治性肾切除术、消融或主动监测（通过定期放射检查监测肿瘤生长）来治疗，但约 30% 的局限性肾细胞癌患者最终发生转移，这需要全身治疗，且死亡率较高。已经出现了许多用来阐明肿瘤间异质性存在以及预测肾癌患者预后的生物标志物，这些生物标志物有望给肾细胞癌的发现、治疗以及预后判断提供方向。肾细胞癌越来越被认为是一种代谢性疾病，这些代谢异常为肿瘤提供了保护，但也可能是治疗机会的来源。针对血管内皮生长因子和雷帕霉素通路的靶向治疗（targeted therapy）已在临床上广泛应用，但治疗效果和药物反应性不同。随着免疫检查点抑制剂的发现，免疫治疗（immunotherapy）联合 TKI 抑制剂在多个临床试验中通过测试，有望成为未来治疗肾细胞癌的方案。本章主要从肾细胞癌的遗传学（genetics）、代谢（metabolism）、分型、分子标志物和治疗进展等方面简单介绍目前肾细胞癌在基础研究领域的一些进展。

第一节　遗传学

肾细胞癌（renal cell carcinoma，RCC）是一个集合名词，指发生在肾小管上皮中的一系列癌症。RCC 由 3 个主要的病理类型组成，包括透明细胞肾细胞癌（ccRCC），占 65%；其次为乳头状肾细胞癌（pRCC）和肾嫌色细胞癌，分别占 15%～20% 和 5%。其他罕见的肾细胞癌病理亚型包括集合管癌、黏液小管癌、梭形细胞癌、肾髓质癌和 MiTF–TFE 易位癌等。

遗传性肾细胞癌占 RCC 的 4%，目前已在几个易患肾细胞癌的家族性癌症综合征中确定了致病基因，包括 von Hippel–Lindau 病的 VHL 突变易患 ccRCC，家族性乳头状肾癌的 MET 突变，遗传性平滑肌瘤病和肾细胞癌（HLRCC）中的 FH 突变易患 pRCC，以及 Birt–Hogg Dubé 综合征中卵泡素（FLCN）突变易患嫌色型肾细胞癌。此外，结节性硬化复合症（tuberous sclerosis complex，TSC）1 和 TSC2 基因的胚系突变更易发生结节性硬化复合症，在后者中，约 3% 的患者会发展为 ccRCC，而副神经节瘤综合征患者的 B 型琥珀酸脱氢酶（SDHB）生殖系突变增加了多种类型 RCC 的发生风险。在最近一项对近 6 000 例 RCC 病例的全基因组分析研究中，分析出 RCC 易感性的 2p21 和 11q13.3 位点。2p21 包含 EPAS1 基因，它编码一个转录因子，在缺氧调节反应中起作用，而另一个区域 11q13.3 没有已知的编码基因。表 1–11–1 总结了目前已知的与肾细胞癌相关的遗传综合征。

然而，散发性肾细胞癌的体细胞遗传学研究相对较少。到目前为止，研究最多的体细胞突变基因是 VHL，它遵循生殖系癌症易感性基因的经典抑癌基因模式，也表现为散发型癌症的体细胞突变。在多达 80% 的 ccRCC 患者中，VHL 发生体细胞突变。这些突变主要是蛋白质，通过染色体 3p 的大规模杂合性缺失导致野生型等位基因丢失而发生终止突变。一小部分患者（5% ~ 10%）没有明显的使该位点甲基化的体细胞突变，因此 VHL 在

表 1–11–1　与肾细胞癌相关的遗传综合征

综合征	基因（位置）	蛋白	肾脏肿瘤发生率（%）	诊断时的中位年龄（岁）
ccRCC				
Von Hippel–Lindau 综合征	VHL（3p25–26）	pVHL	25 ~ 45	40
BAP1 突变病	BAP1（3p21）	BRCA 相关蛋白	NA	NA
SDH 相关性肾癌	SDHB（1p36），SDHC（1q23）and SDHD（11q23）	琥珀酸脱氢酶 B、C 和 D 亚基	5 ~ 15	30
pRCC				
遗传性平滑肌瘤病与肾细胞癌	FH（1q43）	延胡索酸水合酶	2 ~ 21	46
遗传性乳头状肾癌	MET（7q31）	肝细胞生长因子受体	NA	< 60
其他肿瘤				
Birt–Hogg–Dubé 综合征	FLCN（17p11.2）	毛囊素	34	50
结节性硬化复合症	TSC1（9q34）和 TSC2（16p13）	金缕梅素和块茎素	2 ~ 4	30
Cowden 综合征	PTEN（10q23）	磷酸酶和张力蛋白同系物	34	40
甲状旁腺功能亢进颌骨肿瘤综合征	HRPT2（1q31）	副纤维蛋白	NA	NA

功能上是无效的。根据生殖遗传和体细胞遗传学相似性原则，尽管影响程度有所减弱，但据报道，在4%～10%的散发性pRCC病例中存在一种显性激活激酶结构域MET突变。相反，在嫌色型RCC中FLCN的体细胞突变是罕见的，而在散发性乳头状肾癌中尚未发现体细胞FH突变。最近在散发性ccRCC中发现了TSC1的体细胞突变。TSC1突变发生在5%的ccRCC中，可能预示在临床上对mTORC1抑制剂异常敏感。

对肾细胞癌体细胞遗传学的进一步研究包括对其他成人上皮癌中重要的癌基因的评估。结合COSMIC数据库报告了10%的病例中TP53的体细胞点突变，KRAS/HRAS/NRAS≤1%，CDKN2A 10%，PTEN 3%，RB1 3%，STK11/LKB1≤1%，PIK3Ca≤1%，EGFR 1%，BRAF≤1%。pRCC中有MYC扩增的报道，罕见的RCC中也有EGFR扩增的报道。

在此背景下，研究人员采取了系统的方法来阐述ccRCC的体细胞遗传学。在101例ccRCC患者中，通过外显子测序对3 544个蛋白质编码基因进行了筛选，发现了几个新的与RCC相关的癌基因。值得注意的是，有重要的统计数据支持的5个基因中有4个是新的癌基因，编码参与组蛋白甲基化/去甲基化的蛋白质。截断突变在KDM6A/UTX、SETD2和KDM5C/JARID1C中被发现，它们分别编码H3K27脱甲基酶、H3K36甲基转移酶和H3K4脱甲基酶。这些数据表明，常染色质和转录的主要调节因子组蛋白H3的转录失调是RCC生物学的一个新的探索领域。值得注意的是，在VHL WT的ccRCCs小亚群中发现了很大一部分的NF2截断突变，进一步证实了大规模系统性方法的有效性。然而，这些基因在小于15%的ccRCC中发生突变，这表明还存在其他癌基因。

在一项涉及20 000个蛋白质编码基因外显子的测序研究中，Varela及其同事使用新一代测序技术更全面地研究ccRCC的体细胞遗传学。他们在ccRCC中发现了第二个主要的体细胞突变癌基因，重塑了RCC遗传学领域。在41%（92/227）的ccRCC中发现了PBRM1基因的截断突变。PBRM1编码Baf180蛋白，这是SWI/SNF染色质重塑复合物的染色质靶向亚基，通过与组蛋白H3的相互作用，参与了多个染色质/转录介导的过程，加强了对ccRCC生物学中染色质失调理论的支持。值得注意的是，VHL、SETD2和PBRM1都位于染色体3p上，这为ccRCC病理中出现的3p缺失提供了可能的解释。事实上，在该序列中，所有具有可证明的VHL点突变的病例中，有一半具有PBRM1截断突变，9/9具有SETD2突变的病例同时存在VHL和PBRM1突变。这项工作为ccRCC的基础和临床研究开辟了重要的新领域。

对个体的原发灶大肿瘤和转移病灶不同位置的样本进行深度测序，结果表明，这些肿瘤中存在相当大的异质性，表明进化的分支模式。突变事件，如VHL突变，在所有样本中普遍存在；然而，某些突变仅存在于原发肿瘤或转移病灶中，而且许多突变是隐秘的。特别有趣的是，不同的系统发育分支显示出不同的SETD2突变，表明对某些基因型事件的选择具有趋同模式。尚需要做更多的工作来了解这个过程以及它对生物标志物

（biomarker）发展的影响。

鉴于最近的这些研究结果，可以肯定的是，其他 RCC 癌基因和驱动突变仍有待确定。为此，国际上正在努力由国际癌基因组联盟在全基因组水平上对大量 RCCs 进行测序，并结合转录脚本进行表观基因组分析和癌基因组图谱绘制。这项工作正在快速推进，对 RCC 综合结构分析将在未来几年内展现出来。

第二节 表观遗传学

结合长期以来通过 VHL 缺失对 HIF 失调的认识，最近的发现表明，RCC 的发展可能代表了表观遗传（apparent genetics）和转录失调的联系，对表观遗传修饰的探索可以揭示关键的生物学特性，并为新的治疗方法提供线索。

如上所述，RCC 的高通量遗传学研究已经确定了编码几种表观遗传调节因子的基因的反复突变。突变基因通过核小体重新定位和组蛋白尾部修饰参与染色质调控。在近 40% 的人类 RCCs 中发现 PBRM1 突变，它是 Polybromo BRG1 相关因子复合物（PBAF，SWI/SNF–B）的组成部分。与 SWI/SNF 一样，PBAF 作为核小体重塑因子发挥作用，并被证明参与转录调控。在两种甲基转移酶 SETD2 和 MLL2，以及两种去甲基酶 UTX（KDM6A）和 JARID1C（KDM5C）中也发现了较少的同源突变。3p 缺失是 ccRCC 中一个常见的染色体变异，与 3p25 处 VHL 缺失有关，也会影响 3p21 处的 SETD2 和 PBRM1。SETD2 介导 H3K36 的三甲基化，H3K36 是一种在转录过程中被保留的组蛋白标记，可能对维持转录很重要，而 MLL2 介导 H3K4 me3，这是一种与活跃转录相关的标记。UTX 使 H3K27 me3 去甲基化，H3K27 me3 是与染色质抑制相关的组蛋白标记。UTX 与 MLL2 相关，这表明抑制性标记的去甲基化与转录激活相关的标记的位置有关。JARID1C 使 H3K4 去甲基化。在 MLL2 和 JARID1C 中发现的突变，这两个基因对相同的残基起相反的作用，表明这些基因突变的基因组效应可能是复杂的。虽然一些突变可能导致广泛的表观遗传变异，但其他的可能会在基因组的特定区域引起影响。

第三节 基因小鼠模型

一、肿瘤抑制基因缺失

由于 VHL 缺失不足以驱动 ccRCC 肿瘤的发生，在多个实验室中，根据大规模患者测序数据结合候选抑癌基因的缺失，产生了条件敲除小鼠。最近的一篇报道使用 Ksp–Cre 将

VHL 和 PBRM1 同时敲除于肾小管、集合管和粗上行支，发现 67% 的这些小鼠在 10～14 个月内首次出现多囊肾病（PKD）。虽然这两个基因的单独缺失都不会导致 PKD 或 ccRCC，但 50% 的双敲除（VHL-/-，PBRM1-/-）小鼠在 10 个月后显示出肿瘤发生的迹象。值得注意的是，虽然原发肿瘤可以原位移植到 NSG 小鼠中，但在 VHL-/-、PBRM1-/- 小鼠中未检测到转移性肿瘤负荷。

尽管 TP53 缺失或突变在人类 ccRCC 肿瘤中相对少见，但一项研究检测了肾上皮中条件性 VHL、Trp53 和 Rb1 敲除的影响（利用 Ksp-Cre），根据癌症基因组图谱（TCGA）数据，p53 通路调节因子的变化和 G_1/S 细胞周期过渡的拷贝数经常被修改有关。研究者发现，在一组小鼠中，三重敲除后，肿瘤早在 7.5 个月就出现了，这些小鼠分别通过碳酸酐酶 9 和 phospho-4E-BP1 免疫染色激活 HIF-α 和 mTORC1 通路。对一个更大队列的进一步分析表明，82% 的 VHL-/-、Trp53-/-、Rb1-/- 小鼠在基因缺失 15 个月内发生肿瘤，其中大多数被分类为 3 级或 4 级肿瘤，呈腺泡或伪乳头状模式生长。这些肾肿瘤具有透明或弱染色的细胞质，并表现出类似于人类 ccRCC 的基因表达和突变特征。部分 VHL-/-、Trp53-/-、Rb1-/- 肿瘤对一线和二线化学治疗药物舒尼替尼、依维莫司敏感，而几乎所有肿瘤对一线化学治疗药物 acriflavine、pan-HIF-α 抑制剂耐药。这些结果模拟了人类疾病中典型的药物反应的可变性。与 VHL 和 PBRM1 共缺失相似，VHL-/-、Trp53-/-、Rb1-/- 小鼠的肿瘤仍然局限在肾脏内。

与在 ccRCC 中显示肿瘤抑制功能的染色体 3p 基因一致，Bap1 缺失与 VHL 或 PBRM1 缺失联合的影响已经在 Brugarolas 组的几篇论文中进行了研究。在 Six2-Cre 驱动基因的控制下，作者首先产生了 VHL-/-、Bap+/- 小鼠（VHL 和 Bap1 的两个等位基因均缺失）。Six2-Cre 驱动基因在发育过程中在肾脏的多能肾原细胞中表达。这些小鼠出现了与 VHL 综合征患者相似的不典型囊肿和瘤变肾脏。观察到的部分病变与早期 ccRCC 肿瘤相似，其细胞质清除、Ki67 表达和作为 mTOR 活性标志的 phospho-S6 阳性，但肿瘤整体较小。同样，该小鼠模型的肿瘤没有转移，VHL-/-，Bap1+/- 小鼠在 8 个月后因肾衰竭死亡，提示 ccRCC 的进展需要额外的事件。

该小组最近的一项研究使用了额外的 Cre 驱动来调节肾脏不同谱系中 PBRM1 和 Bap1 的水平。Pax8-Cre 用于删除近端和远端肾小管、Henle 环、集合管和肾小囊的壁细胞中的 VHL 和 BAP1 或 PBRM1。Sglt2- 和 Villin-Cre 也被用于近端小管上皮细胞中更特异的缺失。Pax8-Cre 产生的肿瘤比先前研究的 Six2-Cre 模型产生的肿瘤大。有趣的是，使用 Sglt2- 和 Villin-Cre 驱动基因删除 VHL 的两个等位基因以及 PBRM1 或 Bap1 的单个等位基因并不能导致 ccRCC 的形成。基于这些数据，推测 ccRCC 可能来自鲍曼囊的壁上皮细胞，而不是近端小管细胞。还发现通过 Tsc2 的一个等位基因失活激活 mTORC1 信号通路，可导致 PBRM1 缺失的肾脏中特异性形成更高级别的 ccRCC。值得注意的是，PBRM1 和 BAP1 突变的患者具有不同的基因表达模式和临床结果，这些改变在很大程度上是相互排斥的。虽然 BAP1 缺失的肿瘤比 PBRM1 缺失的肿瘤分级更高，预后更差，但我们认为在 ccRCC 的发病机制中 BAP1 突变是继发于 PBRM1 缺失。

二、癌基因激活

一个早期的小鼠 ccRCC 模型是使用 HIF -1 的组成性活性突变产生的，称为 TRACK（转基因肾癌模型）。HIF-1α 蛋白存在于 VHL 缺失的肾上皮细胞和早期肾小管病变、囊肿和 ccRCC 中，提示 HIF-1α 蛋白在癌的发生中起重要作用。TRACK 小鼠在谷氨酰基转移酶（GGT）近端小管特异性启动子的控制下，表达了一个三重突变的 HIF-1α，该 HIF-1α 对羟基化不敏感，因此被 PHD/pVHL 系统降解。表型包括异常血管化、肾囊肿、清除细胞和高碳酸酐酶 9 染色。尽管 HIF-1α 导致基因组不稳定的机制没有被描述，但一小部分被清除的细胞积累了 γH2AX，这是 DNA 双链断裂的标志。尽管 HIF-1α 在已建立的 ccRCC 中发挥肿瘤抑制功能，本研究表明它是疾病进展早期 VHL 丢失的关键下游介质。因此，TRACK 小鼠既没有发现晚期疾病，也没有发现转移性疾病。

另外两项研究调查了 MYC 在促进肾脏肿瘤发生中的作用。根据 TCGA 数据，MYC 的基因组扩增仅发生在 5% ~ 10% 的患者中，然而，MYC/MAX 转录网络已被预测在大多数 ccRCC 中促进糖酵解、去分化和生长。MYC 途径的激活也与遗传性 RCC 相关，其特征是染色体 3 和 8 易位。GGT 基因启动子下条件性过表达 MYC，而不是 KRAS，可引起高度侵袭性 RCC，最类似于集合管癌。结合基因表达和代谢产物分析，以及谷氨酰胺酶小分子抑制，揭示了这些肿瘤的持续生长依赖于谷氨酰胺。

在另一篇报道中，研究了 MYC 过表达联合 VHL 和（或）Cdkn2a（编码 Ink4/Arf）的进一步缺失对诱导乳头状或透明细胞肾细胞癌的能力的影响。本研究利用 Ksp 启动子驱动一个多西环素诱导 MYC 转基因表达。当 MYC 过表达而不删除 VHL 或 Cdkn2a 时，小鼠的肿瘤组织学与乳头状 RCC 一致。然而，VHL 缺失联合 MYC 过表达（“VM”）小鼠产生的肿瘤基于胞质清除、坏死和出血，更类似于 ccRCC。在该模型中添加 Cdkn2a 缺失（“VIM”）与单独删除 VHL 相比，进一步促进了 ccRCC 的形成，增加了肿瘤体积，减少了中位生存时间。VIM 小鼠在基因失活 / 诱导后的中位生存期为 29.5 周，而 VM 小鼠的中位生存期为 57 周。值得注意的是，6 只 VIM 小鼠中有 2 只发生了肝转移，并且在体外鉴定的小鼠模型细胞株显示，相对于 VM 细胞株，VIM 细胞株的上皮 – 间质转化基因表达增加，基质细胞侵袭增加。

目前，ccRCC 的研究由于缺乏能准确代表人类疾病特征的完整表型谱的 GEMM（generalized electronics maintenance model）而受到限制。在不同的肾脏谱系中，用于删除肿瘤抑制因子和（或）表达癌基因的各种方法导致了不同的 ccRCC 发展倾向。此外，目前可获得的 GEMM 中肿瘤形成的长潜伏期，以及人类 ccRCC 典型的转移扩散的缺乏，给研究人员研究这些事件的分子机制提出了挑战。与此同时，确定具有转移能力的患者来源细胞株亚群，并纳入患者来源的异种移植，将使该领域能够更详细地研究这些现象。模仿 ccRCC 的起始和进展的其他 GEMMs 最终将有利于靶向治疗的临床前研究。更深入地了解与 VHL 缺失协同产生 ccRCC 的遗传、表观遗传和代谢变化，以及它们发生的顺序，将最终促进这类工具的开发。

第四节 新分子亚型

ccRCC 是一种异质性增加的疾病，ccRCC 与非透明细胞肿瘤在组织学上存在明显差异，事实上，从生物学、预后和治疗反应的角度来看，二者可能是不同的疾病。即使在不太常见的 pRCC 类型中，也看到两种不同的亚型：pRCC-1 和 pRCC-2。这两种乳头状肾细胞癌亚型与不同的家族性综合征有关：遗传性 pRCC 与 pRCC-1 相关，由 MET 基因突变引起；HLRCC 与 pRCC-2 相关，由 FH 突变引起。这两种组织学定义在散发病例中的潜在遗传潜能正在研究中。

尽管研究表明，ccRCC 与 VHL 突变的关系越来越紧密，但肿瘤异质性也得到了广泛的认可。如上所述，VHL 突变为 HIF 家族成员（特别是 HIF-1α 和 HIF-2α）的解除管制提供了一种允许的环境。因此，肿瘤可以分为两种表达因子（H1H2）、只表达 HIF-2α（H2）或产生功能性 pVHL 的肿瘤。这些定义反映了不同的基因表达和信号转导模式，并提示 HIF 家族可能是重要的治疗选择。这种对 ccRCC 肿瘤进行亚分类的方法由于高不稳定性 HIF 蛋白检测方法的不一致性而受阻。

事实上，ccRCC 提供了一个很好的肿瘤模型，为基于转录测量来定义该肿瘤分类的异质性奠定了基础。基于原发肿瘤与转移、早期与晚期复发、短期与长期生存的基因表达谱的研究表明，表达基因的差异始终存在。最近，Rini 及其同事报道了从石蜡包埋的标本中产生的一种指示低复发风险的转录谱，这表明基于表达的生物标志物可以转化到临床进行前瞻性评估。

与此同时，几个小组进行了无监督分析，以确定 ccRCC 中是否存在可以通过纯分子方法定义的固有亚型。在未选择的肿瘤中发现了两个主要的亚群，数量相对相等，这表明 ccRCC 可能由两个主要的亚群代表，在最近的分析中称为 ccA 和 ccB。ccA 和 ccB 亚型分别与以上描述的高风险或低风险肿瘤中识别的基因有许多相似之处，特别是涉及局部侵袭和上皮 – 间质转化的特定基因。此外，当对临床结果进行检查时，ccA 患者组的中位生存期为 8.6 年，而 ccB 患者组的中位生存期仅为 2 年（$P = 0.002$）。这些新出现的亚分类策略的优势包括确定单个肿瘤的特征潜力，捕获与基因事件相关的分子信息，这可能是选择靶向治疗的关键，以及考虑临床疾病类别的预后模型。最近的一项 meta 分析证实了这些 ccA 和 ccB 亚型的存在，也确定了一个由基因表达定义的亚群，表明 WT VHL 和变异组织学与新描述的透明细胞乳头状亚型一致。

尽管前面还有很多障碍，但对单个肿瘤进行分类的分子策略似乎即将出现。事实上，在临床监督下寻找风险相关生物标志物的策略和在未选择的肿瘤中识别模式的分子驱动策略的新兴数据表明，这两种不同的方法（自上而下和自下而上）导致了相同的结论，即 ccRCC 由两个与临床结果密切相关的主要亚组组成。这些信息将如何使医生和患者在 ccRCC 的管理中做出明智的决定，并最终选择最佳的药物治疗仍有待观察，但这些信息对于许多新兴的靶向治疗可能非常有价值。

第五节 生物标志物

RCC 新的治疗方案的出现是基于对 RCC 疾病组的遗传学和分子生物学的进一步了解，这加剧了对生物标志物的需求，以准确评估预后，确定哪些患者可能受益于特定的治疗方法或者药物类别，并阐明耐药性的机制。本节简要概述 RCC 的生物标志物的发展，特别是透明细胞亚型的最新进展。尽管有些生物标志物很有希望，但值得注意的是，目前这些生物标志物都不能用于临床测试。

临床上，在局限性 ccRCC 中，研究重点放在肿瘤组织中表达的预后生物标志物上。其中一些生物标志物被发现具有独立预测预后的作用，如 HIF-1a 调节的缺氧标志物碳酸酐酶Ⅸ、抗凋亡蛋白、细胞增殖蛋白 KI-67 和配体 B7-H 的免疫抑制家族，但由于缺乏独立的前瞻性、有效性，其临床价值仍待确定。IMP3（胰岛素样生长因子Ⅱ mRNA 结合蛋白之一）在肿瘤细胞中的免疫组化表达被发现与短期无转移生存率和总生存率（OS）相关，这是一个罕见的例外，因为这一发现随后在一个独立的患者队列中证实有效。

细胞遗传学和基因表达谱研究在非转移性 ccRCC 中也可具有预测预后的潜力。在大多数小样本患者中，特定的染色体异常与良好（5q 增加）或不良（9p，14q 减少）预后有关。染色体 9p 丢失与不良预后（包括对小肾癌的预后价值）的关系被反复证实，这使其成为可用预后预测的合理候选分子。基因表达分析中也出现了一些与肿瘤发展和进展相关的潜在生物标志物，其中一些确定了与患者显著生存差异相关的基因特征。然而，与免疫、组织化学和细胞遗传学标志一样，这些潜在的生物标志物尚未得到验证。验证这些基因标志以预测复发风险的工作正在进行中。

在晚期 ccRCC 患者中，针对 VEGF 和 mTOR 通路的有效治疗方法的研究已将重点转向寻找生物标志物，主要是在肿瘤组织寻找能够预测治疗反应和耐药性的有效生物标志物。尽管 VHL 基因状态的分析没有产生一致的数据来支持预后预测价值，但 HIF 亚单位和多个 HIF 应答基因的激活状态正在被检测。一个 HIF 靶点（VEGF）和血清或血浆中的其他血管生成相关和致瘤因子已在多个 RCC 靶点药物临床试验中得到评估。已经证实，较高的基线 VEGF 水平与更差的肿瘤分期和分级、表现状态和总体预后相关。此外，在索拉非尼与安慰剂的Ⅲ期试验中，VEGF 浓度最高的四分位患者从索拉非尼中获得的相对益处大于浓度较低的患者。然而，关于 VEGF 能否成为识别 RCC 患者靶向治疗反应性的预测标志物的研究结果尚不一致。初步证据支持这一前提，即血浆或血清中细胞因子和血管生成因子（CAF）的蛋白质组学血浆图谱可用于发展预后和预测的生物标志物，并可能有助于在分子水平上实现 RCC 分类。通过这种方法，研究人员确定了两组转移性 ccRCC 患者：一组主要表达血管生成 / 高氧血症相关标志物，另一组显示炎症标志物的替代表达。关于血管内皮生长因子抑制剂的临床益处，最近在帕唑帕尼后续Ⅱ期和Ⅲ期研究中收集的血浆样本中进行的一项研究发现，低浓度的白细胞介素（IL）-8、肝细胞生长因子（HGF）、外膜蛋白（OPN）和 TIMP-1 对帕唑帕尼的无进展生存率（PFS）有改善。IL-8 此前被认为是在舒尼替尼耐药中发挥作用。但是，目前还没有一种生物标志物能够预测 RCC 中可用药物和有效药物的不同益处。在索拉非尼与索拉非尼联合干扰素的随机Ⅱ期研究中，PFS 没有差异，血管生成 / 缺氧组（OPN、VEGF、Ⅳ型胶原、可溶性 CAIX、TRAIL 和可溶性 VEGF 受体 -2）中的候选 6-CAF 标志物预测了两组不同的 PFS。在更大的患者群体中进行的类似分析正在等待结果。

第六节 肾癌与代谢

一、缺氧诱导因子：肾癌代谢的主要调节因子

VHL 缺失在 ccRCC 中是一种常见事件，目前对这种肿瘤类型的大部分认识都来自 HIF 生物学研究。除了对血管生成和生长因子表达的影响，HIF 现在已经被证明对细胞代谢有深远的影响。已知 HIF 调节葡萄糖转运体的表达，这些转运体调节细胞外环境中的葡萄糖摄取。在 VHL 缺失的 ccRCC 中，已经观察到葡萄糖转运蛋白 1（促进细胞葡萄糖摄取）的表达增加。此外，HIF 已被证明可以转录上调许多编码糖酵解酶的基因，包括已糖激酶 1 和 2（HK1 和 HK2）及甘油醛 3- 磷酸脱氢酶（GAPDH）。HIF 通过多种机制将细胞代谢从 TCA 循环 / 氧化磷酸化中分流出来。如前所述，糖酵解的最终产物是丙酮酸，其有两种命运：可能通过乳酸脱氢酶（LDH）转化为乳酸，或者通过丙酮酸脱氢酶（PDH）转化为乙酰辅酶 a，然后进入三羧酸循环进一步代谢。HIF 已被证明可以上调 LDH 的表达，从而促进丙酮酸转化为乳酸。此外，HIF 通过调节 PDH 将细胞代谢从 TCA 循环中分流出来。PDH 受丙酮酸脱氢酶激酶 1（PDK1）的调节。PDK1 磷酸化 PDH 使 PDH 失活，从而阻止丙酮酸转化为乙酰辅酶 A。多项研究表明，HIF 上调可延迟 PDK1 的表达。此外，PDK1 在 RCC 中表达增加。最近的研究集中于 miRNA 在癌症

中的作用。miRNA 是非编码 RNA 分子，可以调节基因表达。HIF 之前已经被证明可以调节几种 miRNA 的表达，包括 mir–210。一些报道已经证实 miR–210 在 ccRCC 中过度表达。miR–210 的靶点包括铁硫簇组装蛋白 ISCU1 和 ISCU2。ISCU1 和 ISCU2 促进铁硫簇蛋白的组装，包括驱动线粒体氧化磷酸化的电子传递链的组成部分。令人惊讶的是，miR–210 已被证明能阻止线粒体呼吸。与这些发现一致的是，在 ccRCC 以及 VHL 基因破坏的动物模型中，ICSU1/ISCU2 表达降低。此外，组成性 HIF 激活已被证明在体内抑制线粒体呼吸。最近的几项研究检验了 miRNA 作为 RCC 生物标志物的潜力。

二、相关透明细胞肾细胞癌基因在代谢中的潜在作用

近年来，深度测序技术的应用导致了新的 ccRCC 基因的发现，其中许多基因与染色质生物学有关。在 ccRCC 中最常见的突变基因是 PBRM1。PBRM1 是重组染色质的开关 / 蔗糖非发酵蛋白（SWI/SNF）蛋白复合物的成员。有趣的是，具有 PBRM1 突变的 ccRCC 的基因表达谱属于缺氧基因谱。鉴于通过对 VHL/HIF 轴的研究所证明的缺氧与代谢之间的联系，PBRM1 似乎可能对细胞代谢产生影响。此外，在 ccRCC 的一个子集中，调节组蛋白调节的其他几个基因，如 SETD2 也发生了突变。鉴于组蛋白在基因表达调节中的作用，这些基因在 ccRCC 代谢调节中的功能值得进一步研究。

三、乳头状肾癌的代谢方面

乳头状肾癌约占肾癌的 15%，大致可分为 1 型和 2 型乳头状肾癌（pRCC）。与 ccRCC 一样，目前对 pRCC 的了解得益于对遗传性乳头状肾癌（HPRC）家族的研究。HPRC 患者在生殖系中存在 MET 原癌基因（肝细胞生长因子受体）（c–MET）的激活突变。这些个体易患 1 型 pRCC。c–MET 编码肝细胞生长因子受体。MET 是一种受体酪氨酸激酶，可激活 PI3K 信号。鉴于 PI3K 信号在细胞代谢中的新作用，pRCC 1 型癌症可能表现出代谢紊乱。c–MET 似乎在散发性癌症中起作用，并且在散发性 1 型 pRCC 患者的一部分肿瘤中发现了该基因的突变和扩增。值得注意的是，目前正在评估 c–MET 抑制剂治疗 pRCC 的疗效。直到最近，人们对 2 型 pRCC 的代谢方面知之甚少。关于富马酸水合酶（FH）基因种系突变患者 2 型 pRCC 遗传易感性的报告引起了研究人员对该疾病代谢方面的初步认识。FH 编码延胡索酸水合酶。这种酶是 TCA 循环的一部分，有助于氧化磷酸化，并负责将富马酸转化为苹果酸。正如所料，缺乏 FH 的肿瘤富马酸水平升高。与 FH 在 TCA 循环中的作用一致。与 FH 完整的细胞相比，缺乏 FH 酶活性的细胞严重依赖葡萄糖（和糖酵解）维持细胞存活，并且它们表现出氧化磷酸化降低。因此，针对这些细胞如何吸收葡萄糖并利用其产生细胞内稳态所需的能量当量的系列研究，可能具有治疗潜力。

FH 阴性肿瘤的另一个有趣方面是，它们也表现出 HIF 蛋白表达水平的升高（特别是

HIF-1α）。如前所述，HIF 在脯氨酸羟基化过程中通常是非常不稳定的，因此，脯氨酸羟基化是蛋白质体降解的目标。富马酸盐已被证明可以抑制 HIF 的脯氨酸羟基化，从而导致 HIF 蛋白的异常稳定。此外，FH 损失的细胞模型显示活性氧（ROS）水平升高，这可能也有助于 HIF 稳定。ROS 的增加可能是由于这些细胞的高糖酵解表型。最近的两项研究表明，抗氧化途径在散发型 2 型 pRCC 中被激活，可能是抗氧化途径的激活可以应对氧化应激水平的升高。从治疗的角度来看，Sourbier 等人提出，ROS 水平可以进一步诱导此类肿瘤细胞死亡。

四、嗜酸细胞瘤和嫌色细胞癌的代谢方面

最近的证据表明，与正常肾脏相比，嗜酸细胞瘤和嫌色细胞癌的细胞代谢也发生了改变。对这些肿瘤的基因表达研究表明，这些肿瘤中线粒体和氧化磷酸化基因表达水平升高。这些数据与观察到的这些肿瘤类型有丰富的线粒体相一致。同样，Birt-Hogg-Dube′（BHD）综合征患者的肿瘤也表现出线粒体 / 氧化磷酸化基因的上调。BHD 综合征患者在遗传上易患肾嫌色细胞癌、嗜酸细胞瘤和混合嗜酸细胞瘤（组织学上既有嗜酸细胞瘤又有肾嫌色细胞癌的肿瘤）。这一发现与肿瘤生物学有关，其意义目前尚不清楚。然而，它确实强调了肾细胞癌是一种疾病谱，在许多水平上都有所不同，包括代谢。BHD 综合征的细胞研究表明，50- 腺苷一磷酸活化蛋白激酶（AMPK）可能与 BHD 综合征有关。APMK 是能量稳态的主要细胞调节器，是关键的代谢调节器。AMPK 是 mTOR 的负调节因子。有趣的是，BHD 综合征的动物模型显示了 mTOR 信号的激活。因此，mTOR 抑制剂在这些肿瘤类型中可能具有治疗潜力。BHD 综合征的动物模型显示肾囊性表型，可通过 mTOR 抑制剂雷帕霉素治疗消除。

第七节　肾癌与免疫

大量证据表明，免疫系统在 RCC 中发挥作用。在 mRCC 中，肿瘤浸润淋巴细胞（tumor infiltrating lymphocyte，TIL）输注的同时注入 IL-2 可诱导肿瘤应答。TIL/$CD8^+$ 和 IL-2 联合治疗可使 9.1% 的患者获得临床缓解（CR），25.5% 的患者获得部分缓解，显示了 TIL 在 mRCC 中的治疗潜力。对装载细胞裂解液、多肽、mRNA 或 Treg 缺失的树突状细胞的临床试验研究表明，其可以诱导特异性 T 细胞应答，但未发现临床获益与免疫反应的发生有明确的相关性。有证据表明，多种因素阻碍抗肿瘤反应，如 CD8 信号通路缺陷、TH2 偏倚和 T 细胞神经节苷脂水平升高与 T 细胞功能障碍有关。基础研究旨在了解 RCC 和免疫细胞之间的关系，揭示了一个越来越复杂的画面。RCC 与 DC 细胞、Treg、$CD4^+$、$CD8^+$、NK 细胞、γδT 细胞、NK 样 T 细胞和髓源性抑制细胞之间的相互作用已有相关研

究报道。来自免疫系统的细胞具有非凡的可塑性，对肿瘤环境起着关键作用，可以极大地影响肿瘤发生发展结果。

在最近的研究中，人们致力于基因修饰的T细胞和基于多模式免疫策略的研究。黑色素瘤中的基因修饰T细胞在两个CRs中显示了有趣的结果。对于肾细胞癌，输注具有CAIX特异性的基因修饰T细胞会导致肝毒性，这可能是由于也表达CAIX的胆汁上皮细胞遭到破坏。尽管这一证据表明基因修饰的T细胞确实发挥了预期的特异性，但观察到的毒性也突显了这种方法的潜在问题：非凡的肿瘤特异性似乎至关重要。在基于多模态免疫的策略中，研究了GMCSF/CAIX融合蛋白。通过在DC中过表达GMCSF/CAIX，可以产生对RCC具有毒性的CAIX特异性T细胞。重组腺病毒GMCSF/CAIX用于DC疫苗接种的研究已经准备就绪，以评估其在晚期肾细胞癌患者中的安全性和有效性。

RCC在具有免疫能力的宿主中发展，这些肿瘤已经逃脱了免疫监视和免疫编辑，导致肿瘤细胞对免疫系统介导的破坏产生抗性。然而，到目前为止，免疫治疗是唯一一种能持续诱导mRCC中持久完全CRs的治疗方法。尽管肿瘤疫苗的有效性已在许多动物模型中得到证实，但将其转化为临床应用仍有困难。肿瘤疫苗的概念是在免疫能力强的宿主身上测试的，这些宿主接种了多肽或肿瘤匀浆，并受到活的肿瘤细胞的挑战，或者接种策略是在动物身上测试建立的肿瘤。虽然在动物模型中，疫苗方法在预防肿瘤复发方面显示出很大的希望，但从这种治疗中受益的患者亚群仍然需要确定。两项使用自体细胞裂解液或多肽预防高危RCC患者复发的3期临床试验已发表。研究发现，在高危非转移性RCC患者中，疫苗组的5年无进展生存期（PFS）显著增加。这项基础研究描述了一种同源细胞疫苗的作用方式、有效性和安全性，这是在很久以后才公布的。

在使用热休克蛋白衍生肽疫苗对高危非转移患者进行的类似研究中，未观察到PFS的统计差异。然而，二次分析确实显示，当仅包括Ⅰ期和Ⅱ期患者时，PFS存活率几乎具有统计学意义（$P=0.056$）。越来越多的证据表明，TKI治疗会导致肾细胞癌患者免疫状态的改变。舒尼替尼可以逆转髓系源性抑制细胞诱导的免疫抑制，但其他研究表明，舒尼替尼可以抑制正常健康志愿者和肾细胞癌患者的原代人类T细胞增殖。舒尼替尼治疗似乎可以逆转Th1细胞抑制并损害NK细胞功能。同样，索拉非尼治疗在药理学水平上损害NK细胞活性和细胞毒性。此外，索拉非尼治疗导致原发性病变中的Treg降低，索拉非尼治疗后Treg细胞水平降至正常水平。免疫成分是否重要，是否可能用于设计联合疗法，这在很大程度上是一个未知的领域。动物研究表明，舒尼替尼与疫苗接种策略的结合可能增强抗肿瘤免疫治疗的有效性。

（曲　乐　赵堂亮　周昱霖）

▶▶▶ 参考文献

[1] Latif F，Tory K，Gnarra J，et al. Identification of the von Hippel-Lindau disease tumor suppressor gene. Science，1993，(260)：1317–1320.

[2] Tomlinson IP，Alam NA，Rowan AJ，et al. Multiple Leiomyoma Consortium. Germline mutations in FH predispose to dominantly inherited uterine fibroids，skin leiomyomata and papillary renal cell cancer. Nat Genet，2002，(30)：406–410.

[3] Nickerson ML，Warren MB，Toro JR，et al. Mutations in a novel gene lead to kidney tumors，lung wall defects，and benign tumors of the hair follicle in patients with the BirtHogg–Dube syndrome. Cancer Cell，2002，(2)：157–164.

[4] Kiuru M，Lehtonen R，Arola J，et al. Few FH mutations in sporadic counterparts of tumor types observed in hereditary leiomyomatosis and renal cell cancer families. Cancer Res，2002，(62)：4554–4557.

[5] El–Hariry I，Powles T，Lau MR，et al. Amplification of epidermal growth factor receptor gene in renal cell carcinoma. Eur J Cancer，2010，(46)：859–862.

[6] Dalgliesh GL，Furge K，Greenman C，et al. Systematic sequencing of renal carcinoma reveals inactivation of histone modifying genes. Nature，2010，(463)：360–363.

[7] Varela I，Tarpey P，Raine K，et al. Exome sequencing identifies frequent mutation of the SWI/SNF complex gene PBRM1 in renal carcinoma. Nature，2011，(469)：539–542.

[8] Xia X，Kung AL. Preferential binding of HIF–1 to transcriptionally active loci determines cell–type specific response to hypoxia. Genome Biol，2009，(10)：R113.

[9] Carrozza MJ，Li B，Florens L，et al. Histone H3 METhylation by Set2 directs deacetylation of coding regions by Rpd3S to suppress spurious intragenic transcription. Cell，2005，(123)：581–592.

[10] Lee MG，Villa R，Trojer P，et al. DeMETHylation of H3K27 regulates polycomb recruitment and H2A ubiquitination. Science，2007，(318)：447–450.

[11] Agger K，Cloos PA，Christensen J，et al. UTX and JMJD3 are histone H3K27 deMETHylases involved in HOX gene regulation and development. Nature，2007，(449)：731–734.

[12] Seligson DB，Horvath S，McBrian MA，et al. Global levels of histone modifications predict prognosis in different cancers. Am J Pathol，2009，(174)：1619–1628.

[13] Rankin EB，Tomaszewski JE，Haase VH. Renal cyst development in mice with conditional inactivation of the von Hippel–Lindau tumor suppressor. Cancer research，2006 (66)：2576–2583.

[14] C.G.A.R. Network，Comprehensive molecular characterization of clear cell renal cell carcinoma. Nature，2013 (499)：43.

[15] Shao X，Somlo S，Igarashi P. Epithelial–specific Cre/lox recombination in the developing kidney and

genitourinary tract. Journal of the American Society of Nephrology，2002（13）：1837–1846.

[16] Harlander S，Schönenberger D，Toussaint NC，et al. Combined mutation in VHL，Trp53 and Rb1 causes clear cell renal cell carcinoma in mice. Nature medicine，2017（23）：869.

[17] Gu YF，Cohn S，Christie A，et al. Modeling renal cell carcinoma in mice：Bap1 and PBRM1 inactivation drive tumor grade. Cancer discovery，2017（7）：900–917.

[18] Bailey ST，Smith AM，Kardos J，et al. MYC activation cooperates with VHL and Ink4a/Arf loss to induce clear cell renal cell carcinoma. Nature communications，2017（8）：15770.

[19] Takahashi M，Rhodes DR，Furge KA，et al. Gene expression profiling of clear cell renal cell carcinoma：gene identification and prognostic classification. Proc Natl Acad Sci USA，2001，（98）：9754–9759.

[20] Tan MH，Wong CF，Tan HL，et al. Genomic expression and single–nucleotide polymorphism profiling discriminates chromophobe renal cell carcinoma and oncocytoma. BMC Cancer，2010，（10）：196.

[21] Klatte T，Pantuck AJ，Said JW，et al. Cytogenetic and molecular tumor profiling for type 1 and type 2 papillary renal cell carcinoma. Clin Cancer Res，2009，（15）：1162–1169.

[22] Sanjmyatav J，Steiner T，Wunderlich H，et al. A specific gene expression signature characterizes METastatic potential in clear cell renal cell carcinoma. J Urol，2011，（186）：289–294.

[23] Baytekin F，Tuna B，Mungan U，et al. Significance of P–glycoprotein，P53，and survivin expression in renal cell carcinoma. Urol Oncol，2011，（29）：502–507.

[24] Tollefson MK，Thompson RH，Sheinin Y，et al. Ki–67 and coagulative tumor necrosis are independent predictors of poor outcome for patients with clear cell renal cell carcinoma and not surrogates for each other. Cancer，2007，（110）：783–790.

[25] Jiang Z，Chu PG，Woda BA，et al. Analysis of RNA–binding protein IMP3 to predict METastasis and prognosis of renal–cell carcinoma：a retrospective study. Lancet Oncol，2006，（7）：556–564.

[26] Kim JW，Tchernyshyov I，Semenza GL，et al. HIF–1–mediated expression of pyruvate dehydrogenase kinase：a metabolic switch required for cellular adaptation to hypoxia. Cell Metab，2006，（3）：177–185.

[27] Ooi A，Wong JC，Petillo D，et al. An antioxidant response phenotype shared between hereditary and sporadic type 2 papillary renal cell carcinoma. Cancer Cell，2011，（20）：511–523.

[28] Doehn C，Esser N，Pauels H–G，et al. Mode–of–action，efficacy，and safety of a homologous multi–epitope vaccine in a murine model for adjuvant treatment of renal cell carcinoma. Eur Urol，2009，（56）：123–133.

第二篇 ▶▶▶

各　论

第十二章

肾透明细胞癌

肾透明细胞癌（renal clear cell carcinoma）即透明细胞肾细胞癌（ccRCC），是最常见的肾细胞癌类型，占肾脏恶性肿瘤的85%～90%，其发病率在过去10年中增加了47%。随着临床诊疗技术的提高，早期肾透明细胞癌发现比例呈上升趋势。大部分都可通过手术达到根治效果，因此，外科治疗尤其是微创下的保留肾单位手术是目前治疗早期肾透明细胞癌的主要手段。据统计，目前确诊时即已属晚期的患者已由数年前的30%下降至17%，随着靶向治疗的持续发展及免疫治疗的兴起，晚期肾癌的治疗已发展为集外科、靶向、免疫、放射和化学治疗、物理能量于一体的综合治疗体系，显著延长了晚期肾透明细胞癌患者的长期生存。

第一节　病因学

了解肾透明细胞癌的发病原因与机制，对于预防和早期筛查至关重要。肾透明细胞癌的具体发病原因至今仍不明确，流行病学专家经过大量的调查与分析后发现，吸烟、肥胖、高血压、慢性肾病以及职业暴露等，都是肾透明细胞癌发病的密切相关因素。有部分学者发现，适量的饮酒与均衡的膳食等是肾透明细胞癌发病的保护因素。但是这些相关因素具体的致病/保护机制尚不明确。

一、危险因素

（一）吸烟

吸烟已经被国际癌症研究机构认定是肾细胞癌的一个重要的、具有明确因果关系的致病因素。与未吸烟者相比，男性吸烟者患肾细胞癌的风险增加了约50%，女性吸烟者增加了20%。研究表明，吸烟数量与肾细胞癌患病风险存在明显的相关性。戒烟可以减轻这种风险，但仅适用于戒烟10年以上的人群。

烟草中含有一氧化碳、尼古丁、苯并吡等多种致癌物质。已有实验证明，吸烟者会因为暴露于烟草燃烧过程所产生的一氧化碳导致的慢性组织缺氧以及与吸烟相关的疾病（如慢性阻塞性肺疾病），从而增加罹患肾细胞癌的风险。有实验显示，肾癌患者的外周血淋巴细胞经烟草成分苯并［α］芘的代谢产物苯并［α］芘二醇环氧化物处理后，染色体 3p 缺失更为常见。此外，烟草中特异性 N- 亚硝胺也可损伤外周血淋巴细胞的 DNA，从而导致肾细胞癌发生风险的增加。

（二）肥胖

肥胖同样是近年来较受关注的重要危险因素，它与多种疾病均具有密切相关性。自 20 世纪 80 年代以来，肥胖在美国超过 40% 的肾癌病例以及欧洲超过 30% 的肾癌病例的发生中起到作用。在全世界范围内进行的前瞻性研究发现，超重或肥胖者 BMI 每增加 5 kg/ ㎡，男性患肾癌的风险增加 24%，女性增加 34%。

有学者提出的几种机制可能解释了肥胖者发生肾癌风险增加的原因，包括慢性组织缺氧、胰岛素抵抗、代偿性高胰岛素血症、内分泌环境改变和脂肪因子的产生、肥胖诱导的炎症反应、脂质过氧化和氧化应激等，但直接证据仍然有限。

（三）高血压

目前已有充足的证据证明，高血压是肾癌发生的独立危险因素。多项前瞻性研究以及荟萃分析均支持了高血压与肾癌患病风险的正相关关系，具有高血压病史者，其患肾癌的风险增加 67%，且血压每增加 10 mmHg，患肾癌的风险增加 10% ~ 22%。

无法控制的高血压可导致慢性肾脏疾病，恶化肾功能，并加速进展为终末期肾脏疾病，这可能是肾癌发生的诱因。利尿药和其他抗高血压药物的使用者患肾癌的风险也较高，但这些药物本身独立于高血压本身的作用尚未确定。有学者认为，高血压患者的慢性肾脏缺氧以及脂质过氧化和活性氧的形成可能与肾癌的发生相关。高血压患者可能会因低氧诱导因子的转录而导致慢性肾脏缺氧，促进肿瘤细胞的增殖和肿瘤血管生成。

（四）肾脏疾病

慢性肾脏疾病与肾癌的发生密切相关。据报道，长期进行血液透析的终末期肾病患者发生肾癌的风险显著增加。接受肾移植的患者在移植后其自体肾也可能会发生癌变。缺血再灌注损伤所造成的炎症反应，也可能是肾癌发生的潜在危险因素。证据表明，获得性肾囊性疾病患者比普通人群更易发生肾癌。有荟萃分析评估了肾结石病史与肾癌的发生之间的关联，经亚组分析表明，肾结石病史也与男性肾癌患病风险增加显著相关。

（五）生殖因素

有研究表明，与未分娩的妇女相比，已经生育的妇女肾癌患病风险增加了 40% ~ 90%，并且随着生育次数的增加，肾癌的患病风险也随之增加。肾癌的发病风险与生育第一胎的母亲的年龄成反比，在 26 岁之前生育 4 次及以上的妇女风险最高。肾癌与产次相关的机制尚不清楚，妊娠高血压和肾脏负担增加可能在其中发挥了作用。

（六）职业暴露和环境因素

目前很多研究者不认同肾癌是一种由职业暴露所引起的特定肿瘤，但仍有研究报道表明，部分职业及部分工业制剂的暴露与肾癌的患病风险增加有关。三氯乙烯（TCE）是目前研究最广泛的与肾癌患病风险相关的化学物质，其被广泛用作金属表面的去油污、干洗衣物、植物和矿物油的提取、制备药物、有机合成以及溶解油脂、橡胶、树脂和生物碱、蜡等，TCE 已成为一种常见的环境污染物。目前已有多项在不同人群与不同环境中、使用多种研究设计和暴露评估方法的流行病学研究提示，肾癌的患病风险随着三氯乙烯暴露水平的增加而增加。然而，由于三氯乙烯药代动力学的复杂性、同时暴露于其他化学物质的可能性、受试者数量较少及混杂因素的调整不充分等多种研究限制，尚不能明确建立三氯乙烯暴露与肾癌发病之间的因果关系。

某些工作环境中的一些重金属（如镉、铅和砷等），在高水平的暴露下是具有肾毒性的，低水平的暴露同样与高血压和肾脏疾病等有关。已有流行病学研究发现，可能接触这些物质的劳动者（如冶金、印刷和炼油工人等）具有更高的肾癌患病风险。

（七）遗传因素

大多数肾癌为散发性，仅有少数为遗传型。与肾癌最相关的遗传因素为 VHL 综合征。据统计，35%～40% 的 VHL 综合征患者年纪较轻时发展成为透明细胞癌，且常表现为双侧多发。此外，部分散发的肾癌也被证明与 *VHL* 基因突变和高甲基化抑制相关。散发型肾癌同样有家族易感性，有研究显示，在有一级亲属被诊断为肾癌的个体中，肾癌的风险增加了 1 倍以上。目前主流观点认为，VHL 蛋白功能的降低导致缺氧诱导因子泛素化减少，进而促进肾癌的发生。

需要指出的是，部分与肾癌相关的遗传因素和环境因素是存在交互作用的。例如，编码 N- 乙酰转移酶 2 的 NAT2 参与了烟草烟雾中芳胺的代谢，有研究发现，在携带慢乙酰化因子 *NAT2* 基因的个体中，与吸烟有关的患肾癌的风险更高；如 *VHL* 基因的突变与暴露于环境中高剂量的 TCE 也有一定的关系。

（八）其他

维生素 D 维持钙稳态，并已被证明在一些癌症中具有抑制细胞增殖和进展的作用。最常见的被检查的维生素 D 途径基因编码维生素 D 受体（VDR），它介导维生素 D 的活性，并调节与细胞生长和免疫有关的其他基因的转录。有研究检测了 8 个维生素 D 途径基因，发现 VDR 单倍型变异会增加肾癌风险。其他研究发现的一些与肾癌的发生发展相关的基因（如 CHEK2、CCND1、COMT、GPX4 和 OS2A 等）位于肿瘤恶性行为相关的重要细胞信号传导通路上，由于发生了 DNA 的突变、甲基化以及 miRNA 的表达改变、蛋白质的修饰方式及程度的改变，导致基因的表达及功能的变化，由此在肾癌的恶性进展中发挥重要作用。

糖尿病与肾癌发生之间的关系目前尚不明确，有几项研究认为其与肾癌发病具有相关性，但由于相当比例的糖尿病人群同时有高血压病史以及肥胖体征，因此糖尿病作为独立致癌因素的证据需要进一步的研究支持。有报道提示，丙型肝炎病毒（HCV）感染与肾癌发病有一定相关性。在肾癌患者中，HCV 阳性者年龄显著小于 HCV 阴性者。非甾体抗炎药的使用也可能是肾癌的危险因素之一，但目前尚存在争议。

二、发生假说

随着基因技术的不断发展，肾癌的发生发展机制正在被不断阐明。*VHL* 基因功能丧失、染色体 3p 缺失等对肾癌发生上的影响已逐步得到公认。其他的一些基因突变如 *PBRM1*、*BAP1*、*SETD2* 等，以及 DNA 的修复缺陷等基因组不稳定因素，也在肾癌的起始和演变过程中起到了重要的作用。此外，肾癌肿瘤细胞与肿瘤微环境之间存在相互作用，这也具有潜在的干预治疗意义。

（一）染色体异常

染色体 3p 的部分或全部缺失是肾透明细胞癌的重要特征之一。包括 *PBRM1*、*SETD2*、*BAP1* 等多个与肾癌的发生相关的基因均位于染色体 3p 上。有研究发现，染色体 3p 的丢失是肾细胞癌个体起始中最早出现的事件，可能在青春期就已经出现。在细胞有丝分裂过程中，由于微核的形成导致染色体碎裂可能是染色体 3p 丢失的驱动因素。断裂剂（clastogen）通常与无着丝粒染色体片段的形成有关，这些片段缺乏着丝粒并且不能附着在有丝分裂纺锤体上，从而诱导微核的形成。缺氧和氧化应激也与微核的形成有关。此外，细胞压力、温度的变化，暴露于辐射、紫外线、超声波等，均可诱导微核的形成。由于肾小管功能的特殊性，肾单位处于相对恶劣的环境，其周围的电解质、葡萄糖等存在强烈的浓度梯度，这也可能是引起微核形成、染色体 3p 丢失的可能原因。

此外，8 号染色体三体会导致 *c-Myc* 基因的过表达，可能与肾透明细胞癌的起始相关。

（二）基因突变

1. *VHL* *VHL* 基因是位于 3 号染色体远端的一个抑癌基因，是目前发现的肾癌中突变率最高的抑癌基因。除家族性肾透明细胞癌与 VHL 综合征相关外，70% 以上的散发性肾透明细胞癌同样具有 *VHL* 基因的突变。*VHL* 基因编码的蛋白是一种 E3 泛素连接酶，在常氧条件下参与缺氧诱导因子 HIF1α、HIF2α 的泛素化作用，以诱导其降解。HIF1α 和 HIF2α 调控参与血管生成、代谢和染色质重塑等多个过程中基因的表达。VHL 的失活导致 HIF 蛋白的异常聚集，在肾癌的起始发生中起到了重要的作用。除 HIF 靶点外，VHL 还参与调节多个其他生物过程，包括通过维持黏附连接成分和细胞外基质的形成参与细胞间连接的调节、增强微管的稳定性以及维持有丝分裂中纺锤体的功能等，这些生物过程的异常均与肾癌的发生密切相关。

2. *PBRM1* 是肾透明细胞癌中突变率仅次于 *VHL* 的抑癌基因，其突变率为 30%～40%，但发生肉瘤样变的病例往往缺乏该基因的突变。*PBRM1* 编码的蛋白参与调控核小体结构、核小体定位和基因转录。*PBRM1* 功能的丧失，可能会干扰染色质的高度组织化结构，进而干扰转录的进行。此外，有进一步的研究表明，*PBRM1* 通常在依赖于干扰素反应性转录调节因子 ISGF3 的过程中起到抑制肿瘤生长的作用。*PBRM1* 的丢失解除了这种抑制，从而导致肿瘤生长。

3. *BAP1*　位于染色体 3p 上的另一个染色质重构基因是 *BAP1*。*BAP1* 在肾透明细胞癌中有 10%～20% 发生突变。有研究报道，BAP1 以一种细胞特异性的方式调节基因表达，而 BAP1 的缺失促进了不参与 RNF2 依赖凋亡程序的细胞的肿瘤发生。BAP1 在维持基因组稳定性方面也发挥重要作用。BAP1 与有丝分裂纺锤体调节微球蛋白 1（mitotic spindle regulating microglobulin 1）相关，BAP1 的缺失导致染色体不稳定性增加。

4. SETD2　有研究表明，10%～20% 的肾透明细胞癌病例中存在 *SETD2* 突变。该基因编码的蛋白是一种组蛋白甲基转移酶，在基因转录中起到抑制具有致癌潜力的选择性剪接基因的表达。此外，SETD2 蛋白还通过促进微管的甲基化来促进基因组的稳定，SETD2 缺陷细胞表现出有丝分裂纺锤体和细胞分裂的缺陷，染色质桥和微核的形成增加。

（三）DNA 修复缺陷

DNA 损伤修复（DDR）机制是维持 DNA 基因组稳定性的重要因素，包括直接修复、碱基切除修复、核酸切除修复、错配修复、同源重组修复和非同源断端结合修复等。近年来基因组学技术兴起，通过解析致癌的全过程发现，DNA 损伤修复通路是肾癌的发病通路之一。

研究显示，多种错配修复机制在肾透明细胞癌中受到影响。例如，VHL 本身的缺失通过 Aurora 激酶 A（Aurora kinase A，AURKA）改变了组蛋白脱乙酰酶（histone deacetylase 6，HDAC6）的调节，通过蛋白质降解有效地抑制了 DNA 错配修复蛋白 MSH2；由于染色体 3p 缺失，错配修复基因 MLH1 可能表现出单倍体剂量不足；在 SETD2 失活的情况下，靶向 H3K36 me3 的 MSH6 的缺失会导致转录偶联修复机制的解偶联，并损害 DNA 修复机制对基因组基本片段的有效靶向等。同源重组修复缺陷方面，VHL 的缺失起到了重要的作用。VHL 的缺失会引起代谢变化，增加了核苷短缺的风险，这可能会在有丝分裂依赖性 DNA 修复过程中产生影响；VHL 丢失还通过 HIF 依赖性机制参与同源重组修复的关键基因的调节。此外，VHL 与 KAT5 相互作用，后者乙酰化并调节 ATM、p53 和 H4K16。

（四）肿瘤微环境

肿瘤微环境是指肿瘤细胞所处的细胞环境，由一个复杂的网络组成，包括多种类型的基质细胞（成纤维细胞、淋巴细胞、巨噬细胞和内皮细胞）、免疫细胞（T 细胞和 B 细胞等）和细胞外成分［细胞因子、生长因子、激素、细胞外基质（ECM）等］，它们围绕着肿瘤细胞并由血管系统滋养。肾癌在发生发展过程中与微环境之间产生了复杂的相互作用，主要包括肾癌细胞与另一个细胞或细胞与 ECM 之间的依赖接触性机制以及可溶性分子（生长因子、趋化因子、细胞因子以及亚细胞结构，包括微囊泡和外泌体）的非依赖接触机制。这些相互作用通过近分泌和旁分泌机制、肾癌细胞和基质细胞中的信号通路激活，在肾癌的进展过程中发挥重要作用，如诱导增殖和抑制肾癌细胞凋亡、诱导血管生成和避免缺氧、促进免疫逃逸以及远处转移等。

1. 血管生成　肾透明细胞癌的发生发展离不开血管的形成，它受到癌细胞和微环境其他细胞通过自分泌和旁分泌信号通路产生的促血管生成因子和抗血管生成因子的调控。血管内皮生长因子（VEGF/VEGF-A）是参与内皮细胞激活的主要促血管生成因子，多种其他生长因子［成纤维细胞生长因子（FGF）、表皮生长因子（EGF）、血小板源性生长因子（PDGF）等］也具有促血管生成作用。也有学者发现，mTOR 通路也参与调节血管的生成。

2. 免疫系统　肾透明细胞癌是一种免疫原性强的肿瘤，其外周和肿瘤内浸润大量的免疫细胞。然而，由于炎症介质的慢性过表达等因素，免疫系统难以识别肿瘤细胞并清除它们，即免疫细胞对肿瘤细胞失去反应，出现免疫逃逸。近年来，很多学者对肾癌的免疫环境进行了深入的研究，得到了一大批免疫细胞群参与肾癌发展的研究结果（表 2-12-1）。此外，巨噬细胞可通过极化为 M2 型释放抗炎细胞因子，如 IL-10、TGF-β 和精氨酸酶，抑制 T 细胞功能，参与促肾癌细胞生长；肾癌细胞和基质细胞通过 NF-κB 和 STAT3 促进炎症和免疫抑制，参与肿瘤细胞增殖、转移、耐药和肿瘤血管生成；与炎症有关的 COX-2 及趋化因子，如 CXCR4、CCR5、CX3CR1 等的异常也与肾癌的发展有关。

表 2-12-1　ccRCC 免疫细胞群的研究

研究样本	研究目标	研究方法	主要发现
原发 ccRCC	定义 ccRCC 巨噬细胞和 T 细胞亚型	流式细胞术，单细胞 RNA-seq	描述了 17 个肿瘤相关巨噬细胞和 22 个 T 细胞表型。确定预后相关的巨噬细胞亚群
原发 ccRCC 肿瘤移植物	描述 RCC 肿瘤微环境	Bulk 和单细胞 RNA-seq，IHC，WES	鉴定出新的免疫 / 基质转录本。定义了一个炎症的泛 RCC 亚型
原发 ccRCC	使用 RNA 建立 ccRCC 临床亚型	RNA 微阵列，WES	定义了四个生物学上不同的簇，具有特定的血管生成和免疫特征。将亚型与临床结果和治疗反应联系起来
原发 ccRCC	评估对免疫治疗的反应并确定基因组和微环境反应决定因素	Bulk RNA-seq，WES	与 TKI 相比，联合免疫治疗加抗血管内皮生长因子治疗有改善预后的趋势。肿瘤转录本显示 T 细胞浸润的患者对免疫治疗的反应率较高。髓系群的存在减弱了免疫治疗的反应，抗血管内皮生长因子治疗可增强免疫治疗的效果

续表

研究样本	研究目标	研究方法	主要发现
原发 ccRCC	探究基因组状态与免疫反应的联系	WES	PBRM1 缺乏症与免疫治疗反应增强有关
原发 ccRCC	蛋白质组学和磷酸化蛋白质组学数据对 ccRCC 进行了分类	Bulk RNA-seq，WES，反相液相色谱，固定化金属离子亲和层析	确定了基因上不稳定的 ccRCC 亚型。绘制了 Krebs 周期和 OXPHOS 途径的代谢变化图。明确的 $CD8^+$ 炎症、$CD8^-$ 炎症、代谢性免疫荒漠和 VEGF 免疫荒漠亚型
原发 ccRCC Renca 细胞系	评估 PBRM1 损失对免疫反应的影响	WES，RNA-seq，多光谱 IHC	在 Renca 小鼠模型和人类组织中，PBRM1 缺失的肿瘤比其他 ccRCC 肿瘤的免疫原性低。PBRM1 缺乏症降低 IFGR2 转录

ccRCC，肾透明细胞癌；IHC，免疫组织化学；OXPHOS，氧化磷酸化；RCC，肾癌；RNA-seq，RNA 测序；TKI，酪氨酸激酶抑制剂；TME，肿瘤微环境；VEGF，血管内皮生长因子；WES，全外显子测序。

3. 外泌体（CCE） 是微环境形成的重要参与者，在癌症和基质细胞之间的细胞间通讯中具有重要作用。外泌体可携带多种信号分子，参与调节细胞的增殖，促进肾癌细胞的产生和肿瘤的进展。

三、筛查与预防

肾癌作为泌尿系统发病率仅次于前列腺癌和膀胱癌，却是泌尿系统致死率最高的恶性肿瘤，其筛查及预防有着不可估量的作用。

（一）筛查

由于肾细胞癌（RCC）发病率的增加、确诊时无症状个体的高比例和高死亡率，以及目前的分析，表明肾细胞癌符合有效益的筛查分析标准。对高危人群进行有针对性的筛查可能是最具成本效益的策略，可以最大限度地提高效益，减少筛查的危害。

目前肾癌的理想筛查方式尚未有统一的标准。尿液分析是一种不完全可靠的筛查工具，这种方法诊断效率低，假阳性和假阴性很多。这也为一些血清和尿液生物标志物，如血浆中的 Kim-1 和尿中的水通道蛋白 / 脂滴包被蛋白（perilipin），提供了很有前途的检测模式，但尚未在大型前瞻性队列中得到验证。因此，开发准确、廉价和非侵入性的血液或尿液检测肾癌的方法仍然是研究的重点。

有少数学者研究发现，染色体 3p 丢失的早期检测也是可取的，原则上可以通过基于血液或尿液的检测系统来实现。例如通过检测循环肿瘤 DNA 来发现体细胞拷贝的异常并识别 3p 的丢失。且这种检测方法的成功开发可联合开发靶向性的治疗策略，以选择性地靶向具有染色体 3p 丢失的细胞，起到早期根除的作用。但目前相关方面的研究较少，证据尚不充足，亟待进一步的探索。

肾脏的超声扫描（USS）可作为一种潜在的肾癌筛查选择。在97.4%的病例中，USS可以完整地显示肾脏。USS在检测普通人群中的肾癌方面也有很好的敏感性（82%～83.3%）和特异性（98%～99.3%）。该工具无创、安全（无辐射照射）、快速（肝脏、胆囊、胰腺、肾脏、脾脏和腹主动脉的成像平均需要5～6 min），而且价格低廉。USS已成功地用于初级保健的腹主动脉瘤筛查计划，具有很高的使用率。然而，USS也具有一定的局限性。首先，肥胖会降低USS的准确性，这在肾癌患者中很常见。其次，USS的准确性取决于病变大小。先前已经表明，USS能够检测26%的CT确认的<1 cm的病变，60%的≥1 cm但<2 cm的病变，82%的≥2 cm但<3 cm的病变，以及85%的≥3 cm的病变。最后，由于肾超声在技术上比主动脉超声更具挑战性，目前还不清楚超声是否可以由技术人员进行，或者是否需要超声诊断师，保持高质量所需的专业知识和扫描持续时间（从业人员必须接受审核和重新验证）将影响准确性和成本。

腹部对比增强CT是检测肾脏肿块的金标准方法。由于肾脏肿块在普通人群中的患病率相对较低，考虑综合费用以及辐射剂量对患者可能的影响，腹部对比增强CT并不适用于国家筛查。虽然增强CT不适合单独作为肾细胞癌的筛查方式，但可以将肾细胞癌扫描与其他基于CT扫描的健康检查程序结合起来。这种方法有可能降低成本，使筛查参与者受益。

（二）预防

根据肿瘤的三级预防原则，肾癌的一级预防是要远离危险因素，这也是预防肾癌发病的关键。良好的营养是提高身体机能和增强免疫防御所必需的。有研究提示，水果和蔬菜（尤其是十字花科蔬菜）的摄入可降低肾癌的患病风险，但证据尚不充分。减少动物脂肪的摄入也是潜在的保护因素，低盐低蛋白质饮食可以减少肾脏超滤性损伤。维生素A、C以及类胡萝卜素的服用同样可以降低肾癌的患病风险。此外还有研究认为，每天饮用500 mL绿茶也可对肾癌的发病起到保护作用。大型前瞻性研究以及多项荟萃分析表明，摄入一定程度的酒精与患肾癌具有负相关关系。饮酒的保护机制可能为其可增加胰岛素敏感性，从而间接降低肾癌的患病风险。此外，酒精还具有利尿作用，可以促进代谢物质的排除，减少对肾脏的损害。适度的体育活动同样可以抑制肾癌的发病。其主要机制可能与减轻体重、控制血糖、降低血压、增强胰岛素敏感性、缓解慢性炎症反应等相关。目前所知的戒烟、控制高血压和糖尿病、积极治疗肾脏基础疾病以及做好职业防护等，均可以降低肾癌的患病风险。

早发现、早诊断、早治疗作为肿瘤预防的三大方法，其在肾癌中的作用同样不可忽视。肾癌患者可在早期出现无痛性全程血尿，但同时伴有典型的其他症状（下腰痛、腰部肿块等）者并不常见，部分患者甚至几无症状。因此，定期的健康体检是非常重要的。可使用B超检查肾脏情况，尽可能早期发现肾癌，以争取采用根治性切除的方法干预。尤其是进入肾癌高发年龄的人群，更应该引起重视，对于无法超声检查确诊的患者，可进一步行肾脏增强 CT 或 MRI 检查。

肾癌是一种对放射和化学治疗不敏感的肿瘤，转移性肾癌患者通常预后不良，因此，肾癌的三级预防同样非常重要。针对晚期肾癌，目前国内批准的肾癌靶向药物从作用机制方面主要分为血管内皮生长因子 / 受体（VEGF/VEGFR）多靶点酪氨酸激酶抑制剂（舒尼替尼、索拉非尼、培唑帕尼等）和哺乳动物雷帕霉素靶蛋白（mammalian target of rapamycin，mTOR）抑制剂（依维莫司），并作为系统治疗的一线药物，这对改善患者预后有所帮助，但此类药物的耐药问题是阻碍其进一步发展的重要瓶颈。随着对肾癌发生发展机制的进一步理解，免疫治疗（immunotherapy）目前正积极开展，多个针对肾癌免疫治疗靶点的药物（纳武利尤单抗、帕博利珠单抗等）在国内正处于临床试验期。未来，VEGF 信号转导通路抑制剂或 mTOR 抑制剂联合免疫治疗的方法可能成为晚期肾癌患者的福音。

第二节　临床表现

一、病史询问

病史询问是了解疾病的第一道关卡，可以记述患者发病的全过程，即发生、发展、演变和诊治经过，对于肾肿瘤亚专科临床医生来说，至关重要。对于肾肿瘤患者的病史询问包括如下几个要点。

（一）起病情况与患病时间

患病时间指从起病到就诊的时间。目前临床上，基本上都是通过体检发现肾肿瘤病灶，往往没有典型的症状。如果有典型的血尿、疼痛和包块肾癌三联征，按照典型症状出现时间开始计算起病时间。如果无症状患者，根据体检发现时间开始计算起病时间。

（二）主要症状的特点

主要症状出现的部位、性质、持续时间和程度，缓解或加剧的因素，以及就诊经过及辅助诊断、治疗经历。部分肾癌患者会出现腰痛、血尿、肿块，即肾癌“三联征”，以及肾外全身症状等，根据症状部位、性质、持续时间和程度等，进行逐一询问。对于晚期转移性肾癌患者及肾癌术后患者，需要询问具体治疗药物和治疗方式，目前治疗效果如何、治疗方案变化等。

（三）病因与诱因

常见病因包括中毒、遗传、偶发癌等。大部分患者无明确的病因，无相关症状，通过体检 B 超或者 CT 发现。

（四）既往病史

肿瘤病史、吸烟史、饮酒史、职业暴露史、家族史、手术史等。询问是否有家族史等遗传病史，初步判断是否有遗传性肾癌可能。根据吸烟史、职业暴露史等，可以为肾癌的病因与诱因提供相关依据。

二、症状

随着影像学技术的广泛应用，目前约 60% 的肾癌是因为体检或其他疾病进行 B 超或 CT 等检查而被发现的，称为肾偶发癌。临床上，肾偶发癌多数为小肾癌，局限于肾脏，无临床症状，无症状的偶发癌是目前肾癌最重要的特征。既往肾癌常见的血尿、疼痛和包块三联征现在已经比较少见，若出现上述的任何一个症状均为晚期肾癌的表现。此外，肾癌可出现副瘤综合征，也可以因转移病灶症状就诊。

（一）血尿

肾癌引起的血尿常为间歇性、无痛、全程肉眼血尿，可为茶色或酱油色。陈旧性血尿呈茶色的原因为：尿中红细胞破裂，其中血红蛋白在酸性尿中被氧化为棕色的正铁血红蛋白后，尿呈棕色或茶色，正铁血红蛋白含量多时呈深茶色或酱油色。也可表现为间歇性镜下血尿：尿液中每个高倍视野平均大于 3 个红细胞；可伴有血块和血条。值得注意的是，血尿严重程度与肿瘤大小和分期并不一致。较小的肿瘤如侵犯肾盂、肾盏即可导致血尿，而向肾外生长的肿瘤即使体积很大也不会出现血尿。

（二）肋腹痛

多数为钝痛，因肿瘤过大牵扯肾包膜引起，肿瘤内部出血时可引起剧烈腰痛和腹痛，当肾肿瘤巨大或位于下极肿瘤挤压输尿管或者血块、血条堵塞输尿管时，可引起阵发性肾绞痛。肿瘤侵犯邻近脏器及神经时，疼痛较重且为持续性。晚期转移肾癌患者，转移灶部位（如骨、脑、皮下等）可出现局部疼痛症状。

（三）包块

由于肾脏位置较深，肿瘤体积小时并无任何表现。当肿物长到相当大体积时方可于腰腹部触及包块，表面多光滑，质地较硬，无明显压痛，肿物可随呼吸活动，如肿物比较固定，可能已侵犯邻近组织和器官。

（四）转移症状

20%～30% 原发性肾癌患者在确诊时已出现转移。在转移性肾癌患者中，转移的脏器发生率依次为肺脏转移 48.4%、骨转移 23.2%、肝脏转移 12.9%、肾上腺转移 5.2%、皮肤转移 1.9%、脑转移 1.3%、其他部位 7.10%，其中 11.9% 的患者为多脏器转移。肾癌转移至肺脏可引起咯血，转移至骨骼可出现骨痛甚至继发病理骨折，转移至脊椎则可引起相应的神经病变症状，转移至脑可继发颅内压增高、头痛不适等。

（五）副瘤综合征

副瘤综合征是癌症患者出现一系列由肿瘤引起的全身性症状、体征和实验室检查异常，与远处转移、感染、营养不足和治疗无关。10%～40% 的肾细胞癌出现副瘤综合征，常见有贫血、高血压和发热，少见包括代谢综合征（高钙血症、高脂血症、肝功能异常综合征等）、血液综合征（红细胞增多症）和神经肌肉综合征等（表 2–12–2）。事实上，肾癌以前被称为内科医生的肿瘤，因为它以全身而非局部表现为主。现在，考虑到偶然发现的频率高，更合适的名称是放射科医生的肿瘤。尽管如此，评估副瘤综合征仍然很重要，因为它们可能是首诊发现肾肿瘤的来源并可能影响临床决策。副瘤综合征发生的原因与肾癌分泌产生多种类激素或细胞因子样生物活性物质有关，如肾素、前列腺素、激肽释放酶、红细胞生成素、甲状旁腺激素、胰高血糖素、人绒毛膜促性腺激素、细胞因子白细胞介素 –6（IL–6）等。肾癌尚可能产生促肾上腺皮质激素引起库欣综合征，产生胰高血糖素引起胃肠道功能紊乱和低蛋白，产生催乳素引起乳汁分泌，分泌胰岛素可导致低血糖，分泌促性腺激素导致男性女乳、女性化、性欲降低、多毛症、闭经、脱发等。除高钙血症可以通过药物治疗以外，其他肾癌副瘤综合征需要手术治疗或全身性治疗。一般肾癌切除术后症状即消退，如未消退则可能肿瘤残留或已转移，预示着预后不良。

表 2–12–2　肾癌副瘤综合征症状及发生率

症状	发生率
贫血	36.3%
消瘦、虚弱、恶病质	34.5%
红细胞沉降率加快	55.6%
发热	17.2%
高血压	37.5%
高血钙	4.9%
肝功能改变	14.4%
淀粉样变	2.0%
红细胞增多症	3.5%
肠病变	3.0%
神经肌肉病变	3.2%

1. 发热　晚期肾癌患者常出现发热，现已明确是肾癌的致热原（或 IL–6 等细胞因子）导致，而既往认为肾癌组织坏死导致发热。致热原不仅可引起发热，还能够导致消瘦、夜间盗汗、红细胞沉降率增快等。因此，临床上对于原因不明的发热、消瘦等恶病质症状，须排查肾癌的可能性。

2. 红细胞沉降率增快　在肾癌患者中常见，30 mm/h 以上者占 30%，现认为是致热原所致。红细胞沉降率增快与肿瘤细胞类型、血清蛋白的关系尚不明确，但发热伴红细胞沉降率增快是预后不良的征兆。

3. 红细胞增多症　肾癌时肾皮质释放促红细胞生成素，调节红细胞生成和分化。在肾癌患者血中促红素升高，这种物质可以是肿瘤产生，也可能由邻近的正常肾组织响应肿瘤生长引起的缺氧而产生，红细胞增多，但血小板不增加，术前可通过红细胞单采等方法降低红细胞。

4. 高血压　为肾癌患者常见的副肿瘤综合征，可能与肾癌分泌肾素增加有关，也可能与肾动脉或其分支受压变窄或肾肿瘤内的动静脉瘘继发肾素分泌增加有关。其他少见的原因包括红细胞增多症、高钙血症、输尿管梗阻以及脑转移继发颅内压增高等，肾癌切除后血压恢复正常者才可确定是肾癌导致的高血压。

5. 肝功能改变　肾癌患者出现非转移性肝功能障碍又称为Stauffer综合征，此类副瘤综合征发生率为3%～20%。几乎所有Stauffer综合征患者的血清碱性磷酸酶水平升高，67%的患者凝血酶原时间升高或低白蛋白血症，20%～30%的患者血清胆红素或氨基转移酶水平升高。其他常见的发现包括血小板减少和中性粒细胞减少，典型症状包括发热和体重减轻，这可能因为许多患者存在散在的肝坏死区域。必要时需要排除肝转移可能，当有指征时可以进行活检穿刺，病理通常显示与淋巴细胞浸润相关的非特异性肝炎。在Stauffer综合征患者的血清中发现了升高的IL–6水平，并且认为这种细胞因子和其他细胞因子可能发挥致病作用。肾癌切除术后60%～70%的患者肝功能恢复正常，是预后较好的表现，其中88%至少预期生存时间1年，但罕有生存5年以上者。如肝功能改变在肾癌切除后仍持续或反复，提示肿瘤残留或复发。

6. 高钙血症　是副瘤综合征的一个常见表现，最常见的原因是甲状旁腺激素样多肽分泌，少部分由肿瘤来源的1,25–二羟胆钙化醇和前列腺素产生，也可能由溶骨性骨转移导致。临床症状没有特异性，包括恶心、呕吐、乏力和深肌腱反射减退。肾癌高钙血症主要以药物治疗为主，当肾功能正常时，标准治疗可采用双磷酸盐、唑来膦酸，对肾细胞癌患者明显有效，但在肾功能不全时必须停用。其使用方案为唑来膦酸4 mg溶于100 mL的0.9%氯化钠注射液中，静脉滴注15 min以上，每4周重复应用一次。更加有效的治疗方式是肾原发灶切除术和偶发转移瘤切除术，但能否实施，还需取决于患者身体状况。广泛溶骨性转移相关的高钙血症很难缓解，因为它不适合手术治疗，但许多此类患者可能对双膦酸盐治疗有反应。如果可以确定局限的受累部位，一些与溶骨性转移相关的高钙血症患者也可从转移灶的放射治疗中获益。

三、体征

体格检查对肾癌的诊断价值有限，但出现以下体征时应进一步行影像学检查以明确是否发生肾癌。

（一）腹部包块

肿瘤体积较大时，可于腰、腹部触及包块，多表面光滑、质硬，无明显压痛，肿物可随呼吸活动。

（二）静脉回流受阻体征

肾癌患者伴发肾静脉和（或）腔静脉瘤栓时，可导致下肢水肿、腹壁静脉怒张和精索静脉曲张。精索静脉曲张可见于2%～3%的肾癌患者，常见于左侧肾癌，肾静脉癌栓导致生殖静脉回流受阻，与原发性精索静脉曲张最主要的鉴别点在于继发于肾癌的精索静脉曲张在平卧位时曲张的精索静脉并不消失。

四、实验室检查

多数实验室检查并无特异性，也无确诊意义，但能够提示副瘤综合征的存在，并对评估预后具有一定作用。

（一）尿液检查

肉眼血尿或镜下血尿，尿液检查提示以正常形态红细胞为主时，需注意肾癌可能。但是由于小肾癌往往不伴有血尿，且肾癌为肾脏实质肿瘤而非尿路上皮肿瘤，因此尿液检查对于肾癌的诊断敏感性低。

（二）血常规

肾细胞癌患者的血常规可以出现改变，如红细胞计数增加，血红蛋白浓度下降等，但是没有确定诊断价值。

（三）肝功能

没有肝脏基础疾病而出现碱性磷酸酶升高、胆红素升高、低白蛋白血症、高α2球蛋白血症等肝功能异常需考虑肾癌可能。如果有碱性磷酸酶异常升高和（或）有骨转移症状（骨痛），需要进行骨扫描检查。

（四）乳酸脱氢酶升高

乳酸脱氢酶可作为肾癌预后的指标。除血清乳酸脱氢酶外，组织中的乳酸脱氢酶也可以被用作肿瘤诊断和恶性肿瘤的生物学指标，肿瘤组织中乳酸脱氢酶水平的上调，与转移、肿瘤分期、肿瘤复发和患者生存有关。

（五）持续的高钙血症

肾癌转移至骨骼，破坏骨组织，释放骨钙，引起高钙血症。此外，肾癌可以产生甲状旁腺素样物质、前列腺素E、维生素D样固醇及破骨细胞活化因子，使骨组织发生溶骨而释放钙。肾癌患者出现持续高钙血症提示存在副瘤综合征。

（六）肾功能

血清肌酐值上升或肾小球滤过率显著下降提示肾功能受损，应进一步检查分肾功能。

（七）红细胞沉降率

50% 以上的肾癌患者可出现红细胞沉降率增快，与预后不良相关。

（八）肿瘤标志物

通过分子生物学方法能够检测尿液或血液中肾癌相关的标志物，如 DNA 微卫星改变、VHL 基因突变或超甲基化，肾细胞癌特异性蛋白如 CA-9 表达以及 VEGF 等血管生成因子的表达上调等。对于家族性肾细胞癌、VHL 综合征等具有遗传性肾细胞癌高风险的患者，进行肿瘤标志物检测具有积极意义。

第三节 影像学

肾脏肿块的诊断和鉴别诊断是影像诊断最常面临的工作之一。诊断肾脏肿块性疾病的首要任务就是判断病灶的囊实性。囊性病变可采用 Bosniak 分类法进行处理，而实性病变的处理则取决于病灶的形态、大小、边界、回声强度或密度情况或信号情况，这时需要根据首先发现病灶的影像学方法来进行初判，而后再综合运用不同的影像学方法进行个体化精准评估。

临床中超声（ultrasound，US）、超声造影（contrast-enhanced US，CEUS）、计算机体层成像（computed tomography，CT）、磁共振成像（magnetic resonance imaging，MRI）及核医学检查等是最常用的影像成像技术，通过对这些影像技术的综合运用，可鉴别肾脏病灶的良恶性，并根据患者的具体情况建立后续的随访和管理机制。肾透明细胞癌是肾脏最常见的恶性肿瘤，其常表现为肿块性病灶。本章节重点介绍肾透明细胞癌的影像诊断，同时简要介绍如何进行肾脏肿块的诊断和鉴别诊断，旨在为大家在临床中遇到肾脏肿块时提供一个完整诊断思路和用最经济、最合理的方案使肾脏肿块性疾病得到正确诊断。

对于肾脏肿块性病灶首选的影像检查方法为超声，当超声能明确判断病灶为单纯囊肿时一般不需要进一步检查，继而进入随访流程。当超声显示病灶为复杂囊肿或者实性肿块时，须进一步通过超声造影或者 CT 来明确诊断。超声造影检查根据患者的强化方式对病灶进行分类。CT 检查时首先通过 CT 平扫下病灶的 CT 值对病灶进行分类。当病灶内含有 CT 值 < −10 HU 成分时，通常考虑错构瘤。当 CT 值位于 0 ~ 20 HU 时，考虑为囊性病灶，具体诊断策略会在后面详细讨论。当 CT 值位于 20 ~ 70 HU 时，考虑为包含软组织成分的实性肿块，因肾脏实性肿块大多数是恶性的，因此这个 CT 值区间被称为危险区域。对于危险区域的肿块，如果没有 CT 增强禁忌，建议常规行增强扫描，如病灶的强化幅值 < 10 HU，一般认为该病灶没有强化，考虑含蛋白囊肿或者出血性囊肿。增强扫描后强化幅值在 10 ~ 20 HU 时，考虑肿块为可疑强化，为了进一明确，建议患者行超声造影检查或增强 MRI。超声造影的优势为其使用的气体泡沫造影剂对肾功能基本无影响，同

时可以实时动态观察增强全过程，很轻微的强化即能被观察到，从而对肿块进行有无强化的判断。MRI 增强的优势在于患者在 MRI 下如有强化肉眼的辨识度比 CT 要高，同时还可以使用减影技术来判断病灶有无强化。当强化幅值 > 20 HU 时，认为病灶有明显的强化，这时可根据患者强化的具体幅值和强化方式对病灶进一步分类。其中恶性疾病主要包括肾细胞癌，良性疾病主要包括嗜酸性细胞腺瘤和乏脂肪错构瘤，同时可进一步根据病灶的强化程度进行细分类。病灶明显强化的恶性疾病考虑肾透明细胞癌，良性疾病考虑嗜酸性细胞腺瘤和乏脂肪错构瘤，轻度强化的病灶主要考虑乳头状肾细胞癌可能，当然这个还要结合病灶的其他特征综合诊断。Jonathan R Young 等 2018 年发表在 Radiology 上的一篇文章指出，CT 灌注成像病灶的强化程度与肿瘤的具体病理类型存在相关性，其研究包括了肾透明细胞癌、嗜酸性细胞腺瘤、肾嫌色细胞癌和乳头状肾细胞癌，该 4 种肾脏肿块性病灶平扫的 CT 密度均位于 20 ~ 40 HU，强化程度与病理结果之间的关系为当强化程度 > 90 HU 时考虑肾透明细胞癌，当强化程度位于 70 ~ 90 HU 时考虑嗜酸性细胞腺瘤，当强化程度位于 50 ~ 70 HU 时考虑肾嫌色细胞癌，当强化程度位于 30 ~ 50 HU 时考虑乳头状肾细胞癌可能大。当肾脏肿块被判断为恶性时，若患者无明显手术禁忌推荐其行外科手术治疗，如仍存疑问则可考虑穿刺活检或随访观察。当 CT 平扫病灶的 CT 值 > 70 HU 时，通常诊断为出血性囊肿。对于部分 CT 诊断有疑问的患者可推荐患者行 MRI 检查，当 T_1 加权成像病灶呈高信号时，考虑为含蛋白囊肿或者出血性囊肿；T_2 加权呈明显高信号一般为囊性病灶；当 T_2 加权表现为轻中度高信号时，通常考虑肾透明细胞癌或者嗜酸性细胞腺瘤可能大；当 T_2 加权为低信号时，恶性疾病首先考虑乳头状肾细胞癌，良性疾病包括含蛋白囊肿、出血性囊肿或者乏脂肪错构瘤，这些疾病的进一步鉴别诊断可以依据强化方式来细分类，如果是明显强化考虑乏脂肪错构瘤可能大，如果是轻度强化则考虑乳头状肾细胞癌可能大，如病灶无强化则考虑含蛋白囊肿或出血性囊肿。MRI 四相位成像技术对肾脏肿块性疾病诊断也提供了较大的帮助，在反相位上如果出现墨汁样信号减低区域考虑错构瘤可能大；如果出现较为均匀的信号降低，考虑肾透明细胞癌可能大（图 2–12–1）。

一、肾脏囊性肿瘤的影像诊断

肾囊肿是临床上在进行腹部影像学检查（US、CT、MRI）时偶然发现的最常见的肾脏肿块。单纯性囊肿的定义是：囊内含有液体且囊壁薄而清晰（壁厚≤2 mm）、无分隔或软组织结节的纯囊性肿块。单纯性囊肿常规超声表现为薄壁无回声肿物，CT 表现为低密度（CT 值常位于 0 ~ 20 HU），增强扫描后无强化，T_2 加权表现为高信号，T_1 加权为低信号，增强后无强化。不符合这些标准的囊性肿块被定义为复杂囊肿，复杂囊肿常继发囊内出血或感染。复杂囊肿的评估往往需要进行增强扫描才能准确评估，据统计，约 10% 的肾细胞癌（renal cell carcinoma，RCC）可表现为复杂的囊性包块。有两点在日常诊断中需要注意，强化方式为囊内细分隔和薄壁囊壁出现的强化不应归纳为恶性征象，同时当使

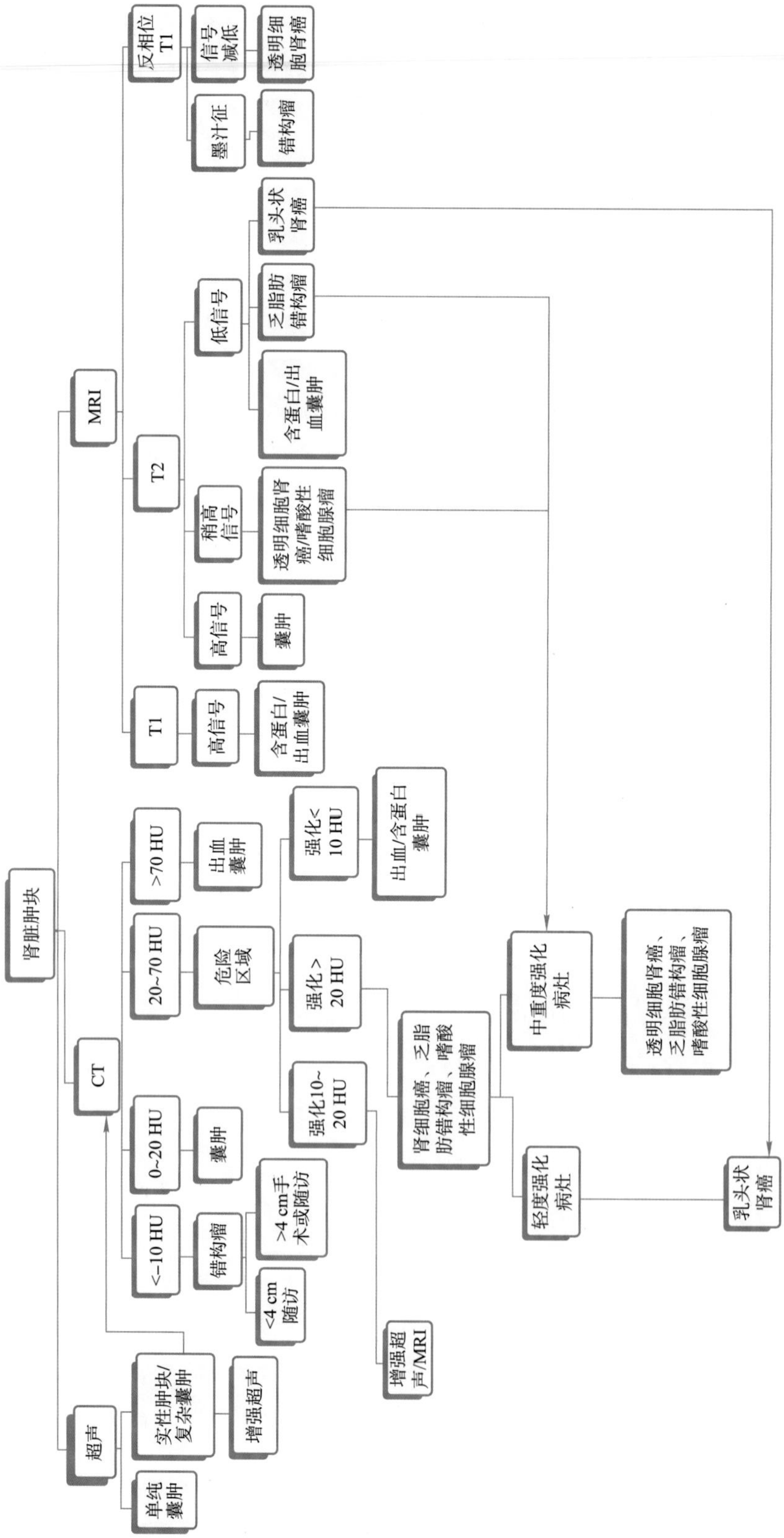

图 2-12-1 肾脏肿块诊断路线图

用超声造影时，发现微气泡在间隔内移动亦是一个常见的临床表现，不应解释为恶性肿瘤的表现。根据相关的文献报道和多中心的诊断经验，总结囊性病灶的诊疗思路导图见图 2-12-2。

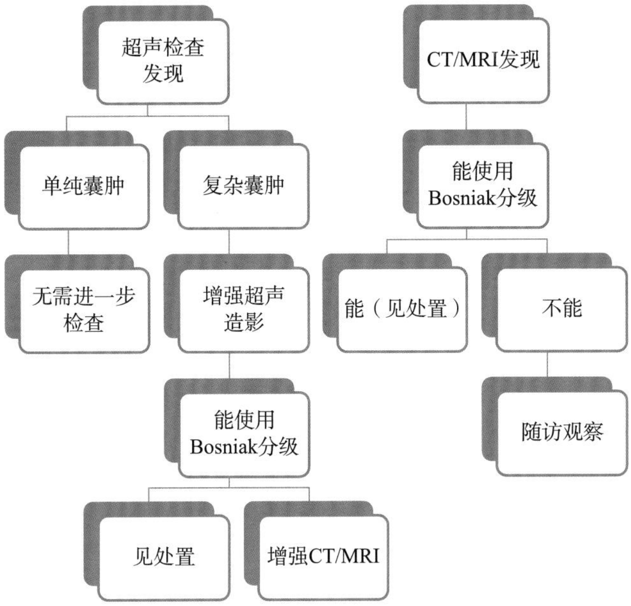

图 2-12-2　囊性肾脏肿块诊断路线图

处置：Bosniak Ⅰ、Ⅱ级无须进一步处理及检查，Bosniak ⅡF 进行动态随访观察，Bosniak Ⅲ、Ⅳ级进行手术治疗

超声发现的肾脏囊性病灶如果能直接诊断为单纯囊肿，不需要进一步检查，根据患者的需要进行随访观察，或者腹腔镜下囊肿去顶减压手术，或者介入治疗下囊肿硬化治疗。当超声判断为复杂囊肿时，则需要进一步行超声造影，超声造影符合 Bosniak 分型标准使用 Bosniak 分型行评估处置；如果超声增强造影无法用 Bosniak 分型来评估，则患者需要行增强 CT 或 MRI；当增强 CT 或 MRI 可被 Bosniak 分型评估时，按照 Bosniak 分型进行评估处置，如无法评估，则遵循超声随访原则。

肾脏囊性病变的准确诊断是影像诊断工作中经常遇到的难点，上文提及的 Bosniak 分型是肾脏复杂囊肿评估中最重要的分级系统之一，自 1986 年 Bosniak 分级系统发布，其在预测肾脏囊性病变的良恶性以及指导临床处理方面发挥着重要作用。2019 年 Bosniak 分级标准进行了重要的更新和修订，以下对 2019 版 Bosniak 分级做一简要介绍，以期对临床医师和影像医师的工作有所助益。

二、肾脏囊性肿瘤的 Bosniak 分级

根据临床实践的不断反馈和科学研究，最新版本的 Bosniak 分级标准由 Silverman 等

于 2019 年 8 月更新并发布，即 2019 版肾脏囊性病变 Bosniak 分级标准，期望克服 2005 版本 Bosniak 分级标准的不足。

（一）使用 Bosniak 分级的前提及要求

2019 版 Bonsiak 分级系统明确了肾脏囊性病变的概念，即病灶内以液体成分为主，实性成分占比 < 25% 的肾脏病变，同时需要排除感染性、炎性、血管性疾病、外伤后病变及实性肿瘤伴坏死，肾癌相关综合征时的“肾脏囊性病变”亦不能进行 Bosniak 分级。同时建议“囊肿”这一概念仅适用于 Bosniak Ⅰ级病变，即单纯囊肿。对于Ⅱ ~ Ⅳ级病变建议使用“囊性病变”（cystic mass），这是因为囊性病变可同时涵盖良性和恶性的病理诊断，而“囊肿”则特指良性病理诊断。

鉴于 Bosniak 分级系统是不断完善和发展的，因此在使用 Bosniak 分级时需注明所使用的版本，如 2019 版 Bosniak 分级；同时在书写 Bosniak 分级报告时，除了 Bosniak 具体分级外，建议同时对其临床意义进行描述（表 2-12-3），如“Bosniak Ⅱ F 级病变，大部分为良性，需每 6 个月定期随访，随访满 5 年”。2019 版 Bosniak 分级要求患者进行完整的肾脏 CT 或 MRI 检查（平扫及多期增强扫描），不过对于扫描序列不完整或仅做了平扫序列的病变，该分级系统也给出了相应的分级建议。

表 2-12-3 2019 版 Bosniak 分级的临床意义

级别	临床意义
Ⅰ	无须随访
Ⅱ	良性 Bosniak Ⅱ级囊性病变，无须随访[a]；可能良性 Bosniak Ⅱ级囊性病变，无须随访[b]
Ⅱ F	需影像学随访，随访周期为 6 个月或 12 个月，随访需满 5 年
Ⅲ	病变中等概率为恶性，无法明确时建议泌尿外科会诊
Ⅳ	病变大多数为恶性，无法明确时建议泌尿外科会诊

注：上述内容对肾癌综合征患者不适用。a. 适用于 Bosniak Ⅱ级病变中确定为良性病变的情况（如伴少、薄分隔的囊性病变）；b. 适用于 Bosniak Ⅱ级病变中很可能但不能完全确定的囊性病变（如由于病灶过小无法定性的低密度病变）。

（二）新版 Bosniak 分级更新的主要内容

与 2005 版 Bosniak 分级相比，2019 版 Bosniak 分级标准的修订及更新主要包括以下方面：

1. 明确定义较为模糊的影像术语 囊壁或分隔的厚度：针对囊壁或分隔的厚度，2005 版 Bosniak 分级将其分为“发丝样薄”“薄”“略增厚”“厚”4 类，但无具体标准，因此阅片时只能凭借观察者的主观意识进行判定；而 2019 版 Bosniak 分级系统将“发丝样薄”归到“薄”这一分类，同时将“薄”“略增厚”“厚”分别量化为“≤2 mm”“3 mm”“≥4 mm”，分别适用于Ⅰ/Ⅱ、ⅡF 和Ⅲ级。鉴于在临床工作中根据准确测量体现出 1 mm 的差异往往并不现实，因此正如原文作者 Silverman 所说，这些标准仅用于指导，而非绝对的表述。

2. 分隔的多与少　2005 版 Bosniak 分级将肾脏囊性病变内分隔的数量分为“少”“较多”“多” 3 类，这些指标也需凭借观察者的主观意识进行判定。而 2019 版 Bosniak 分级对分隔进行了明确定义，定义为“连接 2 个表面的直线或曲线结构”，适用于Ⅱ ~ Ⅳ级病变，并仅将分隔的数量分为“少”与“多”这两类，同时定义“少”为“1 ~ 3 个分隔”，“多”为“≥4 个分隔”（图 2-12-3）。需注意的是，在进行分级时，考量的标准为强化的分隔的数量。

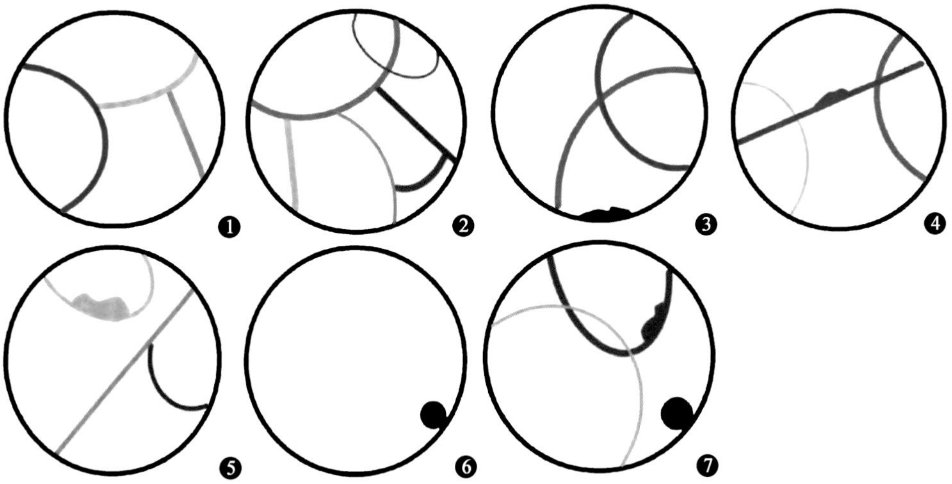

图 2-12-3　肾脏囊性病变 Bosniak 分级中“分隔”的模式图

注：①为分隔“少”，3 个分隔；②为分隔“多”，有 6 个分隔；③④ 2019 版 Bosniak 分级中“不规则增厚”的模式图：③起源于囊壁；④为起源于分隔的局灶性的不规则凸起，均≤3 mm，与囊壁或分隔呈钝角，为 Bosniak Ⅲ级病变；⑤⑥ 2019 版 Bosniak 分级中“结节”的模式图：⑤为起源于分隔的≥4 mm 且与分隔呈钝角的不规则强化凸起，为结节；⑥为起源于囊壁且与囊壁呈锐角的强化凸起，亦为结节；⑦ 2019 版 Bosniak 分级中同时含有不同 Bosniak 级别特征的模式图：当病变内同时含有Ⅲ级特征及Ⅳ级特征时，应以最高级别为主，故此病变应为 Bosniak Ⅳ级

3. 不规则增厚和结节　2005 版本中对不规则增厚无准确定义，认为是 Bosniak Ⅲ级肾脏囊性病变的特点。而 2019 版 Bosniak 分级系统将不规则增厚定义为“囊壁或分隔上≤3 mm 的局灶性或弥漫的凸起，且与囊壁或分隔呈钝角”，同样认为是Ⅲ级病变的特征，明确定义这一点是为了避免与结节（Ⅳ级）的概念相混淆。结节在 2005 版本中无明确定义，2019 版 Bosniak 分级系统将结节定义为“≥4 mm 与囊壁或分隔呈钝角的局灶性强化凸起或者与囊壁或分隔呈锐角的任意大小的局灶性强化凸起”，并将其作为Ⅳ级病变的特征。这里需要注意的是，当一个病变内同时含有多个 Bosniak 级别特征时，应以最高级别为主（图 2-12-3）。

4. 有关强化的定义及标准的更新 强化是较为重要的分级指标。2005 版 Bosniak 分级将病灶的强化分为"无""可感知的强化"及"可测量的强化"3 种程度，且设定"可感知的强化"为Ⅱ级和ⅡF 级肾脏囊性病变的特点，"可测量的强化"为Ⅲ级和Ⅳ级肾脏囊性病变的特点。这种做法人为地增加了分级系统的复杂性，且无生物学基础。然而实际上，BosniakⅠ、Ⅱ和ⅡF 级囊性病变的囊壁或分隔也可发生可测量的强化。因此，2019 版 Bosniak 分级系统建议使用统一整合的"强化"概念，并指出其适用于所有可进行 Bosniak 分级的肾脏囊性病变。2019 版 Bosniak 分级系统将强化定义为"肉眼可感知到的强化或肉眼感知不到但感兴趣区足够大，可以根据既定标准（与平扫图像相比 CT 值升高 20 HU 或 MRI 信号升高≥15% 的改变）进行测量的改变"。感兴趣区肉眼感知不到，则认为"无强化"。

5. 其他更新 除了对以上术语进行明确定义，2019 版 Bosniak 分级对"均匀""单纯液体"等概念也进行了详细定义。"均匀"指"病变内部密度或信号相似，壁薄，无分隔、钙化"，适用于Ⅰ级病变；"单纯液体"指"CT：在平扫或增强图像上密度均匀，-9～20 HU；MRI：在 T_2WI 上信号均匀，与脑脊液信号相似"，同样适用于Ⅰ级病变。

值得一提的是，Bosniak 分类法最初是为了根据 CT 表现对肾囊肿进行分类，但 MRI 和 CEUS 也可以使用，后两者在检测肿瘤微血管化方面比 CT 更敏感（表 2-12-4）。这一优点和无辐射损伤的特点使得 MRI 和 CEUS 不仅被推荐用于 US 或 CT 检测到的复杂囊肿的特征描述，而且也被推荐为 CT 不能确定性病灶的随访。

表 2-12-4 2019 版肾脏囊性病变 Bosniak 分级 CT 及 MRI 分级标准

级别	CT 分级标准	MRI 分级标准
Ⅰ	边缘清晰，壁薄（≤2 mm）且光滑；均匀单纯液体密度（-9～20 HU）；无分隔，钙化；囊壁可强化	边缘清晰，壁薄（≤2 mm）且光滑；均匀单纯液体信号（与脑脊液相似）；无分隔，钙化；囊壁可强化
Ⅱ	边界清晰，壁薄（≤2 mm）且光滑，分为6种类型：①囊性病变伴少（1～3个）且薄的分隔，囊壁及分隔可强化，可伴任意类型的钙化[a]。②CT 平扫上呈均匀高密度（≥70 HU）。③病变均匀无强化，CT 值＞20 HU，可伴任意类型的钙化。④未行增强 CT 检查时，病变密度均匀，CT 值 -9～20 HU。⑤增强扫描实质期 CT 值 21-30 HU 的均匀密度病变。⑥太小而无法定性的均匀低密度病变	边界清晰，壁薄（≤2 mm）且光滑，分为三种类型：①囊性病变伴少（1～3个）薄且强化的分隔，任意未强化的分隔[b]，可伴任意类型的钙化。②未行增强 MRI 检查时，T_2WI 上呈均匀显著高信号（与脑脊液相似）的病变。③未行增强 MRI 检查时，T_1WI 上呈均匀显著高信号（约为正常实质信号的 2.5 倍）的病变

续表

级别	CT 分级标准	MRI 分级标准
ⅡF	囊壁光滑，略增厚（3 mm）且强化或略增厚的1个或多个强化分隔又或多个（≥4 个）强化的光滑、薄（≤2 mm）分隔	两种类型：①囊壁光滑，略增厚（3 mm）且强化或光滑、略增厚的1个或多个强化分隔，或多个（≥4 个）光滑薄（≤2 mm）分隔，伴钙化；②脂肪抑制 T_1WI 上不均匀高信号的囊性病变
Ⅲ	至少1个强化的厚（≥4 mm）壁或分隔，或壁或分隔强化且不规则（出现≤3 mm 与囊壁或分隔呈钝角的凸起）	至少1个强化的厚（≥4 mm）壁或分隔，或强化的壁或分隔不规则增厚（出现≤3 mm 与囊壁呈钝角的凸起）
Ⅳ	至少1个强化结节（≥4 mm 与囊壁或分隔呈钝角的强化凸起，或者任意大小与囊壁或分隔呈锐角的强化凸起）	至少1个强化结节（≥4 mm 与囊壁或分隔呈钝角的强化凸起，或者任意大小与囊壁或分隔呈锐角的强化凸起）

注：当同一病变因检查手段不同而出现结果不一致时，以检出的最高级别的病变特征为主。a. 任意类型的钙化指不论大小或形态如何的钙化；b. 任意未强化的分隔指不论数量多少或厚度如何的分隔，只有均无强化便认定为 Bosniak Ⅱ级病变。

三、肾脏实性肿瘤的特征描述

当发现肾脏实质肿块时，建议使用 CT 和 MRI 进行影像特征评估，因超声成像不够精确。良恶性肿块超声特征有很大程度的交叉和重叠，同时由于超声分辨率有限，小病灶容易漏诊。甚至小的典型血管平滑肌脂肪瘤（界线清楚均匀的高回声病变）的超声特征也可在小的肾细胞癌中出现，因此需要进一步的检查或随访来确定诊断。彩色多普勒超声可以帮助显示病变内血流，这将证实病变是血管化的。然而血流缺失并不能排除恶性肿瘤，一些恶性肿瘤（如乳头状肾细胞癌）只有在使用造影剂后才能发现微小的血供。分类实性肿块的一种简单方法是根据病灶的形状将其区分为：结节状、界线相对清楚的球形肾脏肿块，该类型的肾肿块是一种扩张性病变，可导致轮廓呈隆起样改变。另一种为浸润性、边界不清的肾肿块，该类型肾脏肿块在生长的同时维持了肾脏的基本形状。不同类型的肾脏肿块提示着不同的诊断可能。

（一）肾脏实性结节性肿块诊断思路

首先，遇到一个肾脏实性结节性肿块时的总体诊断思路应该是先看平扫后增强，当平扫 CT 或 MRI 显示肉眼可见的脂肪成分时考虑为错构瘤，当病灶未显示肉眼可见的脂肪成分时须行增强扫描进一步评估。增强扫描后如果有强化则根据强化方式进行细分类，明显强化的肿块常见于肾透明细胞癌，良性的疾病包括嗜酸性细胞腺瘤和乏脂肪错构瘤；中度强化的病灶一般见于肾嫌色细胞癌；轻度强化的病灶常见于乳头状肾细胞癌；如果病灶无强化，通常考虑为出血性囊肿或者炎性囊肿模拟实性肿块，在 CT 或者 MRI 平扫下的表现而进行随访观察（图 2-12-4）。

当平扫 CT 或 MRI 显示结节性肿块中无肉眼可见脂肪时，应当首先考虑肾细胞癌（renal cell carcinoma，RCC）。RCC 是肾脏最常见的实质性肿块，由于影像学技术的广泛应用，通常在较小（＜3 cm）时就能早期被发现，因此大多预后较好。RCC 包括广泛的病理组织类型，其中最主要有三种亚型：透明细胞肾细胞癌（clear cell renal cell carcinoma，ccRCC）占所有 RCC 的 80%～90%，预后较差；低级别 RCC 包括乳头状肾细胞癌（papillary renal cell carcinoma，pRCC）和肾嫌色细胞癌（chromophobe renal cell carcinoma，chRCC），分别占 6%～15% 和 2%～5%，该两种病理类型的患者预后较 ccRCC 良好，生存率较高。此外，pRCC 可分为 1 型（嗜碱性，通常为低级别）和 2 型（嗜酸性，通常为高级别），后者预后较差。2016 年世界卫生组织（WHO）肾肿瘤分类还描述了新的肾脏肿瘤亚型，包括低度恶性潜能的多房囊性肾肿瘤、MiT 家族基因易位肾肿瘤、管状囊状肾肿瘤、获得性囊性疾病相关肾肿瘤、透明细胞乳头状肾肿瘤、琥珀酸脱氢酶缺陷肾肿瘤、遗传性平滑肌肌瘤病和 RCC 相关性 RCC 等。

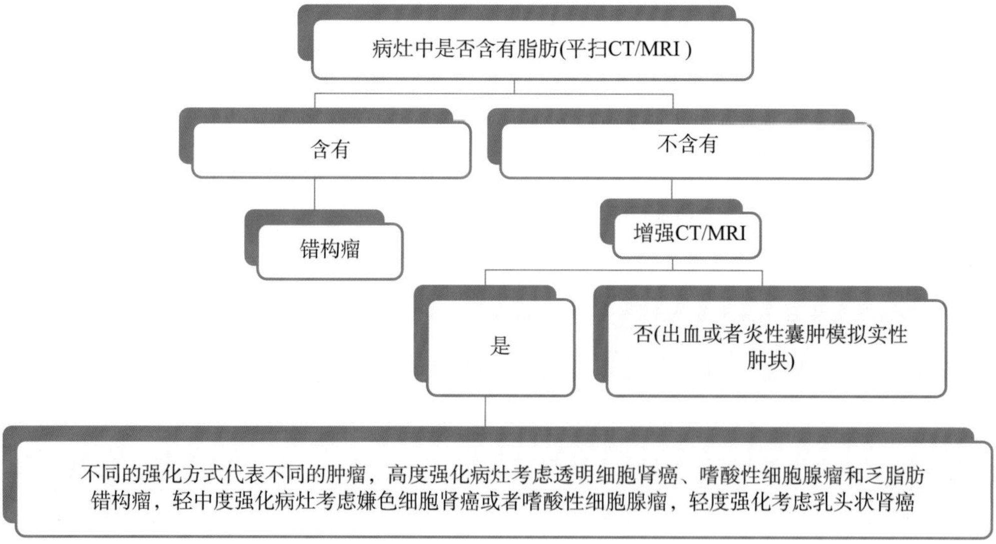

图 2-12-4 肾脏实性肿瘤诊疗流程图

（二）肾脏实性浸润性肿块诊断思路

肾脏实性浸润性肿块诊断中，首先了解患者有无肾脏以外的肿瘤病史，若有，考虑转移性肿瘤；若无，则进入下一步评估流程。如为单侧病变通过影像检查评估肿块浸润范围，如肿瘤浸润范围包括肾脏皮质、肾窦及肾盂肾盏，则首先考虑尿路上皮癌或者肾细胞癌。如肿瘤相对均质，无囊变及坏死改变，首先考虑尿路上皮癌。如肿瘤不均质，并伴有肾静脉侵犯或者钙化表现，首先考虑肾细胞癌，当病灶浸润范围以肾皮质为主时，首先考

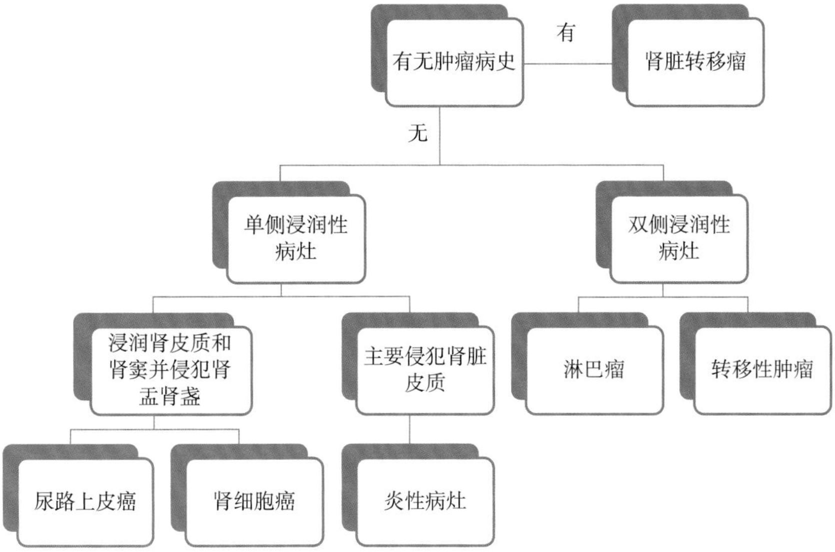

图 2-12-5　肾脏实性浸润性肿块诊断思路

虑感染性病灶。如病灶是双侧性，首先考虑淋巴瘤和转移性肿瘤的可能（图 2-12-5）。

四、超声检查

肾细胞癌根据所含细胞成分的不同，又分为透明细胞肾细胞癌、乳头状肾细胞癌、肾嫌色细胞癌和未分化型等不同类型。需要注意的是，常规超声包括多普勒彩色超声，只做良恶性判断，不做具体分型诊断。肾癌声像图的特点是肾内出现占位性病灶，呈圆形或椭圆形，有良好的球体感。病灶部的肾结构不清，内部回声有较多变化，2～3 cm 直径的小肿瘤有时呈高回声区；4～5 cm 中等大小的肿瘤多呈低回声区，巨大肿瘤内部出血、液化、坏死、钙化，呈不均匀回声区。肾癌的内部回声最常见的是低回声，所谓低回声是与肾窦回声相对而言，实际上高于肾实质回声（图 2-12-6）。图像清晰者，往往可以见到低回声区内有多个结节，在每个结节的边缘，回声稍低于结节中心区。这种图像有助于对肾

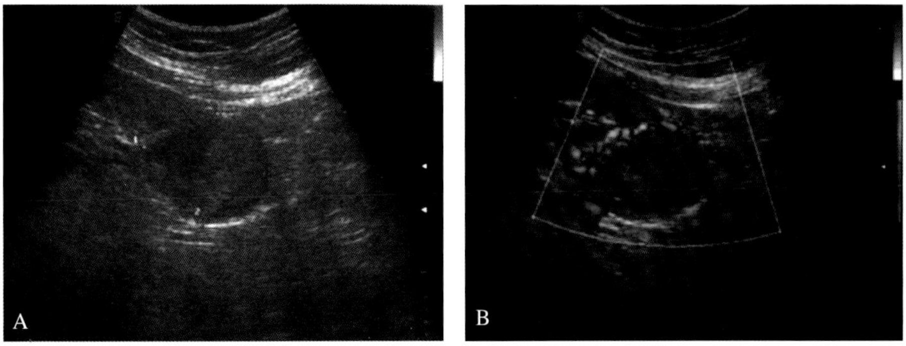

图 2-12-6　肾癌超声和彩色多普勒超声图像

癌的确认。肾癌的占位病灶往往在肾表面有局部隆起，另一方面向内推挤或侵蚀肾窦回声，使其受压或缺损。小的肾癌边界清楚，大的肾癌边界欠清，常呈分叶状。呼吸时患肾活动良好。

肾癌的彩色血流图有 4 种表现：①抱球型：沿肿瘤周边彩色血流丰富，肿瘤内部有散在点状或条状彩色血流，均可取得动脉和静脉频谱；②星点型：肿瘤周边彩色血流不多，不呈抱球状，仅肿瘤内部有少数星点状彩色血流；③丰富血流型：肿瘤内部血流丰富，彩色血流图表现为瘤内五彩缤纷的火球样血流图；④少血流型：肿瘤内部很少彩色血流，甚或未见彩色血流。

鉴别诊断方面，肾细胞癌和肾母细胞瘤为低回声或不均匀回声并多血流信号，但对不典型病例仍难鉴别。例如 3 cm 左右的高回声肾细胞癌，难与少脂肪血管平滑肌脂肪瘤（AML）鉴别，多房囊性肾细胞癌不易与复杂性肾囊肿鉴别。当各型肾癌伴有出血、坏死时与复杂性肾囊肿也不易鉴别。因此，自 20 世纪 90 年代初第一代有壳膜的超声微泡造影剂问世以来，有许多应用超声造影检查来鉴别肾肿瘤良恶性病灶的研究报道。多数学者认为，微泡造影可以提高肿瘤内能量多普勒血流信号的检出，对鉴别高回声肾癌与血管平滑肌脂肪瘤有帮助，或对小肾癌的检出有帮助，也常用于复杂性肾囊肿的随访。因此，在临床诊疗过程中可以根据患者的实际情况，选择超声造影检查，以提高肾脏病灶的诊断正确率。

五、CT 检查

CT 是当前大多数医疗机构用来评价肾肿瘤的主要成像方式，其检测 RCC 的敏感性为 95%～100%，特异性为 88%～95%。肾细胞癌在 CT 上表现为实性肿块，或因继发出血、坏死变性等表现为囊实性肿块。约 20% 的 RCC 发生中央或外周钙化，在罕见的情况下，肾脏肿瘤也会出现肉眼可见的脂肪。如果肿块内只存在脂肪，那么首先考虑 AML 的诊断；当病灶内既有肉眼可见的脂肪周围又有钙化时，考虑肾脏肿瘤的诊断。CT 增强是常用的肾脏肿块诊断模式，CT 增强诊断方案中常规推荐四阶段采集模式：平扫期（non-enhanced CT，NECT）；皮髓质期（corticomedullary phase，CMP）：采集时间一般在静脉团注造影剂后 40～60 s 后；肾实质期（nephrographic phase，NP）：采集时间一般在静脉团注造影剂后 80～90 s；分泌期（excretory phase，EP）：采集时间一般在静脉团注造影剂后 180～300 s 后。

CT 平扫的主要作用是通过 CT 密度对病灶的性质做出一个大概的判断，当 CT 平扫密度位于 0～20 HU 之间时，首先考虑肾脏囊肿的诊断；当病灶中出现 CT 值小 < –10 HU 典型脂肪密度时，首先考虑错构瘤。值得一提的是，在观察病灶内有无脂肪成分时一定要选择薄层扫描的图像进行观察（推荐层厚 2 mm 以下），因为层厚较厚（>5 mm）时可能由于部分容积效应造成肿块内的脂肪成分被掩盖。正确识别大块脂肪有助于识别良性肿瘤——AML 的诊断，可以避免不必要的干预或手术。此外，CT 平扫对观察钙化等有很大帮助，实性病变的钙化在 RCC 中更常见，而在未经治疗的 AML 中极为罕见。因此 CT 平扫期同样重要，临床诊断过程中一定要养成良好的习惯，先看平扫，后看增强各期的图像。

当造影剂出现在肾皮质近曲小管和 Bertin 柱时，在肾皮质和肾髓质之间造影剂对比度最大的时候 CMP 期就出现了。CMP 期出现的时间在造影剂静脉团注后的 40 ~ 60 s。CMP 期的主要用途是根据 RCC 的时间增强特征将其分类。CMP 期还能清楚地显示肾动脉血管，为后续的手术或动脉栓塞提供路线图依据。同时还可以显示早期肾脏内静脉癌栓，一般肾脏内静脉癌栓的强化方式和时间与肾脏肿瘤一致，到了 NP 期或者 EP 期肾脏内静脉癌栓可能会由于静脉内造影剂的充盈而被掩盖，因此在 CMP 期观察最为合适。CMP 期的另一重要作用就是观察肾脏血管源性肿块，如动脉瘤或动静脉瘘，识别这些容易在其他期相模拟肾脏实质性肿块的血管性病变，从而避免可能导致灾难性并发症的活检。NP 期定义为造影剂进入髓袢和集合管系统的时间。此时肾皮质、肾髓质呈均匀性强化。时间在造影剂注射后 80 ~ 90 s。NP 期是肾肿块 CT 检查的关键期，原因有二：一是 NP 期是检测囊性肾肿块最敏感的期；二是 NP 期也是检测囊性肾肿块内部强化最敏感的期。此外，NP 期也能较好地显示肿瘤癌栓的范围，特别是进入肾静脉和下腔静脉内的癌栓。一些机构常规使用第四个尿路造影期即 EP 期，EP 期采集时间在注射造影剂后 3 ~ 5 min 进行。此期主要用于检测上尿路上皮恶性肿瘤和肾肿块延伸至肾盂肾盏系统。然而常规使用尿路造影术是否能增加肾肿块成像的明显好处，以及是否可以证明使用尿路造影术可以避免患者增加放射剂量，目前尚缺乏相关数据。这里必须强调一点，无论是平扫期还是 CMP 期、NP 期或者是 EP 期扫描的相关参数指标（管电流、管电压、噪声指数等级、图像重建类型和迭代重建等级）必须一致。这对于肾脏病变的主观一致性评估是非常必要的。

（一）肾脏肿块 CT 诊断的五大黄金法则

1. 当肾肿块内出现 CT 值 < –10 HU 的低密度成分时，首先考虑 AML 的诊断。但值得强调的是，测量 CT 值的感兴趣区域的最小面积应该位于 19 ~ 24 mm^2 或识别至少 20 个 CT 值小于 –20 HU 的像素。应避免使用更小的感兴趣区域或使用十字线识别单个像素，因为这可能导致随机噪声（量子斑点）的错误采样，这可能导致脂肪检测的假阳性，而将侵袭性肾脏肿块误诊为 AML。

2. CT 平扫，当 CT 值位于 0 ~ +20 HU 时，首先考虑囊肿可能。为了更有把握地诊断囊肿，这种囊性包块的密度应该是均匀的，具有光滑的不易察觉的壁和内部均匀性。少数实质透明细胞肾细胞癌可测得 0 ~ +20 HU，但它们不均匀，病灶边缘往往不规则。另一方面，在扫描肝脏时可能偶然发现肾脏病灶，这时门脉期是观察肾脏病灶比较好的时期，研究表明，门脉期 CT 值密度 < 40 HU 的肿块很少是 RCC。也部分学者提出，在门脉期 CECT 的良性囊肿，使用 30 HU 或更低的阈值被认为是更安全的。

3. NECT 检测的肿块在 20 ~ 70 HU 时，考虑为危险区间，这个区间的肿块大部分是恶性病灶，这时需要借助增强以进一步明确病灶的性质，如果单纯 CT 增强尚无法评估的，就需要联合增强 MRI 或者 CEUS 来评估，以区分实体肿瘤和出血 / 蛋白性囊肿。

4. 非钙化的均匀肾脏包块，NECT 上 CT 值 > 70 HU，可诊断出血囊肿或含蛋白囊肿。

5. 对于 CT 增强病灶是否强化，与 CT 平扫的基线值比较，如果强化程度 < 10 HU，一般认为病灶没有强化。这是值得注意的一点，有无强化不是以差值为 0 来判别。当强化程度位于 10 ~ 20 HU 时，则认为病灶有可疑强化，这时需要利用不同截面或者增强 MRI 和（或）CEUS 来确认。强化程度 > 20 HU 时，一般认为病灶有明显强化。

（二）肾细胞癌的 CT 诊断

肾透明细胞癌、乳头状肾细胞癌和肾嫌色细胞癌是肾脏最常见的三种恶性肾细胞癌，也是临床工作中经常遇到的，因此必须熟练掌握这三种恶性肾细胞癌的诊断和鉴别诊断。

1. 肾透明细胞癌　占所有肾细胞癌的 70% ~ 80%。肾透明细胞癌是典型的富血供肿瘤，其平扫时表现为混杂稍低密度或内部点片状高密度影的肿块，平扫的密度常位于 20 ~ 40 HU，其中低密度区域常常是因为肿瘤生长过快而且出现的坏死或者囊变区域，而高密度区域往往是肾脏内部新生血管破裂导致的出血性改变。肾透明细胞癌增强后 CMP 期常出现早期的明显强化，这是肾透明细胞癌的最重要特点之一。根据笔者的经验，肾透明细胞癌在 CMP 期的强化幅值往往 > 90 HU，这也可以作为诊断肾透明细胞癌的一个阈值，值得一提的是，测量的感兴趣区域必须避开肿瘤的坏死或囊性变区域而全部落在肿瘤的实性部分，当然 90 HU 也只是个提示意义的强化幅度，病灶 CMP 期的强化幅度受到很多因素的影响，如患者血管状态，造影剂的注射流速，技师对扫描期相和时间的把握，这些都是影响强化程度的因素，在诊断过程中不能固守幅值不放。当扫描进入 NP 期后，造影剂通常呈现退出样改变，即常说的“快进快出”样强化方式，这时测量病灶的 CT 值，往往比 CMP 期同一 ROI 部位的 CT 值减低。典型的早期肾透明细胞癌往往不需要观察 EP 期，但是对于比较晚期的透明细胞癌肾癌则需要常规观察 EP 期，该期对显示肿瘤侵犯肾盂肾盏或者上段输尿管有积极提示意义（图 2–12–7）。Kim 及其同事发现，皮质髓质期扫描中强化幅值≥84 HU 单位的衰减增加可将透明细胞 RCC 与非透明细胞 RCC 区分，其敏感性为 74%，特异性为 100%。Rupper–Kohlmayer 等人报道，用 100 HU 作为鉴别 ccRCC 与 pRCC 的诊断阈值，其准确性为 95.7%，敏感性和特异性分别为 98.3% 和 92%。如果在皮质髓质期图像中，病变增强的幅度小于肾皮质，则该病灶很有可能是非肾透明细胞癌。

2. 乳头状肾细胞癌　占所有肾细胞癌的 14% ~ 17%，其是典型的乏血供肿瘤。乳头状肾细胞癌多位于肾皮质，起源于肾小管上皮细胞，CT 平扫的密度常位于 31 ~ 37 HU，也经常会出现相对肾脏皮质的平扫期高密度病灶，究其主要原因是乳头状肾细胞癌在很小的时候就容易伴发散在的出血性改变，因此平扫的时候可呈现相对高密度改变。如果在肾脏皮质发现类圆形相对高密度病灶，这时首先要考虑乳头状肾细胞癌，乳头状肾细胞癌的

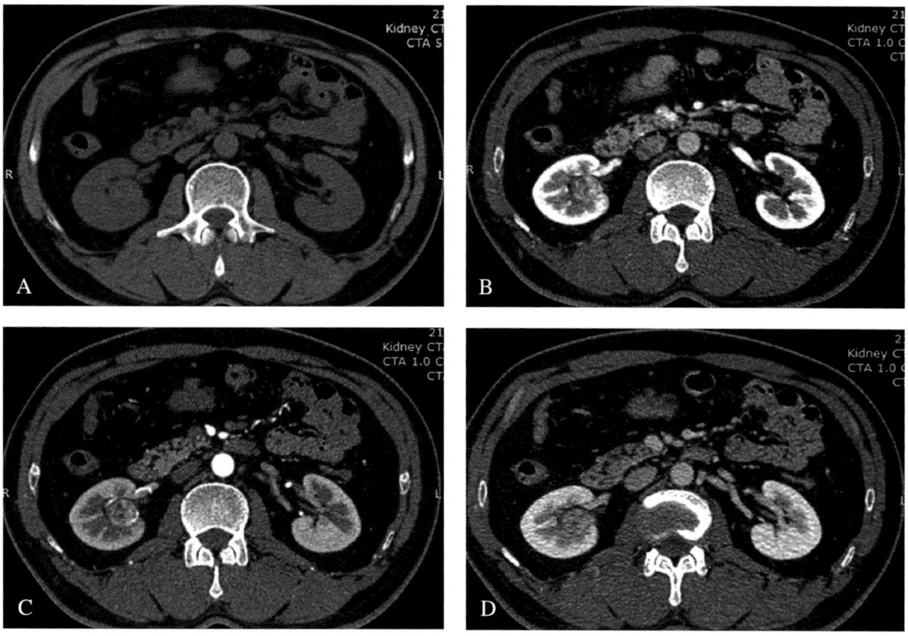

图 2-12-7　左肾中极透明细胞癌的 CT 表现

A. CT 平扫 23 HU；B. 动脉期 CT 值 181 HU；C. 皮髓质期 CT 值 123 HU；D. 延迟期 CT 值 108 HU

强化特征是 CMP 期可出现轻度的强化，一般强化幅值在 20 HU 左右。根据之前的肾脏肿块 CT 诊断原则可以知道，这样的强化幅度往往不容易察觉，尤其是在肾脏皮质出现明显强化的时期，往往会显得病灶没有任何强化，因此使用工具进行感兴趣区域的 CT 值测量就显得特别有必要。乳头状肾细胞癌的最大强化幅值往往出现在肾脏实质期，强化幅值平均 30 HU。如果一病灶的最大强化幅值不出现在 CMP 期而出现在 NP 期，那么乳头状肾细胞癌的诊断要首先考虑。EP 期病灶会呈现轻度造影剂退出样改变。乳头状肾细胞癌分为Ⅰ型和Ⅱ型，这两种乳头状肾细胞癌的亚型在 CT 下是无法区分的（图 2-12-8）。

3. 肾嫌色细胞癌　占所有肾细胞癌的 4%～8%。chRCC 常位于肾髓质，其起源于肾集合管插入细胞，因此其强化方式类似于肾髓质。CT 平扫期其密度常位于 21～35 HU，CMP 期出现轻度强化，强化幅值通常在 40 HU 左右，最大强化幅值出现在 NP 期，这时的强化幅值往往在 50 HU 以上，这也是乳头状肾细胞癌和肾嫌色细胞癌的一个鉴别点。乳头状肾细胞癌和肾嫌色细胞癌都是弱强化型肾脏恶性肿瘤，预后都较好，CT 平扫时密度也有较大程度的交叉，能够鉴别的点包括：①乳头状肾细胞癌通常位于肾皮质，而肾嫌色细胞癌通常位于肾脏髓质；②同样是弱强化病灶，同样是最大强化幅值出现在 NP 期，但是肾嫌色细胞癌的强化程度略大于乳头状肾细胞癌（图 2-12-9）。两者需要大家在临床中反复摸索和观察方能鉴别。当然如果确实无法鉴别，不鉴别这两种亚型亦可，因两者的预后均较好，手术方式也基本一致，不一定要强求术前给出病理级别的诊断，只要得出是恶性肿块的诊断亦能满足临床的要求。

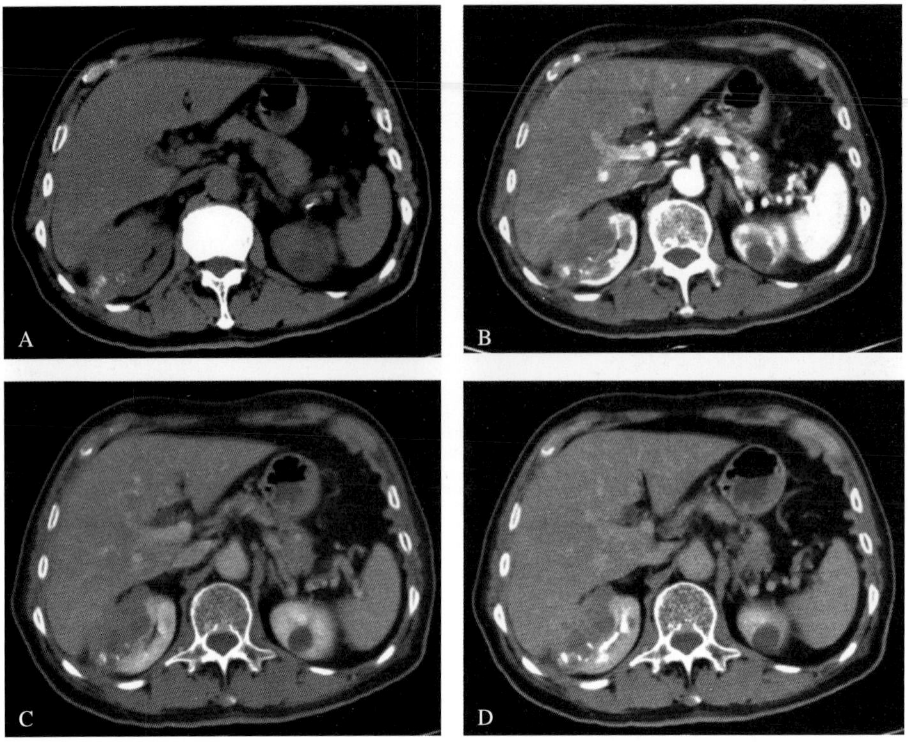

图 2-12-8 乳头状肾细胞癌的 CT 表现

A. 平扫期平均 CT 值为 36 HU；B. 皮质髓期平均 CT 值为 64 HU；
C. 肾实质期平均 CT 值为 88 HU；D. 排泄期平均 CT 值为 90 HU

（三）CT 在浸润性肾脏肿块诊断中的运用

浸润性肾脏肿块与常见的肾肿瘤不同，其生长方式呈浸润性，肾脏的外形也往往不受影响，即能保留肾脏的外形。在正常肾实质与病变之间的边界往往不清晰。浸润性肾肿物通常可分为原发性或继发性的恶性病变，但一些良性病变如黄色肉芽肿性肾盂肾炎、肾结节病或外伤后改变也可表现为浸润性肿物。浸润性肾脏病变通常表现为边缘不清的低增强病灶。与正常的肾皮质相比，CT 通常表现为边界不清的低强化病变。影像学表现可能有些非特异性，因此结合临床病史、实验室检查和影像学特征对鉴别诊断是必要的。

在有癌症病史的患者中，浸润性肾脏肿块首先考虑转移性病灶。与肾转移相关的最常见的癌症是黑色素瘤、肺癌、乳腺癌和结肠直肠癌。双侧浸润性肿块通常考虑转移性疾病（图 2-12-10）或淋巴瘤。在转移性疾病中，可以发现肿块呈扩张性和浸润性生长模式，尽管后者少见。肾脏转移通常出现在疾病进展期，因此有肿瘤病史的患者出现单纯性浸润性肾损害最可能是转移性疾病。至于肾性淋巴瘤，它可能继发于血行播散或为腹膜后淋巴瘤波及肾脏所致。原发性孤立性肾淋巴瘤罕见（占所有结外淋巴瘤的 1%）。肾淋巴瘤的累及可表现为多发局灶性肿物、广泛浸润性病变或双侧肾弥漫性增大。支持淋巴瘤诊断的辅助发现是伴有肿大淋巴结病变和双侧受累。钙化在未治疗的淋巴瘤中是不可能的，提

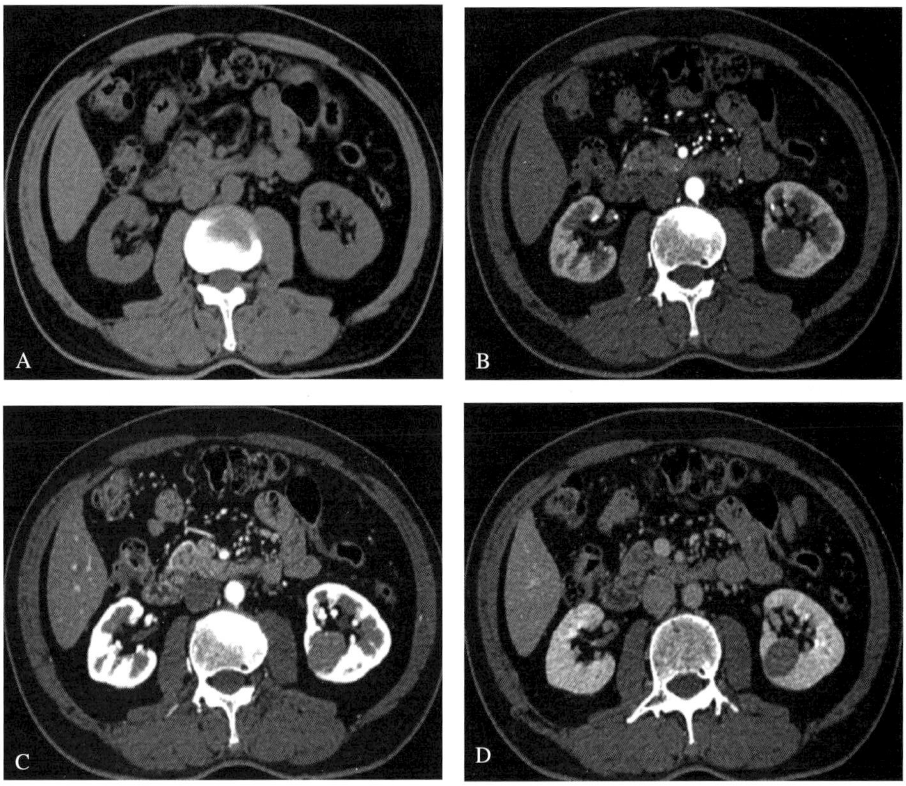

图 2-12-9　肾嫌色细胞癌的 CT 表现

A. CT 平扫示左肾中极占位 CT 值为 29 HU；B. 皮髓质期 CT 值为 85 HU；C. 实质期 CT 值为 131 HU；D. 延迟期 CT 值为 110 HU

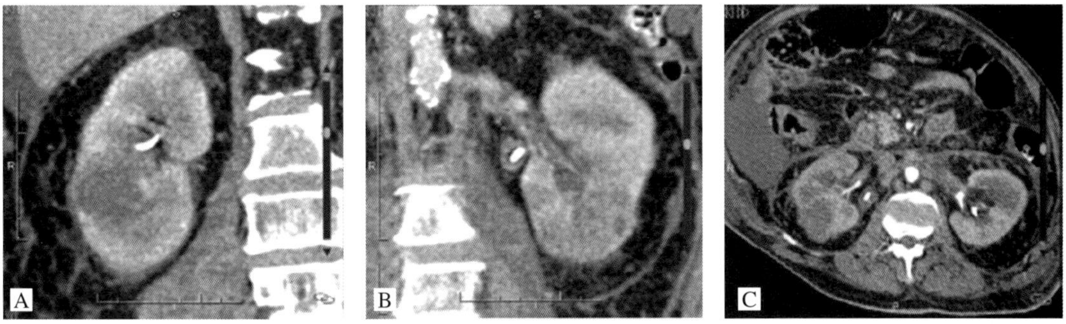

图 2-12-10　双侧肾脏转移性肿瘤

A. 右肾显示多个皮质界线不清的低强化病变；B. 左肾显示多个皮质界线不清低强化病灶；C. 横断位 CT 增强图像显示肾脏多发肿物，并显示双侧肾周脂肪结节化、肾周筋膜增厚、腹膜后多发肿大淋巴结和腹水。肾肿块活检诊断为高级别肿瘤转移，来源不明

示肾细胞癌。

单侧浸润性肿块的存在并不排除转移或淋巴瘤的可能性。然而最常见的浸润性肾肿瘤是肾细胞癌和尿路上皮癌，当它们累及皮层和肾窦并延伸到肾盂肾盏时，应考虑肾细胞

癌和尿路上皮癌的诊断可能。约 6% 的病例中 RCC 表现为浸润性行为。最常见的肾细胞癌亚型——透明细胞亚型、乳头状亚型和嫌色细胞亚型——占所有肾细胞癌的 90% 以上，因此它们仍然是浸润性肾肿块的重要原因。RCC 的肉瘤样变异表现为高级别转化的征象，但没有明显的肿块样病灶，在影像学上更多的是表现为边界不清的浸润性病变。肾静脉和（或）下腔静脉浸润提示肾细胞癌优于其他浸润性病变。肾髓质癌是一种罕见的肿瘤，在所有肾髓质癌中所占比例不到 0.5%。这是一个高度侵袭性的肿瘤，通常在诊断时表现为转移。它是一种边界不清、密度不均的乏血管肿瘤，以肾髓质为中心，伴有肾盏扩张。常见的特征有出血、坏死和局部腺病。集合管癌也是一种罕见的肾髓质肿瘤，常在晚期被发现。造影剂治疗后，它通常表现为大的、中央的、浸润性的乏血管肿瘤，常可观察到肾窦侵犯。

六、MRI 检查

多参数 MRI 因其有较高的软组织分辨率和功能学与解剖学相结合的成像模式，其在肾脏肿块诊断和鉴别诊断中有着重要价值，尤其是对肾脏实性肿块的鉴别诊断，较 CT 有更高的特异性和敏感性。临床使用的 MRI 序列主要包括 T_2 加权成像（抑脂序列和常规 T_2 序列），化学位移成像（同相位和反相位），弥散加权成像（diffusion weighted imaging，DWI），动态增强 MRI。不同类型的肾脏肿瘤有着不同的 MRI 各序列下不同的表现，增强后不同病理类型的肾脏肿瘤也有其一定的较为特征性的强化方式。首先来了解一下肾脏肿块评估中包括多参数 MRI 需要扫描的序列和扫描平面（表 2-12-5）。

（一）肾细胞癌的 MRI 诊断

1. 肾透明细胞癌　在 MRI 影像上，典型的透明细胞 RCC 通常表现为 T_2 混杂高信号，并且由于坏死、囊变性和（或）出血而倾向于不均匀。在 T_1 加权图像上，透明细胞 RCC 呈低信号表现，与肾实质信号强度相似。透明细胞 RCC 是富血供肿瘤，因此在静脉给药

表 2-12-5　肾脏肿块多参数 MRI 序列

序列	扫描平面
T_1 加权四相位成像（GRE）	横断位
T_1 加权脂肪抑脂增强扫描（SPGR）	横断位，冠状位 / 矢状位
T_2WI（HASTE）	横断位，冠状位 / 矢状位
T_2WI（TSE+ 脂肪抑脂）	横断位
DWI（b=50，500 和 800s/mm^2）+ADC	横断位

注：梯度回波（gradient-echo，GRE）；扰相梯度回波（spoiled gradient-echo，SPGR）；半傅立叶采集单激发自旋回波（half-fourier acquisition single-shot turbo spin-echo，HASTE）；快速自旋回波（turbo spin-echo，TSE），表观扩散系数（apparent diffusion coefficient，ADC）。

后皮髓质期表现出明显的不均匀强化，通常也较其他亚型的 RCC 强化更加明显，常用这一特征来区分 RCC 的不同亚型，具体区分的细则已经在 CT 增强中详细分析过，在此不再赘述。如何准确鉴别透明细胞 RCC 和富血供良性肿块（如嗜酸细胞腺瘤和乏脂肪错构瘤）仍然是临床诊断中面临的一个挑战。

在 60% 的透明细胞 RCC 中，另一个可识别的特征是显微镜下肿瘤细胞内脂质成分的存在，因此在 MRI 四相位成像中相对于同相位图像，在反相位化学位移图像上的信号强度可能出现不同程度的下降（图 2-12-11）。信号降低 > 25% 可能具有某种预测性。但是这种信号减低和错构瘤的脂肪信号减低不一样的是，错构瘤的信号减低呈墨汁样减低，而肾透明细胞癌的信号减低往往比较均匀，这一鉴别诊断要点需牢记。中央坏死是透明细胞肾细胞癌的常见特征，在 T_1 加权像上可见肿块中心的均匀低信号区，T_2 加权图像呈中至高信号强度，使用造影剂后无增强。坏死已被证明与肿瘤大小和分级相关。约 45% 的透

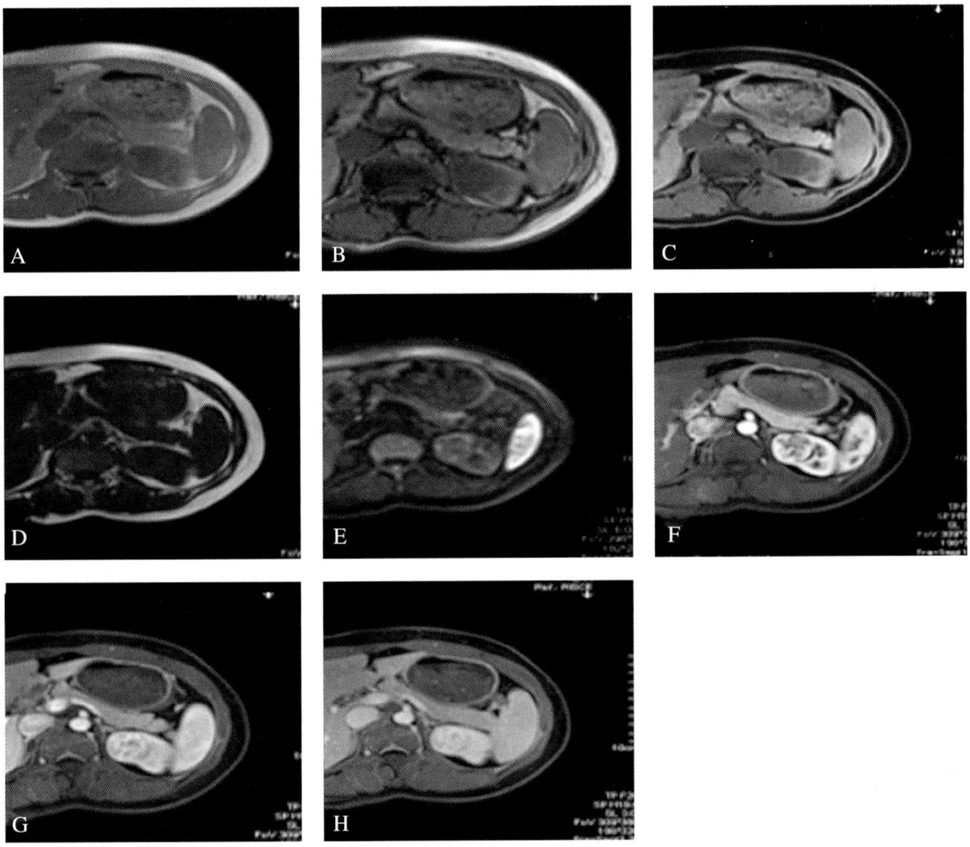

图 2-12-11　肾透明细胞癌的 MRI 四相位成像

A. 为同相位，显示左肾中上极 T_1 低信号占位，病灶内部未见明显高信号，B. 为反相位图像，显示病灶较同相位图像有所减低，C. 为水相，同样表现为低信号病灶，D. 为脂相，显示病灶内部无脂肪，E. 为 DWI 图像，显示病灶呈稍高信号改变，F、H. 为肿块 T_1WI 三期增强图像，显示病灶呈快进快出强化方式

明细胞 RCC 表现出血管侵犯倾向，最常见的是肾静脉和下腔静脉，导致静脉内肿瘤癌栓形成，因此评估血管受累和扩张是很重要的。

DWI 可以帮助发现肾脏肿块，特别是那些不能接受钆造影剂的患者。无论是恶性还是良性的实性肿块（包括 RCC、嗜酸细胞瘤、AML）和脓肿呈扩散受限改变，从而 DWI 表现为高信号，ADC 值减低。良性囊性病变扩散不受限，而表现为 DWI 低信号和较高的 ADC 值。据报道，肾透明细胞癌的平均 ADC 明显高于非透明细胞 RCC。然而也有学者报道，透明细胞癌和非透明细胞癌之间 ADC 没有显著差异。也有报道称，随着 Fuhrman 分级的增加 ADC 值呈下降趋势，提示 DWI 可能有助于显示透明细胞 RCC 的侵袭性和预测肿瘤分级。

2. 乳头状肾细胞癌　在大多病灶直径 > 3 cm 的乳头状肾细胞癌中，MRI 常表现为肾脏皮质区边界清楚信号均匀的肿块。当肿瘤直径 > 4 cm 时，由于出血、坏死和钙化等改变可能导致肿块信号不均质改变。乳头状肾细胞癌 T_2 加权成像通常呈低信号表现，这也是有别于肾透明细胞癌的 T_2 加权影像表现，增强后呈轻度强化改变，具体强化模式和 CT 增强相似，最大的强化幅值出现在肾脏实质期，而不是皮髓质期（图 2-12-12）。由于乳头状肾细胞癌可能含有含铁血黄素，导致化学位移成像时同相图像相对于反相图像出现信号丢失的区域，这也是乳头状肾细胞癌比较特异性的表现，在此要再次特意强调，透明细胞癌是在反相位的 T_1 加权成像上信号减低，而乳头状肾细胞癌是在同相位的 T_1 加权上信号减低。此外，乳头肾癌还需要与乏脂肪错构瘤进行鉴别，因为两者的 T_2 加权均可表现

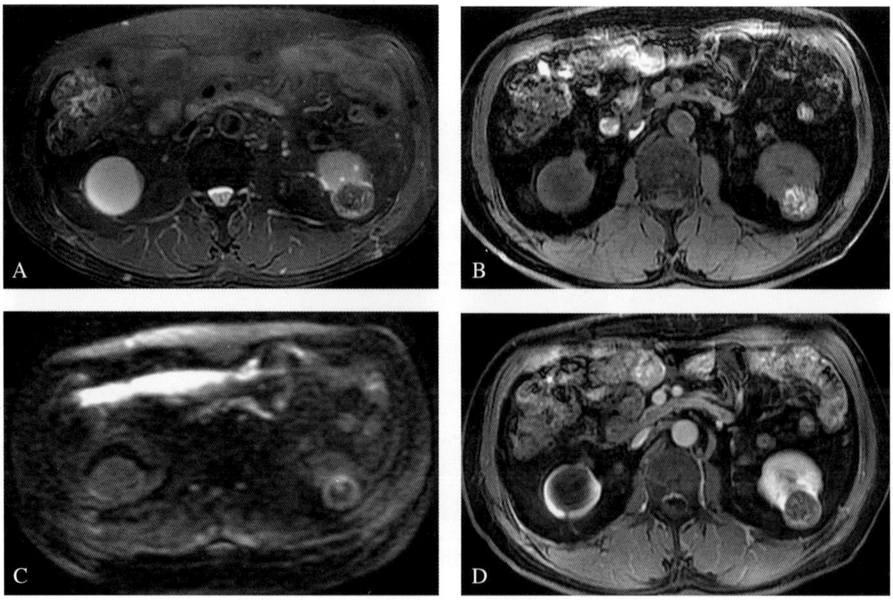

图 2-12-12　乳头状肾细胞癌的 MRI 表现

A. 横断位 T_2 加权像示左肾上极 2.8 cm T_2 低信号肿块；B. 横断位 T_1 抑脂显示左肾上极 T_1 高信号，该信号提示病灶存在出血；C. DWI 显示病灶呈现混杂高信号改变；D. 增强后显示病灶轻度强化

为低信号，不同点在于，乏脂肪错构瘤的 T_1 加权反相位信号可能会出现减低，或者墨汁样点状低信号改变，但乳头状肾细胞癌信号减低出现在 T_1 加权成像的同相位上，同时增强后乏脂肪错构瘤的增强幅度往往大于乳头状肾细胞癌，另外一个鉴别点在 CT 诊断中提及过，就是乏脂肪错构瘤可能存在 Overflowing beer sign 征和 angular interface 征，如果病灶出现这两个征象，那么高度提示乏脂肪错构瘤的可能。

3. 肾嫌色细胞癌　在 MRI 成像中，肾嫌色细胞癌没有特定的影像特征，但它们往往边界清楚且均匀。在 T_2 加权图像上，肾嫌色细胞癌的信号强度变化很大，然而它们倾向于在 T_2 加权图像上显示中等到低信号强度。即使是较大的肿瘤也较少出现囊性变和中央坏死。这些病变在 MRI 增强图像上的增强模式常呈现中等强化，即小于肾透明细胞癌而大于乳头状肾细胞癌。肾嫌色细胞癌可表现为中央星形瘢痕（30%～40% 的病例）和辐条轮强化（图 2-12-13），但这些都不是特异性表现，因为嗜酸细胞瘤也有类似的特征。节段性强化反转是另一个非特异性特征，其也可在嗜酸细胞瘤中看到。节段性强化反转即在早期图像上使用钆造影剂后强烈增强，但在延迟图像上增强较少，而其他在早期图像上出现血管不足的区域在延迟图像上表现为进行性增强。钙化可能出现在多达 38% 的病例，而肾周侵犯和血管受累是罕见的。

据报道，嫌色细胞癌的 ADC 低于透明细胞 RCC。当比较乳头状 RCCs 与嫌色性 RCCs 的 ADC 值时，出现了矛盾的结果。Choi 等人和 Wang 等人发现，乳头状 RCCs 的

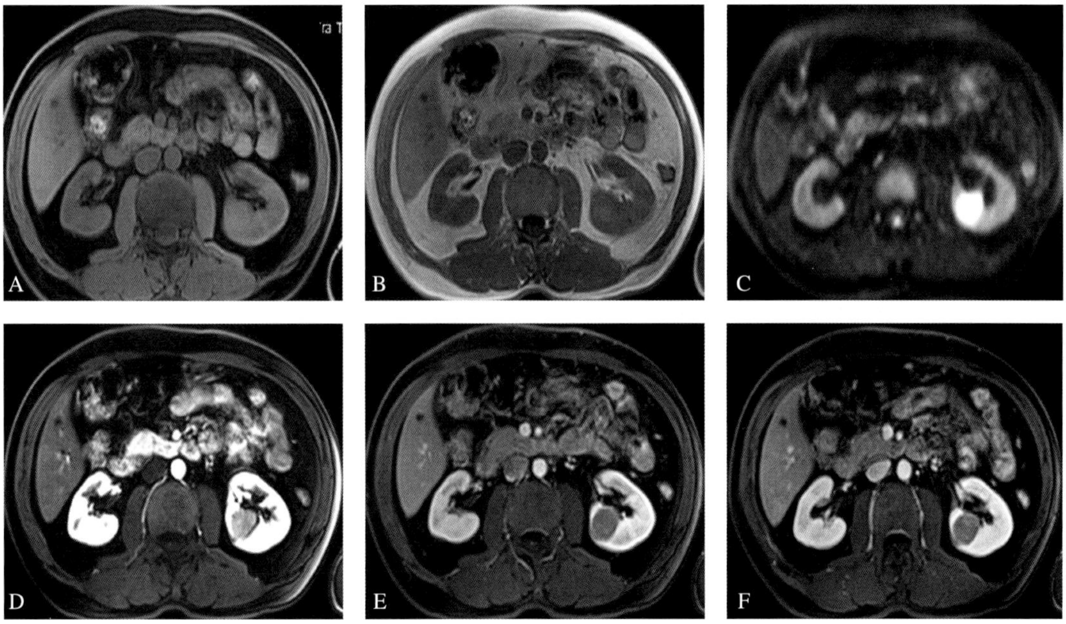

图 2-12-13　肾嫌色细胞癌的 MRI 表现

A. 横断位 T_1 抑脂加权成像示左肾中级 T_1 稍高信号灶；B. T_1 同相位显示同 T_1 抑脂比较病灶信号强度疾病一致；C. DWI 显示病灶呈现明显高信号；D. 皮髓质期增强现实病灶轻度强化；E. 实质期病灶继续强化；F. 延迟后强化程度减低

ADC 比嫌色性 RCCs 低，而 Yu 等人则发现相反。由于结果相互矛盾，DWI 在区分各种亚型方面可能存在局限性，类似于肝脏病变的情况，DWI 在区分各种实性肝良性和恶性肿块方面存在局限性。

（二）肾脏实性肿块的 MRI 诊断思路

运用多参数 MRI 影像诊断肾脏实性肿块时，应考虑以下因素（表 2-12-6）。如果肾肿块表现为 T_2 低信号强度，鉴别诊断包括乳头状肾细胞癌、乏脂肪 AML、出血性囊肿和罕见的后肾腺瘤。若肿块表现为 T_2 低信号，但增强后病灶出现强化，便可排除出血性囊肿的诊断。若病灶 T_2 加权呈低信号，增强后肿块呈乏血供性进行性强化，同相图像较反相图像信号强度下降，提示病灶内含铁血黄素的存在，则病变极有可能为乳头状 RCC。另一方面，若病变 T_2 呈低信号，增强后呈明显或者中度强化，同时反相位上信号较同相位下降，则提示为乏脂肪 AML。如果实性肾肿块在 T_2 加权图像上信号强度较高，同时增强后病灶明显强化，在反相位上信号强度明显下降，鉴别诊断主要包括透明细胞肾细胞癌和典型的 AML。为了鉴别这两种病灶常使用频率选择性脂肪抑制成像。如果病变有可见脂肪抑制的区域，为典型的 AML；如果病灶呈现均匀的信号减低，则考虑肾透明细胞癌。经典的 AML 在反相图像上也可以显示墨汁样伪影，只有极少的情况下才会出现中央坏死。中央坏死常见于大的透明细胞肾细胞癌。DWI 可以帮助肾脏显像，特别是在检测肾细胞癌与其他实体肿块和脓肿的特征。一般来说，扩散受限的病变提示恶性肿瘤或感染，但可能与实性良性病变（包括嗜酸细胞瘤和乏脂肪 AML）重叠。一些研究发现，DWI 在鉴别透明细胞肾细胞癌为 ADC 较高的实性肾肿块时是有用的，然而并不是所有的研究都证实了这一发现。DWI 在单个患者基础上的应用是有限的，因为在已发表的文献中，不同类型的 RCC 之间 ADC 有显著的重叠。嫌色细胞癌与嗜酸细胞瘤起源相同，因此有重叠的组织学和影像学特征。在这两种病变中都发现了中央星状瘢痕和节段性强化反转，因此这些影像学表现不利于它们的鉴别。如果肾脏肿块表现出这些非特异性的影像学特征，在咨询泌尿科医生的基础上，往往需要进行手术切除、活检或后续影像学检查才能得以确诊。

表 2-12-6 肾脏实性肿块 MRI 诊断特征

肾脏病灶	MRI 特征
肾透明细胞癌	T_2WI 高信号 + 微量脂质（T_1 抑脂病灶信号减低）+ 富血供
乳头状肾细胞癌	T_2WI 低信号 + 乏血供 + 含铁血黄素（T_1WI 同相位信号丢失）
肾嫌色细胞癌	无明确影像特征，诊断依靠病理
典型错构瘤	成熟的脂肪信号
乏脂肪错构瘤	T_2WI 低信号 + 早期明显强化 + 微量脂肪（T_1WI 反相位信号减低）
嗜酸细胞腺瘤	无明确影像特征，诊断依靠病理

七、核医学检查

随着腹部成像技术的发展应用，肾脏肿瘤的检出率得到显著提高。术前影像学检查对于指导临床决策具有重要的意义。与常规影像学检查技术（如超声、CT和MRI）不同的是，核医学检查利用放射性核素标记技术用小分子和抗体等具有特异性的探针来表征活体肿瘤组织分子代谢的过程或生物标志物的表达水平，并可以通过SPECT或PET进行成像和功能测定。随着成像设备的进步和新型放射性药物的开发，核素显像在肾脏肿瘤的早期诊断、分期和再分期方面显示出独特的优势，能够为肾脏肿瘤患者临床决策的制订提供进一步的帮助。

（一）单光子（SPECT）显像

1. 肾动态显像及肾功能测定　超声、CT及MRI是肾脏占位病变诊断的首选检查方法，而核素肾动态显像是目前在肾肿瘤的诊疗过程中评价肾功能的重要方法，也是评价单肾功能的唯一方法。肾癌患者术前的肾功能是决定手术安全性和选择手术方式的重要依据，肾功能不全是术后常见并发症，多发生于健侧肾脏存在潜在病变或功能低下的老年肾癌患者，因此术前必须对双肾功能进行准确评价。血肌酐、尿素氮及GFR是评估肾脏功能的常用指标，但其影响因素较多且反映的是双肾的总体功能，不能反映分肾功能，很难对术后肾功能做出反应及预测。核素肾动态显像的显像剂（^{99m}Tc-DTPA）95%以上由肾小球滤过而不被肾小管重吸收，其测定的GFR能更好地反映实际GFR，是较理想的测定肾小球滤过功能的显像剂，其最大的优点是同时判断总肾及分肾功能，依据患肾及健侧肾脏的实际功能来决定根治性肾切除还是保留肾单位的手术方式。

核素肾动态显像根据显像剂的聚集与排泄机制不同，分为肾小球滤过型和肾小球分泌型两类显像剂，目前最常用的肾小球滤过型显像剂是^{99m}Tc-DTPA，计算肾小球滤过率（GFR）；最经典的肾小管分泌型显像剂是^{131}I-OIH，目前国内使用最广泛的是^{99m}Tc-EC，北美使用较多的是^{99m}Tc-MAG_3，计算肾有效血浆流量（ERPF）。该检查结果分为肾图和肾功能定量分析，肾图是指肾动态显像药物到达和通过双肾的时间－放射性曲线，反映分肾的血流灌注、皮质功能和上尿路通畅情况。正常肾图由放射性出现段（a段）、示踪剂聚集段（b段）和排泄段（c段）组成（图2-12-14）。血流灌注相反映肾脏的血供情况，恶性肿瘤病灶可出现灌注相早期充盈，但是当病灶体积较小，且病灶位于肾实质内时，结果受周围正常组织及机器分辨率的影响，血供丰富的占位能为肾脏肿瘤诊断提供佐证；排泄段还可评估肾脏肿瘤导致的上尿路梗阻情况（图2-12-15）。此外，健侧肾脏术前GFR能对术后肾功能做出预测，健侧肾功能越好，术后肾功能恢复越好（图2-12-16）。

肾动态显像是临床最常用的测定肾功能的方法，但影响肾动态显像图像质量及GFR的环节和因素很多，其中医护人员的操作技术是影响图像质量的最主要因素，如药物注射过程中“弹丸注射”的质量，图像处理过程中感兴趣区的勾画及软组织本底、肾脏深度、

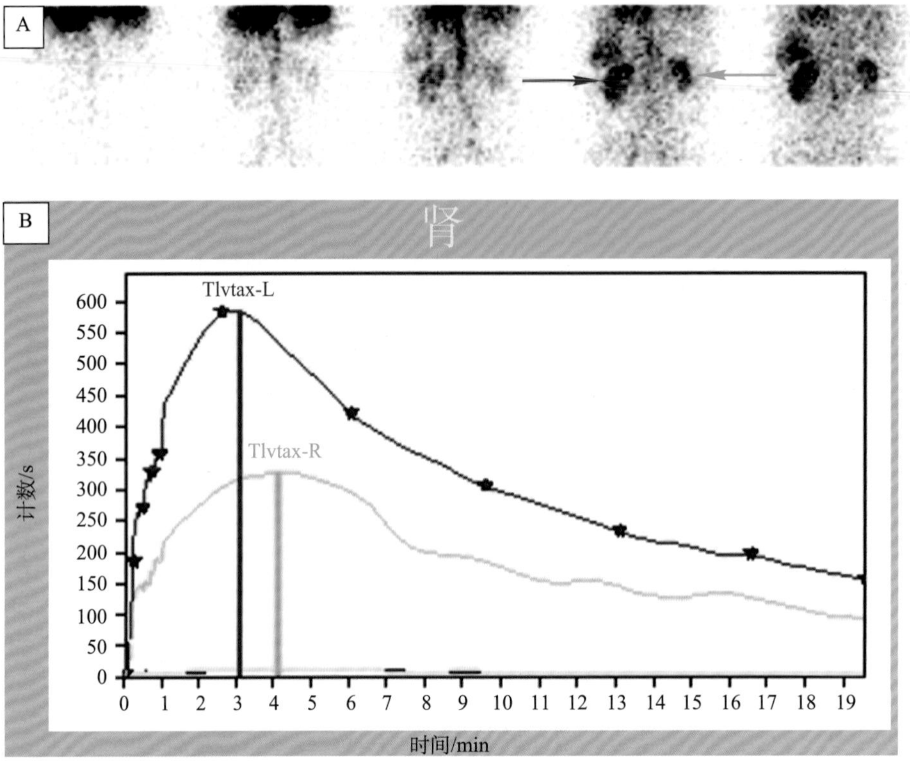

图 2-12-14 ^{99m}Tc-EC 肾动态显像及有效肾血浆流量测定

A. ^{99m}Tc-EC 肾动态显像血流灌注期（共采集 60 s 图像），截取其中前 10 s 图像，每 2 s 形成一帧图像从左到右显示，红色箭头为左肾，绿色箭头为右肾。腹主动脉显影 2～4 s 可见双肾显影，右肾形态明显小于左肾。B. ^{99m}Tc-EC 肾图（共采集 20 min），横坐标为时间（min），纵坐标为放射性活度（计数 /s），红色曲线为左肾，绿色曲线为右肾。左肾高峰时间为 3 min，右肾高峰时间为 4 min；功能测量：左肾 EGFR=187.7 mL/min，右肾 EGFR=92.3 mL/min，右侧肾有效血浆流量减低

患者年龄等。肾脏深度是影响 GFR 准确性的主要因素之一。GFR 的测定分 Gates 法和 Tonnesen 公式两种方法。Tonnesen 公式估算的肾脏深度与实际深度存在一定的偏差。因其以欧美人群为样本，样本量较小，且没有儿童人群的纳入；由坐位超声测量推导而出，存在一定的误差；忽略了个体性的差异及年龄对肾脏深度的影响；且局限于肾脏位置正常、形态异常的后位肾脏深度的估算。陈曙光等研究表明 BMI 不在正常范围者，Tonnesen 公式估算的肾脏深度准确性会下降。而感兴趣区的勾画多为人工勾画 ROI，主观性强，存在误差。有研究表明，本底 ROI 的位置和大小、本底与肾脏 ROI 间的距离以及肾脏 ROI 大小都是影响 GFR 的重要因素。此外，水化不足和膀胱充盈也会对检查结果产生影响，肾动态显像患者检查前 30 min 须饮水 300 ml 以上，水化不足可造成相应的 GFR 结果失准。患者临检前需排空小便，充盈的膀胱会影响造影剂的引流排泄，造成尿路梗阻的假象。其他影响因素还包括移动伪影、影响肾脏代谢的药物、年龄、采集方法的不合理、参数的设置、注射质量不高、仪器质控和放射性药物的质控等。因此在检查过程中需要严格的质量

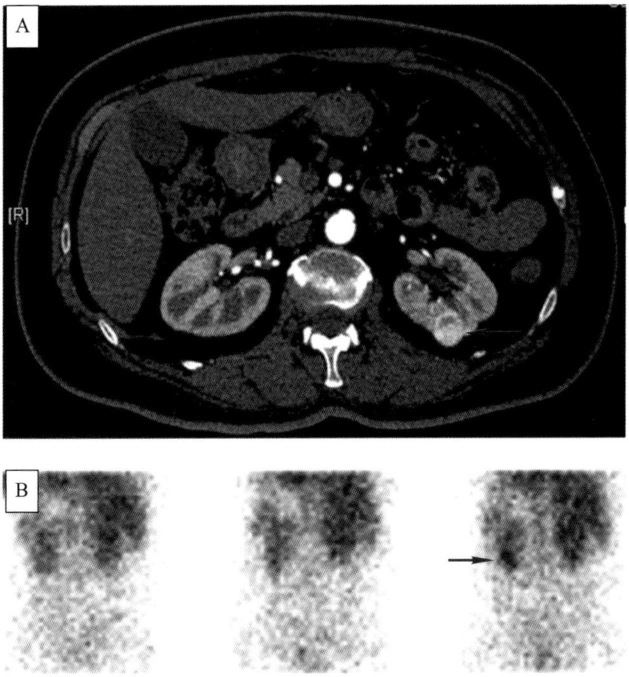

图 2-12-15 肾透明细胞癌的 ^{99m}Tc-DTPA 肾动态显像

A. CT 增强扫描提示左肾下极富血供肿瘤（红色箭头）。B. ^{99m}Tc-DTPA 肾动态显像血流灌注期（共采集 60 s 图像），每 2 s 形成一帧图像，截取其最后 3 帧图像从左到右排列，红色箭头为左肾下极见 ^{99m}Tc-DTPA 放射性摄取增高影，提示富血供肿瘤，手术病理为肾透明细胞癌

控制，做到规范化和精细化。临床应用中需结合实际情况，通过充分的检查前准备、优化的采集方案及后处理方法等，为临床提供更准确可靠的信息。

静脉注射放射性核素 ^{99m}Tc-DTPA 的肾动态显像，能动态观察双肾的动脉灌注、肾实质显像剂的摄取和排泄过程，精确测定分肾的 GFR，具有准确性高、重复性好、低辐射及无不良反应的优点，有助于临床医生评估肾癌患者分肾功能、选择手术方式及监测术后肾功能恢复。

2. 核素骨扫描 骨骼系统是肾癌的第二常见转移部位，30%～40% 的转移性肾癌合并骨转移，早期肾癌患者术后仍有 20%～40% 发生骨转移。肾癌骨转移多为溶骨性，超过 70% 的肾癌骨转移患者会出现疼痛、病理性骨折、脊髓压迫和高钙血症等骨相关事件（SRE），严重影响患者的生活质量，甚至可能缩短患者的生存时间，因此早期诊断骨转移至关重要。

核素骨扫描是诊断肿瘤全身骨转移的有效诊断方法。^{99m}Tc-MDP 全身骨显像是基于骨骼组织被恶性肿瘤侵犯，造成骨质创伤或破坏，骨组织在修复过程中其代谢活性和血流量增加，破骨和成骨细胞活跃，导致该部位 ^{99m}Tc 标记的膦酸盐化合物的积聚增加，使其呈

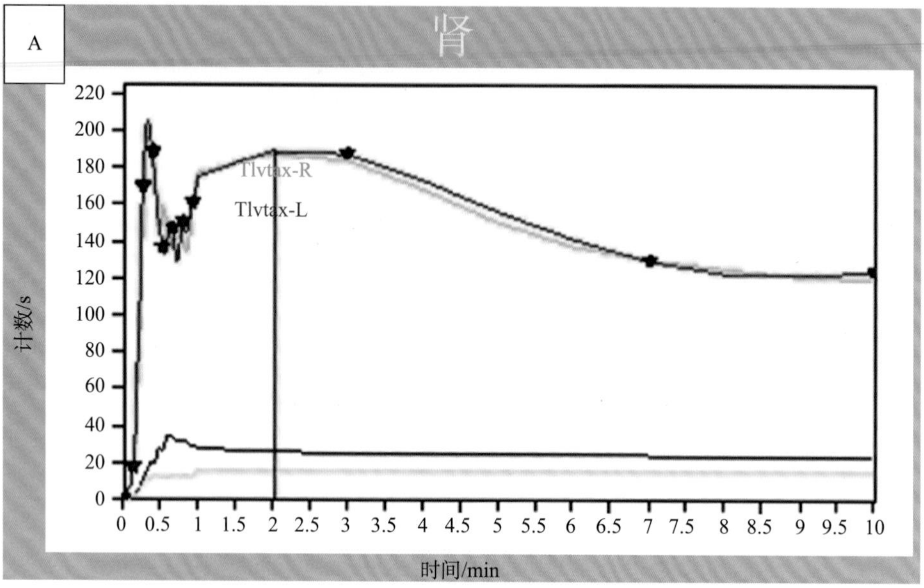

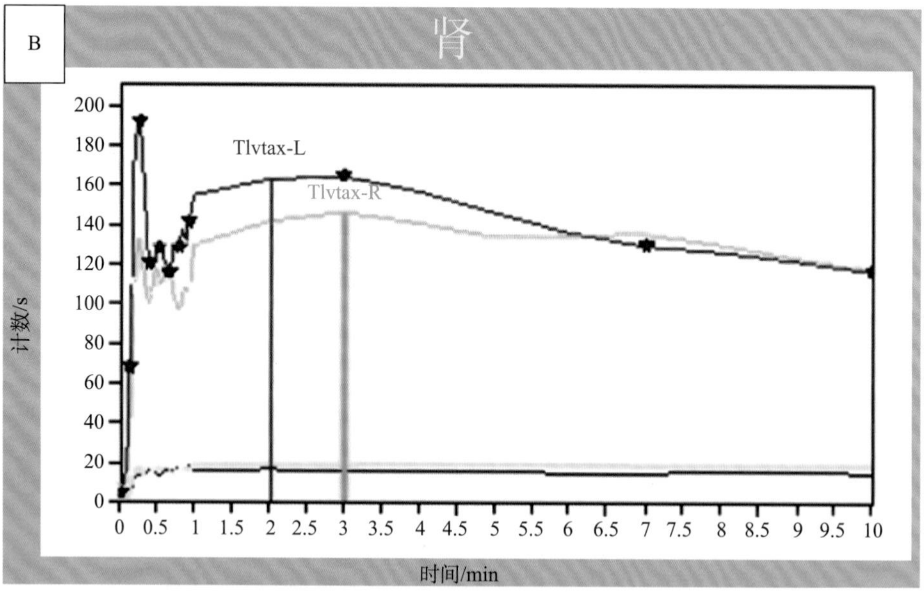

图 2-12-16 肾透明细胞癌患者术后随访 ^{99m}Tc-DTPA 肾动态显像

A. 术前行 ^{99m}Tc-DTPA 肾动态显像评估分肾功能，左肾 GFR=43.9 mL/min，右肾 GFR=44.3 mL/min。B. 右肾部分切除术后半年行 ^{99m}Tc-DTPA 肾动态显像随访分肾功能，左肾 GFR=40.0 mL/min，右肾 GFR=34.6 mL/min，提示右肾功能轻度减低

放射性“热区”现象（图 2-12-17）。核素骨扫描对于成骨性骨转移敏感性极高，而检测具有少量或极少成骨反应的溶骨性病变时不太敏感；虽然肾癌骨转移以溶骨性为主，骨扫描表现为放射性稀疏缺损，但其融合图像中的 CT 可以清楚显示病灶部位及范围，还可以确定恶性病变的并发症，如骨折、脊髓压迫或神经孔受累，对于高度怀疑骨转移或合并骨痛患者需要关注 CT 图像（图 2-12-18）。而多数肾癌患者骨转移灶表现为显像剂浓聚或浓

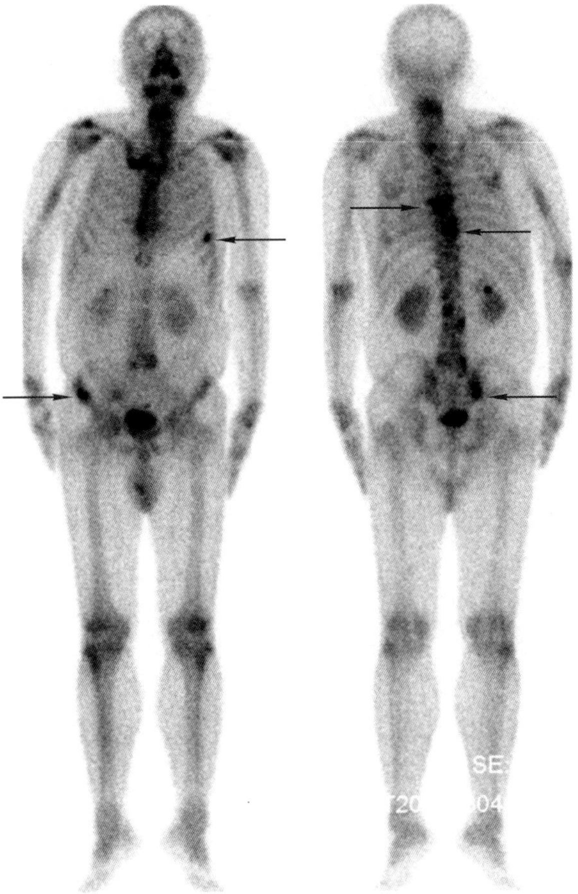

图 2-12-17　肾透明细胞癌术后随访 ^{99m}Tc-MDP 全身骨显像发现骨转移

右肾透明细胞癌部分切除术后 8 年，小分子靶向药物治疗，骨扫描提示左侧前肋、脊柱多个椎体及骨盆多发骨转移灶

聚伴缺损，该影像表现的原因是溶骨性病灶周围有骨质修复，修复的骨质大量摄取放射性核素。有研究认为，局限性肾癌患者（Ⅰ、Ⅱ期）不必常规行骨显像检查，有骨痛症状情况下可考虑使用；临床分期≥Ⅲ期者，不管有无骨痛症状均应考虑核素骨显像检查。

（二）正电子发射断层显像（PET）显像

1. ^{18}F-FDG 显像　^{18}F-FDG 是肿瘤放射性核素显像中最常用的示踪剂，在被检查者体内具有与葡萄糖相似的生物学行为。^{18}F-FDG 通过细胞膜表面的葡萄糖转运蛋白进入细胞内。由于大多数恶性肿瘤细胞膜表面葡萄糖转运蛋白过表达，并在恶性肿瘤细胞内糖酵解活跃，因此，恶性肿瘤细胞的代谢特点之一是对葡萄糖的摄取和利用（消耗）明显高于正常组织，表现为肿瘤病灶部位 ^{18}F-FDG 异常聚集增多，FDG 积累越多代表肿瘤的恶性程度越高，患者的预后越差。

因此，^{18}F-FDG 可用于大多数肿瘤性疾病的良恶性诊断、鉴别、术前分期、治疗后疗

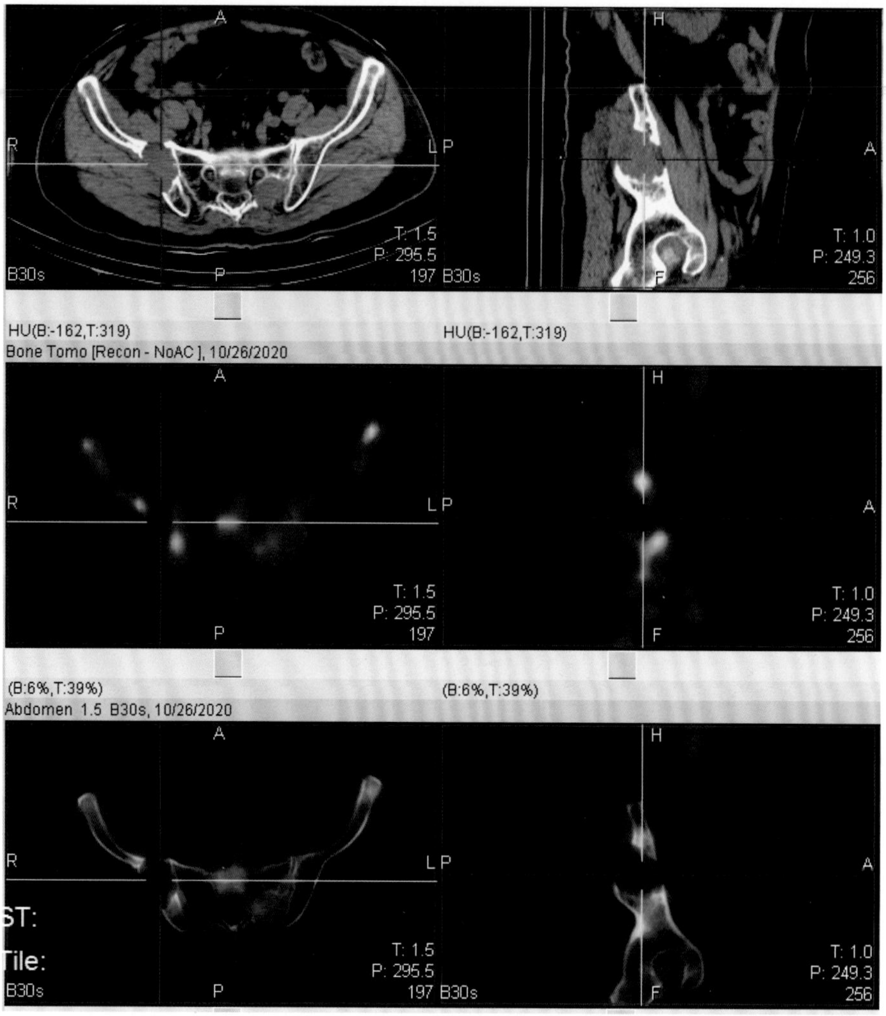

图 2-12-18 ^{99m}Tc-MDP 全身骨显像联合 CT 发现肾透明细胞癌骨转移

左肾癌术后多发骨转移，右侧髂骨翼溶骨性病灶放射性摄取减少伴周围骨质放射性浓聚，左侧骶骨骨质破坏灶轻度 MDP 放射性摄取

效评估及转移复发的检测。然而，对于肾脏肿瘤而言，由于 ^{18}F-FDG 主要通过尿路系统排泄，肾实质、肾盂、肾盏及输尿管伴有 ^{18}F-FDG 的生理性分布，使得肾肿瘤与正常肾实质的对比度较低。因此相关研究结果提示，^{18}F-FDG PET/CT 检查在原发性肾癌的检出和定性诊断的效果不佳，诊断灵敏度仅为 50%～60%。

肿瘤中 ^{18}F-FDG 的摄取与肿瘤细胞代谢率成正比，葡萄糖摄取越多，肿瘤恶性程度越高、进展越快、预后也越差。肿瘤中 FDG 的摄取与存活的肿瘤细胞代谢率成正比，因此 ^{18}F-FDG PET/CT 可以用于预测肿瘤侵袭性。研究表明，在肾透明细胞癌和乳头状肾细胞癌患者中，肿瘤摄取 ^{18}F-FDG 的 SUV_{max} 与肿瘤细胞核病理分级存在一定相关性，级别越高的肾细胞癌病灶通常表现为较高的 ^{18}F-FDG 摄取值（图 2-12-19）。此外，由于

SUV_{max} 可以受许多因素的影响，如血糖水平、温度、肌肉活动、肾脏本底代谢等影响，因此，对 SUV_{max} 进行标准化可能对鉴别高低级别肾透明细胞癌更有意义。^{18}F-FDG PET/CT 对于肾透明细胞癌的转移、复发和治疗效果评价方面具有较高的临床价值和较大的优势（图 2-12-20）。

尽管 ^{18}F-FDG PET/CT 已被证明有助于许多癌症的诊断和疗效评价，但其在 ccRCC 中的临床应用价值较为有限。随着许多新型核素示踪剂的发明，对于肾癌原发病灶的诊断及肾癌病理分级的评估均有明显提高。例如，靶向碳酸酐酶Ⅸ（CAⅨ）的核医学分子

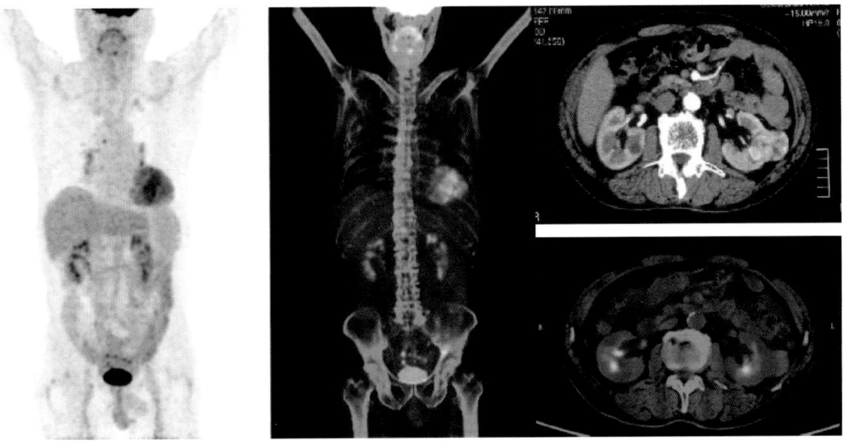

图 2-12-19 肾透明细胞癌的 ^{18}F-FDG PET/CT 显像

CT 增强扫描发现左肾中极富血供肿瘤，^{18}F-FDG PET/CT 显示左肾肿瘤 FDG 摄取与周围肾实质相仿。术后病理：左肾透明细胞癌，WHO/ISUP Ⅱ级

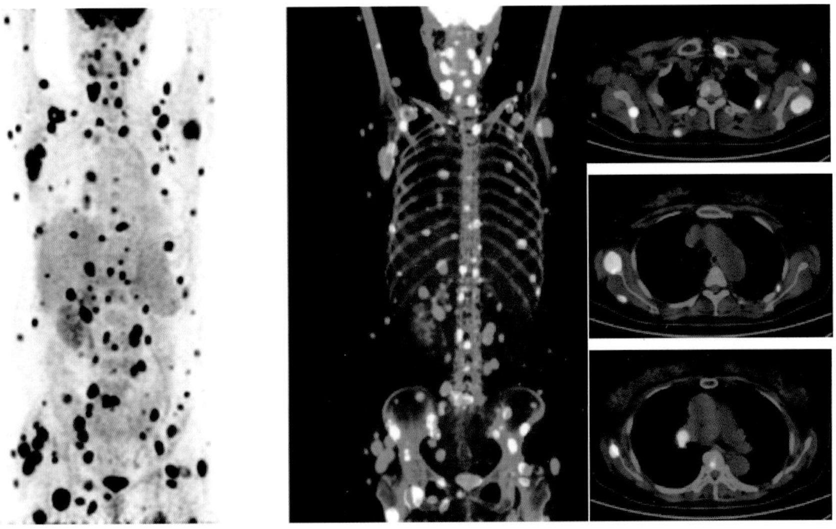

图 2-12-20 肾透明细胞癌多发转移的 ^{18}F-FDG PET/CT 显像

左肾癌术后 1 年余，^{18}F-FDG PET/CT 复查提示全身多发转移。术后病理：透明细胞癌伴肉瘤样变，WHO/ISUP Ⅳ级

探针，CAIX 是一种细胞表面的糖蛋白，在超过 95% 的 ccRCC 均广泛表达，因此可用于 ccRCC 的基础及临床研究。目前已有文献报道的显像剂包括 ^{99m}Tc-（HE）$_3$-ZCAIX、^{125}I-（HE）$_3$-ZCAIX、^{64}Cu-XYIMSR-06、^{111}In-XYIMSR-01，上述显像剂目前用于 RCC 动物模型的实验研究。^{18}F-VM04-037、^{131}I-mG250、^{131}I-cG250、^{124}I-girentuximab、^{124}I-cG250 等目前用于临床药物试验。以下介绍一些其他类型 PET 显像剂的应用（PSMA 显像、乙酸盐 PET 显像、^{18}F-NaF PET 显像、^{18}F-FLT PET 显像）。

2. 前列腺特异性膜抗原（prostate specific membrane antigen，PSMA）显像　PSMA 是一种表达于大多数前列腺癌和正常近端小管的跨膜糖蛋白，但在肾癌中并非常规表达。PSMA 在肾癌的新生血管上皮中过度表达，最常见于透明细胞癌，而在肾嫌色细胞癌和肾乳头状癌中表达量较低。PSMA 同样过表达于良性肾嗜酸细胞腺瘤的新生血管上皮。PSMA PET 显像目前已成功应用于前列腺癌小分子抑制剂治疗前后的疗效评估，该显像剂在其他恶性肿瘤，包括肾癌的应用前景具有进一步探究价值。

^{68}Ga HBED-CC PSMA 在原发及转移性肾癌的相关研究表明，由于泌尿系统生理性排泄的干扰，^{68}Ga-PSMA 在肾脏原发肿瘤的研究价值有限。然而，PSMA 显像在 RCC 转移灶的探测方面具有更高价值（图 2-12-21）。研究表明，放射性核素标记的 PSMA 抑制剂 ^{18}F-DCFPyL 相较于增强 CT 或 MRI 在转移灶的探测方面具有更高的研究价值。在肾透明细胞癌、肾嫌色细胞癌和肾乳头状癌三种亚型当中，仅有 13.7% 的病灶表现为 ^{18}F-DCFPyL 放射性摄取增高。PSMA PET 显像在非肾透明细胞癌类型肿瘤中的应用价值非常有限。因此，建议 PSMA PET/CT 显像与 FDG PET/CT 显像联合用于肾脏恶性肿瘤转

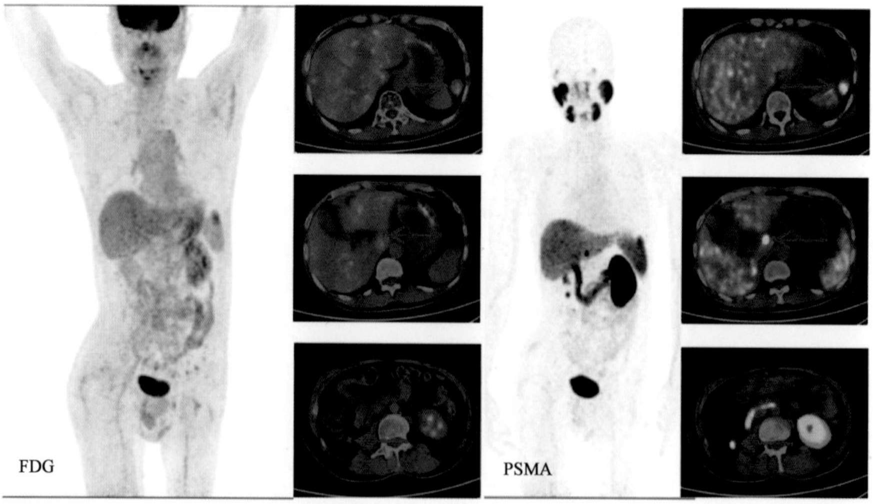

图 2-12-21　肾透明细胞癌术后 ^{18}F-FDG PET/CT 和 ^{68}Ga-PSMA PET/CT 显像

右肾透明细胞癌根治术后 3 年余行 PET 影像学评估。左图为 ^{18}F-FDG PET/CT 检查，右图为 ^{68}Ga-PSMA11 PET/CT 检查。脾脏边缘结节转移灶 FDG 有中度摄取增高，而 PSMA 摄取更明显；肝门部淋巴结转移及右侧结肠边缘淋巴结转移灶 FDG 几乎未见异常摄取增高，而 PSMA 明显摄取增高

移灶的检测。

3. 乙酸盐显像　^{11}C- 乙酸盐（^{11}C-acetate，^{11}C-AC）和 ^{18}F- 氟乙酸（^{18}F-fluoroacetate，^{18}F-FAC）有助于提高乏脂肪肾血管平滑肌脂肪瘤（angiomyolipoma，AML）和 RCC 鉴别诊断的准确性。恶性肿瘤细胞对乙酸盐的高摄取主要与其活跃的脂质合成过程有关。与 ^{18}F-FDG 不同之处在于：^{11}C- 乙酸盐主要通过消化系统排泄，其在肾脏、输尿管和膀胱正常组织中的滞留较少。因此，^{11}C- 乙酸盐 PET/CT 在泌尿系肿瘤的诊断中具有独特优势，目前主要用于肾癌、前列腺癌和膀胱癌的影像学检查。

AML 患者病灶均表现为 ^{18}F-FAC 高摄取，^{18}F-FDG 低摄取或无摄取。RCC 与乏脂肪 AML 病灶 CT 值无显著统计学差异。^{11}C-AC 作为氨基酸及固醇合成的前体，可用于肿瘤的诊断，它反映肿瘤代谢情况且不受葡萄糖去磷酸化的影响，可应用于多种 ^{18}F-FDG 显像阴性的高分化、低度恶性的肿瘤显像，可弥补 ^{18}F-FDG 显像的不足，大大提高临床诊断的准确率。由于 ^{11}C-AC 半衰期仅 20.4 min，限制了其在临床的广泛应用。^{18}F-FAC 作为 ^{11}C-AC 的类似物，半衰期长达 110 min。研究表明，AML 非脂肪部分表现为 ^{18}F-FAC 高摄取，与 RCC 相比具有显著统计学差异。AML 尽管为良性肿瘤，但偶尔表现为快速和侵袭性生长，尤其小病灶（<4 cm）生长速度更快。快速生长往往意味着存在一个生化通路提供能量以使细胞增殖。RCC 因病理分型和分级不同可选择性摄取 ^{18}F-FAC 和 ^{18}F-FDG。^{18}F-FAC/^{18}F-FDG 双核素显像不仅可应用于肾肿瘤的鉴别诊断，还可用于肿瘤分级及预后判断。

4. ^{18}F-NaF（氟化钠）PET 显像　^{18}F-NaF 是一种通过 ^{18}F 与 Ca^{2+} 交换，并与骨骼基质中的羟基磷灰石晶体结合，从而显示骨转移瘤的 PET 显像剂。由于并非直接靶向肿瘤，而是显示 RCC 的骨转移病灶，故 NaF 是一种非特异性的骨转移诊断标志物，目前较常用于前列腺癌和乳腺癌的成骨性骨转移病灶的显像。^{18}F-NaF PET 显像在 RCC 的临床应用价值未被充分阐明。由于 RCC 骨转移通常以溶骨性转移为主，因此，^{18}F-NaF 并非 ccRCC 骨转移的最佳显像剂。但也有研究表明，^{18}F-NaF PET 显像较 ^{99m}TC-MDP 全身骨显像能够探测出更多骨转移病灶。因此，当其他影像学检查如 X 线平片、CT、MRI、全身骨扫描结果均提示为阴性，而临床高度怀疑患者存在骨转移时，可以接受 ^{18}F-NaF PET/CT 显像评估肾细胞癌骨转移情况。

5. ^{18}F-FLT（核苷代谢）PET 显像　^{18}F-FLT 作为一种胸腺嘧啶类似物，通过被细胞质内的胸腺嘧啶核苷激酶 -1（TK-1）磷酸化，反映 TK-1 的活性间接反映肿瘤细胞的活性，有利于对肿瘤进行良恶性鉴别、疗效评估和预后判断，主要用于转移性肾脏细胞癌。研究表明，^{18}F-FLT 动态 PET 显像可用于小分子靶向药物索拉非尼治疗肾癌后的疗效评估，索拉非尼治疗后 FLT 摄取可由肿瘤细胞中 FLT 磷酸化导致。动态 PET 研究结合细胞动力学模型有助于进一步理解肿瘤治疗效果评估的生化过程。

八、穿刺活检在肾脏肿块诊断中的运用价值

在过去的10年里，经皮肾肿块穿刺活检日益受到临床的重视。研究表明，肾小肿块（<4 cm）的发现率在过去的10年中呈现显著增加趋势，其中约27%的肾脏小肿块是因腹部相关影像检查而被偶然发现的。肾脏肿块性病变发病率的增加，可能与肥胖、吸烟和高血压等基础疾病的发病率增加存在一定相关性，同时由于广泛开展的腹部检查及影像成像能力和图像分辨率的提升，使得越来越多的小病灶能够被检测出来。庆幸的是，这些肾肿块大多数是囊肿，然而肾细胞癌的发病率也呈现每年3%～4%的上升趋势。一般认为肾脏恶性小肿块的早期干预将使患者获得更好的生存结果。但对小肿块不必采取中晚期恶性肿块那样较大的创伤的处理方式，因此泌尿外科医生对肾脏小肿块的治疗方法进行了很大改进。包括改进保留肾单位的肾脏部分切除术和局灶消融疗法，这些微创治疗措施的实施，既很好地处理了恶性肿瘤又最大限度地保留了患者的肾脏功能。但是最重要的前提是能够在术前给出正确的诊断，这才是治疗选择的关键决定因素。临床中发现，良恶性肾脏肿块在影像表现上存在较大程度的交叉，这就导致了鉴别诊断的困难，因此经皮肾脏穿刺活检就日益受到临床医生的重视。

根据文献报道和临床经验，很多偶发的肾脏小肿块并不是恶性病灶，其中相当大比例的肾小肿块为良性组织。据Lane BR等人报道，在2 770例偶然发现肾肿块并接受手术治疗的患者中，约45%的<2 cm的肾脏肿块为良性病变，其中主要良性病变为嗜酸细胞瘤和血管平滑肌脂肪瘤。一些被诊断为恶性肿块也是以低级别肾脏肿瘤居多，表现为惰性。因此其不是造成患者死亡的驱动因素。当前尽管在影像检查技术上做了大量的努力和改进，但普遍认为无论是在判断良恶性方面，还是在预测那些小的恶性肾肿块的侵袭行为方面，影像学都缺乏一定的特异性。这就使得临床必须借助别的手段来完成肾脏小肿块的鉴别诊断。

以往肾脏穿刺活检在肾脏肿块的诊断中并不受重视，因为这些病变大多采用手术切除治疗，术前活检并不会改变治疗方法。此外，患者和临床医生对潜在并发症的恐惧限制了经皮穿刺活检的使用。当前由于肾小肿瘤的检出率显著提高，以及认识到影像学的局限性，经皮穿刺活检在肾肿瘤诊断中的作用重新引起人们的兴趣和重视。经皮肾肿块穿刺活检已被证实是一种安全微创的操作，可以为肾肿瘤的危险分层提供有价值的信息，并可以帮助指导治疗决策的制订，如采取主动监测、消融治疗或彻底或部分切除肾脏。此外，对于患有转移性疾病或合并严重基础疾病存在手术或者消融禁忌的患者，经皮穿刺活检可以提供组织以进行组织学和遗传学分析，以便制订更为合理的全身治疗方案。

（一）肾脏肿块经皮穿刺活检的适应证

美国泌尿外科协会（AUA）建议对几个特定的适应证进行经皮肾肿块活检，AUA推荐的肾肿块活检指征包括以下几方面。

1. 消融治疗前对所有肾脏病变进行常规活检。在这种情况下，建议在消融前进行活检以获得组织诊断，以便在消融术前确定诊断，并确保良性病变不被过度治疗。

2. 怀疑与感染有关的肾脏病变须进行穿刺活检。局灶性肾盂肾炎可表现为肾“包块”。对于怀疑局灶性肾盂肾炎的患者，组织采样有可能确定感染过程，并指导抗生素的治疗运用，同时避免不必要的手术切除。局灶性肾盂肾炎应考虑鉴别诊断任何不明确的、迅速增长的肾肿块，并有尿路感染危险因素的患者。在这种情况下，如果肿块在使用抗生素规律治疗后仍然持续存在，经皮穿刺活检是必要的。

3. 已知肾外恶性肿瘤患者的肾脏病变须进行穿刺活检。在这种情况下，建议用活检来区分原发性肾肿瘤与肾转移性肿瘤。

4. 如果怀疑肾脏肿块为可疑淋巴瘤相关诊断，建议穿刺活检。原发性肾淋巴瘤可表现为浸润性肿块，保留肾的形状。肾淋巴瘤也可表现为多个离散的肾实性肿块。在这些情况下，由于肾细胞癌和原发性肾淋巴瘤的治疗方法不同，建议对浸润性肿瘤或最大的肾实性肿块进行活检，以评估原发性肾淋巴瘤的可能性。

（二）经皮肾脏肿块穿刺诊断效能

多项研究主张肾肿物采用经皮穿刺活检。Lane 等人回顾了 2001—2008 年的主要临床研究，报告了肾脏肿物经皮穿刺活检恶性肿瘤诊断的准确率为 96%，组织学诊断的准确率为 94%。更多近期研究也显示了类似的结果，同时恶性肿瘤的假阴性活检结果是罕见的，通常是由于穿刺取样到坏死组织或穿刺针头放置不当。恶性肿瘤的假阳性活检结果也很少见。许多假阳性结果是在 1990 年以前报道的，因此不能代表当前影像学和细胞学评估的进展。良性疾病报道较多的是嗜酸性细胞腺瘤、乏脂肪错构瘤、慢性肾盂肾炎、钙化囊肿、多房性囊性肾瘤等。除了组织化学和超微结构评估外，免疫组织化学技术的改进目前允许对血管平滑肌脂肪瘤和嗜酸细胞腺瘤肿块进行病理诊断，这些良性肿瘤在历史上很难与肾细胞癌区分开来。

早期采用经皮肾肿块活检由于诊断准确性差和活检枪组织取样量低而受到限制。最近一项对 565 个肾肿块的回顾性研究表明，穿刺取样失败或组织采样量不足导致无法病理评估主要与特定的患者因素以及病变特征有着密切关系。该研究显示，活检失败的独立危险因素包括：< 4 cm 的肾肿块，患者体型较大，皮肤与病灶的距离较远，通常以 > 13 cm 为界，以囊性为主的病灶，或 CT 上的非增强病灶。该研究活检失败率的总发生率为 14.7%，排除上述标准后，取样失败的总发生率降至 8.7%。

经皮肾肿块活检面临的一个持续挑战是准确的 WHO/ISUP 分级。与最终的外科病理相比，经皮肾肿块活检评估的 WHO/ISUP 分级往往被低估。根据报道，5% ~ 25% 的肾脏肿瘤无法进行准确的 WHO/ISUP 分级评估，导致这一个结果的潜在原因是肾脏肿瘤倾向于表现出肿瘤内的异质性，也就是穿刺活检取样的组织不一定能代表整个肿瘤的恶性程度。当前有两种策略可以克服这一限制。第一种是针对肾肿瘤中最具有恶性代表性的部位进行活检，通常是肿瘤的周边，避免坏死的中心。另一种解决这一等级限制的方法是将四个等级统一为两个等级系统，即低等级（WHO/ISUP Ⅰ ~ Ⅱ）和高等级（WHO/ISUP Ⅲ ~ Ⅳ）。

随着技术的进步，可以从经皮穿刺活检获得的标本中提取更多的信息。改进的分子和基因检测，包括荧光原位杂交，有可能进一步提高经皮肾肿块活检的诊断率和对预后的评估能力。

（三）肾脏穿刺活检的并发症

由于肾脏位于腹膜后的位置及其血管供应，出血是经皮肾肿块活检的一个最常见也是较危重的并发症。在最近对 2 979 名患者的回顾性分析研究中，Patel 等报道活检后血肿发生率为 4.9%，血尿率为 1.2%，活检后临床显著出血率为 0.4%。虽然这一比率很低，但在经皮穿刺活检前应采取相应的措施避免，以尽量减少出血并发症。适当的预防措施包括活检前停抗血小板治疗药物（包括阿司匹林和氯吡格雷）5 天以上，将国际标准化比值（INR）调整为 1.5 或更低，如果血小板计数 < 50 000，则在术前立即输注血小板。幸运的是虽然出血很常见，但经皮肾肿块活检后临床显著出血的发生率很低，通常可以保守处理或输血或扩容，很少需要血管造影或栓塞。

经皮肾活检术后并发症的其他危险因素包括肾功能不全和严重高血压（舒张压高达 90 ~ 110 mmHg）。在一项 750 例患者的研究中，估计肾小球滤过率（eGFR）< 40 mL/min 与经皮肾活检术后并发症发生率呈 6 倍正相关。另一种罕见的经皮肾肿块活检的潜在并发症是气胸，在一项对 2 979 例（38 例）患者的荟萃分析中报道的发生率为 0.6%。同轴技术和持续观察针头从皮肤到肾肿块的全过程可以很好地避免气胸的发生。

肾肿块活检的其他潜在并发症包括假性动脉瘤和动静脉瘘的形成，引起感染或者导致感染扩散。这些并发症的风险很低，可以通过认真的准备和精细化的穿刺前评估而降低这些并发症的发生率。

综上所述，肾脏小肿块经皮穿刺活检是一种高度准确、安全、经济的方法，可以为特定的肾肿瘤患者提供重要的诊断信息。随着穿刺设备和技术的改进，经皮肾肿块活检的适应证正在扩大，这种微创技术的需求也正在增长。该技术有可能指导小肾肿瘤患者的管理决策，并指导动态随访策略的制订，避免不必要的过度医疗行为，避免手术相关并发症和不必要的肾单位损失。随着治疗方法和组织学技术的不断改进，经皮肾穿刺活检在肾肿块诊断中的应用可能会继续增多。

第四节 病理学

透明细胞肾细胞癌（clear cell renal cell carcinoma，ccRCC）是临床最常见的肾细胞

癌类型。肿瘤组织由胞质透明或嗜酸性的瘤细胞构成，肿瘤内有丰富纤细的血管网。ccRCC 依据 AJCC TNM 分期（第 8 版）肾细胞癌进行分期，依据 WHO/ISUP 分级系统进行分级。

一、病理分期与分级

（一）病理分期

根据原发肿瘤大小，AJCC 第 8 版 TNM 分期对 pT2 肾细胞癌做出定义（表 2-12-7）。由于 ccRCC 肿瘤的肾外扩散与原发肿瘤的大小密切相关，因此 AJCC 建议直径 > 7 cm 的肿瘤，应对肾窦进行充分取材，以发现肾窦脂肪浸润。强调取材质量的原因在于，直径 4 ~ 7 cm 的肿瘤侵犯肾窦的发生率明显增加，多项研究发现肿瘤直径≥7 cm 的 ccRCC，90% 以上的病例出现肾窦和（或）肾周脂肪侵犯。因此对于直径≥7 cm 的 ccRCC，即使大体检查未发现肿瘤明显侵犯肾窦，大体取材时仍应至少取 3 块肾窦组织避免遗漏。国际泌

表 2-12-7　AJCC 肾透明细胞癌 TNM 分期系统

分期		特征
原发肿瘤（T）	Tx	原发肿瘤无法评估
	T0	无原发肿瘤证据
	T1	肿瘤局限于肾脏，最大径≤7 cm
	T1a	肿瘤最大径≤4 cm
	T1b	肿瘤最大径 > 4 cm，但是≤7 cm
	T2	肿瘤局限于肾脏，最大径 > 7 cm
	T2a	肿瘤最大径 > 7 cm，但是≤10 cm
	T2b	肿瘤局限于肾脏，最大径 > 10 cm
	T3	肿瘤侵及大静脉或肾周组织，但未累及同侧肾上腺，也未超过肾周筋膜
	T3a	肿瘤侵及肾静脉或肾静脉分支的肾段（含肌层静脉），或者侵及肾盂、肾盏系统，或侵犯肾周脂肪和（或）肾窦脂肪（肾盂旁脂肪），但是未超过肾周筋膜
	T3b	肿瘤瘤栓累及膈肌下的下腔静脉
	T3c	肿瘤瘤栓累及膈肌上的下腔静脉或侵犯下腔静脉壁
	T4	肿瘤渗透肾周筋膜，包括肿瘤直接侵犯同侧肾上腺
区域淋巴结（N）	Nx	区域淋巴结无法评估
	N0	没有区域淋巴结转移
	N1	区域淋巴结转移
远处转移（M）	M0	无远处转移
	M1	有远处转移

尿病理学会（ISUP）建议判断肿瘤是否侵犯肾窦包括：①肿瘤组织与肾窦脂肪直接接触；②肿瘤组织超出肾实质的疏松结缔组织；③肿瘤组织累及肾窦内任何被覆内皮的空间。

（二）组织学分级

长期以来，肾细胞癌的分级被认为是一个重要的预后因素。根据细胞学特征的组合，早期建立了多个分级系统。1968 年，Myer 等人首次提出以核特征评估肾细胞癌分级。1982 年，Fuhrman 等人提出应同时评估核大小、核形状和核突起制定分级系统，即 2004 版 WHO 建议采用的 Fuhrman 分级系统。但后续发现，Fuhrman 分级系统的可重复性有限，核仁大小的评估与组织固定密切相关。因此有研究者提出，应依据肿瘤细胞核仁大小、明显程度和染色质以及肿瘤细胞分化等指标将肾细胞癌分为 4 个级别。该分级原则于 2012 年被国际泌尿病理学会（ISUP）正式推荐在临床广泛使用（表 2-12-8）。

表 2-12-8 WHO/ ISUP 分级系统

分级	核的形态
1	显微镜下放大 400 倍，未见核仁或者核仁不明显，核仁嗜碱性
2	显微镜下放大 400 倍，核仁明显，而且嗜酸性，放大 100 倍时可见但不突出
3	显微镜下放大 100 倍时核仁明显，而且嗜酸性
4	核极度多形性，或者肿瘤性多核巨细胞，或者伴有横纹肌样分化，或者肉瘤样分化

随后被 2016 版 WHO 泌尿系统和男性生殖系统肿瘤分类第 4 版指定为 WHO/ISUP 分级系统。该分级系统主要适用于透明细胞肾细胞癌和乳头状肾细胞癌，对其他类型的肾细胞癌分级仅做参考，但可用于描述这些肿瘤的形态特征，为今后组织学分级提供参考依据。

此外，肿瘤坏死是独立于肿瘤分期的重要预后指标，因此 2012 年 ISUP 共识中提出病理报告中需包含“肿瘤坏死”的判读。大量研究证实，ccRCC 的肿瘤坏死可以是血栓栓塞导致的凝固性坏死，也可以是肿瘤相关性坏死。需要指出的是，肿瘤相关性坏死增加了肿瘤分级的预后预测价值，而凝固性坏死对预后的意义并未得到确定。因此，建议病理报告还应包括评估是否合并“肿瘤相关性坏死”，并同时评估肉眼和显微镜下坏死的百分比。

二、病理与预后相关性

（一）大体检查

大多数 ccRCC 呈球形，位于肾皮质，有时突向肾外。肿瘤组织常形成假包膜与周围肾组织界线清楚（图 2-12-22）。肿瘤细胞富含脂质，切面通常呈金黄色。肿瘤组织常出现出血、坏死和囊性变，使其呈多彩状。在坏死组织周围有时还会出现钙化和骨化。肿瘤组织呈多结节状或弥漫性分布，肿瘤体积较大时可形成卫星结节，也可向肾窦、肾静脉、

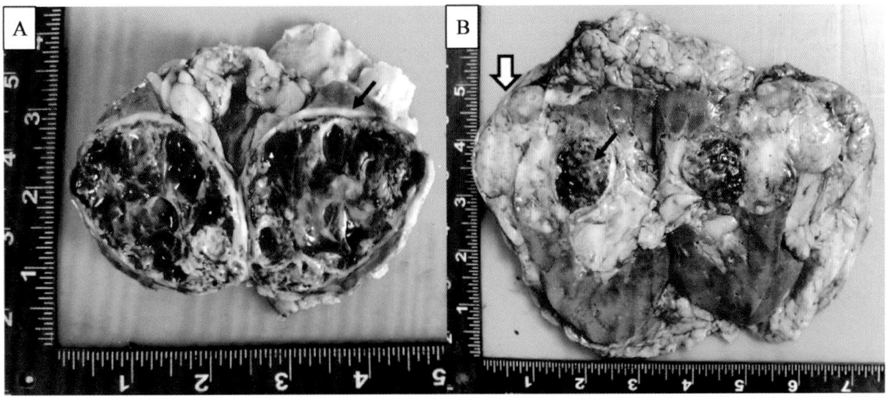

图 2-12-22　肾透明细胞癌的大体检查

A. 肿瘤组织呈囊实性，囊内有血性液体，实性区域呈金黄色，周围有假包膜（细箭头）与周围组织界线清楚；B. 肿瘤组织位于肾皮质并突向肾外（粗箭头），伴有出血坏死区肿瘤组织部分呈金黄色，部分呈多彩状（细箭头）

肾周脂肪、肾上腺等周围组织侵犯。

（二）镜下特征

1. 组织学特征　ccRCC 结构多样，肿瘤组织最常形成大的实性细胞巢或腺泡状结构，腺泡状结构可扩张形成大小不等的腔，其内充以淡染的嗜酸性浆液或红细胞，有时会形成假乳头样结构（图 2-12-23）。肿瘤组织之间有丰富的、小的薄壁血管构成窦状血管网，这一特点有助于诊断。有时血窦扩张显著，其内充满红细胞可伴有出血。有些肿瘤间质会伴有胶原纤维增生，有些肿瘤中会出现钙化或骨化。

肿瘤细胞胞质通常充满脂质和糖原，在常规制片时溶解，形成透明的细胞质，胞膜清晰。许多 ccRCC 胞质内含有嗜酸颗粒，这在高级别肿瘤和邻近坏死或出血区域尤其常见。细胞核圆形，染色质均匀细颗粒状，位于细胞中央。WHO/ISUP 依据核仁明显程度以及肿瘤细胞形态将 ccRCC 分为四级。1～3 级肿瘤，该系统依据核仁突出是否明显，大小及染色质定义，4 级肿瘤依据肿瘤细胞形态和分化程度定义肿瘤分级。WHO/ISUP 1 级，400 倍镜下未见核仁或核仁不明显且嗜碱性；WHO 2 级，400 倍镜下显示核仁明显且嗜酸性，而 100 倍镜下可见核仁但不突出；WHO/ISUP 3 级，100 倍镜下核仁明显且嗜酸性。WHO/ISUP 4 级，细胞核极度多形性，或者出现瘤巨细胞和（或）肉瘤样分化和（或）横纹肌样分化，上述形态与预后不良相关。ccRCC 肿瘤组织可局限于肾脏内，也可直接侵及肾周或肾窦脂肪、肾上腺或肾周筋膜。ccRCC 主要通过血道转移，但也可通过淋巴结转移累及肝门、主动脉和下腔静脉淋巴结，也可进入胸导管或直接累及胸淋巴结。

2. 免疫组化特征　ccRCC 常显示 CK8、CK18、CK19、CAM5.2、EMA 等低相对分子质量角蛋白阳性（图 2-12-24），高相对分子质量角蛋白几乎均阴性。ccRCC 起源于近端小管上皮细胞，CD10 和 RCCma 弥漫细胞膜阳性，波形蛋白（vimentin）呈阳性。

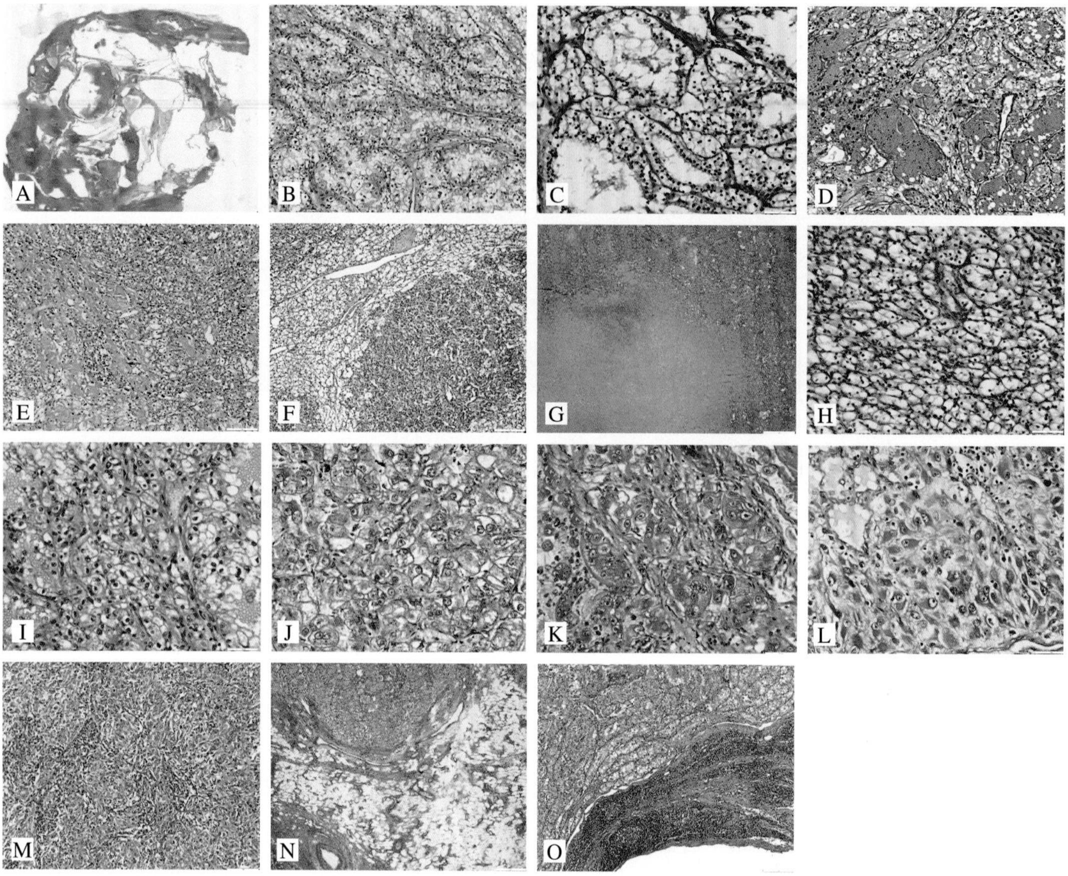

图 2-12-23 肾透明细胞癌的镜下特点

A. 肿瘤切除大切片病理显示肿瘤组织周围有纤维性假包膜，与周围组织界线清楚，肿瘤组织呈多囊性结构。B. 肿瘤组织呈腺腔样排列。C. 肿瘤组织呈巢状或腺腔样结构，瘤巢之间有薄壁窦状血管网分隔。D. 血窦扩张显著其内充满红细胞伴出血。E. 肿瘤间质伴胶原纤维增生。F. 左上显示肿瘤细胞胞质透明，右下显示肿瘤细胞胞质嗜酸性。G. 肿瘤组织内伴片状坏死。H. 肿瘤细胞胞质透明，核卵圆形，嗜碱性，位于中央，核仁不明显，WHO/ISUP 1 级。I. WHO/ISUP 2 级。J. WHO/ISUP 3 级。K. 4 级，核大、异型显著。L. 横纹肌样肿瘤细胞。M. 肿瘤细胞伴肉瘤样变。N. 肿瘤组织侵犯肾窦脂肪。O. ccRCC 淋巴结转移

ccRCC 患者常常出现 VHL 基因突变或失活，导致下游基因缺氧诱导因子 1（HIF1）和碳酸酐酶Ⅸ（CAⅨ）上调。CAⅨ在 75% ~ 100% ccRCC 中表达，且呈盒状弥漫阳性模式。CK7 和 AMACR 通常阴性或局灶阳性，CK7 阳性主要见于低级别、囊性变区域。PAX8 和 PAX2 表达于肾小管上皮起源的肿瘤。

3. 分子遗传学特征 依据是否具有家族性遗传性特点，可以把 ccRCC 可分为遗传性和散发性两种。临床上大多数 CCRCC 为散发性病例，而且在散发性 ccRCC 中常常在 3 号染色体短臂（3p）上出现相关基因分子改变，尤其是 von Hippel-Lindau（VHL）基因出现双等位基因、启动子甲基化等遗传学改变。von Hippel-Lindau 蛋白功能的丧失导致了肿瘤

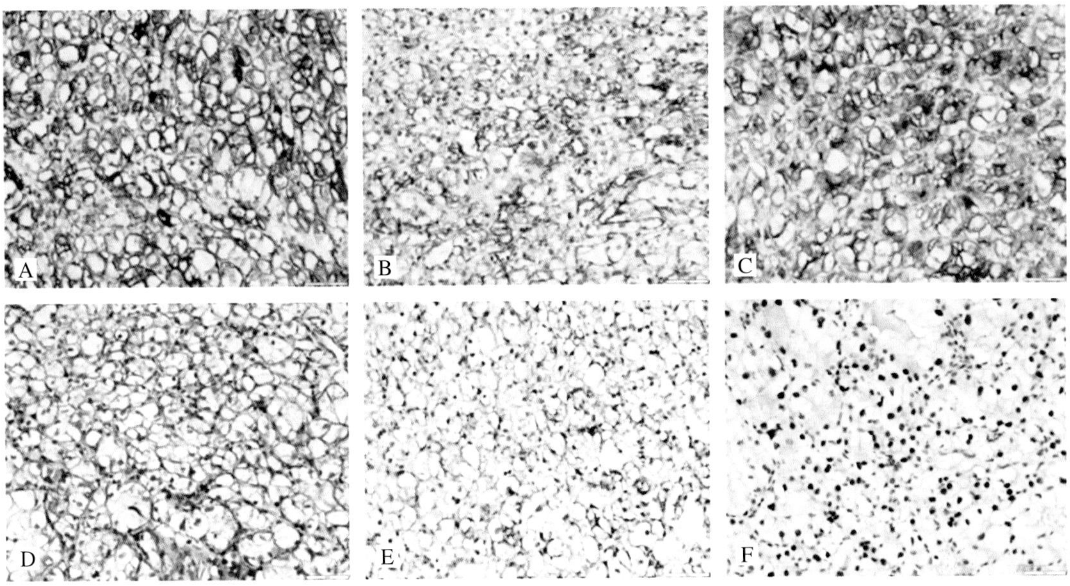

图 2-12-24　肾透明细胞癌的免疫组织化学染色

A. 肿瘤细胞 CAM5.2 强阳性；B. 肿瘤细胞 EMA 阳性；C. 肿瘤细胞 CD10 强阳性；D. 肿瘤细胞 vimentin 阳性；E. 肿瘤细胞 CAIX 呈盒状阳性；F. PAX8 肿瘤细胞核呈阳性

的发生、发展和转移。ccRCC 可以通过典型的形态学特征和免疫组织化学明确诊断。但对于小活检标本、缺乏典型 ccRCC 形态学特征的高级别肿瘤病例，以及转移灶等少数难以诊断的病例，可以通过荧光原位杂交（FISH）方法检测 3p 缺失或 *VHL* 基因突变来辅助诊断（图 2-12-25），分子诊断手段最优先采用 FISH 检测 3p 缺失。

新近研究表明，ccRCC 中 3p 位点还存在其他抑制基因，例如组蛋白 3 赖氨酸脱甲基酶基因 KDM6A（也称 UTX）和 KDM5C（也称 JARID1C），组蛋白 3 赖氨酸甲基转移酶基因 SETD2，SWI/SNF 染色质重塑复合物基因 PBRM1。此外，BAP1、CDKN2A 基因的功能缺失突变与肉瘤样和横纹肌样肾细胞癌和预后不良相关。MYC 转录程序是驱动肉瘤样和横纹肌样肾细胞癌侵袭性和不良预后的关键因素。

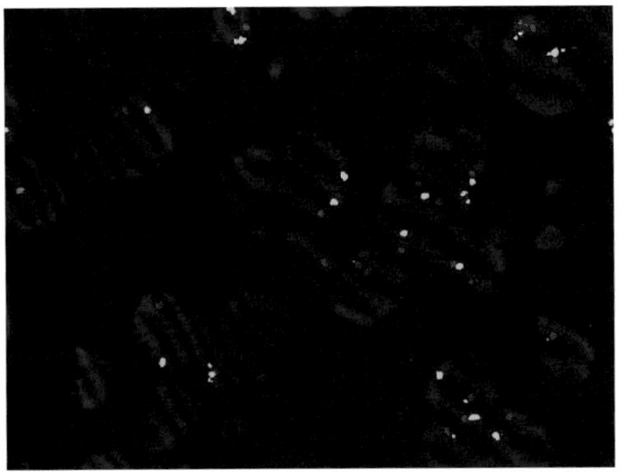

图 2-12-25　肾透明细胞癌的 FISH 检测图像

3 号染色体短臂缺失：肿瘤细胞核内见 2 个 3 号染色体着丝粒信号（红色）及 1 个 3 号染色体短臂信号（绿色）

（三）鉴别诊断

1. 透明细胞乳头状肾细胞癌（ccpRCC）　ccRCC 肿瘤组织有时亦可出现乳头状结构，与 ccpRCC 形态学类似。但 ccpRCC 属于惰性肾上皮性肿瘤，肿瘤细胞核级别低，大多为 WHO/ISUP 1 级或 2 级。肿瘤细胞胞质透亮，但肿瘤细胞核远离细胞基底部而朝向腔面分布现象，形成特征性的类似于分泌早期子宫内膜核下空泡。免疫组织化学显示表达 CK7、CAⅨ，且 CAⅨ呈杯口状着色模式，局灶或弱表达 CD10，不表达 P504S。遗传学 ccpRCC 无 3p 缺失、*VHL* 基因突变。

2. 低度恶性潜能的多房囊性肾肿瘤　完全由囊腔构成，囊壁内衬单层透亮或淡粉染肿瘤细胞，囊壁内仅有单个或小灶状透明细胞，无实性或膨胀性生长，瘤细胞核级别低，大多为 WHO/ISUP 1 级或 2 级。免疫组织化学显示表达 CAⅨ、EMA，大部分病例表达 CK7，部分病例表达 CD10 和 vimentin。

3. MiT 家族易位性肾细胞癌　TFE3/TFEB 易位性肾癌有时由透明细胞构成腺泡状、片状的结构，不易与 ccRCC 鉴别。但 TFE3/TFEB 易位性肾癌形态多样，常伴有胞质呈嗜酸性颗粒的瘤细胞，可见砂砾体、色素颗粒或基底膜样物质。TFE3/TFEB 易位性肾癌患者较为年轻。免疫组织化学染色肿瘤细胞核特征性地表达 TFE3/TFEB，FISH 检测 TFE3/TFEB 基因易位可予以鉴别。

4. 乳头状肾细胞癌（pRCC）　ccRCC 有时会出现乳头状结构，但乳头状结构常呈小灶状分布，周围伴有典型实性片状排列的 ccRCC 结构。另外，在 pRCC 乳头轴心常出现泡沫样巨噬细胞，而 ccRCC 很少见。免疫组织化学显示不同程度表达 vimentin、P504S、CD10、CK7、EMA，不表达 CAⅨ。

5. 肾嫌色细胞癌（chRCC）　chRCC 呈实性片状排列，肿瘤组织之间由玻璃样变厚壁血管分隔，而 ccRCC 由薄壁血管间隔。chRCC 瘤细胞胞质透明呈网状，细胞膜呈植物细胞样。免疫组织化学显示 CK7 弥漫强阳性，还表达 CD117、EMA，不表达 CAⅨ，vimentin、CD10 阴性或局灶阳性。

6. 伴有平滑肌瘤间质的肾细胞癌（RCCLS）　ccRCC 有时伴有较多纤维间质，而 RCCLS 间质成分为平滑肌瘤样间质，免疫组织化学显示梭形细胞表达 SMA、desmin、calponin。ccRCC 伴肉瘤样变，也是由透明细胞与梭形细胞构成，但肿瘤细胞异型明显，恶性程度高。

7. 上皮样血管平滑肌脂肪瘤（E-AML）　有时会类似于肾细胞癌样生长方式，肿瘤细胞胞质嗜酸性，有时也呈透明，与高级别肾癌形态学类似。可通过免疫组织化学辅助诊断，E-AML 表达 HMB45、Melp、Melan-A，不同程度表达 SMA、MSA，角蛋白阴性。

（四）预后相关性

ccRCC 患者的预后主要依据肿瘤分期。同一阶段的肿瘤中，可以进一步通过肿瘤分级、肿瘤坏死、肉瘤样和横纹肌样分化等参数评估预后。Ki-67、TP53、BIRC5 等一些免疫组织化学和分子生物标志物作为 ccRCC 的潜在预后因素已被广泛研究，但它们在临床实践中尚未常规使用。

WHO/ISUP 的四级分级系统已被证实适用于 ccRCC，并纳入 ccRCC 的危险分层评分。

该分级系统根据核仁突出定义肿瘤 1 ~ 3 级。4 级肿瘤表现明显的核多形性、肿瘤巨细胞和（或）横纹肌样和（或）肉瘤样分化。研究表明，ccRCC 患者的预后与肿瘤细胞核仁的突出相关。另外研究还表明，ccRCC 伴肉瘤样和横纹肌样分化均与患者预后不良相关；肉瘤样改变肿瘤患者的 5 年生存率为 15% ~ 22%，横纹肌样形态肿瘤患者的中位生存期为 8 ~ 31 个月。

肿瘤坏死具有独立的预后意义。在肿瘤内即使肿瘤坏死占肿瘤总体积 < 10%，其预后也比没有坏死的肿瘤差。研究表明，肿瘤坏死占肿瘤总体积 > 10% 与患者预后不良相关。对于 TNM 1 期和 2 期的肿瘤患者，与肿瘤坏死及预后具有相关性的临界点为肿瘤坏死占肿瘤总体积 20%。

第五节　自然病程和主动监测

了解肾癌的生物学特性和自然病程（natural history）有助于预测肿瘤的生长速度和转移风险，选择最佳的治疗方法和干预时机。本节详细介绍不同分期肾癌的自然病程及转归、肾癌自然病程的影响因素、主动监测（active surveillance）的时机和策略。

鉴于肾癌的恶性生物学特征，一旦确诊，患者通常选择积极的治疗干预。对于早期肾癌，手术可以完全切除肿瘤，达到肿瘤根治的目的。对于中晚期肾癌，手术结合药物、放射等治疗方法的综合治疗模式能够有效控制肿瘤进展，延长患者生存时间、改善患者生活质量。冷冻、射波、激光等能量消融也是一种治疗手段。尽管如此，仍然有一部分患者因为各种原因未立即治疗而是选择随访观察即主动监测。主动监测是指患者在已经发现肾脏肿瘤的情况下，暂时不处理肾脏肿瘤，通过连续的影像学检查（超声、CT、MRI）密切监测肿瘤大小变化，在随访期间出现肿瘤进展再接受延迟的干预治疗。主动监测为研究肾癌的自然病程提供了难得的机会。肾癌的自然病程是指未受到任何人为因素干扰（包括治疗）情况下肾癌自然的发生、发展过程。

肾癌患者选择主动监测通常有以下几个原因：①发现肾脏小肿物：随着影像学技术的进步和普及，以及居民健康意识的增强，肾脏小肿物的患者越来越多。肾脏小肿物往往是体检或偶然发现的，无明显症状，对患者生活无明显影响，且肾脏小肿物生长速度慢，良恶性难以区分，部分患者发现肾脏小肿物后不是立即手术，而是选择密切监测。②患者自身原因，无法立即接受治疗。例如患者刚刚接受腹部、胸部或骨科等部位大手术，需等其康复后，再考虑肾癌手术。或者新发脑梗死、心肌梗死需等病情稳定后，再接受治疗。③患者预期寿命短，肿瘤治疗获益有限的：一些高龄患者或者基础状况差的患者，预期寿命短，往往死于其他原因，并不能从肾癌的治疗中获益。④患者及家属主观上不愿意立即接受治疗。⑤其他方面的原因。

一、肾癌癌前病变和肾癌的多灶性

肾癌是否存在癌前病变尚不明确。VHL综合征的患者可以由单纯性肾囊肿到复杂肾囊肿再进展为肾透明细胞癌，这展示了典型的肾癌演变过程。但是绝大部分肾癌缺乏统一的癌前病变，无特征性的病理学表现。以往曾将一些小体积的肾肿物称为肾腺瘤，如直径≤0.5 cm的肾乳头状细胞癌。但是肾腺瘤和肾癌是否存在明显界限仍需要进一步研究。有学者认为，肾癌患者本身存在肾小管上皮细胞发育不良。10%～15%的肾癌存在多灶性，肾乳头状细胞癌多灶性的发生率高于肾透明细胞癌。通常一个较大的肿瘤实体，周围包绕着1个或多个小体积病变，称为卫星灶，卫星灶被认为是由大的肿瘤实体在肾脏内播散形成。两者具有相同的起源，卫星灶肿瘤的恶性程度更低。肾癌的多灶性并不等同于多发性肾癌或者同时性双侧肾癌，多发性肾癌各个肿瘤实体之间往往大小相近。多发性肾癌或者双肾癌多具有明显的遗传倾向，且好发于40岁以下的年轻患者。

二、不同分期肾癌的自然病程

（一）小肾癌

小肾癌是指肿瘤最大径≤4 cm，且局限于肾脏，临床分期为T_{1a}期的肾癌。关于肾癌自然病程的研究多集中于小肾癌或肾脏小肿物。肾脏小肿物多是影像学检查偶然发现，无肉眼血尿、腰痛、腹部包块等肾癌的典型症状。20%的肾脏小肿物最终病理为良性，即使病理确诊为肾癌，往往恶性程度也比较低。因此很多患者选择了主动监测，延缓手术治疗。Finelli等分析了136例未接受治疗的小肾癌患者的自然病程，中位随访时间为8年，肿瘤平均生长速度为2～3 mm/年，Ⅰ型乳头状细胞癌患者（0.02 cm/年）生长速度明显小于透明细胞癌患者（0.25 cm/年），4%（6例）的患者出现远处器官转移。另一项关于肾脏小肿物自然病程的荟萃分析，共纳入了9个中心286例肾癌患者，平均随访34个月，初发平均肿瘤直径2.6 cm，生长速度为0.28 cm/年，随访期间3例患者出现了肿瘤转移。基于现有的研究，尚无法预测哪些肾脏小肿物患者容易出现远处转移。部分患者多有严重基础疾病，在肾癌发生转移或肿瘤特异性死亡之前即死于其他因素。综上所述，小肾癌恶性程度低、生长速度缓慢、转移发生率低，有关肾癌的诊疗指南已推荐主动监测作为小肾癌患者的一种选择。

（二）大体积局限性肾癌

大体积局限性肾癌是指肿瘤直径＞4 cm，且局限于肾脏，临床分期为T1b期、T2期的肾癌。一些大体积肾癌患者基于各种因素或主观意愿选择主动监测，如孤立肾肾癌、肾功能不全、全身状况差无法耐受手术。Karim Marzouk等分析了100例肿瘤最大径＞4 cm的肾癌患者，确诊时中位年龄是73岁，73%的患者Charlson合并症指数≥4分，中位肿瘤直径是4.9 cm，中位随访48个月，肿瘤平均生长速度为0.4 cm/年，其中10%的患者出现肿瘤转移，3 例患者死于肾癌，30 例患者死于其他原因。Touma 随访了 69 例肿瘤最大径 > 4 cm 的肾癌患者（中位随访时间 57.5 个月），肿瘤特异性生存率为 83%，22% 的患者发生转移，出现转移患者肿瘤平均生长速度为 0.98 cm/ 年，未出现转移患者的肿瘤平均生长速度为 0.67 cm/ 年。对比小肾癌的研究数据不难发现，大体积肾癌的生长速度较快，转移发生率高。此外，大体积肾癌容易出现血尿、腰痛等症状，严重影响患者的生活质量。因此，对于大体积局限性肾癌患者建议尽早积极干预治疗。

（三）伴静脉癌栓或区域淋巴结阳性的肾癌

肾癌的肿瘤细胞容易通过肾静脉系统向血管管腔内扩散定植，形成静脉癌栓，最远端可通过下腔静脉到达右心房，根据癌栓高度的不同，临床上分为 T3a ~ T3c 期。局部进展期肾癌中癌栓发生率可达 4% ~ 10%。Adam C. Reese 等回顾分析了 390 例未接受治疗的肾癌伴癌栓患者的自然病程，患者平均年龄 69 岁，36% 的患者存在淋巴转移，72% 的患者存在远处转移，中位随访时间是 3 个月。随访期间 278 例（71%）患者死亡，其中 243 例（87%）死于肾癌。中位生存期是 5 个月，1 年肿瘤特异性生存率为 29%。癌栓高度位于膈上和同时存在远处转移是患者预后的不良因素。有研究报道，肾根治性切除 + 静脉癌栓取出术或联合靶向药物治疗的癌栓患者，5 年肿瘤特异性生存率可达到 40% ~ 60%。因此，肾癌伴癌栓转移率高、预后差，积极的治疗能够为患者带来生存获益。根据癌栓分级，一般认为Ⅰ、Ⅱ级癌栓可考虑根治性肾切除 + 癌栓取出术。Ⅲ ~ Ⅳ级癌栓严重并发症率（Clavien–Dindo 分级≥3A）发生率高达 34%，术后 90 天病死率达 10.5%。对于基础情况差、高龄等患者，是否手术治疗仍然存在争议。基于临床信息、影像学表现、病理特征等多个指标的患者危险分层模型可以指导医生临床抉择。

肾癌区域淋巴结阳性患者往往伴有远处转移，单纯区域淋巴结转移患者发生率较低，因此，针对区域淋巴结阳性肾癌患者自然病程的研究很少。Borivoj Golijanin 分析了 2 679 例术后病理证实为 pN1M0 的肾癌患者病程，中位随访 19.2 个月，随访期间 1 782 例患者发生死亡，1 年、5 年、8 年生存率分别为 68%、28%、19%。高龄、肿瘤大体积、高 pT 分期、切缘阳性、阳性淋巴结数量、非透明细胞亚型等是患者不良预后的独立危险因素。

（四）远处转移的肾癌

肾癌的远处转移常发生在肺、骨、肝、脑等器官。在新型免疫药物、分子靶向药物出现之前，转移性肾癌的平均生存时间仅为 12 ~ 14 个月。转移性肾癌患者生存期短，其自然病程时间窗短，相关研究很少。Daniele Santini 等研究了 398 例肾癌骨转移患者，诊断时无骨转移到发生骨转移的中位时间是 25 个月。确诊骨转移后 71% 的患者至少发生一次骨相关事件，中位生存期为 12 个月。发生第一次骨相关事件后，中位生存期是 4 个月。因此，发生转移的肾癌患者未经治疗生存期短，预后差，一般不考虑主动监测。

三、肾癌自然病程的影响因素

（一）年龄

研究发现，与≥60 岁的肾癌患者相比，<60 岁的患者肿瘤生长速度较快（0.90 cm/年 vs 0.60 cm/ 年）。年龄是医生及患者进行临床抉择的一个重要因素。年轻患者预期寿命长、一般状况良好、手术风险小，多选择积极治疗；相反，老年患者基础疾病多、预期寿命短，可考虑主动监测。Doolittle J 等发现，T1a 期肾癌患者年龄越大，选择主动监测的比例越高（70～79 岁：10%；80～89 岁：30%；90 岁以上：>70%），但主动监测没有明确的年龄界值。

（二）初始肿瘤大小

一般认为，肿瘤直径越大，恶性比例和恶性程度越高。Frank 等报道，肿瘤直径每增加 1 cm，恶性可能性上升 17%，<1 cm 组良性占比 46.3%，1～1.9 cm 组良性占比 22.4%，2.0～2.9 cm 组良性占比 22.0%，3.0～3.9 cm 组良性占比 19.9%。也有研究认为，初诊肿瘤直径越大，肾周脂肪浸润比例和远处转移比例也越高。但这并不意味着初诊时肿瘤最大径与肿瘤的生长速度存在明确的相关性。Lamb 等报道的肿瘤平均直径为 7 cm，肿瘤生长速度为 0.37 cm/ 年，与其他研究报道的小肾癌的生长速度并无明显差异。

（三）肿瘤生长速度

肿瘤的生长速度并不能准确预示肾肿瘤的良恶性。Kunkle 根据影像学检查将小肾癌分为“无生长”和“有生长”两组，发现两组恶性比例并差异无统计学意义（83% vs 89%）。CHAWLA 等发现，肾嗜酸性细胞腺瘤和肾恶性肿瘤的生长速度分别为 0.16 cm/ 年和 0.35 cm/ 年，两者并无明显统计学差异，提示肾脏肿物的生长速度与其良恶性程度无直接关系。但是，无论肿瘤良恶性，肿瘤的快速增长都是尽早进行干预治疗的重要因素。

（四）病理分型和分级

病理亚型、病理分级与肾癌自然病程的相关性尚无统一结论。王林辉等报道了 21 例小肾癌患者，透明细胞癌和乳头状细胞癌的自然生长速度无明显差异。首诊时乳头状或嫌色细胞癌体积往往小于透明细胞癌，但生长速度无明显差异。国内的研究报道，福尔曼Ⅰ级、Ⅱ级、Ⅳ级的生长速度分别为 0.36 cm/ 年、0.88 cm/ 年、1.57 cm/ 年。Oda 等报道，福尔曼分级与肿瘤生长速度无明显相关性。Kato 等发现，虽然福尔曼Ⅰ级、Ⅱ级肿瘤生长速率相似，但福尔曼Ⅲ级肿瘤生长速度高于福尔曼Ⅱ级。存在肉瘤样分化的肾细胞癌患者生存期短、预后差。Merrill MM 等回顾性分析了 77 例接受肾切除术的肉瘤样变肾癌患者的病例资料，随访 2 年生存率为 50%，60 例（77%）患者出现肿瘤复发。对于肉瘤样病变患者，应密切随访，干预治疗更加积极。

（五）肿瘤标志物及基因突变

近年来，肾脏肿瘤相关的分子标志物和基因改变一直是肿瘤进展和转移研究的热点。

研究较多的有组织微血管密度、细胞凋亡、Ki-67（细胞增殖的标志物）、p53（诱导凋亡）、PTEN（肿瘤抑制因子）、bcl-2（抑制凋亡）、VEGF（血管内皮生长因子）和 HER-2（上皮生长因子）等。Ball 发现，不同类型基因突变的肾癌生长速度存在显著差异：*BAP-1* 突变 6 mm/ 年，*VHL* 突变 3.7 mm/ 年，*MET* 突变 1.5 mm/ 年，*FLCN* 突变 1 mm/ 年，通过检测患者是否存在相关基因突变，能够指导治疗方式的选择。Kato 等研究了细胞增殖和凋亡特征与 < 3 cm 肾癌自然病程的关系，他们发现细胞凋亡与肿瘤生长速度存在相关性。目前仍缺乏单一的、理想的肾癌自然病程预测的分子标志物。多维度、多介质的分子标志物的组合能够有效提高预测肾癌进展的准确性。肾癌组学的研究（包括基因组学、转录组学、蛋白质组学、代谢组学等）会为预测肾癌的生物学特性带来新的解决方案。

四、肾癌的主动监测

对于部分肾癌患者，延缓治疗改为主动监测是一种选择。究竟哪些患者可以考虑主动监测，目前尚无统一的标准，需要考虑患者的基本情况、主观意愿、肿瘤生长速度、转移风险、手术难度、药物不良反应等因素。

随着对肾小肿物自然病程发展的进一步了解，发现大多数患者平均年龄较高、合并有较多的基础疾病，存在的手术风险更高。同时发现肿瘤多呈惰性发展趋势。因此，多个肾癌诊疗指南推荐肾脏小肿物患者（T1a 期）可选择主动监测，对于 T1a 期以上的肾癌患者应尽早考虑干预治疗。对于年轻患者，不建议主动监测。拟行积极监测、小的肾脏占位的患者可以考虑肾肿瘤穿刺活检，明确病理结果，穿刺可在局部麻醉下以超声或 CT 引导进行，可分为粗针穿刺组织活检和细针穿刺细胞学活检，粗针穿刺能够更好地明确病理特征，诊断准确性优于细针活检。

主动监测的肾脏小肿物患者选择干预治疗的时机尚无统一的标准。有研究认为，当肿瘤直径 > 3 cm，或肿瘤最大径倍增时间 < 1 年时，提示肿瘤进展或转移风险较高，应考虑干预治疗。

对主动监测的时间和方式并无统一推荐。一般认为，对于 T1a 期小肾癌，首次发现后 6 个月应再次复查腹部增强 CT 或 MRI。此后每年复查一次，包括病史和体格检查、腹部 CT 或 MRI、实验室检验、X 线胸片或胸部 CT。对于分期较高的患者，建议每 3 ~ 6 个月复查一次。影像学检查的手段包括超声、MRI、CT 等，不同检查方式各有优缺点，同一患者前后应尽量选择相同的检查方式便于对照。医生应仔细与前期检查结果进行对比，选择同一截面对比肿瘤大小、囊实性，有无新的病变等，以便指导后续治疗。

第六节 外科手术

手术是外科治疗的核心要素。但对外科治疗效果的评价，绝不仅仅局限于开展手术的数小时，而是贯穿从患者入院至康复出院的整个过程。以手术这一事件为划分点，分为术前、手术当日和术后 3 个时间段，合称为围手术期（perioperative period）。围手术期管理包含从入院手术治疗到术后出院并基本恢复生理功能的整个过程，除合理规划、准确实施、安全有效的手术操作，还需要完备的术前评估、细致的术前准备、良好的术中观察、全面的病情监测、及时的术后护理及简明易行的康复指导等，而这些措施需要医疗、护理、麻醉、营养、患者及家属的全面配合，通力合作，方可达到最优的治疗与康复效果。

一、术前准备

大部分手术本身是一个从破坏（暂时破坏正常解剖及生理功能）到切除（显露－分离－切除病灶）再重建（重新恢复正常解剖及生理功能）的过程，对患者本身是一个人为造成的额外打击，取决于患者体质，会使其出现不同程度的应激反应，影响自身机体功能或心理状态，尤其是高龄、体弱、心理负担重等特殊人群。另外，由于手术大多需要在麻醉条件下完成，这意味着需要在术前将患者从一般生活状态调整至术前状态，使患者能够更好地匹配麻醉需求，顺利度过手术。从制订手术决策开始，到将患者转移至手术室这个时间段内所做的所有准备工作，即为术前准备（preoperative preparation）。按照术前准备工作的性质，通常可分为一般准备和特殊准备。

（一）术前一般准备

一般准备包括生理与心理两方面，前者主要为对患者生理状态的调整，使其在较好的生理状态下度过围手术期，以提高手术安全性，预防围手术期并发症；而后者则包括对患者心理状况的评估与管理，主要是通过术前宣教与知情同意，对患者的病情、手术方案、治疗计划、围手术期管理等进行必要的说明与解释工作，减少心理应激，降低其紧张与焦虑程度，使手术得以更顺利地进行。

1. 戒烟　研究表明，吸烟会增加手术患者缺氧、出血、低血压及呼吸道相关并发症等风险，而术前戒烟可显著降低围手术期并发症的发生率。对于肾癌手术患者，通常要求术前 2 周戒烟。对于中至大量吸烟者，可能需要提前至术前 8 周开始戒烟，必要时采用尼古丁替代疗法等辅助戒烟方法。

2. 生理功能适应性训练　这部分内容对于高龄、体弱、基础心肺功能差、长期便秘、排尿困难的患者尤为重要，包括肺功能锻炼（如吹气球、轻度体能锻炼）、排泄功能的适应性训练（适应床上排尿排便）、饮食与肠道准备等。对于长期便秘，有高盐、高糖、重油饮食习惯的患者，可能需要提前数日至数周进行调整饮食结构（多食瓜果蔬菜，必要时服用缓泻剂等）。与其他全身麻醉手术一样，肾脏手术患者应于术前 1 日午夜前禁食、禁饮。对于有条件接受加速康复外科（enhanced recovery after surgery，ERAS）的患者，可进清流汁至术前 2 h；术前嚼口香糖可缩短术后肠道功能恢复，更早恢复饮食，促进术后康复。肾脏手术虽不涉及胃肠道操作，但也应常规行术前肠道准备。责任护士应于术前 1 日指导患者口服缓泻剂（如复方聚乙二醇电解质散），饮水约 2 000 mL 以促进排泄，根据排便次数、颜色来判断肠道清洁的效果，并告知患者服用缓泻药后注意行走安全，防止因虚脱而跌倒；排便后协助更换干净的衣裤，保持皮肤的清洁干燥；必要时应予清洁灌肠。

3. 个人卫生与用品准备　患者术前应做好个人卫生清洁，如沐浴、更换手术服、修剪指甲、剃胡须等，术前备皮的时机虽尚存争议，但通常应在术前 1 晚使用备皮刀轻柔刮净术区皮肤毛发，防止刮破皮肤。备好术后个人用物，如医用胸腹带、成人尿垫、抗血栓弹力袜和纸巾等。

4. 心理准备　出于对病情的不确定、对预后的担忧、对住院开销的压力、对起居环境与饮食习惯的不适应等因素，患者在术前常会表现出不同程度的焦虑、担忧、烦躁、不安、失眠、应激、情绪低落或波动等，严重者可能出现血压、血糖等指标的变化，甚至影响手术如期进行。因此，当患者入院后，医护人员在提供治疗与照护之余，应充分体现尊重、关怀、医德医风与人文精神，主动向患者及家属做好病情告知，进行必要的疾病科普，对手术方案、治疗计划、随访事项等进行细致的讲解，拿捏好术前谈话的技巧与分寸，耐心倾听与解答患者的疑惑和问题，掌握其对自身患病后的感受和现阶段自身心态的变化，尽量排解其因住院产生的不良情绪及其对生理功能造成的影响。目前，许多医院已通过多媒体、健康知识专栏、健康指导处方、微信公众号、手机 APP 等新媒体平台发布疾病科普、围手术期注意事项、术后康复措施等信息，方便患者随时随地查阅。此外，在术前谈话、转移患者、术后换药、床边治疗等环节注意保护患者的生理与信息隐私，也可很好地减少患者的心理应激，规避不必要的医患矛盾。

（二）术前特殊准备

围手术期用药是术前特殊准备的重要一环。通过病史采集，应详细掌握患者的既往与目前药物种类、用途、剂量、剂型等。另外，在完善术前体格检查、实验室与影像学检查后，应全面掌握患者的生命体征、心肺、肝肾、凝血等功能状况，并在术前有针对性地制订调整计划。除如下几类易导致围手术期低血压、出血、细胞酶功能抑制风险升高的药物应在术前不同时间点停用外，其他类型药物基本可用至术晨。

1. 抗凝 / 抗血小板聚集 / 溶栓药物　抗血小板聚集药物，如阿司匹林、氯吡格雷、西洛他唑等，通常应在术前 7～10 天停药，并告知患者停药后血栓相关事件增加的风险，必要时请相关科室会诊；华法林、利伐沙班等抗凝药应在术前 4～5 天停用，对于血栓高危人群应改用低分子肝素皮下注射，术后 12～24 h 恢复用药，如遇紧急手术，可给予维生素K。普通肝素、低分子肝素等术前12 h停用，监测凝血酶原国际标准化比值（INR）并维持于2.0～2.5。比伐卢定、达比加群酯等术前2 h停用即可。而溶栓药物，如链激酶、阿替普酶、重组葡激酶等，应在术前2周停用。

2. 降压药　一般除β受体阻滞剂外，应在术前停用降压药（如ACEI/ARB类），以免造成围手术期急性肾损伤或顽固性低血压；对于去甲肾上腺素能神经阻滞剂（如利血平、降压0号等），因其半衰期长，体内代谢慢，应在术前至少2周停用。对于稳定型心绞痛心室率的控制，可在围手术期继续使用非二氢吡啶类钙通道阻滞剂（如地尔硫䓬、维拉帕米等），但也应权衡与术后低血压间的利弊，酌情使用；而二氢吡啶类钙通道阻滞剂（如非洛地平、氨氯地平等）则可在围手术期继续使用。

3. 降糖药　因全身麻醉手术术前须禁食水，应停用口服降糖药，特别是长效剂型，以避免术中术后严重低血糖，改以短效胰岛素替代治疗。

4. 止痛药及非甾体抗炎药　非甾体抗炎药物（如阿司匹林、双氯芬酸钠、塞来昔布等），应术前至少停药7天；而阿片类镇痛药（如曲马多、羟考酮等），则应继续使用至术晨。

5. 单胺氧化酶抑制剂　如苯乙肼、反苯环丙胺、异卡波肼、溴法罗明等，可能导致儿茶酚胺类递质蓄积，并与麻醉药物发生相互作用，增加阿片类药物发生呼吸抑制、嗜睡、低血压、昏迷的风险，因此应在术前停用至少2周。

6. 中草药　许多中草药可能造成围手术期并发症，如引起免疫抑制、出血、血流动力学异常、干扰麻醉药物作用及代谢等，故术前应停用中草药至少1周。

7. 其他特殊准备　主要针对营养不良、老年人，心脏病、高血压、糖尿病、呼吸功能障碍、肝肾功能异常、糖尿病、肾上腺皮质功能不全等特殊人群，按具体情况进行的特殊术前准备，包括通过药物等医疗干预稳定生命体征，纠正贫血、低蛋白血症、水电解质与酸碱失衡，调节血糖、肝肾功能，控制基础疾病。此外，还应完善针对肾透明细胞癌患者病情的特殊术前准备。在患者入院后，除常规的病史采集、体格检查、实验室与影像学检查外，对于进展期肾癌合并肾静脉或腔静脉瘤栓形成者，应行肾静脉或腔静脉彩色多普勒超声、CT增强或MRI检查，以进一步了解瘤栓的位置、长度及侵犯腔静脉的程度。此外，对于大体积或切除困难的肾癌，应考虑术前24 h行肾动脉栓塞，以减少术中出血。对于早期肾癌，常规备血400～800 mL，合并腔静脉瘤栓形成者备血1 200～2 400 mL，且术前应请麻醉科、血管外科会诊。

二、围手术期护理

（一）术前护理

术前护理的相关内容基本涵盖于术前准备当中，主要包括住院及护理宣教、用药及康复指导，协助患者做好生理功能适应性训练（如叩背排痰、床上排尿排便）、个人卫生准备（沐浴、更衣、备皮等）、手术用品准备（如弹力袜、尿垫、腹带），明确术后注意事项（胃管、尿管、引流管护理指导）等。

（二）术中护理

协助患者正确穿着弹力袜，佩戴手腕识别带。脱去内衣内裤和贴身衣物，更换手术衣；去除首饰，取下活动性义齿，摘掉接触镜和眼镜等。完善手术交接核查表和术前评估单，准备患者的影像片和术中用药，与手术室护士做好交接工作。转移至手术室后，由手术室护士协助手术医生及麻醉医生做好信息核对、体位摆放与固定、术中保温等措施。

（三）术后护理

术后护理包括一般护理、疼痛护理、术后活动护理、引流管与尿管护理、并发症观察与护理等。

1. 一般护理　由术后生命体征监测及术后饮食护理组成，前者包括术后心电监护，严密观察患者血压、脉搏、呼吸、意识变化；术后饮食，术后早期禁食禁饮，指导患者可湿润口唇，每日 2 次做好口腔护理，保持患者口腔的清洁舒适。术后患者胃肠功能恢复后，指导患者进食清水、米汤等流质饮食，馄饨、面条等半流质饮食直至普食，避免牛奶、豆浆等产气食物。当肠道蠕动恢复后可遵医嘱进食，从流质—半流质—普食循序渐进。

2. 疼痛护理　术后疼痛对患者心理、情绪及病情恢复均有不利影响，因此医患双方对于术后疼痛均应采取积极应对的态度。患者术后禁食期间一般须借助镇痛泵或静脉输注阿片类或非甾体抗炎药缓解疼痛，恢复饮食后可考虑更换口服镇痛药。麻醉医生或疼痛护士应向患者介绍镇痛泵的使用方法，镇痛泵里加入止痛药物，2 mL/h 泵入，若术后疼痛加剧，通过镇痛泵上的按钮增加药物剂量，每按一次增加 0.5 mL，若需再次加剂量，需间隔 30 min。术后指导患者可通过看视频、听音乐及与家属聊天等方式分散注意力，同样可以有效缓解疼痛。责任护士使用可视化痛尺对患者疼痛进行评估，对疼痛进行规范化管理，必要时应更改镇痛药物用法用量，或提请疼痛科、麻醉科会诊。

3. 术后活动护理　术后当天绝对卧床，可在床上翻身、抬臀，若患者术后清醒可垫枕头，摇高床头 30°，指导患者做一些简单的被动与主动运动（如踝泵运动），促进下肢的血液循环和淋巴循环。踝泵运动对于长期卧床及术后患者的功能恢复有着重要作用。术后 2 h 在家属协助下进行按摩和下肢活动，然后逐渐过渡至在床上进行翻身活动、床上半卧位、坐位直至床边站立和行走，循序渐进，同时防止患者跌倒坠床，做好安全指导。术后第 1 天可坐在床上及在床周围行走；术后第 2 天开始鼓励在病区内活动，活动频率不少于 2 次 /d。

4. 引流管与尿管护理　由于肾癌根治术涉及使用缝线或血管夹（Hem-o-lok 等）对肾动脉和肾静脉进行结扎，尽管发生率很低，但一旦出现线结或血管夹松脱、移位、血管夹断裂等，将造成严重出血，须行二次手术止血。术后通常视情况须留置 1 ~ 2 根肾窝引流管及尿管，通过观察、记录肾窝引流管引流液颜色与引流量，可辅助判断是否出现术后腹腔内出血（包括术区与邻近大血管损伤）、感染、邻近器官损伤（如胰腺、胆道、胃肠道）等严重并发症。如每小时伤口引流液超过 200 mL，引流液为鲜红色或暗红色，则考虑存在活动性出血，应及时通知医生处理。除要密切观察引流液颜色、性质、引流量外，还须妥善固定管道（通常为在管道上捆绑带有曲别针的橡皮筋），并将曲别针别于床单（卧床时）或患者衣物（离床时），采用双固定法固定导管；从远心端向近心端定时挤压管道，防止引流管扭曲、受压，保持引流通畅。引流管固定于床边时，应保留足够长度，避免患者翻身或活动时牵拉引流管造成引流管移位或脱落。另外，术后应定期对引流管进行换药消毒，及时更换纱布，严格无菌操作。如发现引流口外纱布浸湿，同时引流量少，考虑引流管堵塞，应及时通知医生处理。

留置导尿管期间，如患者已恢复进食，鼓励患者适当多饮水，增加尿量达到自我冲洗，降低感染风险的目的；每天应进行 2 次尿管护理，每周更换 2 次尿袋，并保持会阴部清洁卫生，每日 2 次会阴护理。

5. 并发症观察与护理　根治性肾切除术的常见术后并发症包括感染、尿瘘、肾衰竭、下肢深静脉血栓形成等。术后并发症护理主要包括监测生命体征，翻身拍背排痰，记录引流量及尿量，保证引流管、尿管通畅，防止倒流，避免应用肾损伤药物，监测肾功能及电解质变化，指导患者术后下肢关节活动，穿弹力袜等。

（四）出院指导

1. 术后健康教育　包括活动及饮食指导，主要内容为控制血压、血糖，避免感染，预防感冒，术后 3 个月内避免高强度体力劳动与剧烈运动，保证食物多样性，控制体重，选择优质蛋白质（包括禽类、海鲜、蛋、奶），限制动物脂肪摄入，控制盐、糖摄入等。

2. 出院后用药指导　患者基础疾病的用药一般可在出院后恢复使用。肾癌术后通常无特定辅助用药需求，但视术后机体恢复情况与随访结果，对于特殊人群可能需要遵医嘱辅助使用抗生素、营养制剂等药物，并避免使用肾毒性药物。许多患者喜欢在术后服用中药进行“调理”，但应咨询有经验的中医，辨证施治，避免造成肾功能损害，切忌自行购买中成药服用。对于进展期肾癌，术后可能需要辅助应用靶向治疗（targeted therapy）、免疫治疗、放射和化学治疗相关药物。

3. 术后复查指导　肾癌术后定期随访对评估术后肾功能变化，监测终末期肾病、心血管不良事件等具有明确价值，但术后随访与复查对肿瘤学预后的价值，以及术后随访的时机策略，国内外尚无明确定论。另外，由于局限性肾癌与进展期肾癌的术后生存存在较大差异，也应视具体病情制订个体化随访策略。CT 检查有助于及时发现微小复发与转移性病灶，而胸部 X 线片与超声检出转移灶的敏感性通常较低。核医学检查，如 PET、PET-CT、骨扫描也通常不纳入常规随访检查项目。美国泌尿外科医生 Bradley Leibovich 提出了一项预测肾透明细胞癌患者根治性肾切除术后转移风险的评分系统 Leibovich 评分，该评分系统将肾癌根治术后患者分为三个危险分层：低危（0～2 分）、中危（3～5 分）、高危（≥6 分）。目前，国际指南推荐的肾透明细胞癌术后随访计划为：低危患者（Leibovich 评分 0～2）术后 6、18、30 个月复查 CT，3 年后每 2 年复查 CT；中危患者（Leibovich 评分 3～5）术后 6、12、24、36 个月复查 CT，>3 年每年复查，>5 年每 2 年复查 1 次；高危患者（Leibovich 评分≥6）术后 3、6、12、18、24、36 个月复查 CT，>3 年每年复查，>5 年每 2 年复查 1 次。

三、根治性肾切除术

由于肾透明细胞癌是最常见的肾脏恶性肿瘤的病理类型，因此本节对肾脏肿瘤的外科治疗将以肾透明细胞癌为代表进行论述。根治性肾切除术（radical nephrectomy）最早于 1948 年由美国麻省总医院医生 Richard Chute 提出，是通过外科手术早期结扎肾动静脉，切除单侧全部肾脏、肾周脂肪囊、同侧肾上腺及区域淋巴结的手术方式。早期研究表明，其相比单纯性肾切除术（simple nephrectomy）可显著提高 5～10 年生存率，基本术式沿用至今。自 1991 年 Ralph Clayman 等首次报道了腹腔镜下根治性肾切除术开始，根治性肾切除术逐步走向微创化，特别是自 2000 年 Douglas Klingler 首次报道机器人肾癌根治术以来，机器人肾癌根治术的应用比例从 2003 年的 1.5% 上升到 2015 年的 27%。然而，对于局限期肾癌的根治性切除，机器人相比腹腔镜似乎并未显示出显著优势，却带来了更高的手术费用，因而对于机器人肾癌根治术治疗局限期肾癌产生了一些争议。如今，对于 T1 及部分 T2 期的局限期肾癌，欧洲泌尿外科学会（European Association of Urology，EAU）、美国国立综合癌症网络（National Comprehensive Cancer Network，NCCN）、中华医学会泌尿外科学分会（Chinese Urological Association，CUA）等国际、国内指南更加推荐采用腹腔镜或机器人下的肾部分切除术（partial nephrectomy）治疗。然而，对于进展期肾癌、合并腔静脉瘤栓形成、部分大体积病灶及特殊位置（如肾门部）的局限期肾癌，根治性肾切除术仍是有望获得临床治愈的更加安全、合理，甚至是唯一可行的手术方案。另外，对于根治性肾切除术的切除范围也逐渐变得更为个体化，综合术前分期、肿瘤位置与大小及影像学表现，也可选择保留同侧肾上腺，且区域淋巴结清扫也往往不是必需的手术步骤。

（一）手术适应证与禁忌证

1. 适应证　①不适合行保留肾单位手术的 T1 期局灶性肾癌患者，无远处转移；②进展期肾癌伴肾静脉和（或）下腔静脉瘤栓形成，无远处转移；③进展期肾癌，肿瘤突破肾周筋膜，侵犯同侧肾上腺和（或）腰大肌等邻近器官，局部病灶可彻底切除；④进展期肾癌，单发远处转移灶，原发灶可切除，无明确淋巴结转移。

2. 禁忌证　①全身广泛转移；②肿瘤侵犯邻近器官，局部病灶无法切除；③严重出血倾向或出凝血功能异常；④严重心、肺、脑等疾病，无法耐受手术。

（二）手术方式及原则

根治性肾切除术可在开放手术、腹腔镜或机器人辅助腹腔镜下完成。文献表明，腹腔镜相比开放手术在肿瘤学预后［包括肿瘤特异性生存（CSS）、无进展生存（PFS）或总体生存期（OS）］、手术时间等方面未见优势，但在术后住院天数及恢复时间、术中出血、并发症控制、疼痛评分等方面可能具有一定优势。经腹或经腰途径的腹腔镜手术在肿瘤学预后方面也未见显著差异。基于临床分期、病灶大小及位置、手术创伤、肿瘤控制、并发症风险、围手术期康复与社会经济学等因素综合考虑，目前全球大多数临床中心在术式选择上优先采用腹腔镜手术。

（三）手术切除范围及原则

根治性肾切除术遵循 Robson 原则，即早期结扎、离断肾蒂血管及输尿管，在肾周筋膜（Gerota 筋膜）外分离肾脏，将患肾、肾周筋膜、肾脂肪囊整块切除。对于伴有肾静脉及腔静脉瘤栓的进展期肾癌，也应尽量将瘤栓一并完整切除。区域淋巴结包括肾蒂淋巴结、腹主动脉旁淋巴结（左侧）或腔静脉周围淋巴结（右侧），范围从肾蒂上缘至肠系膜下动脉水平。扩大淋巴结清扫范围为上自膈肌下方，下至腹主动脉分叉处（左侧）或腔静脉分叉处（右侧）前、后、外侧淋巴结，以及腹主动脉–腔静脉间淋巴结。关于根治性肾切除术中淋巴结清扫的意义与范围尚未有统一定论，文献表明，肾根治性切除术中行淋巴结清扫与否和肿瘤学预后似乎并无相关性，而临床判断淋巴结转移主要依靠术前 CT、MRI 下是否存在肿大淋巴结，以及术中对淋巴结的直接触诊，而临床判断的肿大区域淋巴结仅约 20% 经病理确诊为阳性。目前 NCCN、EAU、CUA 等国际、国内指南不推荐对局限性肾癌行扩大淋巴结清扫，而对于临床分期淋巴结阳性的局灶进展期肾癌，淋巴结清扫也仅用于判断分期，以及制订预后与随访策略。另外，如术前评估未发现同侧肾上腺转移证据，则不推荐切除同侧肾上腺，因文献数据未发现生存获益。

（四）麻醉及体位选择

一般推荐全身麻醉下行气管插管或喉罩麻醉。手术体位按照经腹或经腰入路而有所差异，经腹入路采用侧卧或半侧卧位，经腰入路采用侧卧或半俯卧位，两者都须抬高腰桥，双上肢平置于手架，宽胶布固定肩部及髂部，双腿间加衬垫缓冲。

（五）手术切口

1. 开放手术切口　经腹或经腰入路的选择应取决于肿瘤体积、位置、是否合并腔静脉瘤栓形成，以及瘤栓的上界综合考虑。开放手术一般可选择经 11 肋切口、上腹部横切口、改良肋缘下切口或胸腹联合切口（图 2–12–26）。经 11 肋切口通常便于暴露肾中上极肿瘤，同时较好地保护胸膜，且不进入腹腔，术后恢复较快；上腹横切口适用于肾中下极肿瘤；改良肋缘下切口适用于较大体积的肾上极肿瘤，而合并腔静脉瘤栓且上界高于膈肌时，则可采用胸腹联合切口。

2. 腹腔镜及机器人辅助腹腔镜手术切口　经腹入路腹腔镜的穿刺器（Trocar）镜头

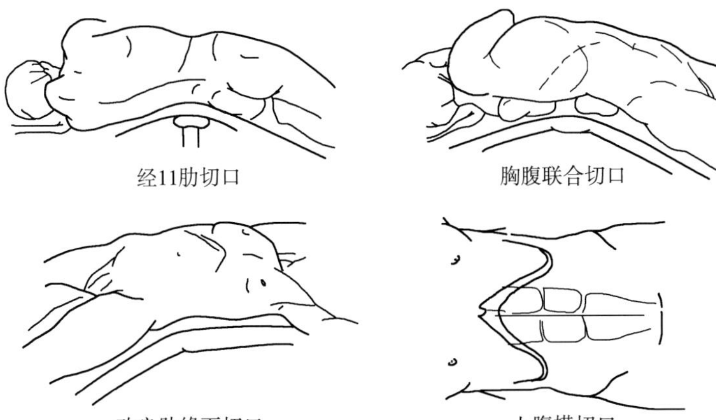

图 2-12-26　开放根治性肾切除术切口选择及体位摆放

孔常选在脐上，置入 12 mm Trocar；第二个穿刺点选在髂前上棘上方 3 ~ 5 cm，置入 12 mm Trocar；第三个穿刺点选在腋中线肋缘下 3 ~ 5 cm，置入 5 mm Trocar（图 2-12-27）。经腰后腹腔入路第一个穿刺点选在第 12 肋肋缘下 1 cm 与骶棘肌外侧缘 2 cm 交叉点，亦可选在与腋后线相交处，作为镜头孔，置入 12 mm Trocar；第二个穿刺点可选在镜头孔前方 8 ~ 10 cm，亦可选在肋缘下 2 cm 与腋前线交点，置入 5 mm Trocar（如肿瘤体积较大，亦可置入 12 mm Trocar，便于更改镜头位置）；第三个穿刺点选在髂嵴上 2 cm 腋中线交点或髂前上棘内上方 3 cm，置入 10 mm Trocar（图 2-12-28）。根治性肾切除术一般使用 3 个腹腔镜通道即可，如遇术中分离困难等特殊情况亦可考虑增加第 4 个通道。机器人手术的 Trocar 置入基本同腹腔镜（图 2-12-29）。

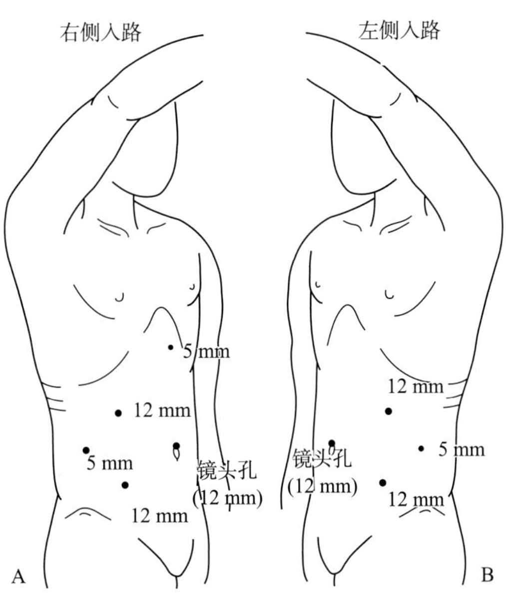

图 2-12-27　经腹腹腔镜肾癌根治术 Trocar 置入位置示意

A. 右肾根治性切除 Trocar 位置示意；
B. 左肾根治性切除 Trocar 位置示意

（六）开放手术步骤

1. 建立手术空间　以经第 11 肋切口为例，切口自脐上 2 cm 腹直肌外侧缘斜向外上延伸到第 11 肋前段，随后切开腹直肌前鞘，钝性分离腹直肌，显露并切开腹直肌后鞘，随后暴露并打开腹膜，于腹膜后向内侧游离至显露腹主动脉或下腔静脉。

2. 处理肾蒂　打开肾周筋膜前层至显露肾静脉，牵开肾静脉，显露肾动脉，直角钳

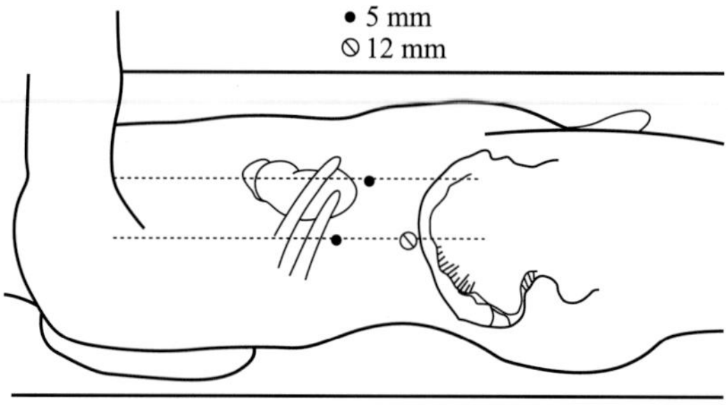

图 2-12-28 经腰后腹腔镜根治性肾切除术 Trocar 置入位置示意

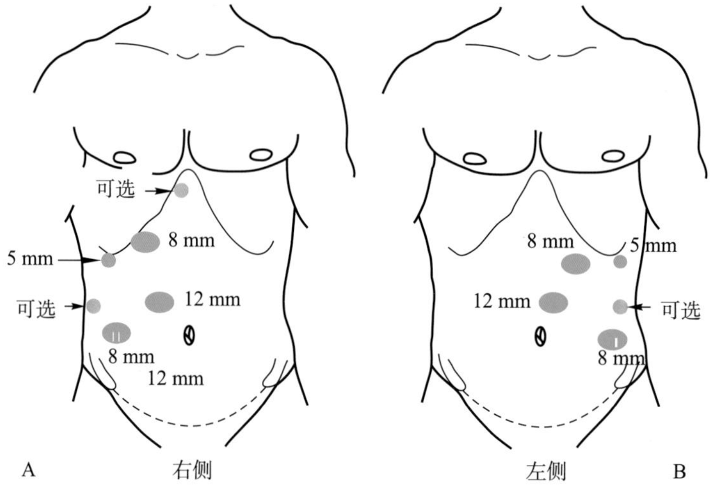

图 2-12-29 机器人腹腔镜肾癌根治术 Trocar 置入位置示意

A. 右肾根治性切除 Trocar 位置示意；B. 左肾根治性切除 Trocar 位置示意

充分游离、裸化肾动脉，7 号线分别双重结扎肾动脉、静脉近心端（先动脉后静脉），随后切断肾动脉、静脉。如显露血管困难，亦可同时结扎肾动脉、静脉，先行游离肾脏，最后切断肾蒂血管。于近肾盂处游离、结扎输尿管，暂不离断。

3. 分离肾脏与脂肪囊 沿肾周筋膜后方与腰大肌间平面游离，并于肾下极下方切断脂肪囊，随后进一步向上方分离，如发现侧支血管应一并结扎、切断。在低位分离、结扎输尿管，输尿管断端附近结扎、离断性腺静脉。如肿瘤位于肾上极，或术前影像学检查怀疑存在肾上腺转移，则将同侧肾上腺一并切除。

（七）腹腔镜及机器人经腹腔入路手术步骤

1. 建立手术空间 在第一个穿刺点位置（脐旁）做 2 cm 弧形切口，切开皮肤、皮下，使用 Hasson 法或 Veress 法置入第一个穿刺器。建立气腹并保持气腹压为 12 ~ 15 mmHg，置入腹腔镜镜头，于直视下置入其余 Trocar。

2. 打开结肠旁沟 使用超声刀或单极电剪沿 Toldt 线打开结肠旁沟，下至髂血管分叉处，上方切断脾结肠韧带（左侧）或肝结肠韧带（右侧），游离结肠并向内侧牵拉，暴露腰大肌及肾周筋膜。

3. 处理肾蒂 肾蒂的暴露有多种方法，基本遵从先辨认大的解剖标志，再循此解剖标志找到肾蒂重要结构。如下腔静脉—肾静脉—肾蒂，此法包含两种途径。①结肠后途径：即将十二指肠向中线方向牵拉后，可探及腔静脉，沿腔静脉游离可寻及肾静脉，于肾静脉上方、腔静脉和肾上极内侧向后分离可探及搏动的肾动脉；②经肝下途径：对于右侧肾切除，首先将肝下缘挑起，可分离、显露下腔静脉，并进一步寻及右肾静脉与下腔静脉汇合处。或腹主动脉—肾动脉—肾蒂：此法多用于左侧肾切除，通常于 Treitz 韧带角开始游离，显露腹主动脉前壁，并进一步于侧方寻及肾动脉，此时注意辨认腹主动脉前壁发出的性腺动脉。肾动脉亦可沿腰大肌—输尿管—肾蒂的顺序寻及。随后使用 Hem-o-lok 止血夹夹闭肾动脉（近心端 2 枚，远心端 1 枚），再使用组织剪将其剪断，此过程亦可使用 Endo–GIA 切割吻合器完成。

4. 游离肾脏 当肾蒂血管处理完毕后，沿腰大肌平面分离肾脏背侧，向下方游离并探及输尿管，Hem-o-lok 夹闭输尿管并切断。游离肾上极时，如需切除同侧肾上腺，则在分离结扎肾上腺动脉与中央静脉后一并取出肾上腺。

5. 标本取出 将标本袋推入术野，打开袋口，分离钳顶住切下的患肾，将标本入袋，收紧袋口线并提出体外。沿第一个穿刺点切口向下、内方延伸切口，完整取出标本。随后，于肾窝放置负压引流管，自髂前上棘切口引出。检查创面有无活动性出血，检查邻近器官、胸膜及膈肌有无损伤，清点器械纱布无误后，逐层缝合关闭切口。

（八）腹腔镜及机器人经腰入路手术步骤

1. 建立手术空间 在第一个穿刺点位置（第 12 肋肋缘下 1 cm 与骶棘肌外侧缘 2 cm 交叉点，或与腋后线相交处）做约 2 cm 切口，切开皮肤、皮下，术者使用示指或小指指尖继续向深部作钝性分离，分开肌肉层与腰背筋膜，确认处于腹膜后间隙后，向下进一步推开腹膜及腹膜外脂肪，置入球囊扩张器（可使用无菌手套自制球囊或商用球囊）后，注气 400 ~ 600 mL，留置 3 ~ 5 min 后取出，于切口处置入 12 mm Trocar，建立气腹并保持气腹压为 12 ~ 15 mmHg，置入腹腔镜镜头，并于直视下置入其余 Trocar。腹膜后间隙的扩张亦可采用手指或水囊注水进行扩张。

2. 打开肾周筋膜 首先于患者背侧寻及腰大肌这一重要解剖标志，使用超声刀、电钩或电剪沿腰大肌向内侧钝锐结合分开并去除腹膜外脂肪，沿腰大肌方向打开侧锥筋膜，并进一步游离。

3. 处理肾蒂 进一步于肾脂肪囊外向上分离至显露膈肌，随后向下分离至肾下极，此时可用吸引器协助判断肾上极与肾下极的位置，并进一步判断出肾门大致位置。随后于肾脂肪囊中外部与腰大肌间向深层分离，至看到深部组织搏动或出现束状隆起结构即为肾动脉走行位置。进一步分离显露肾动脉。此过程中应使用超声刀或电凝分离沿途组织，夹闭淋巴管，减少术后淋巴瘘风险。切开肾动脉鞘，暴露并充分裸化肾动脉，使用 Hem-o-

lok 止血夹夹闭肾动脉（方法同经腹入路），随后于肾动脉前下方寻及肾静脉并加以游离、充分暴露，Hem-o-lok 同法处理肾静脉后离断。

4. 离断输尿管　在结扎离断肾蒂血管后，轻轻向上顶起肾下极，即可在肾下极与腰大肌间寻及生殖静脉，及静脉上方的输尿管。进一步向下方游离输尿管约至髂血管平面后，使用 Hem-o-lok 或钛夹夹闭输尿管两端，离断输尿管。

5. 游离肾脏　按照背侧、上极、下极、腹侧、内侧的先后顺序游离肾脏。如需合并切除肾上腺，则应在肾上极寻及肾脂肪囊外浅灰色的肾锥筋膜，并顺脂肪囊与肾锥筋膜间进一步向上游离，即可探及肾上腺的下缘。游离肾上腺上极与下极，暴露并使用 Hem-o-lok 或钛夹夹闭肾上腺中央静脉。进一步游离、切断肾周连接的残余组织，使肾脏完全游离。

6. 标本取出与关闭切口　同经腹途径。

四、保留肾单位手术

肾癌是泌尿系统最常见的恶性肿瘤之一，发病率呈快速上升趋势，且城市地区更加明显。近年来，随着体检的逐渐普及影像学检查水平的提高，越来越多的早期肾癌被筛查出来，对于这些患者，保肾手术可提供与根治手术相类似的肿瘤学效果，并且能够更好地保留肾脏功能、降低远期慢性肾功能不全和肾衰竭的风险，同时能够降低心血管疾病的发病率。

保肾手术于 1884 年被首次报道，用于治疗肾周纤维脂肪瘤；随后在 1887 年，被用于治疗一例肾脏恶性血管肉瘤；20 世纪 50 年代，保肾手术被应用于治疗局限性肾脏肿瘤。然而，由于出血、尿瘘等手术相关并发症发病率较高，该术式发展较为缓慢，仅被应用于具有绝对手术指征的患者，如孤立肾或双侧肾肿瘤的患者。70 年代，肾脏保护技术和肾脏修复技术得到了较大的改善，泌尿外科医生也对肾门血管、肾盂输尿管的解剖有了更加深刻的理解，使得肾部分切除术得到了更加广泛的应用。1993 年，Licht 和 Novick 报道了 241 例接受了保肾手术且对侧肾脏正常的患者，平均肿瘤直径 3.5 cm，3 年生存率 95%，仅 2 名患者出现局部复发。自此，保肾手术的理念深入人心，迎来了一个全新的时代。

（一）保肾手术的指征

保肾手术的指征分为绝对手术指征、相对手术指征和可选手术指征。绝对手术指征包括解剖性或功能性孤立肾患者；相对手术指征是指对侧肾脏功能正常，但存在未来可能影响肾功能的基础疾病；可选手术指征包括患有单侧局限性肾脏肿瘤，且对侧肾脏功能正常的患者。目前，绝大多数接受保肾手术的患者属于可选手术指征，对于 T1 期肿瘤，应尽可能进行保留肾单位手术。近年来，复杂肾肿瘤的保肾手术开展不断增多，手术适应证也逐步扩大，对于 T2 期肿瘤，在技术水平和患者身体状况允许的前提下，也可进行保肾手术，甚至部分合并肾静脉癌栓的患者也接受了保肾手术治疗。

（二）肾脏肿瘤的评分系统

在临床实践中，肿瘤大小并不是评估手术难度的唯一标准，为了在术前客观地评价保肾手术的难度、保护肾功能、避免手术并发症，引入了肾脏肿瘤评分系统。R.E.N.A.L.评分和 PADUA 评分是目前应用最广泛的评分系统。R.E.N.A.L 评分在 2009 年被提出，研究提示，R.E.N.A.L. 评分与手术结局和围手术期并发症相关（表 2-12-9）。评分高的患者，热缺血时间延长，手术时间更长，且肾小球滤过率的下降也更多，同时，患者术后出血和漏尿的可能性也更大。甚至有研究显示，随着 R.E.N.A.L. 评分的升高，肿瘤进展性也更强。与 R.E.N.A.L. 评分类似，PADUA 也强调了肿瘤的解剖表现，与热缺血时间、手术时间、术中出血量、集合系统修复相关，并且其是热缺血时间和围手术期并发症独立的影响因子表（表 2-12-10）。此外，C-index 评分、ABC 评分也有不同程度的应用。

（三）手术原则

保肾手术的原则包括：早期控制血管，减少肾脏缺血时间，完整的肿瘤切除，确切地

表 2-12-9　肾脏肿瘤 R.E.N.A.L 评分系统

肿瘤的特性	1 分	2 分	3 分
R：肿瘤在任一平面上可测得的最大半径	≤4 cm	4 ~ 7 cm	≥7 cm
E：肿瘤的外生 / 内生特性	外生性部分≥50%	外生性部分 < 50%	完全内生性肿瘤
N：肿瘤最深处与集合系统或肾窦的距离	≥7 mm	4 ~ 7 mm	≤4 mm
A：肿瘤位于肾脏冠状面的前方 / 后方	A：前方；P：后方；X：未明确		
L：肿瘤与极线的关系（可加后缀“h”提示肾门肿瘤）	肿瘤完全在上极线之上或在下极线之下	肿瘤跨过肾脏极线，但未超过直径的 50%	肿瘤超过自身 50% 的部分越过肾极线，肿瘤穿过肾脏中线，肿瘤完全位于两极线之间

表 2-12-10　肾脏肿瘤 PADUA 评分系统

肿瘤特性	1 分	2 分	3 分
纵向位置	上极或下极	中部	/
内外侧	外侧	内侧	/
与肾窦关系	无关	有关	/
与集合系统关系	无关	有关	/
外凸比例	≥50%	< 50%	完全内生性肿瘤
肿瘤直径	≤4 cm	4 ~ 7 cm	> 7 cm

关闭集合系统，彻底止血，尽可能关闭肾脏创面。

（四）手术途径

肾部分切除术可通过经腹腔和经后腹腔两种途径完成。经腹腔途径的优势包括：操作空间大，处理腹侧肿瘤便利，但最大的问题在于肾动脉位于肾静脉后方，动脉的寻找较为困难，并且对于背侧肿瘤，需要游离的范围比较大。经后腹腔途径动脉易于控制，且游离到的多为动脉主干，遗漏肾动脉分支的可能性较小；与腹腔隔绝，既往有腹部手术史的患者也可实施该术式，且手术时间短、术中出血量少、术后肠道功能恢复快、住院时间短。但是后腹腔空间较小，视野和肾脏的活动度受到一定程度的限制。

Pavan 等进行了一项荟萃分析，评估经腹腔和后腹腔手术的结果，发现经后腹腔入路手术时间明显缩短，术中出血量较低，但总体并发症、热缺血时间、切缘阳性率等方面差异无统计学意义。Arora 等人在一项研究中发现，经腹腔和后腹腔的术中平均出血量分别为 125 mL 和 100 mL，经后腹腔手术出血量降低，但在手术时间等方面没有显著差异。

经腹腔和经后腹腔两种手术途径均可顺利完成手术，外科医生应熟练掌握这两种入路，并根据肿瘤大小、肿瘤位置、患者情况决定最适合的路径。

（五）保肾手术的肿瘤学疗效

大量研究证明，保肾手术的肿瘤学疗效与根治手术类似，但在保肾手术开展的早期，肾癌多灶性以及手术切缘阳性可能会增加肿瘤复发的风险是争论的焦点之一。早期手术时，除完整切除肿瘤之外，要求切除 0.5 ~ 1 cm 的正常肾脏组织，以控制局部复发风险。然而许多研究表明，只要完整切除肿瘤，即使不需要正常的肾实质边缘，手术的肿瘤学效果也不会降低，因此不再推荐于术中常规行快速冷冻检查。由于不需要保留较厚的正常肾组织边缘，肾门肿瘤、肾窦肿瘤、内生性肿瘤的保肾手术得以开展。肾肿瘤有时呈多灶性，随着影像学技术的发展，小的病灶可在术前被发现和评估，此外，术中 B 超的应用，也使肿瘤遗漏的概率降低，多灶性肾细胞癌不再是保肾手术的禁忌。

（六）保肾手术的功能学结果

与根治手术相比，保肾手术最大的优势在于保护了肾功能。一项纳入 670 例患者的回顾性研究显示，患者在手术后 9 ~ 12 个月，肾小球滤过率仅下降了 9%；Khalifeh 等回顾分析了 134 例患者，随访时间 2 年以上，平均肾小球滤过率下降了 8%；在手术后 4 年，肾小球滤过率降低约 19%。与根治手术相比，保肾疗效令人满意，大大降低了患者的透析风险。

肾动脉的控制在保肾手术中至关重要，可以减少术中出血，改善手术视野从而避免切破肿瘤，减小肾脏体积和硬度从而使创面缝合更加确切，但同时也会导致肾脏损伤。肾脏热缺血时间一般不超过 30 min，也有研究表明，每减少 1 min 的热缺血时间，都会对肾功能的保护有所帮助。有学者在缝合创面内层血管残端后，就早期开放动脉，缩短热缺血时间。为了更好地保留肾功能，分支动脉阻断、零缺血手术、术中降温等技术也被应用到手术中。

殷长军等提出了分支动脉阻断，游离肾动脉主干后，进一步游离肾动脉分支，结合术前影像学检查，寻找到支配肿瘤的肾动脉，将其阻断、完成手术，从而避免了肾脏的全局阻断，减少缺血范围。对于不复杂的肾脏肿瘤，零缺血手术可以彻底避免肾脏缺血的发生。一项荟萃分析比较了 1 267 例常规保肾手术和 728 例零缺血手术，患者术前年龄、性别、身体质量指数、肿瘤负荷、术前肾小球滤过率均无显著差异。接受零缺血手术的患者输血的比例提高，但保肾效果更好。值得注意的是，由于肾动脉没有阻断，剪切肿瘤的时候基底部出血，需要及时吸引，以便术者能够准确地观察到创面情况，避免剪破肿瘤或切缘阳性。肾脏冷缺血可以降低肾脏代谢率，从而给外科医生更长的切除肿瘤和缝合创面的时间，且不影响术后肾功能。采用低温灌注液和冰屑冷却，可以将肾脏温度降至 15～20℃。尽管微创手术冷缺血操作相对复杂，但对于复杂肿瘤，预计缺血时间较长的手术，冷缺血至关重要。

五、淋巴结清扫术

淋巴结清扫术（LND）在恶性肿瘤的治疗中起到非常重要的作用，标准的肾癌根治术包括了淋巴结清扫，淋巴结清扫可以准确判断肾癌患者的临床分期，但是患者能否通过淋巴结清扫获得远期获益仍有待研究。

到目前为止，肾癌淋巴结清扫术最权威的研究是欧洲癌症研究和治疗组织（EORTC）的随机试验 30881，结果显示，肾癌根治手术同时进行淋巴结清扫和不进行淋巴结清扫的患者在肿瘤无进展生存率及总体生存率无差别。但也有专家对该研究提出了疑问，因为该研究中高危患者的比例偏低，因此对于高危肾癌患者淋巴结清扫的意义可能被忽略了。从目前的临床趋势看，早期、低风险肾癌比例显著增加，相关研究表明，淋巴结清扫无法使早期肾癌患者获益，因此，泌尿外科界近十年来各类肾癌手术时施行淋巴结清扫术的比例已下降至不足 5%。

（一）肾癌淋巴结转移的清扫范围

肾癌的淋巴回流是基于肾脏的临床解剖学，肾脏的淋巴引流到腹膜后淋巴结，左右各有不同，其中右肾淋巴引流到右肾门、腔静脉旁及腹主动脉和腔静脉旁之间的淋巴结，左肾脏淋巴引流到左肾门、腹主动脉旁及腹主动脉和下腔静脉之间的淋巴结，由于个体解剖的差异，也有淋巴管和胸导管直接回流，也有绕开腹膜后淋巴结直接回流到肾静脉及腔静脉的情况。相关研究采用淋巴结定位和单光子发射计算机断层扫描进行研究，发现有 35% 的患者会出现局部区域腹膜后以外的淋巴引流，其中又有 20% 会引流到膈上淋巴结。因此，肾脏的淋巴引流无统一的路径和单一的通路，淋巴引流也可能跨区域进行。

肾癌的淋巴结清扫术是基于肾脏的淋巴回流的解剖而制定的，由于目前没有统一标准的肾脏淋巴回流模式，因此肾癌淋巴结清扫术模板和范围也不相同。

在已有的肾癌文献报道中，发现肾癌没有区域跳跃转移的现象，例如，当肾癌腹主动脉腔静脉之间的淋巴结无转移，则不会出现对侧肾脏的淋巴结转移；对于右侧肿瘤，如果没有腹主动脉腔静脉之间的淋巴转移，则不会有左侧主动脉旁淋巴结转移；对于左侧肿瘤，如果腹主动脉旁无淋巴结转移，则不会有腹主动脉腔静脉之间旁淋巴结的转移。基于以上观察，肾癌首先推荐肾门区域淋巴结清扫，如果没有淋巴结转移，不推荐对侧腹主动脉和下腔静脉之间的区域淋巴结清扫。但是如果患者出现了同侧肾门区域淋巴结转移，则推荐对腹主动脉及下腔静脉之间的淋巴结清扫（图 2-12-30）。

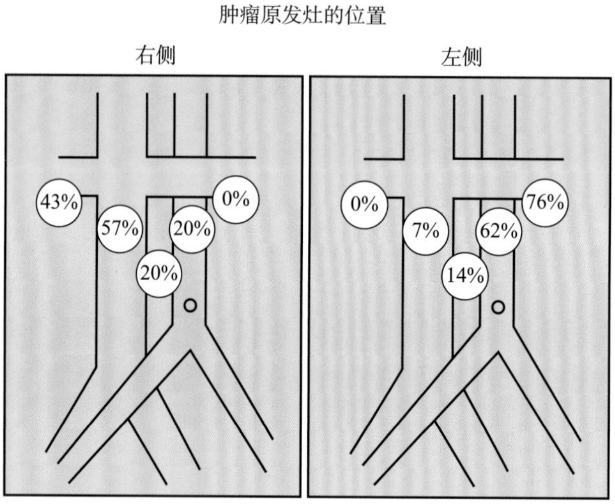

图 2-12-30 肾癌根治术中行淋巴结清扫术各区域淋巴转移的概率

淋巴结清扫术分为局限性淋巴结清扫、区域淋巴结清扫和扩大淋巴结清扫（图 2-12-31 和图 2-12-32）。其中：①局限性淋巴结清扫仅包括肾门至肾血管起始处淋巴结；②区域淋巴结清扫包括同侧大血管前、外、后侧淋巴结，上至膈脚，下至肠系膜下动脉起始水平处；③扩大淋巴结清扫为区域淋巴结清扫的合集外，还要进行腹主动脉与下腔静脉间淋巴结清扫。

有回顾性研究分析了切除淋巴结数目与淋巴结阳性率的关系，发现在局限性和局部进展性肾癌患者中，切除淋巴结＜13 个和≥13 个两组患者的淋巴结阳性率有显著统计学差异，后者淋巴结阳性率较高。

（二）肾癌淋巴结清扫对分期的判断价值

由于没有明确的证据显示肾癌患者行区域淋巴结或广泛淋巴结清扫术能提高患者的总生存时间，因此不推荐对局限性肾癌患者行区域或扩大淋巴结清扫术。若术中可触及明显肿大的淋巴结或术前 CT 等影像学检查发现增大淋巴结时，为了明确病理分期可行肿大淋巴结切除术。

肾脏肿瘤术前分期主要是通过影像学来诊断，虽然医学影像技术有很大进步，但是

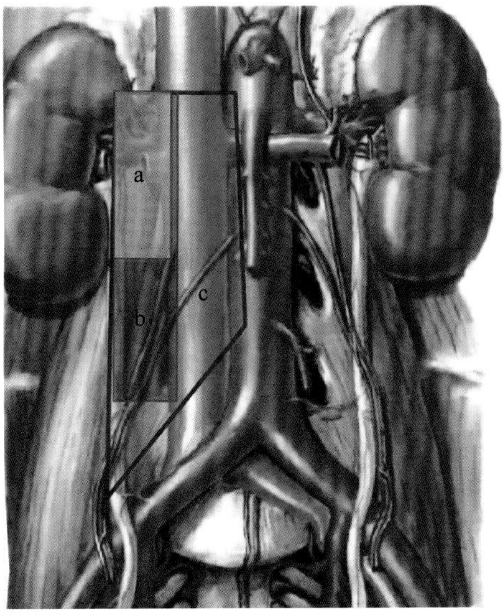

图 2-12-31 右肾癌根治术淋巴结清扫范围
a. 局限性淋巴结清扫范围；b. 区域淋巴结清扫范围；c. 扩大淋巴结清扫范围

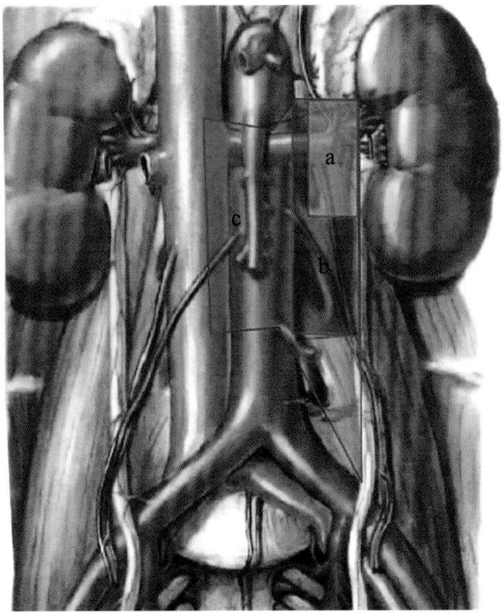

图 2-12-32 左肾癌根治术淋巴结清扫范围
a. 局限性淋巴结清扫范围；b. 区域淋巴结清扫范围；c. 扩大淋巴结清扫范围

肾癌的临床分期和术后病理分期的一致性还是有一定的差距。放射科对于直径 > 1 cm 的淋巴结一般诊断为转移，淋巴结的直径大小与癌症是否转移有明确关联，如果淋巴结直径为 1 cm，那么转移的概率有 29%；如果淋巴结直径为 3 cm，确诊转移者提高到 60%。但这在肾癌中往往不适用，临床通过影像学判断为阳性，再通过病理证实的比例仅为 3.1% ~ 4%，因此，肾癌无法通过影像学准确判断患者淋巴结的转移情况。

由于影像学无法给出准确的肾癌淋巴结转移情况，因此临床上出现了对淋巴结阳性判断的相关预测模型，例如，肿瘤直径 >10 cm，$PT_{3\sim4}$，核分裂 3 ~ 4 级，肿瘤伴有肉瘤样变等特征，建立了预测模型，但是仍然无法准确地判断临床的实际情况。虽然临床上有相关的肾癌淋巴结转移的预测模型，但是仍然无法替代淋巴结清扫术进行病理诊断。淋巴结清扫术进行病理诊断仍然是判断淋巴结转移的金标准。通过准确的病理诊断才能为患者的预后和后续治疗提供准确的参考。

淋巴结转移与否是患者预后的重要因素，是临床下一步治疗的重要依据。淋巴结阳性的患者往往具有更高的病理分期和分级，肿瘤多伴有分化差、肉瘤样变等情况，而且肾癌伴有淋巴结转移时，肿瘤往往更具有侵袭性。

（三）肾癌淋巴结清扫对预后的判断价值

经典的肾癌根治术包括淋巴结清扫，因为淋巴结清扫除了准确判断肾癌的临床分期外，淋巴结阳性还是患者预后不良的独立预后因素。淋巴结转移的患者预后非常差，其死亡率是无淋巴转移患者的 7 ~ 8 倍，淋巴结阳性患者 1 年、5 年、10 年的癌症特异生存率分别为 52% ~ 72%，21% ~ 38% 和 11% ~ 29%。

欧洲癌症治疗研究泌尿男性生殖系协作组（EORTC 30881）开展了目前唯一的前瞻性Ⅲ期临床随机分组对照研究，入组 722 例局限性肾癌患者，随机分成根治性肾切除术（389 例）与根治性肾切除术 + 区域淋巴结清扫组（383 例），中位随诊 12.6 年，结果显示，两组患者中位生存期为 15 年，在并发症的发生率、总生存期、疾病进展时间、无疾病进展生存方面均无明显差别。由于该研究自身也有缺陷，本研究中大多数病例为临床分期 T1～2 期患者，本身发生淋巴转移的概率就非常低，也没有将局限性肾癌（临床Ⅰ～Ⅱ期）和局部进展性肾癌（临床Ⅲ期）患者的生存时间区分开。通过该研究表明，“低危”RCC 患者进行淋巴结清扫术，在降低患者疾病复发或提高患者生存率方面没有临床获益。

对于“高危”RCC 患者，淋巴结清扫是否能给患者带来获益，仍没有确实的研究结果。ASSURE（ECOG–ACRIN 2805）研究结果显示，淋巴结清扫对于患者远处转移、肿瘤特异生存率、总体生存率无异议，但是通过二次分析发现，纳入该研究的患者中，通过病理确诊淋巴结转移的比例仅有 23.4%，因此无法准确地反映淋巴结清扫对高危患者的远期生存意义。

对于有远处转移的患者进行研究，发现伴有远处转移的患者有 20%～80% 存在淋巴结转移，但是相关研究对于有远处转移的患者进行减瘤手术并淋巴结清扫，患者总体生存率和肿瘤特异生存率均无改善。CAPITANIO 等通过 7 年的随访，证实对于病理分期 T2a～2b 期和巨大肿瘤（>10 cm）肾癌患者而言，切除的淋巴结数量对肿瘤特异性生存率具有独立的保护效应。SCHAFHAUSER 等进行了一项回顾性研究，对肾切除术联合扩大淋巴结清扫术、肾切除术联合肿大淋巴结清扫术和单纯肾切除术的生存进行比较，结果显示系统的扩大淋巴结清扫术能够改善 5 年和 10 年生存率；而且扩大淋巴结清扫术组中 T3～4 期比例更高，高级别肾癌更多。对于病理分期 T3c～T4 肾癌患者而言，切除的淋巴结数量对肿瘤特异性生存率也具有独立的保护效应，每多切除一个淋巴结，癌特异生存和无转移性进展生存率就会大致增加 10%。因此，对于局部进展性肾癌，或具有预后不良的病理学特征如高 Fuhrman 分级、肉瘤样变或肿瘤坏死等，应考虑行淋巴结清扫术。但是一项来自 SEER 数据库的回顾性研究发现，对于病理分期 T2～3 期肾癌患者，是否进行腹膜后淋巴结清扫术或扩大清扫术，对患者肿瘤特异生存率无影响。对 T_3 期患者而言，阳性淋巴结数量与患者特异性死亡率有轻度相关，因此对该类患者是否应该进行淋巴结清扫仍值得临床研究。

淋巴结清扫术对于肾癌来讲，虽然有文献表明“特定的”高风险患者通过淋巴结清扫术可能获益，但必须考虑这些研究均是回顾性的，而且数据采集可能存在偏差。目前多数研究观点认为，只有术前影像学检查发现有淋巴结转移和（或）术中有肿大淋巴结时才考虑淋巴结清扫，淋巴结清扫的意义更多的在于进行精确的临床分期。

（四）肾癌淋巴结清扫的相关并发症

在进行淋巴结清扫术时，清扫大血管周围淋巴结是一个具有挑战性的操作，需要熟练的手术技巧和额外操作时间。一些回顾性研究以及 EORTC 研究，都显示淋巴结清扫术不增加手术并发症的发生率。在接受淋巴结清扫术患者中，手术出血的风险轻度增加，因此，在肾切除术中腹膜后淋巴结清扫术相关并发症的发病率是可以接受的。广泛的淋巴切除术可能会增加淋巴囊肿、乳糜瘘、乳糜性腹水、腰椎或大血管出血和邻近器官的病变等并发症的发生率。

总之，淋巴结清扫术是对肾癌进行临床分期的最准确方法，已经有证据表明，低风险肾癌患者无法通过淋巴结清扫术获益。虽然高风险肾癌患者是否能通过淋巴结清扫术获益仍有争议，但临床医师可根据临床实际情况、放射学检查和病理标准对被认为具有淋巴转移高风险的患者进行淋巴结清扫术。

六、肾静脉及腔静脉瘤栓取栓术

肾癌静脉癌栓指的是肾肿瘤延伸到肾静脉、下腔静脉或心房内所形成的肿瘤，肾癌癌栓的发病率相对较低，据文献报道，有 4% ~ 10% 的肾癌会累及肾静脉系统，而侵犯下腔静脉的肿瘤手术难度无疑更大。

（一）手术适应证的变化

过去认为肾癌合并下腔静脉瘤栓患者手术风险极大且预后差，多放弃手术治疗，而近年来，在影像科、心外科、血管外科和麻醉科等多学科的共同努力下，泌尿外科主导的切除肿瘤和癌栓的手术已经可以很好地完成，使此类患者的预后得到很大的改善。在最近十余年的欧洲泌尿外科诊疗指南中，肾癌癌栓的手术已经从可以选择，逐步发展到了Ⅱ类推荐，甚至Ⅰ类推荐，也体现了肾癌癌栓手术技术的逐步成熟。

（二）手术方式的选择

既往认为，开放手术存在空间优势，并且可以更好地处理和控制癌栓，癌栓脱落的风险也比较小，同时既往的微创手术技术尚不够成熟，因而认为开放手术是肾癌癌栓的最佳手术方式；然而，随着微创技术的发展，对于肾癌合并 0 级、Ⅰ级、Ⅱ级和部分Ⅲ ~ Ⅳ级瘤栓，腹腔镜或机器人也同样可以完成，同时机器人辅助腹腔镜手术在显露和腔静脉缝合重建方面有一定优势，微创的手术方式也减小了伤口，减少了患者的痛苦和住院时间。总体来讲，肾癌合并癌栓手术可以采用开放手术、腹腔镜手术或机器人辅助腹腔镜手术的方式，近年来也出现了国际和国内泌尿外科医生采用机器人处理Ⅳ级癌栓的报道，基本扫除了各种难度的肾癌癌栓采用微创治疗的障碍。同时，手术如何进行需要考虑多方面因素，主要是医师的经验，另外还有患者的身体条件、肿瘤的左右侧别、癌栓分级、医院的医疗条件等，需要综合以上因素选择适合的手术方法。

目前癌栓尚无统一的分级方法，通常采用美国梅奥医学中心的五级分类法。0 级：瘤栓局限在肾静脉内；Ⅰ级：瘤栓侵入下腔静脉内，瘤栓顶端距肾静脉开口处≤2 cm；Ⅱ级：瘤栓顶端距肾静脉开口处＞2 cm，在肝静脉之下；Ⅲ级：瘤栓生长达肝内下腔静脉水平，膈肌以下；Ⅳ级：瘤栓侵入膈肌以上的下腔静脉内，甚至进入心房。癌栓的长度、癌栓是否浸润腔静脉壁与预后直接相关，需要注意，静脉癌栓可合并血栓，从而干扰对癌栓分级的判断。

（三）开放手术

0 ~ Ⅰ级癌栓几乎可以在腔镜下完成，但是观察癌栓质地较松散，癌栓脱落风险较高的患者，或肾癌已侵犯肝、十二指肠、结肠、脾、胰等，或转移淋巴结较大，选择开放手术，以完整切除肿瘤为原则，左侧Ⅱ级癌栓、Ⅲ和Ⅳ级癌栓一般选择开放取癌栓。

经腰切口适用于不太复杂的肾肿瘤，0 级癌栓、右侧Ⅰ级癌栓和简单的Ⅱ级癌栓。其余癌栓可以选择经腹肋缘下切口，即 Chevron 切口，用悬吊拉钩将肋弓拉起以充分显露肝下腔静脉、两侧肾门。而上海长海医院手术团队有良好的血管外科技术和经验，在Ⅱ级以上癌栓时倾向于使用正中切口，正中切口的优势在于：充分暴露下腔静脉，更方便控制肾动脉，同时进入腹腔的层次较少，手术用于开关腹的时间较短，患者疼痛控制较好，较肋缘下切口的手术瘢痕更美观，双侧肾脏入路相同，在处理左肾癌栓时，切除肾脏和清理癌栓使用的手术切口更小等，缺点在于肾脏切除步骤暴露肾脏后侧不便。

1. Mayo 0 ~ Ⅰ级癌栓　选择经腰切口，一般选择 11 肋间，该切口最大优点是便于结扎肾动脉，在腰大肌与肾脂肪囊之间分离，用 S 钩向腹侧拉肾，在肾中部可见搏动处，首选结扎肾动脉。游离肾静脉腔静脉，如果能将癌栓挤入肾静脉内，肾蒂钳夹闭肾静脉，剪开肾静脉完整取出癌栓，用 7 号丝线结扎肾静脉。若癌栓不能挤入腔静脉，用心耳钳部分阻断腔静脉，在肾静脉与腔静脉交界处剪开取出癌栓，连同肿瘤肾脏、肾周脂肪一并切除，肝素盐水冲洗腔静脉后，用 3-0 血管线缝合腔静脉切口。部分医生更倾向于使用经腹部正中切口入路，一般从剑突附近至脐下 2 cm，长度要根据肿瘤的大小，患者的癌栓情况，以及是否有远端的血栓等决定。使用本入路的医生，多倾向于先控制下腔静脉近端癌栓，先切开下腔静脉取出癌栓，完成阻断后再进行肾脏肿瘤切除。还有肋缘下切口，即肋缘下 1 cm 切口，右侧癌栓切至右侧腋中线，左侧肋缘下切 5 ~ 6 cm 即可。左侧癌栓切至左侧腋中线，右侧肋缘下常常需切至腋前线。

2. Ⅱ级癌栓　①右侧癌栓，一般取 Chevron 切口，顺 Told 线游离结肠和结肠肝曲，游离十二指肠，用 Thompson 拉钩拉起肋弓，显露手术野，从肾下极腰大肌前向上分离，找到并结扎肾动脉，游离腔静脉、肾；用 Satinsky 钳能阻断包括癌栓上下端 IVC，无须游离左肾静脉或腰静脉。绕肾静脉开口梭形切开 IVC 壁，取出癌栓，连同肾脏、肾周脂肪一并切除。如癌栓侵及局部腔静脉壁时，可切除受累的腔静脉壁，如缝合后管腔直径仍在原直径的 50% 以上，则对腔静脉回流影响不大。缝合后管腔直径如不足原直径的 50%，可取自体血管剖开后修补腔静脉缺损。左侧类似。②对于较长的肝下癌栓则需游离出癌栓上下方的腔静脉和对侧肾静脉，断扎阻断范围内的腰静脉；腰静脉位于肾静脉下方，肾静脉上方一般没有。必要时切断几支肝短静脉。处理右侧癌栓时依次阻断癌栓下方 IVC，左侧肾静脉，癌栓上方 IVC，用血管阻断带绕静脉 2 圈，绕 1 圈往往阻断不完全；由于左肾静脉有肾上腺静脉、生殖腺静等回流静脉分支，无须阻断左肾动脉。由于右肾静脉一般无侧支，处理左侧癌栓时则需同时阻断右肾动脉。

3. Ⅲ、Ⅳ级癌栓　癌栓上端在肝后接近肝静脉汇入口时，此段 IVC 2/3 均被肝组织包绕，继续向上游离 IVC 更加困难，一般直接游离出膈下 IVC 准备阻断。断扎肝圆韧带，向上切断肝镰状韧带，将肝脏自膈肌上游离下拉，显露肝冠状韧带。切断左侧肝三角韧带，紧贴膈肌游离出膈下下腔静脉并置血管阻断带提起。游离出第一肝门准备阻断。依次阻断癌栓下方 IVC、对侧肾静脉，Pringle 法临时阻断第一肝门，依据癌栓高度阻断膈下或膈上 IVC。切开下腔静脉壁 1 cm，插入气囊导尿管，注入盐水 10 ~ 15 mL，向下牵拉至肝下，用血管阻断钳夹闭肝下腔静脉，以肾静脉为中心梭形切开腔静脉，完整取出癌栓，癌栓与腔静脉壁粘连处切除部分静脉壁，上心耳钳部分阻断腔静脉。依次开放第一肝门（以缩短肝脏缺血时间）、肝下下腔静脉、对侧肾静脉和癌栓下方腔静脉的阻断。3–0 或 4–0 Prolene 线缝闭腔静脉切口，将癌栓上方腔静脉阻断钳移至肝下，继续缝合至完全关闭腔静脉切口，完成缝合前肝素盐水冲洗下腔静脉腔以冲出小血栓。

如癌栓较粗或与静脉壁有粘连，尚需进一步背驮式翻肝，将肝脏逐步向左侧翻转游离，显露并切断右侧肝上冠状韧带，进一步向左侧翻转肝脏，断扎自肝右叶和尾状叶汇入肝后腔静脉的肝短静脉，游离肝后下腔静脉。常规用气囊尿管法取癌栓，即插入 Foley 气囊尿管，越过癌栓近心端，注入盐水至球囊直径接近腔静脉直径，一般注入体积为 5 ~ 15 mL，后向下牵拉气囊，提出癌栓。如果在肝段腔静脉壁癌栓和静脉壁有粘连，只能手指或剪刀分离粘连。Ciancio 等采用背驮式肝脏游离技术，将 IVC 从肝后游离，仅留肝静脉与 IVC 相连，同时还需游离 IVC 与腹后壁，使 IVC 完全暴露。可以将癌栓挤到肝静脉以下后，再在肝静脉下阻断 IVC。这样可以避免阻断第一肝门，保护肝功能。但是，当癌栓与血管壁有粘连时，挤压癌栓时应非常小心，否则可能引起血管撕裂，造成致命性的大出血。

4. Ⅳ级癌栓　需要心外科、肝胆外科、麻醉科等科室的配合。前期研究表明，体外循环下取癌栓病死率明显高于不做体外循环，因此当进入心房内的癌栓最大直径不超过 2 cm 时，首选不开胸膈上取癌栓技术。选择 Chevron 切口或腹部正中切口，游离肾、结扎肾动脉、游离腔静脉和翻肝，通过切开膈肌，用 Milk 技术将心房内癌栓挤入腔静脉，导尿管法取出癌栓。而当心房内癌栓最大直径 > 2.5 cm 时，应建立体外循环。阻断肾静脉下方腔静脉、对侧肾静脉或动脉、第一肝门和上腔静脉后，切开心房取出癌栓并在膈上切断癌栓，用气囊导尿管法将癌栓从肾静脉梭形切口取出，其余步骤同Ⅲ级癌栓。

应用心肺转流术（cardiopulmonary bypass，CPB），伴或不伴深低温停循环，不仅可以提供无血的手术视野，术中不需要游离和控制 IVC 就可达到彻底取出癌栓的目的，还可以避免切开肝后腔静脉或心包内腔静脉，避免大血管损伤所致大出血的危险。术中也不需要阻断肝门或结扎腰静脉，降低了肝热缺血时间和肾缺血的危险。尽管 CPB 的优点显而易见，但也有系列文献报道其不良影响。CPB 需要全身肝素化，会加重凝血功能障碍，引起出血量增加。同时，CPB 会引起肾功能障碍、神经系统并发症。

静脉–静脉转流术（venous to venous bypass，VVB）则是另一种血管旁路技术。选取的旁路血管应根据手术方式而定，常涉及的头端血管为下腔静脉以上的静脉，主要包括腋静脉、锁骨下静脉、上腔静脉、颈内静脉以及头静脉，也可直接选择右心房；尾端血管常选择肾脏水平以下下腔静脉、股静脉及髂总静脉。在头端和尾端血管分别置入导管并连接电磁离心泵，以建立静脉分流通路。VVB 能够在阻断 IVC 后维持静脉回心血流，避免血流动力学的剧烈波动。与 CPB 不同的是，它无须全身肝素化，可以明显降低凝血功能障碍和出血并发症的发生率。有文献提出 VVB 相比于 CPB 减少了手术、麻醉及旁路时间，同时能降低术中失血及输血量，缩短住院时间，但仍可能出现相应的并发症，如淋巴水肿、感染、血管通路的损伤和空气栓塞等。

（四）腹腔镜和机器人辅助腹腔镜手术

1996 年，McDougall 等报道了首例经腹腔入路腹腔镜肾静脉癌栓取出术。2006 年，Romero 等完成了首例完全腹腔镜根治性肾切除 + 下腔静脉瘤栓取出术；2011 年，Abaza R 用机器人腹腔镜治疗肾癌合并下腔静脉瘤栓。目前，国内外的泌尿中心开始采用完全腹腔镜、机器人辅助腹腔镜技术完成肾根治性切除及下腔静脉瘤栓取出术。腹腔镜根治性肾切除 + 肾静脉癌栓取出术有较多病例及系列报道，形成了足够完善的经验，腹腔镜癌栓取出术 Mayo 0、Ⅰ、Ⅱ级报道较多，Ⅲ、Ⅳ级报道较少，对于Ⅲ、Ⅳ级癌栓需慎重选择。

Ⅲ和Ⅳ腔静脉瘤栓手术风险大，手术中有 2.2% 病死率，1 个月内病死率 8.4%，围手术期病死率 10.6%，常需要肝胆外科医师协作。进入心房的癌栓，大部分需心外科医师的配合，建立心肺旁路，但是在体外循环下取癌栓病死率较高。近来有报道采用微创手术治疗Ⅳ级癌栓的尝试，在建立心肺旁路后阻断肾下 IVC、左肾静脉，切断肝十二指肠韧带，实施腹腔镜癌栓取出术和胸腔镜辅助开放性右心房切开术。解放军总医院提出采用机器人辅助腹腔镜技术治疗Ⅳ期癌栓，并获得了很好的初步结果，在全国泌尿外科年会上介绍相关经验，长期随访的结果有望成为所有泌尿外科医生的重要参考。

1. Mayo 0 ~ Ⅰ级癌栓　可以采用后腹腔镜入路，其优势是寻找、结扎肾动脉容易，沿腰大肌内侧纵向剖开侧锥筋膜，显露肾周筋膜和肾周脂肪，左手用吸引器或分离钳将肾脏向腰大肌对侧轻轻抬起，显露肾脏中部搏动最明显的区域，在此区域垂直于肾脏和腰大肌平面的方向纵向游离，即可分离出其中的肾动脉。另一种右侧肾动脉的常用游离方法是：在肾脏下极背侧找到输尿管、下腔静脉，沿下腔静脉向肾上极方向游离，即可见到横跨下腔静脉的肾动脉，用 Hem-o-lok 夹闭肾动脉，近心端 2 枚，远心端 1 枚，然后游离腔静脉和肾静脉，将肾静脉的背侧和腹侧完全游离开后再处理癌栓，必要时要游离部分腔静脉；上提肾脏，如果癌栓在肾静脉内离腔静脉 0.5 cm 左右，用 Hem-o-lok 或 Endo–GIA 来处理静脉近心端；如果癌栓离腔静脉不足 0.5 cm 或在腔静脉里，选择腹腔镜下的 Satinsky 钳或开放手术的心耳钳来部分阻断下腔静脉；穿刺点选在髂前上棘的套管内侧 3 ~ 4 cm，5 mm 穿刺器插入后腹腔，取出穿刺器，自皮肤切口直接置入腹腔镜下或开放的 Satinsky 钳，此时可以用辅助套管内的钳子轻轻向上提拉腔静脉，以确保癌栓不被 Satinsky 钳夹住，确定完整阻断癌栓下方的下腔静脉后，在肾静脉与下腔静脉交汇处梭形剪开，用器械将肾脏尽可能地向内上方牵拉，左手用弯钳提起腔静脉壁显露癌栓，右手用剪刀剪开腔静脉壁，注意最大限度保留腔静脉壁，助手用吸引器吸引创面，最后癌栓直接完整“跳出”下腔静脉。肝素盐水冲洗下腔静脉管腔后，用 4–0 血管缝线（针直径 26 mm）连续缝合腔静脉，针距约 2 mm、边距 1 mm 即可，最好做到内壁平整。缝合前和临近缝合结束时用肝素盐水冲洗管腔，避免血栓形成和开放血流后栓塞。

2. Mayo Ⅱ ~ Ⅲ级癌栓　右侧 Mayo Ⅱ级癌栓，一般需 4 ~ 5 个 Trocar。首先切断肾动脉，然后充分游离腔静脉和左侧肾静脉，检查拟阻断的腔静脉所有汇入支均切断，癌栓达到肝水平时常常需切断 3 ~ 5 支肝短静脉，用血管阻断带首先阻断肾静脉下方腔静脉，用血管钳阻断左肾静脉，最后用血管阻断带阻断肝下腔静脉；用弯钳轻压腔静脉壁，由白变蓝，说明该处未侵犯腔静脉壁，紧贴肾静脉与腔静脉交界处或癌栓侵犯下腔静脉处剪，在完全切除癌栓的前提下尽量保留腔静脉壁，避免下腔静脉缝合后过窄，缝合处以下的下腔静脉过窄，易形成血栓，导致血栓脱落的风险。连续缝合腔静脉切口后解除阻断，先开放肝下腔静脉，再开放左肾静脉和肾静脉下方的下腔静脉。Mayo Ⅱ级癌栓直径 >3 cm 时，或简单的 Mayo Ⅲ级癌栓，可采用后腹腔镜 + 经腹途径游离腔静脉尤其是肝短静脉和左肾静脉，需 6 ~ 8 个 Trocar。左侧 Mayo Ⅱ级癌栓，简单的癌栓可完全经后腹腔入路取出；多数须后腹腔 + 经腹腔途径完成，先取右侧卧位，后腹腔 3 ~ 4 个穿刺点，切断肾动脉，游离左肾、左肾静脉至腔静脉，然后取左侧卧位，经腹腔做 3 个穿刺点游离下腔静脉后阻断取癌栓。

（五）癌栓取出技术

既往有报道认为，多数Ⅲ、Ⅳ级癌栓用导尿管法可以取出癌栓，切开腔静脉后插入气囊尿管越过癌栓顶端，气囊内注入盐水，将癌栓挤压出腔静脉。上海长海医院团队认为，术前认真的影像学评估对于是否采用这样的导管辅助取栓技术很有必要，有些癌栓松散或侵犯下腔静脉壁的肿瘤，不建议采用这一方法。对于可以使用导管取出癌栓的患者，上海长海医院团队提出了“下腔静脉延迟阻断法”，用于下腔静脉 Mayo Ⅱ级静脉癌栓。

处理Ⅳ级癌栓困难时，常需游离右肝，显露肝上和肝后 IVC，必要时可切开膈肌显露膈上腔静脉，用“挤牛奶”的方式将癌栓降级。进入心房的癌栓，联合胸骨切开术建立心肺旁路。腹正中切口也适用于大多数癌栓取出术，能够同时显露两侧肾门结构并可向上延长切口联合胸骨切开术，但是对于肾脏外侧和后方显露不佳，对肝后 IVC 暴露困难。右侧胸腹联合切口对于显露肝上或肝后 IVC 的Ⅲ ~ Ⅳ级癌栓比较理想，但是术后疼痛明显且需留置胸腔引流管。

七、复杂性肾切除术

目前，临床上肾癌根治术及肾部分切除术已成为常规手术，但仍有少数复杂性肾癌的肾切除术较为棘手。复杂性肾癌主要包括伴腔静脉瘤栓的肾癌、巨大肾癌、完全内生性肾癌、多中心性肾癌、孤立肾肾癌、肾门部肾癌、囊性肾癌和双肾肾癌等。复杂性肾切除术是泌尿外科临床工作的难点，手术风险高，术后并发症多。肾癌伴肾静脉及腔静脉瘤栓取栓术，在前面的章节已介绍。本节讨论巨大肾癌、完全内生性肾癌、多中心性肾癌、孤立肾肾癌、肾门部肾癌、囊性肾癌和双肾肾癌的根治术和部分切除术。

（一）巨大肾癌的肾根治术

巨大肾癌指肿瘤直径≥7 cm 的肾细胞癌，具有丰富的肿瘤血供及肾周侧支循环，常伴有局部组织侵犯、淋巴结转移、形成癌栓，术中易发生瘤体破裂、大出血、周围脏器和血管损伤、栓子脱落等并发症，是泌尿外科手术的难点。

1. 术前准备　巨大肾癌的压迫可导致主干血管走行改变，较大的肿瘤体积常伴有癌栓，因此术前应完善影像学检查，充分评估，制订手术方案及防范预案。另外，由于肿瘤体积的增大常伴随局部侵犯，丰富的肿瘤血供及肾周侧支循环，在巨大肾癌根治术前行 DSA 肾动脉栓塞有利于阻断肿瘤的血供，回缩肿瘤体积，减少术中肿瘤破裂及出血，降低手术难度和风险。同时，肾动脉栓塞可降低肾静脉压力，减少肿瘤向肾外转移播散的风险。然而，栓塞可引发栓塞后综合征，目前推荐栓塞和手术的间隔时间为 24～72 h。

2. 手术方式的选择　肾癌根治术是目前治疗巨大肾癌的标准术式，由于手术难度大，多倾向采用开放性肾癌根治术。也有观点认为，随着微创技术的发展，特别是 3D 腹腔镜和机器人辅助腹腔镜技术的推广，使手术操作更加精准、灵活，特别是机器人的四臂系统，便于术中解剖、游离、暴露、缝合等操作，可取得与开放手术类似的效果。但腔镜下进行巨大肾癌根治性切除术，应严格把握适应证，操作医生需具备丰富的手术经验、技巧和良好的心理素质，同时手术团队需密切配合。

3. 手术切口的选择　巨大肾癌的开放性切除术应合理选择切口，保证术中充分暴露，并为可能发生的手术意外提供必要的处理空间。对于肾上极的肿瘤，特别是右侧占位，多选择胸腹联合切口，以利于处理肝脏，充分暴露肾脏，并应对术中右肾上腺中心静脉及肝短静脉可能发生的撕脱性出血。腹部 L 形切口适用于肾脏中下极肿瘤，特别是肿瘤直径大（超过 10 cm）或肾门部血管走行发生改变的患者。横切口和纵切口创伤相对较小，其中肋缘下横切口较纵切口更利于暴露肾脏外侧和上极占位。对于伴有肾静脉癌栓或下腔静脉瘤栓的肿瘤，可采用经腹正中切口，利于血管的分离和阻断，同时可根据术野需要灵活延长切口。

4. 手术入路的选择　巨大肾癌根治术多选择经腹入路，手术操作空间充足，解剖结构清晰，先游离切断肾动静脉，再切除肾脏。但暴露肾蒂时，需先游离腹腔脏器，同时存在术后肠粘连和肠梗阻等并发症的风险。经腹膜后入路可尽早暴露肾蒂，便于处理肾动静脉，同时可观察肾动脉阻断后，肾静脉是否塌陷并寻找肾动脉的异位分支。可降低对腹腔脏器干扰及损伤的可能性，然而此入路的操作空间明显小于经腹腔入路，解剖标志不够明确，当肿瘤较大时，操作难度高，需根据术者自身经验及患者的实际情况综合考量。

5. 术中并发症的处理 ①由于巨大肾癌自身血供及侧支循环丰富，常侵犯周围组织并发生广泛粘连，手术范围较大，在手术过程中极易发生出血。当术中发生大出血时，应沉着冷静，在可疑出血位置，用手指将腔静脉向内下方脊柱上压迫止血，确定出血点后，及时控制止血。②由于肿瘤巨大、肾蒂淋巴结肿大导致肠系膜上动脉发生变形、位移，术中难以辨认而错误结扎。如果及时发现，应立即予以血管重建，防止造成严重后果。当术中对血管解剖判断不清时，可以先阻断，不结扎，注意观察小肠血供和蠕动。对于此类患者，术前的 CT 血管重建也能给予一些提示，避免术中发生意外。③术中十二指肠或者结肠损伤，此类事故一般由于操作空间相对较小、出血较多造成视野不清导致。建议术中首先处理肾蒂血管，可在不干扰肾肿瘤的前提下首先打开肾血管鞘，将肾静脉结扎，然后处理肾动脉，当术中肾动脉处理困难时，可考虑先游离肾静脉并牵拉向一侧，暴露肾动脉并靠近腹主动脉端结扎，然后再处理静脉，防止较长时间结扎静脉动脉供血而静脉回流受阻导致肾脏体积进一步增大影响手术。

（二）完全内生性肾癌部分切除术

完全内生性肾癌的瘤体完全包绕于肾实质内，虽然一般瘤体较小，行肾脏部分切除术可以最大限度地保留肾脏组织，但此类肿瘤在肾脏表面无突出，位置深，术中难以辨认，同时肿瘤距离肾脏血管和集合系统较近，特别是位于肾窦内的内生性肿瘤，肿瘤情况复杂，增加了肾部分切除术的难度，是泌尿外科医生面临的重大挑战。

1. 定位肿瘤 完全内生性肾癌一般位置较深，术中难以定位，因此术前应完善影像学检查，CT 平扫不易看出，应完善肾脏增强 CT 检查，利用造影剂“快进快出”的特征发现病灶，并进行三维重建，以评估肿瘤位置、毗邻关系、有无血管变异，随着 3D 打印技术及混合现实技术的发展，可将病灶、肾动脉、肾静脉、集合系统的毗邻关系进行体外模拟。术中打开肾周筋膜，充分游离肾脏后，可采用腹腔镜超声或荧光技术确定肿瘤的大小、位置、深度、毗邻关系、边界以及有无肿瘤卫星灶，进一步明确肿瘤的血供情况，并使用超声刀或电刀标记肿瘤在肾脏表面的投影。另外，术中超声有助于观察肾动脉的阻断是否彻底以及是否存在副肾动脉或变异的肾动脉。

2. 分离肿瘤 随着微创技术的发展，特别是机器人技术的应用，借助灵活的仿真机械手和三维高清放大视野，术者可完成更加精细的手术操作。一般来说，位于肾血管前方的肿瘤可选择经腹腔入路，而位于肾血管后方的肿瘤选择经腹膜后入路。阻断肾动脉后，沿着肿瘤在肾脏表面的投影标记。在切口的选择上，体积较小的肿瘤可在离肿瘤最近的肾实质处切开，若肿瘤体积较大，穿过背腹两侧，需要在 Brodel 线纵行切开肾实质，可在暴露并切除肿瘤的同时减轻肾内叶间血管的损伤。切开肾实质后，吸引器配合剪刀，以钝性锐性结合、钝性为主的分离方式，沿着肿瘤包膜建立操作平面剜除肿瘤。Hem-o-lok 或钛夹可用于夹闭明确的血管断端，超声刀或双极电凝可用于小血管的止血。

3. 修补创面 由于肿瘤位置较深，且常侵犯集合系统，在分离切除肿瘤后，应确切进行创面基底、集合系统和血管断端的闭合，以及肾脏的重建，避免出现术后出血、尿瘘等并发症。因此，一般选用双层缝合技术，第一层连续缝合破损的集合系统、血管断端和基底层创面，在保证确切闭合、不留无效腔的前提下，进针不宜过深以免误损肾血管主干；第二层缝合使用倒刺线进行肾脏表层对合。较大的手术创面同时增加了术后假性动脉瘤形成的可能，因此术后应密切监测患者的血流动力学指标和引流情况，必要时行肾动脉栓塞术。若肿瘤侵犯集合系统，术前可放置输尿管支架，术中集合系统关闭后注射亚甲蓝，确认集合系统闭合效果，避免术后尿瘘。

4. 控制肾脏热缺血时间 由于手术复杂、难度大，肿瘤切除后的手术创面大，缝合重建所需时间长，为了争取更多的手术操作时间，同时更有效地保护肾功能，可采用原位冰水或冰屑降温、经肾动脉低温灌注、逆行插管灌注降温等技术，降低肾脏温度，将热缺血转换为冷缺血，延长肾脏缺血耐受时间。对部分患者，可采用分支动脉阻断的方式，术前判断供应肿瘤的血管，术中解剖并阻断肾动脉的三级分支，达到保护正常肾组织的目的。另外，在术区集合系统和大血管断端缝合完毕后，也可在早期开放肾动脉的情况下缝合外层肾实质，进一步减少肾脏缺血时间。

（三）多中心性肾癌部分切除术

多中心性肾癌是指在同侧肾脏存在≥2 个、间距≥1 cm 的肿瘤病灶的肾癌，多中心性肾癌以往多选择根治性肾切除术，可有效预防肿瘤的残留和复发。随着微创手术理念的进步，以及患者保留肾功能意愿的提高，另外部分患者存在孤立肾、对侧肾功能不全或双侧肾肿瘤，腹腔镜下肾部分切除术越来越广泛地应用于多中心性肾癌的治疗。然而，由于此类手术需完成多个肿瘤灶的切除，对肿瘤的分离和切除带来挑战，多个肿瘤切除后的创面常不规则，增加了缝合的难度，此类手术复杂度高，风险大。

传统的肾部分切除术需阻断肾动脉主干，由于整个肾脏处于缺血状态，需在规定的时间内完成肿瘤切除并缝合创面，否则将对肾脏功能造成不可逆的损伤。当存在多发肿瘤病灶时，很难在有限的时间内完成上述所有操作。腹腔镜下分支肾动脉序贯阻断术可利用序贯阻断特定供应肿瘤的肾动脉分支，有效减少热缺血范围，避免全肾在手术过程中处于持续缺血状态，而利于患者预后。

术前需常规进行 CT 血管造影，完成肾动脉三维重建，明确供应肿瘤的肾动脉分支情况，确定阻断血管的位置和数目，规划操作路径。术中游离肾脏，暴露肾蒂并确定肾门血管位置后，根据三维重建模型，确定肿瘤、血管及其与毗邻结构的关系。在肾门处游离分支肾动脉，注意避免超声刀及双极电凝等对血管的热损伤；明确供应肿瘤的肾动脉分支后，使用动脉夹阻断肾动脉分支，关闭肿瘤血供，沿着肿瘤假包膜向外延伸 0.5 cm，分离并切除肿瘤，注意尽可能保留正常肾组织小叶间动脉，最大限度保留肾功能。另外，对于术前预计肾脏缺血时间较长的患者，可在术中使用冰水降温，将热缺血转变为冷缺血，保护肾脏功能。

手术入路方面，经后腹腔入路具有一定的优势。在冰水降温时，后腹腔间隙可增加肾脏与冰水的接触面积，更好地达到降温效果。另外，经后腹腔可在直视下定位并阻断肾动脉，在探查肾脏寻找病灶时，可避免肾脏的大范围翻转，降低了肾门血管和输尿管损伤的风险。同时，经后腹腔操作，可减少对腹腔内脏器的干扰，利于术后肠道恢复。

（四）孤立肾肾癌的肾部分切除术

孤立肾可分为解剖性和功能性孤立肾，对于孤立肾肾癌患者而言，根治性肾切除术后需要终身透析或进行肾脏移植，影响生活质量。肾部分切除术在治疗局限性肾癌方面可取得与根治性肾切除术相似的效果，且能最大限度保留肾功能，因此是孤立肾肾癌的绝对适应证。对于孤立肾肾癌的肾部分切除术，同其他复杂类型的肾部分切除类似，核心要点同样是在安全精准切除肿瘤的前提下，最大限度保留残肾功能，如缩短热缺血时间，将热缺血转变为冷缺血，甚至是“零缺血”。2011 年，Gill 等首次报道了在无肾动脉血流阻断条件下完成 12 例腹腔镜肾部分切除术，初步证实了经腹腔镜保留肾单位手术中实现肾脏“零缺血”的可行性。随着技术的进步，肾动脉血管三维成像技术（CTA）为术中肾段动脉的精确阻断及肿瘤切除提供了重要依据，而近红外光谱技术和高光谱成像光谱技术等实时显示超选阻断后肾缺血程度的技术也在超选择性肾部分切除术中得到应用。另外，对于部分特别复杂的多发性孤立肾癌，若难以在现有的技术条件下有效控制热缺血时间以及保留足够量的肾实质，尤其是在体内原位无法完成肾部分切除术，可采用低温条件下离体肾部分切除联合自体肾移植术，是复杂肾癌患者的终极保肾手段。

（五）肾门部肾癌的肾部分切除术

肾门部肾癌是指术前 CT 或 3D 成像显示肿瘤位于肾门周围或在解剖结构上毗邻肾动静脉及肾盂集合系统，甚至部分肿瘤压迫周围组织。因肿瘤位置特殊，存在术前、术中解剖定位困难，手术操作难度大，热缺血时间延长，并发症发生风险高等特点，为尝试进行保肾手术的外科医生带来了极大的挑战。

肾门部肾癌选择保肾手术的关键在于术前判断肿瘤与邻近血管和组织的精确解剖结构，但目前常规的影像学检查仅提供二维的图像或计算机数据，无法直观地在三维空间中准确且立体地反映肾门部的精确解剖构造。而 CTA 影像三维重建技术可以在术前精确再现术区解剖关系：将肿瘤的大小、位置以及与周围重要组织和器官的毗邻关系和供应肿瘤的具体血管等情况，运用 3D 模型直观表现出来，辅助术者确定手术入路，制订手术方案。

肾蒂血管被肾窦脂肪包裹，走行复杂多变，暴露存在困难，而肿瘤一旦与周围组织发生粘连，则进一步增加了显露难度，容易误伤血管和集合系统，增加了阻断时间。由于机器人辅助系统操作更加精细，视野更加清晰，能够更好避免肿瘤剜除过程中损伤周围结构。此外，在分离肾门部肾段动脉时，可利用肾段动脉多沿肾门靠近上下两极边缘走行的特点，即“门框”现象，采用“蛙跳式”的分支动脉阻断策略：沿肿瘤一侧贴近肾实质向肾窦分离，寻找进入肾脏的肾段动脉。如上的肾门动脉分离法简化了术中分离肾门部血管的步骤，同时也避免了过度手术干预造成的动脉痉挛，而加重肾脏缺血。

当肿瘤成功切除后对肾脏进行缝合时，由于走行血管较多，容易发生吻合口张力过大，造成正常肾实质供应血管的缝扎。为了术中确切止血，并减少术后出血、尿瘘等并发症的发生，需要根据创缘的情况选择不同的缝合方式。针对裸露于创面的血管残端，进行点对点缝合，防止误扎其他血管；若肾肿瘤切除后创面深度较浅且不伴随集合系统损伤，可使用可吸收倒刺线沿肾创面边缘进行全层缝合；若肿瘤病灶较深或已损伤集合系统，可采用 V 形创面重构缝合法，即在创面深部确定两个相对顶点进行缝合并关闭集合系统，接着在外层 V 形重构肾脏。

（六）囊性肾癌的肾部分切除术

囊性肾癌是一类在影像学和大体病理上具有囊性改变的肾癌的统称，主要特点是肿瘤组织中含有囊性成分。囊性肾癌是一种低度恶性潜能的肿瘤，具有低分级、低分期肿瘤学特性，经手术治疗后，囊性肾癌一般很少发生转移以及复发，预后较好。鉴于囊性肾癌的囊壁菲薄，术中最大的风险就是发生囊壁破裂、恶性肿瘤的种植转移，因此传统观点一般选择开放根治性肾癌切除术。但随着腔镜器械和手术技术的进步，在保证良好的肿瘤学效果以及控制并发症发生的基础上，如何最大限度地保护肾功能成为了肾外科治疗的重点。而肾部分切术也逐渐成为囊性肾癌的主要选择，相关手术要点如下：①术前应完善 CTA 等影像学检查，明确肾动静脉的走行、有无分支、与肿瘤的关系等，保证术中动脉阻断确切、完全，避免遗漏分支，保证视野清晰。②根据肿瘤位置、血管适当扩大游离肾周组织，保证肿瘤周围空间的完全暴露，为后续切除、缝合做好充分准备。③囊性肾癌部分切除时应时刻注意剪刀的方向及弧度，动态调整切缘的厚度，适当扩大切缘以减少破坏囊壁的概率。④器械操作要领：不同于实体瘤切除过程，囊性肾癌钝性剥离容易导致瘤体破裂，因此切除过程中以精准的锐性剪除为主。在牵拉、暴露时，可以使用吸引器轻柔推移、转动，尽量只夹取少许表面组织，避免囊壁损伤。⑤为预防肿瘤囊壁破裂种植，除使用切口保护套外，不管肿瘤是否发生破溃，最后均需用大量冲洗液冲洗术区，尽可能防止肿瘤种植转移。

（七）双肾肾癌的肾部分切除术

双侧同时性肾细胞癌发病率较低，发生率占散发肾癌的 1% ~ 4%。目前双肾肾癌的治疗主要采用手术切除，但考虑到双侧发病的特点，其手术方案的制订要考虑先后次序、围手术期并发症及术后肾功能的恢复等因素，故目前尚无统一标准。

关于同期和分期手术方式的选择，主要根据医生的临床经验以及患者的具体情况来决定。若患者术前情况良好，双侧肿瘤较小且单发，同期手术可以作为一种方案。当患者存在一定基础疾病如控制不佳的血糖、血压，且伴有肾功能受损时，选择分期手术可以充分利用对侧肾脏以及部分切后的剩余肾单位的功能，使得第一次手术后肾功能能够得到较快的恢复，间隔 1～3 个月后再进行对侧的手术。一期和二期手术间隔如果过短，肾脏代偿的效果则不够显著。而间隔过长，又会增加未手术侧肿瘤进展的风险。对于一侧肾脏无法保留的双肾肾癌，推荐部分切＋根治方案，即对条件较好的一侧肾脏肿瘤先行部分切术，为第二次的根治手术提供较好的基础条件。

国际上大多数泌尿外科中心对于双侧肿瘤也常规行分期切除。纪念斯隆凯特琳癌症中心更偏好于分期行双侧肾部分切除术，且先处理肿瘤较为复杂的一侧；而安德森癌症中心行分期手术治疗双肾癌时，优先处理肿瘤较小的一侧肾脏。综合来说，同期手术可能会增加患者发生术后短期肾功能不全的风险。分期手术中，一期手术方式、部位的选择可以根据患者身体及肿瘤的具体情况和医生的手术经验来决定治疗方案。

八、常见手术并发症及处理

（一）术中出血

肾门结构复杂、血管交错，术中出血是肾脏手术最常见的并发症之一。由于动脉壁厚且韧性较强，而静脉壁相对较薄，因而静脉损伤出血较为常见。术中遇到静脉损伤，首先不能慌张，不能轻易用 Hem-o-lok 夹闭止血，引起二次损伤，第一时间控制出血非常重要，随后在出血点的附近进行游离，看清出血点的大小、位置，然后以血管夹或缝合的方式进行止血。出血量较大时，可以一手抓住出血点，另外一只手在出血点的近端和远端进行游离，可临时增加辅助孔，必要时钛夹临时夹闭，从而控制出血，待看清出血原因后取下钛夹，避免夹子位置影响出血的进一步处理；由于静脉压力较低，通过拉直静脉、纱布压迫、提高气腹压力等方式均可降低出血量。

动脉损伤出血的可能性较小，但动脉损伤出血速度快，术中风险较大，需第一时间控制动脉近端，减少出血量，避免完全丢失手术视野，随后在出血的近端和远端进行游离。可离断的动脉，可在破损的近端和远端分别使用阻断夹后离断动脉。当动脉不可离断时，需游离动脉近端，以血管阻断钳夹闭动脉近端，血管缝线缝合破损处，随后开放动脉血供。

在保肾手术中，常遇到肾动脉变异，有时会遗漏肾动脉分支或副肾动脉，剪除肿瘤时创面持续出血，出血量较大，也会影响手术视野，导致无法看清基底，甚至切破肿瘤，保肾失败。术前应仔细阅片，分析血管走行，了解是否存在提前分支、副肾动脉，术中可充分游离，充分阻断，避免此类情况的发生；术中阻断肾动脉后，可观察肾脏颜色和质地的变化，如果肾脏颜色较红、质地较硬，则表明阻断不完全，必要时可使用多普勒超声观察肾脏血供情况。若已剪开肾脏，可通过提高气腹压力压迫止血，增加助手孔，辅助吸引，完整切除肿瘤后，快速缝合肾脏髓质，尽量减少出血量。

（二）输尿管损伤

保肾手术术中需保护输尿管，肾脏中下极肿瘤距离输尿管较近，应先将输尿管游离出来，避免损伤。对于复杂肿瘤，可术前留置输尿管支架管，使术中辨认更加准确。术中遇到输尿管损伤，可观察损伤情况，若损伤较小，且为冷损伤，可于术后留置输尿管支架管支撑；若损伤明显，且为热损伤，远期输尿管狭窄风险较高，可将损伤段剪掉，行输尿管离断成形术。

（三）肠道损伤

部分患者肠道与术区粘连紧密，或有手术史，手术中需小心游离，在粘连的部位尽量使用剪刀，避免热损伤，破损后可直接进行缝合。游离需适可而止，不影响本次手术为标准，避免游离范围过大，造成不必要的损伤。肠道损伤后，可进行修补，必要时造口，留置胃管，胃肠减压，延长禁食时间，并密切观察患者腹部体征和引流情况，及时询问腹部有无特殊症状。

（四）肝脏和脾脏损伤

肝脏损伤后，可纱布压迫止血、双极电凝止血，必要时可对肝脏进行缝合。脾脏质地较脆、包膜缺乏韧性，轻微损伤可尝试表面双极电凝止血，并覆盖止血纱布压迫，损伤严重则需行脾切除术。

（五）膈肌损伤

膈肌损伤并不常见，多见于肿瘤与腰大肌、膈脚粘连时。于膈脚粘连处，应减少使用电钩等传导性强的器械，超声刀等器械可显著降低膈肌损伤风险。膈肌破损后，胸腔充气，会明显影响腹腔操作空间，可吸引胸腔气体后采用钛钉夹闭等方式进行简单处理，首先完成手术。膈肌修补应为手术结束前的最后一个步骤，过早修复，腹腔气体会由于腹腔压力较高，从修补的间隙进入胸腔，从而影响修补效果。所有手术步骤完成后，吸净胸腔内气体，请麻醉医生鼓肺，并进行缝合。

（六）穿刺相关并发症

用气腹针建立气腹时，可能刺破肠道、肝脏、血管等。尽可能选用一次性气腹针，保持针头锐利、回弹良好，体会穿刺过程中的突破感和落空感，避免损伤腹腔脏器。充气时观察腹腔压力和进气速度的变化，出现异常应及时停止。若损伤肠道、血管、肝脏等器官，气腹建立完成后需进行相应处理。

（七）术后出血

术后出血是手术常见并发症，可通过观察患者的生命体征和一般状况，动态监测血常规，观察引流量和性状等方式明确出血速度。出血速度慢，可使用止血药、腹带增加腹腔压力、输血等方法进行保守治疗；若出血速度较快，需进行二次手术干预。保肾手术若怀疑肾脏创面出血，可行 DSA 栓塞；保肾手术集合系统关闭不全，可能导致术后血尿，血尿轻微时，可换三腔导尿管，持续膀胱冲洗；血尿明显需行 DSA 栓塞。

（八）术后漏尿

随着肾部分切除术的指征不断扩大，越来越多的复杂肿瘤、大肿瘤也进行了保肾手术，术中集合系统缝合不完全可能导致漏尿。对于此类患者，应第一时间留置输尿管支架管，保持引流通畅，减少漏尿，若漏尿持续且严重，必要时需进行二次手术治疗。

九、肾癌手术方案的制订和选择

肾癌目前的治疗方法虽然多样，但均是在综合术前各项检查指标，特别是影像学资料确定肾癌的临床 TNM 分期，同时利用辅助检查评估患者对治疗的耐受能力，制订初步的手术方案。

（一）局限性肾癌的治疗

$T_{1\sim2}N_0M_0$ 期肾癌，临床分期Ⅰ～Ⅱ期在内的局限性肾癌治疗的首选是外科手术治疗。目前局限性肾癌的治疗包括根治性肾切除术和肾部分切除术。

根治性肾切除术的适应证：多为不适合肾部分切除术的 T1a 患者，以及部分临床分期 T1b 和 T2 期的肾癌患者，根治性肾切除术仍是治疗的首选方式。可选择的手术方式包括开放手术及微创手术，微创手术包括腹腔镜手术、单孔腹腔镜手术、小切口腹腔镜辅助手术、机器人等。根治性肾切除术采用开放手术和微创手术，在治疗效果上无明显区别，但是微创手术在术中出血、住院时间、镇痛需求上等均优于开放性手术。手术的具体方式还需根据医生的实际情况，如果手术医师通过微创手术不能确保完整切除肿瘤，不利于围手术期安全，则不推荐进行微创治疗。

T1a 期肾癌，肿瘤位于肾脏表面，便于手术操作的可选择肾部分切除术。对于完全内生性或特殊部位（肾门、肾窦）的 T1a 期肾癌，和经过筛选的 T1b 期肾癌，根据术者的技术水平和经验，所在医院的医疗条件以及患者的体能综合评估，也可选择肾部分切除术。

需要注意的是，选择肾部分切除术治疗时，仍然首先以完整切除肿瘤为目的，避免术后短期复发。肾部分切除术可选择开放手术、腹腔镜手术，开放手术在缩短肾脏热缺血时间及减少术后短期肾功能损害方面具有优势，但长期随访中两者在肾功能保护，肿瘤无进展生存率及总体生存率并无差别。机器人手术相比腹腔镜手术，可以缩短热缺血时间，对短期 GFR 的影响也更小。

对于经腹腔还是经腹膜外途径一直是泌尿科医师探讨的话题，但是两者在术后并发症，术后切缘对比，术后肾功能恢复方面无差别，只是在术中并发症方面经腹腔入路要稍高一些，而经腹腔入路的手术时间相比后腹腔入路要短一些。

对于局限性肾癌行肾癌根治术时，不建议切除同侧肾上腺，因为相关文献研究发现，肾上腺切除并不影响患者的总体生存率及肿瘤特异生存率，除非在术前影像学或术中发现肾上腺明确受到侵犯，才考虑术中切除。

局限性肾癌患者不推荐同时行淋巴结清扫术，因为通过影像学无法明确是否伴有淋巴结转移，文献报道，术前影像学诊断有增大的淋巴结，术后病理证实是转移病灶的比例在20% 以下，除非术中明确有肿大的淋巴结，可以术中进行切除，不推荐进行淋巴结清扫。

对于该期的患者，不建议行肿瘤栓塞术，除非患者有明确的手术禁忌无法耐受手术，可通过栓塞来缓解患者的血尿、腹痛等不适症状。

对于小肾癌进行肿瘤活检，是对不能耐受手术患者的一种选择，病理的获取可以为患者的下一步治疗明确方向。但是不推荐对囊性肿瘤进行活检，肿瘤活检也是有一定的局部种植的可能。

（二）局部进展期肾癌

局部进展期肾癌也称为局部晚期肾细胞癌，具体分期包括 $T_1N_1M_0$、$T_2N_1M_0$、$T_3N_0M_0$ 和 $T_3N_1M_0$ 期，临床分期Ⅲ期。治疗方法以根性肾切除术为主，术者可根据自己的经验，采用经腹膜外、经腹腔入路，以及开放、腹腔镜、机器人完成手术。

局部晚期肾癌推荐行根治性肾切除手术。有部分患者手术前临床诊断低于 T3 期，行肾部分切除术，术后病理升级到 T3 期，对这部分患者进行临床统计学分析后，发现相较于同期行肾癌根治术的患者，两组在 CSS、OS、DFS 无显著性差异，因此这一部分患者是否还需要再进行补救性肾癌根治性切除术仍有争议，这可能也表明如果在技术上可行或者患者确实有明确保肾的适应证，该期患者可以选择肾部分切除术。

对于局部进展期患者是否进行淋巴结清扫虽有争议，但是更多的报道支持对于该期患者进行淋巴结清扫，虽然淋巴结清扫术在提高患者的总体生存率上有争议，但是在判断患者的临床分期方面却是不争的事实。因为术前通过影像学无法准确判断淋巴结的转移情况，影像学如果判断有淋巴结转移，其为阳性的概率为 0 ~ 25%；而如果术前淋巴结判断为阳性，诊断正确率也在 25% ~ 50%。

对于肾癌伴有静脉癌栓的患者，积极手术治疗是标准治疗策略，手术切除肾脏和癌栓能够使患者取得生存获益。开放根治性肾切除术联合静脉癌栓取出术是传统而有效的手术方法，仍是常用的术式之一。部分中心已开展腹腔镜下或机器人辅助根治肾切除术 + 癌栓取出术，为了减少术中癌栓脱落风险，总体原则是先处理静脉癌栓再切除患侧肾脏及肿瘤。对于复杂的癌栓病例，建议多学科合作，降低围手术期并发症及死亡率。

（三）晚期 / 转移性肾癌

肿瘤已经突破 Gerota 筋膜，出现区域淋巴结转移或远处转移，即 TNM 分期为 $T_4N_{0\sim1}M_0/T_{1\sim4}N_{0\sim1}M_1$ 期，临床分期Ⅳ期。针对这一分期的肾癌以全身药物治疗为主，辅助原发灶或转移灶的姑息手术或放射治疗。

在细胞因子时代，晚期肾癌的治疗推荐采用手术减瘤＋细胞因子联合治疗的方式，临床研究证实，减瘤手术切除病灶联合干扰素治疗可以明显延长患者的生存时间。目前肾癌的治疗已经进入到靶向时代，靶向治疗时代减瘤手术的作用已经发生了变化，临床上减瘤手术配合靶向药物的两个重要研究：CARMEA 和 EORTC SURTIME 均对减瘤手术的意义进行了重新的定义。如果晚期肾癌的 IMDC 评分评定其风险等级为中危或高危，不推荐患者进行减瘤手术，因为单纯使用靶向药物的疗效不劣于联合使用手术治疗。而对于免疫治疗时代，减瘤手术的作用还有待更多的临床研究。

虽然外科减瘤手术在转移性肾细胞癌的辅助性治疗手段在靶向治疗时期的地位有所降低，但也不应该完全舍弃。外科减瘤手术应在有效的全身治疗的基础上进行，对于肾肿瘤引起的严重血尿或疼痛，可行姑息性肾切除术或肾动脉栓塞术，以缓解症状，提高患者的生存质量。

晚期肾癌患者除了系统全身治疗外，对转移灶的治疗也起着非常重要的作用，转移灶的治疗原则为：对于孤立性转移灶患者，若其体能状态良好，建议积极手术切除转移灶，如果能将孤立的转移灶完整切除，研究提示可以明显提高患者的总生存率。其中肺是肾癌最常见的转移部位，单一肺转移灶或肺转移灶位于一侧叶，手术切除可有助于延长患者生存期；对于可切除的骨转移灶也是推荐积极外科手术治疗；脑转移灶放射治疗效果优于手术治疗；肾癌肝转移的患者首先推荐靶向药物治疗。

（四）特殊类型肾癌

解剖性孤立肾肾癌见于先天性一侧肾脏没有发育，仅有的一侧肾脏患有肿瘤；或因后天因素（如外伤或手术切除等）致一侧肾脏缺失，仅存的一侧肾脏患有肿瘤。功能性孤立肾肾癌，见于一侧肾脏患有其他疾病而致肾功能严重受损（如重度肾积水），而另一侧肾脏患有肿瘤。

双肾癌即双侧肾脏同时发生肿瘤时，多考虑 Von Hippel–Lindan 病，双侧肾癌根据发病时间将其分为同时性和异时性两类，两者约各占 50%。双侧肾脏在 1 年内先后或同时发生肿瘤则归为双侧同时性肾癌，间隔时间 > 1 年则视为双侧异时性肾癌。双侧肾癌可同期或分期手术，可以行双肾部分切除术；或一侧根治术，另一侧行部分切除术。对于双肾癌的治疗顺序，如果一侧根治，一侧部分切除术，一般建议先行肾部分切除术，保留正常肾脏功能后，为下一步根治术提供肾功能保证。如果两侧均为肾部分切除术，暂时没有统一标准，一般建议先行 R.E.N.A.L. 评分低的一侧。

肾部分切除术被认为是孤立肾肾癌和双肾癌患者的最佳选择，但是对于巨大的或内生性或复杂肾门部的肾癌，部分切除术也有潜在风险，包括严重出血、肾实质破坏、肿瘤残留、热缺血时间长等。这种情况下，相对于肾癌根治术合并术后进行透析治疗，复杂的孤立肾肾癌进行离体手术（工作台手术）后自体肾移植也是其治疗中的一项选择。

工作台手术和原位肾肿瘤剜除术相比，肾脏的热缺血时间明显缩短。且在低温条件下行工作台手术，手术区域无出血、术野清晰，有利于肿瘤的精确剜除，确保包膜的完整性和最大限度保留肾单位。而原位操作会受到热缺血时间、手术操作空间和角度的限制，增加肾实质修补和缝合的难度及术后出血和尿瘘的风险。尽管工作台手术持续时间长，操作步骤相对繁琐，也有其增加短期或长期肾衰竭的风险的相关报道，但是仍不失为复杂肾癌保肾治疗的有效手段。

外科手术在肾癌的治疗中起到非常重要的作用，通过术前影像学能够帮助术者很好地明确肿瘤与肾脏的解剖关系，评估手术的难易程度及并发症的发生率。此外，术前三维血管成像和容积重建分析技术的应用也有助于术后残余肾单位功能的评估。上述技术的应用可以大大避免手术的盲目性，提高肾癌手术治疗的成功率。对于不适合外科手术，伴有全身麻醉禁忌，有严重合并症，而且需要保留正常单位的肾癌患者，可以考虑其治疗方法，例如，射频消融、冷冻消融、微波消融、高强度超声聚焦消融等，肾癌患者在以上治疗前需要穿刺活检明确病理诊断，为后续治疗提供支持。

总之，泌尿外科医师应根据自身技术水平、医院设备情况、患者肿瘤分期和患者意愿进行综合考虑，在保证患者生命安全、完整切除肿瘤的基础上，以最大限度地减少创伤、最大限度保留肾单位、改善患者生活质量为目的，实现真正的个体化和精准化的临床诊断和治疗。

第七节 物理治疗

肾癌发病率的持续增长可能与影像诊断技术的提高及广泛应用有关，早期肾癌的发现多通过体检时发现而无临床症状。与此同时，所发现的肾癌通常体积更小、分期更早，70% 具有体积小（直径 <4 cm）和分期早（临床 T_1 期）的临床特征。因此，对于早期肾癌的治疗策略也在不断发生变化，外科传统的肾癌根治切除逐渐成为次选方案，而微创手术、保留肾单位的肾脏部分切除手术获得了更多关注。在保证肿瘤完整切除、无瘤稳定生存的同时，尽可能多保留肾单位、避免医源性肾功能损害是微创保肾手术治疗的关注点。目前早期局限性肾脏肿瘤的首选治疗方法是肾脏部分切除术。肾脏肿瘤物理治疗作为一种可靠的替代治疗手段，其目的在于尽可能减少损伤的基础上彻底清除肿瘤，潜在的优势包括出血少、避免肾门解剖等高难度的手术操作以及并发症发生率低、术后康复快等。因此，2019 年 EAU 指南将保留肾单位的肿瘤切除手术作为临床 T_1 期肾癌患者的标准手术方案，但同时对于高龄患者或合并基础疾病无法耐受手术的患者建议消融治疗进行替代。目前美国采用冷冻治疗或射频消融的患者已从 1998 年的 4% 增加到 8%。

保留肾单位的肾肿瘤切除术是目前治疗早期肾癌的标准方案，但手术风险大、肾脏创伤大、手术难度高。近年来，各种物理能量应用使得肿瘤局部消融技术迅猛发展，物理治疗能量方式可采用冷冻消融术、射频消融术、高强度超声聚焦疗法、光动力学疗法及微波消融术等，均已广泛应用于肿瘤的临床治疗中。其优点包括损伤小、定位精准、疗效确切、术后恢复快等，尤其是冷冻消融，治疗肾脏肿瘤复发率低、并发症少，已在肾癌的微创治疗中得到广泛应用。适用于有全身麻醉禁忌、不适合外科手术、需尽可能保留肾单位、有严重合并症、肾功能不全、遗传性肾癌、双肾肾癌、肿瘤最大径 <4 cm 且位于肾脏周边者等。

随着冷冻消融、射频消融等治疗设备的快速发展，CA 和 RFA 已经成为有效的替代治疗方案。与开放或腹腔镜肾部分切除术相比，原位消融的治疗相关并发症发生率更低，且肾功能保护更好。这两项技术在临床实践中也存在着诸如患者人群选择、肿瘤靶向、探针布局和仪器设备使用方面的学习曲线，因此也更加具有挑战性。荟萃分析结果提示，原位消融与肾部分切除术相比，局部肿瘤控制仍然略差，但肿瘤特异性生存率和总体生存并无显著差异。目前尚无前瞻性临床试验确认原位消融治疗的优越性，其在临床的适应证和长期有效性还有待于前瞻性随机对照研究的证实。

一、冷冻消融术

（一）概述

冷冻消融术（cryoablation，CA）又称为冷冻治疗（cryotherapy），是早期局限性肾脏肿瘤行保留肾单位肾脏部分切除手术的主要替代治疗方法之一。冷冻治疗可通过 B 超或者 CT 引导下经皮穿刺途径或腹腔镜直视下结合 B 超引导途径进行手术操作。由于无须切开肾脏实质和阻断肾动脉，能更好地保护肾单位以及避免肾缺血再灌注损伤，术后相对恢复较快。冷冻消融术适用于高龄、孤立肾、肾部分切除术后局部复发、多发肾肿瘤的遗传性肾癌及合并严重基础疾病无法耐受肾部分切除手术的患者。

（二）冷冻消融技术原理及常用设备

冷冻消融是一种应用低温破坏靶组织的治疗方法，在 19 世纪就有许多研究报道利用冷冻气体治疗体表疾病，包括液化空气、固态二氧化碳、液氧以及液氮等。1963 年，Cooper 和 Lee 发明了第一台现代意义上的冷冻治疗仪，采用加压液氮和三根管道组成的探针达到可控的 −196℃低温。这台具有划时代意义的仪器也使得人体冷冻治疗从简单的皮肤表面走向深部组织器官。随后，超声发现低温组织表面的回声增强，超声下所见“冰球”和组织坏死区域相吻合，使腹腔内实时监控冷冻治疗程度和范围成为可能。接下来，氩气系统的研发，能够提供更可靠、更快速的低温效果，效率显著高于以氮气为基础的设备。目前，临床中应用的冷冻治疗设备也均采用氩气。

冷冻消融在细胞组织冷冻和融化两个阶段均有破坏作用，在最靠近冷冻探针的部位发生快速冷冻，冷冻效果从探针下扩展至远处；在多次重复快速冷冻和缓慢解冻过程中，引起肿瘤细胞坏死或凋亡，从而达到治疗目的。其主要治疗机制包括：①低温状态下细胞外冰晶形成，细胞外形成高渗细胞脱水引起细胞死亡；细胞内形成冰晶，破坏细胞膜、线粒体等细胞器，对肿瘤细胞产生物理性杀伤。②低温状态下组织微血管收缩，迟发性血栓形成，肿瘤组织缺血坏死。③冷冻治疗导致细胞破裂，提呈肿瘤抗原，诱发特异性和非特异性抗肿瘤免疫反应，清除残留的肿瘤细胞。冷冻消融治疗后的病理变化包括：凝固性坏死、细胞凋亡，最终导致纤维化和瘢痕（图 2–12–33）。

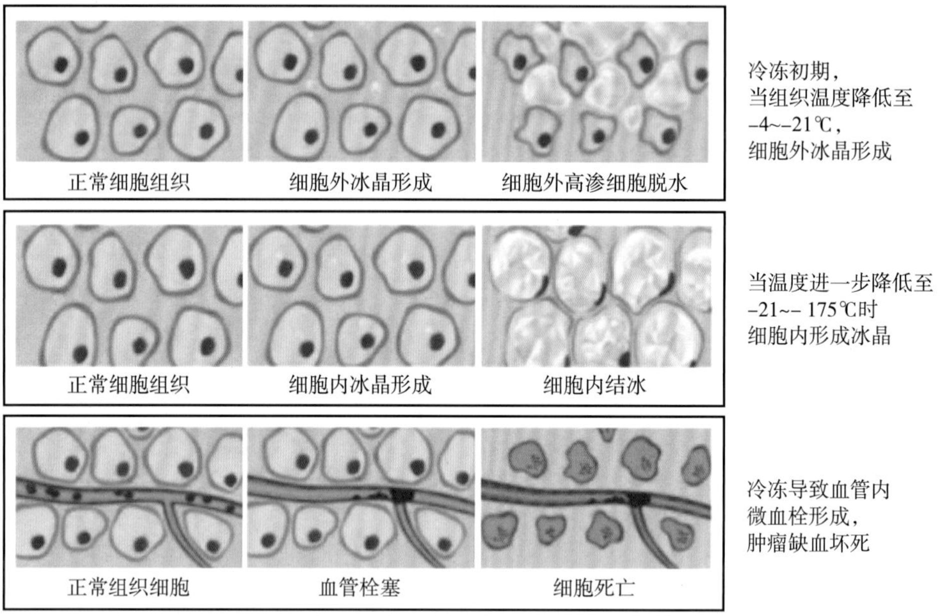

图 2–12–33 冷冻消融的作用机制

氩氦刀冷冻系统是目前临床上冷冻治疗应用最多的设备（图 2–12–34）。其设备基于气体节流效应原理，采用针状冷冻器，利用氩气快速制冷，可使探针头处温度下降至 –165℃，而氦气可使靶组织温度从 –140℃缓慢复温至 20 ~ 40℃。肿瘤细胞的致死温度为 –40℃以下，氩氦刀冷冻消融系统所形成的冰球表面温度一般为 0℃，因此需扩大冷冻范围以彻底消融肿瘤，一般情况下冰球应超过肿瘤边界 5 ~ 10 mm 范围。

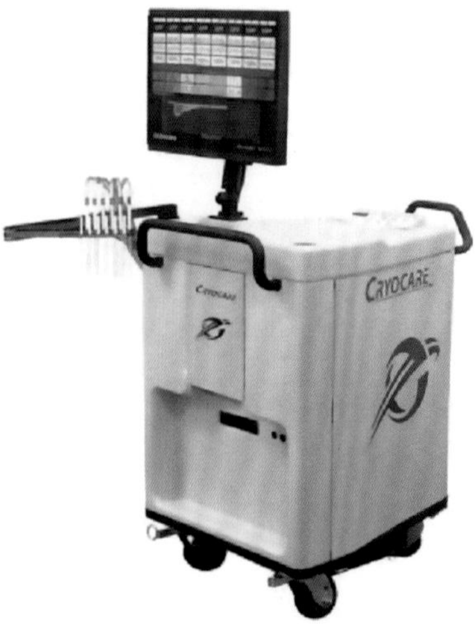

图 2–12–34 瓦里安低温手术系统——氩氦刀

在肿瘤动物模型中，多个冷冻 – 融化循环可造成更大区域的液化坏死，提高治疗效果。当治疗肾恶性肿瘤时，多采用两个或以上的冷冻 – 融化循环以确保肿瘤细胞死亡、组织坏死。融化过程分为主动和被动两种模式，被动模式无任何干预，相对耗时；主动融化则采用氦气从探针中排出，产生温热效应，促进快速复温、融化，可节省手术时间，更快处理治疗后组织出血问题。

（三）适应证与禁忌证

1. 适应证　直径≤4 cm 的肾脏外生性或皮质内肿瘤；高龄患者（>80 岁）；全身状况及肝、肾功能差，无法耐受手术切除；双侧多发肾肿瘤、肾功能不全及孤立肾肿瘤；肿瘤体积巨大，累及肾门结构或毗邻结构；肾脏肿瘤术后局部复发；肾脏肿瘤辅助免疫治疗等。

2. 相对禁忌证　直径 >4 cm 的中心性或肾脏内生性肿瘤（接近肾蒂血管或集合系统），年轻、伴有不稳定的心血管疾病或感染的肾脏肿瘤患者。

3. 绝对禁忌证　严重凝血功能障碍。

（四）手术方法

手术方法主要分为影像学引导下经皮穿刺冷冻消融术（percutaneous cryoablation，PCA）和腹腔镜直视下冷冻消融术（laparoscopic cryoablation，LCA）。腹腔镜直视下可通过腔镜器械进行手术分离解剖结构，利用腔内 B 超精确定位，充分暴露肿瘤位置，穿刺更确切，较好地避开血管、周围脏器、肠管等，不受穿刺路径影响，不易遗漏肿瘤。但经皮穿刺冷冻消融术创伤更小，如未出现严重并发症，其手术时间、住院时间较腹腔镜下冷冻消融术更短。整体而言，相比经皮穿刺治疗，腹腔镜下治疗具有更低的手术并发症发生率，治疗效果也更具可靠性，因此腹腔镜直视下治疗的方式是目前肾脏肿瘤冷冻消融技术中最常使用的手术方法（图 2-12-35 和图 2-12-36）。

肾脏肿瘤冷冻消融术的主要步骤如下：①术前常规行 CT 或 MRI 增强扫描，观察肾脏的解剖结构及确定肿瘤位置，制订手术方案经腹腔或经腹膜后手术入路。②选择合适的手术体位，一般选取健侧卧位，头部及下肢放低，腰部抬高，便于暴露病灶。③建立气腹，分离周围组织，打开肾周筋膜，显露肾动静脉并适当游离；根据影像学提示肿瘤位置，内生性肿瘤可用腔内 B 超辅助，找到并充分暴露肿瘤。④腹腔镜直视下应用穿刺活

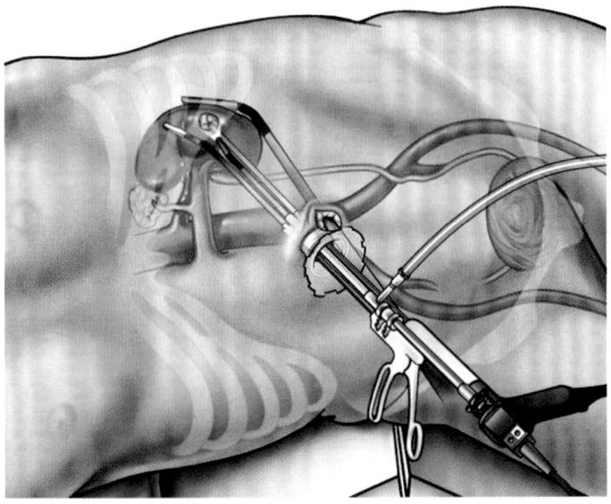

图 2-12-35　腹腔镜引导冷冻治疗肾癌的示意图

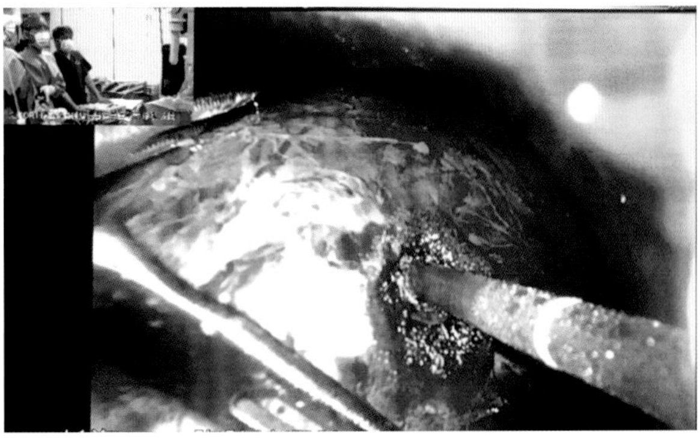

图 2-12-36　腹腔镜下肾癌冷冻治疗

检针留取肿瘤组织标本并送病理检查。⑤向腹侧和肾蒂血管周围置入纱布适当隔离，在腔内 B 超定位辅助下，在肿瘤不同区域置入冷冻电极针，深度至肿瘤深部的边缘为宜，设置冷冻温度为 -40℃，时间 10 ~ 20 min，冰球的边缘要超过肿瘤边缘约 10 mm，然后设置升温温度（融化温度）为 30℃，缓慢解冻直至冰球完全融化，维持 1 ~ 2 min，连续 2 ~ 3 个循环。⑥冷冻结束后，拔除电极针，检查创面无活动性出血后，留置腹腔引流管，关闭切口（图 2-12-37）。

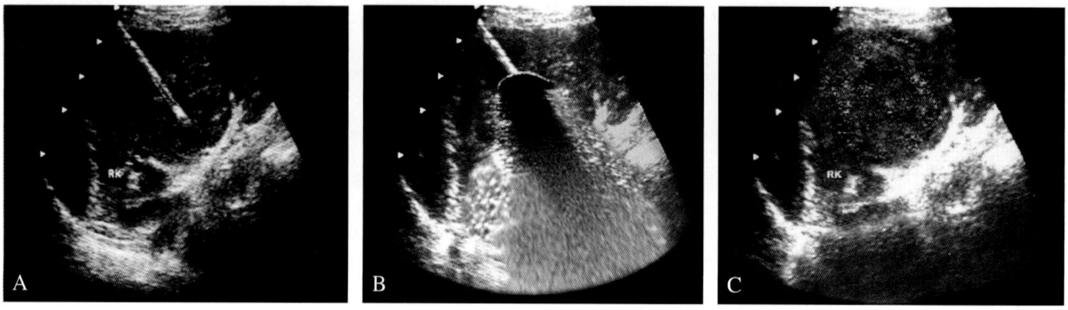

图 2-12-37 肾肿瘤冷冻消融前后的超声影像

A. 冷冻电极针置入瘤体；B. 开始冷冻 1 min 后冰球已形成，呈强回声半月形光环；C. 冷冻后瘤体回声降低

（五）治疗效果

随着冷冻消融术在肾脏肿瘤治疗中的深入推广和应用，越来越多的临床实践表明其治疗局限性肾癌是安全、有效的，在肿瘤的控制率及远期生存率方面也都有不错的随访结果。多项回顾性研究比较分析进行腹腔镜下冷冻消融手术和经皮穿刺冷冻消融手术的两组患者，发现两组患者术后肾功能无显著差异，经皮手术患者住院时间较短；随访中，经皮手术患者的不完全治疗率和再次治疗率相对要高，但两组的总体生存率、肿瘤特异性生存率、无复发生存率没有显著差异。国内徐斌教授回顾性分析 64 例多中心腹腔镜肾癌冷冻消融术及影像学定位引导下冷冻消融术治疗的 T1a 期肾癌患者，肿瘤最大径（2.6 ± 0.9）cm，手术时间（96.0 ± 24.5）min，术后住院时间（2.7 ± 1.2）天。其中术后输血 2 例，1 例因并发出血行 DSA 栓塞止血；术后复查血肌酐中位值 71 μmol/L，与术前比较差异无统计学意义；1 例 CT 引导下冷冻消融术后 6 个月复查增强 CT 示肿瘤复发，遂再次行腹腔镜下冷冻消融术，术后随访 40 个月未见再次复发；另 1 例未按规定随访，术后 69 个月复查增强 CT 显示肿瘤复发；其余 62 例未出现局部复发。多项荟萃分析对比腹腔镜下肾脏肿瘤冷冻消融术与腹腔镜下肾部分切除术，发现 LCA 组较 LNP 组手术时间短、出血量少、住院时间短、术式转换率低，术后 GFR 下降量低，均具有统计学差异。但结果也显示 LCA 有较高的肿瘤局部复发风险，差异有统计学意义，这可能与 LCA 组患者临床基线特征较差有关。虽然 LCA 患者术后局部复发率相比于 LPN 患者稍高，但两者中位生存率无显著

差别。此外，因为冷冻坏死的组织细胞可能会释放自身抗原或肿瘤抗原进而诱发自身免疫反应杀伤肿瘤，目前还开展了较多冷冻消融结合免疫治疗用于转移性肾癌的基础研究，在动物模型上取得不错的效果，但是其在人体应用的有效性和真实性尚有待临床研究证实。

（六）并发症

冷冻消融手术的整体并发症发生率为10%～15%。主要的并发症包括大出血、肠梗阻、肾盂输尿管交界处梗阻、肾衰竭以及中转开放手术等。D.J. Breen 在473例影像学引导的肾癌冷冻消融术的单中心临床研究中，患者的中位住院时间为1天，其住院时间最长为8天，主要是术后出现肺部炎症、脑卒中事件的患者。术后主要并发症（Clavien-Dindo分级大于Ⅲ级）发生率为4.9%，其中气胸（20例）是最常见的并发症，需要置入治疗性胸腔引流管，常在手术过程中被发现并及时治疗。此外，肾盂输尿管损伤有10例，血凝块堵塞输尿管引起输尿管梗阻有3例，血尿及膀胱血凝块有2例。Nielsen 等针对134例腹腔镜下肾癌冷冻消融术进行的多中心回顾性研究，术后总并发症发生率16.6%，主要并发症（Clavien-Dindo 分级大于Ⅲ级）有26例，占3.2%，其中主要有肾脓肿4例，肾出血及腹腔出血3例（2例术后行肾切除术），结肠穿孔1例，胸腔积液1例。

（七）结论

LCA 治疗局限性肾癌安全、有效、微创，与传统腹腔镜肾部分切除相比出血少、并发症发生率低、住院时间短，而且在保护肾功能方面有出色的表现。短、中期随访结果显示，其对于最大直径＜4 cm 的局限性肾肿瘤具有良好的肿瘤控制率，但 LCA 有较高的肿瘤进展风险，局部复发率和远处转移率高于 LPN。鉴于目前缺乏较为远期疗效的比较报道，远期疗效尚不确切，故在手术病例的选择上仍需要非常谨慎，尚需要更多的前瞻性随机对照研究和多中心大宗病例证明其远期疗效。

二、射频消融术

（一）概述

射频消融术（radiofrequency ablation，RFA）是利用高频交变电流通过消融电极使病灶组织温度升高，从而发生不可逆凝固坏死的能量治疗方式。射频消融术一般通过腹腔镜、超声或 CT 引导下经皮穿刺或开放手术等方式进行手术操作。

（二）射频消融技术原理及常用设备

RFA 的作用原理是在肾脏肿瘤内部置入消频电极，高频交流电流通过电极导致周围组织中的离子发生振动，产生热能量导致组织损伤（图 2-12-38）。在分子水平上，高频电流导致组织破坏分为以下三个阶段。第一阶段，即消融后即刻，以蛋白质变性和细胞破坏为标志。第二阶段指在消融后数天内，由于周围细胞水肿和炎症作用，造成病灶组织的凝固性坏死。最后一个阶段是坏死病灶的再吸收，形成 CT 成像中可见的组织纤维化瘢痕。细胞损伤和死亡发生的理想温度为60～100℃。在温度达到50℃并持续4～6 min 后，才能发生细胞损伤，而当温度升高超过 60℃时会发生瞬时凝固性坏死，因此，一般认为目标温度为 60℃以上，并持续 8～16 min，通过重复消融循环以确保肿瘤完全凝固坏死。虽然新型的射频消融发生器能够提供 200 W 以上的功率，并且使温度始终高于 100℃，但可能导致无效消融，因为超过 105℃的温度会导致组织汽化和组织沸腾，从而导致气泡、组织碳化和电极上的焦痂形成。以上累积效应增加了阻抗，降低了组织消融的程度。为确保充分治疗，类似于 CA，消融区域应延伸至肿瘤边界 1 cm 以外，并在相应区域附近放置测温或阻抗探头，以确定该区域的消融效果和组织损伤程度。

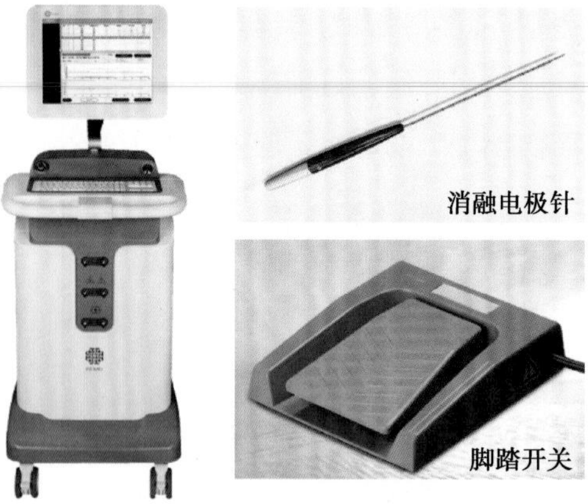

图 2-12-38 射频消融治疗设备主要组成部件

（三）适应证与禁忌证

根据 2017 年 AUA 关于局限性肾癌的指南，RFA 可作为治疗 <3 cm 的 T1a 局限性肾癌的替代方法。消融前应进行肾脏肿块活检，以提供病理诊断并指导后续监测。目前，RFA 推荐的适应证包括：手术风险高的患者、肾移植受者及肾功能不全、孤立肾、多发性或双侧肾肿块患者。RFA 的禁忌证包括大体积肿瘤及不适宜的肿瘤位置。对于直径 >3 cm 的肿瘤，病变越大，消融完全覆盖病变就越困难，因此，RFA 的治疗效果随肿瘤体积的增大而降低。肿瘤的位置是影响治疗的另一个重要因素。背侧和侧面的肿瘤更容易经皮穿刺。腹侧肿瘤可通过腹腔镜甚至开放手术进行操作。对毗邻肾动静脉或集合系统的肾门部肿瘤，应避免行该操作，否则存在严重并发症和治疗失败的风险。

（四）手术方法

术前患者应完善体格检查、血液检查和影像学检查。术者通过增强 CT 或 MRI 对患者的肾脏形态和肿瘤深度进行评估，观察肿瘤的大小，其相对于肾门、肾蒂血管和集合系统的位置，肿块部位（外生性、内生性）及肿瘤性质（实性、囊性、囊实性）。R.E.N.A.L. 肾计量学评分有助于术前评估的标准化，该评分能够有效预测肾脏肿瘤微创治疗，包括肾部分切除术、腹腔镜冷冻消融（LCA）、经皮冷冻消融（PCA）和 RFA 的并发症发生率及总体预后。体表到肿瘤（skin to tumor，STT）的距离大可能影响 RFA 的预后。Vernez 等证实，STT 距离 >10 cm，PCA 后肿瘤治疗失败的风险增加 4 倍。

RFA 可通过经皮穿刺或腹腔镜进行，方法的选择在很大程度上取决于肿瘤的位置。位于背侧和侧面的肿瘤，推荐经皮穿刺或后腹腔镜技术实施操作；位于肾脏腹侧的肿瘤推荐通过经腹腹腔镜途径。目前，大多数 RFA 通过经皮穿刺途径，该方式具有创伤小、操作简单、医疗费用低等优势，是 RFA 首选的操作途径。

腹腔镜射频消融术（laparoscopic radiofrequency ablation，LRFA）类似于 LCA，可通过经腹膜或后腹腔途径进行，其优势为在消融后观察肿瘤局部情况并在必要时止血。患者取健侧卧位，游离邻近肿瘤的重要器官（肠管、输尿管、血管）后，打开肾周筋膜暴露肾脏，通过腹腔镜超声定位肿瘤。肿瘤定位后，通过超声引导下将光纤热传感器放置在肿瘤周围。消融前需对肿瘤组织活检，在腹腔镜和术中腹腔镜超声的视觉引导下，将活检针经皮推进肿瘤穿刺活检。然后将消融探头置入肿瘤，并开始 RFA，同时进行外周光纤测温，以确定 60℃的治疗终点。消融周期和时间因病例而异。

经皮射频消融术，一般患者取俯卧位或健侧卧位，大腿上部接电极片，消毒铺单。在超声或 CT 引导下，将消融探头置入肿瘤中，并对肿瘤行常规穿刺活检。活检后即可行射频消融，根据病灶情况确定具体的消融时间。为确保肿瘤完全覆盖，应对拟消融区域边界行阻抗测量，一般使用单个多线探头或多个单轴探头。消融后应进行 CT 扫描以明确是否消融完全，并观察有无并发症。

（五）疗效

目前认为，RFA 适用于不适合手术的小肾癌患者，但需要按适应证慎重选择，与标准治疗肾部分切除术（PN）相比，RFA 疗效尚存在争议，尚需要证据等级更高的研究证实其疗效。1997 年，Zlotta 首次将 RFA 应用于肾脏肿瘤的消融，经过 20 余年的发展，以射频消融、冷冻消融等为代表的保留肾单位的肾肿瘤微创治疗得到越来越广泛的应用。Olweny 等比较了经皮射频消融术与肾部分切除术，平均随访时间为 6.5 年，总生存率（OS）（97.2% vs 100%）、肿瘤特异性生存率（CSS）（97.2% vs 100%）、无病生存率（DFS）（89.2% vs 89.2%）、无局部复发生存率（RFS）（91.7% vs 94.6%）和无转移生存率（97.2% vs 91.8%）差异无统计学意义。Chang 等使用倾向匹配方法比较接受 RFA 和腹腔镜肾部分切除术的患者，中位随访时间 67.6 个月，肿瘤预后没有差异。Thompson 等研究显示，1 424 名小体积肾癌患者接受了 PN、CA 或 RFA 治疗，虽然三者的 RFS 相似，但与 RFA 相比，PN 和 CA 的无转移生存率更高。另一项荟萃分析发现，消融治疗（CA、RFA）的全因死亡率和肿瘤特异性死亡率高于 PN，两者的局部复发率和转移风险则无明显差异。同 CA 相比，RFA 在 OS、CSS、RFS 及并发率发生率方面均无差异。在纳入一项 1 422 名 cT_{1a} 患者的研究中，分别接受 PN（n=1055）、RFA（n=180）和 CA（n=187）治疗，中位临床随访时间分别为 9.4 年、7.5 年和 6.3 年。RFA 与 PN 的比较结果显示，RCC 局部复发、转移和死亡的危险比（HR）分别为 1.49（95%CI 0.55，4.04，P=0.4）、1.46（95%CI 0.41，5.19，P=0.6）和 1.99（95%CI 0.29，13.56，P=0.5）。PN、RFA 和冷冻消融的 5 年 CSS 分别为 99%、96% 和 100%。比较腹腔镜或经皮穿刺途径对 RFA 疗效的影响发现，两种手术方式在并发症发生率、肿瘤复发率、OS、CSS 等方面均无差异。

目前对于肾脏肿瘤消融后的随访监测尚存在争议。2016 年有学者提出，将肿瘤持续性定义为“3 个月连续随访对比剂成像出现增强病灶”，将复发定义为“消融区内部或边缘的新发或扩大的增强病灶（一段时间未增强后）”。CT 或 MRI 成像是最常用的随访工具，但可能受术后瘤周出血或炎症过程的影响。对于 MRI，61% 的充分消融的肿瘤在 T_1 MRI 序列上与肾实质呈等信号，95% 在 T_2 序列上呈低信号。但影像学检查的无肿瘤进展存在假阴性风险，射频消融后 6 个月的活组织检查存在 3.6% 的阳性率。

有学者建议，消融治疗后影像学监测应比肾部分切除术后监测更加严格，包括术后即刻、3 个月和 6 个月的扫描，然后根据影像学或组织学结果指导后续监测计划。消融后的前 3 个月内存在发现肿瘤持续状态的风险，因此短期内影像学评估尤其重要。在高达 20% 的肿瘤中，尽管充分消融，仍可能观察到轻度增强，并且无增强并不意味着治疗的成功，特别是在射频消融后能够发现病灶的影像学无增强。研究发现，在射频消融术 6 个月后，37 个治疗后活检样本检查发现 13 个样本存在肿瘤，且其中 46% 没有显示增强影像。但这种非影像增强的肿块消融后的肿瘤持续性可能是暂时的，随着时间的推移，可能实现肿瘤完全控制。有研究对未显示增强的 19 个消融后病灶在消融后 1 年穿刺活检，均显示肿瘤完全控制。

（六）并发症

RFA 总体并发症的发生率为 10%～20%。主要并发症（Clavien–Dindo Grade 大于Ⅲ级）的发生率为 3.2%～3.9%，包括集合系统损伤，引起输尿管狭窄、尿瘘；其他并发症包括出血、肾功能损伤等。并发症的发生率与肿瘤大小、深度及其与集合系统的关系具有相关性。RFA 有助于保留肾单位，避免肾血管阻断带来的缺血再灌注损伤，对于患者具有保护肾功能作用。在 30 例孤立肾患者中，RFA 对术前和术后肌酐清除率无影响（P=0.072）。在纳入 36 例 PN、36 例 CA 和 29 例 RFA 治疗孤立肾患者的研究中，术后 1 个月患者的估计肾小球滤过率（eGFR）下降分别为 26%、6% 和 13%，表明消融手术对患者肾功能的损伤显著低于 PN（P=0.0016）。另一项研究比较了 81 例经皮 RFA 和 179 例腹腔镜 CA 治疗肾脏肿瘤（两组中孤立肾患者所占百分比相似），结果显示，两种技术在保护肾功能方面表现相似，在术后 2 年和 5 年时对肾功能的影响无显著统计学意义。对已有慢性肾病患者进行物理治疗，其中 22 例行 CA，25 例行 RFA，研究表明，两种治疗方式对患者同样有效，且术后 1 月观察 eGFR 无变化。

（七）结论

RFA 适用于不适合手术的小肾癌，具有创伤小、并发症发生率低、保护肾功能等优势。与标准治疗肾部分切除术相比，RFA 疗效尚存在争议，可能在无转移生存率、肿瘤特异性死亡率等方面高于 PN，尚需进一步通过证据等级更高的研究及长期随访验证其效果，因此在治疗上需慎重选择。

三、高强度超声聚焦疗法

高强度超声聚焦疗法（high intensity focused ultrasound therapy，HIFU）又称海孚刀，是

一种新型的非侵入性治疗方法（图 2-12-39）。尽管在早期临床试验中取得了一些成功，但 HIFU 尚未足够成熟，目前还无法成为肾癌的标准治疗方法。HIFU 是一种通过体外完全无创的热消融方法，应用于肾脏肿瘤治疗的新技术，能够降低肿瘤播散种植、出血或尿瘘风险。但是其治疗原理受限于肋骨和肾周脂肪等组织器官的存在，使得声波发生衰减，其在肾脏肿瘤中的应用受到了限制。随着图像融合技术的进步、更短的治疗时长以及运动补偿技术的发展等克服肋骨和呼吸引起的问题，肾癌的 HIFU 治疗在未来将有机会得到广泛应用。

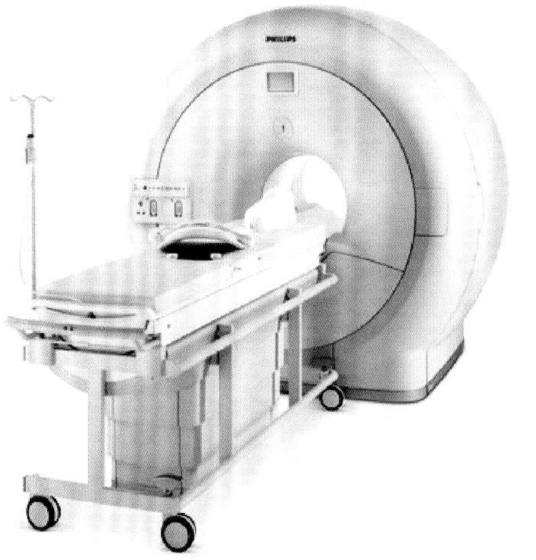

图 2-12-39　磁共振引导高强度超声聚焦治疗系统

HIFU 治疗原理类似于应用凸透镜聚焦太阳光线，并在焦点处聚集能量引起灼伤。正常情况下，当声波在组织中传递时，一部分能量能够被组织吸收并转化为热能。临床应用诊断超声的频率范围为 2 ~ 15 MHz，强度为 0.1 W/cm^2，而 HIFU 的功率会高达 300 kHz 到几个 MHz，其焦点强度更可高达 1 500 W/cm^2。焦点区域的能量集中会导致温度升高，迅速上升到 80℃以上导致组织热损伤坏死。应用特殊形状的传感器可以发挥类似于凸透镜一样的作用，使得超声波聚焦于一点，从而使得局部组织发生死亡而周围组织不受影响。同时焦点区域与邻近正常组织之间有一个陡峭的温度梯度，这导致病变区域和周围正常细胞之间的组织学分界非常明显。与此同时，高强度（>3 500 w/cm^3）超声能够在组织中产生空化和微泡，声波空化是复杂且不可预测的，但最终结果也是产生机械应力和热损伤，共同引起细胞坏死。超声波使得组织振动，分子结构受到交替压缩和稀疏，在稀疏过程中，气体可以从溶液中形成气泡，这些气泡会振荡或迅速坍塌，从而导致机械应力并在微环境中释放高温。HIFU 采用了集治疗与监测于一体的传感器，在实时引导下，将光束聚焦于治疗区域进行消融。然后传感器再聚焦于消融区域，重叠并消融更大体积的组织。但是 HIFU 的治疗时间很长，平均持续接近 5.5 h（1.5 ~ 9 h），这极大限制了其在临床上的有效应用。

尽管 HIFU 的临床试验开展较早，并已确定经皮 HIFU 治疗肾脏肿瘤的可行性，但是根据试验数据和皮肤损伤、广泛组织消融等并发症，目前仍然仅建议经皮 HIFU 进行试验性研究，并不推荐用于肾脏肿瘤治疗。早期进行的两项 HIFU 治疗肾脏肿瘤后再行手术切除肿瘤的临床试验发现，几乎在所有样本中都存在治疗区域的遗漏，从侧面反映了 HIFU 治疗肾脏肿瘤的有效性依赖于其对肿瘤的精准定位。Vallancien 早在 1993 年进行了 8 例经皮 HIFU 治疗，其中 1 例出现皮肤烧伤，但是所有切除的治疗后肾脏样本中均存在肿瘤残留。Marberger 在 2005 年应用 HIFU 治疗了 18 例肾占位，手术切除后在所有样本中均发现了肿瘤消融不完全。不同患者的皮下和肾周脂肪含量不同以及肿瘤相对于肋骨位置不同，肾脏肿瘤发生不同程度的消融。随着肾周脂肪厚度的增加，能量输出衰减明显，强度从 2 cm 处的 58% 降低到 5 cm 处的 26%。一项针对移植肾肿瘤患者进行 HIFU 治疗的研究，去除了脂肪和肋骨等因素干扰，后续部分切除获取的组织样本发现 90% 的肿瘤消融，仍有小部分肿瘤存在。

Ritchie 在 2010 年报道了经皮 HIFU 及随后的密切影像学监测，治疗后 2 周的 MRI 提示在 15 例经过 HIFU 的肾脏肿瘤中有 8 例存在肿瘤迹象。14 例患者在最少 6 个月的随访周期内，10 例出现肿瘤失去强化和体积缩小（平均随访时间 36 个月）。研究者称经皮 HIFU 不完全消融的可能原因包括呼吸运动和声学干扰（超声声影、回响和折射）引起的定位不准，以及治疗过程中缺乏有效监测手段。

为了克服上述缺陷，腹腔镜引导 HIFU 治疗也进行了临床试验，研究表明，腹腔镜 HIFU 治疗小肾脏肿瘤是安全可行的，消融效果好，但是其与腹腔镜冷冻消融和射频消融相比仍然缺乏竞争力，目前只能作为一种可选手段。

四、光动力疗法

光动力疗法（photodynamic therapy，PDT）是治疗肿瘤最有前景的新兴方法之一，其治疗原理是，光照射激活药物光敏剂，产生细胞毒性活性氧，从而杀伤肿瘤细胞。PDT 疗法广泛应用于不同肿瘤治疗领域，如皮肤肿瘤、胃肠道肿瘤等。在泌尿系肿瘤领域，Kelly 等人于 1976 年首先应用于浅表性膀胱癌，由于光敏剂的选择性差，不良反应发生率很高。第三代光敏剂的开发旨在减少脱靶效应，并改善药代动力学特征，利用分子载体如纳米颗粒，以及脂质体、聚合物等多种载体分子有效提高了光敏剂的应用。随着高选择性光敏剂的出现和光传输源的改进，使得 PDT 在泌尿外科领域重新流行起来。

在肾脏肿瘤的物理治疗方法中，不管是射频消融还是冷冻消融，其对于肾窦肿瘤和累及集合系统肿瘤的治疗仍然存在局限性。而 PDT 在理论上可以通过光敏剂的高选择性和准确定位来解决这一难题。由于多数肾脏肿瘤是富血管肿瘤，使用针对肿瘤血管的光敏剂会增加治疗的选择性。采用能够穿透深层组织、最小皮肤光毒性和较短注射 – 照射间隔的光敏剂，能够最大限度发挥 PDT 治疗优势。PDT 高度依赖于组织中氧气的存在，肿瘤缺氧会显著阻碍 PDT 疗效；同时，PDT 本身导致的氧气消耗也会降低 PDT 效率。鉴于光不能穿透超过几毫米的组织，PDT 在肾肿瘤治疗中的应用深度有限，无法穿透和有效杀伤深部肿瘤。

目前 PDT 治疗肾脏肿瘤的经验主要集中于动物模型和早期临床试验。在裸鼠体内种植人肾细胞癌荷瘤模型中，应用 0.5 mg/kg 剂量光敏剂 THOPP–MPEG 7 天后，再以 656 nm 可见光经皮照射荷瘤的小鼠肾脏，发现引起了 3 ~ 5 mm 深度的肿瘤坏死。同时将光敏剂浓度增加到 100 mg/kg 体重时，并未在周围正常肾组织中观察到光毒性。另一项研究评估了靶向血管的光敏剂 WSGT09 对于肾脏组织的作用，在光动力治疗后第 5 天进行核素扫描，第 7 天进行 CT 扫描，显示肾功能正常且没有尿瘘和其他组织损伤。病理分析提示治疗区域和周围正常肾实质之间存在大小不同的病变范围，其大小主要取决于药物 / 光剂量比值。

在过去几十年中，大量新的 PDT 方法不断开发出来用于治疗肿瘤，并已经在皮肤肿瘤等领域显示了良好的治疗效果。对于肾脏肿瘤的治疗，随着光敏剂特异性的提高以及不良反应的减少，其作为一种非侵入性治疗方法有着良好的应用前景。PDT 与其他疗法（如化学治疗、放射治疗、手术和免疫疗法）相结合，可能比单一治疗产生更好的效果。联合治疗使用较低剂量可能会比单一治疗产生更少的不良反应和更好的疗效。

五、微波消融术

微波消融术（microwave ablation，MWA）技术是肿瘤热消融治疗的一种方法，主要是基于微波的生物热效应对组织的破坏作用。其治疗方式与冷冻、射频消融类似，均经 CT 或者 B 超引导，或腹腔镜直视下将电极或金属针刺入肿瘤组织，通过物理能量局灶性灭活肿瘤组织。但微波消融技术具有升温速度快、热转化效能高、组织血流影响小、操作简单且快速等优势，在肿瘤消融治疗领域受到越来越多的关注。

微波是一种高频电磁波，频率为 300 MHz ~ 300 GHz，临床上微波消融技术最常用的频率为 915 MHz、2 450 MHz 和 433 MHz 三种。人体组织吸收微波所传递的电磁能，可使偶极分子和蛋白质的极性侧链发生高频振荡，相互摩擦，从而导致大量热能快速产生，局灶组织内的温度可在数秒内升高至 100℃。肿瘤细胞对热的耐受能力较差，60 ~ 100℃状态下即可出现蛋白质变性凝固，使肿瘤细胞发生不可逆坏死，从而达到靶组织灭活的目的。同时，肿瘤周围的血管组织在高温作用下发生凝固、闭塞，形成反应带，在有效阻断肿瘤血供的同时也抑制肿瘤细胞远处转移。此外，研究还发现消融坏死后的肿瘤细胞和细胞外基质还可促进免疫细胞的激活、增殖和浸润，进一步诱导免疫反应而对肿瘤细胞产生持续杀伤作用（图 2-12-40）。

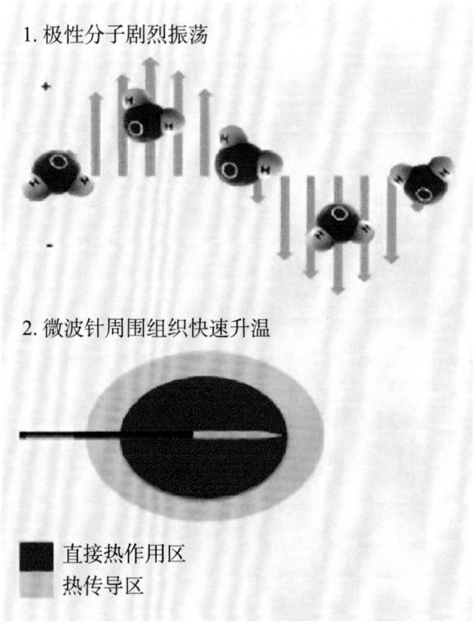

图 2-12-40　微波消融简要机制图

微波消融技术早期主要用于中、晚期肝癌的治疗，技术相对成熟，疗效稳定。随后逐渐推广至肺癌、甲状腺肿瘤、肾癌等实性肿瘤。2007 年，Clark 等纳入 10 名影像学诊断的肾细胞癌患者，拟行肾癌根治切除术，术中同时行微波消融治疗，并发现在相同电极针数量的情况下，微波消融的范围要明显大于射频消融，射频消融要能达到微波消融的范围则需多次序贯治疗，术后病理检查也明确了微波消融范围内无肿瘤组织残留，首次证实了微波消融技术在肾癌患者治疗中的可行性和高效性。2008 年，Liang 等对 12 例 T_{1a} 期（肿瘤直径 1.3 ~ 3.8 cm）肾细胞癌患者进行经皮穿刺微波消融治疗，其中内生性肿瘤 2 例，外生性肿瘤 10 例，根据瘤体大小，使用 1 ~ 2 根微波针，以 50 W 的功率平均消融约 8.5 min，肿瘤均完全消融无残留，无明显并发症。中位随访 11 个月内，通过影像学检查未见肿瘤复发。2011 年，Giovanni Muto（21531501）等报道了射频消融技术结合腹腔镜下肾癌剜除手术的研究，在 10 名患者中，平均年龄 66 岁（范围：46 ~ 84 岁），平均肿瘤直径为 2.75 cm（范围：1.3 ~ 4.2 cm），先行微波消融术，再进行腹腔镜剜除术，术中未夹闭肾动脉，手术顺利，未出现明显出血，术后病理提示肿瘤组织广泛凝固性坏死。进一步证实了微波消融确切凝固肿瘤组织及周围血管，具有良好的止血作用。这类融合手术也给肾癌手术治疗展示了新方向。2016 年，国内夏建克等应用微波消融术治疗 9 名老年肾癌晚期患者，年龄 72 ~ 84［平均（79.67 ± 4.03）岁］，共 9 个病灶，术前均行穿刺活检确诊肾细胞癌，肿瘤最大径 6.7 ~ 11.0 cm，平均（8.50 ± 1.53）cm，患者均伴有肾静脉或下腔静脉瘤栓，均有血尿、腰痛症状。患者均可耐受手术，术后 1 例轻微皮肤烧伤，1 例肾周脓肿，余无特殊手术并发症。9 名患者术后血尿、腰痛症状均逐渐缓解，术后 6 个月评估肿瘤体积显著减小［术后（112.44 ± 40.12）cm，术前（194.44 ± 64.23）cm，P=0.035］，生活质量 KPS 评分显著提高（术后 79.2 ± 3.2，术前 46.9 ± 2.1，P=0.021），疼痛 VAS 评分显著下降（术后 4.38 ± 0.58，术前 7.97 ± 0.78，P=0.028），对于晚期患者的短期疗效显著。2017 年，Klapperich 等随访分析 96 名患者，T1a 肾细胞癌［中位直径（2.6 ± 0.8）cm］，行经皮穿刺微波消融治疗，手术成功率达 100%，其中包括 52 例中高难度复杂性肾癌，手术直接相关并发症 3 例，为腹膜后血肿、需膀胱冲洗的血尿。术后中位临床和影像学随访时间分别为 17 个月和 15 个月。术后 25 个月发现 1 例局部肿瘤进展（1%），3 年局部无进展生存率、肿瘤特异性生存率和总生存率分别为 88%、100% 和 91%。

综上所述，微波消融作为一种微创治疗方式，不仅可替代手术治疗早期小肾癌，对于晚期巨大肾癌、术后复发转移患者，也可作为姑息治疗，延缓肿瘤进展，改善患者生活质量和身体状况，在肾癌治疗领域具有相当广阔的前景。但微波消融技术在肾癌的临床治疗中仍处于起步阶段，虽然相比射频消融、冷冻消融等具备一定的技术优势，如治疗时间短、消融范围大，但仍需要进行长期随访，以确定远期疗效和生存率。

第八节　靶向治疗

自从 2005 年美国 FDA 批准第一个抑制血管生成和细胞增殖的靶向药物后，转移性肾癌进入了靶向药物治疗的新时代。目前的肾癌靶向治疗药物主要包括激酶的抑制剂或单克隆抗体，包括多靶点受体酪氨酸激酶抑制剂（tyrosine kinase inhibitor，TKI）、抗血管内皮生长因子（vascular endothelial growth factor，VEGF）单抗和哺乳动物雷帕霉素靶蛋白（mammalian target of rapamycin，mTOR）抑制剂，分别作用于相应位点，通过阻断肿瘤的血管生成，最终抑制肿瘤生长。此外，免疫检查点分子的抑制剂也被单独或联合靶向药物应用于晚期肾透明细胞癌的靶向治疗，在靶向治疗时代，转移性肾癌的生存率从一年仅 5%～10% 提升到中位生存时间 4 年左右，靶向治疗已成为转移性肾癌全身治疗的标准疗法。

纪念斯隆凯特琳癌症中心（MSKCC）或国际转移性肾细胞癌联合数据库（IMDC）预后模型可将晚期肾癌患者分为低危、中危、高危，越来越多的证据显示，由于不同的危险分级具有不同的预后特点，针对不同危险分层的患者需要采取分层治疗的方式，国外各大指南目前首推靶向药物联合免疫治疗的方案。基于我国的国情，免疫治疗的药物尚未获批应用于晚期肾癌的治疗，加上治疗费用、治疗途径等问题，大部分患者仍以靶向药物治疗为主，但也能获得很好的治疗效果。

一、晚期肾透明细胞癌靶向治疗一线治疗方案

目前针对于晚期肾癌一线治疗的方案，国内指南对于低危患者仍推荐靶向药物单药治疗，中高危患者除单药治疗外也同时推荐了靶向联合免疫的疗法（表 2-12-11）。

表 2-12-11　转移性或不可切除性透明细胞型肾细胞癌的一线治疗策略（CSCO 肾癌诊疗指南 2021）

	Ⅰ级推荐	Ⅱ级推荐	Ⅲ级推荐
低危	舒尼替尼（1A） 培唑帕尼（1A） 索拉非尼（2A）	密切监测（2B） 阿昔替尼（2A） 帕博利珠单抗＋阿昔替尼（1A） 帕博利珠单抗＋仑伐替尼（1A）	阿维鲁单抗＋阿昔替尼（2A） 纳武利尤单抗＋卡博替尼（1A）
中危	舒尼替尼（1A） 培唑帕尼（1A） 索拉非尼（2A） 帕博利珠单抗＋阿昔替尼（1A） 帕博利珠单抗＋仑伐替尼（1A） 纳武利尤单抗＋伊匹木单抗（1A）	卡博替尼（2A） 阿昔替尼（2A） 纳武利尤单抗＋卡博替尼（1A） 阿维鲁单抗＋阿昔替尼（2A）	安罗替尼
高危	帕博利珠单抗＋阿昔替尼（1A） 帕博利珠单抗＋仑伐替尼（1A） 纳武利尤单抗＋伊匹木单抗（1A） 舒尼替尼（1A） 培唑帕尼（1A） 索拉非尼（2A）	纳武利尤单抗＋卡博替尼（1A） 阿维鲁单抗＋阿昔替尼（2A） 卡博替尼（2A）	安罗替尼

（一）舒尼替尼

舒尼替尼（sunitinib）是一种羟吲哚酪氨酸激酶抑制剂，选择性抑制 PDGFR-α、β，VEGFR-1、2、3，KIT，FLT-3，CSF-R 和 RET，具有抗肿瘤和抗血管生成活性。治疗晚期肾癌一线治疗的数据主要基于舒尼替尼和干扰素治疗晚期肾癌的随机对照临床试验。证实舒尼替尼的客观缓解率为 31%，明显长于干扰素，达到 11.0 个月，中位总生存期（OS）为 26.4 个月。基于 IMDC 的分层亚组分析显示，低危、中危和高危的 PFS 时间分别为 14.1、10.7、2.4 个月，客观有效率分别为 53%、37% 和 11.8%。在 2020 年 ASCO-GU 发表的晚期肾癌一线治疗 Checkmate214 研究中，低危人群的中位 PFS 时间为 27.7 个月，中高危人群的中位 PFS 时间为 8.3 个月。42 个月随访结果显示，舒尼替尼组低危人群 IMDC 预后为 27.7 个月，中高危人群为 8.3 个月。舒尼替尼用于中国转移性肾癌一线治疗的多中心Ⅳ期临床试验结果显示，客观有效率为 31.1%，中位 PFS 为 14.2 个月，中位 OS 为 30.7 个月。

推荐用法：舒尼替尼 50 mg，1 次 /d 口服，每服药 4 周停药 2 周；或舒尼替尼 50 mg，1 次 /d 口服，每服药 2 周停药 1 周；或 37.5 mg，1 次 /d 口服，连续服药；每 6 周为 1 个疗程。

（二）培唑帕尼

培唑帕尼（pazopanib）是一种羟吲哚酪氨酸激酶抑制剂，选择性抑制 PDGFR-α、β，VEGFR-1、2、3，c-KIT，具有抗肿瘤和抗血管生成活性。治疗转移性肾癌的临床数据来源于其国际多中心临床试验，结果显示，培唑帕尼的中位 PFS 为 11.1 个月，客观缓解率为 30%。亚组分析显示，MSKCC 在低风险组和中风险组有显著的益处。另一项国际多中心Ⅲ期临床研究（COMPARZ 研究：培唑帕尼对照舒尼替尼用于转移性肾癌的一线治疗），结果达到非劣效，培唑帕尼和舒尼替尼的中位 PFS 分别为 8.4 个月和 9.5 个月。次要研究终点：ORR 分别为 31% 和 25%，中位 OS 分别为 28.4 个月和 29.3 个月，培唑帕尼组生活质量评分优于舒尼替尼对照组。共有 209 名中国患者参加了这项研究，培唑帕尼组的 PFS 与舒尼替尼组相似（8.3 个月 vs 8.3 个月）。研究者评估的中位 PFS 分别为 13.9 个月和 14.3 个月（不到 29.5 个月）。一项西班牙开展的培唑帕尼用于晚期肾癌一线治疗的回顾性研究（SPAZO 研究）进行了 IMDC 分层分析，其中低、中、高危人群的客观有效率分别为 44%、30%、17.3%，中位无进展生存期分别为 32 个月、11 个月和 4 个月，2 年总生存率分别为 81.7%、48.7% 和 18.8%。

推荐用法：培唑帕尼 800 mg，1 次 /d，口服。

（三）索拉非尼

索拉非尼（sorafenib）是一种多效激酶抑制剂，具有抗丝氨酸 / 苏氨酸激酶的作用，如 Raf、VEGFR-2、3 PDGFR，flt-3、c-KIT 和 RET 的活性。作为一线治疗转移性肾癌的国际多中心Ⅲ期临床试验（TIVO-1 研究）显示，索拉非尼一线治疗晚期肾癌的客观有效率为24%，中位PFS为9.1个月。按MSKCC分层，低危组、中危组和高危组的中位PFS分别为10.8个月、7.4个月和10.9个月，中位总生存期为29.3个月。另一项以索拉非尼作为转移性肾癌一线治疗对照的Ⅲ期临床试验显示，索拉非尼一线治疗的客观有效率为15%，中位PFS时间为6.5个月。索拉非尼在中国的注册临床研究是由研究者发起的一项多中心临床研究，共纳入62名患者。结果显示客观有效率为19.4%，疾病控制率为77.4%，中位PFS为9.6个月。另一项国内多中心回顾性研究分析了845例晚期肾癌患者在索拉非尼或舒尼替尼一线治疗后的生存和预后因素，结果显示索拉非尼组中位PFS时间为11.1个月，中位OS时间为24个月。

推荐用法：索拉非尼400 mg，2次/d，口服。

（四）安罗替尼

在一项安罗替尼（anlotinib）对照舒尼替尼用于一线治疗晚期肾癌的Ⅱ期临床研究中，91%的MSKCC患者为中高危风险。结果显示，安罗替尼组和舒尼替尼组的中位PFS分别为17.5个月和16.6个月（HR=0.89，*P*=0.066），两组中位OS分别为30.9个月和30.5个月（*P*>0.05），两组ORR分别为30.3%和27.9%。目前该药在国内尚未获批应用于晚期肾癌的治疗，但基于临床药物试验的结果，CSCO指南中已列为晚期肾癌靶向药物一线治疗Ⅲ类推荐药物。

推荐用法：安罗替尼12 mg，1次/d，每口服2周，停药1周，每3周为1个疗程。

二、晚期肾透明细胞癌靶向治疗一线治疗失败后二线方案

随着对肾癌分子机制和转移进展的了解不断深入，近年来，针对晚期肾透明细胞癌靶向治疗一线治疗失败后的方案也是在不断进步和发展的，由于不同药物在不同国家的上市和获批情况不同，在靶向治疗一线治疗失败的后线治疗方案上不同指南推荐的也可能存在不同；同时针对不同的一线治疗失败后的推荐方案也存在差异。一些药物在某些情况下作为二线用药，但是在某些国家或指南推荐中可以作为一线用药，因此后线用药方案存在较大的差异和变化。不过目前针对晚期肾透明细胞癌靶向治疗一线治疗失败后的方案主要仍为激酶抑制剂与免疫检查点分子抑制剂单独或联合使用。

（一）晚期肾透明细胞癌靶向治疗一线治疗失败后的二线治疗策略

1. 阿昔替尼（axitinib） 是一个强效的高选择性的第二代VEGFR1、2、3的抑制剂，其抑制VEGFR的效力是第一代VFGFR抑制剂的50～450倍。此外，第一代VEGFR抑制剂还会抑制PDGFR、b-RAF、KIT和FLT-3，而阿昔替尼对其抑制效力较低，这也可能是第一代VEGFR抑制剂不良反应相对较多的可能原因。

2011年发表在Lancet杂志的关于阿昔替尼作为晚期肾癌二线治疗的临床研究（注册号：NCT00678392），入组了22个国家175家医疗机构的723名患者，这723名患者均为一线治疗失败后，包括舒尼替尼（54%）、细胞因子治疗（35%）、贝伐珠单抗（8%）以及

替西罗莫司（3%）。患者按照 1∶1 的比例随机分为对照组索拉非尼组（$n = 362$）及实验组阿昔替尼组（$n = 361$）。最终阿昔替尼组和索拉非尼组的 PFS 分别为 6.7 个月和 4.7 个月（HR：0.665，95% CI 0.544～0.812，$p < 0.000\ 1$）。亚组分析显示，对既往接受过舒尼替尼治疗的患者，阿昔替尼较舒尼替尼可以有效地延长中位的 PFS（6.5 个月 vs 4.5 个月，$p = 0.000\ 2$），为 TKI 治疗后失败的患者提供了良好的二线选择治疗方案。此后多项亚组分析和进一步分析，以及相关临床研究的 meta 分析也验证了阿昔替尼对进展性肾癌的良好治疗效果（图 2-12-41）。

此外，也有研究显示阿昔替尼可以作为转移性肾癌的一线治疗药物。2019 年发表的 KEYNOTE-426 研究，帕博利珠单抗加上阿昔替尼可以作为既往未经治疗的肾癌的一线治疗手段，与对照组舒尼替尼相比显著延长了患者的 OS 和 PFS。

推荐用法：阿昔替尼 5 mg，2 次 /d 口服，可酌情提升到 7 mg 或 10 mg，2 次 /d 口服。

2. 卡博替尼（cabozantinib） 是一种口服药物，通过靶向抑制 MET、VEGFR 及 AXL 信号通路，抑制肿瘤血管生成并减少转移，从而起到杀死肿瘤细胞和抗肿瘤的作用。2015 年基于 METEOR 研究的Ⅲ期临床数据，FDA 授予卡博替尼二线治疗晚期肾细胞癌（RCC）的突破性药物资格。

2013 年 8 月—2014 年 11 月，这项 Metastatic RCC Phase 3 Study Evaluating Cabozantinib versus Everolimus（METEOR）研究（注册号：NCT01865747）将 658 名既往接受过一种或多重 VEGFR 络氨酸激酶抑制剂治疗的患者，按照 1∶1 随机分为卡博替尼组（60 mg，1 次 /d）和依维莫司（10 mg，1 次 /d）组。中期分析显示，卡博替尼组的 PFS 为 7.4 个月，客观有效率达到 21%，高于依维莫司组 PFS 3.8 个月和 5% 的客观有效率。2016 年和 2018 年进一步公布的分析数据显示，卡博替尼与依维莫司相比，可以有效降低疾病复发概率，延长患者的总生存期，但是在治疗过程当中，应根据患者的药物副作用进行剂量调整，并且在不同年龄亚组，有或无骨转移的患者或者既往接受过免疫检查点抑制剂（immunology checkpoint inhibitor）治疗的亚组患者当中，其均有良好的临床疗效（图 2-12-42）。作为晚期肾癌的二线治疗药物，卡博替尼单药及联合纳武利尤单抗方案也得到了 NCCN 指南、EAU 指南和中国 CSCO 指南的推荐。

推荐用法：卡博替尼 60 mg，1 次 /d，口服。

3. 纳武利尤单抗（nivolumab） 是一个全人源化的 IgG4 亚型 programmed death 1（PD-1）的单克隆抗体，作为免疫检查点抑制剂，能阻断 PD-1，从而使免疫系统能够清除癌症，目前已被应用于黑色素瘤、非小细胞肺癌、肾癌、头颈部肿瘤及尿路上皮癌等的治疗。

2015 年发表在新英格兰医学杂志（NEJM）上的 CheckMate 025 研究（注册号：NCT01668784）奠定了纳武利尤单抗作为肾癌二线治疗的基础。该研究入组了 821 名既往接受过一种或两种抗血管生成药物治疗的患者，按照 1∶1 比例分为纳武利尤单抗组

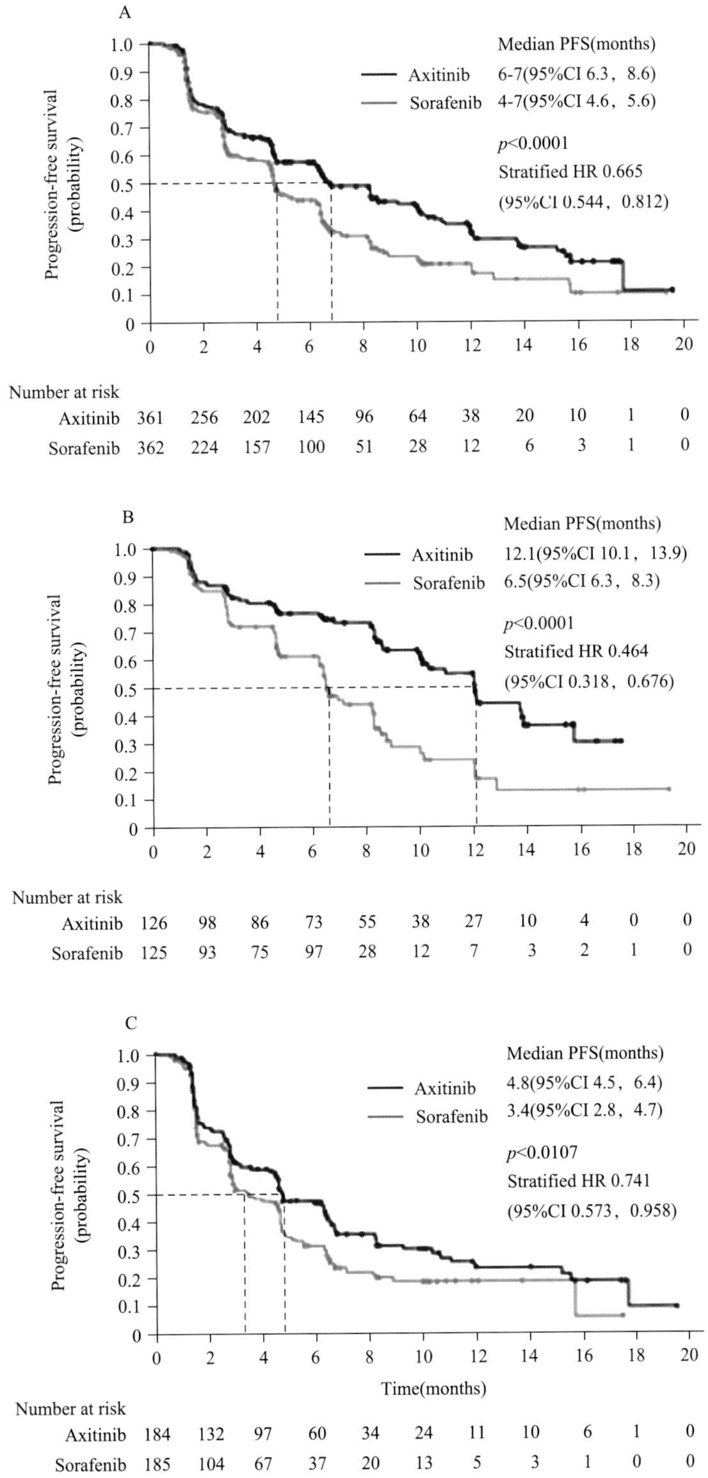

图 2-12-41 阿昔替尼和索拉非尼对比用于转移性肾癌的二线治疗 PFS 的 Kaplan-Meier 曲线图

A. 所有患者组；B. 既往行细胞因子治疗组；C. 既往行舒尼替尼治疗组［引用自：Comparative effectiveness of axitinib versus sorafenib in advanced renal cell carcinoma（AXIS）：a randomised phase 3 trial. Lancet，2011 Dec 3，378（9807）：1931－1939.］

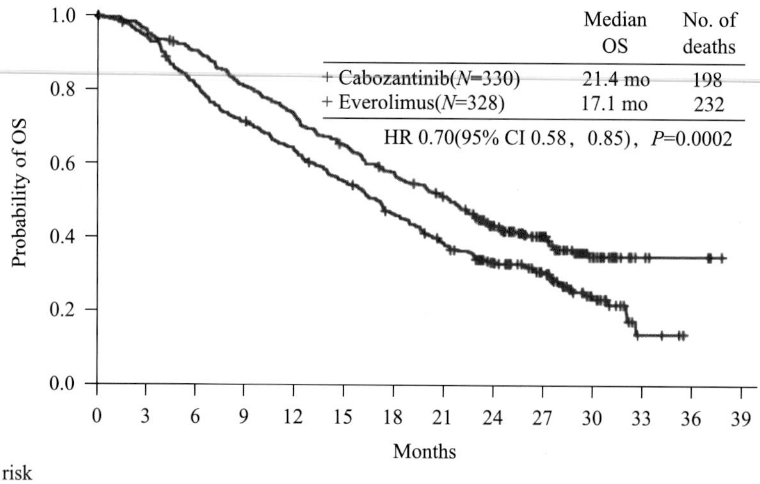

No. at risk														
Cabozantinib	330	318	297	266	240	213	188	163	114	76	30	6	3	0
Everolimus	328	308	264	231	205	177	148	121	82	54	23	3	0	0

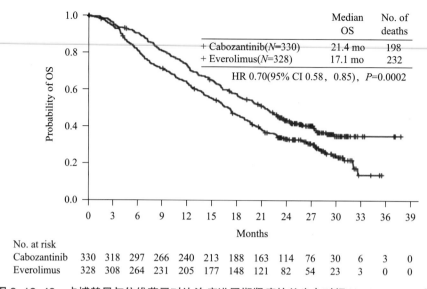

图 2-12-42　卡博替尼与依维莫司对比治疗进展期肾癌的总生存时间 Kaplan-Meier 图

［引用自：Long-term follow-up of overall survival for cabozantinib versus everolimus in advanced renal cell carcinoma. Br J Cancer，2018 May，118（9）：1176–1178.］

（3 mg/kg，每 2 周 1 次）和依维莫司组（10 mg，口服，1 次 /d）。2015 年 NEJM 公布的研究结果显示，纳武利尤单抗的中位生存时间（25.0 个月）要高于依维莫司组（19.6 个月）。在 CheckMate 025 的研究者公布了经过最少 5 年随访的最终研究数据，纳武利尤单抗仍然保持着对依维莫司组的生存优势，两组的 5 年总生存率分别为 26% 和 18%，纳武利尤单抗组的客观缓解率（objective remission rate，ORR）和 PFS 也优于依维莫司组，同时患者的生存质量也得到较好的改善（图 2-12-43）。

进一步的分析显示，在不同年龄组，不同的转移灶数量以及不同的既往治疗组之间都能够有效地延长 PFS 和 OS，纳武利尤单抗较依维莫司都显示出了较好的安全性，此外，即使在使用纳武利尤单抗出现进展后继续使用仍然能够有一定的效果，可能会出现肿瘤缩小。

推荐用法：纳武利尤单抗 3 mg/kg，1 次 /2 周，静脉滴注。

4. 依维莫司（everolimus） 是口服的 mTOR 抑制剂，在一项名为 RECORD-1（Renal Cell cancer treatment with Oral RAD001 given Daily）的Ⅲ期双盲安慰剂对照的国际多中心随机对照研究（注册号：NCT00410124）当中，研究者按照 2∶1 的比例将既往接受过舒尼替尼或索拉非尼失败的患者分为实验组（依维莫司，10 mg，1 次 /d）和对照组（安慰剂）。2008 年发表在 Lancet 杂志上的研究结果显示，依维莫司组中位 PFS 为 4.0 个月，高于对照组 1.9 个月。RECORD-1 研究的最终分析也显示其中位 PFS 较对照组明显延长，在 OS 方面，实验组和对照组的 PFS 分别为 14.8 个月 vs 14.4 个月（其中对照组有 80% 的患者进展后使用了依维莫司），显示了其在索拉非尼或舒尼替尼使用后序贯使用的有效性和安全性（图 2-12-44）。也有研究或上市后研究进一步显示依维莫司作为贝伐珠单抗或

A

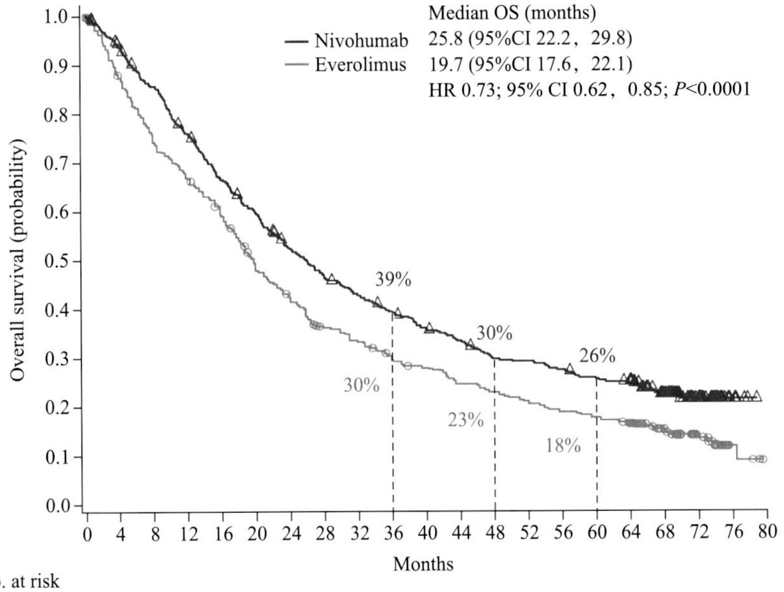

No. at risk

	0	4	8	12	16	20	24	28	32	36	40	44	48	52	56	60	64	68	72	76	80
Nivolumab	410	379	345	305	266	238	205	182	167	152	138	128	113	111	104	96	89	63	25	5	0
Everolimus	411	351	301	268	235	188	163	137	126	110	102	91	84	76	69	65	58	36	21	4	0

B

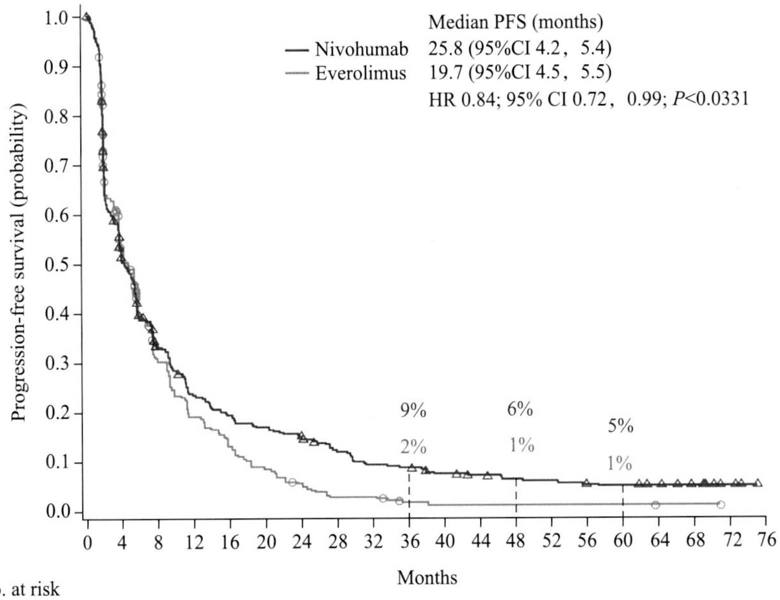

No. at risk

	0	4	8	12	16	20	24	28	32	36	40	44	48	52	56	60	64	68	72	76
Nivolumab	410	190	119	83	69	60	50	40	31	29	23	20	17	16	13	12	10	7	3	0
Everolimus	411	183	101	63	44	28	15	9	9	4	3	3	3	2	2	2	1	1	0	0

图 2-12-43　纳武利尤单抗与依维莫司对比治疗进展期肾癌的总生存时间（OS）和无疾病进展时间（PFS）的 Kaplan-Meier 图

A. 总生存时间；B. 无疾病进展时间［引用自：Nivolumab versus everolimus in patients with advanced renal cell carcinoma：Updated results with long-term follow-up of the randomized，open-label，phase 3 CheckMate 025 trial. Cancer，2020 Sep 15，126（18）：4156-4167.］

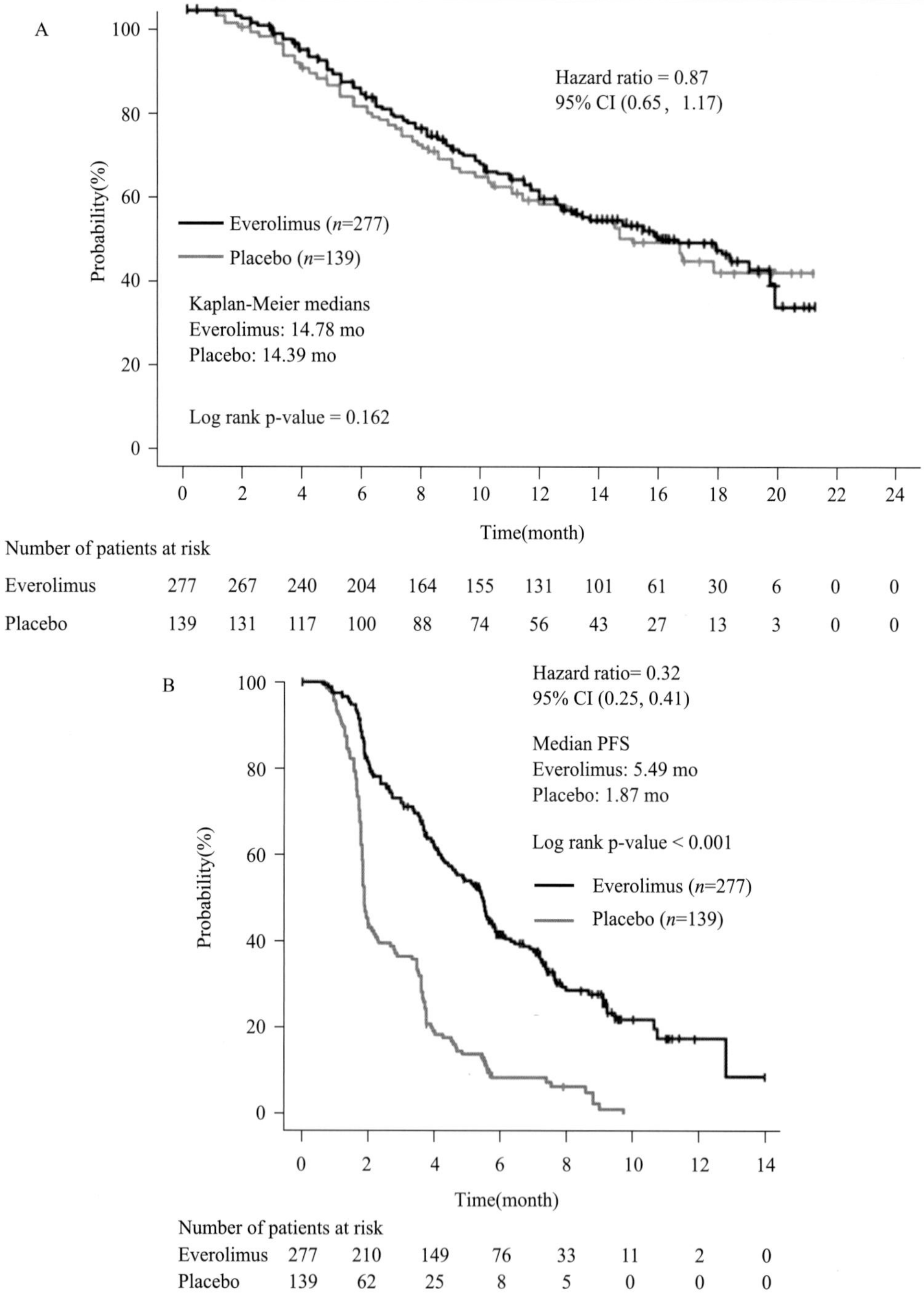

图 2-12-44 依维莫司与对照组比较的总生存与无疾病进展生存情况图

A. 依维莫司与对照组比较的总生存情况 OS 的 Kaplan-Meier 曲线；B. 依维莫司与对照组比较的无疾病进展生存情况的 Kaplan-Meier 曲线［引用自：Phase 3 trial of everolimus for metastatic renal cell carcinoma: final results and analysis of prognostic factors. Cancer，2010 Sep 15，116（18）：4256-4265.］

VEGFR 抑制剂治疗后的二线治疗的有效性和安全性。随着临床研究的进一步发展，依维莫司联合其他药物的使用可能为未来 mTOR 抑制剂的进一步开发和利用指出了新的方向。

推荐用法：依维莫司 10 mg，1 次 /d，口服。

5. 仑伐替尼（lenvatinib）联合依维莫司　仑伐替尼是一种口服的多靶点酪氨酸激酶抑制剂（TKI）。该药物可以有效抑制多条影响血管生成和细胞增殖的重要通路，包括血管内皮生长因子受体（VEGFR）1、2、3，成纤维细胞生长因子受体（FGFR）1–4、血小板源性生长因子受体 –α（PDGFR–a）及原癌基因 RET 和 KIT，从而发挥抑制肿瘤生长的 OS 作用。

2015 年 Lancet Oncology 杂志公开了一项Ⅱ期多中心临床研究，该研究入组了 5 个国家、37 个中心的 153 名既往接受过 VEGF 靶向药物治疗或治疗 9 个月内停止使用该药物的进展性或转移性肾透明细胞癌患者，按照 1∶1∶1 的比例入组到仑伐替尼（24 mg/d）、依维莫司（10 mg/d）和仑伐替尼（18 mg/d）联合依维莫司（5 mg/d）组。研究结果显示，联用组的中位 PFS（14.6 个月）与仑伐替尼单用组（中位 PFS 7.4 个月）之间差异无统计学意义，但是两者均要显著高于依维莫司单用组（5.5 个月），并且差异有统计学意义，并且在总生存方面，联合用药组（25.5 个月）也是优于单用组（图 2–12–45）。

该研究是比较早期的 mTOR 抑制剂和 VEGF 信号通路抑制剂联用成功的案例，为后期联合用药的临床研究起到了重要的启示作用，也为进一步探索联合用药的分子机制提供了重要的临床证据。随后的一些真实世界研究和 meta 分析也进一步验证了仑伐替尼联合依维莫司组的有效性和安全性，除了在一线抗血管生成药物耐药后有效，在免疫治疗耐药后可能仍然有效。一项网络 meta 分析（network meta-analysis，NMA）显示，仑伐替尼联合依维莫司组 PFS 和 OS 的相对危险度（relative risk，RR）值较卡博替尼组、纳武利尤单抗组和阿昔替尼组都低，但是其 3～4 级的不良反应发生率较高（70.6%），导致了 17.6% 的患者暂停治疗，可能进一步影响其疗效。基于各项研究，2016 年 FDA 批准仑伐替尼联合依维莫司治疗既往接受抗血管生成治疗的晚期肾细胞癌。2021 年 FDA 批准帕博利珠单抗联合仑伐替尼用于晚期肾细胞癌患者的一线治疗。

推荐用法：仑伐替尼 18 mg 1 次 /d + 依维莫司 5 mg 1 次 /d，口服。

6. 伏罗尼布联合依维莫司　伏罗尼布（vorolanib，X–82，CM082）是一种高效的，针对血管内皮生长因子受体（VEGFR）、血小板源性生长因子受体（PDGFR）、c–Kit、Flt–3 和 CSF1R 等多靶点的小分子靶向口服新药，不但具有针对 VEGFR 和 PDGFR 抗血管生成等多靶点的显著疗效，同时克服了这一类靶向药常见的高毒副作用。

目前国内已有研究开展伏罗尼布联合依维莫司用于晚期肾透明细胞癌治疗的研究，由于其具有较短的半衰期以及组织蓄积性小的优点，因此较同类药物有较好的耐受性，在国内一项单中心临床Ⅰ期研究中，伏罗尼布联合依维莫司的客观有效率和疾病控制率分别达到 32% 和 100%，显示出了联合应用后的良好前景。

A

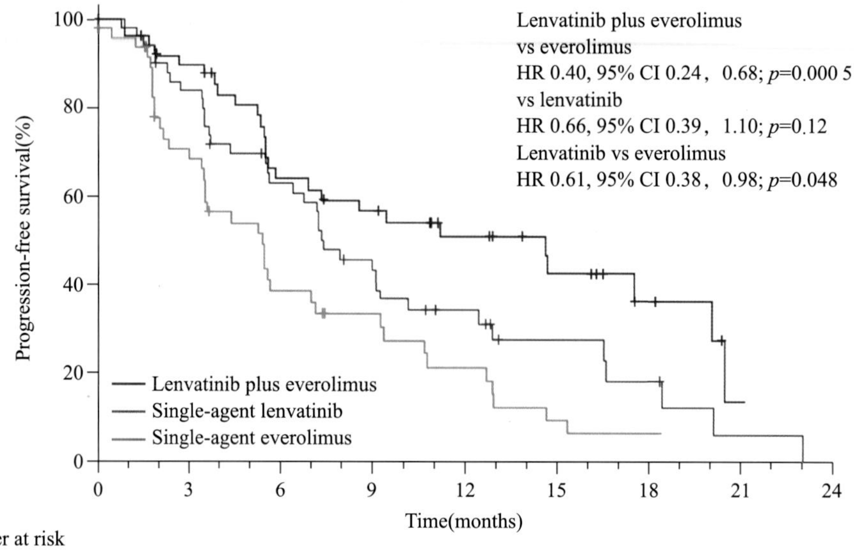

Number at risk									
Lenvatinib plus everolimus	51	41	27	23	16	10	5	1	0
Single-agent lenvatinib	52	41	29	20	11	6	4	1	0
Single-agent everolimus	50	29	15	11	7	3	1	0	0

B

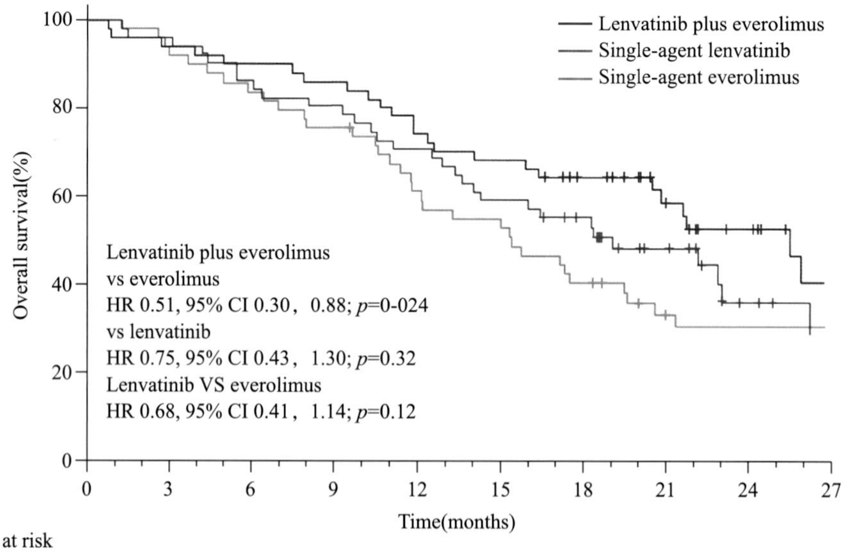

Number at risk										
Lenvatinib plus everolimus	51	48	46	44	38	35	29	21	14	6
Single-agent lenvatinib	52	50	45	42	37	31	26	16	7	4
Single-agent everolimus	50	46	42	38	30	27	20	14	8	2

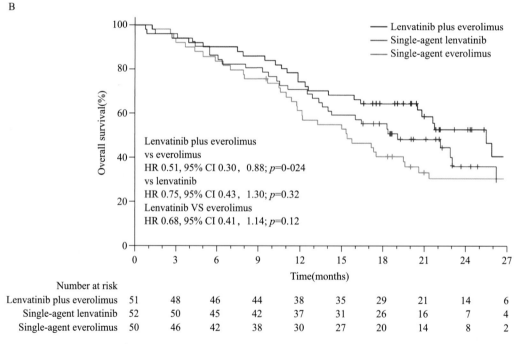

图 2-12-45 仑伐替尼联合依维莫司与单用组比较的总生存与无疾病进展生存情况

A. 仑伐替尼联合依维莫司组与单用组比较的无疾病进展生存情况的 Kaplan–Meier 曲线；B. 仑伐替尼联合依维莫司组与单用组比较的总生存情况 OS 的 Kaplan–Meier 曲线［引用自：Lenvatinib，everolimus，and the combination in patients with metastatic renal cell carcinoma：a randomised，phase 2，open–label，multicentre trial. Lancet Oncol，2015 Nov，16（15）：1473–1482.］

在一项名为CONCEPT的在中国开展的Ⅲ期多中心双盲随机对照研究中，研究者将既往VEGFR–TKI治疗后进展的肾癌患者按照1∶1∶1的比例随机分为依维莫司/伏罗尼布+安慰剂或依维莫司+伏罗尼布组（注册号：NCT03095040），研究结果发现，联合用药组其中位PFS（10.0个月）明显高于单药组（中位PFS均为6.4个月）（图2–12–46）。2022年1月，国家药品监督管理局药品审评中心（CDE）官网最新公示，贝达药业递交了1类新药伏罗尼布片的上市申请并获得受理，正式进入上市申报阶段。目前国内CSCO指南也将伏罗尼布+依维莫司作为肾癌二线治疗的1A类推荐。

推荐用法：伏罗尼布200 mg 1次/d+依维莫司5 mg 1次/d，口服。

7. 仑伐替尼联合帕博利珠单抗　帕博利珠单抗（pembrolizumab，商品名Keytruda）是一种人源化PD–1单克隆抗体，该药也是IgG4同种型抗体，通过抑制PD–1受体来阻断癌细胞的免疫逃避机制。既往帕博利珠单抗和仑伐替尼单药都显示了良好的应用效果，但是否可以联合应用，尤其是否可以在既往接受过免疫检查点治疗（immune checkpoint inhibitors，ICI）的患者当中应用，仍不清楚。2021年，*Lancet Oncology* 杂志发表了仑伐替尼（20 mg，口服，1次/d）联合帕博利珠单抗（200 mg，静脉滴注，1次/3周）在未经治疗或经过治疗的转移性肾癌当中应用的Ⅰb/Ⅱ期临床试验结果。

该研究入组了143名患者，其中22名未经治疗，17名未接受过免疫检查点抑制剂治疗（previously treated ICI–naïve）但接受过其他一线治疗，104名既往接受过免疫检

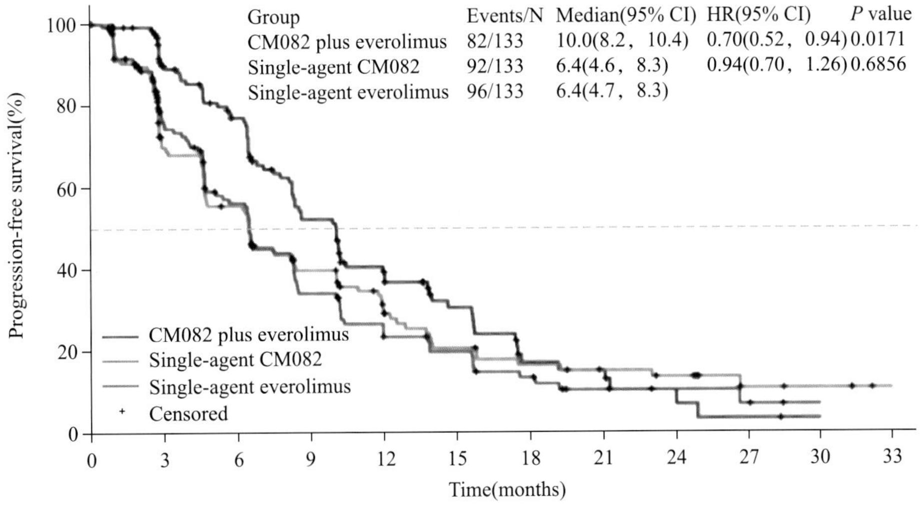

Number at riak

CM082 plus everolimus	133	100	81	51	27	19	9	7	2	1	0	
Single-agent CM082	133	78	61	41	24	17	12	10	8	3	2	0
Single-agent everolimus	133	86	60	34	20	16	10	5	3	2	0	

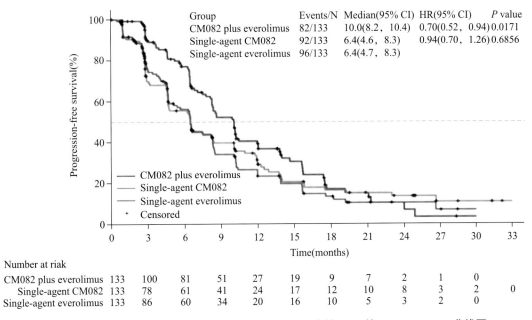

图2–12–46　伏罗尼布联合依维莫司用于肾癌二线治疗的PFS的Kaplan–Meier曲线图

引用自：Vorolanib，everolimus，and the combination in patients with pretreated metastatic renal cell carcinoma（CONCEPT study）：A randomized，phase 3，double–blind，multicenter trial. Journal of Clinical Oncology，39，no. 15_suppl（May 20，2021），4512–4512.

查点抑制剂治疗（ICI-pretreated），中位随访时间 19.8 个月。在接受治疗后 24 周时，previously treated ICI-naïve 组（7/17）和 ICI-pretreated 组（58/104）组都显示了较好的客观缓解率。

尽管该研究显示此组合拥有较好的抗肿瘤活性和一定的安全性，但是仍然要注意到，在该研究当中，有 57% 的患者出现了 3 级治疗相关不良反应，7% 的患者出现了 4 级相关治疗不良反应，有 36% 的患者出现了治疗相关严重不良反应，并且有 3 例治疗相关死亡（上消化道出血，猝死以及肺炎）。2021 年 8 月，基于另一项临床研究结果，FDA 批准了仑伐替尼联合帕博利珠单抗用于进展型肾癌的一线治疗，该疗法也在相关指南推荐的二线治疗方法中，但是在免疫治疗联合靶向治疗方面，仍然要重视联合治疗相关并发症的发生。

推荐用法：仑伐替尼 20 mg 1 次 /d+ 帕博利珠单抗 200 mg，1 次 /3 周，静脉滴注。

8. 替沃扎尼（tivozanib） 是一种高效的选择性 VEGFR 抑制剂，可以抑制 3 种 VEGFR 受体的活性，包括 VEGFR-1、VEGFR-2 和 VEGFR-3 受体活性。替沃扎尼的体内半衰期达到 4 ~ 5 天，可以有效增强其对 VEGFR 的抑制作用，增强治疗效果。替沃扎尼在用于转移性肾癌一线治疗的Ⅲ期临床试验（TIVO-1）研究显示其 PFS（11.9 个月）显著优于索拉非尼组（9.1 个月，$P = 0.04$）。在 2020 年 *Lancet Oncology* 发表的关于替沃扎尼与索拉非尼对比用于晚期肾癌的二线多中心随机对照治疗研究（TIVO-3）中，入组了 12 个国家 120 家医院的 350 名患者，患者至少经过 2 轮系统治疗（其中包括至少一次 VEGFR 抑制剂的治疗）。在经过 19 个月的中位随访时间后，替沃扎尼的 PFS（5.6 个月）明显高于索拉非尼组（3.9 个月，$P = 0.016$）。

基于替沃扎尼在这些经过至少 2 轮系统治疗的晚期肾癌患者当中的数据结果，FDA 于 2021 年批准其用于此类患者的治疗。

推荐用法：替沃扎尼 1.34 mg，1 次 /d 口服，每服药 3 周停药 1 周。

9. 替西罗莫司（temsirolimus） 是一个 mTOR 抑制剂，早在 2007 年就被 FDA 批准用于难治性晚期肾细胞癌的一线治疗，也可以用于乳腺癌、骨髓瘤以及非小细胞肺癌的临床研究。

2014 年发表在 *Journal of Clinical Oncology* 上的 INTORSECT（Investigating Torisel As Second-Line Therapy）的研究，对比了替西罗莫司和索拉非尼用于舒尼替尼治疗后进展的转移性肾癌的治疗效果。研究者总共入组了 512 名患者，随机分为口服索拉非尼（400 mg，口服，2 次 /d）或静脉滴注替西罗莫司组（25 mg，1 次 / 周）。替西罗莫司组和索拉非尼组两组之间的 PFS（4.3 个月 vs 3.9 个月，$P = 0.19$）无明显统计学差异，但在总生存方面，索拉非尼组中位总生存时间（16.6 个月）高于替西罗莫司（12.3 个月）。

尽管该研究并未显示替西罗莫司相较于索拉非尼在舒尼替尼进展后转移性肾癌当中的生存优势，仍有研究推荐其作为肾癌的二线治疗。

推荐用法：替西罗莫司 25 mg，1 次 / 周，静脉滴注。

（二）不同指南对晚期肾透明细胞癌二线治疗方案的异同比较

近年来，晚期肾透明细胞癌的治疗进展突飞猛进，一方面免疫治疗的创新药物不断发展，针对同一靶点不同厂家的药物不断推出，各种临床试验不断开展；另一方面，新的小分子靶点抑制剂不断发展，VEGF 信号通路和 mTOR 信号通路抑制剂继续受到人们的重视，除了药物本身以外，在疗法方面，靶向 + 靶向、靶向 + 免疫以及免疫 + 免疫疗法也不断更新。由于二线治疗方法的显著疗效，目前也有一些原本作为二线治疗方案出现的疗法前移到一线治疗方案当中，并且在临床试验中表现出较好的治疗效果，预示着未来肾癌的二线治疗可能会出现较大的改变。

由于不同药物在不同国家上市和批准的情况不同，不同国家或者协会的指南推荐的药物和治疗方案也不尽相同。本节对目前 CUA2019、CSCO2021、EAU2021 和 NCCN2021 指南对晚期肾透明细胞癌靶向治疗一线治疗失败后二线治疗方案进行了总结。

CUA2019 年指南是目前中华医学会泌尿外科学分会最新的肾癌版本，在该版本指南中，推荐了阿昔替尼、依维莫司、卡博替尼、纳武利尤单抗，以及仑伐替尼 + 依维莫司作为二线治疗方案，同时还提到索拉非尼、舒尼替尼、培唑帕尼在序贯治疗中用于转移性肾癌的二线治疗（表 2-12-12）。

表 2-12-12　对肾透明细胞癌一线治疗失败后方案的推荐意见（CUA 肾癌诊疗指南 2019）

证据总结	证据等级
阿昔替尼在一线细胞因子治疗失败和 TKI 治疗失败的肾透明细胞癌患者中的疗效良好	1A
纳武利尤单抗、卡博替尼治疗 TKI 一线治疗失败的肾透明细胞癌	1A
推荐意见	**推荐意见**
阿昔替尼可用于既往细胞因子治疗失败或 TKI 治疗失败的晚期肾透明细胞癌	强烈推荐

CSCO 指南近几年以一年一次的频率进行更新，同时列入了一些在指南编写时尚未正式上市的药物，并进行了详细的标注。CSCO 2021 年指南针对一线 TKI 治疗失败或免疫联合治疗失败的患者进行了分别的推荐，并且针对不同的治疗组合方法，进行了相应的推荐等级分类。但随着一些免疫治疗和免疫联合靶向治疗方案向一线前移，相信未来该指南的推荐意见仍将不断更新（表 2-12-13）。

EAU 2021 年的指南也是根据既往免疫治疗失败或 TKI 治疗失败的患者进行了分类的推荐，对既往 TKI 治疗失败的患者推荐采用纳武利尤单抗或卡博替尼作为标准方案，而阿昔替尼治疗作为备选方案。EAU 的指南中，在一线治疗方案中重点推荐了免疫治疗和免疫治疗联合靶向治疗的方案，而目前在免疫治疗失败后的用药方案临床尚无标准，相应疗法也缺少高等级的临床证据，因此，对既往免疫治疗失败的患者也仅推荐使用既往

表 2-12-13 转移性或不可切除性透明细胞型肾细胞癌的二线治疗策略（CSCO 肾癌诊疗指南 2021）

治疗分层	Ⅰ级推荐	Ⅱ级推荐	Ⅲ级推荐
TKI 失败	阿昔替尼（1A） 纳武利尤单抗（1A） 仑伐替尼 + 依维替尼（2A） 依维莫司（1B）	舒尼替尼（2A 类） 培唑帕尼（2A 类） 索拉非尼（2A 类） 卡博替尼（1A 类） 帕博利珠单抗（2B 类） 帕博利珠单抗 + 阿昔替尼（2B 类） 伏罗尼布 + 依维莫司（1A 类） 帕博利珠单抗 + 仑伐替尼（1A 类）	阿维鲁单抗 + 阿昔替尼（2B） 纳武利尤单抗 + 伊匹木单抗（2B）
免疫联合治疗失败	临床研究	卡博替尼（2A 类） 舒尼替尼（2B 类） 培唑帕尼（2B 类） 仑伐替尼 + 依维莫司（2B 类） 仑伐替尼 + 帕博利珠单抗（2B 类）	索拉非尼 依维莫司 伏罗尼布 + 依维莫司

未曾使用过的 VEGF 通路靶向治疗药物与免疫治疗联合，并且无备选方案推荐，这也凸显了在目前免疫治疗广泛开展的同时，免疫治疗的二线方案将是未来研究的重点（表 2-12-14）。

表 2-12-14 对转移性或不可切除性透明细胞型肾细胞癌的二线治疗策略（EAU 肾癌诊疗指南 2021）

治疗分层	标准方案	可选方案
既往免疫治疗失败	既往未曾使用过的 VEGF 通路靶向治疗药物与免疫治疗联合（专家意见）	
既往 TKI 治疗失败	纳武利尤单抗 卡博替尼	阿昔替尼

美国国家综合癌症网络（National Comprehensive Cancer Network，NCCN）是一个非营利联盟组织，由 31 个从事病患护理、研究和教育工作的一流癌症中心组成。NCCN 的肾癌指南针对晚期肾透明细胞癌的二线治疗进行了三个层次的推荐，包括优选推荐（preferred regimens）、其他推荐（other recommended regimens）和特定情况下有效的药物推荐（useful in certain circumstances）（表 2-12-15）。

由上述对比可以看出，由于不同国家和地区药物审批及上市情况不同，不同指南的推荐方式和推荐的药物不尽相同，这与具体国情密切相关。但从近几年指南和临床试验的趋势来看，随着对肾癌发病和分子机制理解的不断加深，以及免疫治疗药物的突飞猛进，未来治疗方式上免疫治疗以及以免疫治疗为核心的联合治疗必将成为临床药物治疗的重点，

表 2-12-15 对复发或四期肾透明细胞癌的二线治疗策略（NCCN 肾癌诊疗指南 2021）

优选推荐	其他推荐	特定情况下有效的药物推荐
卡博替尼（1 级）	阿昔替尼（1 级）	依维莫司（2A 级）
仑伐替尼 + 依维莫司（1 级）	阿昔替尼 + 帕博利珠单抗（2A 级）	贝伐珠单抗（2B 级）
纳武利尤单抗（1 级）	卡博替尼 + 纳武利尤单抗（2A 级）	对特定患者使用高剂量 IL-2（2B 级）
	仑伐替尼 + 帕博利珠单抗（2A 级）	索拉非尼（3 级）
	培唑帕尼（2A 级）	K 司（2B 级）
	舒尼替尼（2A 级）	
	替沃扎尼（适用于在至少两次全身疗法后）（2A 级）	
	阿昔替尼 + 阿维鲁单抗（3 级）	

而针对免疫治疗后复发进展的患者的进一步治疗则将是未来研究的重点和方向。

三、肾透明细胞癌术后靶向药物辅助治疗

手术治疗是早期及局部进展期肾透明细胞癌最主要的治疗手段，多数局部进展期肾细胞癌的 5 年生存率可达 80% ~ 95%，但合并有高危复发风险的肾癌术后 5 年内出现转移及复发的概率高达 30% ~ 40%，一旦出现复发或转移，大部分患者最终将发生肿瘤相关性死亡。传统的放射和化学治疗对于肾细胞癌疗效不佳，针对上述高危复发风险的非转移性肾细胞癌患者来说，术后缺乏有效的辅助治疗药物或者手段来预防或者推迟疾病的进展。中国抗癌协会泌尿男科生殖系肿瘤专业委员会肾癌学组针对已有的循证医学证据和相关的研究结果，制定了非转移性肾细胞癌术后辅助治疗的专家共识，为高危非转移性肾癌术后辅助治疗的临床时间提供指导和参考（图 2-12-47）。

（一）非转移性肾癌术后辅助治疗的目标人群

1. 非转移性肾癌术后需要辅助治疗的目标人群包括：aRCC（非局限非转移，临床分期：$T_{3\sim4}N_0M_0$、任意 T 和 N+M_0）、有复发进展风险的局限性肾癌（临床分期≤$T_2N_0M_0$，但同时存在各复发危险因素：高分级Ⅲ和Ⅳ级、肿瘤体积大、伴肿瘤坏死、肉瘤样分化、淋巴血管侵犯等）。

2. 术后如无影像学可见的区域性残留或扩散病灶，则以系统化治疗为主要辅助治疗手段。对于残留或扩散的局部区域性病灶，应视为晚期转移性肾细胞癌接受系统化治疗；辅助放射治疗等局部治疗手段目前缺少高等级循证医学依据支持，但仍然值得探索，建议以临床研究的形式开展。

3. 目标人群在选择治疗过程中应充分评估其复发进展风险，并考虑患者可能的 DFS

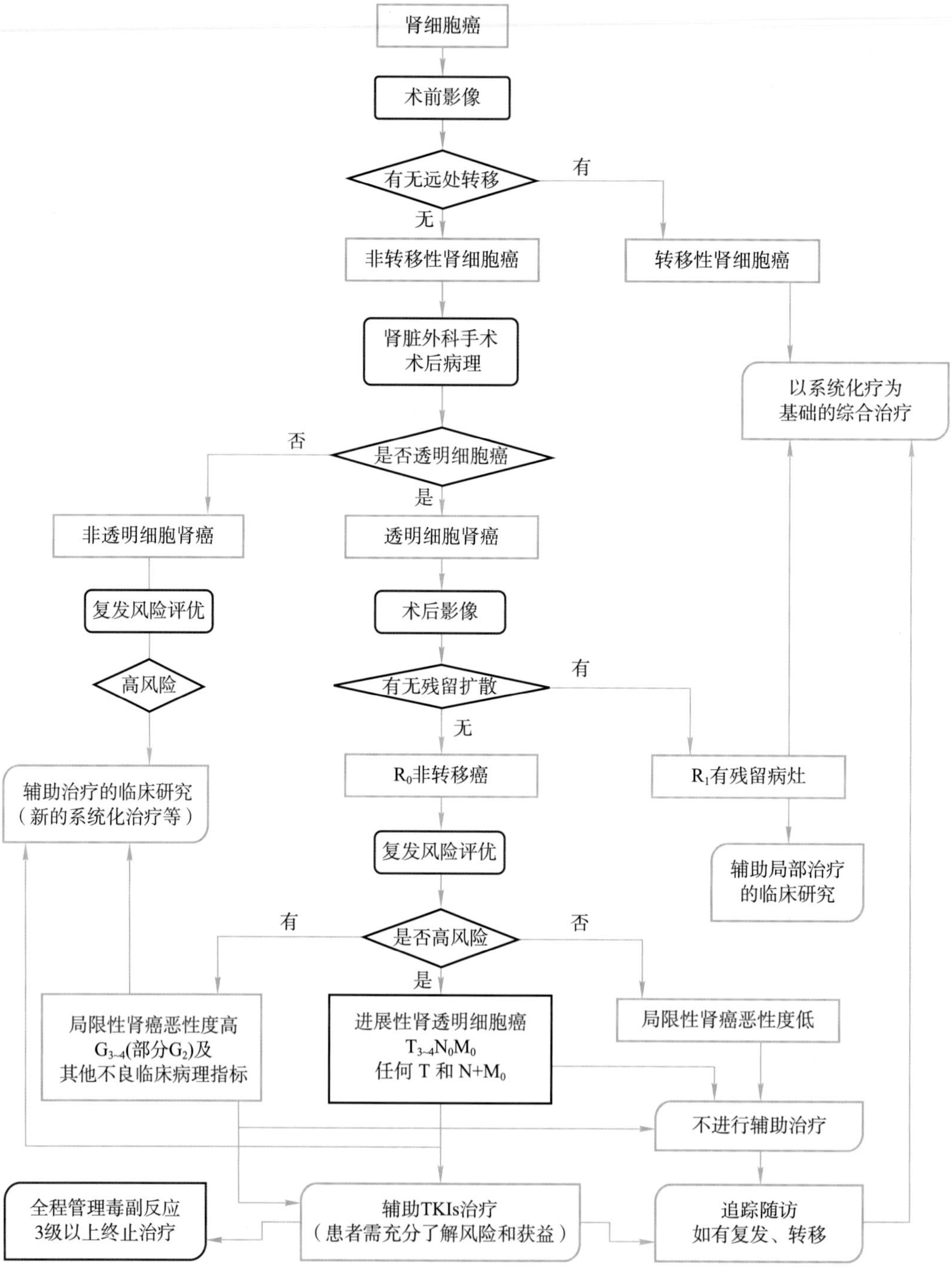

图 2-12-47　肾癌术后辅助治疗决策流程图（CACA — GU 2020 版）

（引自中国抗癌协会泌尿男科生殖系肿瘤专业委员会肾癌学组对于非转移性肾细胞癌术后辅助治疗的专家共识）

（无疾病生存）获益、是否合并系统性疾病及其严重程度、患者治疗意愿及经济承受能力。

（二）高危非转移性肾癌术后辅助治疗策略和方案

1. 非转移性肾癌术后辅助 TKIs（酪氨酸激酶受体、以抗肿瘤新生血管形成为主要机制的小分子药物，如索拉非尼、舒尼替尼、培唑帕尼、阿昔替尼等）药物靶向治疗，并不能使所有患者在 DFS 和 OS（总生存）方面显著获益。现阶段仅对于高复发风险的肾透明细胞癌患者，在充分了解辅助治疗相关风险和可能获益的情况下，可以选择术后辅助 TKIs 靶向治疗。

2. 辅助靶向治疗应尽量维持足量（全剂量）、充分（减少剂量中断）和长时间（至少 1 年）的用药，以获得减少及延缓肿瘤复发和转移的治疗效果。基于 S–TRAC 研究（舒尼替尼 vs 安慰剂）显示，舒尼替尼组的无病生存时间（DFS）较安慰剂组有显著差异（6.8 年 vs 5.6 年，$P = 0.03$），美国 FDA 批准将舒尼替尼作为高危肾癌术后的辅助治疗，但需要了解的是该研究并未实现总生存期的改善。

推荐用法：舒尼替尼 50 mg，1 次 /d 口服，每服药 4 周停药 2 周；或舒尼替尼 50 mg，1 次 /d 口服，每服药 2 周停药 1 周；或 37.5 mg，1 次 /d 口服，连续服药；每 6 周为 1 个疗程。

3. 现有循证医学证据不支持 RCC 术后细胞因子辅助治疗。高危非转移性肾癌术后辅助单克隆免疫检查点抑制剂（ICI）免疫治疗及免疫联合靶向的临床试验正在开展，其中 KEYNOTE–564 研究为帕博利珠单抗与安慰剂对照用于高危肾细胞癌术后辅助治疗的随机对照Ⅲ期研究，该研究显示，高危肾细胞癌术后接受帕博利珠单抗辅助治疗与安慰剂对照组比较可以显著改善无复发生存时间，基于上述结论，CSCO 肾癌专家委员会已将帕博利珠单抗作为中高危肾癌术后及转移灶切除后无瘤患者辅助治疗的Ⅲ级推荐。

4. RCC 术后辅助治疗无论选择何种药物，仍需要更广泛、合理的临床评价，如将其纳入中心性、区域性乃至全国性 RCC 辅助治疗注册登记数据库，以开展大样本的真实世界研究。

5. 鼓励参加相关的高质量临床研究，尤其是目前不推荐辅助 TKIs 治疗的非透明细胞癌。

（三）随访评估和全程管理

1. 高危非转移性肾癌术后辅助治疗，不仅需要规律随访、定期复查，还需要进行针对药物不良反应的全程管理。在定期（每 3 ~ 6 个月）评估治疗有效性的同时，应更密切、及时地（每 4 周或出现毒副反应时）监测治疗的安全性。

2. 治疗有效性的评价主要采用全腹部增强 CT 和胸部 CT 检查（每 3 ~ 6 个月），如患者不愿意接受频繁的 CT 射线暴露，腹部 B 超检查可作为补充。安全性评价包括：血常规、尿常规、血生化，以及各 TKIs 相应毒副作用的评估（如甲状腺功能、心脏功能等）。

3. 通过术后辅助治疗的全程管理，及时处理 1/2 级不良反应，使患者在持续用药的同时又能保证生活质量。出现 3/4 级不良反应或重要器官受损，应及时减量或终止治疗，并积极对症救治。

四、肾透明细胞癌的新辅助治疗

对于一些较大的高危局限性或局部进展型肾透明细胞癌患者，即使采用积极的手术方法，有很大一部分会发生复发，预后仍然很差。2009 年一项研究表明，以根治性肾切除术及邻近器官或结构切除治疗的 T3/T4 期肾透明细胞癌中，尽管 63% 的患者手术切缘为阴性，但 38 名患者中有 34 名（90%）最终在术后 12 个月的中位时间内死于原发疾病。因此，对于需要保留肾单位，但认为手术不安全、不可行或未优化的患者，新辅助治疗可能有助于高危患者的肿瘤切除，甚至改善治疗的预后。

新辅助治疗是指对潜在可接受手术切除的患者，先给予术前抗肿瘤治疗再行手术治疗，这些术前治疗包括化学治疗、放射治疗、靶向药物治疗、免疫治疗等。肾癌对化学治疗药物不敏感，即使在细胞因子治疗时代，肾癌术前治疗效果也欠佳，应用 IL-2 和 IFN-α，只有 15% 的患者有客观反应，并不能延长患者的无进展生存期。近年来，随着舒尼替尼及培唑帕尼等为代表的 TKI 类分子靶向药物治疗在晚期肾透明细胞癌中的一线应用取得不错的效果，靶向药物术前治疗在局部晚期或转移性 RCC 患者中的重要性和意义也逐渐得到认可。在新辅助治疗（即部分或根治性肾切除术前）中使用系统性药物的意义主要在于降低肿瘤负担，包括可能无法检测到的转移，降低复发率，同时提高生存率。尤其考虑到保留肾单位的需求，新辅助药物的细胞减少效应也可能允许对更高级和复杂的肿瘤进行手术。且通过减小原发肿瘤大小，降低非癌症相关死亡率，可以促进肾功能的保护和提高更长的生存期。

目前关于新辅助治疗的临床研究包括了几乎所有临床常用的靶向药物，但主要以 TKI 类药物为主。2008 年，Veldt 等首次在晚期肾细胞癌患者中应用新辅助治疗，其通过对 17 例未行肾切除术的原发性不可切除或转移性肾细胞癌患者使用舒尼替尼治疗（4/2 方案）后进行回顾性分析，结果显示有 4 名患者肿瘤体积减小，中位数减少 31%，12 名患者肿瘤无明显变化，1 名患者病情进展，总体客观缓解率（objective remission rate，ORR）为 23%。其中 3 名患者因肿瘤负荷减少分别在停药 2 天、停药 1 周、停药 3 周后接受了患肾切除术。但遗憾的是，根据这 3 个病例，无法回答这是否有利于患者的预后。

此后有不少的临床研究证实了 TKI 类靶向药物用于新辅助治疗肾癌的可行性以及诱导原发肿瘤缩小的能力，其中最具代表的 4 篇文献总结如表 2-12-16。

不仅如此，术前新辅助治疗还可以降低肾癌合并高级别瘤栓的手术难度。Field 等发表的一项多中心对照研究中，有 19 例肾癌合并瘤栓患者在术前接受了舒尼替尼治疗，治疗后中位肿瘤直径由 8.1 cm 减小至 6.8 cm，其中有 8 例（42.1%）患者瘤栓得到了减小，

表 2-12-16　已发表的肾癌术前新辅助 TKI 类药物治疗的情况

药物	患者分类	用法，剂量、用药时长	术前停药时间	缩瘤率	客观缓解率	无进展生存期	困难保肾最后成功保肾的比例
舒尼替尼	原发灶无法切除的肾透明性细胞癌患者（有或无远处转）	50 mg 口服，1 次 /d，服药 4 周，停药 2 周（4/2 方案），中位数 3 个疗程	中位时间 14 天	80%	37%	11.2 个月	9/16
培唑帕尼	肾根治性切除或部分切除术后，总 GFR < 30 的患者；紧贴肾门血管或肾盂和 R.E.N.A.L. 评分≥10，预期部分切除风险增加的肾透明细胞癌患者	800 mg 口服，1 次 /d，服用 8 ~ 16 周	中位时间 2.6 周	92%	36%	–	6/13
索拉非尼	原发灶无法切除的肾细胞癌患者（有或无远处转）	400 mg 口服，2 次 /d，中位治疗周期为 96 天	7 ~ 30 天	83%	94%（选定患者）	8.2 个月	18/37
阿昔替尼	转移性肾透明细胞癌患者	5 mg 口服，2 次 /d，11 ~ 12 周	36 h	100%	46%	–	5/24

中位减小直径为 1.3 cm，术后并发症对比差异无统计学意义，多因素分析显示，新辅助舒尼替尼与癌症特异性生存率的改善有关（OR = 3.28，$P = 0.021$）。Kaplan–Meier 分析显示，新辅助舒尼替尼的中位癌症特异性生存期明显更长（72 个月 vs 38 个月，$P = 0.023$）。

术前 TKI 类靶向药物新辅助治疗有着很好的缩率瘤和保肾能力，对于其安全性 Chapin 等进行回顾性研究，纳入 M1 分期 mRCC 患者，其中 70 名患者在减瘤性肾切除术（CN）前接受了靶向药物治疗，103 名患者立即接受了减瘤性肾切除术，旨在评价术前靶向治疗对术后并发症发生风险的影响。57% 的患者（173 例中的 99 例）共发生 232 种并发症，其中接受术前靶向治疗的 70 例患者中有 65.7% 总体并发症发生率，29.7% 的严重并发症（Clavien≥3）；而未接受术前靶向治疗的 103 例中分别是 51.4% 和 30.2%。除切口并发症（$P < 0.001$）外，其他并发症如深静脉血栓（$P = 0.121$）、肺栓塞（$P = 0.382$）均无组间差异。

然而，目前关于肾癌术前新辅助靶向治疗的研究多是些小样本或回顾性研究，其证据等级有限，因此根据 2021 年 EAU 和 NCCN 指南推荐，都未明确说明在减瘤性肾切除术前应用舒尼替尼等 TKI 类靶向药物，可以给患者带来生存获益。我国肾癌诊疗规范（2018 版）提及一些回顾性或前瞻性Ⅱ期研究显示，T2～T3 期肾癌行术前新辅助靶向治疗，具有一定的缩瘤效果，可试用于局部切除困难的 cT3 期肿瘤，但尚缺乏高水平的研究证实。最新的 2021 CSCO 肾癌指南中，对于局限性肾癌（肿瘤局限于肾脏被膜内，包括临床分期为 T1 和 T2 的肿瘤）和局部进展期肾癌未纳入新辅助治疗，仅对于可耐受手术的初诊为转移性肾癌的患者，进行系统性药物治疗后行 CN 术（证据等级 2A）给予Ⅱ级推荐，这主要是基于一项转移性肾癌接受即刻与延迟 CN 术的随机对照 3 期 SURTIME 临床研究。该研究将确诊患者随机分为两组：一组即刻行 CN 术，4 周后使用舒尼替尼 50 mg 1 次 /d 辅助治疗 4 个疗程；另一组先进行 3 个疗程的舒尼替尼 50 mg 1 次 /d 治疗，再根据疗效决定进行 CN 术，4 周后又进行了 2 个疗程的舒尼替尼 50 mg 1 次 /d 治疗方案。主要终点为治疗 28 周无进展生存期（progression free survival，PFR）。次要终点为总生存期（OS），不良反应事件 AEs，术后复发进展率结果显示，延迟 CN 较即刻 CN 切除可能获得更高的生存期。部分患者在服用靶向药物后，原发肾肿瘤病灶出现缩减肿瘤体积，使肿瘤与局部周围组织脏器界线变得清楚，并且可造成瘤体一定程度的缺血坏死，更有利于减瘤性肾切除术的开展。同时肾癌患者在新辅助靶向治疗联合减瘤性肾切除术后，减少了肿瘤负荷，并在一定程度上提高了机体对靶向药物的疗效。

而随着免疫检查点抑制剂作为晚期肾细胞癌的一线治疗策略的成功，人们也逐渐开始关心新辅助免疫治疗肾癌的可行性。目前也开展了许多针对局部肾透明细胞癌患者的新辅助免疫疗法的临床试验，包括评估免疫单药、双免疫以及免疫联合靶向新辅助治疗非转移性肾癌患者（nmRCC）的安全性和有效性。但因为免疫治疗进入肾癌领域并不长，且主要用于转移性肾细胞癌患者，尤其单用免疫治疗尚未取得满意效果。2021 年，Gorin、Michael A 等评估了非转移性高危肾癌患者应用 PD-1 抑制剂纳武利尤单抗（nivolumab）进行新辅助治疗的安全性和耐受性。总共有 17 名患者参加了这项研究，在接受了每 2 周 3 次的纳武利尤单抗后，立即接受手术。14 例（82.4%）患者发生了任何级别的不良事件，2 年无转移生存率和总生存率分别为 85.1% 和 100%。

无论如何，不论是血管内皮生长因子靶向药物还是免疫检查点抑制剂的新辅助治疗都代表了一种新的且有希望的治疗模式，具有减少肿瘤细胞和根除微转移疾病的潜在优势。尽管局部晚期肾癌仍主要是一种外科疾病，但应该鼓励进行新辅助治疗临床试验。对于特定患者，如行肾癌根治术或部分切除术后，总 GFR 可能 <30 mL/min 的患者，新辅助治疗后可能使得根治术转为部分切除术，从而保留更多的肾组织。或者那些紧贴肾门或肾盂和 R.E.N.A.L. 评分 $\geqslant 10$，容易损伤血管、集合系统或出现切缘阳性的患者，采用新辅助疗法可能使患者更为获益。但不可否认的是，在临床试验之外，支持使用新辅助治疗的数据仍然有限。对于体积大、无法切除的肿瘤，单独使用靶向分子药物新辅助治疗对肿瘤缩小的益处有限，对下腔静脉血栓患者的作用也很小。因此，今后可能是术前靶向药物治疗与

免疫治疗联合，给患者带来更多的生存获益，但是仍需进一步积累病例总结其安全性及疗效。

第九节　免疫治疗

长期以来，肾细胞癌（RCC）被认为是一种对免疫治疗有一定疗效的恶性疾病。人们对细胞因子、同种异体干细胞移植和树突状细胞疫苗等多种免疫治疗策略进行了广泛探索。2005 年以前，IFN-α 和高剂量 IL-2 成为唯一对部分肾癌患者有效的治疗方法，甚至一些患者在停止治疗后可以出现持久的抗肿瘤反应。尽管上述免疫治疗对于部分患者表现出一定的效果，但这些早期免疫治疗方法的低反应率和毒副作用限制了其使用，人们仍在寻求新的治疗手段。最近，免疫检查点抑制剂（immune checkpoint inhibition，ICI）已被证明是治疗肾癌患者的有效且重要的新策略。自 2015 年美国 FDA 正式批准纳武利尤单抗用于晚期肾癌后，免疫联合免疫、免疫联合靶向等一系列Ⅲ期临床试验陆续取得成功，开启了肾癌免疫治疗的新篇章。

一、晚期肾透明细胞癌免疫治疗方案

（一）免疫治疗的人群筛选

晚期肾癌有富血供的特点，抗血管生成长期以来是最重要的治疗方案，但目前越来越多的临床研究表明，选择性地使用免疫治疗或免疫联合靶向治疗的效果优于靶向药物单药治疗，因此如何进行治疗人群的筛选，从而帮助这一部分患者取得更大的临床获益成为十分重要的问题。基于目前各项临床试验的研究结果，国内外各大指南将国际转移性肾细胞癌联合数据库（IMDC）预后危险分层作为分层治疗的依据，针对低危、中危及高危人群推荐不同的治疗方案。不难发现的是，各大指南中对于免疫治疗（免疫组合、免疫联合靶向）的推荐在不断前移，尤其是 IMDC 中高危患者的一线治疗，首要推荐免疫治疗（详见本章第八节指南推荐）。

Checkmate214 是一项随机对照多中心的临床试验，纳入既往未接受治疗的进展期或转移性肾细胞癌患者，评估纳武利尤单抗（3 mg/kg）与低剂量（伊匹木单抗 1 mg/kg）组合疗法（O3Y1）相对于舒尼替尼单药用于一线治疗的疗效和安全性。5 年数据显示，对于 IMDC 评分为中高危患者群体，O3Y1 组较舒尼替尼组在 OS、ORR、CR 上表现出显著改善；对于 IMDC 评分低危患者群体，舒尼替尼靶向治疗获得 PFS 时间明显优于纳武利尤单抗与伊匹木单抗联合组。

KEYNOTE-426 研究是一项探索帕博利珠单抗联合阿昔替尼与舒尼替尼对照用于晚期肾透明细胞癌（ccRCC）一线治疗的随机对照Ⅲ期临床研究。2021 年 ASCO 年会上，

KEYNOTE-426 研究更新了 42.8 个月的长期随访数据。结果显示，帕博利珠单抗联合阿昔替尼方案与舒尼替尼单药相比，可以显著改善整体人群的 PFS、OS 和 ORR，其中位 OS 达 46 个月，ORR 达 60%。值得注意的是，虽然整体人群获益明显，但是 IMDC 分层人群数据却并不一致。结果显示，帕博利珠单抗联合阿昔替尼治疗低危患者的 PFS 和 OS 未明显优于舒尼替尼，但对于中高危患者，联合治疗组获益明显，这提示一线分层治疗的重要性，借助 IMDC 风险分层工具可以帮助临床医生进行药物选择并预判疗效。

JAVELIN Renal 101 研究是一项对比阿鲁维单抗联合阿昔替尼与舒尼替尼对照用于晚期肾透明细胞癌一线治疗的随机Ⅲ期临床研究。2021 ASCO GU 更新的数据显示，阿鲁维单抗联合阿昔替尼在低中危人群的 OS 与舒尼替尼相似；在 IMDC 高危人群中，阿鲁维单抗联合阿昔替尼的 OS 优于舒尼替尼。在低危人群中，免疫联合治疗的 PFS 优于舒尼替尼，但 OS 没有差异。

对于晚期肾癌患者来说，病理合并有肉瘤样变往往提示预后较差。有学者回顾了多项 ICI 一线治疗晚期肾癌的随机Ⅲ期临床药物试验，发现 ICI 单药或者与其他 ICI 或 TKI 药物联合使用对于合并有肉瘤样变的患者来说，疗效显著优于 TKI 单药组，并且在用药的安全性上与一般人群无差。这也提示对于此类伴有肉瘤样变的患者在一线药物的选择上，更多地倾向于选择 ICI 类药物。

（二）免疫联合治疗

1. 纳武利尤单抗 + 伊匹木单抗　2018 年，美国 FDA 首次批准纳武利尤单抗和伊匹木单抗联合用于治疗中高危晚期肾癌，这也是联合免疫疗法首次获批用于晚期肾癌患者的一线治疗。在 2021 年欧洲医学肿瘤学会（ESMO）虚拟大会上公布了 CheckMate 214 的 5 年数据，结果显示，纳武利尤单抗 + 伊匹木单抗双免疫疗法持续显示出长期生存获益。67.7 个月随访分析结果显示，与舒尼替尼组相比，双免疫治疗组患者在下列终点表现出显著改善：① OS 方面：双免疫治疗组中位 OS 为 55.7 个月，舒尼替尼组为 38.4 个月（HR=0.72；95%CI：0.62～0.85）；双免疫治疗组 5 年生存率为 48%，舒尼替尼组为 37%。② ORR 方面：双免疫治疗组在数值上更高（39% vs 22%）。③ CR 方面：双免疫治疗组为 12%，舒尼替尼组为 3%；双免疫治疗组有更高比例的患者达到 CR 且病情后续没有进展（9.6% vs 2.4%）。④ DOR 方面：双免疫治疗组中位 DOR 尚未达到，舒尼替尼治疗组为 24.8 个月。研究中，纳武利尤单抗 + 伊匹木单抗免疫组合疗法的安全性是可管理的，在长期随访中没有出现新的安全信号。CheckMate-214 临床试验的 5 年数据还包括条件生存分析，该分析估计了患者达到治疗目标后一段时间内保持无事件（即保持存活、疾病无进展、处于缓解）的概率。关键结果包括：①在开始接受双免疫组合治疗后存活 3 年的患者中，有 81% 的概率在接下来 2 年继续存活，而接受舒尼替尼的患者中概率为 72%。②在接受双免疫组合治疗 3 年后病情无进展的患者中，有 89% 的概率在接下来 2 年内无进展，而接受舒尼替尼治疗的患者中概率为 57%。③对双免疫组合治疗有缓解且 3 年内仍有缓解的患者中，有 89% 的概率在接下来 2 年内仍处于缓解，而接受舒尼替尼治疗的患者中概率为 63%。

推荐用法：纳武利尤单抗 3 mg/kg+ 伊匹木单抗 1 mg/kg，每 3 周 1 次共 4 次，其后纳武利尤单抗 3 mg/kg 每 2 周 1 次。

2. 帕博利珠单抗 + 仑伐替尼　2021 年 8 月 11 日，美国 FDA 正式批准帕博利珠单抗联合仑伐替尼（可乐组合）一线治疗晚期肾细胞癌（RCC）的适应证。CLEAR（KEYNOTE–581）研究是一项仑伐替尼联合帕博利珠单抗或依维莫司以及舒尼替尼单药的随机对照Ⅲ期临床研究，旨在评估帕博利珠单抗联合仑伐替尼或依维莫司对比舒尼替尼作为晚期 RCC 患者一线治疗的疗效和安全性。研究共入组了 1 069 例患者，中位随访 27 个月，结果显示，相较于舒尼替尼组，帕博利珠单抗 + 仑伐替尼组 PFS 显著延长（23.9 vs 9.2 个月）。帕博利珠单抗 + 仑伐替尼、仑伐替尼 + 依维莫司及舒尼替尼单药组的客观缓解率分别为 71%、53.5% 和 36.1%。患者总生存率分析结果显示，仑伐替尼联合帕博利珠单抗组 24 个月 OS 率为 79.2%，而舒尼替尼组为 70.4%。无进展生存时间的亚组分析显示，与舒尼替尼治疗相比，IMDC 危险分组为低危、中危和高危的患者均能从仑伐替尼 + 帕博利珠单抗的治疗中获益。帕博利珠单抗联合仑伐替尼组大于 3 级不良事件发生率达到 82.4%，包括高血压、腹泻、脂肪酶升高和高甘油三酯血症等；因各级不良事件导致帕博利珠单抗和 / 或仑伐尼治疗终止的患者比例达到 37.2%，导致仑伐替尼剂量减量的患者比例达到 68.8%。

推荐用法：标准剂量：帕博利珠单抗 200 mg，每 3 周 1 次 + 仑伐替尼 20 mg，每日 1 次。CSCO 肾癌专家委员会建议仑伐替尼可以根据耐受情况决定起始剂量，推荐 12 mg 起始，酌情进行仑伐替尼的剂量调整。

3. 帕博利珠单抗 + 阿昔替尼　帕博利珠单抗联合阿昔替尼与舒尼替尼对照用于晚期肾癌一线治疗的随机对照Ⅲ期临床研究（Keynote–426 研究）对比了帕博利珠单抗 + 阿昔替尼和舒尼替尼一线治疗晚期肾透明细胞癌结果显示，联合组的中位无进展生存期达到 15.1 个月，客观有效率达到 59.3%，1 年生存率达到 89%，均显著优于对照舒尼替尼治疗组。2021 年 ASCO 年会上，Keynote–426 研究更新了 42.8 个月的长期随访数据。结果显示，帕博利珠单抗联合阿昔替尼方案与舒尼替尼单药相比，可以显著改善整体人群的 PFS、OS 和 ORR，其中位 PFS 达 15.7 个月，OS 达 45.7 个月，ORR 达 60%。

推荐用法：帕博利珠单抗 200 mg，每 3 周 1 次 + 阿昔替尼 5 mg，每日 2 次。

4. 纳武利尤单抗 + 卡博替尼　CheckMate 9ER 研究是一项纳武利尤单抗联合卡博替尼与舒尼替尼对照用于晚期肾细胞癌一线治疗随机Ⅲ期临床研究，旨在评估纳武利尤单抗联合卡博替尼一线治疗晚期肾癌的疗效和安全性。2020 年 ESMO 会议上公布的数据显示，纳武利尤单抗联合卡博替尼的主要和次要终点均优于对照组舒尼替尼（PFS：HR 0.51，$P<0.000\,1$；OS：HR 0.60，$P<0.001\,0$；ORR：55.7% vs. 27.1%，$P<0.000\,1$）。2021 年

ASCO GU 会议上更新的结果显示，在整体人群和病理结果提示伴有肉瘤样变的人群中，纳武利尤单抗联合卡博替尼组的疗效均优于舒尼替尼，中位 PFS 分别为 17 个月和 8.3 个月，中位 OS 联合组未达到，舒尼替尼组为 29.5 个月；ORR 分别为 54.8% 和 28.4%。在肉瘤样变人群中，纳武利尤单抗 + 卡博替尼（$n=34$）对比舒尼替尼（$n=41$）的 PFS、OS、ORR 获益更明显，中位 PFS 分别为 10.3 个月和 4.2 个月；中位 OS，联合组未达到，舒尼替尼组 19.7 个月；ORR 分别为 55.9% 和 22.0%。在安全性方面，与舒尼替尼相比，纳武利尤单抗联合卡博替尼的方案维持或改善了 PRO（患者自报告结局），并显著延缓了 PRO 评分恶化的时间。

推荐用法：纳武利尤单抗 240 mg 每 2 周 1 次静脉给药 + 卡博替尼 40 mg 每日 1 次口服。

5. 阿维鲁单抗 + 阿昔替尼　阿维鲁单抗为 PD-L1 抑制剂，2019 年 5 月 14 日，美国 FDA 批准阿维鲁单抗与阿昔替尼联用，用于晚期肾细胞癌患者的一线治疗。该项批准是基于 JAVELIN Renal 101（NCT02684006）这一随机、多中心、开放标签试验，该试验纳入了 886 例未治疗过的晚期肾癌患者（不管肿瘤 PD-L1 的表达情况）。患者被随机分配到阿维鲁单抗（10 mg/kg，每 2 周输注 1 次）联合阿昔替尼（5 mg/ 次，2 次 /d）组或舒尼替尼组（50 mg，1 次 /d），用药 4 周后停药 2 周，直至患者出现影像学进展或发生不能耐受的毒性。主要疗效终点是无进展生存期（PFS）和 PD-L1 阳性肿瘤患者的总生存期（OS）评估。次要终点是所有患者的 PFS 和 OS。在 PD-L1 阳性肿瘤患者中，PFS 有统计学意义的显著改善（$P=0.000\ 1$）。在中期分析中，所有患者 PFS 显著改善（$P=0.000\ 2$）。对于所有患者的中位 PFS，阿维鲁单抗联合阿昔替尼组为 13.8 个月，舒尼替尼组为 8.4 个月。

推荐用法：阿维鲁单抗 800 mg 静脉滴注，每 2 周 1 次；阿昔替尼 5 mg 口服，2 次 /d。

（三）免疫治疗失败后的治疗策略

对于一线免疫联合治疗失败后的治疗，目前的研究证据较少，目前国内外各大指南关于一线免疫治疗失败后的治疗主要优先推荐进入临床药物研究，其次可尝试卡博替尼等未使用过的靶向治疗药物，或另外的免疫靶向联合治疗方案。

有多个小样本临床研究验证了免疫进展后序贯靶向治疗的临床疗效。2019 年发表于 Lancet Oncol 的一项阿昔替尼剂量滴定二线治疗的 2 期研究则显示，ORR 和 PFS 分别为 45% 和 8.8 个月，但由于目前大多数研究已经将阿昔替尼用于一线联合治疗，所以阿昔替尼单药二线治疗的应用可能性不大。目前，二线单独靶向治疗数据较为理想的是卡博替尼，2021 年 ASCO 报道的单臂 2 期 BREAKPOINT 研究中，卡博替尼在既往免疫或免疫联合治疗失败后二线治疗的单臂 2 期临床研究中获得的客观有效率达到 43%，中位 PFS 时间为 9.3 个月；同时另外一项关于谷氨酰胺酶抑制剂与卡博替尼联合的 CANTATA 研究，对照组选择了单药卡博替尼，用于免疫治疗及免疫联合治疗失败后的人群获得的客观有效率为 28%，中位 PFS 达到了 9.3 个月。靶向药物联合免疫治疗方面，一项仑伐替尼联合依维莫司用于多线治疗，特别是免疫或免疫联合治疗后的回顾性研究，大多数患者为四线及其以上，显示客观有效率为21.8%，疾病稳定63.6%，中位PFS为6.2个月，中位OS达到12.1个月。上述研究都显示出免疫治疗失败后序贯靶向药物的有效性，但2期INMUNOSUN–SOGUG研究显示，舒尼替尼二线治疗的疗效并不太满意，ORR仅为10%，中位PFS为6.8个月。因此在免疫治疗失败后的药物选择上，仍需要更多的临床研究来探索各种治疗的可能性及有效性。

此外，新型树突状细胞（DC）肿瘤疫苗也在转移性肾癌的治疗中表现出可喜的成效。伊利沙定（ilixadencel）作为一种新型同种异体DC疫苗，2020年被美国FDA授予了再生医学先进疗法的殊荣，现有研究显示，其联合舒尼替尼用于转移性肾癌的一线治疗具有强大潜能，有望超越现有一线疗法。在MERECA Ⅱ期临床试验中，伊利沙定联合舒尼替尼对照舒尼替尼单药治疗用于转移性肾细胞癌患者，70例可评估病例的治疗结果显示联合治疗组中有11%的患者实现了完全缓解，而舒尼替尼单药组中仅有4%的患者完全缓解（但在41个月后死亡）；伊利沙定联合舒尼替尼与单独采用舒尼替尼治疗初治晚期转移性肾癌患者，总生存率分别为54%和37%，客观缓解率（ORR）分别为42%和24%，中位缓解时间分别为7.1个月和2.9个月。在新确诊的转移性肾癌患者中，与单独采用舒尼替尼治疗相比，伊利沙定联合治疗组总缓解率提高1倍，完全缓解率更高，缓解更加持久，并且更加安全。这项试验的结果提示，转移性肾癌一线疗法舒尼替尼联用伊利沙定的疗效很好，可以显著提高患者生存率并延长生存时间，这对晚期肾癌患者无疑是一件振奋人心的好消息。

二、免疫治疗进展

免疫检查点发挥着调控免疫反应，维持免疫稳态的重要功能。它通过向T细胞传递共刺激或共抑制信号从而保持机体对外源性病原体产生免疫反应，而避免对非恶性正常组织产生过度免疫反应。肿瘤细胞也常常利用免疫检查点逃避免疫监视。目前最成功的免疫检查点治疗是针对PD–1/PD–L1和CTLA–4的治疗方案。PD–1抑制剂阻止T细胞表面PD–1和肿瘤细胞PD–L1的相互作用，进而部分恢复T细胞功能，从而增强T细胞杀死肿瘤细胞的作用，而CTLA–4抑制剂通过阻断CTLA–4的免疫效应刺激免疫细胞增殖，进而诱导或增强抗肿瘤免疫反应。目前多种临床药物上市并被国际和国内指南推荐用于RCC的免疫治疗，这些药物包括：帕博利珠单抗（pembrolizumab）、阿维鲁单抗（avelumab）、纳武单抗（nivolumab）、伊匹木单抗（ipilimumab）。最近的临床数据突出了联合免疫检查点阻断的有效性，并证明联合抗血管生成药物与PD–1/PD–L1阻断反应率较高。这些药物在转移性RCC患者队列中观察到了较高的缓解率，其应用也改变了晚期RCC的管理。

近年来，国内也开发出多种针对PD–1的免疫治疗药物，如替雷利珠单抗

（tislelizumab）、特瑞普利单抗（toripalimab）、信迪利单抗（sintilimab）、卡瑞利珠单抗（camrelizumab），均已被批准用于相关肿瘤的治疗。在 RCC 中，相关的临床试验也正逐步开展。一项卡瑞利珠单抗联合法米替尼治疗进展期或转移性 RCC 的Ⅱ期、开放多中心临床研究发现，无论是在初治人群还是先前接受过治疗的人群中，卡瑞利珠单抗联合法米替尼都显示出有效且持久的抗肿瘤活性。该研究共纳入 38 名患者，其中 13 名（34.2%）未接受过治疗，25 名（65.8%）曾接受过治疗，中位随访时间 16.5 个月，23 名患者实现了确认的客观缓解，ORR 为 60.5%（95% CI 43.4，76.0）。18 名（78.3%）具有持久反应，中位无进展生存期为 14.6 个月（95% CI 6.2，未达到）。初治患者的 ORR 为 84.6%（95% CI 54.6，98.1），接受过治疗的患者为 48.0%（95% CI，27.8 ~ 68.7）。在一个阿昔替尼（axitinib）联合信迪利单抗治疗中高危晚期 RCC 的队列中，10 例 IMDC 中危或高危患者的客观缓解率为 40.0%（4/10），疾病控制率为 90.0%（9/10）。而在另一个信迪利单抗联合培唑帕尼（pazopanib）治疗舒尼替尼（sunitinib）治疗后进展的 RCC 二线治疗研究队列中，纳入的 17 例晚期 RCC 患者，有 3 例达到部分缓解，12 例保持稳定，2 例疾病进展，其中一名患者因疾病进展而死亡。中位无进展生存期为 12.2 个月。在另外一个国产药物二线治疗的回顾性分析中，特瑞普利单抗联合阿昔替尼（axitinib）的客观反应率达 31.6%，中位无进展生存期达 11.7 个月。回顾近 5 年，仍有很多单抗类药物用于肾癌免疫治疗临床试验正在进行（表 2-12-17）。

表 2-12-17 近 5 年单抗类药物用于肾癌治疗的临床研究

临床试验编号	涉及药物	研究内容
NCT03170960	卡博替尼 + 阿特珠单抗	一项关于阿特珠单抗联合卡博替尼治疗实体肿瘤的Ⅰb 期开放标签研究
NCT03142334	帕博利珠单抗	一项评估帕博利珠单抗（MK-3475）辅助治疗中高危肾细胞癌安全性和有效性的研究
NCT02501096	帕博利珠单抗 + 仑伐替尼	一项帕博利珠单抗联合仑伐替尼（E7080）治疗实体瘤的Ⅰb 期开放标签研究
NCT03141177	纳武利尤单抗 + 卡博替尼	一项 3 期随机开放标签研究：对比纳武利尤单抗联合卡博替尼和舒尼替尼治疗晚期和转移性肾癌的疗效
NCT02811861	帕博利珠单抗 / 伊维莫斯 + 仑伐单抗	一项多中心随机开放标签的Ⅲ期研究：比较仑伐替尼联合依维莫司或帕博利珠单抗与舒尼替尼治疗晚期肾细胞癌的疗效和安全性
NCT02853344/ NCT02853345	帕博利珠单抗	一项评估单药帕博利珠单抗（MK-3475）治疗肾细胞癌安全性和有效性的研究
NCT02853331	帕博利珠单抗 + 阿昔替尼	一项评估帕博利珠单抗联合阿昔替尼与舒尼替尼单药治疗晚期肾细胞癌的随机开放标签Ⅲ期研究

续表

临床试验编号	涉及药物	研究内容
NCT03203473	纳武利尤单抗+伊匹单抗	一项评估纳武利尤单抗联合伊匹单抗治疗肾癌安全性和有效性的Ⅱ期临床试验
NCT02684006	阿维鲁单抗+阿昔替尼	一项评估阿维鲁单抗联合阿昔替尼与舒尼替尼单药治疗晚期肾细胞癌抗肿瘤作用和安全性的Ⅲ期随机临床试验
NCT02983045	Bempegaldesleukin（IL-2激动剂）+纳武利尤单抗	一项评估 BEMPEG（NKTR-214）联合纳武利尤单抗治疗实体肿瘤有效性和安全性的临床研究
NCT02348008	帕博利珠单抗+贝伐珠单抗	一项评估阿特珠单抗联合贝伐珠单抗治疗晚期肾癌的开放标签多中心单臂的剂量递增Ⅰb期队列研究
NCT02724878	阿特珠单抗+贝伐珠单抗	一项评估阿特珠单抗联合贝伐珠单抗治疗晚期非肾透明细胞癌疗效和安全性的Ⅱ期临床试验
NCT02231749	纳武利尤单抗+伊匹单抗	一项评估纳武利尤单抗联合伊匹单抗与舒尼替尼单药治疗晚期或转移性肾细胞癌的Ⅲ期随机开放标签研究
NCT03013335	纳武利尤单抗	一项关于纳武利尤单抗治疗晚期肾癌的多中心开放标签非对照Ⅱ期安全性研究
NCT02420821	阿特珠单抗+贝伐珠单抗	一项评估阿特珠单抗联合贝伐珠单抗与舒尼替尼单药治疗不能手术、局部晚期或转移性肾细胞癌患者的多中心随机开放标签研究
NCT02231749	纳武利尤单抗+伊匹单抗	一项关于纳武利尤单抗联合伊匹单抗与舒尼替尼单药治疗之前未治疗的晚期或转移性肾细胞癌的Ⅲ期随机开放标签研究
NCT02493751	阿维鲁单抗+阿昔替尼	一项评估阿维鲁单抗（MSB0010718C）与阿昔替尼（AG-013736）联合用药的最大耐受剂量（MTD）及安全性、抗肿瘤活性的Ⅰb期开放标签多中心多剂量试验
NCT02133742	阿昔替尼+帕博利珠单抗	一项评估阿昔替尼（ag-013736）联合派姆单抗（mk-3475）在晚期肾细胞癌患者中的安全性、药代动力学和药效学的Ⅰb期开放标签多中心剂量探索研究

目前关于晚期肾癌的免疫治疗尽管取得了一些进展，但在实际应用中仍有许多问题没有得到解决，只有少数患者对免疫治疗有完全的反应，同时也缺乏指导个体化治疗的预测性生物标志物，这使得免疫治疗对 RCC 患者的毒性和成本仍然很大。一方面，虽然 RCC 易受免疫治疗的影响，但 RCC 中肿瘤微环境（tumor microenvironment，TME）的免疫特征在各类肿瘤中相对独特：其他癌种中 $CD8^+T$ 细胞浸润密度高与患者预后提高相关，但在 RCC 中，基线 $CD8^+$ T 细胞浸润与较差的预后相关，这种特性同时适用于原发和转移性 RCC；此外，尽管 RCC 的肿瘤突变负荷相对较低，但仍对 PD-1/PD-L1 阻断有反应。迄

今为止，这些看似矛盾的现象背后的机制仍是未知数。另一方面，RCC 免疫治疗中仍有一个重要的问题待解决，即当免疫治疗成功时，免疫系统针对的抗原的性质仍不明确。因此，更深入地了解 RCC 免疫微环境以及与新型免疫治疗反应相关的早期临床信号有利于指导免疫治疗，并进一步改善患者预后。

（一）靶向免疫微环境

由不同类型的适应性和天然免疫细胞浸润的 TME 形成了肿瘤进展各个方面的关键生态，在 RCC 的 TME 中，T 细胞占据了 RCC 中超过一半的免疫细胞类型，其中约 25% 对 CD4 和 CD8 呈双阳性。正在进行的临床研究探求 RCC 的 TME 中可能存在的多种抑制机制。对 RCC 的 TME 的更深入理解及 TME 被传统疗法和免疫疗法调节的机制，可能会是开辟新型免疫疗法的基石。多种创新免疫疗法目前正在临床开发中用于治疗 RCC 患者，包括新靶点的 ICI、共刺激通路激动剂、修饰的细胞因子、代谢通路调节剂、细胞疗法和治疗性疫苗。这些新型免疫疗法主要针对 RCC 微环境及新兴抗原，可能具有良好的前景。

同 PD-1 和 CTLA-4 免疫检查点类似，阻断多种其他免疫抑制检查点，可能增强机体对肿瘤的免疫。TIM-3 是免疫球蛋白超家族成员，表达于 T 细胞、NK 细胞、DC 细胞和 B 细胞。体外研究发现抑制 TIM-3，可促进肾细胞癌患者肿瘤浸润 $CD8^+$ 和 $CD4^+$T 细胞增殖并产生 IFN-γ。TIM-3 联合 PD-1/PD-L1 阻断的治疗方案在其他肿瘤中已被证明安全有效，在肾癌中的研究也正在进行中。LAG-3 是肾细胞癌另一个极具希望的免疫检查点，表达于 T 细胞、NK 细胞、B 细胞和 DC 细胞。体外试验发现，抑制 PD-1 可增加 LAG-3 的表达，同时阻断 PD-1 和 LAG-3 促进肾细胞癌患者肿瘤浸润 T 细胞产生 IFN-γ。LAG-3 联合 PD-1/PD-L1 阻断的治疗方案正在肾癌中进行临床试验。TIGIT 也是一种主要表达于 T 细胞和 NK 细胞蛋白，可以直接或间接介导免疫细胞功能抑制。抗 TIGIT 抗体的 Ia/Ib 和Ⅱ临床试验显示，在非小细胞肺癌中阻断该靶点具有较好的安全性和效果，其在 RCC 中的研究正在进行。另外，针对免疫抑制检查点 KIRs 和 VISTA 的研究也在进行中。激活免疫共刺激信号也是免疫检查点治疗的一种重要途径。4-1BB 是肿瘤坏死因子超家族成员，可增强 T 细胞的效应，其表达于 T 细胞、NK 细胞、DC 细胞、单核细胞及中性粒细胞中。4-1BB 激动剂联合帕博利珠单抗治疗多种实体瘤Ⅰb 试验中，5 个 RCC 病种中，2 名患者存在客观反应，包括 1 名患者完全缓解。4-1BB 激动剂正用于联合 PD-1/PD-L1 阻断治疗 RCC 的临床试验。OX40 是另一个共刺激免疫检查点，也是肿瘤坏死因子超家族成员，主要表达于 T 细胞。OX40 激活可以消除 Treg 细胞，刺激效应 T 细胞活性从而促进抗肿瘤免疫。包含 RCC 的多个临床试验显示，OX40 激动剂治疗是安全有效的。目前，在肾癌中针对免疫激活性检查点及信号通路如 CD40、CD27、STING 的研究也正在进行中。此外，ICI 用于肾癌术后辅助治疗的相关临床试验也在进行中，并取得了一定成果。例如，一个双盲Ⅲ期临床试验（KEYNOTE-564）最新发布的数据表明，在复发风险较高的肾癌患者中，与安慰剂相比，帕博利珠单抗治疗显著改善了术后无病生存率。此项研究中，共有 496 名患者被随机分配接受帕博利珠单抗治疗组，498 名患者接受安慰剂治疗。在预先指定的中期分析中，从随机化到数据截止日期的中位时间为 24.1 个月。与安慰剂相比，帕博利珠单抗治疗的无病生存期显著延长（24 个月无病生存率 77.3% 对 68.1%；复发或死亡危险比 0.68；95%CI，0.53～0.87；P=0.002［双侧］)。帕博利珠单抗组 24 个月存活的患者估计百分比为 96.6%，安慰剂组为 93.5%（死亡危险比为 0.54，95%CI 为 0.30～0.96）。32.4% 接受帕博利珠单抗治疗的患者和 17.7% 接受安慰剂治疗的患者发生任何原因的 3 级或以上不良事件。未发生与帕博利珠单抗治疗相关的死亡。基于上述研究结果，目前美国 FDA 已批准帕博利珠单抗作为辅助疗法，治疗手术后的中高危或高危复发风险的肾细胞癌患者。EAU 指南也新增治疗推荐，将帕博利珠单抗推荐用于高危可手术肾透明细胞癌术后辅助治疗。

高剂量 IL–2 是免疫检查点治疗之前 RCC 免疫治疗的基石。但毒性限制了其使用。一项前瞻性研究表明，高剂量 IL–2 可导致 1% 的 RCC 患者出现完全缓解，25% 的 RCC 患者出现客观缓解，22% 的 RCC 患者出现部分缓解。然而，使用大剂量 IL–2 治疗每个疗程需要住院 5 天，并且与低血压、肾衰竭和高胆红素血症等不良反应有关。IL–2 支持 T 细胞生长并促进增殖，因此具有广泛的免疫刺激作用；然而，这些刺激效应可被 IL–2 驱动 Treg 细胞增殖和功能的能力所抵消。这种截然相反的效应是由两种不同的受体复合体介导的。Treg 细胞上的 IL–2 受体是一种异源三聚体，包括 α 链（CD25）、β 链（CD122）和 γ 链（CD132）亚单位，而效应 T 细胞通常表达 β/γ 受体。因此，优先针对 β/γ 受体的药物可能具有增强的活性或降低的毒性。这方面的一种候选药物是 NKTR–214，为一种聚乙烯－乙二醇复合前药。近年来研究发现，聚乙二醇化 IL–2（NKTR–214）的药代和药效动力学改善，从而能够降低剂量、减少毒性。NTKR–214 联合纳武单抗治疗晚期实体瘤的Ⅰ/Ⅱ期临床试验中，24 例 RCC 患者，客观反应率为 54%。目前多个 NKTR–214 治疗 RCC 的临床试验正在进行中。IL–12 是另一个正在研究用于治疗 RCC 的细胞因子。NHS–IL12 是 IL–12 和 NHS76 抗体的融合蛋白，后者可以将 IL–12 靶向定位到肿瘤从而减少毒性。NHS–IL12 作为单药或联合阿维鲁单抗在多种肿瘤中进行了评估，目前也正在 RCC 中进行单药和联合用药的评估。除上述促炎细胞因子外，抗炎细胞因子及受体抑制剂，也能改变 TME，减弱免疫抑制介质的作用。X4P–001 是 CXCR4 的抑制剂，能抑制 CXCR4–CXCL12，促进 T 细胞浸润和效应。X4P–001 联合阿昔替尼治疗多线治疗后 RCC 的研究显示，其客观反应率为 29%。IL–10 通常被认为是一种抗炎细胞因子，因为低血清 IL–10 水平与自身免疫病的发展有关。相反，IL–10 也可能具有促炎症作用，例如，IL–10 在感染性休克期间上调干扰素 –γ（IFN–γ）。与 IL–2 一样，IL–10 的聚乙二醇化改变了其药理学和临床前性质。聚乙二醇化 IL–10 在体外试验中被证实促进了 IFN–γ 的产生，聚乙二醇化 IL–10 治疗在免疫活性模型中导致肿瘤排斥反应。相关临床试剂 AM0010 正在临床研发中：在早期单药治疗队列中，16 例 RCC 患者中有 4 例（25%）出现反应。使用 AM0010

和抗 PD–1 联合治疗 RCC 患者，其客观有效率为 41%（34 名患者中的 14 名），这证实了细胞因子可与 PD–1/PD–L1 阻断联用治疗 RCC。血清 IL–8 水平升高与多种肿瘤类型的疾病进展相关，包括乳腺癌、结肠癌、前列腺癌和肾细胞癌。临床上，最近的一项研究表明，较低的 IL–8 水平与基于 PD–1 的治疗反应相关，这表明阻断 IL–8 轴可能增强抗肿瘤免疫。在正常的免疫作用下，IL–8 将中性粒细胞招募到感染部位，但在癌症的情况下，IL–8 通过促进未成熟免疫抑制细胞（称为髓源性抑制细胞）的招募，参与免疫抑制 TME 的生成。在 RCC 患者中，与对照组相比，循环髓源性抑制细胞的水平升高，并且水平与肿瘤分级相关。在治疗方面，一项Ⅰ期试验尤其令人感兴趣，该试验旨在探索重组抗 IL–8 抗体 BMS–986253 的安全性和有效性。值得注意的是，其他髓系靶向药物，如抗 CSF–1R48 和 LXR 激活剂 RGX–104，也在研发中。

肿瘤细胞代谢可引起免疫微环境的改变。肿瘤细胞色氨酰胺代谢是 RCC 患者潜在的免疫代谢靶点。色氨酸是人类饮食中相对稀缺的一种必需氨基酸。其水平由吲哚胺 2,3–双加氧酶（IDO）和色氨酸双加氧酶调节。色氨酸代谢由三个限速酶催化：IDO1、IDO2 和 TDO。色氨酸由这些酶催化，引起犬尿氨酸增加，从而导致 T 细胞周期抑制及失能。Ⅰ期和Ⅱ期包括 RCC 的实体肿瘤中，帕博利珠单抗联合 IDO1 抑制剂治疗的 RCC 患者 63.6% 病情部分缓解或保持稳定。虽然Ⅲ期临床研究失败，但理论的可行性鼓励着人们继续开发这类药物，目前更加强效和持久的药物正在研发中。CD39–CD73– 腺苷 2A 受体（A2AR）是 RCC 患者另一个潜在的免疫代谢靶点。有 4 种腺苷受体，其中 A2A 腺苷受体（A2AR）亲和力最高，存在于先天性和适应性免疫系统的细胞中。腺苷的免疫效应是多向性的，它通过诱导 FoxP3，将巨噬细胞分化为 M2 表型，抑制自然杀伤细胞功能，并减少 DC 的抗原提呈，从而促使幼稚的 $CD4^+$ T 细胞向调节表型（Treg 细胞）分化。有数据表明，CD73 高表达与预后不良相关，这反映出腺苷 /A2A 轴参与 RCC 的事实。游离腺苷由胞外酶（CD39/CD73）的持续活动产生，CD39 和 CD73 可将细胞外 ATP 降解为腺苷，腺苷和 DC，巨噬细胞、T 细胞及 NK 细胞上的 A2AR 受体结合抑制抗肿瘤免疫。RCC 临床试验中 A2AR 抑制剂单药治疗，6 个月疾病控制率为 17%，联合阿替利珠单抗（atezolizumab）上升为 39%。目前针对该通路有多种药物正在研发中。一些小分子 A2AR 抑制剂正在临床试验中单独或联合 PD–1/PD–L1 阻断剂进行研究。一个例子是 CPI–444，一种 A2AR 的口服选择性抑制剂。CPI–444 的Ⅰb 期研究的早期数据显示，14 名接受单一疗法治疗的患者中有 2 名出现了客观反应，疾病控制率为 29%。除了 A2AR 和 A2B 受体的小分子抑制剂外，临床开发中还有许多抗 CD73 抗体，这反映出研究者们对癌症免疫治疗中腺苷 /A2A 通路作用的广泛兴趣。

疫苗在促炎（热）TME 方面可能很有价值，目前已经对几个 RCC 候选药物进行临床评估。一个例子是 IMA901，一种针对 HLA–a*02 阳性患者的肽疫苗，使用基于质谱的 RCC 细胞系分析，选择该疫苗的多肽。最初的研究表明，IMA901 具有免疫活性，尤其是当与低剂量环磷酰胺联合使用以消耗 Treg 细胞时，尽管临床反应罕见。一项随机Ⅲ期试验比较了舒尼替尼与 IMA901 加小剂量环磷酰胺加舒尼替尼联合治疗的疗效。对于整个研究人群，在研究的主要终点，总生存率没有增加，危险比为 1.34（95%CI 0.96，1.86；$P=0.087$）。对于中等风险疾病患者亚组，危险比为 1.52（95%CI 1.05，2.21；$P=0.028$），这是一个有统计学意义的结果，有利于单独使用舒尼替尼组。因此，这种基于肽的疫苗治疗与中危 RCC 患者的生存率降低有关，这也支持了 RCC 的免疫生物学可能比其他肿瘤类型更复杂的观点。正在研制的第二种 RCC Ⅲ期疫苗是 AG3-003。该试剂基于患者外周血单核细胞成熟的 DC。用合成的 CD40L RNA 刺激患者来源的 DC，以刺激 DC 功能和从新鲜患者标本中提取的自体肿瘤 RNA。这种个性化方法的潜在优势在于患者个体肿瘤中编码的抗原的平衡表达。在一项有希望的Ⅱ期试验后，Ⅲ期试验招募了 462 名新诊断的转移性 RCC 患者。2017 年 2 月进行的一项预先指定的中期分析显示，作为本研究主要终点的总生存率没有改善。该研究将继续进行最终分析，并增加随访，以捕捉免疫治疗可能延迟的益处。考虑到适应性免疫抵抗现象，即疫苗诱导的 T 细胞分泌 IFN-γ，进而上调 TME 中的 PD-L1，RCC 疫苗可能需要与抗 PD-1 联合使用，以实现临床效益。

RCC 多种免疫及靶向治疗药物的出现，也给以免疫治疗为基础的联合治疗提供了更多选择。VEGF 靶向药物可通过促进 T 细胞浸润肿瘤及直接对免疫细胞的调节协同 ICI 发挥作用。基于 VEGF 抑制的免疫学效应，目前一些 PD-1/PD-L1 抑制剂联合试验已经启动，并取得了很有前景的结果。一项单臂试验测试了帕博利珠单抗与 TKI 阿昔替尼的联合应用疗效，结果显示客观应答率为 73%，且耐受性在合理范围内。在目前临床使用的 TKI 中，阿昔替尼似乎与 PD-1/PD-L1 阻断剂结合良好。相比之下，培唑帕尼是一个有待商榷的组合伙伴，因为与培唑帕尼相关的低水平肝毒性在与纳武单抗的组合中被放大。抗 VEGF 抗体贝伐珠单抗与抗 PD-L1 抗体阿替利珠单抗联合使用似乎也效果良好。最近的Ⅲ期数据显示，与舒尼替尼相比，联合用药方案的 PD-L1 表达肿瘤患者无进展生存率增加。ICI 联合 TKI 目前已成为一线治疗方案，然而治疗效果并不持久。联合免疫治疗方案尚需要进一步提升疗效。证据显示减少肿瘤负荷、增加免疫源性的补充治疗可以通过促进肿瘤相关抗原、抑制肿瘤相关的免疫抑制效应提高 ICI 的效果。初步的研究显示放射治疗联合 ICI 治疗是安全和有效的。其他旨在减少肿瘤负荷的提升疗效的联合治疗方案还包括与 HIF-2α 抑制剂的联合用药等。

（二）精准免疫治疗

靶向免疫微环境的免疫治疗策略是一种非特异的免疫治疗方式。它没有采用适应性免疫的关键特征。激活的免疫细胞不一定能有效地针对肿瘤细胞，而且也会带来更加广泛的免疫不良反应。基因组学、T 细胞工程和基础免疫学的进步开始使精准医学策略应用于免疫治疗中。选择最合适的抗原靶点，是 RCC 精准免疫治疗最重要的步骤。其中两种抗原最为常见：肿瘤表面抗原和 MHC 限制性抗原。

CAR–T 细胞疗法在肾癌治疗中初步展现出较好前景，各国研究人员、生物技术公司都在不断努力进行研究。早在 2006 年，Cor HJ Lamers 等就设计了一种针对 CAIX 的 CAR，用来治疗表达 CAIX 的 mRCC 患者并研究其抗原特异性毒性。2019 年 5 月 21 日，EXUMA Biotechnology 在德国癌症免疫疗法协会上公布了 2 例 CAR–T 产品首次在复发或难治性Ⅳ期 mRCC 患者中的中期结果，主要目的是评估受试者的安全性、耐受性和抗肿瘤活性的剂量递增和剂量扩展。数据显示，7 名患者中有 6 名存活，中位随访时间为 140 天。早期临床数据显示，迄今为止没有观察到剂量限制性毒性，也没有任何迹象表明两种产品出现脱靶；在 1 × 106/kg 剂量水平下观察到 CAR–T 产物高达 80 000 拷贝 /μg；抗肿瘤活性的早期影像学证据，以稳定的疾病控制为最佳反应。目前有多项将 CAR–T 细胞疗法应用于肾癌的研究正在进行中（表 2–12–18），但总体来说，在疗效方面还没有获得确切的结果。

表 2–12–18 嵌合抗原受体（CAR）–T 细胞疗法用于肾癌治疗的临床研究

临床试验编号	靶标	研究内容	状态
NCT04969354	CAXI	一项评估 CAIX 靶向 CAR–T 细胞疗法用于晚期肾细胞癌的临床研究	启动，未招募
NCT03393936	AXL ROR2	一项评估 CCT301 CAR–T 细胞疗法用于复发或难治性Ⅳ期肾细胞癌成年患者安全性和有效性的临床研究	招募中
NCT01218867	VEGFR2	一项靶向 VEGFR2 受体的 CAR–T 细胞免疫疗法治疗转移性肾细胞癌的临床研究	终止 有结果
NCT03638206	C–met	一项靶向 C–met 自体同源 CAR–T 细胞免疫疗法用于实体肿瘤的临床研究	招募中
NCT02830724	CD70	一项评估向表达 CD70 的癌症患者注射 CD70 结合嵌合抗原受体转导的外周血淋巴细胞疗效的研究	招募中
NCT04696731	CD70	一项评估 ALLO–316 治疗晚期或转移性透明细胞肾细胞癌的安全性和有效性的临床研究（TRAVERSE）	招募中
NCT05239143	MUC1–C	一项评估 P–MUC1C–ALLO1 异基因 CAR–T 细胞疗法治疗晚期或转移性实体瘤疗效的研究	招募中
NCT04438083	CD70	一项评估 CTX130 在复发或难治性肾细胞癌患者中的安全性和有效性研究（COBALT–RCC）	招募中

肿瘤细胞过表达的细胞表面抗原近几十年来一直被视为有效的靶点，包括使用单克隆抗体靶向 HER2 阳性乳腺癌和使用抗 CD19 CAR–T 细胞疗法治疗血液系统肿瘤。在 RCC 中，也正在进行着相似的尝试。RCC 的第一项研究是一种靶向 RCC 中高表达的碳酸酐酶Ⅸ（CAⅨ）的 CAR–T 细胞。患者未接受任何淋巴清除化学治疗，并与 IL–2 一起输注了

多达 10 次第一代抗 CAIX CAR–T 细胞。结果显示，许多患者出现明显的肝毒性，这些 CAR–T 细胞在体内的持久性非常有限（通常 < 30 天），并且没有观察到临床反应。一项测试 VEGFR2 靶向 CAR–T 细胞的临床试验（NCT01218867）也由于缺乏客观反应而终止。目前，人们还正在 RCC 患者中探索多种替代表面抗原靶点，包括：CD70115、MET、AXL 和 ROR2。另一方面，也设计了许多策略来尝试解决目前限制 CAR–T 细胞有效性的挑战，包括调整设计使 CAR–T 细胞能够靶向多种抗原，或具有药物诱导的“自杀开关”以提高安全性，通过改良的 CAR 结构或基因提高持久性，或使之产生免疫调节分子以抵抗免疫抑制微环境。使用单克隆抗体靶向肿瘤细胞表面抗原以直接毒性或介导免疫杀伤肿瘤细胞的方法已在多种肿瘤中显示出明显的疗效。但目前在 RCC 中，还未获得成功。在一项抗 CAIX 抗体作为高危切除 RCC 患者的辅助治疗的Ⅲ期试验中，与安慰剂相比，抗 CAIX 抗体未能提高无病生存期或总生存期。只在 CAIX 表达评分最高的肿瘤患者中观察到不显著的无病生存期改善趋势。将单克隆抗体与放射性核素或化学治疗剂偶联，将高剂量的细胞毒性“有效载荷”直接递送至肿瘤细胞，从而产生抗体 – 药物偶联物（ADC）是另一种治疗策略。在一项针对先前治疗过的转移性 RCC 患者的Ⅱ期研究中，发现与放射性核素镥 –177 偶联的抗 CAIX 抗体具有适度的疗效（57% 的患者病情稳定，7% 部分缓解）。此外，还有多个类似的药物如针对 CD70、TIM–1、ENPP3ADC 药物在Ⅰ期试验中显示出具有希望的活性水平。

肿瘤细胞许多潜在的肿瘤特异性蛋白质靶标位于细胞内，不适用于传统的基于 CAR–T 细胞或基于抗体的疗法。这些肿瘤特异性蛋白质通常被切割成小肽并通过 MHCI 呈递在肿瘤细胞表面，从而能够被 T 细胞上表达的同源 TCR 识别。这些即为 MHC 抑制性抗原。目前，针对这些抗原的免疫疗法，主要是过继细胞疗法（ACT）和治疗性疫苗。ACT 疗法主要涉及输注自体体外扩增的肿瘤浸润性淋巴细胞。一项 RCC 的Ⅲ期研究发现，输注自体体外扩增的肿瘤浸润性淋巴细胞未观察到比 IL–2 更好的治疗效果。将识别特定抗原的 TCR 转导至患者自体的 T 细胞，从而靶向肿瘤，可能提高治疗效果。目前相关疗法正进行Ⅰ期试验。治疗性肿瘤疫苗具有引导免疫系统对抗肿瘤特异性靶标。早期的疫苗旨在靶向肿瘤中过表达的肿瘤相关肽。IMA901 是包括 9 种 HLA–A02 限制性肿瘤相关抗原和一种 HLA–DR 限制性抗原肽疫苗制剂，早期的临床试验中发现大多数患者有 T 细胞对至少一种肽产生反应，然而在关键的Ⅲ期 IMPRINT 试验中，与单独使用舒尼替尼相比，IMA901 联合舒尼替尼在无进展生存期（PFS）或 OS 方面没有表现出任何临床益处。另一种个性化疫苗方法涉及掺入来自每个患者肿瘤的所有潜在抗原。在Ⅲ期 ADAPT 试验中，将扩增的肿瘤 RNA（与 CD40L RNA 一起）电穿孔共转染到自体单核细胞衍生的 DC 中，并作为治疗性疫苗与舒尼替尼联合使用与舒尼替尼单药治疗对比。两组的中位无进展生存和总生存期均没有显著差异，但免疫反应和 OS 之间存在明显的关联。这种 DC 疫苗联合纳武利尤单抗和伊匹木单抗的临床研究正在进行中。通过对个体的肿瘤 DNA 进行测序并预测肿瘤新抗原，可以产生个性化的新抗原疫苗，是另一种很有前景的个体化疫苗方法。

第十节 预后和随访

肾透明细胞癌起病隐匿，早期往往没有明显症状，近 1/4 的患者在首次就诊时已发生转移。既往由于缺乏有效的治疗手段，整体上肾透明细胞癌的预后很差。随着微创外科的普及和分子靶向治疗、免疫治疗的综合应用，肾透明细胞癌的预后已经取得了很大的进步。影响肾透明细胞癌的预后因素很多，主要包括临床因素、解剖因素、组织学因素和分子因素，以此为基础发展来的多种预后评估系统能较好地评估患者的预后。肾透明细胞癌患者的随访可以让医生了解术后恢复情况及疾病进展情况，有利于指导治疗及提高患者的生活质量。本章节主要对局限性和进展性肾透明细胞癌患者的预后影响因素及患者的全程管理进行阐述。

一、局限性肾透明细胞癌的预后与进展影响因素

（一）局限性肾透明细胞癌预后概况

传统上肾细胞癌病死率高，超过 40%，这主要是由于早期筛查手段缺乏，很多肾癌患者发现时已是晚期导致。近年来，随着影像技术的普及，大量无症状肾癌被检出，这些患者接受了早期诊断和治疗，使肾透明细胞癌患者预后有了较大的改善。但在接受肾癌根治后仍有 20% 的患者出现疾病进展，因此根据肾透明细胞癌预后影响因素判断肾癌的危险等级、生存率，并指导临床诊疗显得尤为重要。

（二）影响预后及进展的影响因素

影响局限性肾透明细胞癌预后及进展的因素主要包括临床因素、解剖因素、组织学因素和分子因素。详细介绍如下：

1. 临床因素 ①临床表现：传统的肾癌三联征为：血尿、腰痛、肿块，现已很少遇到。临床中超过一半的局限性肾透明细胞癌是体检中发现的。既往一些研究表明，有临床症状患者的预后比无临床症状的患者要差，其他与局限性肾透明细胞癌不良预后有关的因素包括体重明显下降甚至恶病质，生活质量评分较低，ECOG 评分较低等。②性别：既往研究发现了男女局限性肾透明细胞癌的预后差异，总体上看，女性患者具有更长的生存期，这在局限性肾透明细胞癌早期具有更明显的差异，主要指病理分期为 Ⅰ 期，Fuhrman 分级为 Ⅰ 级。发病比例上，局限性肾透明细胞癌男性患者较女性更为常见，约为 3∶1。Green 等人研究也发现，男性局限性肾透明细胞癌患者预后较女性更差，但患者性别是否为局限性肾透明细胞癌独立预后因素还需要更大规模的临床研究。③肥胖：肥胖不仅是

局限性肾透明细胞癌的病因，研究还表明肥胖和患者预后相关。高体重指数（BMI）与局限性肾透明细胞癌患者预后相关，这种关联与癌症特异性死亡率呈线性关系，而肥胖患者的全因死亡率随着 BMI 的增加而增加。也有证据表明通过横截面成像测量的身体成分指数的预后价值，如肌肉减少症和脂肪堆积等。④实验室指标：贫血、血小板计数、中性粒细胞计数、淋巴细胞计数、C 反应蛋白（CRP）、白蛋白以及基于这些因素的各种指标，如中性粒细胞与淋巴细胞比率（NLR），这些因素都与局限性肾透明细胞癌预后有关。Bensalah 分析了局限性肾透明细胞癌预后危险因素，认为血小板计数增多与侵袭性肾癌特征相关，该组患者 5 年生存率明显减低。作为全身炎症反应的标志物，术前高 NLR 与预后不良有关，但数据存在显著异质性，并且对最佳预后截止值没有达成一致，尚需进一步的研究。

2. 解剖因素　以 Robson 分期和 TNM 分期为代表，多项研究证实了 Robson 分期与局限性肾透明细胞癌的 5 年生存率明显相关。TNM 分类系统包括肿瘤大小、肿瘤浸润和侵犯程度、集合系统浸润、肾周和肾窦脂肪浸润、肾上腺受累以及淋巴结和远处转移。目前，TNM 分期被证实是肾细胞癌影响预后的独立危险因素，在临床中广泛使用。根据 2017 版美国癌症联合委员会（AJCC）TNM 分期，局限性肾透明细胞癌指 $T_{1-2}N_0M_0$ 期肾癌，临床分期为Ⅰ、Ⅱ期。既往研究显示，局限性肾透明细胞癌的 5 年生存率较高，为 60%～100%，其中 T1a、T1b、T2a、T2b 分期 5 年生存率分别为 90%～100%，80%～90%，70%～80%，60%～70%。随着 CT 等影像学技术的发展，早期肾癌检出率增加，局限性肾透明细胞癌 5 年生存率较前增加。当肿瘤浸润肾窦，侵犯静脉、肾包膜及同侧肾上腺或存在淋巴结转移时，肾细胞癌预后往往较差。研究表明，有肾周脂肪浸润者其生存率会下降 15% 以上，肾窦部受累表明患者存在较高的转移风险，同侧肾上腺受累的患者，容易进展为全身性疾病，提示其高度侵袭性的特性。研究表明，静脉癌栓情况：无癌栓的肾癌、累及肾静脉、累及膈以下下腔静脉以及累及膈以上下腔静脉的患者 3 年生存率分别为 89%、76%、63% 和 23%。累及肾上腺情况：2002 年版的肾癌 TNM 分期系统将肾上腺受侵犯定为 T3a，但经随访发现，此类患者 5 年存活率仅为 0～40%，与 T4 期患者 5 年存活率相同，故 2010 年版肾癌 TNM 分期系统将肾上腺受侵犯改为 T4 和 M1。累及肾上腺患者的中位生存时间为 12.5 个月；而累及肾周脂肪但无肾上腺累及的患者中位生存时间为 36 个月，其 5 年生存率为 36%。淋巴结转移：肾癌患者发生淋巴结转移的风险约为 20%，而已发生淋巴结转移的患者 5 年生存率为 11%～35%。同时既存在远处转移又存在淋巴结转移患者的 5 年生存率显著低于只存在远处转移而无淋巴结转移的患者。两者的 5 年生存率分别为 15% 和 23%。根据 Vasselli 等的报道，手术前已证实存在淋巴结转移的患者的中位生存时间显著少于手术前无淋巴结转移的患者，两者分别为 8.5 个月和 14.7 个月。

3. 组织学因素　包括肿瘤分级、肿瘤坏死、淋巴血管浸润和集合系统浸润。①肿瘤分级：被认为是最重要的组织学预后因素之一。Fuhrman 核等级是基于核大小、核形状和核仁突出度来制定的。几十年来，它一直是被最广泛接受的分级系统，但现在已在很大程度上被 WHO/ISUP 分级分类所取代。Fuhrman 核等级仅依赖于 1 ~ 3 级肿瘤的核仁突出，从而减少了观察者间的差异。Tsui 等认为，肾癌分级与 5 年生存率之间有很强的相关性。对于 T1 期的肿瘤，Fuhrman 1、2、3、4 级的肾癌 5 年生存率分别为 91%、83%、60% 和 0%。研究表明，与 Fuhrman 分级相比，WHO/ISUP 分级提供了更准确的预后信息，尤其是对于 2 级和 3 级肿瘤。局限性肾透明细胞癌组织学分级中的横纹肌样和肉瘤样改变相当于 4 级肿瘤。但肉瘤样改变在肾嫌色细胞癌中更常见。肉瘤样成分的百分比似乎也具有预后意义，更大比例的受累与较差的生存率相关。然而，对于肉瘤样变亚分类的最佳预后截止值没有一致意见。②肿瘤组织坏死：梅奥临床中心（Mayo Clinic）的研究认为，对于单侧肾透明细胞癌患者而言，组织学坏死是独立的预后因素，并且存在组织学坏死的患者死亡风险 2 倍于切片中未发现坏死的患者。Han 等报道 pT_{1a} 期肾癌患者中，存在肿瘤坏死的 5 年生存率为 72.2%，而不存在肿瘤坏死组 5 年生存率为 93.6%。加利福尼亚大学（UCLA）的研究表明，对于局灶性肾癌而言，组织学坏死是独立的预后因素，但是对于肾癌转移患者，尚不能得出类似结论。③淋巴血管浸润：淋巴血管浸润阳性组与阴性组中无病存活率分别为 27% 与 87%，肿瘤特异存活率分别为 40% 与 88%。有文献报道，肿瘤淋巴血管浸润组的肿瘤进展率为 37%，而无肿瘤淋巴血管浸润组的肿瘤进展率仅为 6%。Lawindy 等报道称淋巴血管浸润组 5 年生存率为 35%，而无肿瘤淋巴血管浸润组为 90%。④集合系统浸润：对于晚期肿瘤患者（T_3 及以上），集合系统累及同不良预后并无明显的相关性。但也有学者表示，集合系统累及与不良预后相关。Palapattu 回顾了 895 例患者，认为集合系统累及的患者 3 年生存率显著低于未受累及的患者（前者为 39%，后者 62%）。

4. 分子因素　许多分子标志物，如碳酸酐酶Ⅸ（CaⅨ）、VEGF、缺氧诱导因子（HIF）、Ki67（增殖）、p53、p21、PTEN（磷酸酶和张力蛋白同源物）细胞周期、E–钙黏蛋白、骨桥蛋白、CD44（细胞黏附）、CXCR4、PD–L1、miRNA、SNP、基因突变和基因甲基化、染色体异常已被研究。虽然这些标记中的大多数与预后相关，并且许多可以提高对当前预后模型的辨别力，但很少强调外部验证研究。此外，没有确凿的证据表明分子标记对转移性 RCC 治疗选择的价值。因此尚不常规推荐在临床实践中使用它们。

尿液和血浆肾脏损伤分子 1（KIM–1）已被确定为潜在的诊断和预后标志物。研究发现，KIM–1 浓度可预测诊断前长达 5 年的肾细胞癌，并且与较短的生存时间相关。KIM–1 是急性近端小管损伤的糖蛋白标志物，因此主要在近端小管衍生的 RCC 中表达，如透明细胞性 RCC。虽然早期研究很有希望，但还需要更多高质量的研究。几项回顾性研究和大分子筛查计划已经确定了具有不同临床结果的 ccRCC 中的突变基因和染色体变化。目前研究认为，3 号染色体短臂（3p）缺失或失活是肾透明细胞癌发生的早期事件，

BAP1 和 PBRM1 基因的表达位于染色体 3p 上的一个区域，该区域在 90% 以上的透明细胞性 RCC 中被删除，已被证明是肿瘤复发的独立预后因素。这些已发表的报告表明，与 PBRM1 突变肿瘤患者相比，BAP1 突变肿瘤患者的预后更差。既往研究表明，染色体 9p 和 14q 缺失与较差的存活率有关。染色体的倍性也被用来预测肾细胞癌的侵袭性，非整倍体肿瘤细胞表现出更强的浸润和转移倾向，并且染色体非整倍性肿瘤患者的生存期较短。TRACERx 肾脏联盟提出了一种基于 RCC 进化的遗传分类（间断、分支与线性），这与肿瘤侵袭性和存活率相关。此外，Rini 等人研究建立了基于 16 基因的预后模型，用于预测局限性肾透明细胞癌患者的无病生存期。然而，这些研究尚未得到多中心研究的验证。

（三）局限性肾透明细胞癌预后评估系统

前文讨论了影响局限性肾透明细胞癌的各种预后相关因素，这些因素从不同方面影响局限性肾透明细胞癌的预后。但每个个体总是受到多种因素的影响，因此，将所有重要的预后因素整合到一起形成预后评估系统才能更准确地判断患者的预后。目前国际上已有多个肾细胞癌预后综合评价系统用于评价患者的预后情况，下文将主要介绍几种临床使用较为广泛的预后评价系统（表 2-12-19）。

表 2-12-19 局限性肾透明细胞癌常见预后模型总结

预后模型	风险因素 / 预后因素
UISS	1. ECOG PS
	2. T 分期
	3. N 分期（N+ 定义为转移）
	4. 分级
	$T_1N_0M_0G_{1\sim2}$，ECOG PS 0：低危
	$T_3N_0M_0G_{2\sim4}$，ECOG PS≥1 或 $T_4N_0M_0$：高危
	其他的 N_0M_0 分期：中危
SSIGN	1. 肿瘤 T 分期（pT1：0 分，pT2：1 分，pT3：2 分，pT4：– 分）
	2. 肿瘤 N 分期（pNx/0：0 分，pN1/2：2 分）
	3. 肿瘤 M 分期（pM0：0 分，pM1：4 分）
	4. 肿瘤大小（<5 cm：0 分，≥5 cm：2 分）
	5. 肿瘤病理分级（pG1～2：0 分，pG3：1 分，pG4：3 分）
	6. 肿瘤坏死与否（无：0 分，有：2 分）
Nomogram 评分系统	肿瘤大小
	分期
	组织学亚型
	有无临床症状
	显微镜下肿瘤坏死

续表

预后模型	风险因素 / 预后因素
	微小血管受侵
梅奥医学中心肾癌预后模型	
2003 版	1. T 分期（pT1a：0 分，pT1b：1 分，pT2：3 分，pT3～4：4 分）
	2. N 分期（pNx/N0：0 分，pN+：2 分）
	3. 肿瘤大小（＜10 cm：0 分，≥10 cm：1 分）
	4. 等级（G1～2：0 分，G3：1 分，G4：3 分）
	5. 肿瘤坏死（不存在：0 分，存在：1 分）
	0～2 分：低风险
	3～5 分：中危
	6 分及以上：高危
2018 版	肿瘤进展相关的 9 因素：全身症状、分级、凝固性坏死、肉瘤样分化、肿瘤大小、脂肪浸润的存在、肿瘤癌栓水平、肾脏以外的延伸和区域淋巴结受累的存在
	癌症特异性生存相关的 12 个因素：ECOG PS、全身症状、肾上腺切除术、手术切缘、分级、肿瘤坏死、肉瘤样特征、肿瘤大小、肾周或肾窦脂肪浸润、肿瘤血栓、淋巴结受累

1. UISS 肾细胞癌风险分级系统　美国加利福尼亚大学 UCLA 的研究人员构建了 UISS 肾细胞癌风险分级系统，依据肾癌 TNM 分期、肿瘤病理分级（Fuhrman grade）和 ECOG 体能评分，并针对无淋巴结转移或全身转移的患者，UISS 将肾细胞癌分成 3 组，将肿瘤 T1 期、核分级 1～2 级、ECOG 评分 0 分者判定为低危组，肿瘤 T3 期、核分级 3～4 级、ECOG 评分≥1 分者和肿瘤 T4 期者均判定为高危组，其余则为中危组。这 3 组患者的预后差异具有显著性。对局限性肿瘤而言，低危险组 5 年存活率为 92%，中等组为 67%，而高危险组仅为 44%。转移性肾癌患者的 3 年生存率：低危险组为 27%，中等危险组为 23%，而高危险组为 12%，高危险组生存率的变异性最大。UISS 被证明是非转移肾癌生存率的准确预测因素，但对转移性肾癌其预测准确性欠佳。UISS 的缺点之一是它不能提供具体的可能性的值，仅能将不同患者区分为 3 组人群。因此对于指导治疗而言，UISS 提供的信息要少一些。

2. SSIGN 肾癌评分系统　2002 年，梅奥临床中心回顾分析了 1 801 例肾细胞癌病例，开发出一套基于肿瘤分期（staging）、肿瘤大小（size）、肿瘤病理分级（grade）及肿瘤坏死（necrosis）的评分系统（SSIGN）。根据 SSIGN 评分，可以预估患者 1～10 年的预期生存率。其检测有效性的 c 指数达 0.839，并得到多中心的有效性验证。根据表 2-12-20 计算 SSIGN 总分，在表上根据 SSIGN 总分查询肾细胞癌患者 10 年内的生存率。

表 2-12-20　基于 SSIGN 评分的肾癌预后情况查询表

评分	生存率（%）		
	1 年	5 年	10 年
0 ~ 2	100	100	96.1
3 ~ 4	100	90.5	78.3
5 ~ 6	93.4	63.6	43.0
7 ~ 9	82.3	46.8	25.8
10 分及以上	18.2	0	0

3. Nomogram 评分系统　2001 年，纪念斯隆凯特琳癌症中心（Memorial Sloan-Kettering Cancer Center，MSKCC）Kattan 等对 601 例肾细胞癌术后生存资料进行分析，发现肿瘤大小、分期、组织学亚型及有无临床症状与预后密切相关，并在此基础上开发了评估肾癌术后预后的诺摩图（nomogram）。该图用来预测新诊断的肾细胞癌患者 5 年无瘤生存的可能性。随后，2005 年纪念斯隆凯特林癌症中心的 Sorbellini 等在此基础上进一步将患者数量增加至 833 例，发现除了以上 4 种预测指标外，显微镜下肿瘤坏死、微小血管受侵也是预后不良因素。在外部数据验证中，该模型准确率为 61% ~ 81%。但该模型仅能预测患者无瘤生存时间，无法有效预测患者总生存率和肿瘤特异性生存率。2007 年，Karakiewicz 等人综合分析了欧洲多家中心的 2 530 例肾癌患者资料，建立了包括肿瘤分期、分级、大小及肾癌相关症状 4 项指标的预后分析模型，并得到了肾细胞癌外部数据集的验证，准确率优于 UICC 评分系统。在外部数据集验证中，该模型预测 1 年、2 年、5 和 10 年的肿瘤特异性生存率准确性均能达到 85% 以上。以诺摩图为依据，结合诺摩图软件可以使预后分析更精确高效。

4. 梅奥医学中心肾癌预后模型　Leibovich 等人分析了 1 671 例局限性肾透明细胞癌患者的病例资料，多变量风险预测研究表明，肿瘤分期、区域淋巴结转移、肿瘤大小、分级和组织学肿瘤坏死与疾病进展相关。将各个因素分别赋分，0 ~ 2 分为低风险组，3 ~ 5 分为中风险组，6 分及以上为高风险组，三组的 5 年无转移预后生存率分别为 97.1%、73.8%、31.2%。Leibovich 等人于 2018 年分析了 2 726 例非转移性肾透明细胞癌患者的病例资料，多变量分析研究表明，与进展时间相关的特征包括全身症状、分级、凝固性坏死、肉瘤样分化、肿瘤大小、脂肪浸润的存在、肿瘤癌栓水平、肾脏以外的延伸和区域淋巴结受累的存在，其预测 PFS 多变量模型的 c 指数为 0.83。

5. RCClnc4 早期肾细胞癌预后模型　以上 4 个局限性肾透明细胞癌预后模型皆是根据肾癌临床和病理特征建立的模型，近年来，随着高通量测序技术的应用，出现很多以差异分子构建的肾癌预后模型。长链非编码 RNA 是一类具有高度器官特异性的基因转录产物，因此它有望成为肾癌患者预后判定的生物学标志物，从而为肾癌预后评估提供新方向。

王林辉等人利用美国和日本的肾癌转录组测序数据，结合临床数据进行统计分析，构建出由 4 个长链非编码 RNA 组成的肾癌预后模型，命名为 RCClnc4。研究人员进一步利用来自中国三个独立队列的 1 869 例肾癌患者的临床标本和信息，对模型的预测效能进行充分验证，结果证明 RCClnc4 在早期肾癌中具有精确的预后评估能力，总体肾癌预后诊断的准确率高达 72%，明显优于 TNM 和 SSIGN 等预后分析系统。局限性肾细胞癌患者术后可常规留取组织标本，检测 RCClnc4 并计算评分，RCClnc4 评分高提示患者复发和转移风险高，术后应注意密切随访及必要时进行辅助靶向治疗和免疫治疗，评分低则常规随访。

局限性肾透明细胞癌预后受到多种因素的影响，联合多种影响因素系统评价比单因素的评价要更准确，能够更好地对局限性肾透明细胞癌进行风险评估、预判生存期和指导术后诊疗方案。因此，将临床病理因素和分子标志物结合的系统评价进行整合，构建系统性评价系统，或许是未来的发展方向。

二、进展性肾透明细胞癌的预后影响因素

（一）进展性肾透明细胞癌的预后情况

进展性肾透明细胞癌包括局部进展性肾透明细胞癌和转移性肾透明细胞癌，局部进展性肾透明细胞癌的影响因素与局限性肾透明细胞癌的影响因素大致相似，因此本部分着重介绍转移性肾透明细胞癌的预后影响因素。肾透明细胞癌患者中有超过 20% 的患者发现时已是晚期，而转移性肾透明细胞癌的 10 年生存期小于 5%。转移性肾透明细胞癌的治疗经历了细胞因子治疗时代、靶向治疗时代和免疫治疗时代。随着新一代靶向治疗和免疫治疗的引入，转移性肾透明细胞癌的预后得到了明显的改善，患者的生存时间得到一定程度的延长。转移性肾透明细胞癌预后的异质性也得到多名学者的验证，其预后因素也在积极研究和确认中。

本节对目前最常见的预测转移性肾透明细胞癌预后的模型进行了总结。目前转移性肾透明细胞癌的预后危险因素可以归为三类。患者相关因素尤其是体能状态一直是公认的重要预后影响因素。肿瘤负荷代表了肿瘤对于患者的负担，负荷越大，表明患者的预后越差。在转移性肾透明细胞癌的治疗过程中，血液指标的变化能间接反映靶向或免疫治疗的效果，治疗药物的选择也会影响转移性肾透明细胞癌的预后。

（二）预后评估系统推荐

1. IMDC 系统　为探究转移性肾癌靶向治疗时代的预后模型，Heng 等通过分析美国 7 个癌症医学中心 645 例应用靶向药物（舒尼替尼、索拉非尼、贝伐珠单抗）治疗的转移性肾细胞癌患者的病例资料，构建了国际转移性肾细胞癌联合数据库（International Metastatic Renal-Cell Carcinoma Database Consortium，IMDC），分析这些患者的预后因素。

多因素分析结果表明，贫血、高钙血症、KPS 评分＜80%、从诊断到治疗的时间间隔＜1 年、血小板大于正常值、中性粒细胞大于正常值是患者预后的独立危险因素。以上 6 个危险因素，0 个危险因素为低危，1～2 个危险因素为中危，3 个及以上为高危。三组患者的中位总生存期分别为实验结束未得出、27 个月、8.8 个月。该项研究涉及多个医疗中心，且临床试验包含多种靶向药物，具有较强的实用性和推广性。这个预后模型也在之后的舒尼替尼和索拉非尼的研究中得到了类似的结果。然而，IMDC 评分的不同组别，尤其是在中危组中，患者的预后存在很大的异质性，表明 IMDC 评分也要进一步地改良和优化。

2. MSKCC 系统　纪念斯隆凯特琳癌症中心的 Motze 结合临床和实验室治疗提出了预测转移性肾透明性细胞癌预后的 MSKCC 系统，并在美国克利夫兰医学中心进行验证。他们分析了既往 670 例Ⅳ期肾细胞癌患者的病例资料，多因素分析显示高乳酸脱氢酶、低血红蛋白、诊断到系统治疗间歇期“时间”、低 KPS 评分和转移器官数目是患者总生存期的独立危险因素。MSKCC 评分系统是既往晚期肾癌最常用的预后分析系统，MSKCC 评分系统设有 5 个预测因子：①乳酸脱氢酶水平＞正常水平上限的 1.5 倍。②血红蛋白＜0.1 g/L（10 mg/dL）。③初诊到采用细胞因子治疗的时间＜1 年。④ Kamofsky 体力状态评分≤70 分。⑤转移的器官数目≥2 个。应用这 5 个预测因子，MSKCC 评分系统将没有危险因素的患者归为低危组，有 1～2 项危险因素的患者归为中危组，存在≥3 项危险因素的患者归为高危组，该评分系统预测低、中、高危组患者的中位总生存时间分别为 30 个月、14 个月和 5 个月，并进行了内部验证。该评分系统的准确性随后在多项转移性肾癌治疗的回顾性研究中进行了外部验证，准确率为 63%～73%。国内洪雅萍等通过对 345 例靶向治疗的晚期肾癌患者进行分析，对 MSKCC 预后评分系统进行验证，其准确率为 68.7%，与国外报道相一致。表 2–12–21 比较了转移性肾透明细胞癌患者的常用预后模型。

3. 其他预后评估系统

（1）针对 VEGF 通路的靶向治疗预后模型　①克利夫兰标准。克利夫兰医学中心回顾分析了 120 名接受 VEGF 通路抑制治疗的转移性肾透明细胞癌患者，制定了克利夫兰危险因素标准，最终 5 个因素被证实对于疾病无进展生存期具有独立预测作用，ECOG 评分（1 分 vs 0 分）、诊断到治疗间歇期（＜2 年 vs≥2 年）、血钙水平（＜8.5 mg/dL 或 >10 mg/dL vs 8.5～10 mg/dL），血小板计数（$>300\times10^9$/L vs $\leqslant300\times10^9$/L）、中性粒细胞计数（$>4.5\times10^9$/L vs $\leqslant4.5\times10^9$/L）。这 5 个因素被赋予分值，除了血钙 2 分，其余均为 1 分。危险分层为 0～1 分组、2 分组及＞2 分组，其中位 PFS 分别为 20.1 个月、13 个月、3.9 个月。②舒尼替尼Ⅲ期临床试验预后预测因素。Patil 等分析了 750 例转移性肾细胞癌患者的资料，其中 375 例接受舒尼替尼治疗。研究发现，血钙水平、转移部位数量、肝脏转移、血小板计数、LDH 水平、诊断到靶向治疗间歇期是 PFS 的独立危险因素。而对于

表 2-12-21 转移性肾透明细胞癌常用预后模型的比较

预后模型	风险因素 / 预后因素
MSKCC	1. Karnofsky PS < 80% 2. 诊断到全身治疗的时间间隔 < 1 年 3. 血红蛋白 < 正常下限 4. 钙 > 2.5 mmol/L（>10 mg/dL） 5. LDH > 1.5 倍正常上限 0 因素：预后良好 1 ~ 2 因素：中危 3 ~ 5 因素：低危
IMDC	1. Karnofsky PS < 80% 2. 诊断到治疗的时间间隔 < 1 年 3. 血红蛋白 < 正常下限 4. 校正钙 > 正常上限（即 > 10.2 mg/dL） 5. 中性粒细胞计数 > 正常上限（即 >7.0 × 10^9/L） 6. 血小板计数 > 正常上限（即 > 400 000） 0 因素：预后良好 1 ~ 2 因素：中危 3 ~ 5 因素：低危

患者总生存期，ECOG 评分 >0、诊断到治疗间歇期 < 1 年、LDH 水平、血钙、血红蛋白水平、骨转移则是其独立危险因素。③ 2013 年，Heng 等研究者进一步分析和比较各个模型的有效性，分析了 13 个医疗中心 1 028 例应用 VEGF 靶向药物的转移性肾细胞癌患者的病例资料，比较了多个 CCF 模型、IKCWG 模型、法国模型、MSKCC 模型和 IMDC 模型的预测准确度，结果显示，各个模型均具有较高的拟合度，其中 IMDC 模型拟合度最高，为 0.664。

（2）针对 mTOR 靶向治疗的预后预测因素　在应用依维莫司二线治疗转移性肾细胞癌对比支持治疗的临床研究中，MSKCC 标准被证实可以较好预测患者的预后。该研究中，MSKCC 低危组患者 12 个月生存率为 70%，中危组为 56%，高危组为 26%。多因素分析表明，除了 MSKCC 标准中的影响因素外，肝或骨转移、中性粒细胞计数升高、一线治疗采用舒尼替尼治疗与患者预后差相关。

总之，目前已经构建了多种结合独立预后因素的预后模型。这些模型比单独的 TNM 分期或分级更准确地预测临床相关的肿瘤学结果（证据等级 3）。在采用之前，新的预后模型应在鉴别、校准和收益方面进行评估并与当前的预后模型进行比较。在转移性疾病中，由纪念斯隆凯特琳癌症中心（MSKCC，主要在预先靶向治疗中创建，并在接受靶向治疗的患者中验证）和国际转移性肾细胞癌数据库联盟（IMDC）划分的危险组在靶向治疗时代有 23% 的病例不同。IMDC 模型已用于最近的大多数随机试验，包括那些使用免疫检查点抑制剂的试验，因此可能是临床实践的首选模型。通过添加第 7 个变量，即存在脑、骨和（或）肝转移，可以提高对 IMDC 模型的准确性。对于接受免疫检查点抑制剂治疗的患者，最近使用单核细胞与淋巴细胞的比率、BMI 以及基线转移的数量和部位来创建四因素预测模型。该模型在预测 OS 方面显示出比 IMDC 更大的准确性，但需要进一步验证。

（三）预后模型的发展方向

目前的多种预后模型还有一定的局限性。大多数模型都建立在回顾性资料的基础上，缺乏前瞻性多中心的大病例资料，缺乏模型的进一步验证和比较。一些模型受限于人群的限制，无法做到大样本的病例分析，一些临床试验存在入组偏倚的问题，存在研究者选择的偏差，这些都导致模型准确度的下降。

预后模型的构建必须能紧跟时代的步伐，既往模型大多根据临床指标进行预后预测，随着大数据时代的到来，在临床指标为基础的预后模型中加入一些生物标志物或许能增加预测的准确性。例如，Tran 等人检测了使用培唑帕尼或安慰剂治疗的转移性肾细胞癌的 17 种血清标志物，发现治疗前患者肝细胞生长因子、IL–8、骨桥蛋白、TIMP–1 水平可以预测患者的疾病无进展生存期。但目前尚无广泛公认的预测患者预后的标志物。随着研究的深入和大样本随机对照试验的开展，许多生物标志物的检测或许能进一步增加现有临床预后模型的预测准确性。

三、肾透明细胞癌患者的全程管理

肾透明细胞癌的治疗后监测与随访是肾癌患者治疗和护理的一个基本组成部分，可以让泌尿外科医生了解术后并发症、局部复发、对侧肾的复发和远处转移等疾病进展。肾透明细胞癌的多灶性复发和扩散性转移的倾向使得治疗后的监测与随访变得复杂。目前为止，没有证据表明任何特定的随访方案能够影响早期和晚期肾细胞癌的预后，故对于肾透明细胞癌治疗后的随访策略尚无共识。因此，并非所有患者都需要频繁的放射学监测。而一些功能性评估和针对长期后遗症的实验室检测也同样重要，包括肾功能损害、终末期肾病和心血管事件等。

随访内容一般包括：①询问病史；②体格检查；③实验室检查，包括血常规、尿常规、肝肾功能、乳酸脱氢酶和血钙水平；④影像学检查，腹部检查通常以腹部 CT 为基础，也包含超声和 MRI，根据不同复发风险定期进行，对于临床复发高危患者，需另外增加盆腔 CT，胸部检查以胸部 X 线和胸部 CT 为主；⑤放射性核素骨扫描仅推荐于出现碱性磷酸酶升高、骨痛或在其他检查中发现骨肿瘤的患者，同样，神经系统 CT 和 MRI 仅限推荐用于出现相关症状或体征的患者；⑥正电子发射断层扫描（PET–CT）目前不推荐用于肾癌患者的随访，因为这种成像方式的敏感性和特异性较低。另外，由于目前缺乏相关临床分子标志物的研究，相关检测不应常规用于随访中。随访期限一般为5年，由于存在＞5年的复发可能，5年之后的随访计划由临床医生根据实际病情制订。中国泌尿外科和男科疾病诊断治疗指南2019版推荐的具体随访计划如表2-12-22和表2-12-23。

表2-12-22 Ⅰ期肾癌的随访

随访内容	低复发风险						中/高复发风险					
	1～3个月	6个月	1年	2年	3年	5年后	1～3个月	6个月	1年	2年	3年	5年后
病史询问	√	√	√	√	√	√	√	√	√	√	√	√
体格检查	√	√	√	√	√	√	√	√	√	√	√	√
实验室检查	√	√	√	√	√	√	√	√	√	√	√	√
腹部超声		√	√	√	√	√		√	√	√	√	√
胸部CT或者X线片		√	√	√	√	√		√	√	√	√	√
腹部CT	√		√		√	√	√	√	√	√	√	√

表2-12-23 Ⅱ～Ⅲ期肾癌的随访

随访内容	1～3个月	6个月	9个月	12个月	15个月	18个月	21个月	24个月	30个月	3年	4年	5年后
病史询问	√	√	√	√	√	√	√	√	√	√	√	√
体格检查	√	√	√	√	√	√	√	√	√	√	√	√
实验室检查	√	√	√	√	√	√	√	√	√	√	√	√
腹部超声	√	√	√	√	√	√	√	√	√	√	√	√
胸部CT或者X线片		√		√		√		√	√	√	√	√
腹部CT	√	√		√		√		√	√	√	√	√

四、肿瘤危险分期和治疗方式的分层随访

（一）低危（pT1 N0/x）手术切除后（RN或PN）

与高级别或局部晚期肾癌相比，T1级别肿瘤的手术效果较好，相应的局部复发或远

处转移的风险较低，应制订不同的随访策略进行分层随访。

美国泌尿协会 AUA 指南建议，对于低风险（pT1，N0，Nx）接受部分切除或根治术的患者，每年进行 1 次随访，为期 5 年，5 年以后每 2 年进行 1 次随访（30% 的术后肾癌复发出现在 5 年以后），每次随访应包括相关病史、体格检查、实验室检查及腹部和胸部成像。腹部成像首选增强 CT 或 MRI，2 年后医生可酌情考虑采用腹部超声（US）与 CT 成像交替进行，5 年后则根据医生意见决定检查方案。胸部成像可选择 X 线或者 CT 成像。

加拿大泌尿协会 CUA 建议对于 pT1 的肾透明细胞癌患者术后进行的随访包括病史、体格检查、血常规、生化等实验室检查，腹部影像采用 CT 或腹部超声检查，可考虑交替进行，建议检查时间为术后第 2 年及第 5 年。对于手术方式为部分切除的患者，建议在 3 个月时进行 CT 检查，以评估残留病灶，并可考虑每年进行 1 次。对于无症状患者，不建议进行脑和骨转移的影像学筛查。

欧洲泌尿学协会 EUA 指南对于低风险疾病患者手术治疗后建议在 6 个月时进行肾脏增强 CT 检查，随后每年 1 次，持续 3 年。该指南指出，众多研究证实 X 线胸片和超声检查对较小的肾癌转移灶敏感性较差，而 X 线的敏感性显著低于胸部 CT，因此在随访中超声和 X 线的价值较低。PET-CT 及放射性核素骨显像不应常规用于肾癌术后随访，因为它们的特异性和敏感性有限。在常规胸部和腹部随访成像的范围外，对于有器官特异性症状的患者应考虑针对性地成像，如有神经系统症状的患者应考虑脑 CT 或 MRI 成像。

（二）中度至高危（pT2 ~ pT4，N0，Nx 或任何阶段，N1）手术切除后

对于接受肾根治术的中高危患者，由于局部复发和发展为全身转移的风险增加，建议加强术后的监测随访。AUA 和美国国家综合癌症网络（NCCN）建议术后随访每 6 个月 1 次，内容包括病史、体检、实验室检查和影像学检查，持续 3 年，随后延长为每年 1 次。术后 3 ~ 6 个月内进行第一次胸部和腹部横断面成像（CT 或 MRI），5 年随访完成后，下一步的随访安排由临床医生根据患者的情况和症状做具体计划。

CUA 指南同样建议每 6 个月进行 1 次胸部 CT 或 X 线检查，且延长至第 6 年，但该指南对于 pT2 患者的腹部监测频率要求较低，为每年 1 次的腹部 CT、超声或者 MRI，对于 pT3 ~ 4 和淋巴结阳性患者则为每 6 个月 1 次，持续 6 年。对于临床风险分层高危的肾癌患者，EAU 建议分别在 6 个月和 12 个月进行胸部、腹部和盆腔 CT 检查，然后每年进行 1 次直到 5 年，此后每 2 年筛查 1 次。

（三）消融术后随访

2% ~ 10% 的患者在热消融术后复发，AUA 专家组将其定义为热消融术后“治疗失败”或“局部复发”。其定义为原位增大的新生肿物或结节，或是在穿刺部位出现卫星灶。热消融后患者的随访类似于部分切除术后的低风险患者。具体来说，专家推荐术后 3 个月、6 个月和 1 年进行病史、体格检查、实验室检查和腹部 CT 或 MRI 检查以确保治疗的效果，随后每年 1 次，持续 5 年，再进行后续评估。

需要注意的是，AUA 指南强烈建议准备进行热消融术的患者在治疗前进行活检以确定肾脏占位的病理。对于那些病理证实为良性的肾肿瘤患者，由于目前没有复发的证据，热消融术后不再建议进行后续的影像学随访监测。对于 6 个月内治疗失败的患者，专家意见认为应选择立即活检，并考虑继续观察、再次消融或者手术切除等方案。

EAU 指南规定肾癌患者进行热消融治疗后需分为中危或高危组。高危组中的患者应在 6 个月时进行腹部、胸部和盆腔的 CT 或 MRI 检查，随后为每年 1 次，而中危组患者则可在 3 年后用腹部超声替代 CT。5 年以后，所有患者都建议每 2 年进行 1 次腹部、胸部和盆腔的 CT 或 MRI 检查。

目前，有多种指导方针用于肾透明细胞癌术后的随访监测。由于肿瘤生物学因素、个体差异和治疗方式的不同，术后的复发风险存在一定差异，因而各种随访方案间也存在着相当大的差异。虽然严格的随访可能有助于及早发现复发，但监测频率和时间的增加可能导致辐射暴露的累积、医保费用的上升以及患者生活质量的下降。总的来说，随访监测需要患者和医生之间的共同决策来不断优化。而未来研究中，多变量的预后模型研究有助于评估患者局部复发和肿瘤预后的个体风险，更好地完善风险分层方案，从而指导医生为患者确定最合适的随访策略。

第十一节 基础和转化研究

近年来，进展期肾癌的药物治疗取得了巨大的发展。2005 年之前，一线标准治疗方案为细胞因子治疗。中、高剂量干扰素 -α 和白细胞介素 -2 是晚期肾癌的一线标准治疗方案。2005 年之后，随着索拉非尼获批肾癌适应证，一线标准治疗方案为抗血管生成（VEGF）靶向治疗药物，尤其是多靶点酪氨酸激酶抑制剂（TKI，即索拉非尼、舒尼替尼、培唑帕尼等）。由于具有良好的有效性和安全性，以及药物的可及性，已被包括中国在内的多国批准应用。当前，转移性肾细胞癌（mRCC）的一线治疗首选分子靶向药物。而随着免疫检查点抑制剂的发现，免疫治疗联合 TKI 抑制剂在多个临床试验中取得了不错的治疗效果，有望成为未来的标准治疗方案。而上述药物治疗的发展，正是基于对肾癌发生、发展、转移机制的深入理解。未来药物治疗的突破也必将建立在基础研究的新发现之上。本节主要从肾癌的发生、转移、分型、治疗靶点和临床试验等方面简单介绍目前肾癌在基础领域的一些进展。

一、肾癌发生机制

在“海德堡分类”中，根据细胞遗传异常将肾脏肿瘤细分为良性和恶性实质肿瘤。恶性肿瘤主要为肾细胞癌。肾细胞癌又可以根据其在肾单位内的位置和肿瘤起源的细胞类型进行分类，而分为肾小管近端的上皮细胞起源的透明细胞癌（也称为非乳头状肾细胞癌）和嗜铬肾细胞癌（也称为乳头状肾细胞癌），以及肾单位的集合管起源的肾嫌色细胞癌、肾嗜酸细胞瘤和贝利尼导管癌。良性肿瘤被细分为肾嗜酸细胞瘤、平滑肌瘤、血管瘤、肾脂肪瘤和乳头状腺瘤。透明细胞癌、乳头状癌（1 型和 2 型）和嫌色细胞癌是肾内最常见的实性肾细胞癌，占所有肾恶性肿瘤的 85% ~ 90%。较少见的癌症包括乳头状腺瘤、多房囊性透明细胞癌、混合嗜酸性细胞嫌色素瘤、贝里尼集合管癌、肾髓样癌、神经母细胞瘤相关癌、黏液管癌和梭形细胞癌。新的肿瘤亚型仍在被不断地细分，2013 年的国际泌尿病理学学会温哥华共识声明增加了 5 种上皮性肿瘤亚型：小管囊肿、后天性囊性病变、透明细胞小管乳头状突起、小眼球家族易位、遗传性平滑肌瘤病 – 肾细胞癌相关综合征。大多数肾脏肿瘤以散发形式发生，但也有少数遗传性肾细胞癌综合征和家族性肾细胞癌病例的报道。下面主要介绍常见的几种肾脏肿瘤。

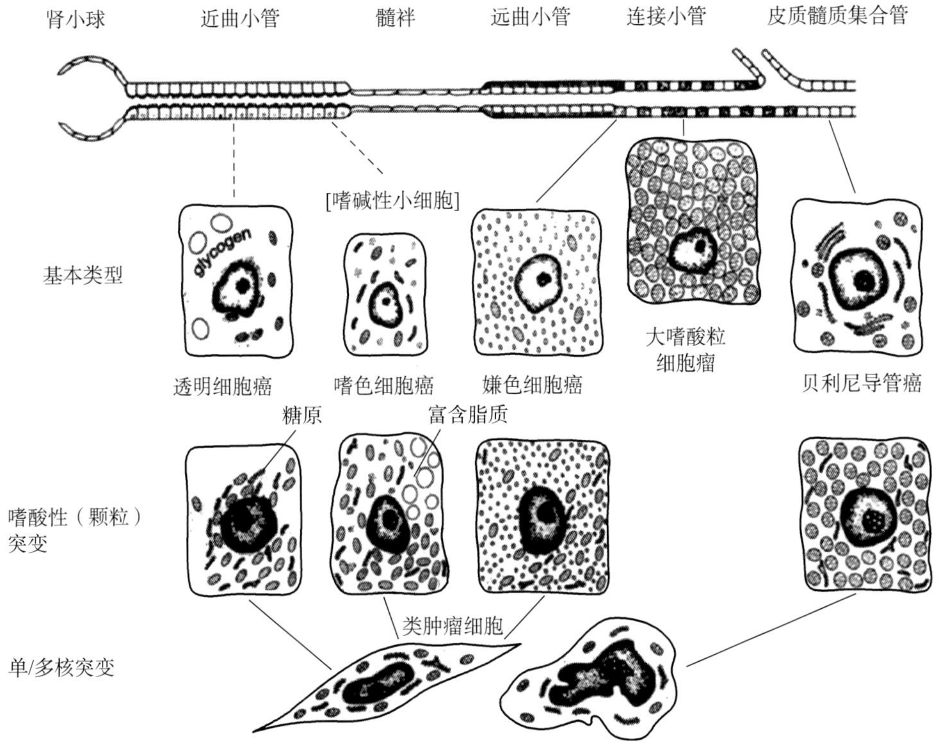

图 2-12-48 不同类型肾细胞癌起源图

二、肾癌转移机制

肾细胞癌是一种血管性肿瘤，可通过肾包膜直接侵犯肾周脂肪和邻近内脏结构或直接延伸至肾静脉而扩散。20%～25% 的患者在发现时有转移性疾病的证据。肾细胞癌发生转移时，最常见的是向肺（45%）、骨（30%）、淋巴结（22%）、肝脏（20%）、肾上腺（9%）和大脑（9%）扩散（图 2-12-49）。转移性 RCC（mRCC）患者的中位生存期约为 8 个月，有 50% 的转移性 RCC 患者在 1 年内死亡。只有 10% 的人能活过 5 年。因此，了解肾癌肿瘤的转移机制对转移性肾癌的治疗至关重要。

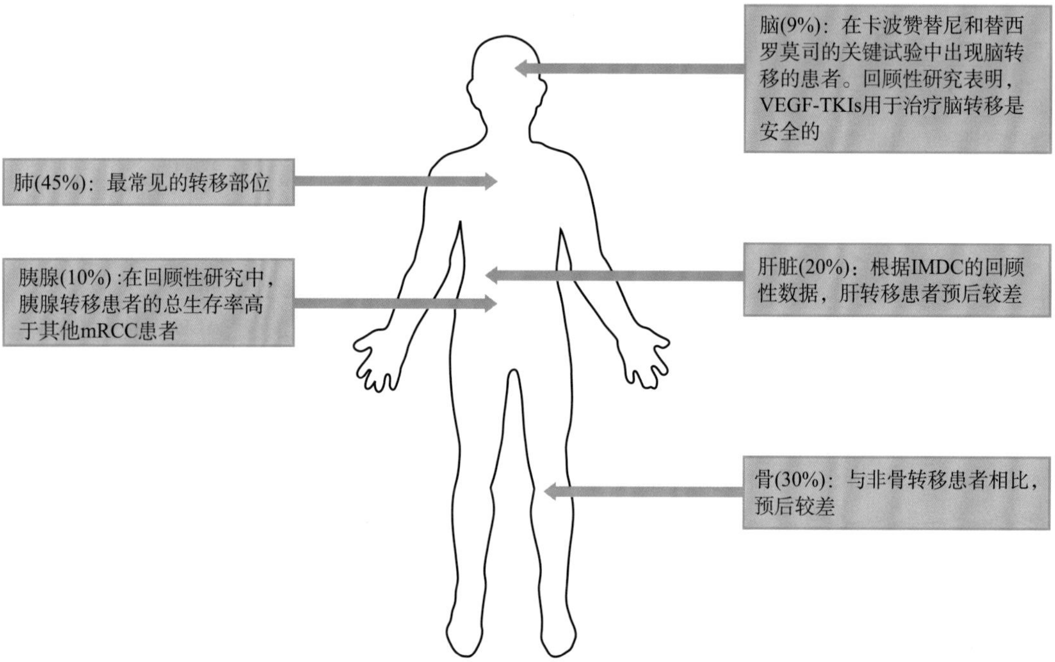
脑(9%)：在卡波赞替尼和替西罗莫司的关键试验中出现脑转移的患者。回顾性研究表明，VEGF-TKIs用于治疗脑转移是安全的
肺(45%)：最常见的转移部位
胰腺(10%) :在回顾性研究中，胰腺转移患者的总生存率高于其他mRCC患者
肝脏(20%)：根据IMDC的回顾性数据，肝转移患者预后较差
骨(30%)：与非骨转移患者相比，预后较差

图 2-12-49　肾细胞癌转移倾向分布图

肿瘤的转移分为三种，分别是血行转移、淋巴转移和直接蔓延。其中前两种转移方式在肾癌中发生率高，临床诊疗困难，转移机制复杂。一般来说，血行转移和淋巴转移有以下几个步骤：肿瘤细胞黏附性减弱，运动能力增强，降解细胞外基质；肿瘤细胞进入循环系统并存活；肿瘤细胞进入新的组织；肿瘤细胞增殖并形成新的克隆。

（一）肾癌转移促进基因

肿瘤完成每一特定步骤，特异性蛋白质都是必不可少的，肾癌也不例外。目前研究促进肾癌转移的基因主要有如下几类：

1. HIF　HIF 通路被认为是 VHL 突变的肾透明细胞癌的驱动通路，其在肾癌的转移方面也发挥着巨大的作用。在正常细胞的常氧条件下，脯氨酸羟化酶在 Fe^{2+} 和 2- 氧戊二酸（2-OG）的存在下，羟基化 HIF-α 亚基氧降解域中的脯氨酸残基。羟基化的 HIF-α

然后与 VHL 结合，进行多聚泛素化和蛋白酶体降解。在低氧条件下，HIF-α 蛋白没有羟基化，导致稳定和转位到细胞核，在那里它们与结构性表达的 HIF-1β 结合，形成异二聚体，结合在各种启动子中的缺氧反应元件，并诱导靶基因的表达。因此，VHL 活性的缺乏导致机体活性的 HIF 通路，包括血管内皮生长因子（VEGF）、Survivin、Sonic Hedhehog、胰岛素生长因子、多药耐药 P 糖蛋白、促红细胞生成素、CXCR4、内皮素 -1、诱导型一氧化氮合酶（iNOS）、糖酵解酶、转铁蛋白、基质金属蛋白酶 2 等蛋白质参与生存、血管生成、厌氧糖酵解、侵袭、转移和抵抗。

2. 受体酪氨酸激酶（RTK）　是酪氨酸激酶的一个亚类，参与介导细胞间的通讯和控制一系列复杂的生物学功能，包括细胞生长、运动、分化和新陈代谢。4 种主要机制导致人类癌症中的 RTK 激活：获得功能突变、基因组扩增、染色体重排和（或）自分泌激活。其主要位于磷酸肌醇 -3- 激酶（PI3K）/AKT/mTOR 通路。PI3K/AKT/mTOR 途径是一种细胞内信号通路，调节关键的细胞过程，包括生长、增殖和存活。信号级联反应通过胰岛素样生长因子（IGF）、表皮生长因子（EGF）、血小板源性生长因子（PDGF）和 VEGF 与其受体酪氨酸激酶（RTK）的结合来激活。配体结合后，RTK 在其细胞质结构域通过自磷酸化被激活，从而产生 PI3K 激活。一旦激活，PI3K 催化磷脂酰肌醇 -3,4,5- 三磷酸（PIP3）的形成，其将磷酸肌醇依赖性激酶 1（PDK1）和 AKT 招募到细胞膜上，其中 AKT 被磷酸化并被 PDK1 激活。活性 AKT 通过磷酸化和抑制 MST1/2 复合物（mTOR 激酶抑制剂）间接调节 mTOR 激酶活性。mTOR 是丝氨酸 / 苏氨酸激酶，催化下游效应子的磷酸化，如真核翻译起始因子 4E 结合蛋白 1（4E-BP1）和 70 kDa 核糖体蛋白 S6 激酶 1（S6K1），以启动包括 Cyclin D1 在内的蛋白质的合成并调节 HIF-1α 活性。

其中 EGFR、VEGFR 的过度激活在 VHL 活性缺失的肾癌中尤为明显，其主要参与肿瘤内部新生血管的生成。由于其过度激活，导致肿瘤内部新生血管丰富，为肿瘤的生长提供了重要的营养支持。同时因为新生血管的结构不完整，也为肿瘤的转移提供了条件。

3. CXCR4 趋化因子　是一个小［$(8\sim10)\times10^3$］蛋白超家族，在白细胞转运和外渗到组织炎症部位的调节中起着关键作用。CXCL12［基质衍生因子 -1（SDF-1）］是其唯一的配体，CXCL12 被发现由骨髓基质细胞分泌，在胚胎发生过程中对造血干细胞的骨髓定植起重要作用，在成年后对造血干细胞的保留和归巢也是必不可少的。CXCR4 由肿瘤细胞表达，其与配体 SDF-1α 的相互作用通常引导肿瘤转移部位。CXCR4 是最常见的趋化因子受体之一，已被发现在超过 23 种不同的人类癌症中过表达。CXCL12/ CXCR4 生物轴在 RCC 中受 VHL/HIF-1α 调控，是 RCC 转移到转移部位的主要机制。其表达与复发性高级别肿瘤、骨 / 肺转移和肾透明细胞癌中癌症特异性生存率低相关。肿瘤被炎症细胞（包括中性粒细胞、巨噬细胞和淋巴细胞）浸润。中性粒细胞通过趋化因子梯度募集到肿瘤部位。细胞沿着内皮滚动，与趋化因子结合，牢固地附着在内皮细胞层上，并迁移到下面的组织。肿瘤细胞、基质细胞和肿瘤相关白细胞产生的趋化因子可促进或抑制肿瘤发展，在肿瘤的发生发展中具有两面性，既可以吸引肿瘤相关中性粒细胞，也可以吸引 NK 细胞和 T 细胞。也有研究表明，CXCL12/CXCR4 可能通过介导肿瘤细胞增殖，促进肿瘤相关血管生成而间接促进肿瘤转移。

另外有研究发现，CXCR4 在其配体 CXCL12 的作用下可能出现核转位，在此过程中促进了 HIF 入核，并促进 HIF 下游信号激活，从而促进肾癌的转移。

4. NF-κB　是 DNA 结合蛋白（Rel）家族的转录因子的统称，它可以识别一个共同的序列基序，称为 κB 位点。NF-κB 最初被描述为一种 B 细胞因子，它与编码免疫球蛋白 κ 轻链的基因增强子区域的一个位点结合。之后，NF-κB 被证明是一种普遍存在于几乎所有细胞中的转录因子。正常情况下，NF-κB 以非活性形式被隔离在细胞质中，与抑制分子结合而处于非激活状态。一种蛋白复合物可以催化降解抑制因子，进而释放有活性的 NF-κB，然后进入细胞核与靶基因的 κB 位点结合，激活并调节一系列下游效应，可触发抗凋亡、促血管生成和多药耐药途径。pVHL 是 NF-κB 的负调控因子，在缺乏功能性 pVHL 的情况下，NF-κB 的表达和活性增强，从而通过抑制药物诱导的凋亡途径使肾癌呈现耐药表型。NF-κB 在 RCC 中具有双重作用。在实性肾细胞癌中，NF-κB 通过其过表达赋予细胞凋亡抵抗表型，而在 T 细胞中，它通过表达受损赋予细胞凋亡促表型，这两种现象最终导致肾细胞癌的发展。NF-κB 对 T 细胞免疫的发育和激活至关重要，因此，有缺陷的 NF-κB 可导致癌症中的 T 细胞功能受损甚至凋亡。

（二）表观遗传学

表观遗传学指不涉及 DNA 序列改变的基因表达模式变化的遗传特征。DNA 甲基化和组蛋白修饰是两种主要的表观遗传学形式。表观遗传调控机制包括基因组转录水平的 DNA 甲基化和非编码 RNA，特别是 mircoRNAs（miRNAs）与靶信使 RNA（mRNA）在转录后水平的相互作用，在基因和蛋白质的调控中非常重要。

在某些癌症中，转移的驱动因素和机制独立于驱动肿瘤起始。然而，在其他癌症中，驱动肿瘤形成的途径还会驱动转移，ccRCC 就是后者的一典型案例。VHL 的失活是 ccRCC 的一个重要的肿瘤起始事件，并导致 HIF 的激活。在 ccRCC 进展过程中，癌细胞利用多种表观遗传改变来增强 VHL-HIF 途径的转移能力，而这种激活的程度与不良的临床预后相关。尽管最近的研究表明，增强子的表观遗传变化可以影响癌的发生，但大多数关于 RCC 的甲基组学研究集中在启动子的变化上，并且是单位点研究。一项对 130 万个 CpGs 进行 HELP 高分辨率分析的 ccRCC DNA 甲基化全基因组模式研究显示，RCC 样本具有异常的高甲基化特征，特别是在与 H3K4Me1 标记相关的肾脏特异性增强子区域。有趣的是，对异常高甲基化区域的 MOTIF 分析显示，AP2a、AHR、HAIRY、ARNT 和 HIF1 转录因子的结合位点丰富，表明缺氧信号通路的异常是 RCC 表观遗传变化重要部分，与表观遗传变化之间有着密切的联系。

MiRNAs 是一种短的非编码单链 RNA，通过调节靶基因的蛋白质翻译和信使 RNA

（mRNA）降解发挥作用。这或多或少类似于小干扰RNA的RNA干扰（RNAi）结果（siRNA），这被称为基因沉默。miRNAs在肿瘤发病机制的所有特征过程中都是重要的调控因子，包括控制细胞周期、凋亡、新血管生成、组织侵袭和转移肿瘤的形成是一个复杂的过程，它发生在不同的阶段，涉及多种细胞类型，包括肿瘤细胞、内皮细胞和炎症细胞，它们相互作用，促进肿瘤的生长和转移。在转化的细胞中发生的表观遗传改变导致miRNA表达的去调节，这有助于肿瘤的发生。在肿瘤中有异常表达的特定miRNAs被定义为oncomiRNAs，可以是过度表达，也可以是低表达，但最常见的是下调。目前的miRNA图谱已经十分丰富，涵盖癌症发生的各个通路与环节，在RCC的转移中发挥着巨大作用，如与HIF通路增强相关的miR-21、miR-19a、miR-22、miR-122、miR-23b和miR-221，与肿瘤EMT（上皮－间质转化）相关的miR-30c以及与多条通路相关的miR-210（EMT，细胞代谢和细胞周期）等。

（三）上皮－间质转化

转移性肾细胞癌的扩散通常是通过重新激活胚胎发育程序开始的，如上皮向间充质转化（EMT）。EMT中的一个关键事件是E-钙黏蛋白的丢失及其转录抑制因子（包括ZEB1、ZEB2、TWIST、SNAIL和SLUG）活性的增加。在肾脏发育过程中，Wilms肿瘤转录因子1（WT1）协调间充质向上皮的转化（MET），WT1在正常肾组织中缺失，但在ccRCC中表达，原因是VHL表达减少或VHL突变，它可以诱导上皮－间充质杂交转变（EMHT），以EMT和MET特征（即上调的Snail和维持的E-cadherin）为特征，并与肿瘤进展相关。VHL活性的丧失本身也会刺激EMT，从而增加HIF1A的表达，进而激活核因子κB（NF-κB）。NF-κB的细胞质表达与ccRCC的侵袭性相关。慢性氧化应激刺激的肾细胞恶性转化伴随着干细胞特征和EMT的获得。这导致BCL2、CCND1（cyclin D1）、BIRC5（survivin）和PCNA等基因的表达显著增加，以及VIM（波形蛋白）、ACTA2（a-平滑肌肌动蛋白、a-SMA）和SNAIL1的表达显著减少，CDH1（E-钙黏蛋白）、细胞角蛋白和CTNNB1（b-连环蛋白）的表达显著降低。通过EMT过程，完全分化的细胞失去了细胞极性和细胞间的黏附特性，获得了迁移和侵袭性的间充质表型。肾癌转移中的EMT通过改变肿瘤细胞极性和细胞间黏附，增加肿瘤的迁移和侵袭，促进肾癌的转移。

（四）细胞外囊泡和肾癌转移

细胞外囊泡（extracellular vesicle，EV）是介导肿瘤细胞和远处基质细胞之间通讯的关键介质。细胞外囊泡在原发性肿瘤的生长和转移进展中起到了非常重要的作用。基于其生物发生、大小和生物物理性质，可以进一步分为微囊泡和外泌体：微囊泡（microvesicle）是细胞激活、损伤或凋亡后从细胞膜脱落的小囊泡，直径为100～1 000 nm；外泌体（exosome）由细胞内的多泡小体与细胞膜融合后以外分泌的形式释放到细胞外，直径为40～100 nm。EV可以由肿瘤细胞、基质细胞、免疫细胞分泌。肿瘤细胞分泌的EV可以出现在转移级联反应的各个阶段，如肿瘤细胞的侵袭和基质降解、血管生成、免疫逃避、循环肿瘤细胞定植阶段。不同 RNA、微小 RNA（miRNAs）、长链非编码 RNA（lncRNAs）以及信使 RNA（mRNAs）都可以通过 EV 在细胞间转移，对 EV 进行蛋白质组分析显示，其中包含多种参与肿瘤迁移、侵袭、血管生成及免疫逃逸过程的重要蛋白质，说明蛋白质进入 EV 是一个有序而非随机的过程。

恶性肿瘤细胞分泌的 EV 可以影响肿瘤中的多种异质细胞，其可以被同一肿瘤中恶性程度较低的细胞摄取，从而增加后者的侵袭力。EV 也可以影响远距离组织和器官中的细胞，例如高转移性的黑色素瘤源性细胞 EV 可通过改造骨髓环境和创造转移前微环境，促进原发肿瘤转移。此外，肿瘤来源的 EV 中还富含多种促进免疫逃逸的免疫调节分子，如 FasL、TRAIL 和催乳素 -9，因此其在促进肿瘤免疫逃逸方面可能发挥着重要作用。

细胞外囊泡在肾癌的转移过程中也发挥着重要作用。有研究发现，来自肾癌细胞的 EV 含有促血管生成 mRNA 和各种具有肿瘤侵袭特性的 miRNA，而清除肾癌细胞分泌的 EV 可激活 TGF-β/SMAD 信号通路并抑制附近的免疫细胞。此外，肾癌干细胞分泌的外泌体可以促进肾透明细胞的增殖并促进 EMT 的进展。由肾癌干细胞分泌的外泌体传递给周围癌细胞具有生物活性的 miR-19b-3p，通过抑制 PTEN 的表达诱导 EMT。来自肾癌肺转移灶的肿瘤干细胞分泌的外泌体对 EMT 促进作用最强。

细胞外囊泡参与多系统的病理生理过程，如凝血、血管渗漏和基质受体细胞的重编程，以保证转移前微环境的形成和随后的肿瘤细胞转移过程的进行。在临床上，细胞外囊泡也可以是肿瘤进展的生物标志物和新的治疗靶标，特别是可以用于预测和预防后续的肿瘤转移。对于 EV 在肾癌转移中的作用及应用目前研究较少，该领域有着较为广阔的研究前景。

（五）转移前微环境和肾癌转移

根据转移的“种子 – 土壤”学说，恶性肿瘤向远处器官的转移播散需要转移靶器官具有特定的微环境。有研究发现，早在肿瘤细胞到达之前，转移靶器官就已经发生了相应的变化，为后续肿瘤的播种和生长创造条件。

目前认为，肿瘤细胞可以通过分泌多种细胞因子和细胞外囊泡，通过血液循环到达转移靶器官并对其进行“改造”，一方面改变宿主间质细胞，另一方面促进骨髓来源树突状细胞（BMDC）在转移靶器官的聚集，与宿主细胞进行相互作用，产生适合肿瘤定植、生长的环境。如肿瘤细胞分泌的血管内皮细胞生长因子（VEGF）、胎盘生长因子（PIGF）、成纤维细胞生长因子（FGF）等，可以促进 BMDC 在转移靶器官聚集，并分泌 MMP-9 来重塑细胞外基质，进一步募集 BMDC 及循环肿瘤细胞进入。BMDC 与层粘连蛋白、间质细胞一起，通过调控转移靶器官内多种趋化因子和细胞因子的表达，改变局部的微环境，提高肿瘤细胞的黏附、存活能力。曹雪涛院士总结了转移前微环境的“六大特征”：包括免疫抑制、炎症、血管生成 / 血管通透性、淋巴管生成、亲器官性以及重编程。

对于肾癌转移前微环境方面也有少量研究。有研究发现，肾癌干细胞通过释放外泌体转移多种生物活性分子，如膜受体、蛋白质、生物活性脂质和 RNA 等来重新编程靶细胞，特定 mRNA 和 microRNA 的传递可能会诱导靶细胞的表观遗传变化并重新编程它们的功能，上调 MMP2、MMP9 和 VEGF 受体，诱导有利于“转移前微环境”形成的因子在肺组织中的局部表达来促进肺转移的形成。

控制转移是降低肿瘤相关死亡率的关键，关于转移前微环境的形成、功能、动力学、意义等方面依然有许多问题亟待解决。例如在手术切除原发性肿瘤等处理后，转移前微环境的形成还会发生或保持吗？如何才能有效靶向转移前微环境，从而预防转移呢？放射治疗、化学治疗、靶向治疗或免疫疗法是如何影响转移前微环境的？探索转移前微环境形成的确切机制，识别并抑制促进肾癌细胞转移的细胞因子和生长因子，能有助于阻断肾癌的转移。

三、肾癌的分子分型

尽管大多数肾细胞癌表现出特征性的形态，使其易于分类，但肾细胞癌表现出相当大的形态异质性，并且很难确定肿瘤类型，尤其是罕见的肿瘤亚型。因此，需要进一步发展免疫组化和分子检测，以促进肿瘤分型，并使低分化转移性肿瘤更可靠地鉴别为肾源性肿瘤。本章节基于肾癌的病理分型，对非系统性文献进行检索，归纳了部分病理分型的基因改变情况。

透明细胞 RCC（ccRCC）是 RCC 的主要组织学亚型，占肾癌病例的 75%～80%。因此，关于 RCC 基因组学的大部分信息都是从这种 RCC 亚型的研究中获得的。最常被研究的基因包括 *VHL*，因为它与 VHL 综合征的历史关联，以及位于 3 号染色体短臂 VHL 附近的染色质重塑基因。其他较常见的 ccRCC 突变基因有 *PBRM1*、*SETD2* 和 *BAP1* 等。随着对基因组学和 ccRCC 结果之间联系的理解不断加深，在 ccRCC 患者中与临床相关的基因列表已经扩大。表 2-12-24 展示了肾透明细胞癌的突变基因。

表 2-12-24　ccRCC 突变基因

基因	TCGA 队列		日本队列	
	肿瘤突变率（%）	passenger probability（*q* 值）	肿瘤突变率（%）	passenger probability（*q* 值）
VHL	52.3	<.0001	39.6	<.0001
PBRM1	32.9	<.0001	26.4	<.0001
SETD2	11.5	<.0001	11.3	<.0001
BAP1	10.1	<.0001	7.5	<.0001
MTOR	6	<.0001	5.7	.0431
TCEB1	0.7	.0566	4.7	<.0001

续表

基因	TCGA 队列		日本队列	
	肿瘤突变率（%）	passenger probability（*q* 值）	肿瘤突变率（%）	passenger probability（*q* 值）
PIK3CA	2.9	< .0001	4.7	.0268
KDM5C	6.7	< .0001	3.8	.12
TP53	2.2	< .0001	2.8	.0176
PTEN	4.3	< .0001	1.9	.116

四、肾癌的治疗靶标

根据国际泌尿外科病理学会温哥华共识声明的病理分类，肾细胞癌是包括一组具有不同组织学、分子分型和遗传改变的异质性肿瘤。其中透明细胞、Ⅰ型和Ⅱ型乳头状和嫌色性肾癌是最常见的肾癌，占所有肾癌的 80% ~ 85%。正是由于肾癌细胞具有异质性，对于肾癌患者的个性化和肿瘤特异性治疗还没有完全实现。随着越来越多的药物治疗靶点的出现，给肾癌药物治疗提供了新的思路和希望（图 2-12-50）。

（一）抑制肿瘤形成及血管生成相关靶点

肾透明细胞癌与 VHL 的突变有关，VHL 是细胞氧敏感通路的重要组成部分。约 52% 的肾透明细胞癌中 VHL 都存在突变失活。正常细胞中含 VHL 的复合物靶向缺氧诱导因子使其降解。然而，在肾透明细胞癌中，该复合物功能失调，缺氧诱导因子在细胞中积累并激活许多下游缺氧驱动基因，包括血管内皮生长因子（VEGF）和其他参与血管生成、细胞生长和存活的基因。这一发现为针对 VEGF 或其受体的抗血管生成新药的开发提供了重要的理论基础。

1. 血管内皮生长因子（vascular endothelial growth factor，VEGF） 是一种高度特异性的促血管内皮细胞生长因子，具有促进血管通透性增加、细胞外基质变性、血管内皮细胞迁移、增殖和血管形成等作用。在所有上皮性肿瘤中，ccRCC 的 VEGFA 的表达量最高，这是该疾病针对 VEGFA 及其受体（特别是 VEGFR2）治疗的理论支持之一。第一个证明对 ccRCC 有活性的 VEGFA 抑制剂是贝伐珠单抗（一种针对 VEGFA 的单克隆抗体），以及针对 VEGF 受体的酪氨酸激酶抑制剂（TKI）舒尼替尼和索拉非尼。在随机对照的 RCC 试验中，靶向 VEGF 的其他多种 TKI 药物也表现出对肾癌肿瘤细胞的抑制作用。然而，这些药物对肾癌细胞达到完全缓解的疗效是罕见的，大多数 ccRCC 肿瘤最终将激活血管生成逃逸通路以恢复肿瘤灌注。因此，目前开发出了另外两种新的 TKI：卡博替尼和乐伐替尼。除了抑制 VEGFR，卡博替尼还可抑制 MET 和 AXL 受体，而乐伐替尼既抑制 VEGFR 又抑制成纤维细胞生长因子受体（FGFR）。

2. MET 为原癌基因，其编码的跨膜受体蛋白 MET 具有酪氨酸激酶活性，因

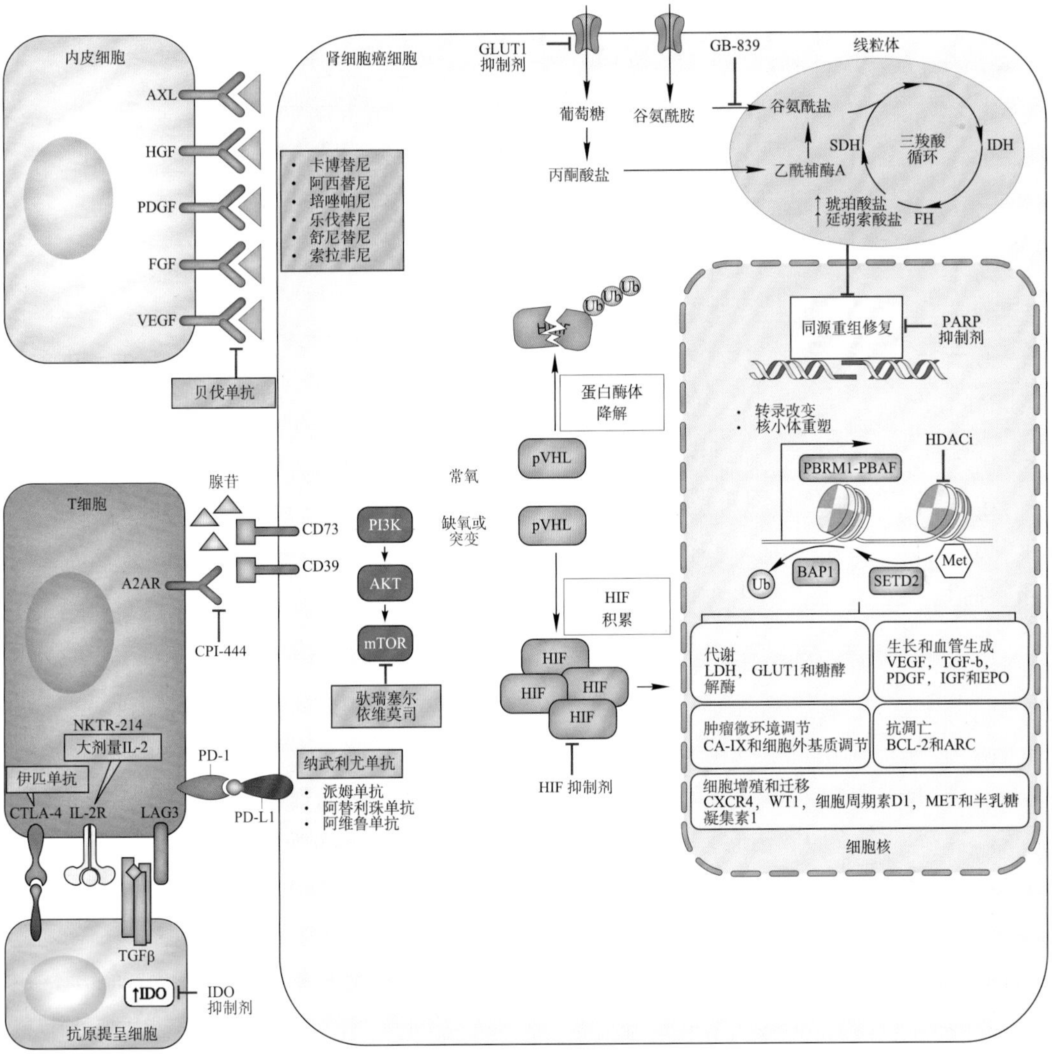

图 2-12-50　肾癌相关信号通路及药物研发作用靶点

此 MET 是受体酪氨酸激酶家族的成员之一。MET 受体与其配体——肝细胞生长因子（hepatocyte growth factor，HGF）结合，可诱导 MET 二聚体化并造成其进入激活状态，进而将其底物磷酸化，以激活下游信号通路。Ⅰ型 pRCC 常伴有 MET 改变，因此对 MET 靶向药物疗效较好。针对 VEGF、mTOR 或 EGFR 的组合治疗策略已被用于治疗生殖系或体细胞缺乏 FH 因子（延胡索酸酯酶）缺失的 pRCC 患者。

3. AXL（anexelekto）为受体酪氨酸激酶亚家族成员之一，与配体 Gas6 结合可激活 AXL 的酪氨酸激酶活性，激活下游信号转导途径。参与细胞黏附与识别、细胞增殖，抗凋亡、凝血、炎症反应等过程 AXL 信号通路。酪氨酸激酶抑制剂（TKI）卡博替尼，除了抑制 VEGFR，也可抑制 MET 和 AXL 受体。正在进行的一项联合 MK-6482 和卡博替尼（NCT03634540）的试验旨在最大限度地抑制 HIF-VEGF 轴，同时抑制 MET 和 AXL，这两种蛋白在 VHL 失活时上调。另外有研究表明，靶向 MET 和 AXL 可克服 RCC 对舒尼替尼治疗的耐药性。

4. 血小板源性生长因子（PDGF） 和血管内皮细胞因子（VEGF）同属于血小板源性生长因子家族，PDGF 受体为酪氨酸激酶（RTK）型受体。PDGF 是贮存于血小板 α 颗粒中的一种碱性蛋白质。是低相对分子质量促细胞分裂素，能刺激停滞于 G_0/G_1 期的成纤维细胞、神经胶质细胞、平滑肌细胞等多种细胞进入分裂增殖周期。PDGF 与受体结合后可发挥趋化活性、缩血管活性及促分裂效应，参与磷酸酯酶激活与前列腺代谢等生理效应。在 ccRCC 肿瘤形成过程中，VHL 的失活导致 HIF 活性的增加，并最终导致 VEGF 和 PDGF 的过表达。舒尼替尼、索拉非尼、培唑帕尼、阿昔替尼和替沃扎尼（tivozanib）是酪氨酸激酶抑制剂（TKI），具有抑制所有三种 VEGFR 以及 PDGFR 的能力。

5. 成纤维细胞生长因子（FGF）家族 包括 23 种多肽，可调节多种细胞的迁移、增殖、分化、存活、代谢活动和神经功能。目前已鉴定出 4 种独立基因编码的成纤维细胞生长因子受体（FGFR）：FGFR1、FGFR2、FGFR3 和 FGFR4。它们是跨膜酪氨酸激酶受体，通过硫酸乙酰肝素或 Klotho 依赖性途径介导 FGF 信号转导。其中 FGFR3 是尿路上皮癌中的一种致癌基因，在尿路上皮癌中经常发现活化 FGFR3 点突变。上文提到的一种酪氨酸激酶抑制剂（TKI）乐伐替尼除了抑制 VEGFR，还可抑制 FGFR。FGF、IL-8、HGF 等一些具有促血管生成功能的蛋白，可能在 RCC 中被激活，从而绕过 VEGFR 的封锁。FGF2 通过与内皮细胞表面表达的 FGF 受体、硫酸肝素蛋白聚糖和整合素相互作用而发挥促血管生成活性。VEGFR-2 阻断可暂时停止肿瘤生长并减少血管增生，但通过 FGF 激活可导致肿瘤进展而重新激活血管生成。临床前数据显示，在存在 FGF2 的情况下，抑制 FGF2 可恢复对舒尼替尼的敏感性。使用多韦替尼（dovitinib）等药物同时靶向 FGFR 和 VEGFR 是一种策略，目前正在进行Ⅲ期临床试验。

6. 缺氧诱导因子（HIF） 是氧平衡调控的转录因子，在肿瘤细胞缺氧适应过程中起着中枢调节作用，其对下游基因的表达调控广泛影响着肿瘤细胞的糖代谢、增殖、凋亡和肿瘤的血管生成，使缺氧的组织细胞能够保持氧稳态及耐受缺氧状态。RCC 可以利用该机制为 RCC 的生长提供能量。VHL 基因产物 pVHL 是 E3 泛素连接酶的一部分，该泛素连接酶通过靶向异二聚体转录因子 HIF（缺氧诱导因子）的 α 亚基在常氧条件下降解，在氧传感中发挥基本作用。然而，当 VHL 丢失或沉默时，积累的 HIFα 转录上调致瘤性缺氧反应基因，包括编码 VEGF（血管内皮生长因子）的 VEGFA。HIFα 是三个 HIFα 亚基之一，是 ccRCC 的主要驱动因子，位于多个关键致癌通路的上游，因此被认为是治疗 ccRCC 的理想靶点。多项证据表明，HIF 尤其是 HIF2α，是 ccRCC 的关键治疗靶点。HIF 是一种 DNA 结合转录因子，与类固醇激素受体不同，它缺乏已知的配体结合结构域，因此长期以来被认为是不可用药物治疗的。然而，晶体学研究在 HIF2α 的 PAS-B 域中发现了一个独特的 290-Å 空腔，可以容纳小分子。这为鉴定 HIF2α 的小分子抑制剂铺平了道路，该抑制剂可以变构破坏 HIF2α 与 HIF1β 的异质二聚（ARNT）。广泛的药物化学研究使这些先导分子优化为 HIF2α 抑制剂 PT2385，后来改进为第二代抑制剂 PT2977（现在称为'MK-6482'）。这两种抑制剂都能阻断 HIF2α 反应基因的转录，包括 VEGFA、CCND1 和葡萄糖转运蛋白编码基因 SLC2A1，而且这两种分子在 ccRCC 小鼠异种移植模型中均表现出靶向抗肿瘤活性。

PT2385 是第一个在人类身上测试的 HIF2α 抑制剂。一项研究显示，RCC 患者接受 PT2385 治疗后 ORR（完全缓解 + 部分缓解）为 14%，疾病控制率（完全缓解 + 部分缓解 + 稳定疾病）为 66%，这验证了 HIF2α 直接拮抗治疗 ccRCC 患者的有效性。值得注意的是，在患者中观察到药物暴露的变异性，暴露越大，无进展生存期越长。在 PT2385 基础上，一种更强、更有选择性的第二代 HIF2α 小分子抑制剂 MK-6482（PT2977）被开发。MK-6482 与 PT2385 几乎相同，但有一个关键的结构修改：亲本化合物中的一个双生二氟基团被一个顺式邻二氟基团取代。这导致了 MK-6482 药代动力学有了实质性改善，包括低脂性、高亲和力的 HIF2α PAS-B 结合袋，可发挥更大的效力，并降低葡糖醛酸化的关键羟基易感性，这是导致 PT2385 可变暴露的次级代谢途径。Ⅱ期临床试验显示，MK-6482 的 ORR 为 24%，与基线相比，67% 的患者的靶病灶大小减少，中位无进展生存期（PFS）为 11.0 个月，在国际转移性 RCC 数据库联盟的所有危险组中均有反应。

7. mTOR（雷帕霉素靶蛋白） 是一种丝氨酸 / 苏氨酸激酶，mTOR 信号通路在促进物质代谢、参与细胞凋亡、自噬、在多种疾病中发挥重要作用。mTOR 信号通路在包括 ccRCC 在内的许多恶性肿瘤中都具有组成性活性，如前所述，一些 ccRCCs 在编码 mTOR 通路成分的基因中发生突变。此外，mTOR 向 KDR 传导下游信号，促进内皮细胞存活。mTOR 激酶在两个名为 mTORC1 和 mTORC2 的多蛋白复合物中起作用。天然产物雷帕霉素的类似物 Rapalogs，如依维莫司和替西莫司，可抑制 mTORC1，从而减少编码细胞存活、增殖和血管生成蛋白的 mRNA 的翻译。尽管反应率低，但依维莫司和替西莫司的随机对照试验分别显示了它们相对于干扰素 -α（IFN-α）和安慰剂的优势，这些药物随后被批准用于晚期 ccRCC。mTORC1 抑制的一个后果是 mTORC2 的负反馈抑制丧失。HIF2α 的表达依赖于 Rapalogs 不敏感的 mTORC2 信号通路；因此，随后增加 mTORC2 的激活，稳定 HIF2α，增强激酶 PI3K 和 AKT 介导的增殖和细胞存活。在 ccRCC 细胞系的临床前研究表明，能够同时抑制 mTORC1 和 mTORC2 的新分子，结合 PI3K，将比仅抑制 mTORC1 的分子（如 rapalogs）更有效。不幸的是，多个研究 mTORC1-mTORC2（AZD2014 和 sapanisertib）或 mTOR-PI3K（apitolisib 和 BEZ235）双重抑制的试验发现，这些治疗会导致相当大的靶内毒性，如高血糖，而且效果不如 rapalogs（可能是因为需要减少剂量来控制其毒性）。

8. 谷氨酰胺抑制　谷氨酰胺是一种氨基酸，对蛋白质的生物合成和增殖至关重要。因此，它是癌症治疗的一个潜在目标。临床前数据显示，谷氨酰胺抑制剂通过改变免疫检查点的表达逆转T细胞衰竭。一项研究调查了谷氨酰胺抑制剂CB839和纳武利尤单抗联合治疗黑色素瘤、肺癌和肾癌。在肾癌中，19例VEGF难治性疾病患者中有4例（21%）对治疗有反应，而7例免疫和VEGF难治性疾病患者中有4例病情稳定。合并的最终结果正在等待中。同时，卡博替尼的随机试验正在进行中（NCT0342821）。

（二）靶向新型免疫检查点

免疫检查点的生理作用包括通过向T细胞发送适当的共刺激和共抑制信号来调节免疫反应和维持体内平衡。这些信号有助于保护非恶性组织免受过度活跃的免疫系统攻击，并指导免疫应答外源性病原体。然而，这些免疫检查点也能被癌细胞利用，使它们能够逃避免疫系统。目前批准的ICIs的有效性导致人们对靶向其他免疫检查点的兴趣增加，这些检查点可以进一步促进抗肿瘤免疫反应的恢复。

1. PD-1/PD-L1　程序化细胞死亡蛋白1（PD-1）主要在激活的T细胞和B细胞中表达，功能是抑制细胞的激活。肿瘤微环境会诱导浸润的T细胞高表达PD-1分子，肿瘤细胞会高表达PD-1的配体PD-L1和PD-L2，导致肿瘤微环境中PD-1通路持续激活，T细胞功能被抑制，无法杀伤肿瘤细胞。PD-1的配体PD-L1和细胞毒性T淋巴细胞相关抗原4（CTLA-4）也具有类似的功能，可减弱T细胞在癌症中的激活。抑制剂可以阻断PD-1与PD-L1的结合，上调T细胞的生长和增殖，增强T细胞对肿瘤细胞的识别，激活攻击和杀伤功能，从而发挥抗肿瘤作用。

2. 细胞毒T淋巴细胞相关抗原4（cytotoxic T lymphocyte-associated antigen-4，CTLA-4）　又名CD152，是一种白细胞分化抗原，是T细胞上的一种跨膜受体，与CD28共同享有B7分子配体，而CTLA-4与B7分子结合后诱导T细胞无反应性，参与免疫反应的负调节。CTLA-4也会下调T细胞功能，抗体对CTLA-4的抑制可促进T细胞的激活。迄今为止，几种药物组合（抗VEGF+抗PD-1或抗PD-L1，抗PD1+抗CTLA-4）已被证明至少在一个主要终点优于单药舒尼替尼。免疫检查点分子如PD-1及其配体PD-L1和CTLA-4可减弱T细胞在癌症中的激活，从而导致癌细胞的免疫耐受。在临床试验中，纳武单抗相对于依维莫司提高了之前接受过抗血管生成治疗的转移性ccRCC患者的总生存期。

3. TIM-3　T细胞免疫球蛋白和黏蛋白结构域3（TIM-3，HAVCR2编码）属于免疫球蛋白超家族，含有一个细胞外免疫球蛋白变量（IgV）配体结合域和一个细胞内酪氨酸激酶磷酸化基序，介导该蛋白的抑制功能。除了T细胞外，TIM-3还在其他几种免疫细胞上表达，包括自然杀伤（NK）细胞、DC细胞、B细胞、巨噬细胞和单核细胞。总的来说，TIM-3在$CD8^+$T细胞上的表达并不像PD-1那样一致，尽管它在最耗尽的亚群上的表达表明它有可能成为RCC的治疗靶点。TIM-3抑制剂的组合目前正在临床试验中进行评估，包括涉及肾细胞癌患者的研究。

4. 抗淋巴细胞激活基因3（LAG-3）　是一个针对T细胞功能的免疫检查点，有望成为RCC的一种新的治疗方法。这种蛋白质具有细胞外免疫球蛋白样配体结合域，主要通过细胞内的KIEELE基序发挥抑制功能。LAG–3还可以结合MHCⅡ类分子并激活DC，从而促进抗原提呈到$CD8^+T$细胞。LAG–3在T细胞、NK细胞、B细胞和DC上均有表达。在RCC中，与TIM–3相比，LAG–3在$CD8^+T$细胞上的表达频率较低（尽管这一点存在争议）。此外，只有少数肿瘤浸润T细胞与TIM–3或LAG–3共同表达PD–1。体外抑制PD–1已被证明能增加LAG–3的表达，但不能增加TIM–3的表达，同时阻断PD–1和LAG–3（而非PD–1和TIM–3）已被证明能刺激那些接受肾细胞癌手术的患者肿瘤浸润性T细胞中IFN–γ的产生。

5. TIGHT　T细胞免疫球蛋白和ITIM结构域（TIGIT）是一种具有细胞外IgV配体结合结构域和细胞内结构域的蛋白，介导免疫细胞的直接或间接功能抑制。TIGIT主要表达在T细胞和NK细胞上，并结合同源配体PVR（CD155）和Nectin–2（CD112）。这种抑制性免疫检查点已被发现表达于耗尽的肿瘤内$CD8^+T$细胞的亚群上。目前，旨在评估TIGIT抑制剂在RCC患者中的安全性和有效性的临床试验正在进行中。

6. 其他免疫球蛋白　KIRs表达在NK细胞受体，人类ERV–H长末端重复蛋白2（HHLA2）和V–域免疫球蛋白抑制T细胞的活化（VISTA），抑制T细胞，也表明作为抑制患者RCC的目标。一项探索CA–170（一种口服VISTA抑制剂）在晚期实体瘤或淋巴瘤患者中的安全性和有效性的试验正在进行。

7. CD137　共刺激检查点4–1BB（或CD137）是肿瘤坏死受体超家族（TNFRSF）蛋白的一部分。在配体结合（4–1BBL）时，4–1BB提供一个$CD28^-$独立的共刺激信号，从而增强T细胞效应器功能。4–1BB在T细胞、NK细胞、DC、单核细胞和中性粒细胞上表达，在缺氧时通过HIF1–α信号通路上调表达。在RCC中，4–1BB主要与$CD8^+$ T细胞衰竭亚群上的衰竭标志物共表达。目前，4–1BB激动剂与抗PD–1或抗PD–L1抗体联合用于RCC患者的研究仍在继续。

8. OX40　是另一种共刺激免疫检查点，也是TNFRSF的成员，主要在T细胞上表达。此外，OX40在RCC45患者的$CD4^+T$细胞和其他T细胞亚群上表达。OX40刺激被认为消耗调节性T细胞（Treg细胞）并刺激效应T细胞活性，从而促进抗肿瘤免疫。来自各种临床试验的数据（其中一些包括RCC患者），表明OX40激动剂是安全的，具有单剂抗肿瘤活性。针对OX40和其他免疫刺激信号通路（如CD40、CD27和STING通路）的激动性抗体的试验正在RCC患者中进行。

（三）靶向免疫途径

1. 色氨酸–犬尿素–芳基烃受体通路（可以简化为IDO）　是肾细胞癌患者潜在的免疫代谢靶点。色氨酸是一种必需氨基酸，可由吲哚胺2,3–双加氧酶（IDO）1、IDO2或色氨酸2,3–双加氧酶（TDO）三种限速酶代谢。这些酶对色氨酸的分解代谢导致T细胞周期停滞和能量不足，这是由于犬尿酸水平的增加，它结合到芳香烃受体。在所有肿瘤类型中，IDO1 的表达与 PDCD1（编码 PD-1）的表达相关，循环中的犬尿素水平在 PD-1 被抑制后进一步升高。针对色氨酸代谢的药物的临床开发最初是由Ⅰ期和Ⅱ期试验的令人鼓舞的数据所推动的，这些试验涉及各种晚期实体肿瘤患者（包括 RCC）。

2. CD39-CD73- 腺苷 2A 受体（A2AR）信号通路　是另一个可能在 RCC 患者中被靶向的免疫代谢通路。细胞外 ATP 可因缺氧、组织损伤和炎症产生，是免疫原性细胞死亡的指标，导致免疫细胞趋化和 APCs 的刺激。细胞外 ATP 可被 CD39 和 CD73 分解为腺苷，腺苷可与肿瘤微环境细胞上的多种受体结合，包括腺苷 A2A 受体（A2AR）。腺苷与 A2AR 结合（在 DC、巨噬细胞、T 细胞和 NK 细胞上表达）而抑制抗肿瘤免疫。CD39 和 CD73 的表达与多种癌症类型的不良预后相关，包括 RCC。与其他肿瘤和炎症亚群相比，ADORA2A（A2AR）和 NT5E（CD73）在 RCCs 中也高表达，但 $CD8^+$ T 细胞 – 低水平的 RCCs 似乎有最高水平的 ADORA2A 和 NT5E 表达。这表明腺苷信号通路可能在限制 RCCs 亚群中 $CD8^+$ T 细胞浸润的范围中起关键作用。临床上，A2AR 抑制剂 ciforadenant 在 RCC 治疗中表现出单剂抗肿瘤活性，6 个月的疾病控制率为 17%，与 atezolizumab 联合治疗时上升到 39%。从 ciforadenant 中获益最多的患者在治疗后腺苷相关 RNA 的表达水平更高，肿瘤 $CD8^+$ T 细胞浸润增加。针对腺苷途径的多种其他药物目前正在 RCC 患者的临床试验中进行评估，包括靶向 A2AR、CD39 和 CD73 的药物。

五、预后模型

肿瘤预后情况评估的方法研究一直是研究热点。在肾癌领域中，由于 M 分期为肾癌预后的最重要因素，故目前相对成熟的模型均仅针对局限性肾癌或仅针对转移性肾癌，包括针对局限性肾癌的 UISS（University of California Los Angeles Integrated Staging System）评分、Leibovich（2003）及 Leibovich（2018）评分系统及针对转移性肾癌的纪念斯隆凯特琳癌症中心（Memorial Sloan-Kettering Cancer Center，MSKCC）评分系统、国际转移性肾细胞癌联合数据库评分（International Metastatic Renal-Cell Carcinoma Database Consortium，IMDC）评分系统等。上述评分系统已得到欧洲泌尿外科协会（European Association of Urology，EAU）肾癌指南推荐，其中 UISS、MSKCC、IMDC 评分系统被中国临床肿瘤学会（Chinese Society Of Clinical Oncology，CSCO）肾癌诊疗指南纳入推荐。另外，随着分子标志物研究的不断进展，基于分子标志物的肾癌预后模型也逐渐涌现，可能为未来更加精准的肾癌预后评估提供方向，但仍需大样本研究进一步证实。

（一）局限性肾癌预后评分

1. UISS 预后分级系统　研究团队对 1989—1999 年在加利福尼亚大学洛杉矶分校接受肾切除术的 661 名患者的临床资料进行评估后，根据患者临床及病理特征制定了 UISS 肾癌预后分级系统（表 2-12-25）。患者队列中位年龄 61 岁，中位随访时间为 37 个月，评估的主要终点为生存时间。研究团队对 64 种肿瘤分期分级、ECOG 评分组合进行了分

表 2-12-25　UISS 预后分级系统

UISS 分组	1997 TNM 分期	肿瘤分级	ECOG 评分
Ⅰ	Ⅰ	1～2	0
Ⅱ	Ⅰ	1～2	≥1
	Ⅰ	3～4	Any
	Ⅱ	Any	Any
	Ⅲ	Any	0
	Ⅲ	1	≥1
Ⅲ	Ⅲ	2～4	≥1
	Ⅳ	1～2	0
Ⅳ	Ⅳ	3～4	0
	Ⅳ	1～3	≥1
Ⅴ	Ⅳ	4	≥1

析，根据 1997 年美国癌症联合委员会（American Joint Committee on Cancer，AJCC）肾癌 TNM 分级、Fuhrman 分级和 ECOG 评分合并分层，将患者分为 5 个风险组，编号Ⅰ～Ⅴ组。Ⅰ～Ⅴ组患者的 2 年生存率分别 96%、89%、66%、42%、9%，5 年生存率分别为 94%、67%、39%、23%、0%。

2002 年，该研究团队对 1989—2000 年间接受肾切除术的 814 名患者进行前瞻性队列研究，基于 UISS 评分将局限性肾癌及转移性肾癌患者分别分为低风险组、中风险组和高风险组。2021 版 CSCO 肾癌指南推荐上述局限性肾癌的风险分层，即 UISS Ⅰ组为低风险组，UISS Ⅱ组为中风险组，UISS Ⅲ～Ⅴ组为高风险组。

2. Leibovich 评分系统　2003 年 Leibovich 团队首次提出该评分系统，该团队对在 1970—2000 年间接受根治性肾切除术的 1 671 名散发性的局限性单侧肾透明细胞癌患者的临床特征及病例特征进行分析（表 2-12-26）。纳入研究的临床特征包括年龄、性别、吸烟史、近期发作的血压升高、一般状况及主要症状，病理特征包括手术切缘、肿瘤分期、区域淋巴结情况、肿瘤大小、核分级、肿瘤坏死、肉瘤样成分、囊性结构、多灶性发生。上述患者中位随访时间为 5.4 年，其中 479 例患者在肾切除术后平均 1.3 年发生转移。1 年、3 年、5 年、7 年、10 年无转移生存率分别为 86.9%、77.8%、74.1%、70.8%、67.1%。多因素分析显示，肿瘤分期、区域淋巴结状况、肿瘤大小、核分级和肿瘤坏死与转移有关（$P<0.001$）。根据统计学结果，研究团队提出 Leibovich 评分系统。根据患者在接受根治性肾切除术后转移的情况，可将患者分为基于 Leibovich 评分的 3 组人群：评分 0～2 分为低风险组，3～5 分为中等风险，6 分及以上为高风险。随访信息显示，术后发生肿瘤转移的患者中，43 例低风险组患者平均疾病进展时间为 7.4 年，187 例中等风险患

者平均疾病进展时间为 4.0 年，249 例高风险患者平均疾病进展时间为 1.7 年。随访期间评分为 0、1 和 2 的患者未达到中位生存期，评分为 3、4、5、6、7、8 分的患者中位生存期分别为 20.5 年、19.9 年、12.1 年、2.2 年、1.5 年、0.5 年。低风险组的患者在随访期间没有达到无转移中位生存期，中等风险组及高风险组患者的中位无转移生存期分别为 19.9 年和 1.4 年。

表 2-12-26 Leibovich 评分系统（2003）

临床及病理特征	分数
原发肿瘤 T 分期	
pT1a	0
pT1b	2
pT2	3
pT3a	4
pT3b	4
pT3c	4
pT4	4
区域淋巴结情况	
pNx	0
pN0	0
pN1	2
pN2	2
肿瘤大小（cm）	
＜10	0
≥10	1
核分级	
1	0
2	0
3	1
4	3
存在肿瘤坏死	
否	0
是	1

但 2003 年版 Leibovich 评分系统存在其局限性，该评分仅针对于透明细胞癌，预后时间仅为出现转移；且使用 AJCC 2002 版 TNM 分期，尤其当存在肾上腺侵犯时预后评估准确性存疑。该团队于 2018 年发布第 2 版 Leibovich 评分系统（表 2-12-27）。研究团队纳入 1980—2010 年的 3 633 名因肾癌行根治性肾切除术的患者，其中透明细胞癌患者 2 726 例，乳头状细胞癌患者 607 例，嫌色细胞癌患者 222 例。研究团队为每个组织学亚型生成各自的无进展生存及肿瘤特异性生存模型，病理分期基于 2010 年 AJCC 肾癌 TNM 分期制定。透明细胞癌患者中位随访时间为 9.9 年，862 例患者进展；1 554 例患者死亡，其中 635 例死于肾细胞癌。透明细胞癌患者 5 年、10 年、15 年无进展生存率分别为 74%、67%、60%，5 年、10 年、15 年肿瘤特异性生存 84%、76%、70%。在多变量分析中，与进展时间相关的特征包括全身症状、肿瘤分级、凝固性坏死、肉瘤样分化、肿瘤大小、脂肪浸润、癌栓水平、是否肾外侵犯以及是否有区域淋巴结受累。同时团队以相似方法分析了肿瘤特异性生存的相关因素，并对肿瘤进展及肿瘤特异性生存构建预测模型。

（二）转移性肾癌预后评分系统

1999 年，Motzer 等发表了 MSKCC 预后模型的第 1 版（表 2-12-28），该模型根据 1975—1996 年在该中心 24 项临床试验中接受治疗的 670 名Ⅳ期肾癌患者的治疗前临床特征及生存资料开发。研究发现，较差的卡氏评分（＜80%）、未行肾切除术、高血清乳酸脱氢酶（LDH 大于正常范围上限的 1.5 倍）、低血红蛋白（低于正常范围下限）和高血清

表 2-12-27　Leibovich 评分系统（2018）

临床病理特征	肿瘤进展评分	肿瘤特异性死亡评分
手术年龄（岁）		
<60		0
>60		1
ECOG 评分		
0		0
>1		2
全身症状		
无	0	0
有	1	1
肾上腺切除		
否		0
是		1
手术切缘		
阴性		0
阳性		1
肿瘤分级		
1	0	0
2	2	2
3	3	3
4	3	4
凝固性坏死		
否	0	0
是	2	2
肉瘤样分化		
否	0	0
是	2	
肿瘤大小（cm）		
≤4	0	0
>4 且≤7	3	4
>7 且≤10	4	4
>10	4	5
肾周 / 肾窦脂肪侵犯		
否	0	0
是	1	2
瘤栓		
无	0	0
0 级	1	0

续表

临床病理特征	肿瘤进展评分	肿瘤特异性死亡评分
Ⅰ~Ⅳ级	2	1
肾外侵犯		
无	0	
有	2	
淋巴结侵犯		
未切除淋巴结	2	0
无	2	0
有	2	2

表 2-12-28 MSKCC 晚期肾癌预后模型

预后因素	预后分层
血清乳酸脱氢酶 > 正常值上限 1.5 倍	低风险：无不良预后因素
血红蛋白 < 正常值下限	中风险：1~2 项不良预后因素
血清矫正钙 >10 mg/dL	高风险：3 项及以上不良以后因素
未行肾切除术	
卡氏评分 < 80%	

校正钙（>10 mg/dL）与较短的生存期相关。研究人员根据存在上述不良预后因素的数量将患者分为三个风险组：低风险组（无上述因素）、中风险组（1~2 个因素）和高风险组（3~5 个因素），中位总生存期分别为 20、10、4 个月，1 年生存率分别为 71%、42%、12%，2 年生存率分别为 45%、17%、3%，3 年生存率分别为 31%、7%、0%。为减少异质性，该研究团队于 2002 年开发了针对接受 IFN-α 治疗的患者预后模型，在改良模型中，影响因素“肾切除术”被替代为“从诊断肾癌到使用 IFN-α 治疗的时间”（是否超过 12 个月）。在接下来的 10 年里，2002 年版 MSKCC 模型成为所有主要的获批靶向药物注册的Ⅲ期临床试验标准分层工具。

MSKCC 模型是在晚期肾细胞癌的细胞因子治疗时代发展起来的，随着晚期肾癌治疗进入靶向治疗时代，研究人员开始从使用靶向治疗的前瞻性临床试验或登记数据中建立预后模型。Heng 等人使用 IMDC 的数据提出 6 个预后因素，其中 4 个（卡氏评分、从诊断肾癌到系统治疗的时间、血红蛋白、血清校正钙）已经包括在 2002 年版 MSKCC 模型中，去掉乳酸脱氢酶（LDH），同时增加中性粒细胞和血小板计数作为新的变量。与 MSKCC 模型相似，研究团队提出的分组方案为：有利（0 个因素）组、中等（1~2 个因素）和预后较差（3~6 个因素）组，各组患者 2 年总生存率分别为 75%，53%，7%。

（三）基于分子标记的预后模型

由于通过增加更多常规的临床因素来进一步改进传统的预后模型的空间有限，研究者开始使用分子标志物进一步增强肾癌预后模型的准确性。但利用基因组、转录组和蛋白质组特征评估预后的方法仍处于早期阶段。分子标志物的研究面临多重挑战，包括样本质量、临床资料完整性、肿瘤异质性、缺乏验证研究。另外，大量分子标志物的高通量检测在临床的实际应用受到技术、成本等多重限制。随着相关研究的不断进展，分子标志物在未来仍然可能成为肾癌预后模型中的重要因素，为肾癌患者的治疗提供更加精准的指导。

Motzer 团队认为其开发的 MSKCC 预后评估模型在实际使用中仅考虑到临床及实验室指标，多数患者评估为中风险，遂对与肾癌预后相关的 BAP1、PBRM1、SETD2、KDM5C、TP53、TERT 基因在接受靶向治疗的晚期肾癌患者中的突变情况进行研究。研究团队发现，PBRM1、BAP1、TP53 突变情况与晚期肾癌患者预后相关，将 BAP1 或 TP53 突变、PBRM1 突变作为两个不良预后因素加入 MSKCC 预后评估模型，并将原 MSKCC 预后评估模型的中风险组（1～2 个不良预后因素）分解为 Good Risk Group（1 个不良预后因素）及 Intermediate Risk Group（2 个不良预后因素）。Good Risk Group 患者未达到中位总生存期，Intermediate Risk Group 患者中位总生存期为 30.6 个月。

Brannon 等人通过对基因表达微阵列数据的无监督一致性聚类对肾透明细胞癌进行分层，并在训练集中识别出两种不同的亚型，即透明细胞 A 型（CCA）和 B 型（CCB）。在 177 个肿瘤的验证队列中，与 CCB 相比，CCA 患者的疾病特异性生存率有所提高。该研究团队进一步开发了一种用于对肾透明细胞癌进行分类的 34 基因分类器（ClearCode34）。研究团队将该分类器应用于来自癌症基因组图谱的 380 个样本和 157 个甲醛液固定样本的 RNA 测序数据，结果显示，ClearCode34 预后评估效能优于 UISS 和 SSIGN 评分。

Rini 等对 942 例Ⅰ～Ⅲ期肾透明细胞癌患者的 732 个基因表达情况进行分析，在与无复发生存相关的 516 个基因中选出 16 个基因纳入肿瘤复发评分。在一项独立的验证队列中，该评分与肾癌患者 5 年复发风险及癌症特异性生存相关。

六、组学研究

（一）基因组学

经过数十年的研究，研究者发现肾细胞癌并非单一疾病，而是由一系列不同的疾病组成，不同亚型的肾癌具有不同的临床及组织学特点、遗传学特点及分子改变，以及对治疗存在不同的反应。肾细胞癌的亚型主要包括肾透明细胞癌、乳头状肾细胞癌、肾嫌色细胞癌等，以下将按照不同肾癌类型对基因组学研究进行阐述。

关于肾透明细胞癌的基因组学研究中，研究最多的是 VHL 基因以及位于 3 号染色体短臂中与 VHL 非常接近的染色质重塑基因。VHL 综合征是一种由 VHL 突变引起的罕见常染色体显性遗传疾病，对包括肾细胞癌在内的多种癌症类型具有易感性。肾透明细胞癌发病起源于染色体碎裂，该过程可发生于临床诊断前数十年。该过程可导致基因重排，包括一个额外的染色体 5q 拷贝的获得和一个染色体 3p 拷贝丢失。VHL 位于染色体 3p，由于点突变或表观遗传沉默作用，其在最初的染色体碎裂发生数年后失去功能。VHL 的功能丧失导致细胞核内缺氧诱导因子（hypoxia inducible factor，HIF）的泛素化和累积，HIF 的累积可使氧传感功能丧失并导致肿瘤细胞处于假性缺氧状态。在此状态下，一些在肾细胞癌进展中起到重要作用的因子的产生会随之增加，如编码血管内皮生长因子、血小板源性生长因子和转化生长因子 α 的基因等。一项研究对 478 名肾透明细胞癌患者进行基因组分析显示，52% 的患者存在 VHL 突变，但临床结局与 VHL 突变之间的相关性较弱。该结论在其他研究中也得到了进一步证实，几乎没有证据表明 VHL 突变或高甲基化与临床病理学特征或临床结局之间存在联系。2017 年的一项 meta 分析纳入包括舒尼替尼、索拉非尼、贝伐珠单抗、阿昔替尼、培唑帕尼治疗的临床研究，结果显示，VHL 突变与总缓解率、无进展生存期、总生存期均无明显相关性。

由 PBRM1 编码的 Polybromo 1（也称为 BAF180）是 PBAF 复合物的主要成分，PBAF 复合物是哺乳动物 SWI/SNF 染色质重塑复合物，通过调节细胞增殖和分化发挥重要的肿瘤抑制作用。PBRM1 位于 3 号染色体短臂，其突变是肾透明细胞癌中第二常见的体细胞突变，占所有患者的 30%～40%。PBRM1 突变与患者临床病理特征及临床结局之间的相关性目前存在争议。一项研究报告了 176 个肾透明细胞癌组织的全基因组和外显子组测序数据，表明 PBRM1 突变状态与肿瘤分级无关。但另一项包括 185 名肾癌患者的研究显示，具有 PBRM1 突变的患者诊断为Ⅲ期肾癌的可能性更大。研究人员在 TCGA 一个 446 名肾透明细胞癌队列中进一步验证发现，PBRM1 突变与病理分期或癌症特异性生存率无关，所有病理分期的 PBRM1 突变频率相似。另一项研究发现，PBRM1 突变与更长的无复发生存期相关。但上述研究早于靶向疗法和免疫检查点抑制剂的广泛使用。2016 年，一项研究报告 31 例接受靶向治疗的转移性肾透明性细胞癌患者的基因组分析，该队列中 PBRM1 突变的频率为 47.7%，高于先前研究中主要包括局限性 RCC 患者的突变频率。研究发现，PBRM1 突变与对靶向治疗的反应相关，反应持续时间大于 21 个月的患者 PBRM1 突变频率高于反应较短的患者。另外，研究人员发现 PBRM1 突变与更好的抗 VEGF 靶向治疗效果相关，但与 mTOR 抑制剂治疗反应没有明确关系。这项研究首次提出了 PBRM1 突变对抗 VEGF 靶向治疗的预测价值。RECORD-3 Ⅲ期临床试验对接受舒尼替尼及依维莫司作为一线治疗的转移性肾透明细胞癌患者进行研究发现，接受依维莫司治疗的患者中，PBRM1 突变者的 PFS 延长；但在接受舒尼替尼治疗的患者中未观察到这种关联。一项针对 305 名转移性肾细胞癌患者的研究发现，PBRM1 突变与血管生成相关基因高表达相关，具有 PBRM1 突变的患者中，舒尼替尼组及阿替利珠单抗－贝伐珠单抗联合组的 PFS 均显著长于单用阿替利珠单抗组；在接受舒尼替尼治疗的患者中，与无 PBRM1 突变的患者相比，PBRM1 突变患者的进展率降低了 62%。目前仍需更大样本量的针对 PBRM1 突变的临床研究，进一步明确其对于靶向治疗及免疫治疗效果评估的价值。

BAP1 是一种可抑制细胞增殖的染色质调节剂，其同样位于 3 号染色体短臂。肾透明细胞癌中 BAP1 的突变频率范围为 5% ~ 16%。BAP1 突变与诊断时发现转移、高 Fuhrman 分级、肿瘤坏死有关。在一项针对 1 479 例肾透明细胞癌患者的研究中，BAP1 阴性肿瘤患者因肾癌死亡的风险显著高于 BAP1 阳性肿瘤患者。同样，MSKCC 队列 183 例患者及 TCGA 队列 421 例患者肿瘤组织全基因组测序表明，BAP1 突变的肿瘤与较短的总生存期显著相关。

组蛋白 – 赖氨酸 N– 甲基转移酶 SETD2 可在染色质调节中发挥作用，位于染色体 3p。TCGA 队列中局限性肾癌 SETD2 突变频率为 13%，而转移性肾透明细胞癌患者的研究中，该频率增加到 30% 以上。研究表明，多数 SETD2 突变存在于肿瘤细胞亚群中，因此 SETD2 突变状态可能在同一个样本中存在异质性。对 TCGA 队列中 421 名患者的分析表明，携带 SETD2 突变的肿瘤更容易复发，具有 SETD2 突变的患者癌症特异性生存也低于无 SETD2 突变患者。

（二）转录组学

转录组学是基因组学与具体表型之间的重要桥梁，与基因组学相比，转录组学的研究结果更贴近肿瘤细胞实际特征，以下将对肾癌转录组学研究进行汇总。Rini 等提取 942 例因肾透明细胞癌行肾切除术患者组织样本 RNA 并进行反转录分析发现其中 516 个基因与无复发生存期相关，经过统计学分析，研究人员筛选出可用于复发预测评分的 16 个基因（APOLD1、EDNRB、NOS3、PPRAP2B、EIF–4EBBP1、TUBB2A、LMNB1、CEACAM1、CX3CL1、CCL5、IL6、AAMP、ARF1、ATP5E、GPX1、RPLP1）。Parasramka 等对低危肾透明细胞癌患者进行研究，根据是否复发或因肾癌死亡将上述患者分为两组并进行 RNA 测序，结果发现 92 个基因存在差异表达。研究人员对前 50 个基因集中进行验证，发现组间仍有 10 个基因（TPX2、ANLN、TOP2A、IL20RB、CCNB1、KIF18A、PTTG1、CENPF、BUB1、ASPM）存在差异表达，这项研究表明，转录组学数据对低危肾癌预后可能存在重要的预测能力。Wang 等利用 TCGA 数据库肾透明细胞癌患者 RNA 测序结果，对差异表达的 2 370 个基因进行生物信息学分析发现并验证了 15 个可预测肾透明细胞癌预后的基因（AURKB、BIRC5、BUB1、CEP55、FOXM1、KIF20A、KIF4A、NCAPG、NUF2、PLK1、PTTG1、RRM2、SKA1、TPX2、UBE2C）。一项研究对接受一线舒尼替尼（$n = 212$）或培唑帕尼（$n = 197$）治疗的肾癌患者转录组学测序数据进行分析，并将其分为与治疗反应和生存相关的 4 个分子亚群，为靶向治疗的疗效预测及精准治疗提供了理论依据。

（三）蛋白质组学

转录组学数据是基因表达的良好预测指标，但最终的蛋白质水平和功能在转录后阶段仍受到其他因素影响，如 mRNA 转运和稳定性以及蛋白质翻译、降解和翻译后修饰。临床蛋白质组学肿瘤分析协会（CPTAC）一项研究通过对肾透明细胞癌及正常肾组织进行蛋白质组学分析发现，蛋白质的稳态水平与各自的mRNA之间存在良好的相关性。在肾透明细胞癌组织中，74%的mRNA-蛋白对和正常肾组织中52%的mRNA-蛋白对存在Spearman正相关。然而，在肾透明细胞癌中，部分基因的mRNA-蛋白对相关性被打破，如编码线粒体电子传递链复合物亚基的基因以及核糖体和剪接相关基因。肿瘤中mRNA-蛋白质相关性的改变还受到肿瘤分级、14号染色体缺失或BAP1突变的影响。通过主成分分析和层次聚类对已识别蛋白质的丰度进行可视化显示发现，共820种蛋白质存在显著的差异表达，肾透明细胞癌组织中565种蛋白质下调，255种上调。富集分析显示，免疫反应、EMT、缺氧、糖酵解、mTOR等多种信号通路相关蛋白在肿瘤中上调，而TCA循环、脂肪酸代谢、氧化磷酸化相关蛋白下调。而既往研究已证明，肾透明细胞癌中糖酵解和氧化磷酸化对应的mRNA水平存在非线性相关性，这也说明Warburg效应并未在转录水平上完全与表型匹配。上述研究进一步表明，蛋白质组学研究的重要性，即转录组学并不能完全准确地揭示细胞的表型，需要蛋白质组学的进一步证实。

（四）代谢组学

在正常细胞中，葡萄糖是丙酮酸的主要来源，它在正常氧条件下为三羧酸循环提供能量。在缺氧条件下，正常细胞主要能量来源转为糖酵解。但无论氧水平如何，癌细胞主要通过糖酵解供能，这种特殊的代谢改变称为Warburg效应。HIF-1α水平升高可诱导乳酸脱氢酶生成，该酶可催化丙酮酸转化为乳酸。尽管该代谢改变并非体现在所有癌症类型中，但研究表明肾透明细胞癌遵循经典的Warburg效应。肾透明细胞癌的代谢重编程多数与VHL突变相关，VHL功能的丧失导致HIF累积，HIF可诱导丙酮酸脱氢酶激酶的表达，其磷酸化可抑制丙酮酸转化为乙酰辅酶A，对三羧酸循环产生影响。研究在肾透明细胞癌中发现丙酮酸羧化酶的表达降低，该酶可将丙酮酸转化为草酰乙酸，是丙酮酸进入三羧酸循环的另一种方式；然而，柠檬酸盐、乌头酸盐和琥珀酸盐的含量增加，苹果酸盐和富马酸盐的含量有所下降。代谢组学、蛋白质组学、转录组学研究表明，肾透明细胞癌细胞和组织中糖酵解代谢物及相关酶的水平增加，包括磷酸甘油酸激酶、己糖激酶、丙酮酸激酶2和LDH-A，意味着葡萄糖更多利用于糖酵解过程，而非三羧酸循环。

与正常肾组织相比，肾透明细胞癌中参与氧化磷酸化和线粒体电子传递链的蛋白质表达总体降低。但多项研究支持这种改变为代谢重新编程而非单纯抑制呼吸链活动。HIF1α诱导呼吸链复合物Ⅰ的亚基NDUFA4L2和复合物Ⅳ的亚基COX4-2的表达，同时支持其旁系同源物COX4-1的降解，以优化氧气消耗及活性氧产生过程，NDUFA4L2的高表达与肾透明细胞癌的肿瘤分期和较差的预后相关，其对肾癌预后预测及治疗方案制订可能存在潜在价值。

肾透明细胞癌代谢的一个重要方面是谷胱甘肽的生物合成和维持还原型谷胱甘肽与氧化型谷胱甘肽（GSH/GSSG）的比例以应对氧化应激。研究表明，晚期肿瘤谷胱甘肽相关代谢物含量更高，且 GSH/GSSG 更高。在人类肾透明细胞癌细胞系中，抑制谷氨酰胺酶（催化谷氨酰胺转化为谷氨酸）或从培养基中去除谷氨酰胺可导致细胞存活率下降。谷胱甘肽的生物合成需要谷氨酸，高级别肿瘤通过将谷氨酸转化为谷胱甘肽以进行谷氨酰胺代谢重编程，减弱氧化应激并促进肿瘤进展。

色氨酸是一种必需氨基酸，其三个主要的下游途径为 5- 羟色胺、吲哚乙酸及犬尿氨酸途径。大部分色氨酸通过犬尿氨酸途径进行分解代谢。色氨酸代谢过程中，色氨酸消耗可导致免疫抑制作用，且犬尿氨酸途径中可导致免疫抑制代谢物产生的增加。肾透明细胞癌组织中，色氨酸代谢产物犬尿氨酸及喹啉的水平升高。这意味着肿瘤细胞可能通过增加色氨酸利用促进免疫抑制，从而促进肿瘤生长并抑制免疫治疗疗效，但同样该机制可能成为未来提高肾癌免疫治疗反应率的方法之一。

七、临床试验

嵌合抗原受体 T 细胞（CAR-T 细胞）免疫疗法是一种新兴的免疫治疗方法，其已经在血液系统肿瘤中取得良好的疗效。CAR 由 Gross 等于 1989 年首次提出，它的基本结构包括识别胞外抗原的单链可变区片段（single chain fragment variable，scFv）、源于 CD8α 或 CD28 等序列连接胞外抗原和胞内信号肽区的跨膜结构域及激活和传递 T 细胞活化信号功能的胞内共刺激信号结构域，其中共刺激信号结构域通常由 CD28 受体家族的 CD28、可诱导共刺激分子或肿瘤坏死因子受体家族的 4-1BB、OX40、CD27 以及 CD3 ζ 等相关序列组成。目前，研究者们根据胞内共刺激序列的种类、数量以及是否经过特定的基因修饰将 CAR-T 细胞分为 1 ~ 4 代。利用基因工程的方法获得表达 CAR 分子的病毒，感染 T 细胞后即可得到 CAR -T 细胞。CAR-T 细胞进入体内后，通过其表面的单链抗体特异性识别并结合肿瘤细胞，激活下游信号通路，引起 T 细胞的增殖和活化，从而实现对肿瘤细胞的特异性杀伤。与其他治疗策略相比，CAR-T 细胞具有独特的优势，肿瘤杀伤活性强，杀伤肿瘤细胞的类型广，并且其活化不受 MHC 限制。2017 年，CD19 CAR-T 细胞获得美国 FDA 批准用于白血病和淋巴瘤的治疗。CAR-T 细胞在 B 细胞恶性肿瘤中的显著疗效使肿瘤免疫治疗领域发生了重大的变化。然而，由于实体瘤的免疫抑制性微环境和抗原异质性，CAR-T 细胞在实体瘤的治疗中效果欠佳。

（一）肾癌相关研究

肾癌相关的 CAR 免疫细胞治疗相关的基础研究得到了初步的成果，研究者制备的 CAR-T 细胞或 CAR-NK 细胞在体内外对肾癌细胞存在杀伤作用，但临床研究仍有待进一步总结与开展。现将相关研究汇总如下。

Zhang 等开发了一种针对表皮生长因子受体（epidermal growth factor receptor，EGFR）的第三代 CAR，并制备 CAR-NK92 细胞，体外试验证实 CAR-NK92 细胞对肾癌细胞存在特异性杀伤作用。CAR-NK92 细胞以 EGFR 特异性的方式杀伤 RCC 细胞，卡博替尼可增加肾癌细胞的 EGFR 表达，并降低 PD–L1 表达，增强 CAR–NK92 细胞对肾癌细胞的体外杀伤能力。此外，CAR–NK92 细胞与卡博替尼对人 RCC 异种移植模型有协同治疗作用。

另一项研究制备了针对碳酸酐酶（carbonic anhydrase，CA）Ⅸ的 CAR–NK92 细胞，可特异性识别体外培养的 CA Ⅸ阳性肾癌细胞，并释放 IFN– γ 、穿孔素和颗粒酶 B 等细胞因子。体外培养的肾癌细胞经硼替佐米处理后，CAR–NK92 细胞的杀伤作用增强。体内试验中，硼替佐米联合 CAR–NK92 细胞对 CAIX 阳性移植瘤的抑制作用比单用 CAR–NK92 细胞或单用硼替佐米更显著。Li 等构建了针对 CA Ⅸ的第二代 CAR，CAIX–CAR–T 细胞在体外对 CAIX+ 肾癌细胞具有特异杀伤效应。CAIX–CAR–T 细胞与舒尼替尼对人肾细胞癌小鼠肺转移模型存在协同治疗作用。作者认为协同作用的可能机制是：①舒尼替尼上调肿瘤细胞中 CA Ⅸ的表达；②舒尼替尼减少了肿瘤微环境中髓系来源的抑制细胞。Lamers 等对 12 例 CA Ⅸ表达阳性的转移性肾细胞癌患者进行 CA Ⅸ –CAR–T 细胞治疗，研究并未发现明显的治疗反应，且肝脏毒性明显。但该研究证实 CA Ⅸ靶向的 CAR–T 细胞在体内具有抗原特异性效应，未来存在进一步改进的可能。Mori 等制备了针对 c–Met 位点的 CAR–T 细胞，并证实 c–Met–CAR–T 细胞可诱导 CAR–T 细胞可进入肿瘤组织并抑制肿瘤生长。此外，与阿昔替尼联合使用时，CAR–T 细胞的抗肿瘤效果得到协同增强。

（二）CAR–T 细胞治疗作用靶点

用于 CAR–T 细胞治疗研究的靶点十分繁杂，包括 CD 类靶点、经典肿瘤标志物类靶点、细胞黏附分子及细胞间连接相关分子等，以下将按照靶点类型对 CAR–T 细胞在实体肿瘤中的研究进行汇总。

1. CD 类靶点　CD70 是一种糖基化跨膜蛋白，属于肿瘤坏死因子受体家族中的一员。研究发现，天然的 CD70 仅表达于极度活化的 T 细胞、B 细胞和部分成熟的 DC，因受免疫抑制作用的影响很少在肿瘤细胞中表达，但在某些恶性血液病及实体肿瘤中存在异位表达现象。研究发现，70% 的同系胶质母细胞瘤小鼠模型可表达 CD70，研究团队将 IL–8 受体修饰的 CD70 CAR–T 细胞应用于该小鼠模型的治疗，IL–8 诱导修饰后的 CAR–T 细胞向肿瘤部位迁移聚集，近 40% 的小鼠被治愈。研究者在卵巢癌及胰腺癌中也观察到类似结果，证明 CD70 作为相关靶点治疗实体肿瘤的可能性。除 CD70 外，纪念斯隆 – 凯特琳癌症中心的研究者们构建了一种 CD40 配体 CAR–T 细胞并进行相关研究，结果显示，CD40/CD40L 介导的细胞毒性和持续诱导的内源性免疫反应可引起抗原丢失以规避肿瘤的免疫逃逸机制，从而达到更好的抗肿瘤效应。

2. 生长因子、细胞因子类靶点　EGFR 是一种受体酪氨酸激酶，其异常表达可能与包括神经胶质瘤、肺癌在内的上皮来源性肿瘤相关，EGFR vⅢ是最常见的 EGFR 突变体，它仅在肿瘤组织中表达而在正常组织中极少表达。有研究者将传统的抗 EGFR 及 EGFR vⅢ CAR–T 细胞应用于相关肿瘤的小鼠模型中进行实验，发现其对肿瘤细胞可起到杀伤作用。HER2 可在多种肿瘤中过表达，且其异常激活与癌症预后密切相关。研究证实抗 HER2 CAR-T 细胞对 HER2 阳性细胞有效，但有研究显示因使用鼠源性 scFv 构建 CAR 可导致宿主产生强烈的免疫排斥反应。Sun 等尝试构建了含人源化 scFv 的 HER2 CAR-T 细胞，该 T 细胞在体内及体外对 HER2 阳性乳腺癌及卵巢癌细胞均具有较强的杀伤作用，且减少了免疫排斥反应的发生。另有学者利用来源于结肠癌患者的异种移植物模拟建立了更接近于真实患者的小鼠模型，结果发现，抗 HER2 CAR-T 细胞可有效杀伤肿瘤细胞。

3. 肿瘤相关的糖蛋白、蛋白及糖脂类靶点　间皮素是一种细胞表面糖蛋白，其在间皮瘤、胰腺癌、胃癌、卵巢癌及肺癌等癌细胞表面表达水平较高。研究人员利用信使 RNA 电穿孔技术制备了相应 CAR-T 细胞，分别以静脉和瘤内两种注射方式将其应用于晚期恶性胸膜间皮瘤及转移性胰腺癌患者中，结果显示，该 CAR-T 细胞在外周血中短暂存在，并且可有效到达原发灶和转移灶，同时诱导体液免疫应答，显示出明显的抗肿瘤活性。且其在发挥抗肿瘤效应的同时避免了 CAR-T 细胞治疗中常见的靶外毒性反应的发生，对正常组织没有明显的毒性。

磷脂酰肌醇蛋白聚糖 3（glypican3，GPC3）是一种硫酸乙酰肝素蛋白多糖，在细胞的生长、分化和迁移中起重要作用，这种蛋白多糖在正常组织中几乎不表达，而在肺癌、肝癌、黑色素瘤等肿瘤中高表达，其表达与肿瘤生长和转移相关。Li 等利用慢病毒制备了第三代抗 GPC3 CAR-T 细胞，并验证其在体内外对 GPC3 阳性肺鳞状细胞癌均具有显著的抗肿瘤效应，且 IFN-γ、IL-2、肿瘤坏死因子 -α、IL-4 及 IL-10 等细胞因子分泌增加。

双唾液酸神经节苷脂（disialoganglioside，GD2）是一种糖脂类抗原，其在包括神经母细胞瘤、胶质瘤、视神经母细胞瘤等多种肿瘤中呈特异性高表达，是理想的治疗靶点。Louis 等使用 GD2 CAR-T 细胞进行临床试验，研究纳入 19 例神经母细胞瘤患者，向患者注射 GD2-CAR 修饰的 EBV 特异性细胞毒性 T 细胞或者活化 T 细胞，结果发现输注后 6 周仍能检测到这些细胞的患者预后较好，其中 3 例患者甚至实现完全缓解。

（杨　波　方　玉　周　烨　阳青松　程　超　朱　焱　时佳子　叶华茂
肖成武　张　超　常易凡　董　凯　施晓磊　叶　宸　年新文　汪　洋
朱亚生　龚文亮　肖广安　包业炜　王安邦　顾　迪　鲍　一　甘欣欣
王　杰　皇甫钊　宋家傲　柳文强）

▶▶▶ 参考文献

［1］McDougal W S，Wein A J，Kavoussi L R，et al. Campbell-Walsh Urology. 11th ed. New York：Elsevier Health Sciences，2015.

［2］孙颖浩 . 吴阶平泌尿外科学 . 北京：人民卫生出版社，2019.

[3] 黄健.中国泌尿外科和男科疾病诊断治疗指南（2019版）.北京：科学出版社，2020.

[4] Hunt JD，van der Hel OL，McMillan GP，et al.Renal cell carcinoma in relation to cigarette smoking：meta-analysis of 24 studies. Int J Cancer，2005，114（1）：101–108.

[5] Chow WH，Dong LM，Devesa SS. Epidemiology and risk factors for kidney cancer. Nat Rev Urol，2010，7（5）：245–257.

[6] Clague J，Lin J，Cassidy A，et al. Family history and risk of renal cell carcinoma：results from a case-control study and systematic meta–analysis. Cancer Epidemiol Biomarkers Prev，2009，18（3）：801–807.

[7] Semenza JC，Ziogas A，Largent J，et al. Gene–environment interactions in renal cell carcinoma. Am J Epidemiol，2001，153（9）：851–859.

[8] Jonasch E，Walker CL，Rathmell WK. Clear cell renal cell carcinoma ontogeny and mechanisms of lethality. Nat Rev Nephrol，2021，17（4）：245–261.

[9] Decastro GJ，McKiernan JM. Epidemiology，clinical staging，and presentation of renal cell carcinoma. Urol Clin North Am，2008，（35）：581–592.

[10] Tsili AC，Andriotis E. The role of imaging in the management of renal masses. Eur J Radiol，2021，（141）：109777.

[11] Kaur R，Juneja M，Mandal AK. An overview of non–invasive imaging modalities for diagnosis of solid and cystic renal lesions. Med Biol Eng Comput，2020，58（1）：1–24.

[12] 张岐山，郭应禄.泌尿系超声诊断治疗学.北京：科学技术文献出版社，2001.

[13] Lopes Vendrami C，Parada Villavicencio C，DeJulio TJ，et al. Differentiation of Solid Renal Tumors with Multiparametric MR Imaging. Radiographics Nov–Dec，2017，37（7）：2026–2042.

[14] Nicole Curci，Elaine M Caoili. The Current Role of Biopsy in the Diagnosis of Renal Tumors. Semin Ultrasound CT MR，2017，38（1）：72–77.

[15] 中国抗癌协会泌尿男生殖系统肿瘤专业委员会.肾癌骨转移临床诊疗专家共识（2021版）.中华肿瘤杂志，2021，43（10）：1007–1015.

[16] Klinkhammer BM，Lammers T，Mottaghy FM，et al. Non–invasive molecular imaging of kidney diseases. Nature reviews. Nephrology，2021，17（10），688–703.

[17] Lindenberg L，Mena E，Choyke PL，et al. PET imaging in renal cancer. Current opinion in oncology，2019，31（3）：216–221.

[18] 朱虹静，董爱生，左长京.放射性核素显像在肾肿瘤诊断中的应用.国际放射医学核医学杂志，2021，45（1）：41–46.

[19] James D.Brierley，Mary K，Gospodarowicz，et al. UNION FOR INTERNATIONAL CANCER CONTROL（UICC）.TNM classification of malignant tumours.8th ed.New York：John Wiley & Sons，Ltd，2017.

[20] Trpkov K，Grignon DJ，Bonsib SM，et al. Handling and staging of renal cell carcinoma. The

International Society of Urological Pathology（ISUP）Consensus Conference recommendations. Am J Surg Pathol，2013，37：1505–1517.

[21] Humphrey PA，Moch H，Reuter VE，et al. World Health Organisation（WHO）Classification of tumours. Pathology and genetics of the urinary system and male genital organs. Lyon：IARC Press，2016.

[22] 中华医学会病理学分会泌尿与男性生殖系统疾病病理专家组 . 肾细胞癌分子病理研究进展及检测专家共识（2020 版）. 中华病理学杂志，2020，（49）：1232–1241.

[23] Cancer Genome Atlas Research Network. Comprehensive molecular characterization of clear cell renal cell carcinoma. Nature，2013，499（7456）：43–49.

[24] Holland JM. Natural history and staging of renal cell carcinoma. CA Cancer J Clin，1975，25（3）：121–133.

[25] 王林辉，杨波，倪伟平，等 . 小肾癌自然病程的相关风险因素研究 . 中华泌尿外科杂志，2007，28（8）：3.

[26] McAlpine K，Finelli A. Natural history of untreated kidney cancer. World J Urol，2021，39（8）：2825–2829.

[27] Motzer RJ，Jonasch E，Agarwal N，et al. Kidney Cancer，Version 3.2022，NCCN Clinical Practice Guidelines in Oncology. J Natl Compr Canc Netw，2022，20（1）：71–90.

[28] Rodriguez Faba O，Akdogan B，Marszalek M，et al. Current Status of Focal Cryoablation for Small Renal Masses. Urology，2016，（90）：9–15.

[29] 徐斌，宋尚卿，吴震杰等 . 肾癌冷冻消融术 64 例经验总结 . 中华泌尿外科杂志，2018，39（06）：422–427.

[30] Marberger M，Schatzl G，Cranston D，et al. Extracorporeal ablation of renal tumors with high intensity focused ultrasound. BJU Int，2005，（95）：52–55.

[31] Yu J，Liang P. Status and advancement of microwave ablation in China. Int J Hyperthermia，2017，33（3）：278–287.

[32] Krieger JR，Lee FT，Jr McCormick T，et al. Microwave Ablation of Renal Cell Carcinoma. J Endourol，2021，35（S2）：S33–S37.

[33] 中国临床肿瘤学会指南工作委员会 . 中国临床肿瘤学会（CSCO）肾癌诊疗指南 . 2021 版 . 北京：人民卫生出版社，2021.

[34] 中国抗癌协会泌尿男生殖系肿瘤专业委员会肾癌学组 . 高危非转移性肾癌术后辅助治疗中国专家共识（2020）. 临床泌尿外科杂志，2021，36（04）：251–258.

[35] Westerman ME，Shapiro DD，Wood CG，et al. Neoadjuvant Therapy for Locally Advanced Renal Cell Carcinoma. Urol Clin North Am，2020，47（3）：329–343.

[36] Chapin BF，Delacroix SE Jr，Culp SH，et al. Safety of presurgical targeted therapy in the setting of metastatic renal cell carcinoma. Eur Urol，2011，60（5）：964–971.

[37] Martini A, Fallara G, Pellegrino F, et al. Neoadjuvant and adjuvant immunotherapy in renal cell carcinoma. World J Urol, 2021, 39 (5): 1369–1376.

[38] McKay RR, Bossé D, Choueiri TK. Evolving Systemic Treatment Landscape for Patients With Advanced Renal Cell Carcinoma.J Clin Oncol, 2018, JCO2018790253.

[39] Drake CG, Stein MN. The Immunobiology of Kidney Cancer. J Clin Oncol, 2018, JCO2018792648.

[40] Braun DA, Bakouny Z, Hirsch L, et al. Beyond conventional immune-checkpoint inhibition – novel immunotherapies for renal cell carcinoma. Nat Rev Clin Oncol, 2021, 18 (4): 199–214.

[41] Xu W, Atkins MB, McDermott DF, et al. Checkpoint inhibitor immunotherapy in kidney cancer. Nat Rev Urol, 2020, 17 (3): 137–150.

[42] Campbell S C, Clark P E, Chang S S, et al. Renal Mass and Localized Renal Cancer: Evaluation, Management, and Follow–Up: AUA Guideline: Part Ⅰ. J Urol, 2021, 206 (2): 199–208.

[43] Campbell S C, Uzzo R G, Karam J A, et al. Renal Mass and Localized Renal Cancer: Evaluation, Management, and Follow–up: AUA Guideline: Part Ⅱ. J Urol, 2021, 206 (2): 209–218.

[44] Ljungberg B, Albiges L, Abu–Ghanem Y, et al. European Association of Urology Guidelines on Renal Cell Carcinoma: The 2019 Update. Eur Urol, 2019, 75 (5): 799–810.

第十三章 其他类型肾细胞癌

肾细胞癌（renal cell carcinoma，RCC）是最常见的恶性肾脏肿瘤，约占肾脏恶性肿瘤总患者的 85%。除了占 75% 以上的肾透明细胞癌之外，其他类型肾细胞癌主要包括乳头状肾细胞癌（15%）、肾嫌色细胞癌（5%）、集合管癌（1%）、肾髓质癌（＜1%）等。尽管这些肾细胞癌亚型的发病机制、组织学表现、临床进展和结果不同，但是在临床实践中它们统统归入“非透明细胞肾细胞癌（non-clear cell renal cell carcinoma）”。这样分类的主要原因是，相比常见肾透明细胞癌，非透明细胞肾癌的发病率低、有效治疗策略少，下面将分别介绍多种非透明细胞肾癌。

第一节 低度恶性潜能的多囊性肾肿瘤

低度恶性潜能的多囊性肾肿瘤（multilocular cystic renal neoplasm of low malignant potential），早先被定义为多房囊性肾透明细胞癌，后经证实为一种较罕见的，发病率不足肾脏肿瘤的 1%。该肿瘤从形态学上很难与低级别透明细胞肾细胞癌相鉴别，但迄今为止未发现复发和转移的病例。其主要发病年龄为中年，绝大多数患者表现为无明显症状，多为体检偶然发现。影像学上 CT 表现常为囊性低密度影内部伴有分隔囊腔，常为 Bosniak Ⅱ ~ Ⅲ级。术前易误诊为含囊性坏死灶的肾细胞癌，保留肾单位手术为主要治疗方式。

一、流行病学和病因学

（一）流行病学

低度恶性潜能的多囊性肾肿瘤最初由 Lewis 等人于 1982 年描述，当时称为多房囊性肾细胞癌。2004 年，世界卫生组织（WHO）肾肿瘤组织学分类建议将多房囊性肾细胞癌重新命名为低度恶性潜能的多囊性肾肿瘤。近来研究发现，低度恶性潜能的多囊性肾肿瘤具有与透明细胞肾细胞癌相似的遗传特征和组织病理学特征，但具有完全不同的预后特征，迄今为止没有关于该疾病进展或转移的报道。2016 年 WHO 分类将低度恶性潜能的多囊性肾肿瘤定义为完全由多个囊肿组成的肿瘤，其内包含小群非扩张性生长的沿囊肿分隔分布的透明细胞，在形态上与低级别肾透明细胞癌无法区分。总体发病率上，中年为高发年龄阶段，男女发病比例为（1.2～2.1）：1，患肾均为单侧单发，无偏极倾向。

（二）病因学

低度恶性潜能的多囊性肾肿瘤存在染色体异常，最常见的变异是 3 号染色体异常，在高达 74% 的低度恶性潜能的多囊性肾肿瘤中发现了染色体 3p 缺失。而 25% 的恶性潜能的多囊性肾肿瘤病例中描述了 Von Hippel–Lindau（VHL）基因突变。这与肾透明细胞癌的基因突变几乎是类似的，证实了两者遗传相关性的概念。

低度恶性潜能的多囊性肾肿瘤瘤体多由立方形透明细胞及扁平状上皮细胞组成；纤维分隔内含凝集的上皮细胞及透明胞质，罕见远处转移，一旦发生需警惕误诊可能。

二、临床表现

低度恶性潜能的多囊性肾肿瘤患者通常无临床症状，少数病例可有轻微腰痛，偶尔可扪及腰腹部肿块，部分病例可有镜下或肉眼血尿。

三、影像学

（一）B 超

B 超对低度恶性潜能的多囊性肾肿瘤的诊断具有一定的筛查作用，但其诊断价值有限。低度恶性潜能的多囊性肾肿瘤在 B 超下多表现为肾脏囊性占位，大多数囊内可见数条分隔光带，部分囊内探及液性暗区或低回声区，部分囊内间隔探及数个点簇状强回声斑，部分后方伴声影（图 2–13–1）。

（二）CT

CT 作为低度恶性潜能的多囊性肾肿瘤的首选检查，可提供关键的诊断线索。CT 平扫（17～50 HU）显示为边界清楚的多房囊实性占位，肿块多呈圆形或类圆形，边界清楚，呈膨胀性生长，周围肾组织示压迫性改变，肿瘤实性成分相对较少，囊腔内表现为液性密度；CT 增强扫描（25～140 HU）可见病灶内有多条分隔且分隔交叉分布，囊壁及囊内分隔厚度不均匀，可见实性成分且明显强化（图 2–13–2）。

Bosniak 分类（Ⅰ、Ⅱ、ⅡF、Ⅲ和Ⅳ）被用为在 CT 上定义肾脏囊性肿瘤的标准。根据 Bosniak 的标准，呈囊性变的低度恶性潜能的多囊性肾肿瘤在 CT 影像上多表现为 Bosniak Ⅱ、ⅡF 或Ⅲ级。在 CT 成像显示 Bosniak 分级不确定的情况下，也可以考虑应用具有更高精度和更好隔膜内部结构可视化的 MRI 显像提高诊断准确性。

低度恶性潜能的多囊性肾肿瘤与肾囊肿在发生部位，囊内密度是否均匀，集合系统是否受压，囊内或分隔是否伴有钙化以及钙化形态是否规则上都无法明确分辨。要区分最终确诊主要依靠病理检查。

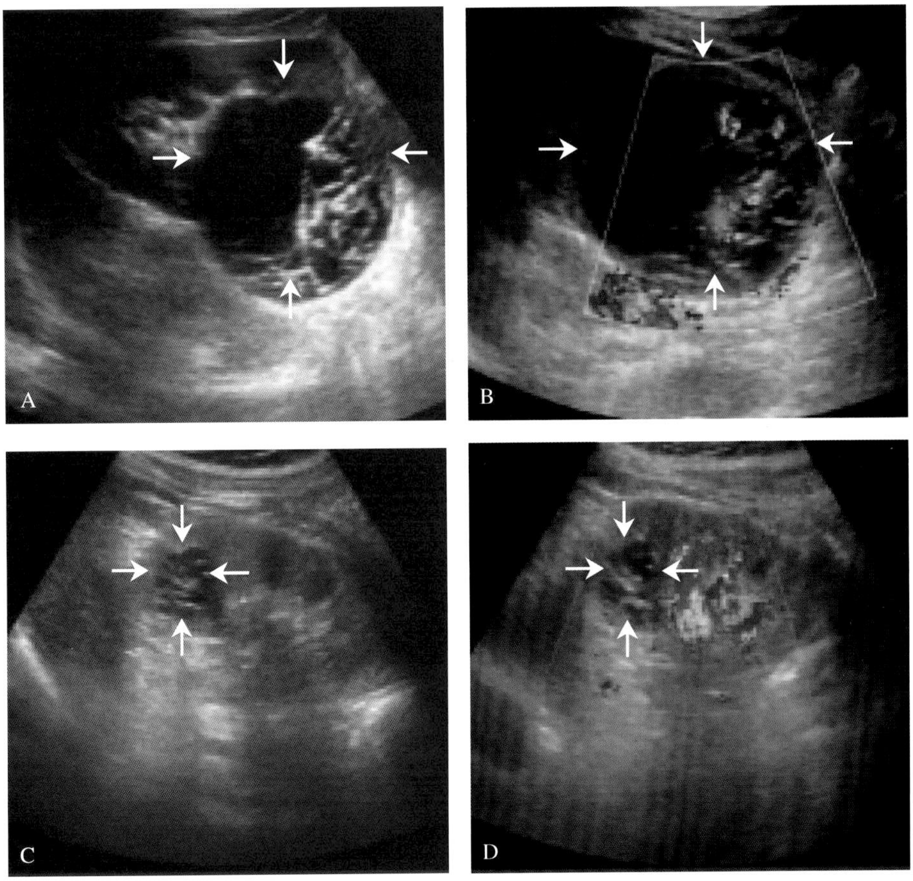

图 2-13-1　低度恶性潜能的多囊性肾肿瘤 B 超影像

A 和 B 为 20 岁男性，左侧为低度恶性潜能的多囊性肾肿瘤；

C 和 D 为 73 岁男性，左侧为低度恶性潜能的多囊性肾肿瘤

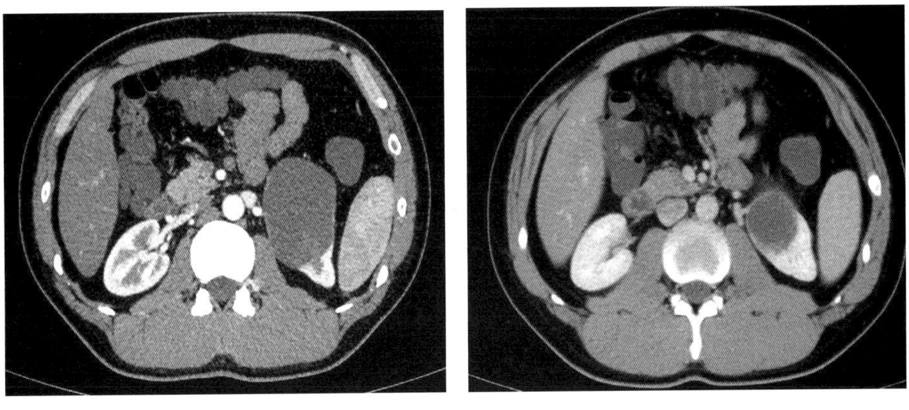

图 2-13-2　低度恶性潜能的多囊性肾肿瘤增强 CT 影像

（三）磁共振

相对于 CT，MRI 在内部结构成像中具有明显的优势，可以更精确地成像隔膜，尤其是脂肪抑制 T_2WI 图像有利于显示低度恶性潜能的多囊性肾肿瘤的囊壁及囊内分隔。肿瘤

一般呈3房以上囊性多房，少部分甚至呈蜂窝状，较小肿瘤为圆形或椭圆形，轮廓较光整，较大肿瘤可呈分叶状。肿瘤囊壁由外周纤维成分为主的假包膜及内壁少量的肿瘤细胞构成，增强多呈中度延迟强化，早期明显弱于邻近正常强化的肾皮质而呈相对低信号（图2–13–3）。

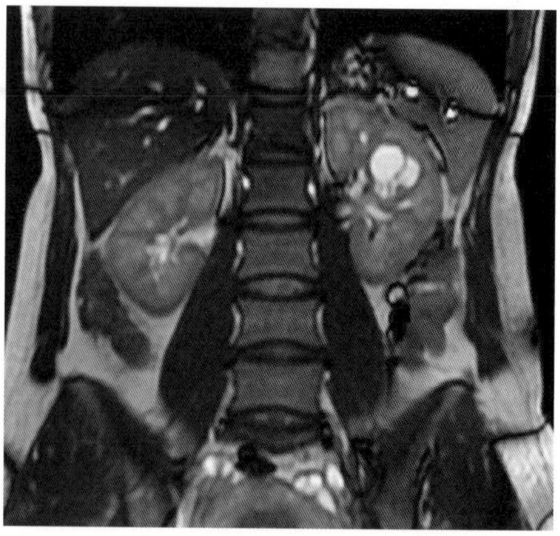

图2–13–3 低度恶性潜能的多囊性肾肿瘤MRI影像

（四）影像学鉴别诊断

低度恶性潜能的多囊性肾肿瘤需与单纯/复杂肾囊肿进行鉴别，两者均为囊性结构，在形态学等方面具有一定的相似之处。要区分低度恶性潜能的多囊性肾肿瘤与肾囊肿，可以从两者的囊壁及间隔厚度，是否存在强化的高密度病灶、强化的达峰强度、Bosniak分级上来进行鉴别诊断（图2–13–4），但最终确诊主要依靠病理检查。

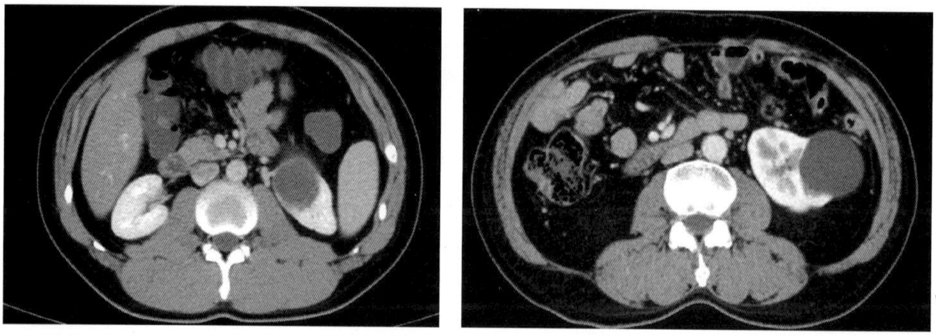

图2–13–4 低度恶性潜能的多囊性肾肿瘤（左）与肾囊肿（右）的CT影像对比

四、病理学

（一）大体和HE染色

肿瘤界清，直径大小不一，为1～7 cm；切面呈多房囊性，内含淡黄色或血性液体，囊壁光滑，无结节及乳头样物。少数囊肿内可见多层肿瘤细胞，胞质呈颗粒状，囊内形成小乳头。最重要的病理诊断标准是：几乎所有病例的纤维分隔内均可见清晰的囊壁排列的肿瘤细胞簇，且肿瘤细胞不具有扩张性生长模式。周边肾组织灰红色，质中。低倍镜下，肿瘤由大小不等互不相通的囊腔组成，囊内见嗜酸性液体，其间可见红细胞渗出，多数囊腔内衬单层上皮细胞，部分可见复层上皮。高倍镜下，衬覆细胞呈上皮样多角形、圆形或卵圆形，胞质丰富、透亮，核小圆形，核仁不明显，少数可见小核仁，未见病理性核分裂象（图2–13–5）。

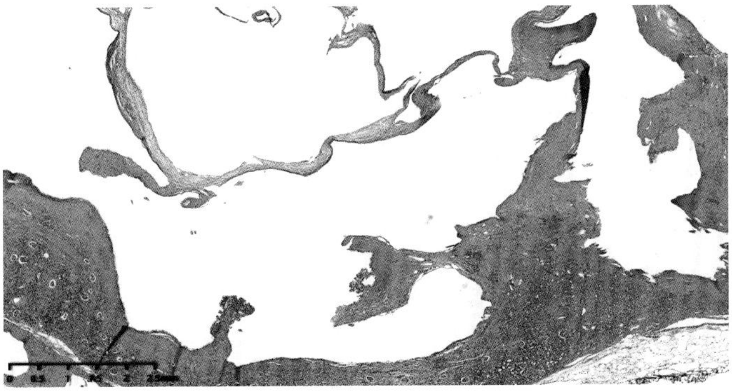

图 2-13-5　低度恶性潜能的多囊性肾肿瘤在低倍镜下 HE 染色表现

（二）免疫组织化学染色

透明细胞肾细胞癌常见的分子标记，如 PAX2、PAX8 和碳酸酐酶Ⅸ（CAⅨ）在低度恶性潜能的多囊性肾肿瘤的肿瘤细胞均可呈阳性。在更广泛的免疫组织化学组中，低度恶性潜能的多囊性肾肿瘤通常在 α- 甲基酰基辅酶 A- 消旋酶、孕酮和雌激素受体中呈阴性。在 EMA、CAM5.2 和 CK7 中证明了强免疫反应性。

五、治疗

低度恶性潜能的多囊性肾肿瘤是一种预后良好的肾脏囊性病变，复发风险低，如果临床可行，首选微创手术（即机器人手术和腹腔镜检查），重点是保留肾单位的手术。肿瘤较大者可采用根治性肾切除术。

六、预后和随访

低度恶性潜能的多囊性肾肿瘤虽然是恶性肿瘤，但其是一种预后良好的肾脏囊性病变，预后较好，绝大多数病例在长期随访中未观察到复发或转移。随访建议前 2 年每 6 个月进行一次 CT 扫描，然后每年进行一次影像学检查。

七、基础和转化研究

从检查来说，CT 是首选的金标准检查。从分子遗传学角度，低度恶性潜能的多囊性肾肿瘤有与肾透明细胞癌遗传相关的概念，SETD2、KMT2C、TSC2、GIGYF2、FGFR3 和 BCR 等可能是区分低度恶性潜能的多囊性肾肿瘤和伴有囊性改变的透明细胞肾细胞癌的潜在候选基因。但目前来说，本病最终诊断还是要靠组织病理检查。

典型案例 2-13-1　低度恶性潜能的多囊性肾肿瘤

第二节 乳头状肾细胞癌

乳头状肾细胞癌（papillary renal cell carcinoma，pRCC）是来源于肾小管上皮细胞的恶性肿瘤，为肾细胞癌中第二常见的病理类型，占所有肾癌的10%～20%，组织学上通常分为两型，即1型（常见但生长缓慢）和2型（少见但恶性程度高）。然而，这种分类具有一定局限性，因为许多pRCC不能根据该标准进行分类。近年来，随着对pRCC分子特征和生物学行为更深一步的研究，尤其是基因组学图谱绘制，大大提高了对该肿瘤类型分子基础的认识，尤其是发现2型pRCC是由具有显著异质性的不同肿瘤类型所组成，根据这些肿瘤的遗传和分子特征，可进一步细分为不同亚型，与患者临床特征和预后显著相关，为该类肿瘤的精确诊治和合理分型提供了有价值的信息。

一、流行病学和病因学

（一）流行病学

pRCC从儿童到老年人均可发病。在成人中，发病年龄主要集中在59～63岁，与ccRCC类似。在儿童患者中，pRCC在总体肾癌中的比例要高于成人。男女发病率与ccRCC相似。

（二）病因学

尽管有研究显示pRCC更常见于终末期肾病，但目前关于pRCC确切病因尚不清楚，而吸烟、肥胖、遗传易感因素是促进pRCC发生发展的危险因素。研究显示，pRCC的特征是7和17号染色体呈三染色体性，同时1、12、16、20及Y染色体存在异常。少数情况下pRCC与遗传综合征有关，且遗传性pRCC综合征在有家族史的情况下具有很高的外显率。遗传性pRCC（hereditary pRCC，hpRCC）是肾癌中第二个被发现的家族性肾癌遗传综合征，主要发生于1型pRCC中，2型pRCC比较少见。hpRCC包括遗传性乳头状肾细胞癌1型（hpRCT）、遗传性平滑肌瘤和肾细胞癌（HLRCC）、结节性硬化症（TSC）、Birt-Hogg-Dube综合征等。

二、临床表现

pRCC患者的临床表现与其他病理类型肾癌相似，多数患者早期无任何自觉症状或体征，通常在健康体检或因其他疾病就诊时意外发现。而肉眼血尿、腰腹部疼痛和可触及的腹部肿块（“三联征”）通常提示晚期表现，这种典型的“三联征”现已比较少见，仅占所有肿瘤的5%～10%。

pRCC相较于ccRCC更容易出现缺血性坏死和自发性出血（8%），少数患者在诊断时出现由转移性疾病引起的症状，如骨转移引起的疼痛或由肺转移引起的持续咳嗽、咯血等，体格检查发现颈部淋巴结肿大、继发性精索静脉曲张及双下肢水肿等，精索静脉曲张和双下肢水肿提示肿瘤侵犯肾静脉和下腔静脉可能。晚期患者还会出现消瘦、乏力、纳差、副瘤综合征等恶病质表现。

三、影像学

在影像学上，约 30% 的病例中 pRCC 伴有钙化灶，肿瘤可出现继发于自发性肿瘤坏死的低血供表现。在 CT 上，与 ccRCC 相比，PRCC 在皮质髓期和实质期的平均 CT 值较低，即肿瘤强化不如 ccRCC 明显（图 2–13–6）。

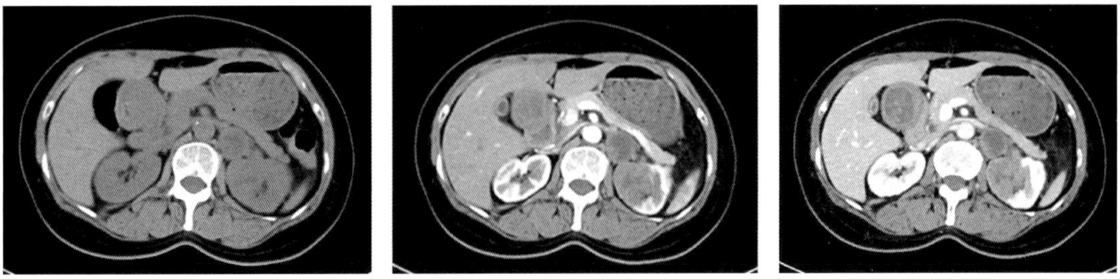

图 2–13–6　pRCC 的 CT 影像表现

四、病理学

（一）大体和 HE 染色

大体形态上，pRCC 通常伴有明显的假包膜。肿瘤的颜色取决于肿瘤内的出血程度，可呈灰色、黄色、棕色或深褐色等。肿瘤质地软，较大的肿瘤可能包含纤维化、坏死灶和（或）囊性变性。

镜下特征，pRCC 通常是局限性肿瘤，有明显的假包囊，通常由嗜酸性或嗜碱性细胞组成，以纤细的纤维血管核心的乳头状或管状结构排列为特点，纤维血管核心可见泡沫状巨噬细胞、砂砾体和胆固醇结晶。既往病理学界常致力于识别或区分 pRCC 为 1 型和 2 型，两者均有一定共同特征，如钙化、多灶性和自发性出血等。但在形态学上也有所不同：1 型 pRCC 肿瘤由单层立方或柱状上皮细胞所构成的乳头组成，通常细胞较小，核呈小卵圆形，核仁细微；2 型 pRCC 肿瘤细胞的胞质通常呈丰富嗜酸性，细胞核大且呈球形，核仁突出，提示核分级高（图 2–13–7）。

（二）免疫组织化学染色

通常 pRCC 的 CK7、AMACR、RCC、vimentin 和 CD10 的免疫组织化学反应常呈阳性（图 2–13–8）。

越来越多的研究发现，pRCC 具有显著异质性，尤其是在 2 型 pRCC 中。例如

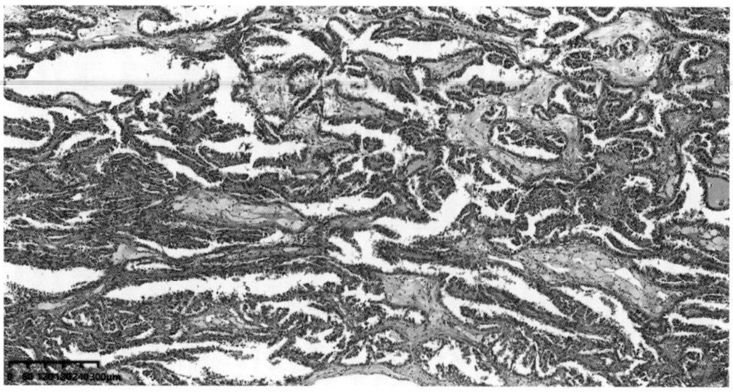

图 2-13-7　pRCC 在光镜下 HE 染色表现

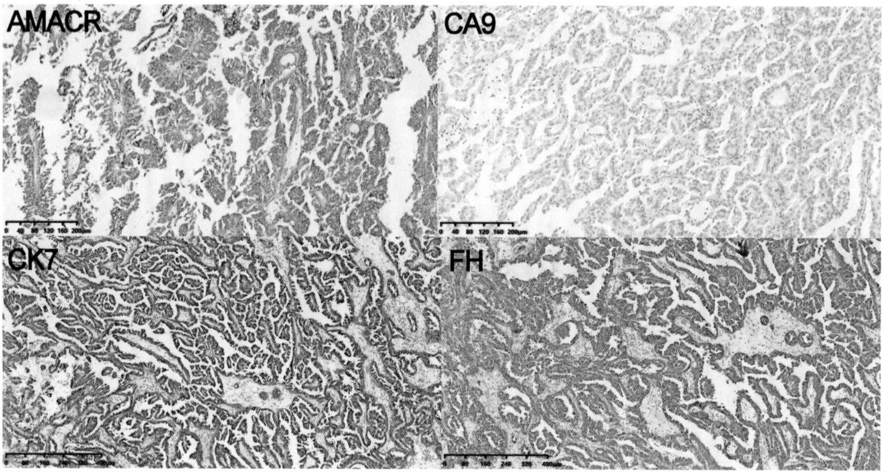

图 2-13-8　pRCC 的 IHC 染色表现

fhRCC，既往被归类为 2 型 pRCC，但根据其独特的形态学特征（显著的核仁伴核周空晕和多种结构亚型），可以与经典的 2 型进行区分，免疫组织化学提示 2SC 阳性，FH、CK7 和 AMACR 阴性等。其他既往被归类为 pRCC 的肿瘤也在 2013 年 ISUP 和 2016 年 WHO 分类系统中单独列为独特亚型，如透明细胞乳头状肾细胞癌、TFE3/MiT 家族转位性肾细胞癌等，因此，尽管这些肿瘤具有乳头状结构，但目前已不归类至 pRCC 范畴，包括其他病理学界公认的肾细胞癌形态特征（如集合管癌和梭形细胞瘤等）。

五、治疗

手术治疗仍是局限性 pRCC 的主要治疗手段，手术方式的选择与 ccRCC 类似。对于晚期 pRCC 而言，系统治疗情况与总体非透明细胞肾癌研究现状相似，因相对发病率较低，样本量较少，目前仍缺乏大宗的高质量、前瞻性研究数据。因此，目前仍建议 pRCC 患者积极参加临床试验，并在 MDT 模式下接受诊治。尽管 pRCC 对大多数 ccRCC 标准治疗不敏感，从一些小样本量前瞻性或回顾性研究，或大样本量研究的亚组分析证据中观察到一定的治疗效果。总体上，TKIs 要优于 mTOR 抑制剂，舒尼替尼治疗 pRCC 的总体 ORR 为 11%～24%，中位 PFS 在 5～8 个月之间。AXIPAP 研究结果提示，阿昔替尼一线单药治疗转移性 pRCC 的总体 ORR 为 28.6%，中位 PFS、OS 分别为 6.6 个月和 18.9 个月。其他可用于 pRCC 的靶向药物还有针对 hpRCC 的 MET 抑制剂（foretinib、savolitinib、crizotinib）、卡博替尼（靶向 c-MET 和 VEGFR2）等。

免疫检查点抑制剂治疗直接革新了 ccRCC 系统治疗策略，但在 pRCC 中应用的数据有限。KEYNOTE-427 亚组分析中，118 例 pRCC 接受派姆单抗单药治疗的 ORR 为 28.8%，所有患者的中位 PFS 为 4.2 个月。另一项多中心Ⅱ期研究结果提示，阿替利珠单抗联合贝伐珠单抗治疗 pRCC 的 ORR 为 25%。目前免疫联合其他靶向药物（如 MET 抑制剂、VEGF 抗体等）的临床试验正在进行中（NCT02819596、NCT04413123）。

六、预后和随访

与 ccRCC 相比，局限性 pRCC 的预后较好，部分报道术后 5 年无疾病复发生存率甚至达 95%～99%。在一项纳入 6 907 例 pRCC 和 28 925 例 ccRCC 的荟萃分析中，局限性 pRCC 预后要好于 ccRCC，但两者在转移性疾病状态下无显著统计学差异，而亚组分析提示 2 型 pRCC 预后要差于 ccRCC。

七、基础和转化研究

目前 pRCC 的研究证据仍较少，但随着多组学研究逐渐揭开非透明肾细胞癌的神秘面纱，针对 pRCC 不同病理特征或驱动基因的新型药物正逐步被开发并应用于临床试验，将显著改善 pRCC 目前面临的治疗瓶颈。

典型案例 2-13-2　乳头状肾细胞癌

第三节　肾嫌色细胞癌

肾嫌色细胞癌（chromophobe renal cell carcinoma，chRCC）是一种独特的肾细胞癌组织亚型，占肾癌的 5%～7%，起源于肾皮质集合管。因对苏木精和伊红染色具有抵抗力这一嫌色特征而得名。嫌色细胞癌在 Birt-Hogg-Dubé 综合征（BHD 综合征）患者中常见，但绝大多数病例为散发，缺乏特异性临床表现。外科手术为主要治疗方式。目前认为肾嫌色细胞癌总体上预后比传统类型 ccRCC 好。

一、流行病学和病因学

（一）流行病学

肾嫌色细胞癌由 Thoenes 等人在 1985 年首次报道，占肾癌的 5% ~ 7%。起源于肾集合小管的闰细胞，发病年龄跨度大，但更好发于中老年人。绝大多数肾嫌色细胞癌病例为散发性病例。肾嫌色细胞癌与遗传性 BHD 综合征相关，大约 34% 的 BHD 综合征相关肾癌为肾嫌色细胞癌。肾嫌色细胞癌也与 Cowden 综合征相关。

（二）病因学

肾嫌色细胞癌存在诸多染色体变异，包括 1、2、6、10、13 和 17 号染色体丢失。透明细胞肾细胞癌常见的遗传变异（如 VHL/HIF1A 基因、VEGF 基因等）未见于肾嫌色细胞癌。肾嫌色细胞癌中常见的基因突变包括：TP53（31.1%）和 PTEN（8.1%）突变，染色体片段 9p21.3 丢失或超甲基化，以及 CDKN2A 表达缺失（19.8%）。PI3K-AKT-mTOR 通路基因突变，包括 PTEN、TSC1、TSC2 和 MTOR，可见于 18.9% 的病例。TERT 基因表达的异常升高，可见于 17% 的肾嫌色细胞癌。

二、临床表现

除 BHD 综合征和 Cowden 综合征外，肾嫌色细胞癌患者通常无明显临床症状，少数病例可有轻微腰痛，偶尔可扪及腰腹部肿块。

三、影像学

（一）B 超

B 超对肾嫌色细胞癌的诊断具有一定的筛查作用，但其诊断价值有限。

（二）CT

CT 可为肾嫌色细胞癌提供关键的诊断线索。肾嫌色细胞癌 CT 平扫表现多为单发发病，肿瘤体积一般较大，平均 7 cm，呈圆形或类圆形，病灶呈等、低密度，随体积增大可不均匀。较大病灶局部可见出血、钙化，增强扫描病灶呈持续轻中度强化，较大病灶强化可不均匀，偶见“中央星芒状瘢痕”征象（图 2-13-9）。

（三）磁共振

MRI 特征为，T_1WI 多呈稍低信号，T_2WI 呈等低或稍高信号，肿瘤整体信号不均匀，较小肿瘤也可见出血，肿瘤血供较丰富，增强扫描延迟期出现较均匀强化。病变可表现为富血供，在皮质期及实质期较明显强化，强化幅度接近肾实质。部分病例可见少量高信号出血灶，T_2WI 可见周围低信号包膜。

（四）影像学鉴别诊断

肾嫌色细胞癌主要与肾透明细胞癌和嗜酸细胞瘤进行鉴别。

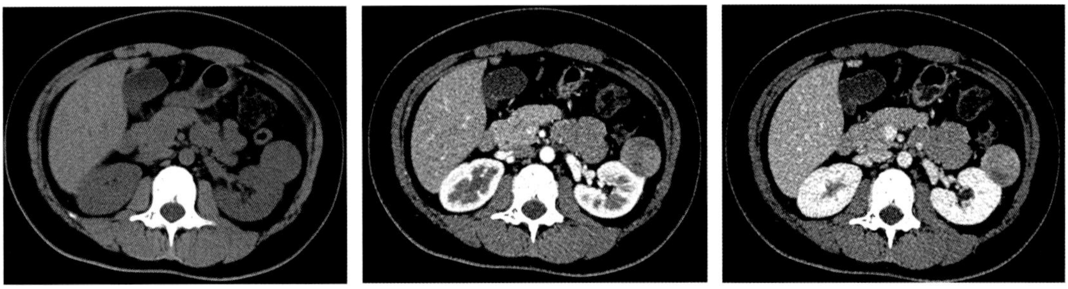

CT 平扫　　CT 增强皮质期　　CT 增强髓质期

图 2-13-9　左肾中份占位轻度强化，强化欠均匀

1. 肾透明细胞癌　肿瘤内血供极其丰富，增强扫描呈皮质期明显不均匀强化，髓质期强化程度明显减退，排泄期强化程度进一步降低。部分肾嫌色细胞癌虽然体积较大，增强扫描强化方式与肾透明细胞癌类似，但是肾嫌色细胞癌皮质期肿瘤强化幅度及髓质期、皮质期强化消退幅度均不及肾透明细胞癌明显。另外，肾透明细胞癌可以发生远处转移，可以出现静脉瘤栓；而肾嫌色细胞 TNM 分期多为Ⅰ～Ⅱ期，通常不发生远处转移和出现静脉瘤栓。

2. 肾嗜酸细胞腺瘤　嗜酸细胞瘤为富血供肿瘤，动脉期强化明显，具有快进慢出特征；而肾嫌色细胞癌则为中等血供肿瘤，密度及强化幅度均不及肾嗜酸细胞腺瘤。CT 均可见星芒状瘢痕，但前者星芒状瘢痕出现比例高，且较小的肿瘤也可出现；后者只在较大时才出现星芒状瘢痕，常伴出血、坏死。

3. 乏脂肪血管平滑肌脂肪瘤　体积较小、密度较均匀的肾嫌色细胞癌容易误诊为乏脂肪血供平滑肌脂肪瘤。乏脂肪血管平滑肌脂肪瘤 CT 平扫时密度较高（≥33 HU），动态多期增强扫描时皮质期 CT 值＞48 HU 可以作为两者的鉴别点。

四、病理学

（一）大体和 HE 染色

肾嫌色细胞癌直径普遍较大，报道范围常见 0.5～17 cm，切面浅棕黄色到棕色，质地均匀，边界清楚，可有假包膜。镜下嫌色细胞癌以纤细的血管纤维不完全分隔的实体结构为主。癌细胞最典型的表现为具有相对透明的胞质，形成精致的网状，类似“植物细胞”形态，细胞核有明显不规则的皱褶（葡萄干样外观）（图 2-13-10）。嗜酸亚型嫌色细胞癌以相对较小的嗜酸细胞组成为主，兼具嫌色细胞癌的上述经典形态学特征。可见坏死、肾被膜侵犯或脉管瘤栓。

（二）免疫组织化学染色

绝大多数肾嫌色细胞癌呈多种角蛋白染色阳性，但波形蛋白染色多呈阴性。CK7 表达在胞质、胞膜，66% 的肾嫌色细胞癌阳性表达 CK7，嗜酸亚型嫌色细胞癌中也可见

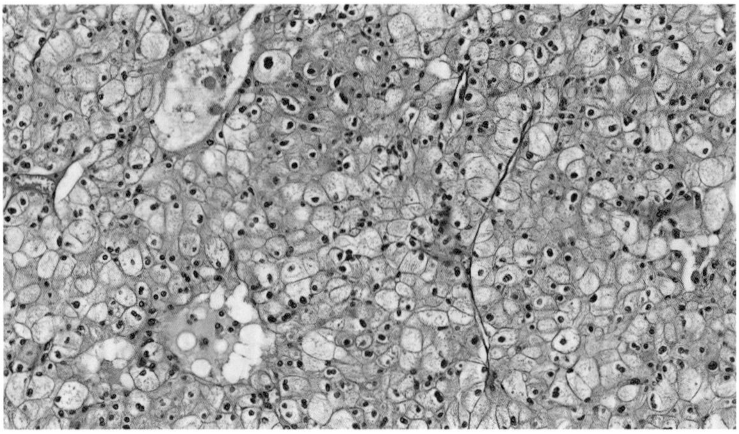

图 2-13-10 肾嫌色细胞癌在光镜下 HE 染色表现

79% 的 CK7 阳性表达，可作为与嗜酸细胞瘤相鉴别的方法，嗜酸细胞瘤中 CK7 多为阴性表达。线粒体抗体在 57% 的嫌色细胞癌和 45.5% 的嗜酸细胞腺瘤有阳性表达，在表达模式上，嫌色细胞癌的线粒体阳性表达倾向于在细胞巢团的中央，主要在体积较小的细胞中；而嗜酸细胞腺瘤的线粒体阳性表达倾向于分布在细胞巢团的周边细胞。小清蛋白（parvalbumin）表达于 100% 的肾嫌色细胞癌，在 47% 嗜酸细胞瘤中表达。肾嫌色细胞癌还高表达 E-cad 和 CD117，而 Vim 则较少表达。近来还有多个其他标记分子用于嗜酸细胞瘤与肾嫌色细胞癌的鉴别，包括 Pax-2、Claudin-7、Claudin-8，c-Kit、S-100、NPM 和 LMP2 等。

（三）电镜观察

电镜下，肾嫌色细胞癌存在典型的核周晕，由大量的 150 ~ 300 nm 的微泡构成，这一特征可作为确定嫌色细胞癌的标志。

五、治疗

肾嫌色细胞癌为肾脏恶性肿瘤，一般选择外科手术，肿瘤较大者可采用根治性肾切除术。与 BHD 综合征相关的肾嫌色细胞癌，由于肿瘤可能先后发生，外科手术以最大限度保留肾单位为主要原则。术中冰冻病理诊断敏感性差，难以准确鉴别嫌色细胞癌和嗜酸细胞瘤，难以指导手术决策。无法耐受手术者可选择消融治疗等其他局部治疗手段。

六、预后和随访

绝大多数早期研究显示，肾嫌色细胞癌倾向于局限性生长，体积可以很大，但仍表现为低级别肿瘤。但部分高级别的肾嫌色细胞癌预后相对较差。此外，还发现嫌色细胞癌可伴有肉瘤样分化的现象，此类肿瘤常具有更高的侵袭性。因此，尽管肾嫌色细胞癌是一种生长缓慢、预后良好的低度恶性肾细胞癌，但是也要注意，当出现静脉癌栓或肉瘤样变时提示其预后不佳，术后需更积极随访。

七、基础和转化研究

大多数肾嫌色细胞癌存在染色体单拷贝丢失模式，包括染色体 1、2、6、10、13 和 17。人类癌症基因组研究发现，一些肿瘤存在染色体 3、5、8、9、11 和 18 的丢失和（或）染色体臂 21q 的丢失。PI3K–AKT–mTOR 通路的突变在一些肾嫌色细胞癌中可见，导致该通路的激活，从而促进蛋白质合成和细胞生长。与透明细胞肾细胞癌类似的是，染色体区域 9p21.3 缺失或启动子超甲基化而导致 CDKN2A 的丢失在肾嫌色细胞癌中常见，可导致细胞周期激活，并与较差的生存相关。另外，肾嫌色细胞癌中存在 TERT 表达上调，与 TERT 启动子突变和 TERT 启动子易位相关。该基因变异能够导致端粒酶活性增加，阻止染色体末端降解，保障肿瘤快速生长。

典型案例 2–13–3 肾嫌色细胞癌

第四节 集合管癌

集合管癌（collecting duct carcinoma，CDC）又称 Bellini 管癌，起源于肾髓质锥体 Bellini 集合管上皮细胞，是一种罕见且高度恶性的肾脏恶性肿瘤。由于缺乏特异性的临床表现，CDC 的临床诊断困难，易出现误诊或漏诊。CDC 具有高侵袭、高致死性的特点，绝大部分患者在诊断时已存在区域淋巴结或远处转移，而失去从根治性手术治疗中获益的机会。转移性 CDC 对晚期转移性肾癌的标准系统化治疗反应差，并且由于发病罕见，对该类肾癌的发生、演进机制不清，临床缺乏针对该类高恶性肾癌的有效治疗方案。

一、流行病学和病因学

（一）流行病学

CDC 最初由 Foot 和 Papanicolaou 在 1949 年首次描述并报道。1986 年，Fleming 和 Lewi 详细描述了 6 例 CDC 患者的临床和肿瘤病理形态学特征，提出其是一类独立的肾细胞癌病理亚型。CDC 仅占所有肾脏恶性肿瘤的 0.6%～2.0%，患者中位发病年龄约 53（6～87）岁，男女比例约 3∶1。由于发病罕见，CDC 的自然史尚不明确，仅在小样本回顾性研究存在相关描述。

（二）病因学

由于发病率低，现有关于 CDC 的基因组学研究较少。基于少量肿瘤样本，Fuzesi、Steiner 和 Polascik 团队发现 CDC 常存在 1q、6p、8p、12q 缺失。Pal 等基于 17 例 CDC 肿瘤样本的二代测序发现，CDC 中存在 *NF2*（29%）、*SETD2*（24%）、*SMARCB1*（18%）突变和 *CDKN2A* 缺失（12%）。近期，Gennady 对比了 626 例转移性透明细胞癌、24 例转移性髓质癌和 46 例转移性 CDC，发现相比其他两类肾癌亚型，转移性 CDC 的肿瘤突变负荷更低（三类肿瘤突变负荷分别为：2.7 mut/Mb，1.8 mut/Mb 和 1.6 mut/Mb）。*SMARCB1* 是髓质癌和 CDC 共同的高频突变基因，但在髓质癌中的突变频率更高（67% vs 19%）。相比转移性透明细胞癌，转移性 CDC 中未检出 *VHL* 基因突变。然而，驱动 CDC 发生演进的机制尚未明确，仍有待大宗病例深入研究探索。

二、临床表现

临床上 CDC 患者常伴有不同的临床症状或体征，但缺乏特征性。主要临床表现包括：腰背痛、肉眼血尿、疲惫、体重下降等，其中血尿是最常见的临床症状。部分 CDC 也可起病隐匿，由于缺乏特征性的影像特征，早期影像预警存在极大困难。CDC 具有高度恶性的生物学特征，初诊患者中，局部进展期（T3 或 T4）的比例高达 60% 以上，并且超过 80% 的患者存在区域淋巴结或远处转移。其常见的转移部位包括淋巴结、肺、骨、肾上腺等。

三、影像学

（一）CT

CDC 多呈浸润性生长，形态不规则，边界不清，多数肿瘤无假包膜。部分肿瘤类似于肾盂炎症或者肾梗死，没有占位效应，极易引起误诊。肿瘤细胞以肾间质为支架沿集合管扩散，对肾髓质和皮质组织广泛破坏，具有明显的乳头和肉瘤样特征。肿瘤细胞伴大量炎性细胞浸润，容易侵犯周围脉管、神经及肾周脂肪囊。

肿瘤较小时，为髓质区境界不清的低密度灶，肾轮廓无改变，中度均匀强化。肿瘤较大、累及肾皮质，并侵犯肾被膜及肾周结构时，表现为境界不清的混杂密度改变，可有囊变 / 坏死及钙化，强化不均匀，肾盂及肾盏受压移位。肿瘤突破肾被膜，可导致肾周脂肪囊密度增高、条索状影及肾筋膜增厚。肾动脉和肾静脉受累，肾盂软组织肿块及肾窦内脂肪密度消失。

增强 CT 扫描，其强化程度不如富血供的透明细胞癌和中等血供的嫌色细胞癌，其强化程度类似于尿路上皮癌和分化不良的乳头状肾癌，属于乏血供肾脏肿瘤。皮质期肿瘤周围出现花斑样强化，髓质期及排泄期强化程度呈渐进性轻中度强化，呈向心性填充式，周围残存肾皮质呈虫噬样改变，易侵犯肾盂及淋巴结转移，囊变时表现为张力较高呈圆形（图 2-13-11）。

肿瘤腹膜后淋巴结转移和远处脏器转移较为常见。常见的内脏转移包括：肺、骨、肾上腺和肝。合并肾静脉或下腔静脉瘤栓时，癌栓常具有膨胀形态，强化程度与肿瘤中央低

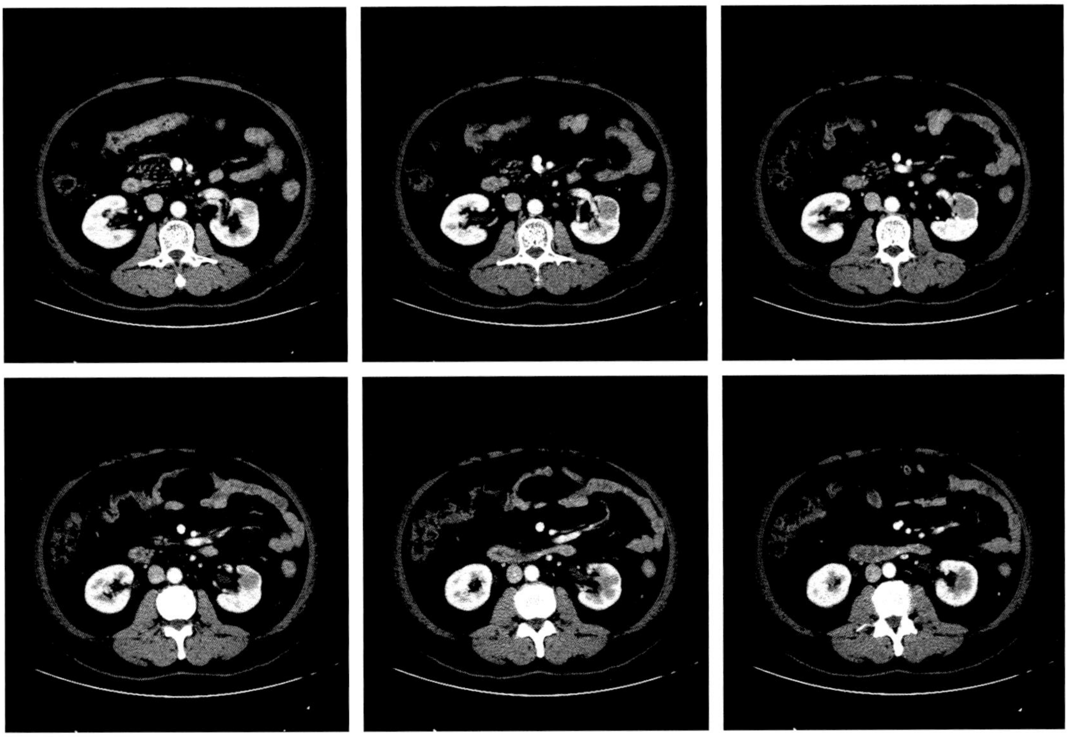

图 2-13-11 集合管癌增强 CT 影像

密度区域类似。

（二）影像学鉴别诊断

CDC 主要与浸润性肾盂癌、肾乳头状细胞癌、肾淋巴瘤和黄色肉芽肿性肾盂肾炎相鉴别。浸润性肾盂癌 CT 平扫肿块密度一般高于尿液，低于正常肾实质，较大的肿瘤内可见低密度坏死区域或高密度钙化灶。增强扫描呈轻至中度强化，较大的肿瘤呈不均匀强化，小肿块表现为肾盂肾盏内充盈缺损。肾乳头状细胞癌多呈圆形，边界清楚，肿瘤内常无血管或少血管。肿瘤常发生出血、囊变及坏死、钙化等，增强扫描呈轻度延迟强化。肾淋巴瘤和 CDC 均无包膜且形态均不规则，但淋巴瘤形态学更不规则，且多为继发性肿瘤。肾淋巴瘤可单侧或双侧发生，肿瘤常沿着包膜和肾盂肾盏爬行生长，肿瘤密实，坏死较少，肿瘤内部可见相对正常的血管。黄色肉芽肿性肾盂肾炎是慢性泌尿系梗阻引起的持续感染相关的一种慢性肾实质感染疾病。多数病例有肾盂或肾盏结石并致梗阻性肾积水，扩张的肾盂肾盏壁增厚伴延迟强化，肾功能明显减退，肾周炎性改变明显。

四、病理学

（一）大体和 HE 染色

CDC 典型大体病变为灰白色或棕褐色的肾髓质中央肿块，可见坏死及卫星灶，晚期侵及肾周脂肪囊及肾窦等。肿瘤向肾盂和肾皮质呈侵袭性生长，切面灰白色或淡黄色、颗粒状，边界不清，质地较韧，无假包膜，可有出血、坏死及囊性变。约可在 20% 的病例中见到小血管及肾静脉侵犯。组织形态学结构通常为腺泡、管状、管状乳头状等多种生长模式，小梁状、巢状、筛状、条索结构也可存在，部分区域可形成微囊，部分腔隙内可见黏液，不规则成角的管腔浸润肾实质，坏死和核分裂常见，部分病例有肉瘤样分化。有明显的促纤维结缔组织反应，间质内可见以淋巴细胞为主的炎细胞浸润。肿瘤细胞呈柱状或立方形，界线不清，胞质嗜酸性或透明状，偶尔呈颗粒状；胞核深染，核仁明显，呈现“鞋钉”样突入管腔是其特征性表现；细胞异型性明显，核分级通常都较高，核分裂象易见；间质内常常伴明显促纤维组织增生性反应及较多炎细胞浸润；部分病例可伴有肉瘤样或横纹肌样分化，肿瘤常伴随凋亡及凝固性坏死，周围肾集合管可见不典型增生（图 2–13–12）。

2016 版 WHO 肾肿瘤分类对 CDC 提出以下诊断标准：①发生于肾髓质的肿瘤；②明显小管状结构；③具有促结缔组织增生的间质；④高级别细胞核特征；⑤浸润性生长方式；⑥不伴有其他类型肾细胞癌或尿路上皮癌成分。但前 5 条若不具有明显特征性，常规外检工作中重点还需参考第 6 条，即广泛取材前提下绝对无其他恶性肿瘤成分时才可做出 CDC 诊断。

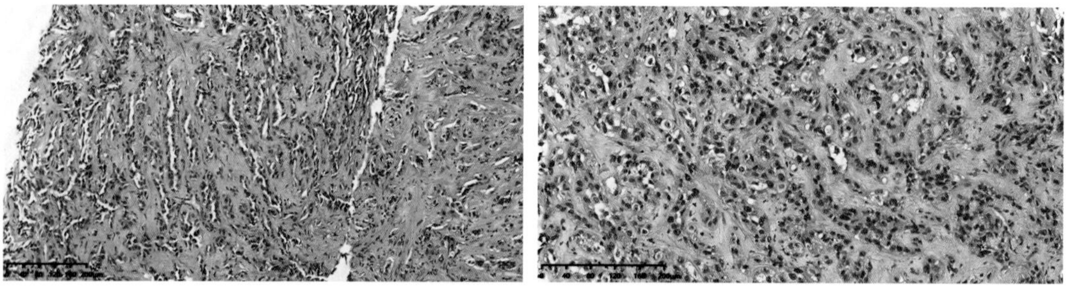

图 2–13–12　集合管癌在光镜下 HE 染色表现（左 100×，右 200×）

（二）免疫组织化学染色

CDC 免疫表型谱系较为广泛，CK7、CK8、CK19、34BE12、Vimentin、PAX2、PAX8、OCT3/4、INI–1、P63 等均呈阳性表达，CK20、P63、GATA3、CD117、P504S、GATA–3 和 S100P 等均阴性，目前尚缺乏特异性标志物。研究表明，UEA1 和 PNA 在 CDC 中也呈阳性，但因不同病例免疫组织化学抗体表达情况不尽相同，往往需要多种抗体联用来综合评价。黏蛋白染色一般阳性，黏液卡红染色可见黏液小体。免疫组织化学、植物血凝素和 CK（H）阳性均说明该肿瘤的 Bellins 管上皮细胞来源（图 2–13–13）。

（三）电镜观察

电镜检查可见癌细胞有丰富的中间丝，细胞间见桥粒，并可见微囊形成，未见明显脂滴及包涵体，未见质膜内褶，糖原不丰富。

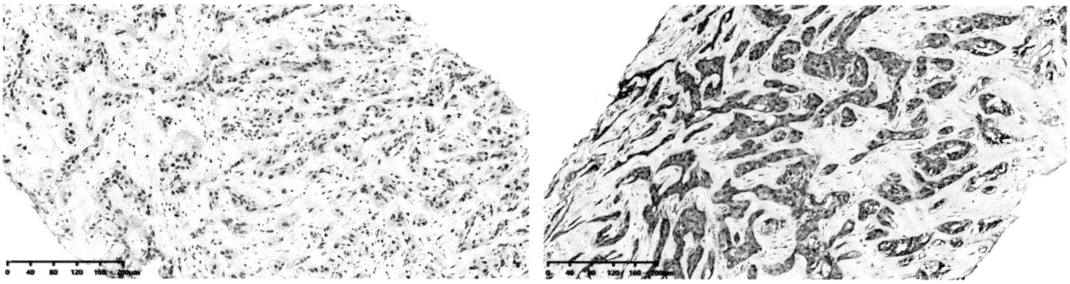

图 2-13-13　集合管癌 IHC 染色图片（左 INI-1，右 FH）

五、治疗

目前针对 CDC 尚缺乏标准治疗方案，除部分小体积或早期肿瘤（≤3 cm 或 T_1 期），绝大多数患者在根治性手术后会出现肿瘤快速复发或进展，患者中位无疾病进展期往往仅 6 个月，5 年肿瘤特异性生存率不足 40%。转移性 CDC 缺乏有效的系统化或靶向治疗方案，患者中位生存时间仅 10.5 ~ 13.2 个月。

六、预后和随访

CDC 具有高侵袭性和高致死性的生物学特征，患者极易出现早期转移，并且根治性术后肿瘤复发和转移比例高，患者预后差。May 等收集 95 例 CDC 进行 CDC 特异性 Cox 危险模型分析，并指出美国麻醉师（ASA）评分 3 ~ 4 分、肿瘤直径 > 7 cm、淋巴道和血行侵袭转移、高 WHO/ISUP 核分级和淋巴结血管侵袭是患者预后不良的危险因素。近期来自梅奥医学中心和北京大学肿瘤医院的单中心研究均发现，肿瘤体积和 T 分期是 CDC 患者预后的重要预测因素。部分肿瘤体积≤3 cm 或 T_1 期患者可能从根治性手术治疗中获得长期生成获益。因此，早诊断和早期根治性治疗可以延长患者的生存期。此外，有研究表明 HER-2 基因扩增、PD-L1 表达、中性粒细胞与淋巴细胞数量比值≥4 均提示 CDC 预后较差。

七、基础和转化研究

CDC 的基础研究极少，肿瘤发生发展机制至今尚未明晰，亟待基础研究明确驱动肿瘤发生及演进的关键机制，改善该类罕见但高恶性肿瘤患者的不良预后。

典型案例 2-13-4　集合管癌

第五节 肾髓质癌

肾髓质癌（renal medullary carcinoma，RMC）是一种罕见的肾脏恶性肿瘤，在肾细胞癌总体占比不足 0.5%，主要发病于患有镰状细胞贫血或是具有镰状细胞特点的美籍非裔的年轻人群。肾髓质癌具有初诊年龄小（中位年龄仅 28 岁）、恶性程度高（中位生存时间仅 13 个月）、侵袭性强（约有 67% 的患者初诊即发生淋巴结转移或内脏转移）的特点，是恶性程度最高的肾细胞癌之一。

一、流行病学和病因学

（一）流行病学

肾髓质癌由 Davis 于 1995 年首次报道，发病高发年龄在 20～40 岁之间，男女比例约 2∶1，在西班牙、巴西和高加索人种中亦有报道，但病例数量极少。中国等亚洲人群几乎未见肾髓质癌的病例报告。肾髓质癌是一种侵袭性极高、极为罕见的恶性肿瘤。

（二）病因学

肾髓质癌被认为起源于肾乳头附近的肾盏上皮细胞，考虑到其起源部位为肾乳头且具有镰刀状血红蛋白的发病特征，相对低氧的组织细胞环境可能是导致肾髓质癌发生的重要原因之一。基因组学研究显示，40% 的肾髓质癌患者具有 SMARCB1 基因缺失，染色体改变主要以缺失为主。

二、临床表现

肾髓质癌患者通常伴有镰状细胞贫血或者是镰状细胞特征。67% 的患者初诊时常出现血尿和疼痛的症状，23% 的患者则表现为体重减轻。只有不到 10% 的患者表现出与胸腔积液或肿瘤占位相关的呼吸道症状及恶心呕吐等消化道症状。

三、影像学

肾髓质癌发病率极低，诊断主要依靠于组织病理学，尚无特异性的影像学表现（图 2–13–14）。临床上，如果病灶呈现中央型肾脏占位，伴有高度浸润性生长的特征，且具有典型的肾窦侵犯表现，结合患者病史或家族史，需警惕肾髓质癌的可能。

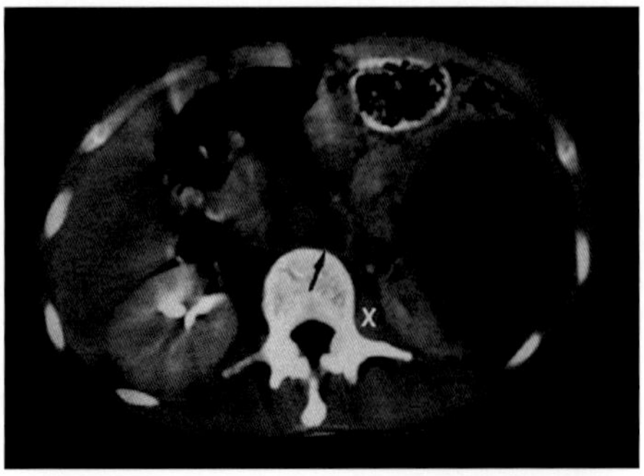

图 2–13–14 肾髓质癌增强 CT 影像

四、病理学

（一）大体和 HE 染色

肿瘤大小不一，平均直径为 6.0 cm。肾髓质癌具有高级别、低分化的组织特征，通常表现为网状或筛状形态伴有肿瘤周围结缔组织增生与间质炎性浸润生长。一部分病例也可能表现为横纹肌细胞形态或管状与管状乳头状结构。

（二）免疫组织化学染色

研究提示，肾髓质癌的核转录调节因子 SMARCB1（INI1）的免疫组织化学表达缺失是诊断或者考虑肾髓质癌的重要分子病理依据。但需要注意的是，SMARCB1 表达缺失且形态学考虑肾髓质癌，但缺乏镰刀细胞特性改变证据的情况下，不能诊断肾髓质癌，只能诊断为具有肾髓质癌改变特征的未定类肾细胞癌（图 2–13–15）。同时，获得性干性细胞标记 POU5F1（OCT3/4）的表达也可能对临床诊断肾髓质癌有所帮助。

五、治疗

考虑到其高侵袭性和浸润生长与位于肾髓质中央的特点，即使是发现在早期也应该考虑针对于原发灶的根治性肾切除术。目前还没有研究确定在存在转移灶的情况下进行远处

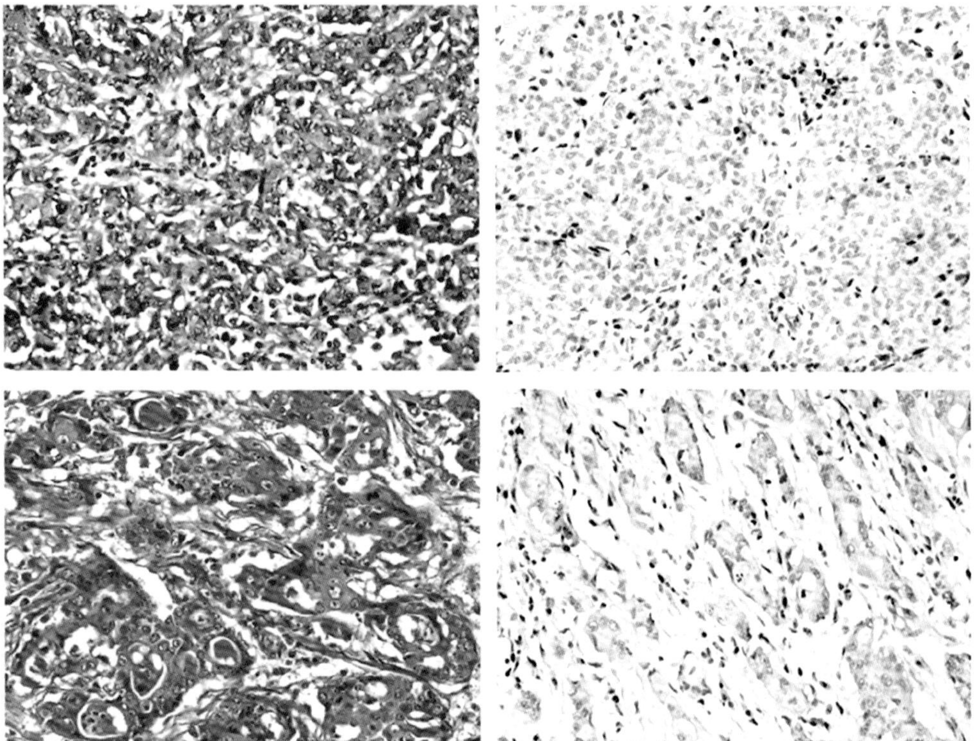

图 2–13–15　肾髓质癌 SMARCB1 免疫组织化学染色

转移灶或减瘤性肾切除术是否可以为转移性肾髓质癌患者带来生存获益。

现有的研究表明，肾髓质癌对抗血管生成的靶向药物，包括 TKIs 和 mTOR 抑制剂的单药治疗无效。化学治疗虽然对于大部分肾细胞癌患者无效，但它是目前最适合肾髓质癌患者的一线全身治疗，其中约有 29% 的患者可以在细胞毒性相关的联合化学治疗方案中达到部分或完全缓解。目前尚无大型前瞻性临床试验比较不同化学治疗方案的疗效，但大多数病案报道中使用了铂类、紫杉烷类、吉西他滨与蒽环类化学治疗药物的各种组合都取得了一定的疗效。有回顾性研究结果显示，针对膀胱肿瘤的甲氨蝶呤、长春碱、阿柔比星和顺铂的四联化学治疗方案（MVAC）疗效虽不优于顺铂、紫杉醇和吉西他滨的三联化学治疗方案，但仍可以考虑将高剂量的 MVAC 方案作为肾髓质癌患者的一个选择。

近年来，MD Anderson 的研究团队也在联合治疗肾髓质癌患者方面做了一定的尝试，他们先后报道了接受贝伐珠单抗联合厄洛替尼以及吉西他滨联合多柔比星化学治疗两种不同联合治疗方案在转移性肾髓质癌患者的疗效，两种不同联合治疗方案客观缓解率为 20%～21.4%，中位无进展生存时间为 3～3.5 个月，治疗开始后的总生存时间为 7.3～9.8 个月。疗效数据显示，上述两种治疗模式均无法超越传统化学治疗给此类患者带来的临床获益。最近，肾髓质癌的组织学研究结果显示，免疫检查点抑制剂、PARP 抑制剂、ATR 抑制剂及 WEE1 抑制剂可能是开发针对肾髓质癌有效治疗方案的新方向。

六、预后和随访

肾髓质癌患者中位生存时间仅有 13 个月。相比接受单纯化学治疗的患者（生存时间为 7.0 个月），接受局部病灶切除联合术后化学治疗的患者生存时间更长（生存时间为 16.4 个月），且应用一线化学治疗能够达到客观缓解的肾髓质癌患者总体生存时间更长。

七、基础和转化研究

目前对于肾髓质癌的研究较少，缺乏有效预测疗效的生物标志物，且临床症状与影像学无特异性表现，对于肾髓质癌患者治疗方案的选择尚存在有较大的研究空白，尤其是缺少大规模的前瞻性临床试验。

典型案例 2-13-5 肾髓质癌

第六节 获得性囊性肾病相关肾细胞癌

获得性囊性肾病相关肾细胞癌（acquired cystic disease-associated renal cell carcinoma，

ACD-RCC）是一类较为独特的肾细胞癌亚型，发病率较低，常发生于终末期肾病患者中。ACD-RCC 组织学上最常见的特征是其表现为筛状、微囊状的结构，同时有嗜酸性或者透明的细胞质和明显的核仁，瘤内草酸钙结晶也较为常见。2016 年 WHO 正式将其收录为肾细胞癌的一种新病理亚型。

一、流行病学和病因学

（一）流行病学

ACD-RCC 由 Satish K Tickoo 在 2006 年首次报道，其研究发现，在一些终末期肾病患者中发生的肾细胞癌的组织学表型较独特，很难归类于已知的肾细胞癌亚型，或者其具有与其他偶发肾细胞癌不同的特征，又因为这种类型的肾细胞癌常见于获得性肾囊性疾病患者中，因此取名为获得性囊性肾病相关肾细胞癌。据报道，ACD-RCC 约占终末期肾细胞癌的 36%，同时在获得性囊性肾病患者中约 46% 发生 ACD-RCC。最近的研究发现，ACD-RCC 在男性中高发，其发生率与血液透析时间相关，虽然大多数 ACD-RCC 是惰性的，但也有一些与不良预后甚至死亡相关。

（二）病因学

ACD-RCC 的病因至今尚未明确，但是 ACD-RCC 样囊肿可能是 ACD-RCC 的前兆，囊肿内实性结节生长是诊断 ACD-RCC 的必要条件。而 ACD-RCC 较常见的特异性变异是存在 KMT2C 和 TSC2 的基因突变。有学者认为，在肾透析的患者中有效肾单位的缺失使得促肾生长因子增加，从而导致肾代偿性肥大、间质纤维化形成囊肿，同时一些原癌基因的激活导致恶变的发生。而在一项终末期肾脏疾病肿瘤的基因组图谱研究中发现，透明细胞肾细胞癌、获得性囊性肾细胞癌肿瘤与乳头状和透明细胞乳头状肾细胞癌更紧密地聚集在一起，具体病因还有待进一步研究。

二、临床表现

ACD-RCC 患者几乎都有获得性囊性肾病个人史，且较大比例的患者常有肾衰竭或者长期血液透析的疾病史，一般无其他明显的临床症状，少数患者可因囊内出血出现腰痛、血尿等情况，大多数患者起病隐匿，常常在体检或透析随访过程的影像学检查中发现。

三、影像学

CT 是获得性肾病相关肾细胞癌的首选检查，ACKD-RCCs 在 CT 的表现是病变界线明确、圆形，多数为外生性。肾实质多呈现多发囊肿的表现，偶尔有钙化，在平扫检查中，它们通常是等密度的，在增强检查中可以是实性、囊性或混合衰减。若 CT 显示囊壁异常增厚、伴有明显分隔、钙化，则应高度怀疑肿瘤。

四、病理学

（一）大体特征

ACD–RCC 病理类型较其他类型肾癌有所不同，肿瘤与周围正常肾组织边界清楚，由致密纤维包膜包绕，常可见多灶性病变，周围多见囊性病变区域。肿瘤一般较小，通常不超过 3 cm，大体切面呈现灰黄色，若发生囊内出血者可见出血坏死灶。

（二）组织学特征

ACD–RCC 多起源于囊性占位的上皮增生，组织构型多样，可见多种组织表型，包括腺泡状、多房囊性、管状等，肿瘤多同时表现为多种组织类型。其中最常见的组织学特征是肿瘤细胞之间可见大小不等的空腔，在低倍镜下表现为筛状或者裂隙状（图 2–13–16）。据报道，关于 ACD–RCC 较特异的分子标志物有 PAX8、CK、AE1/3、Vincilin 等，并且通常不表达 CK7。

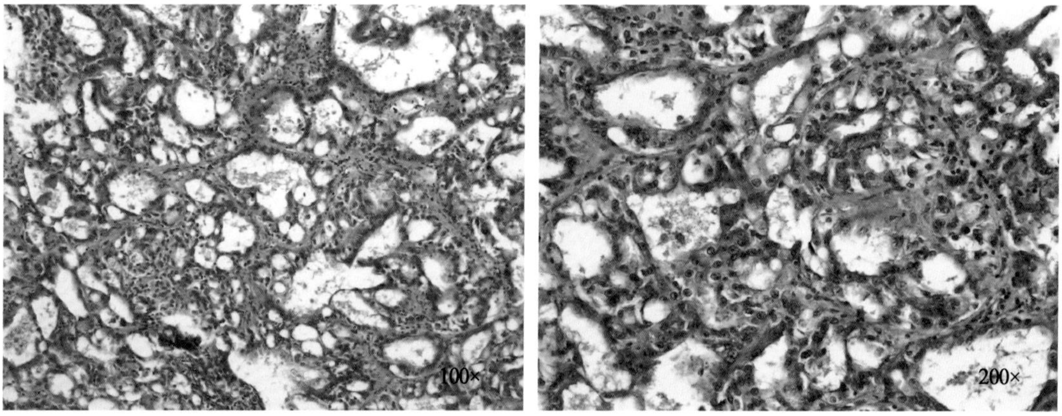

图 2–13–16 获得性囊性肾病相关性肾细胞癌

五、治疗

ACD–RCC 恶性程度相对较低，治疗方案与其他类型肾癌基本一致，但是考虑患者多为终末期肾病患者或者长期透析的尿毒症患者，一般采用根治性肾切除术或保留肾单位的手术为主。对于高龄患者，积极监测也是一种选择。对于转移性 ACD–RCC，缺乏相应的研究报道。

六、预后和随访

ACD–RCC 为相对低度恶性的肾癌，预后与其他类型肾癌无明显差异，主要由于多伴随其他疾病，如尿毒症、心脑血管疾病等基础疾病，在一定程度上影响患者的预后。另外根据 ACD–RCC 的疾病特征，对长期维持血液透析进行有效规范的筛查，有助于 ACD–RCC 的早发现、早治疗，而延长患者存活时间。

典型案例 2-13-6 获得性囊性肾病相关性肾癌

第七节 透明细胞乳头状肾细胞癌

透明细胞乳头状肾细胞癌（clear cell papillary renal cell carcinoma，ccpRCC）又称为透明细胞管状乳头状肾细胞癌或肾血管肌腺瘤性肿瘤。ccpRCC 是 2016 版 WHO 泌尿系统和男性生殖系统肿瘤病理学和遗传学分类中新增的肾细胞癌亚型。ccpRCC 多为体检或偶然发现，部分患者可出现腰部不适等症状。影像学上肿瘤多位于肾脏中极，CT 平扫相表现为密度均匀，偶可见囊性低密度灶，增强相显著强化。MRI 提示肿瘤 T_1 加权时呈等强度，T_2 加权时呈低强度。ccpRCC 的治疗方式主要为手术切除，包括肾脏部分切除术或根治性切除术，目前无肿瘤复发、转移及肿瘤相关死亡的报道。

一、流行病学和病因学

（一）流行病学

2006 年，Tickoo 等将终末期肾病（end-stage renal disease，ESRD）合并一种由乳头状结构伴透明细胞构成的肾细胞癌命名为 ccpRCC，并认为其是一种与 ESRD 相关的肾细胞癌。后续研究发现，ccpRCC 也可以发生于无 ESRD 的普通人群。ccpRCC 占所有肾细胞癌亚型的 1%～4.3%，发病率在原发性肾癌中排第 4 位。而在 ESRD 合并肾癌中排第 2 位，其发病率仅次于乳头状肾细胞癌（pRCC）。不同地区的 ccpRCC 发病率不同。ccpRCC 多见于中老年人，无显著性别倾向。诊断时常为 T_1 期，目前尚未发现淋巴结转移或远处转移的 ccpRCC 患者。ccpRCC 在无 ESRD 患者中常为单侧单发，合并 ESRD 时肿瘤多发病灶较为多见，亦可双侧发病。ccpRCC 可伴随其他亚型肾癌发生，还可伴有 VHL 病。

（二）病因学

目前的研究仍未明确 ccpRCC 的分子发病机制，仅能明确其为肾脏上皮性肿瘤的一种。Alexiev 等利用分子倒置探针（molecular inversion probe，MIP）技术检测发现，2 例 ccpRCC 在 10q11.22 染色体中均出现 2 570 kb 中性拷贝数杂合性缺失。Lawrie 等利用第二代测序技术（next-generation sequencing，NGS）检测发现，5 例 ccpRCC 标本存在 MET 基因的突变。

ccpRCC 患者常不具备 ccRCC 所具有的 3p 缺失、VHL 基因突变及 VHL 启动子甲基化，提示 ccpRCC 通过不依赖 VHL 机制激活 HIF 通路；也没有 pRCC 所具有的 7 和 17 号染色体的获得和 Y 染色体的缺失。此外，ccpRCC 中 miRNA-200 家族表达明显增多，而在 ccRCC 和 pRCC 中却表达减少，考虑该家族在表观遗传性调控时起到重要作用。

二、临床表现

临床上 ccpRCC 患者多无明显症状，常因体检时发现肾脏占位就诊，少数患者可出现腹部疼痛、腰部疼痛、间断血尿等症状，合并 ESRD 患者常伴有透析，合并 VHL 患者常伴有神经系统血管母细胞瘤、胰腺囊肿或者嗜铬细胞瘤等疾病。

三、影像学

（一）B 超

B 超检查可作为筛查手段，常表现为实性或囊实性肿瘤，肿瘤多为低回声，也可表现为混杂回声或中高回声，可有血流信号。超声造影显示肿瘤呈快进、慢退，周边见环状高增强，内部呈不均匀高增强。

（二）CT

CT 可为 ccpRCC 的诊断提供关键线索，不仅可以明确肿瘤位置、大小，还可同时了解肾血管的情况，利于手术决策选择。CT 平扫时肿瘤大多密度低于肾实质，偶可及囊性低密度灶或伴钙化；增强 CT 表现类似于 ccRCC，动脉期肿瘤显著强化且表现为“快进快出”，也有报道显示 ccpRCC 增强程度较低，呈缓慢渐进性强化。

（三）MRI

MRI 提示肿瘤 T_1WI 多为稍低或低信号，T_2WI 则以混杂高信号为主，与肿瘤易发生囊变有关。ccpRCC 作为一种低度恶性肿瘤，生长过程较为缓慢，容易与周围正常肾实质间形成纤维性包膜，MRI 表现为肿瘤周边包膜样结构，即 T_2WI 肿瘤边缘的低信号环（图 2-13-17）。

（四）影像学鉴别诊断

1. 肾透明细胞癌（ccRCC） ccpRCC 与早期 ccRCC 影像学特点较为相似，两者影像学鉴别有困难。中晚期 ccRCC 易侵犯肾周组织以及出现淋巴结转移，肿瘤常伴有出血及坏死；ccpRCC 很少出现坏死，肾旁及后腹膜无肿大的淋巴结，与中晚期 ccRCC 区分明显。

2. 乳头状肾细胞癌（pRCC） ccpRCC 需与发生囊变的 pRCC 鉴别，pRCC 肿瘤密度较均匀，增强扫描多为轻中度强化；而 ccpRCC 增强扫描强化峰值则多在皮髓质期。

3. 乏脂型血管平滑肌脂肪瘤（AML） 乏脂型 AML 的 T_2WI 以低信号为主且极少出现包膜；ccpRCC 的 T_2WI 主要为混杂高信号，肿瘤边界清晰，周边可有包膜结构。

4. 低度恶性潜能的多囊性肾肿瘤 常表现为多房囊性且囊壁及囊内分隔较薄；ccpRCC 多呈现单房囊性，增强扫描表现为边缘强化。

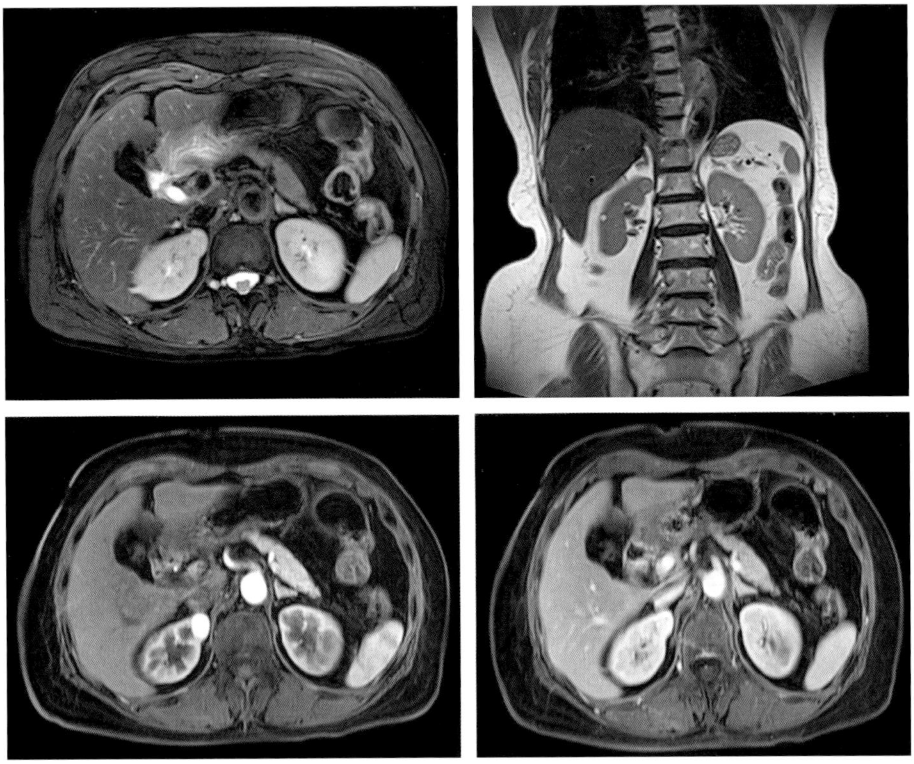

图 2-13-17　透明细胞乳头状肾细胞癌 MRI 影像

四、病理学

（一）大体和 HE 染色

大体上，ccpRCC 边界清晰，常有厚的纤维性包膜，以囊性或者囊实性成分为主，切面呈灰红、黄褐色或红褐色，出血、坏死及钙化等继发性改变少见。

显微镜下 ccpRCC 主要由上皮性和间叶性成分组成。上皮性成分：常呈现混合型形态，由管状、腺泡状、乳头状、囊状和实性巢状等结构组成，其中囊性和小管 / 腺泡最常见，可以某一种结构为主，也可多种结构相混合。ccpRCC 的乳头形态有较为独特的表现，目前认为显著的分支管状结构以及突出于囊内的小的乳头状结构是 ccpRCC 的特征性组织形态。肿瘤细胞呈立方形或矮柱形，具有丰富的透明样或黏液样胞质；细胞核为圆形或者卵圆形，核仁不明显，细胞核分级低。典型的肿瘤细胞核偏离基底部呈线性排列。

间叶性成分：ccpRCC 间叶性成分可有大量平滑肌组织，平滑肌组织可包绕整个肿瘤形成被膜，或者与上皮性成分混合存在。局灶可见发育不全的血管，血管管壁不完整、不规则，缺乏弹力层，被称为“流产型血管”，是间叶性成分的特征性表现（图 2-13-18）。

（二）免疫组织化学染色

免疫表型：目前认为 ccpRCC 最具特征性的免疫标记为：CK7 弥漫性强阳性，CAⅨ杯口状阳性，腺腔面细胞膜无着色（图 2-13-19），肾细胞癌标志物（RCC maker）、CD10

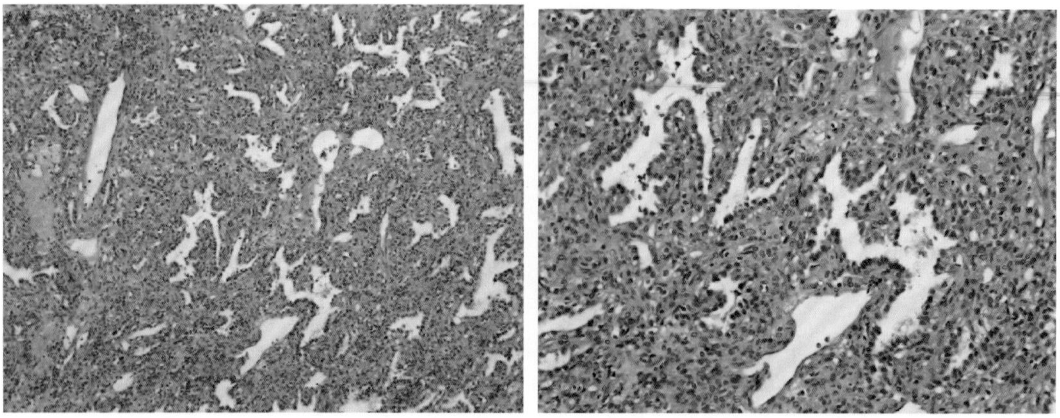

图 2-13-18　透明细胞乳头状肾细胞癌 HE 染色（左 100×，右 200×）

和 AMACR 阴性。免疫组织化学诊断应选用多个抗体联合应用，以提高该肿瘤诊断的准确性。

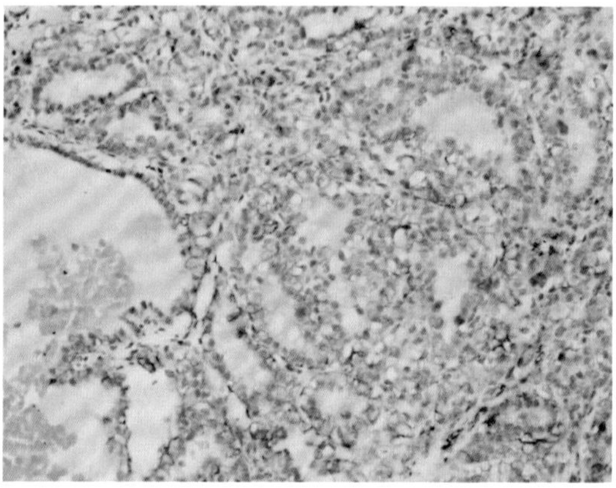

图 2-13-19　透明细胞乳头状肾细胞癌 CAIX 染色

（三）电镜观察

上皮细胞含有透明细胞质，其内细胞器较少，可及游离核糖体、粗面内质网、线粒体和溶酶体，具有丰富的中间丝和糖原，缺少脂类沉积物；细胞核内有胞质性假包含物，核仁不明显；细胞膜出现短的微绒毛样结构；细胞间可及发育良好的桥粒，肿瘤细胞通过半桥粒附着于薄而宽的基底层上。

五、治疗

CCPRCC 的治疗方式主要为手术切除，肾部分切除术效果较好，一般选择保留肾单位手术，肿瘤较大者可采用根治性肾切除术。鉴于 CCPRCC 良好的预后，对于早期肿瘤或者不能耐受手术的患者可进行穿刺活检明确诊断，可选择严密随访或者行肿瘤微波消融等治疗。

六、预后和随访

本病预后较好，尚无肿瘤复发或转移的报道，也无因肿瘤死亡的报道。

典型案例 2-13-7　透明细胞乳头状肾细胞癌

第八节　黏液小管状和梭形细胞癌

黏液小管状和梭形细胞癌（mucinous tubular and spindle cell carcinoma of kidney，MTSCC）是一种比较少见的低度恶性上皮来源肿瘤，在肾细胞癌中所占的比例不足 1%，其主要是由比例及数量不等的管状排列的梭形细胞与黏液样间质组成。该疾病好发于女性，临床症状无明显特异性，多为检查发现腹部包块来就诊，少数患者会出现血尿或腰痛等症状。手术切除肿瘤是主要的治疗方式，预后较好，复发和转移少见，但发生肉瘤样变时，预后较差，可出现淋巴结转移及远处转移。

一、流行病学和病因学

（一）流行病学

黏液小管状和梭形细胞癌是由 Ordonez 和 Mackay 在 1996 年首次报道，于 2001 年首次被正式定义为具有远端肾单位分化的低度恶性黏液性肾上皮性肿瘤，直至 2004 年 WHO 将其列为泌尿和生殖系统肿瘤分类中新确定的一种较罕见低度恶性肾上皮样肿瘤。流行病学统计显示，黏液小管状和梭形细胞癌占所有肾脏肿瘤的不到 1%，大部分患者为成人。患者发病年龄比较广泛，平均患病年龄为 58 岁（已报道病例年龄范围，13 ~ 81 岁），其中以女性为主，男女比例约为 1∶4。Evita 等人在 2017 年报道了 7 例，其中女性有 6 例，年龄在 46 ~ 82 岁之间，多为单发的、实心的、有局限性的肿瘤。

（二）病因学

有研究指出，肾结石及多年肾透析病史可能是黏液小管状和梭形细胞癌发生的重要诱发因素。在基因层面上，该肿瘤中常常存在多个染色体丢失（通常包括 1，4，6，8，9，13，14，15 和 22 号染色体）及获得染色体（包括 7，11，16 和 17 号染色体）的联合改变。此外，Weber 等研究指出，肾细胞癌常见的遗传变异 VHL 基因突变不存在于该肿瘤中，因而被定义为具有特殊分化来源的肿瘤。目前对于黏液小管状和梭形细胞癌的起源尚无定论，大量证据提示，其可能起源于髓袢细胞或集合管上皮细胞。

二、临床表现

黏液小管状和梭形细胞癌患者往往无明显症状，多数患者因检查发现腹膜后肿物后确诊，少数病例因肿瘤过大出现腰痛、血尿或可触及肿块而就诊发现。

三、影像学

（一）B 超

B 超对黏液小管状和梭形细胞癌仅具有初步筛查的作用，其诊断作用有限。B 超下肿块常常以低回声为主，无明显的血流信号，但肿块周围有一些血流信号，造影剂增强超声显示肿瘤会轻微地增强，主要应用于无法接受增强 CT 或 MRI 检查的患者。

（二）CT

CT 是诊断黏液小管状和梭形细胞癌的首选检查。CT 扫描显示黏液小管状和梭形细胞癌一般不侵犯肾盂和肾周组织，淋巴结无肿大。CT 平扫表现为边缘清晰的等密度或稍低密度肿物，位于肾实质内，呈膨胀性生长，CT 值介于 22 ~ 53 HU，常伴出血及钙化征象。CT 增强扫描表现为皮质期肿瘤强化程度较低，CT 值约 40 HU。髓质期及延迟期病灶逐渐强化并向中央填充，类似肝脏血瘤的“先周边，后中央”的强化方式。该肿瘤由于富含黏液性间质，使造影剂分布趋于缓慢，是其呈现持续性增强的原因，也是该肿瘤较为特征性的影像学特点。

（三）MRI

黏液小管状和梭形细胞癌在 T_1WI 多呈等信号或者低信号的肿块，T_2WI 表现取决于肿瘤中的成分。肿瘤内黏液间质成分过多时呈高信号，当有出血或者钙化时则呈现为低信号。MRI 可清楚地显示肿瘤边缘的光整，多位于皮质下，可部分突出于肾脏轮廓之外（图 2-13-20）。

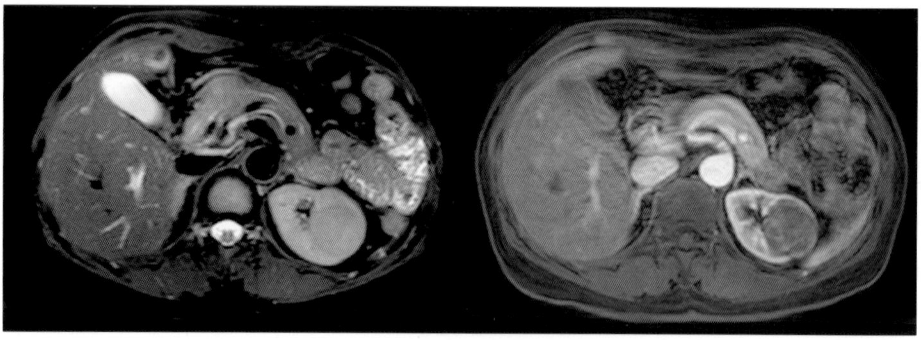

图 2-13-20 黏液小管状和梭形细胞癌 MRI 影像

（四）影像学鉴别诊断

黏液小管状和梭形细胞癌主要与乳头状细胞癌、肾嫌色细胞癌及肾血管平滑肌瘤进行鉴别。乳头状细胞癌 CT 多呈低密度，易出现出血囊性变，则呈轻度强化，低级别乳头状细胞癌与黏液小管状和梭形细胞癌 CT 表现类似，DWI 可呈显著弥散受限。肾嫌色细胞癌起源于集合管上皮细胞，多位于肾实质的中部，呈膨胀生长。CT 可见钙化灶，CT 增强较黏液小管状和梭形细胞癌密度高，多呈“轮辐状”强化。肾血管平滑肌瘤是一种良性肿瘤，CT 平扫多呈现等密度或高密度的肿块，钙化少见，CT 增强可呈现明显强化。DWI 可呈显著弥散受限。以上类型肾脏肿瘤仅靠影像学难以鉴别。

四、病理学

（一）大体和 HE 染色

黏液小管状和梭形细胞癌肿瘤大小不一，直径 1 ~ 18 cm 不等，肉眼下切面多呈现为均匀棕褐色或淡黄色。局部区域可有斑片状钙化，出血与坏死比较少见，与周围肾组织分界清楚，基本没有肾盂、肾周脂肪或血管侵犯。光镜下肿瘤细胞主要以梭形或立方形细胞为主，细胞质少，核圆形或不规则形，可见核仁，异型性不明显，核分裂象少见，多呈管状排列并嵌入黏液或黏液样基质中，是黏液小管状和梭形细胞癌最典型的类型（图 2–13–21）。根据梭形或立方形细胞、管状及黏液成分的不同比例，可分为经典型、黏液稀少型、小管结构为主型和梭形细胞为主型等，其中经典型最为常见。当肿瘤细胞呈现 WHO/ISUP 病理高级别的组织学特征时（细胞核增大、染色质粗，核仁明显、实性生长及周围组织浸润等），则提示肿瘤恶性程度较高。

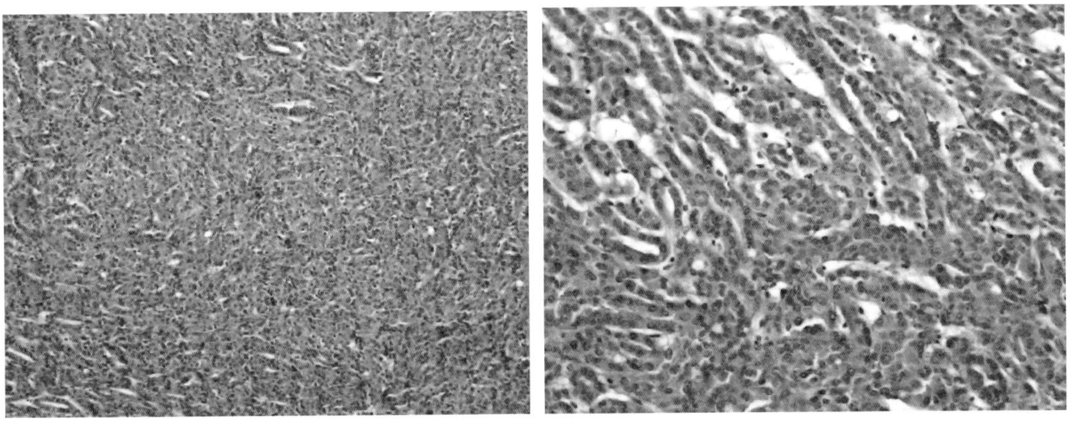

图 2–13–21　黏液小管状和梭形细胞癌 HE 染色（左 100×，右 200×）
肿瘤以梭形细胞为主，呈管状排列并嵌入黏液样基质中

（二）免疫组织化学染色

黏液小管状和梭形细胞癌免疫组织化学表型比较复杂。多种低相对分子质量细胞角蛋白（CK7、CK8、CK18、CK19 等）、AMACR、PAX2/8、E–cadherin、UEA 和植物凝集素表达多呈阳性，Vimentin、CD15 和高相对分子质量 CK 阳性率不一，近端肾单位标志物 CD10 和 villin，以及 SMA、HMB45、S–100 和 GATA3 表达多呈阴性。另外，高表达 Ki–67 与 p53 可能是黏液小管状和梭形细胞癌不良预后的预测因子。

五、治疗

黏液小管状和梭形细胞癌恶性程度较低，手术治疗仍然是其首选治疗方式。对于早期患者，根治性肾切除术或者保留肾单位的肾肿瘤切除术可达到基本治愈的效果。低级别、典型形态的肿瘤手术切除后不需要全身放射和化学治疗。关于转移性肿瘤术后是否需要后续治疗，尚缺乏可靠证据作为指导。但有少数报道干扰素、舒尼替尼治疗可能有效。

六、预后和随访

典型的黏液小管状和梭形细胞癌是一种低级别恶性肿瘤，根治性肾切除术或保留肾单位的手术后很少见复发和转移，预后较好。文献中有报道一些病例术后出现复发、淋巴结转移等恶性进展，多发生于组织病理分级较高或者有肉瘤样变的肿瘤。由于缺乏长期可靠随访的数据，因此仍然建议患者术后需要密切随访。

七、基础和转化研究

基因组测序结果提示，Hippo 信号通路调控异常是黏液小管状和梭形细胞癌的关键分子事件，具有疾病诊断与治疗干预的潜在价值，但是目前证据尚不足，仍需进一步探索验证。

典型案例 2-13-8　黏液小管状和梭形细胞癌

第九节　管状囊状肾细胞癌

管状囊状肾细胞癌（tubulocystic renal cell carcinoma，TC-RCC），是一种罕见的独立 RCC 亚型，具有独特的生化特征。TC-RCC 发病率低，由于其惰性和低转移潜能，患者可以从手术切除中获益。因此，医生应结合影像学和病理结果，对 TC-RCC 与其他多囊性肾细胞癌进行准确的识别和鉴别。

一、流行病学和病因学

（一）流行病学

管状囊状肾细胞癌（TC-RCC）是 WHO（2016）肾肿瘤分类中新纳入的一种特殊类型的肿瘤，目前累计国内有 20 多例，国外 240 余例的临床病例报道。2005 年首次报告这种病理类型。TC-RCC 主要表现为囊性病变，以前曾被描述为集合管癌的低级别变异。TC-RCC 主要发生在 30 岁以上的成年人中，大多数患者的诊断年龄在 50 ~ 70 岁，平均发病年龄 54 岁，男性和女性的患病比例为 7∶1。

（二）病因学

TC–RCC 的标志性突变结果是 9 号和 Y 号染色体的损失，以及 17 号染色体的改变。这一发现证实了 TC–RCC 的分子特征与其他任何已知 RCC 细胞亚型都不同。在遗传水平上的进一步研究发现，TC–RCC 中突变最多的基因是 ABL1 和 PDGFRA，它们在其他 RCC 亚型中很少发生突变，如透明细胞肾细胞癌（ccRCC）、乳头状肾细胞癌（pRCC）或嫌色肾细胞癌（chRCC）。通常情况下，基因分析不作为首选的诊断工具，但可以协助诊断或鉴别诊断。

二、临床表现

大多数病例是于体检时偶然发现，多无明显临床症状，一些患者可出现血尿或腹部不适。

三、影像学

TC–RCC 的影像学特征尚不清楚，正如其名称所示，TC–RCC 在影像学上表现为多房囊性病变。病变为典型的多房囊状，间隔强化提示为恶性。根据广泛应用的 Bosniak 分级，这些病变可为Ⅱ～Ⅳ级，即许多小囊肿或管状结构，内部有清晰的浆液和多个薄间隔。虽然目前的技术已经足够检测恶性病变，但仅通过影像学手段来区分 TC–RCC 和其他囊性肾肿瘤仍然具有挑战性。面对类似病变时，应考虑多房囊性肾细胞癌、成人囊性肾瘤和混合上皮间质瘤（MEST）。

（一）B 超

TC–RCC 由于多囊性特征，囊腔非常小，由多个薄间隔分隔开，B 超下声反射数量多，衰减水平低，以及明显高回声及后部回声增强特征。后部回声增强是一种重要的标志，提示病变囊性，从而将其与实体性高回声肿瘤（如血管平滑肌脂肪瘤或肾细胞癌）区分开来。超声增强检查显示，小分隔内有轻微的强化，提示海绵样或蜂窝样，与由非常小的部位组成的多腔囊性肿瘤一致。因此，有助于与实体肿瘤鉴别。在超声造影上，TC–RCC 应被纳入高回声肾肿块的鉴别诊断。

（二）CT

TC–RCC 为囊性或实性肿瘤。由于 TC–RCC 血管密度极低，且实体组织成分较少，因此增强 CT 检测至关重要。目前病例报道，CT 平扫下 TC–RCC 多为边界清楚的肿块，密度不均匀或略低于正常肾组织，增强后多数无明显强化或呈轻度缓慢强化表现。

（三）MRI

MRI 有助于将这些肿块定性为囊性并分类。囊性肾肿瘤包括多房囊性肾细胞癌、囊性肾瘤，肾脏混合性上皮间质瘤（MEST）。TC–RCC 应归于此类。在 CT 和（或）MRI 上合并假瘤性高回声肾肿块，伴或不伴有后部声学增强，以及低级别（Bosniak Ⅰ、Ⅱ和ⅡF）囊性表现，是病变特征的关键影像学表现（图 2–13–22）。MRI 比 CT 能有效地证明病变的囊性特征，并根据 Bosniak 分类系统对肿块进行准确分类，这点 MRI 优于 CT。但 CT 通常优先使用，CT 下分隔强化将升级囊性肿瘤级别，有助于及时干预或进一步检查。

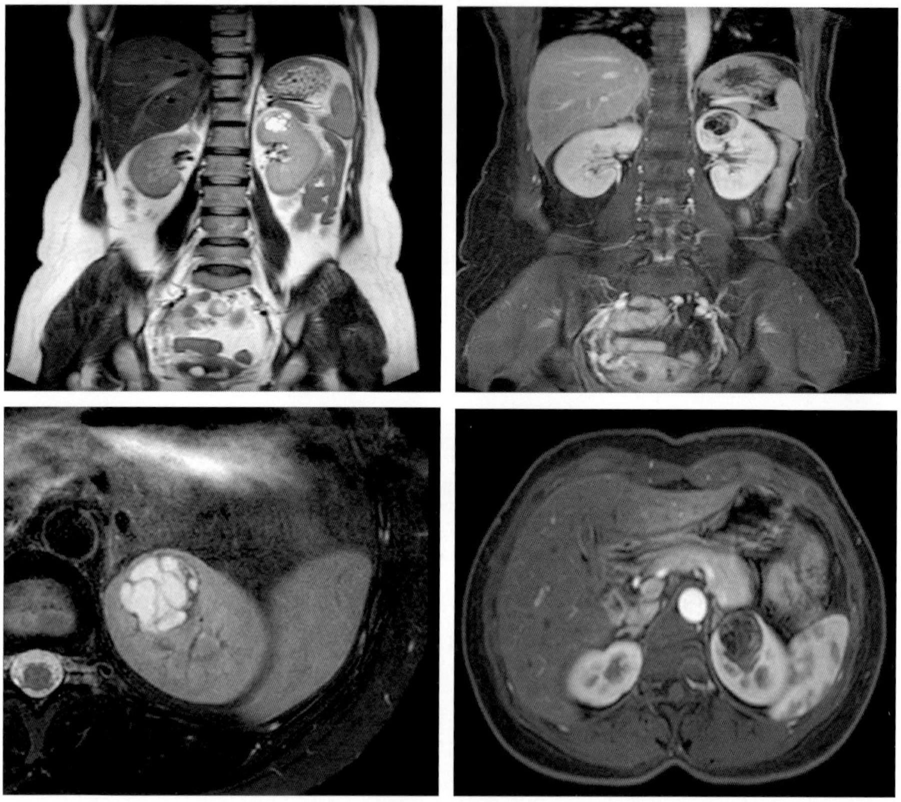

图 2–13–22 管状囊状肾细胞癌 MRI 影像

四、病理学

（一）大体

肿瘤大小介于 0.5 ~ 17 cm，平均 4 cm，40% < 2 cm，绝大多数为单发，少数为多发，肿瘤界清，包括皮质和髓质，大体病理切面为白色或灰色海绵状，小的囊性间隙被多个薄膜隔开，在切面形成气泡或海绵状外观，并含有透明的浆液。

（二）镜下

镜下 TC–RCC 具有典型的肾小管囊状形态，这种形态可作为 TC–RCC 诊断的首要线索，由紧密排列的小管和管状结构组成，囊肿直径可达几毫米，被纤维间质隔开（图 2–13–23）。值得注意的是，小管和囊性空腔通常由单层立方扁平的上皮细胞排列，这些囊肿内衬一层低立方上皮细胞，具有粗指甲样外观。大多数病例中，细胞核增大且不规则，核仁大小介于中间至大之间，细胞核大，核仁突出，核膜不规则，归类为 Fuhrman 3，但有时也有低 Fuhrman 分级（1～2）的报道。TC-RCC 在分子水平上与集合管癌有明显不同。TC-RCC 与乳头状癌密切相关，原因如下：首先，它们通常是多中心的（高达 20%）；第二，它们的肿瘤细胞表现出相似的细胞学特征；第三，它们的免疫组织化学特征和染色体变化模式非常相似。因此，肾小管型和乳头状肾细胞癌常共存，或共存于同一肾脏，或两者在同一肿瘤结节内相互关联。在报告的病例中，大约有 10% 的病例是被发现与乳头状肾细胞癌（PRCC）共存。组织学上，囊肿由单层扁平、立方 / 柱状、鞋钉上皮排列，细胞核增大，核仁大小介于中间。免疫组织化学上，TC-RCC 对 PAX8 抗体有反应，AMACR 标记时反应更强烈，而肿瘤通常对 CK20 或 p63 抗体无反应。PAX8 和 AMACR 最常见阳性，这提示肿瘤的惰性性质，对应于已确定的良好预后的癌症。其他生物标志物如 CK7 或细胞角蛋白 CD10 也被报道在一些肿瘤中呈局灶性阳性。FH 是另一个值得特别注意的标记，因为它的低表达甚至不表达，在相对年轻的患者中发现，可能表明患者的预后较差，这需要进一步的突变检测。

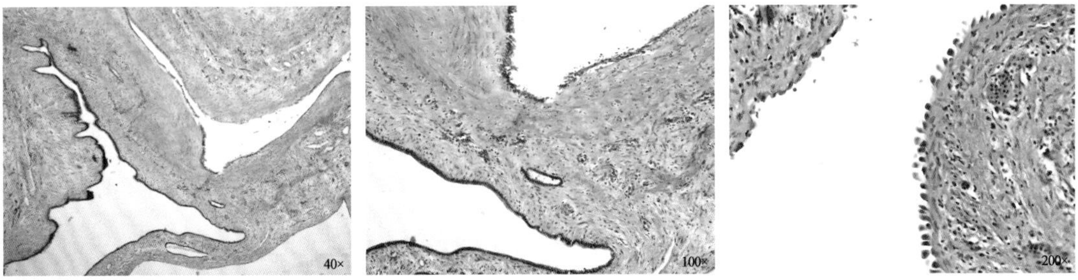

图 2-13-23　TC-RCC 镜下表现

小管和囊性空腔通常由单层立方扁平的上皮细胞排列，细胞核增大且不规则，核仁突出，核膜不规则

（三）分期

大多数 TC-RCC 体积小，在 T_1 期时偶然被发现，但也有直径达 14 cm 以上的大体积肿瘤被报道。TC-RCC 很少发生转移。作为一种新型的肾细胞癌，TC-RCC 目前报告的病例数量仍然很少，对于其复发或转移还需要进一步归纳分析，以便对 TC-RCC 的转移潜力做出更明确的评估。

五、治疗

TC-RCC 发现时临床分期相对较早，多为 pT1～2 期，根据肿瘤部位、大小行手术干预（根治性切除或部分切除术），预后和远期生存率较好。

六、预后和随访

TC-RCC 很少发生远处转移，呈惰性生物学行为，手术切除后绝大多数预后尚可，但其具有侵袭性，因而在实际临床治疗中，仍需谨慎评估 TC-RCC 预后，定期复查。

典型案例 2-13-9 管状囊状肾细胞癌

第十节 遗传相关肾细胞癌

肾癌具有散发性和遗传性两种发病形式，其中遗传性肾癌约占全部肾癌的 5%。随着肾癌发病率的提升，遗传性肾癌逐渐受到关注。迄今已发现十多个类型的遗传性肾癌综合征，包括 VHL 病、遗传性乳头状肾细胞癌（hpRCC）、遗传性平滑肌瘤病肾细胞癌（HLRCC）综合征、BHD 综合征、结节性硬化症（TSC）、遗传性副神经节瘤 - 嗜铬细胞瘤综合征（琥珀酸脱氢酶缺陷型肾细胞癌）、Cowden 综合征（PTEN 错构瘤综合征）、遗传性 BAP1 肿瘤综合征（BAP1-TPDS）、MITF 家族性肾细胞癌、甲状旁腺功能亢进 - 颌骨肿瘤综合征、3 号染色体易位综合征。

一、VHL 病肾癌

VHL（von Hippel-Lindau）综合征是一种由 *VHL* 基因胚系突变引起的常染色体显性遗传病，能够引起全身多器官的肿瘤，包括肾细胞癌、嗜铬细胞瘤、胰腺肿瘤、内淋巴囊肿瘤、视网膜和中枢神经系统血管母细胞瘤、附睾或阔韧带囊腺瘤、多器官（如肾脏、肝脏、胰腺）囊肿等。

（一）流行病学和病因学

VHL 病的发病率约为 1/36 000，而 VHL 病患者中肾癌的发病率为 24%～45%，VHL 肾癌具有发病年龄早、双侧性和多发性的特点。VHL 病与 *VHL* 突变引起的基因功能丧失有关，*VHL* 基因位于 3 号染色体的短臂上，能够编码 VHL 蛋白形成蛋白复合体，进而降解缺氧诱导因子（hypoxia induced factor，HIF）。由于 VHL 功能缺失导致 HIF 分子的积累，引起其下游靶分子血管内皮生长因子（vascular endothelial growth factor，VEGF）、血小板源性生长因子（platelet-derived growth factor，PDGF）和葡萄糖转运蛋白 1（glucose transporter-1，GLUT-1）等过度表达，最终促进了血管生成、细胞生长以及肿瘤形成等。在大多数散发性肾透明细胞癌患者中也发现了 *VHL* 基因体细胞突变，而 VHL 病则为 *VHL* 基因胚系突变引起的常染色体显性遗传疾病。

（二）临床表现

VHL 综合征最常见的临床表现包括中枢神经系统和视网膜的血管母细胞瘤、肾囊肿或肾透明细胞癌、胰腺囊肿或神经内分泌肿瘤、肾上腺嗜铬细胞瘤、中耳内淋巴囊肿瘤、男性附睾囊肿或女性圆韧带囊肿或囊腺瘤等。平均发病年龄为 26.3 岁，视网膜和小脑血管母细胞瘤通常为最初表现，早于肾脏肿瘤。VHL 肾癌通常比散发性肾癌发病年龄更早，平均发病年龄为 39 岁，并且呈现多灶性和双侧性的特点。VHL 病的主要死亡原因是血管母细胞瘤引起的神经系统并发症以及肾细胞癌，预期寿命为 49 岁。

（三）影像学

视网膜血管母细胞瘤作为最初表现，通常通过检眼镜检查发现，而 MRI 只能显示较大的病变，高达 80% 的患者最终会发展为中枢神经系统血管母细胞瘤。一般来说，MRI 评估肾囊性病变优于 CT，而且 MRI 具有无电离辐射以及对比剂无肾毒性等优势，因此，MRI 特别适合肾功能不全以及需要频繁监测的年轻患者。

（四）病理学

VHL 病患者中约有 45% 会出现肾细胞癌，而 VHL 肾囊肿发生的比例更是高达 60%。VHL 肾囊肿壁内衬透明细胞上皮（图 2-13-24），因此，VHL 肾囊肿都可能进展为肾细胞癌。与 VHL 综合征相关的小肾癌通常为低级别，并且几乎所有 VHL 肾癌均为透明细胞亚型。

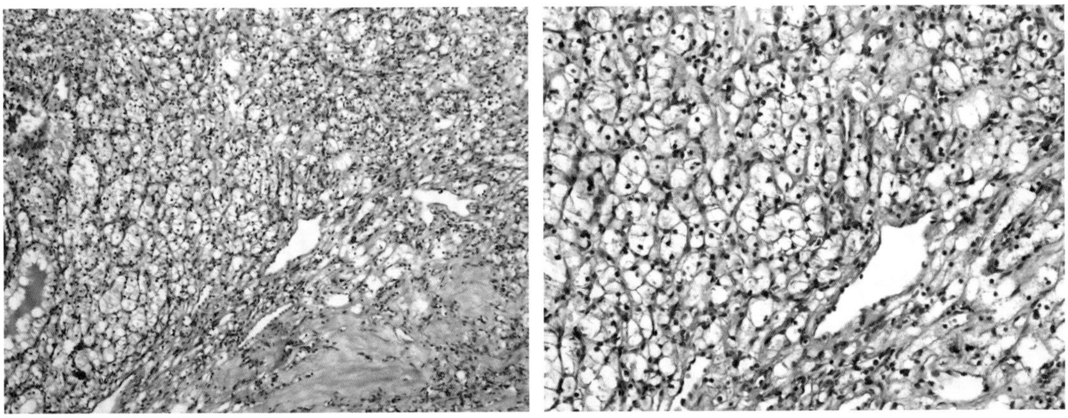

图 2-13-24　VHL 病相关肾透明细胞癌的镜下表现（左 100×，右 200×）

（五）治疗

目前国内外专家共识建议将肿瘤大小 3 cm 作为外科干预的临界值，且多采取肿瘤剜除术或消融手术等保肾策略，以最大限度地在消除肿瘤的同时保留肾功能，通常此类患者会出现肿瘤的反复复发，通常需要反复手术，因此选择适合的手术时机、采取合适的手术方式、尽可能在保证肿瘤不转移的情况下延缓手术或减少手术的次数以及降低手术对肾功能的影响，是处理 VHL 肾癌的关键。

以 VEGF/VEGFR 为主要靶点的 TKIs 药物在散发性肾癌治疗中取得的成功促使研究者探索 TKIs 在治疗 VHL 病上的潜力，先后有多个小样本临床研究报告了结果。北京大学第一医院龚侃教授等回顾了 32 例应用 TKI 治疗的 VHL 病例，其中舒尼替尼 12 例，索拉非尼 11 例，阿昔替尼 6 例，培唑帕尼 3 例，中位治疗时间 22 个月；结果显示，28% 患者达到部分缓解（PR），47% 患者病情稳定（SD）；按肿瘤类型分，31% 的肾癌、27% 的胰腺神经内分泌瘤和20%的中枢神经系统血管母细胞瘤在TKIs治疗中达到PR。美国MD Anderson肿瘤中心Jonasch教授等在2012—2016年开展了一项培唑帕尼治疗VHL病的单中心前瞻性临床研究，共有31名患者入组接受了6个周期的培唑帕尼治疗，42%患者达到PR，58%为SD；其中52%的肾癌、53%的胰腺神经内分泌瘤和4%的血管母细胞瘤对培唑帕尼治疗产生响应（CR+PR），然而由于药物不良反应对生活质量的影响，只有32%的患者能够耐受足剂量用药，其余68%的患者需要减量或者提前退组，6个周期后只有52%的患者选择继续培唑帕尼治疗。

VHL病发病的分子生物学基础是VHL蛋白功能缺失导致的HIF信号上调，随着新一代HIF-2α抑制剂研发成功，这一类药物治疗VHL病的前瞻性临床研究结果最近在《新英格兰医学杂志》上公布，Jonasch教授领导的多中心Ⅱ期临床试验结果显示，VHL病患者应用HIF-2α抑制剂belzutifan治疗，肾癌的客观反应率（ORR）为49%，胰腺肿瘤ORR为77%，中枢神经系统血管母细胞瘤ORR为30%，视网膜血管母细胞瘤100%获得缓解，治疗中最常见的不良反应为贫血，但大部分为1～2级不良反应，安全性和耐受性较以前的TKIs药物明显改善。从以上研究进展可以看出，VEGFR-TKI或HIF-2α抑制剂对VHL相关肾细胞癌和胰腺神经内分泌肿瘤的治疗效果较为突出，而对血管母细胞瘤的治疗效果虽有提升但并不满意，TKIs药物的不良反应仍然是影响患者依从性与效果的重要因素。

（六）预后和随访

目前建议VHL病患者从11岁开始进行每年2次的脑部及脊柱MRI检查，并且每年进行1次神经系统体格检查。从10岁开始每年进行1次腹部超声以检测肾肿瘤的发生情况，必要时选择MRI或CT检查。此外，学者还建议对已诊断为VHL综合征的儿童患者，从2岁开始每年进行1次儿茶酚胺和甲氧基肾上腺素的筛查。

典型案例2-13-10 VHL病

二、遗传性乳头状肾细胞癌

遗传性乳头状肾细胞癌（hereditary papillary renal cell carcinoma，hpRCC）是一种由*MET*基因突变引起的常染色体显性遗传病，以双侧、多灶的Ⅰ型乳头状肾细胞癌为特征。

（一）流行病学和病因学

hpRCC发病率为千万分之一。hpRCC的发病年龄不定，老人和儿童均有报道，HPRC最早可在患者20岁时被发现，然而，通常在50岁后才被发现，hpRCC患者确诊的平均年龄为57岁，到80岁时，肾肿瘤的外显率可接近100%。hpRCC的发生与7号染色体上的*MET*原癌基因的酪氨酸激酶结构域（tyrosine kinase domain）的错义突变有关，这些突变导致该结构域的组成性激活，并被认为是mTOR信号通路的一部分。

（二）临床表现

与其他遗传性肾细胞癌综合征不同，hpRCC 唯一的临床表现是肾癌，无肾外表现。hpRCC 患者的中位总生存期为 60 ~ 70 年。在 *MET* 突变携带者中，尚未确定 *MET* 突变与其他肿瘤存在明确关联，然而，有文献报道发现 *MET* 突变携带者可能发生了各种其他肿瘤，如胰腺癌、胆管癌、恶性黑色素瘤和乳腺癌等。

（三）影像学

hpRCC 患者通常会出现多个大小不一的肾肿瘤，其中包括一些微小病灶，无法通过影像学检测发现。在超声图像上，hpRCC 肿瘤病变通常与背景肾实质等回声，可能会被遗漏，因此建议使用 CT 或 MRI 进行监测。与散发性乳头状肾细胞癌一样，hpRCC 肿瘤通常血供较少，在 CT 和 MRI 上表现为相对均匀的低强化肿块，有时增强程度可能非常低，以至于在 CT 上几乎察觉不到增强。

（四）病理学

hpRCC 为双侧、多灶的Ⅰ型乳头状肾细胞癌。所有伴有 *MET* 基因胚系突变的 hpRCC 患者肾脏大体观均可见双肾多发瘤灶，并且在大体正常的肾实质中会发现乳头状肾腺瘤或镜下的乳头状病变。hpRCC 肿瘤均具有显著的乳头状或管状乳头状特征，并具有Ⅰ型乳头状组织病理学特征，大多数肿瘤为 ISUP 1 ~ 2 级，部分为 3 级（图 2-13-25）。

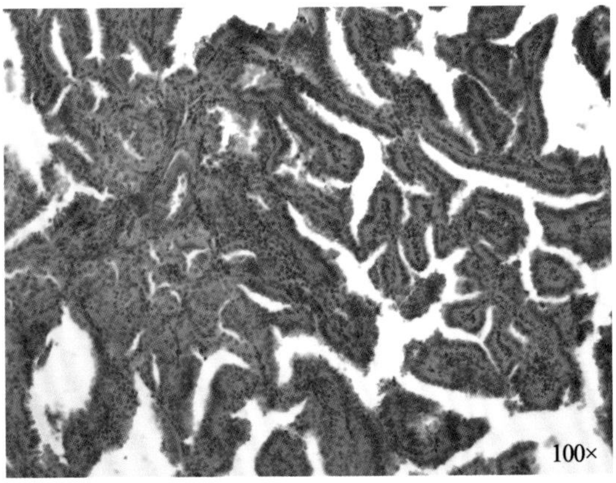

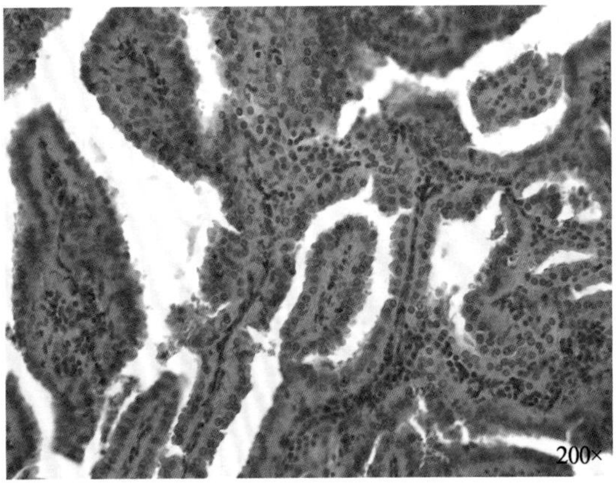

图 2-13-25　遗传性乳头状肾细胞癌的镜下表现（左 100×，右 200×）

（五）治疗

hpRCC 肿瘤生长缓慢，建议在肾肿瘤达到 3 cm 之前用 CT/MRI 进行主动监测，当肿瘤最大尺寸达到 3 cm 时，通常通过外科干预进行治疗，尽可能行保留肾单位的手术。对于晚期疾病，靶向 MET 酪氨酸激酶结构域的药物为治疗 hpRCC 的潜在有效药物，卡博替尼是一种靶向 MET、VEGFR 和 AXL 的多激酶抑制剂，现有的临床研究数据支持进展性 hpRCC 患者可能从卡博替尼治疗中获益。

（六）预后和随访

NCCN 指南建议从 30 岁开始，每 1 ~ 2 年检查 1 次 MRI 或 CT 来评估肾脏。

典型案例 2-13-11 遗传性乳头状肾细胞癌

三、遗传性平滑肌瘤病肾细胞癌

（一）流行病学和病因学

Reed 综合征又称为多发性皮肤和子宫平滑肌瘤病（MCUL），是一种罕见的遗传性皮肤病，由 Blum 和 Jean 于 1954 年首次描述。1973 年，Reed 等人报道了 2 个家族的成员，这些家族成员世代患有皮肤或子宫平滑肌瘤，由此确立了该病常染色体显性遗传模式。由于罹患肾癌的风险增加，Reed 综合征也被称为遗传性平滑肌瘤病和肾细胞癌（hereditary leiomyomatosis and renal cell carcinoma，HLRCC）综合征。HLRCC 综合征是一类罕见的常染色体显性遗传肿瘤综合征，发病率大约在 1/200 000，由延胡索酸水合酶（fumarate hydratase，FH）基因的胚系突变所导致，其中 70% 的患者发生皮肤平滑肌瘤病，80% 以上的女性患者出现子宫肌瘤，15% ~ 30% 发生高侵袭性肾癌。最初认为，HLRCC 综合征在病理学上属于Ⅱ型乳头状肾细胞癌，随着病例的积累，病理学家发现一批最初诊断为集合管癌、髓样癌，甚至透明细胞癌的病例最终被确诊携带 *FH* 突变，实际上是 HLRCC 综合征，从而 HLRCC 综合征作为一个独立的病理亚型，在 2016 版 WHO/ISUP 肾恶性肿瘤病理分类中被正式确立。近年来也陆续报道发现极少数肾癌在体细胞水平上发生 *FH* 双等位基因突变，并没有 HLRCC 家族史，这一类肾癌与 HLRCC 相关性肾癌的临床病理特征几乎相同。因此在 2021 年 ISUP 肾癌病理分类共识的修订过程中，建议使用"FH 缺陷型肾癌"这一病理分类名称来更准确地指代这类肿瘤，既包括 *FH* 胚系突变导致的"HLRCC 相关性肾癌"，也包括其他少数体细胞 *FH* 双等位基因突变的肿瘤。

（二）临床表现和诊断

HLRCC 的诊断标准如下。

临床诊断满足主要标准：存在经活检证实的多发皮肤平滑肌瘤。或者满足≥2 项次要标准：① 40 岁之前出现有症状的子宫平滑肌瘤而接受外科手术治疗；②小于 40 岁出现Ⅱ型乳头状肾细胞癌；③家庭中出现符合以上一项标准的一级成员。

确诊：*FH* 基因胚系突变检测阳性。

由于 HLRCC 相关性肾癌的高度侵袭性，对于 HLRCC 的诊断，结合临床表现、组织学特征、免疫组织化学染色分析及基因检测等综合评估非常重要。

（三）影像学

HLRCC 综合征生物学行为上表现为高度侵袭性，然而 HLRCC 综合征在常规的 CT 或 MRI 上几乎找不到特征性的影像学表现，既可能是实性肿物，也可能表现为囊性占位，虽然大多数表现为低强化，但也有少部分表现为中等强化。目前虽然有基于代谢改变的磁共振波谱分析显示出在 HLRCC 综合征诊断上的潜在价值，但这项技术仍然停留在研究阶段，尚未广泛应用于临床。

（四）病理学

最初认为 HLRCC 综合征在病理学上属于Ⅱ型乳头状癌，随着病例积累和认识的加深，病理学家发现 HLRCC 综合征可呈现乳头状、实性、筛板样、肉瘤样、管状或囊样等多种生长方式，甚至混合性生长；在 HE 染色上有一些特征可用于鉴别诊断，如巨细胞病毒内涵体样嗜酸性巨核仁（cytomegaloviral inclusion-like eosinophilic nucleoli）、核周空晕（perinucleolar clear halos）等（图 2-13-26）。

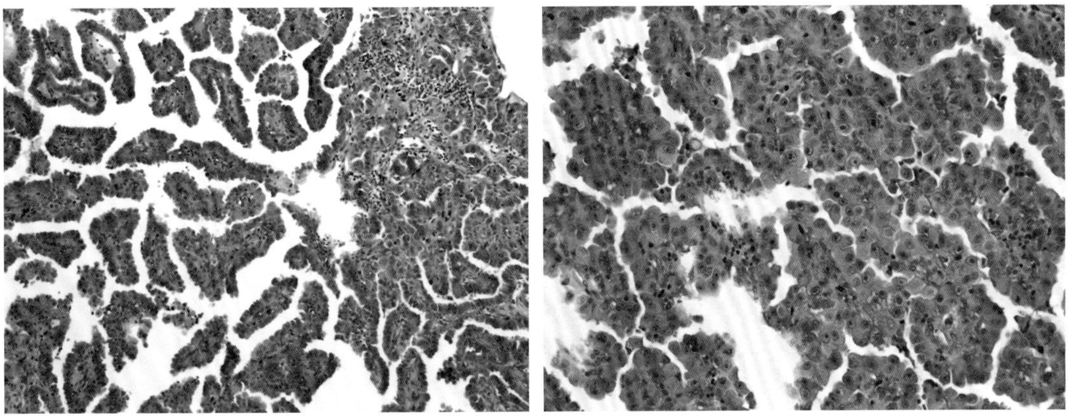

图 2-13-26 遗传性平滑肌瘤病和肾细胞癌（HLRCC）综合征镜下表现（左 100×，右 200×）

可见嗜酸性细胞质、不规则多形性细胞核、高级别的 Fuhrman 核分级、内涵体样核仁和核周空晕等特征

FH 基因编码延胡索酸水合酶，在 Krebs 循环中催化延胡索酸水合为苹果酸。*FH* 基因缺陷造成延胡索酸的积累，延胡索酸与游离巯基反应，再通过迈克尔加成反应与多种蛋白质中的半胱氨酸残基形成硫醚键，形成 2- 琥珀酰半胱氨酸（2-succinocysteine，2-SC）。因此，联合应用 FH 抗体和 2-SC 抗体进行免疫组织化学染色可提高诊断的准确性，典型的 HLRCC 综合征的肿瘤细胞表现为 FH 阴性、2-SC 强阳性（图 2-13-27）。但是 FH 抗体存在一定比例的假阴性或假阳性，2-SC 抗体目前仍未商品化，广泛应用尚存一定困难。

（五）治疗

HLRCC 相关性肾癌具有高侵袭性的生物学行为，即使原发肿瘤体积很小，或单侧孤立性肿瘤，仍可能有早期转移的风险，因此确诊后应尽早接受手术，而且强调根治性肾切除，如果需要行保留肾单位手术，也应当行宽切缘的肾部分切除，这与 VHL 肾癌和 HPRC 综合征的手术原则完全不同。目前对转移性 HLRCC 综合征尚无标准的治疗方案，

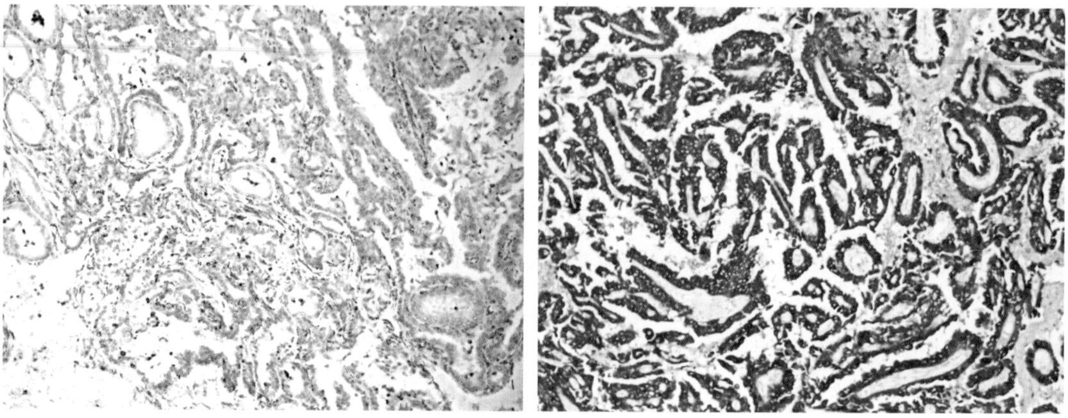

图 2-13-27　遗传性平滑肌瘤病和肾细胞癌（HLRCC）综合征的免疫组织化学染色表现（左 FH，右 2-SC）

NCCN 指南推荐“贝伐珠单抗 + 厄洛替尼”用于治疗晚期 HLRCC 相关性肾癌，客观缓解率可达 60%。

（六）监测

对于携带 *FH* 胚系突变的患者建议从 8 ~ 10 岁开始，每年检查 1 次 MRI 或 CT 来评估肾脏情况。

典型案例 2-13-12　遗传性平滑肌瘤病和肾细胞癌

四、BHD 综合征

（一）流行病学和病因学

BHD（Birt-Hogg-Dubé）综合征是一种罕见的常染色体显性遗传疾病，由 Birt、Hogg 和 Dubé 在 1977 年首次报道，发病率约为 1/20 万。该病主要累及肺、肾脏、皮肤三方面。研究表明，超过 80% 的 BHD 患者出现皮肤纤维滤泡瘤或肺囊肿，27% ~ 30% 的患者在一生中会经历至少一次气胸发作。有 29% ~ 34% 的 BHD 患者出现双侧多灶性肾肿瘤，平均发病年龄为 48 ~ 51 岁。BHD 综合征由位于 17p11.2 的 *FLCN* 基因胚系突变导致。

（二）临床表现和诊断

BHD 综合征的诊断标准如下。

1. 临床上出现≥2 个与纤维滤泡瘤或毛盘瘤表现一致的皮肤丘疹，以及≥1 个组织学上证实的纤维滤泡瘤。

2. 多发性双侧肺囊肿（主要位于肺基底部），有或无 40 岁以前的自发性气胸病史（特别是有这些肺表现家族史）。

3. 双侧、多发性嫌色细胞肾细胞癌或混合性嗜酸细胞腺瘤，特别是有肾肿瘤家族史或早期发病（ <50 岁）。

4. 患者或其家庭成员出现的皮肤、肺或肾的综合表现。

BHD 综合征的确诊：基因检测证实 *FLCN* 胚系突变。

（三）影像学

BHD 患者影像学中通常表现为双侧肺囊肿，伴随自发性气胸发生的风险。相关肾肿瘤常为双侧多发性，嫌色细胞肾细胞癌、嗜酸细胞瘤和混合性嗜酸性细胞肿瘤在影像学中通常表现为中等程度强化的实质性肿块。

（四）病理学

BHD 相关的肾肿瘤可能会出现不同的组织学表现，包括兼具嫌色细胞癌和嗜酸细胞腺瘤特征的混合性嗜酸性细胞肿瘤（50%）、嫌色细胞癌（34%）、透明细胞肾癌（9%）和嗜酸性细胞瘤（5%）。常规 HE 染色见嗜酸细胞腺瘤表现，CD117 免疫组织化学染色呈现弥漫阳性（图 2-13-28）。

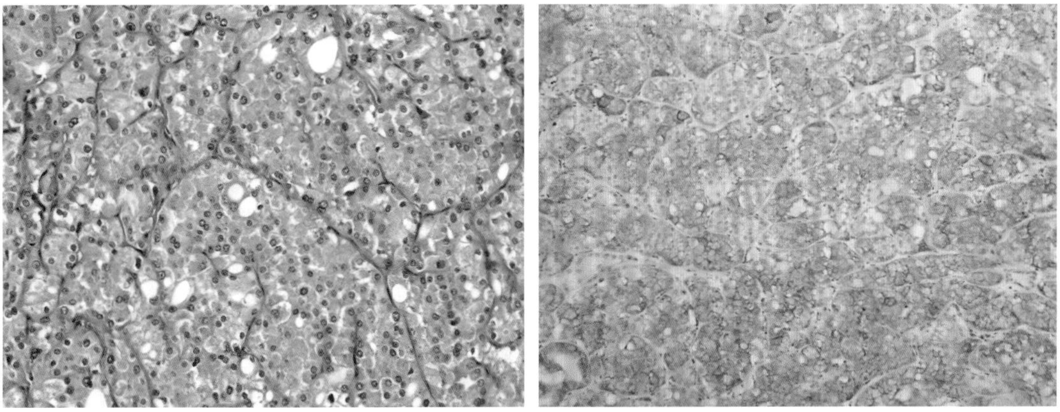

图 2-13-28　BHD 综合征肾肿瘤（左：常规 HE 染色；右：CD117 染色）

（五）治疗

BHD 综合征相关肾肿瘤一般生物学行为较为惰性，发展较为缓慢，对于年轻的 BHD 综合征患者刚出现肾肿瘤时建议进行主动监测。与 VHL 和 HPRC 一样，对 BHD 肾肿瘤积极监测直到最大直径达到 3 cm 再考虑外科手术干预。由于 BHD 患者有多发性肿瘤的危险，患者一生中可能需要反复进行手术，因此治疗应当以保留肾单位手术为首选。

（六）监测

NCCN 指南建议从 20 岁开始，每 3 年检查 1 次 MRI 或 CT 来评估肾脏情况。

典型案例 2-13-13　BHD 综合征肾肿瘤

五、结节性硬化复合症

（一）流行病学和病因学

结节性硬化复合症（tuberous sclerosis complex，TSC）是一种多系统累及的，常染色体显性遗传综合征，其特征是多发性良性错构瘤，影响成年人和儿童，发病率估计为1/6 000～1/10 000。TSC 的神经系统表现非常常见，如癫痫发作，发育迟缓，室管膜下结节或巨细胞星形细胞瘤。超过 90% 受影响的个体容易发展出多种皮肤病变，包括面部血管纤维瘤、色素沉着的黄斑、浅绿色斑块和单毛状纤维瘤。50%～80% 的 TSC 患者发生肾脏病变，包括双侧、多灶性血管平滑肌脂肪瘤（AML）、囊肿，甚至嗜酸细胞瘤和肾癌。肾细胞癌在 1%～4% 的 TSC 患者中发生，平均发病年龄为 28 岁。肾脏表现伴有神经系统并发症是 TSC 患者发病和死亡的主要原因。结节性硬化复合症有两个致病基因：*TSC1* 和 *TSC2*。TSC1、TSC2 与 TBC1D7 一起形成一个异三聚体复合体（TSC 蛋白复合物），通过调节 mTOR 通路功能发挥肿瘤抑制作用。

（二）临床表现和诊断

结节性硬化复合症临床诊断标准如下。

主要特征：①面部血管纤维瘤（≥3 处）或者前额纤维斑块；②色素脱失斑（≥3 处，最小直径 5 mm）；③甲周纤维瘤（≥2 处）；④鲨革斑；⑤心脏横纹肌瘤；⑥脑皮质结构异常；⑦室管膜下结节；⑧室管膜下巨细胞星形细胞瘤；⑨多发视网膜结节状错构瘤；⑩肺淋巴管肌瘤病；⑪肾血管平滑肌脂肪瘤（≥2 处）。

次要特征：①牙釉质多发性散发点状凹陷（＞3 处）；②口腔纤维瘤（≥2 个）；③“斑斓”皮损；④视网膜脱色斑；⑤多发性肾囊肿；⑥非肾脏错构瘤。

确诊诊断：符合两个主要特征，或一个主要特征加两个或以上次要特征（淋巴管肌瘤病和血管平滑肌脂肪瘤同时存在时，还需要其他特征才能确证 TSC）。

可能诊断：符合一个主要特征，或符合两个或多个次要特征。

基因诊断标准：从正常组织或外周血白细胞的 DNA 中鉴定出 *TSC1* 或 *TSC2* 的致病变异，其中致病变异被定义为使 TSC1 或 TSC2 功能失活的变异，即移码（插入或缺失）或无意义的变异、阻止蛋白质合成（即大部分缺失）的突变体，或经过研究显示会影响 TSC1 或 TSC2 功能的错义突变体。

（三）影像学

TSC–AML 在 CT 中通常表现为双侧肾脏多发的脂性团块，然而有 1/3 的 TSC 患者表现为乏脂性 AML，在 CT 中呈现出与其他肾肿瘤相似的强化团块。

（四）病理学

TSC 患者肾脏病变多为血管平滑肌脂肪瘤（AML），少数情况下发生肾细胞癌，主要是透明细胞癌，目前嫌色细胞癌、乳头状癌和嗜酸细胞腺瘤也有报道。

（五）治疗

TSC 的治疗取决于肾脏肿块的组织学类型和大小，对于脂质丰富或活检证实的乏脂型 AML，积极监测是首选的方法。研究表明，TSC 患者肾 AMLs 自发性出血的风险在 9%~21%，正在生长且直径 >3 cm 的病变最容易导致出血，肾动脉造影超选择性栓塞是 AML 急性出血的首选治疗方法，恶性肿瘤则可以通过手术切除来治疗。由于 mTOR 通路功能上调与 TSC 临床发病机制直接相关，应用 mTOR 抑制剂有可能改善 TSC 的各种临床症状。多个临床试验已证实，依维莫司对于 TSC 相关的肾 AML 有较高的缓解率，且降低出血风险。

（六）监测

NCCN 指南建议从 12 岁开始，每 3~5 年检查 1 次 MRI 或 CT 来评估肾脏情况。

典型案例 2-13-14　结节性硬化复合症

（曾　浩　张　进）

参考文献

[1] Mendhiratta N, Muraki P, Sisk AE, et al. Papillary renal cell carcinoma: Review. Urol Oncol, 2021, 39 (6): 327–337.

[2] Amin MB, Amin MB, Tamboli P, et al. Prognostic impact of histologic subtyping of adult renal epithelial neoplasms: an experience of 405 cases. Am J Surg Pathol, 2002, 26 (3): 281–291.

[3] Tickoo SK, dePeralta-Venturina MN, Harik LR, et al. Spectrum of epithelial neoplasms in end-stage renal disease: an experience from 66 tumor-bearing kidneys with emphasis on histologic patterns distinct from those in sporadic adult renal neoplasia. Am J Surg Pathol, 2006, 30 (2): 141–153.

[4] Courthod G, Tucci M, Di Maio M, et al. Papillary renal cell carcinoma: A review of the current therapeutic landscape. Crit Rev Oncol Hematol, 2015, 96 (1): 100–112.

[5] Bata P, Gyebnar J, Tarnoki DL, et al. Clear cell renal cell carcinoma and papillary renal cell carcinoma: differentiation of distinct histological types with multiphase CT. Diagnostic and interventional radiology, 2013, 19 (5): 387–392.

[6] Skala SL, Dhanasekaran SM, Mehra R. Hereditary Leiomyomatosis and Renal Cell Carcinoma Syndrome (HLRCC): A Contemporary Review and Practical Discussion of the Differential Diagnosis for HLRCC-Associated Renal Cell Carcinoma. Arch Pathol Lab Med, 2018, 142 (10): 1202–1215.

[7] Srigley JR, Delahunt B, Eble JN, et al. The International Society of Urological Pathology (ISUP) Vancouver Classification of Renal Neoplasia. Am J Surg Pathol, 2013, 37 (10): 1469–1489.

[8] Moch H, Cubilla AL, Humphrey PA, et al. The 2016 WHO Classification of Tumours of the Urinary

System and Male Genital Organs–Part A：Renal，Penile，and Testicular Tumours. Eur Urol，2016，70（1）：93–105.

[9] Sun G，Zhang X，Liang J，et al. Integrated Molecular Characterization of Fumarate Hydratase-deficient Renal Cell Carcinoma. Clin Cancer Res，2021，27（6）：1734–1743.

[10] Armstrong AJ，Halabi S，Eisen T，et al. Everolimus versus sunitinib for patients with metastatic non–clear cell renal cell carcinoma（ASPEN）：a multicentre，open-label，randomised phase 2 trial. Lancet Oncol，2016，17（3）：378–388.

[11] Negrier S，Rioux–Leclercq N，Ferlay C，et al. Axitinib in first-line for patients with metastatic papillary renal cell carcinoma：Results of the multicentre，open-label，single-arm，phase Ⅱ AXIPAP trial. Eur J Cancer，2020，（129）：107–116.

[12] McDermott DF，Lee JL. Open-Label，Single-Arm，Phase Ⅱ Study of Pembrolizumab Monotherapy as First-Line Therapy in Patients With Advanced Non-Clear Cell Renal Cell Carcinoma. J Clin Oncol，2021，39（9）：1029–1039.

[13] McGregor BA，McKay RR，Braun DA，et al. Results of a Multicenter Phase Ⅱ Study of Atezolizumab and Bevacizumab for Patients With Metastatic Renal Cell Carcinoma With Variant Histology and/or Sarcomatoid Features. J Clin Oncol，2020，38（1）：63–70.

[14] Teloken PE，Thompson RH，Tickoo SK，et al. Prognostic impact of histological subtype on surgically treated localized renal cell carcinoma. J Urol，2009，182（5）：2132–2136.

[15] Nguyen DP，Vertosick EA，Corradi RB，et al. Histological subtype of renal cell carcinoma significantly affects survival in the era of partial nephrectomy. Urol Oncol，2016，34（6）：259.e251–258.

[16] Deng J，Li L，Xia H，et al. A comparison of the prognosis of papillary and clear cell renal cell carcinoma：Evidence from a meta-analysis. Medicine（Baltimore），2019，98（27）：e16309.

[17] Linehan WM，Ricketts CJ. The Cancer Genome Atlas of renal cell carcinoma：findings and clinical implications. Nat Rev Urol，2019，16（9）：539–552.

[18] Wein AJ. Neoplasms of the Upper Urinary Tract. 11th ed. Netherlands：Elsevier，Campbell-Walsh urology，2015.

[19] Davis CF，Ricketts CJ，Wang M，et al. The somatic genomic landscape of chromophobe renal cell carcinoma. Cancer Cell，2014，26（3）：319–330.

[20] 刘炀，李振华，殷磊，等. 肾嫌色细胞癌 107 例临床病理特点及预后相关因素分析. 中华泌尿外科杂志，2018，（39）：428–432.

[21] 张枢书，龚明福，刘国芳. 肾脏嫌色细胞癌的 CT 影像特征及误诊分析. 医学影像学杂志，2021，（31）：1359–1362

[22] Füzesi L，Cober M，Mittermayer C. Collecting duct carcinoma：cytogenetic characterization. Histopathology，1992，21（2）：155–160.

[23] Karakiewicz PI, Trinh QD, Rioux-Leclercq N, et al. Collecting duct renal cell carcinoma: a matched analysis of 41 cases. Eur Urol, 2007, 52 (4): 1140–1145.

[24] Yang XJ, Zhou M, Hes O, et al. Tubulocystic carcinoma of the kidney: clinicopathologic and molecular characterization. Am J Surg Pathol, 2008, 32 (2): 177–187.

[25] Chintala S, Pili R. Genomic profiling of collecting duct renal carcinoma. Aging (Albany NY), 2016, 8 (10): 2260–2261.

[26] Pal SK, Choueiri TK, Wang K, et al. Characterization of Clinical Cases of Collecting Duct Carcinoma of the Kidney Assessed by Comprehensive Genomic Profiling. Eur Urol, 2016, 70 (3): 516–521.

[27] Seo AN, Yoon G, Ro JY. Clinicopathologic and Molecular Pathology of Collecting Duct Carcinoma and Related Renal Cell Carcinomas. Adv Anat Pathol, 2017, 24 (2): 65–77.

[28] Zeng Y, Zhang W, Li Z, et al. Personalized neoantigen-based immunotherapy for advanced collecting duct carcinoma: case report. J Immunother Cancer, 2020, 8 (1): e000217

[29] Bratslavsky G, Gleicher S, Jacob JM, et al. Comprehensive genomic profiling of metastatic collecting duct carcinoma, renal medullary carcinoma, and clear cell renal cell carcinoma. Urol Oncol, 2021, 39 (6): 367 e1–367 e5.

[30] Trpkov K, Hes O, Williamson SR, et al. New developments in existing WHO entities and evolving molecular concepts: The Genitourinary Pathology Society (GUPS) update on renal neoplasia. Mod Pathol, 2021, 34 (7): 1392–1424.

[31] Xie Z, Yadav S, Lohse CM, et al. Collecting duct carcinoma: A single-institution retrospective study. Urol Oncol, 2022, 40 (1): 13 e9–13 e18.

[32] Iacovelli R, Modica D, Palazzo A, et al. Clinical outcome and prognostic factors in renal medullary carcinoma: A pooled analysis from 18 years of medical literature. Can Urol Assoc J, 2015, 9 (3–4): E172–177.

[33] Msaouel P, Malouf GG, Su X, et al. Comprehensive Molecular Characterization Identifies Distinct Genomic and Immune Hallmarks of Renal Medullary Carcinoma. Cancer Cell, 2020, 37 (5): 720–734, e13.

[34] Khan A, Thomas N, Costello B, et al. Renal medullary carcinoma: sonographic, computed tomography, magnetic resonance and angiographic findings. Eur J Radiol, 2000, 35 (1): 1–7.

[35] Liu Q, Galli S, Srinivasan R, et al.Renal medullary carcinoma: molecular, immunohistochemistry, and morphologic correlation. Am J Surg Pathol, 2013, 37 (3): 368–374.

[36] Keegan KA, Schupp CW, Chamie K, et al. Histopathology of surgically treated renal cell carcinoma: survival differences by subtype and stage. J Urol, 2012, 188 (2): 391–397.

[37] Shah AY, Karam JA, Malouf GG, et al. Management and outcomes of patients with renal medullary carcinoma: a multicentre collaborative study. BJU Int, 2017, 120 (6): 782–792.

[38] Msaouel P, Hong AL, Mullen EA, et al. Updated Recommendations on the Diagnosis, Management, and Clinical Trial Eligibility Criteria for Patients With Renal Medullary Carcinoma. Clin Genitourin Cancer, 2019, 17 (1): 1–6.

[39] Beckermann KE, Sharma D, Chaturvedi S, et al. Renal Medullary Carcinoma: Establishing Standards in Practice. J Oncol Pract, 2017, 13 (7): 414–421.

[40] Wiele AJ, Surasi DS, Rao P, et al. The efficacy of bevacizumab plus erlotinib (B+E) in patients (pts) with renal medullary carcinoma (RMC). Journal of Clinical Oncology, 2021, 13 (9): 2170.

[41] 张伟，徐丽丽，于文娟，等 . 获得性囊性肾病相关性肾细胞癌临床病理学观察 . 中华病理学杂志，2018，47 (05)：366–371.

[42] Berkenblit R, Ricci Z, Kanmaniraja D, et al. CT features of acquired cystic kidney disease–associated renal cell carcinoma. Clin Imaging, 2021, (83): 83–86.

[43] Davalos V, Moutinho C, Villanueva A, et al. Dynamic epigenetic regulation of the microRNA–200 family mediates epithelial and mesenchymal transitions in human tumorigenesis. Oncogene, 2012, 31 (16): 2062–2074.

第十四章 肾间叶恶性肿瘤

肾间叶恶性肿瘤（renal malignant mesenchymal carcinoma，RMM）是指源于肾间叶支持组织的一类恶性肿瘤，其中绝大多数为软组织肉瘤。软组织肉瘤可发生于人体所有解剖部位，多见于四肢，泌尿系统的软组织肉瘤占 1%～2%。在泌尿系统肉瘤中，肾肉瘤为第二常见，仅次于睾丸旁肉瘤。肾间叶恶性肿瘤较罕见，国内外报道原发性肾间叶恶性肿瘤占肾肿瘤的 1.1%～2.7%。由于其临床表现缺乏特异性，术前往往难以明确诊断，且尚未形成较统一、标准的诊治方案。

第一节 平滑肌肉瘤

肾平滑肌肉瘤（renal leiomyosarcoma）是一罕见的肾原发性肿瘤，占肾恶性肿瘤的 1% 以下，多数见于成人，可起源于肾被膜、肾实质、肾盂肌肉组织和肾静脉，患者预后较差，中位生存时间在 2 年左右，根治性肾切除手术为主要治疗方式，术后放射和化学治疗效果有限，大多数患者最终出现多发转移并死于肿瘤。

一、流行病学和病因学

（一）流行病学

肾平滑肌肉瘤起源于肾脏包膜、肾盂、肾乳头或肾静脉内的平滑肌细胞，是肾肉瘤中最常见的一种类型，约占全部肾肉瘤的 60%，从 1919 年 Berry 首先报告第 1 例以来，陆续有个案报道，文献迄今已报道 100 例以上，以 40～60 岁的女性患较为常见，究其原因可能与平滑肌组织的生长和增生与妊娠期的激素分泌有关。

（二）病因学

目前对肾脏平滑肌肉瘤（LMS）的易感因素、危险因素或病因认识有限。肾脏 LMS 与一般 LMS 一样，患者多为女性。可能与女性激素有关，但尚缺乏循证医学证据支持。

二、临床表现

肾平滑肌肉瘤的常见症状为患者腰部、腹部或背部疼痛，以钝痛为主，有时可呈肾绞痛，伴或不伴有放射痛，血尿并不常见，可出现消瘦、纳差等全身症状。肿瘤体积较大体检时可扪及腹部肿块，位置较为固定或有压痛。

三、影像学

（一）B 超

B 超对肾平滑肌肉瘤的诊断具有初筛作用，但诊断价值有限。B 超可显示肿瘤实质增强回声或低回声，边界清晰，形态不规则，内部回声不均匀，同侧肾脏和集合系统可受压变窄，肾包膜外凸，可呈多发或分叶占位。

（二）CT

平扫可见不规则软组织密度肿物影，呈低密度灶，边缘可不规整，密度欠均匀，肿瘤与正常肾脏无明显界线，增强扫描呈轻度强化，中心区可见低密度影，内有不规则的无强化区，腹膜后淋巴结可见肿大（图 2–14–1）。

（三）MRI

MRI 表现为信号强度不均的边界清楚的多结节软组织影，无钙化和脂肪成分。T_2Wl 上低信号区域可表现为延迟强化（图 2–14–2）。

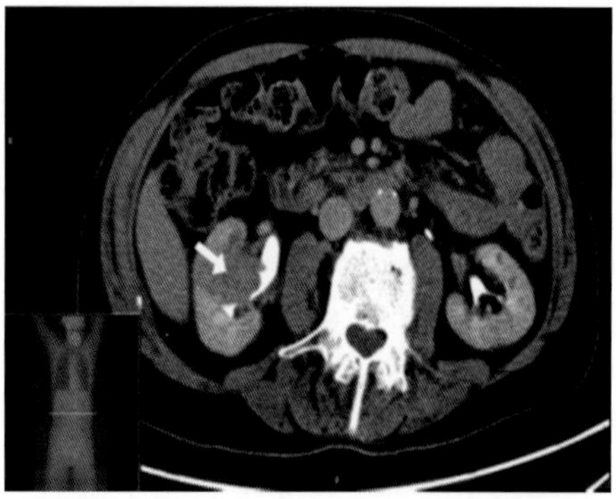

图 2–14–1　肾平滑肌肉瘤 CT 影像

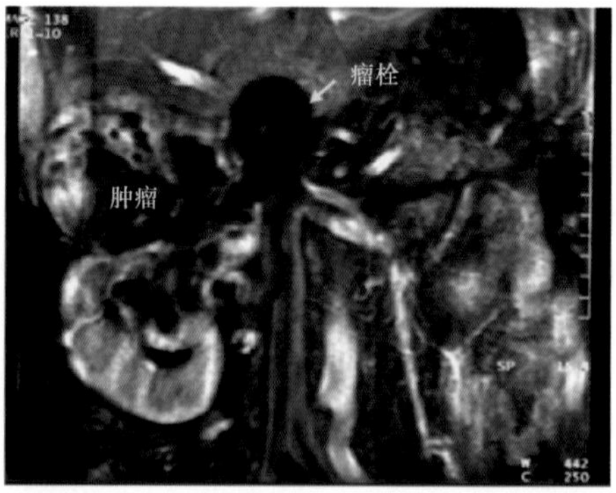

图 2–14–2　肾平滑肌肉瘤伴瘤栓 MRI 影像

（四）影像学鉴别诊断

单纯依靠临床表现和影像学检查很难进行术前诊断。病理组织学检查提示肿瘤与其他区域相比含有更多的纤维组织和更多的梭状平滑肌细胞。

四、病理学

（一）大体和 HE 染色

与身体其他部位的平滑肌肉瘤（LMS）一样，肾 LMS 显示交错的肌束和梭形细胞，梭形细胞具有钝端（雪茄状）细胞核和嗜酸性细胞质。细胞多形性、肿瘤坏死灶和有丝分裂增加是典型特征（图 2–14–3）。

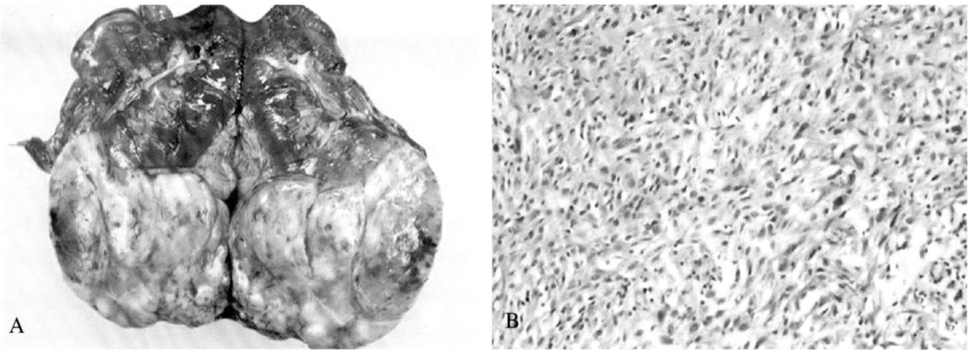

图 2–14–3　肾平滑肌肉瘤大体（A）和 HE 染色（B）表现

（二）免疫组织化学染色

免疫组织化学提示肿瘤细胞平滑肌肌动蛋白和结蛋白等肌肉起源标志物呈阳性，细胞角蛋白、S–100 和 HMB–45 呈阴性（图 2–14–4）。可根据肿瘤分化、有丝分裂计数和肿瘤坏死（法国癌症中心肉瘤联合会标准）进行病理分级。肿瘤分级越高，局部复发或远处转移的可能性越大。大多数原发性肾 LMS 的报告病例倾向于高级别（2 级或 3 级）。

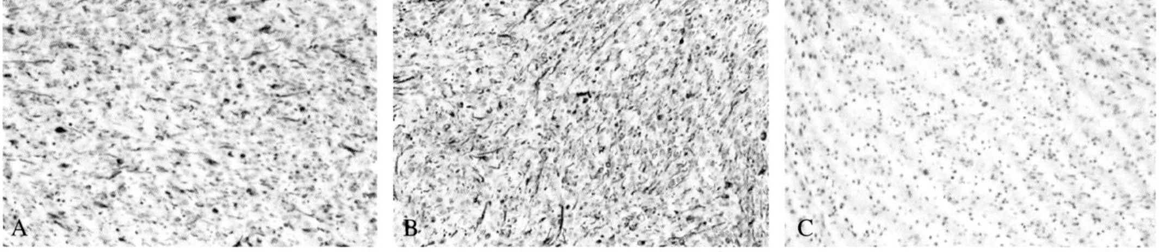

图 2–14–4　肾平滑肌肉瘤免疫组织化学染色表现

A. 平滑肌肌动蛋白（+）；B. 结蛋白（+）；C. 肌球蛋白（–）

五、治疗

平滑肌肉瘤的治疗以手术为主，通常应行根治性肾切除术。但术后预后并不良好，容易出现局部复发，多于 2 年内死亡。术后应用阿柔比星为基础的辅助性化学治疗可以生存获益，并有助于防止复发。

六、预后和随访

预后差，中位存活时间约为 25 个月，5 年总体存活率约 25%。肿瘤分期是最重要的预后因素。其他影响预后因素包括组织学亚型、分级、患者年龄和性别。复发率和转移风险取决于肿瘤的分级及是否有局部或远处转移。

七、基础和转化研究

平滑肌肉瘤主要含有平滑肌梭形细胞，但肉瘤样肾细胞癌含有多种细胞，缺乏平滑肌肉瘤中常见的典型平滑肌细胞束。如果存在上皮成分，则多数诊断为肉瘤样肾细胞癌。细胞角蛋白免疫组织化学阳性诊断考虑肾细胞癌肉瘤样变。上皮样血管平滑肌脂肪瘤在组织学上与平滑肌肉瘤相似，但通过免疫组织化学 S100 等细胞标志物阳性可将其与平滑肌肉瘤进行区分。一般来说，平滑肌肉瘤显示平滑肌肌动蛋白和结蛋白呈强阳性，细胞角蛋白和 S100 呈阴性。

典型案例 2-14-1　肾平滑肌肉瘤

第二节　横纹肌肉瘤

肾横纹肌肉瘤（renal rhabdomyosarcoma）起源于肾脏内的横纹肌细胞，极为罕见，文献报道在 2 651 例肾肿瘤中，横纹肌肉瘤仅有 5 例。肿瘤多发生于儿童，第二个发病高峰在成年，呈现典型的双峰年龄分布。成人横纹肌肉瘤进展性更强，表现为增长速度快，体积大，界线清楚并有包膜，但恶性程度极高，最常见的转移部位是肝、淋巴结和肺。治疗以根治性肾切除术为主，但单纯手术预后很差，通常需要联合术后辅助治疗。

一、流行病学和病因学

（一）流行病学

肉瘤仅占原发性肾肿瘤的 1% ~ 3%。其中横纹肌肉瘤是一种由肌肉祖细胞产生的侵袭性肿瘤。横纹肌肉瘤可分为 4 个亚型：肺泡型、胚胎型、梭形细胞型和多形性。文献统计 25% 的青少年胚胎性横纹肌肉瘤病例涉及泌尿生殖系统，青少年横纹肌肉瘤的预后比其他年龄组差。

（二）病因学

与软组织横纹肌肉瘤一样，肾横纹肌肉瘤发病原因不清楚，其是由各种不同分化程度的横纹肌母细胞组成的软组织恶性肿瘤。本病可能与遗传因素、染色体异常、基因融合等因素有关。

二、临床表现

肾横纹肌肉瘤与其他肾肿瘤相比没有特异性症状和体征，可有腰腹部疼痛，偶尔可扪及腰腹部肿块，部分病例可有镜下或肉眼血尿。

三、影像学

（一）B 超

超声检查提示异质性软组织肿块，包含坏死区域。多普勒超声显示肿块内有血管血流区域，坏死区未见血流的不均质混合性回声，边界清楚。

（二）CT

肾脏见一低密度肿块影，内见片团状软组织密度影，增强后软组织成分中度强化，包含低密度坏死液性区域，低密度区无明显强化（图 2-14-5）。

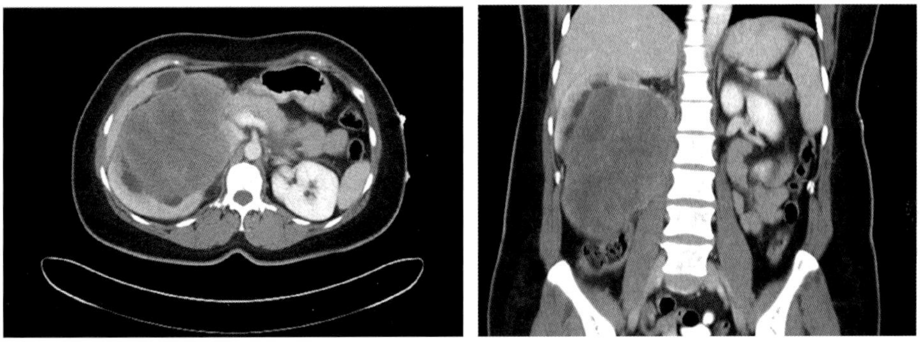

图 2-14-5　肾横纹肌肉瘤 CT 影像

四、病理学

（一）大体和 HE 染色

影像学检查包括 B 超、CT 和 MRI 均有助于肾脏横纹肌肉瘤的诊断，但无特异性表现，其诊断主要依靠病理组织学检查和免疫组织化学检查。肿瘤组织由不同分化阶段的横纹肌母细胞组成，各亚型的病理形态各异。胚胎性横纹肌肉瘤由原始小圆形细胞和各分化阶段的横纹肌母细胞组成。腺泡状横纹肌肉瘤瘤细胞形成腺泡状结构为特征。镜下肿瘤细胞由圆形、长梭形和多形性细胞组成，呈弥漫性巢状、条索状或腺泡状排列，瘤细胞胞质丰富，嗜酸性，部分可见横纹，瘤细胞异型性不明显，核分裂象少见。

（二）免疫组织化学染色

免疫组织化学可以帮助诊断，肌生成素是骨骼肌中表达的两种调节蛋白，是肾横纹肌肉瘤的特异性标志物。肿瘤显示波形蛋白、结蛋白、Wilm 肿瘤 -1（WT-1）和肌源性分化 -1（MyoD1）也可出现胞质阳性染色。细胞角蛋白、肾细胞癌（RCC）、人黑色素瘤黑 -45（HMB-45）、平滑肌肌动蛋白和肌节肌动蛋白均为阴性。部分病例平滑肌肌动蛋白也可呈阳性表达（图 2-14-6）。

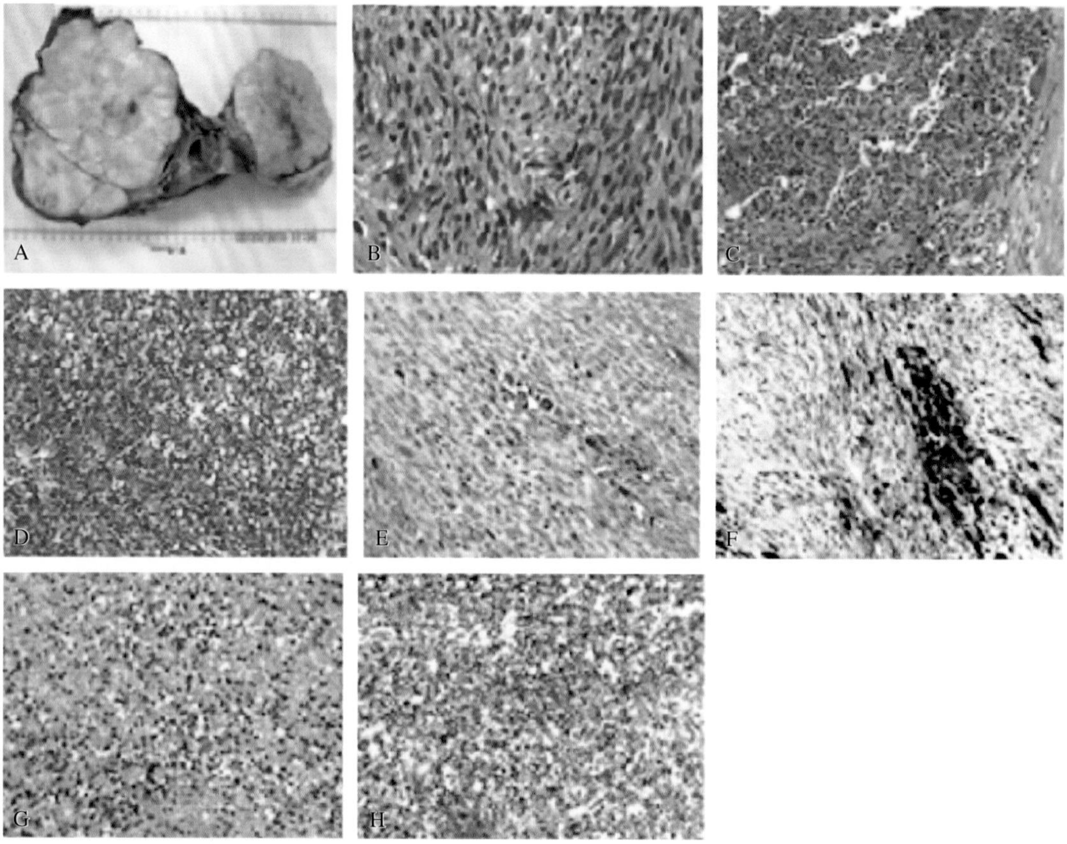

图 2-14-6 肾脏横纹肌肉瘤在光镜下 HE 和免疫组织化学染色表现

A. 肾肿瘤大体图像；B、C. 肾肿瘤 HE 切片；D. 淋巴结转移瘤 HE 切片；E、G. 分别对肾脏和淋巴结肿瘤细胞中的肌生成素进行免疫染色；F、H. 分别对肾脏和淋巴结肿瘤细胞结蛋白进行免疫染色

五、治疗

目前的治疗标准是根治性肾切除术。然而，考虑到这种肿瘤恶性程度高以及在不同年龄组人群中的侵袭性，辅助化学治疗往往是必要的。有报道采用动脉插管，肿瘤局部给予阿柔比星（ADR），并辅以放射治疗，可使肿瘤组织逐渐完全回缩，再经手术切除残留肿块组织后 2 年内未出现复发。因此术后静脉应用 ADR 治疗，虽然尚未获得进一步临床有效验证，但值得深入研究。

六、预后和随访

原发性肾横纹肌肉瘤是一种罕见的间质来源的恶性肿瘤，一般预后较差。其恶性程度高，生长迅速，易发生血道或淋巴结转移，其治疗原则是尽可能广泛手术切除肿瘤，同时辅以放射和化学治疗，术后多靶点酪氨酸激酶抑制剂治疗，效果较好。肾横纹肌肉瘤的预后与临床分期、患者年龄、肿瘤的大小、是否有扩散、是否完全切除以及病理组织学类型等因素密切相关。肾原发性横纹肌肉瘤在成人中发病年龄偏晚，侵袭性强，大多数病例发现时已出现转移。相比其他肾脏肿瘤，原发性肾横纹肌肉瘤在 CT 成像上并没有特征性。因此，最终诊断取决于术后免疫组织化学分析。

七、基础和转化研究

从实验室检查来说，国外有报道能从尿中查 microRNAs 来协助诊断，但目前临床应用较少，本病最终诊断还是要靠组织病理检查。国外一些研究显示，腺泡性横纹肌肉瘤具有特异的 *FOXO1* 基因分离，对于肿瘤分型具有重要意义。原发性肾横纹肌肉瘤需与肾母细胞瘤、肉瘤样尿路上皮癌、肾细胞癌伴异源性横纹肌肉瘤分化进行鉴别，可通过寻找原始小管、胚芽以及免疫组织化学染色 WT-1、GATA3、P63 和 PAX8 相鉴别。

典型案例 2-14-2　肾横纹肌肉瘤

第三节　血管肉瘤

肾血管肉瘤（renal angiosarcoma）是极为罕见的具有侵袭性的来自内皮细胞的恶性肿瘤。该肿瘤起源于肾小球旁，肿瘤血管丰富，可分泌肾素。首选根治性肾切除术，术后配合放射和化学治疗。预后极差，常可局部复发或发生远处转移。

一、流行病学和病因学

（一）流行病学

血管肉瘤是一种高级别、侵袭性肿瘤，占软组织肉瘤的 2%，大多数起源于皮肤和软组织，极少数起源于肾脏。文献中记录了大约 40 例。这种情况更常见于 60 ~ 70 岁的白种人男性。肿瘤起源于血管和淋巴管的内皮细胞，可以发生在身体的任何地方，并转移到肝脏、肺和骨骼。文献报道约 23 例，患者平均年龄 58 岁，病因不清，好发于男性，可能与雄激素有关。

（二）病因学

血管肉瘤为血管和淋巴管内皮细胞起源的恶性肿瘤，严格意义上应称为“脉管肉瘤”，包括血管肉瘤和淋巴管肉瘤，因目前尚无有效的方法区分两种内皮细胞的起源，一般均称为血管肉瘤。尽管该肿瘤组织形态多样，但镜下肿瘤实质内相互吻合的粗细不一、形态不规则的血管网及其内衬的异型瘤细胞最具诊断意义。

二、临床表现

肾原发性血管肉瘤好发于肾被膜附近，临床症状可有季肋部疼痛，血尿，可触及的肿块和体重下降。

三、影像学

（一）B 超

B 超检查示不均质低回声肿物，向肾外突出，回声不均匀。

（二）CT

CT 表现有一定的影像特征，可见团块状软组织密度影，密度欠均匀，边界模糊，平扫无脂肪成分，增强扫描动脉期病灶边缘明显片絮状、结节样强化，静脉期及排泄期病灶进一步强化，病灶内低密度区无强化（图 2-14-7）。原发性肾血管肉瘤影像学检查无特异性，多为富血供肿瘤，也有无或低血供肿瘤。肿瘤一般体积较大。

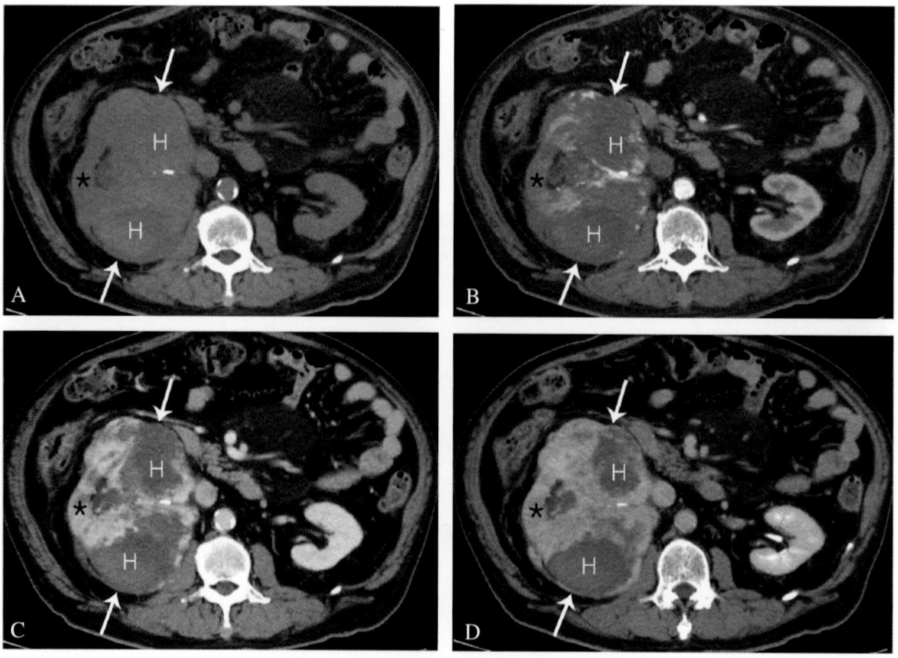

图 2-14-7 肾脏血管肉瘤 CT 影像

（三）MRI

在 T_2 加权图像上，巨大肿块周围的信号空洞血管结构的网状结构，提示原发性肾血管肉瘤（图 2–14–8）。

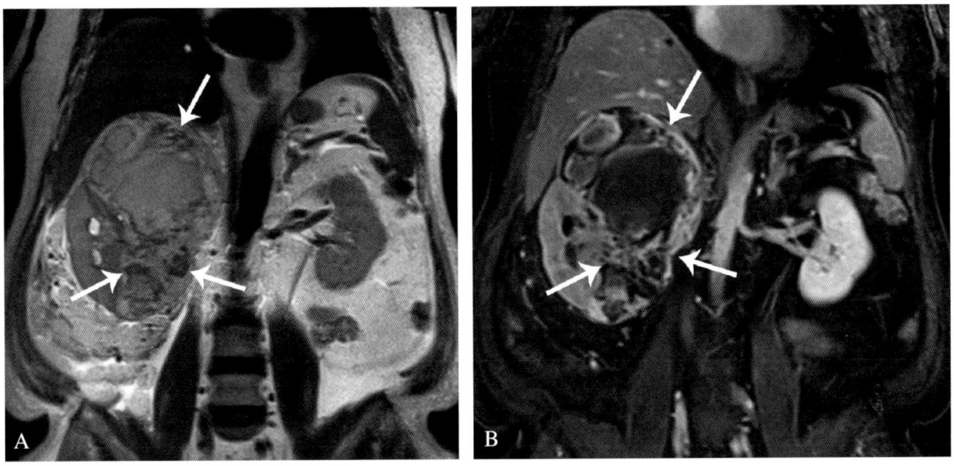

图 2–14–8　肾脏血管肉瘤 MRI 影像

（四）影像学鉴别诊断

鉴别诊断主要是血管瘤。影像学表现，低密度肿块肿瘤，伴有周边强化，提示原发性肾血管疾病。T_2 加权图像上巨大肿块周围信号空洞血管结构的，提示原发性肾血管肉瘤。肿块没有表现出明显的增强。增强图像上观察到早期周边结节性增强并伴有渐进性填充，这些影像学特征也可以在肾血管瘤的病例中看到。然而与血管肉瘤相比，肾血管瘤相对较小。

四、病理学

（一）大体和 HE 染色

大体检查：肿瘤边界不清，切面似海绵状伴出血。组织病理学：形态学上与其他部位的血管肉瘤相同（图 2–14–9）。肿瘤细胞呈梭形、圆形和不规则形，染色质丰富，核不规则，可见奇异型核和多核现象，常见核分裂象。分化差的区域可见大片状梭形或上皮样细胞，与其他类型肉瘤或癌不易鉴别。部分分化好的区域内有明显的毛细血管腔，似血管瘤，而分化略差的区域可见原始的管腔形成和多形性的肿瘤细胞（图 2–14–10）。

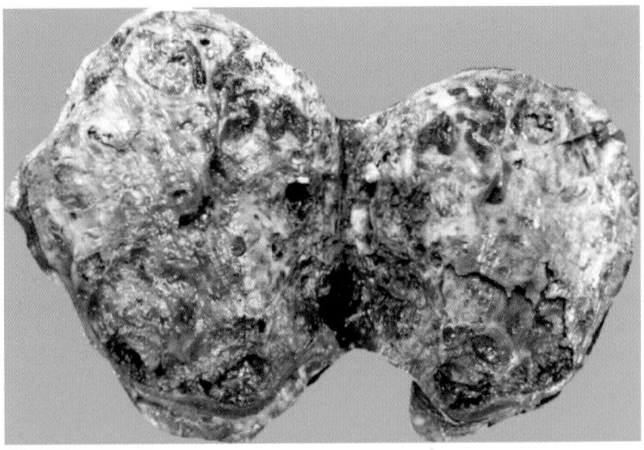

图 2–14–9　肾脏血管肉瘤大体病理表现

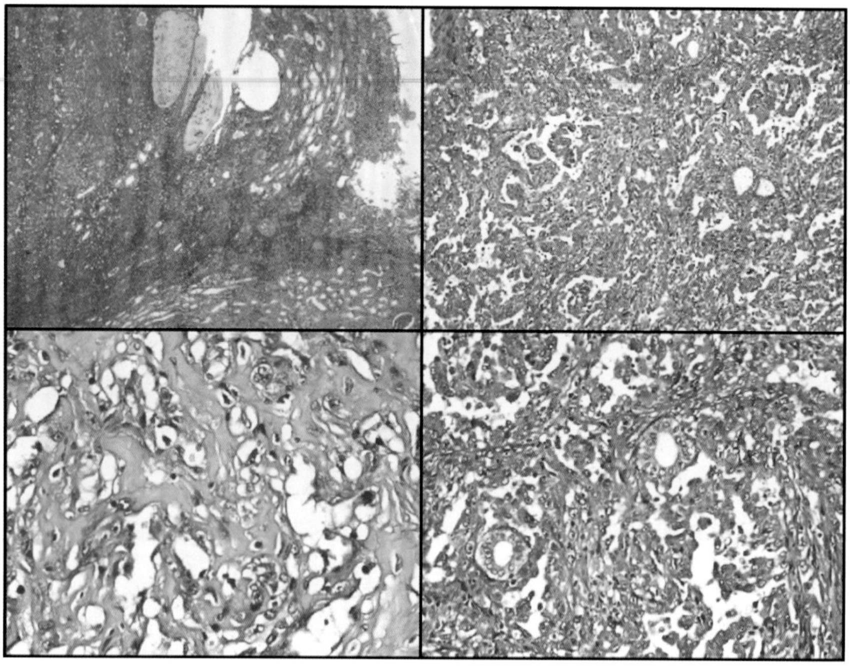

图 2-14-10 肾脏血管肉瘤在光镜下 HE 染色表现

（二）免疫组织化学染色

免疫组织化学有助于进一步确诊血管肉瘤，CD31 和 CD34 阳性，特别是 CD31 对内皮分化的细胞更敏感、更特异，部分血管肉瘤有 CK 表达（图 2-14-11）。肿瘤细胞

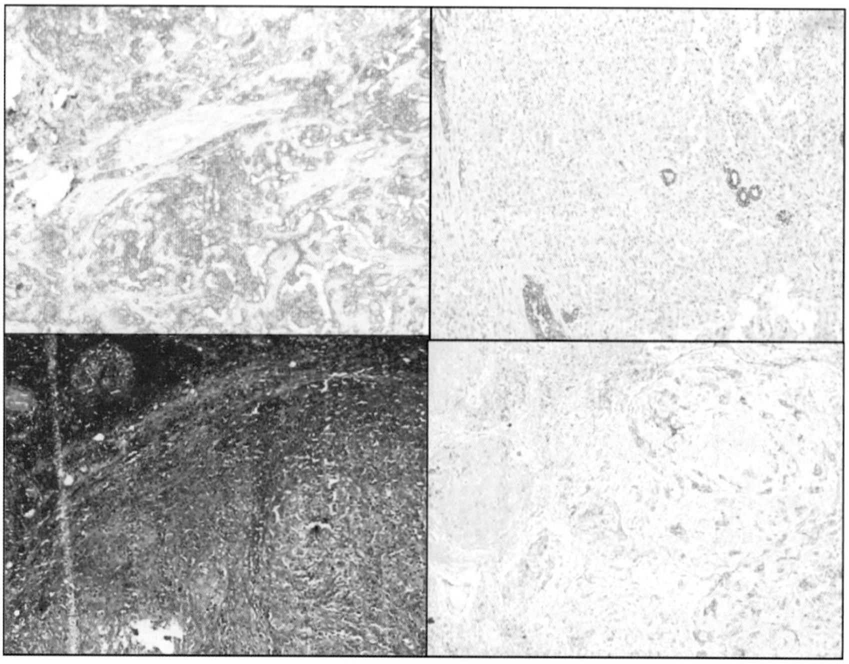

图 2-14-11 肾脏血管肉瘤的 CD31 免疫组织化学染色以及腔静脉旁淋巴结转移的 HE 染色

波形蛋白（vimentin）及成红细胞转化特异性相关基因（ERG）表达阳性；CK、配对盒基因 2（PAX2）、配对盒基因 8（PAX8）、CD10、Melan A、黑素瘤抗体（HMB45）、结蛋白（desmin）、S-100、肌细胞生成蛋白（myogenin）和成肌分化因子 1（MyoD1）均阴性。

（三）电镜观察

血管肉瘤电镜超微结构的特征性改变为不完整基板包绕的肿瘤细胞、周细胞和细胞质内 Weibel-Palade 小体（W-P 小体），W-P 小体是内皮细胞的标志性结构。

五、治疗

手术切除仍然是一线治疗。关于原发性肾血管肉瘤化学治疗方法的数据较少，建议基于其他血管肉瘤化学治疗方案。通常的治疗方案是异丙酰胺化方案，或与顺铂或阿柔比星合用。应答率分别为 44% 和 71%。肿瘤的预后因素包括肿瘤大小和诊断时是否存在转移。> 5 cm 的肿瘤的 5 年生存率为 13%，< 5 cm 的肿瘤的 5 年生存率为 32%。血管肉瘤常有局部复发。推荐治疗包括广泛切除结合辅助化学治疗。目前，放射治疗在血管肉瘤的治疗中有待进一步研究。

六、预后和随访

肾血管肉瘤预后差，很快出现血行转移，文献报道平均生存期是 7.7 个月。

七、基础和转化研究

肾血管肉瘤的临床表现与肾细胞癌相同，因此诊断需要病理学证据支持。此外，由于肾细胞癌中的肉瘤性改变可能比原发性肉瘤更常见，在做出肉瘤诊断之前，需要排除肉瘤样癌的可能性。即使在组织形态学上，肉瘤样改变也比原发性肉瘤更常见。预后意义重大，这种肿瘤明显比其他常见的肾脏恶性肿瘤更具侵袭性。部分原因是广泛转移的发生，主要见于肺、肝和骨，主要是血行转移，目前少见淋巴结转移报道。同时还需要与腹膜后肉瘤、累及肾脏的转移性肉瘤进行鉴别诊断。梭形细胞血管肉瘤还需与 Kaposi 肉瘤鉴别，后者一般为多发，生长缓慢，瘤细胞间有网状纤维围绕，可用网状纤维染色加以鉴别；分化差的肿瘤有时需与癌、无色素性恶性黑色素瘤或其他类型的肉瘤（如纤维肉瘤、平滑肌肉瘤等）鉴别。另一方面，必须考虑其他血管肿瘤。病理检查最常用的标志物是具有高度特异性和敏感性的内皮细胞黏附分子 CD31 和人类造血祖细胞抗原 CD34。

典型案例 2-14-3　肾血管肉瘤

第四节 骨肉瘤

原发性肾骨肉瘤（renal osteosarcoma）极为罕见，目前文献报道不足 30 例。肿瘤的组织发生机制尚不完全清楚，被认为可能与癌肉瘤相关。肾原发性骨肉瘤患者发病年龄多在 40 岁以上，临床上与肾细胞癌相比无特殊症状，男女发病率相似。几乎所有患者在诊断时已处于 T_3 和 T_4 期。短期内局部复发和转移多见，尤其是肺转移。肾原发性骨肉瘤病理学上具有多形性，可见梭形细胞、多核巨细胞及肿瘤性成骨细胞。治疗上手术切除及放射和化学治疗联合应用，预后极差。

一、流行病学和病因学

（一）流行病学

骨外骨肉瘤是一种罕见的疾病，约占所有软组织肉瘤的 1%，在所有骨肉瘤中占比 <4%。骨外骨肉瘤是来源于间充质的少见恶性肿瘤，具有形成类骨组织、骨和软骨的能力。肾脏原发性骨肉瘤的发病率极低，Pubmed 文献中仅报告了 30 例以下。该类肿瘤具有明显侵袭性，总体预后很差。局部复发和远处转移的发生率约为 86%，大约 32% 的患者在诊断时已出现转移。

（二）病因学

肾骨肉瘤相当罕见，其来源不清楚，而同时其他肉瘤类型的肾肿瘤也可能出现肿瘤成骨现象或骨分化。该类肿瘤内含有钙质，可呈现同心圆形或放射线状分布，肿瘤内无血管性的组织区域中出现大量钙化灶，常提示为骨肉瘤的表现。骨肉瘤倾向于转移到骨骼，有时难以鉴别肾脏的肿瘤是转移灶还是原发灶。

二、临床表现

腰痛和血尿是最常见的症状，其次是体重减轻和一些消化道症状。有时与肾细胞癌症状难以鉴别。

三、影像学

（一）CT

本病在影像学检查尤其是 CT 上，有比较特异的表现：①肿块巨大，直径超过 10 cm；②肿块中密度不均，有大片钙化；③肿块边缘不规则，与周围粘连；④肿块周围可有播散式钙化灶，称为“阳光破云而出”征象，可与其他类型肿瘤内营养不良性钙化和骨化生相区别（图 2–14–12）。

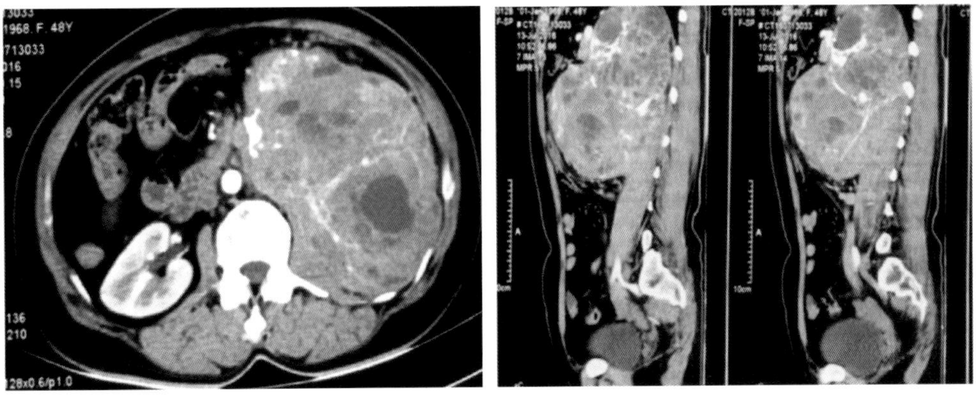

图 2-14-12　肾骨肉瘤 CT 影像

（二）MRI

MRI 上 T_1WI 及 T_2WI 可呈不均匀混杂信号改变，并且能清晰显示肿瘤对周围结构的累及范围。MRI 上的信号改变能反映出大体病理改变情况，但对小的死骨、钙化显示不如 CT 敏感（图 2-14-13）。

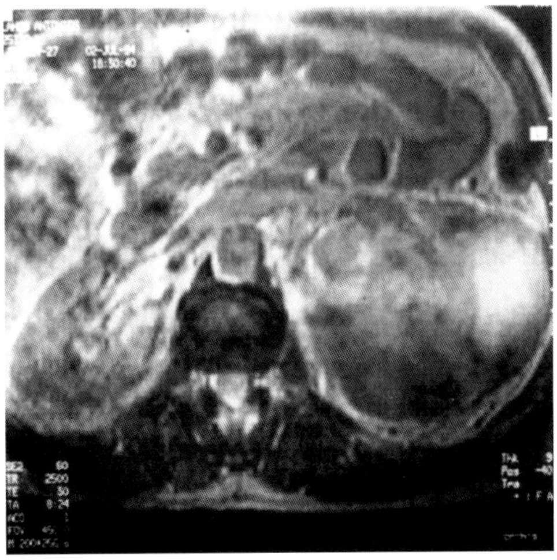

图 2-14-13　肾骨肉瘤 MRI 影像

（三）影像学鉴别诊断

骨外骨肉瘤的诊断标准为：①发生于软组织的肿瘤，通常不附着于骨或骨膜；②影像学表现与骨肉瘤大体一致；③肿瘤具备骨样和（或）软骨样基质特点。影像特征为伴有钙化和骨化的非均质性软组织肿块，瘤骨形态及多少不一，也可出现囊变。肾脏骨肉瘤临床表现没有特异性。CT 检查可清晰显示肿瘤大小、钙化或骨化的情况以及与周围组织器官的关系，为诊断提供可靠依据。肿块内出现不均质钙化及骨化并伴有囊变坏死区，对诊断有提示作用。影像学上出现肾脏结构及周围组织受侵蚀、破坏。输尿管及肾盂受累，部分未受肿瘤侵犯或未被完全侵犯的肾盏表现出积水扩张征象，均与肿瘤侵袭性生长特点相符。增强扫描病变呈不均匀中等强化，与其他肾脏肉瘤的强化方式存在重叠。X 线平片可显示肾区的钙化，但没有特殊诊断价值。MRI 对骨化及钙化的诊断不如 CT 敏感。本病需要结合临床表现、影像以及病理检查的综合诊断，最终确诊需要依靠病理。

肾脏原发性骨肉瘤需与肾脏转移性骨肉瘤及肾脏其他原发性恶性肿瘤（如肾癌、肾母细胞瘤等）相鉴别。①肾脏转移性骨肉瘤：主要依赖临床病史和影像检查。一般普通型骨肉瘤好发于青少年，有典型的骨痛等临床症状；影像上可以发现典型的骨内原发病灶。

②肾癌：典型的肾细胞癌通常呈外生性生长特点，增强扫描呈早期明显强化，快进快出特点；病灶钙化多呈现中央或厚壁钙化。③肾母细胞瘤：好发于儿童，肿瘤增长迅速，病变体积大，伴出血、坏死，肿瘤侵蚀并压迫肾脏，残存肾实质呈 " 新月形 " 强化是肾母细胞瘤的典型 CT 表现。

四、病理学

（一）大体和 HE 染色

病理学检查为确诊的主要手段。肿瘤细胞呈多形性，可见到经典骨肉瘤中的不典型细胞，可有骨样组织和广泛的不规则坏死钙化，主要特征是出现恶性骨小梁，有时可看到残存的肾小管（图 2-14-14）。

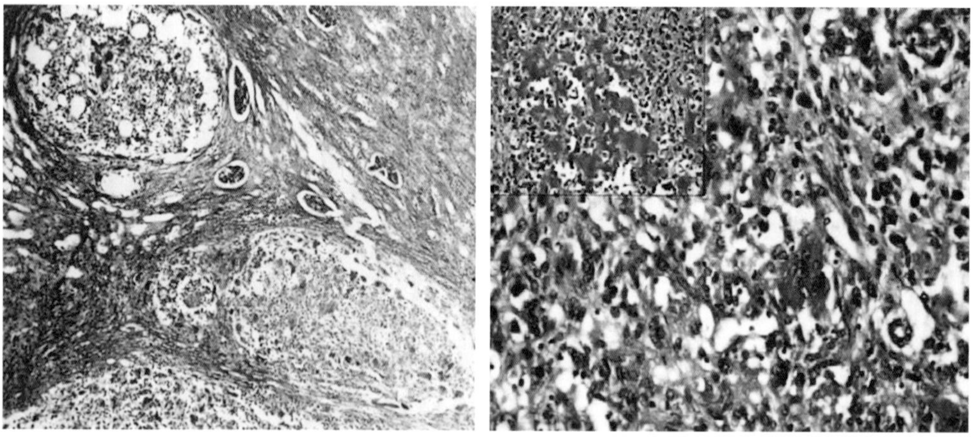

图 2-14-14 肾脏骨肉瘤在光镜下 HE 染色表现

（二）免疫组织化学染色

肾骨肉瘤免疫组织化学分子标志物 CD99、VIM、S100、SMA 和 Ki67 可表现阳性；CK、RCC 和 EMA 阴性。原发性肾骨肉瘤与肾细胞癌以及肾细胞癌骨化鉴别至关重要。第一，组织学起源，其中肾细胞癌来自上皮组织，而肾骨肉瘤来源于间充质组织；第二，肾细胞癌骨化形成非常罕见；第三，无癌分子标志物阳性表现很关键。上皮标志物染色阴性排除肉瘤样肾细胞癌，胚芽成分缺乏排除成人肾母细胞瘤，不同特异性间充质标志物的阴性染色排除了其他类型的肉瘤。

五、治疗

目前仍无统一标准的治疗方案，首选原发灶手术切除，肿瘤极易侵犯周围脏器，且血供丰富，故手术难度较大，术后可联合放射和化学治疗。有报道指出其放射治疗效果比骨骼骨肉瘤还有效。化学治疗可选用与骨骼骨肉瘤相同的药物。

六、预后和随访

该病恶性程度高，复发和转移率高，诊断时往往已经是晚期。最常转移至肺、肝和腹膜，术后平均存活 8～22 个月，预后非常差。

七、基础和转化研究

目前在骨肉瘤中发现 3 个基因（*MSH6*、*FANCF* 和 *ERCC4*）存在突变，这些突变会导致蛋白质产物的功能丧失。*MSH6* 基因相关肿瘤谱包括结直肠癌、子宫内膜癌、卵巢癌和其他癌症。骨肉瘤患者的生存时间显著缩短与 *MSH6* 的表达，对化学治疗无反应以及出现转移有关。*FANCF* 基因是 Fanconi 贫血 BRCA 通路的一部分，该通路主要控制同源重组基因进行 DNA 修复，维持基因组稳定性，其突变发生意义尚待研究。*ERCC4* 基因产物在修复 DNA 损伤以及维持基因组稳定性方面发挥重要作用。*ERCC* 与对化学治疗反应不敏感以及骨肉瘤不良生存率显著相关。

典型案例 2-14-4　肾骨肉瘤

第五节　滑膜肉瘤

肾滑膜肉瘤（renal synovial sarcoma）是一种伴有上皮成分分化的梭形细胞肿瘤，有特异的 t（X；18）（p11.2；q11）基因易位。原发性肾滑膜肉瘤是一种极为罕见的肾脏恶性肿瘤，缺乏特异性临床表现，与肾癌难以鉴别，CT 常可见边缘清晰不均匀强化的较大软组织肿块。根治性肾脏切除手术为主要治疗方式，术后辅助化学治疗具有明确疗效。

一、流行病学和病因学

（一）流行病学

滑膜肉瘤是一种非常罕见、研究较少的肿瘤，通常发生在关节和肌腱周围。肾滑膜肉瘤的发生率更为罕见，占所有恶性肾肿瘤的 2% 以下。肾滑膜肉瘤发病年龄 12～59 岁，平均年龄 35 岁，男性略多于女性。双侧肾脏均可受累，但同时发生者极为罕见。原发性肾滑膜肉瘤于 1999 年由 Faria 首先发现提出，2000 年正式命名，国内报道 60 例以下。由于该肿瘤与常见的肾细胞癌无法区分，只有在病理诊断排除肉瘤样肾细胞癌、肉瘤样肾盂癌和血管平滑肌脂肪瘤后才能确诊。

（二）病因学

滑膜肉瘤的细胞遗传学特点是 18 号染色体和 X 染色体发生了基因转位 t（X；18）

（p11.2；q11），即 18 号染色体上的 *SYT* 基因和 X 染色体上的滑膜肉瘤 X 家族的某个成员基因（滑膜肉瘤 X1，2，4）发生了融合。

二、临床表现

肾滑膜肉瘤与肾细胞癌相比无特异性临床表现，可伴有腰部疼痛以及血尿等症状。半数以上患者有季肋部或腹部疼痛，伴或不伴有腹部肿块。

三、影像学

（一）B 超

B 超对肾滑膜肉瘤的诊断具有一定的筛查作用，但其诊断价值有限。超声检查有多个囊状液性回声为肾滑膜肉瘤的特点，实性部分可见分隔伴分叶状，但与囊性肾癌难以鉴别。

（二）CT

CT 作为肾滑膜肉瘤的首选检查，可提供关键的诊断线索。肾滑膜肉瘤 CT 平扫表现为较低密度囊实性肿物，外突生长，边界较清楚，多数可见完整包膜。CT 值为 40～50 HU。CT 增强扫描表现为轻度均匀强化，CT 值约 80 HU。肾滑膜肉瘤增强 CT 特征为轻中度不均匀强化的囊实性软组织肿块，部分肿瘤以囊性为主伴有强化的壁，囊性部分壁光滑（图 2-14-15）。肿瘤实性成分在实质期和排泄期不均匀持续强化。容易破裂合并肾包膜下血肿。肿瘤可累及周围组织，可有局部淋巴结增大及肾静脉的侵犯和远处转移。

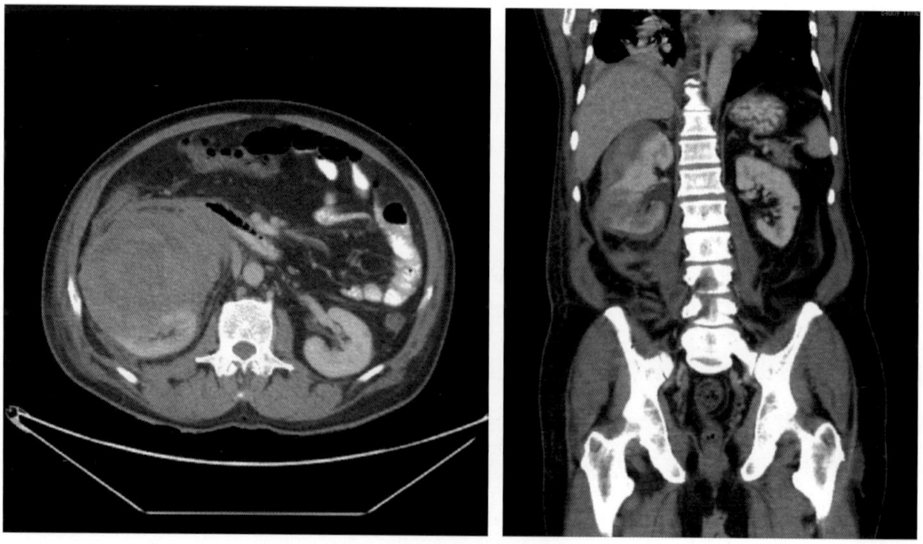

图 2-14-15 肾脏滑膜肉瘤 CT 影像

（三）MRI

MRI 肿块信号高低混杂不均，可有低信号包膜，正反相位显示病灶内不含有脂质成分。病变血管丰富，增强后实性成分呈持续性不均匀强化（图 2-14-16）。MRI 对肿瘤浸润周围软组织及血管栓子的显示优于 CT。

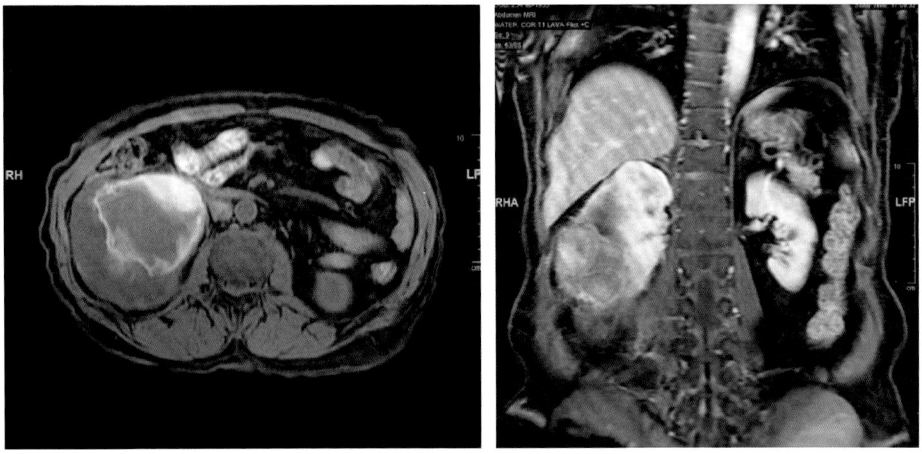

图 2-14-16　肾滑膜肉瘤 MRI 影像

（四）影像学鉴别诊断

肾滑膜肉瘤主要与肾细胞癌及囊性肾癌进行鉴别。肾细胞癌 15% 占比为囊性，包括肾癌囊性变及囊性肾癌和囊肿伴壁结节。肿瘤内出现囊性区域并不是肾滑膜肉瘤的特异影像学特征。80% 以上的肾细胞癌血供丰富，少血供者占少数，“快进快出”是肾细胞癌的典型特征，并可见淋巴结增大或静脉癌栓等转移征象。囊性肾癌 CT 表现肿瘤多为圆形或椭圆形，可为单囊或有多囊多房分隔，呈等或稍低密度，囊壁或间隔不规则增厚，可伴有钙化，平扫表现为软组织密度，增强扫描肿瘤的实性部分多呈明显均匀或不均匀强化，呈快进快出表现。影像学鉴别滑膜肉瘤与其他肾肿瘤仍较困难，需结合基因和分子检测、病理诊断、免疫组织化学等手段联合诊断。

四、病理学

（一）大体和 HE 染色

肾滑膜肉瘤表现为大部分肿瘤为实性成分，伴出血、坏死和囊状形态。肿瘤内核分裂象多见，单相分化的梭形细胞界线不清，呈相交错的束状，或实性片状排列。囊腔内衬上皮为多角形嗜酸性细胞，核位于腔面，表现为鞋钉样细胞，核分裂象不活跃，这种结构与肾小管埋入肿瘤并发生扩张相关。肿瘤内可见实性区，束状排列的肿瘤细胞与黏液样区域交替，有些区域呈典型的血管周细胞瘤样生长（图 2-14-17）。近来有报道称肿瘤内可见横纹肌样细胞。

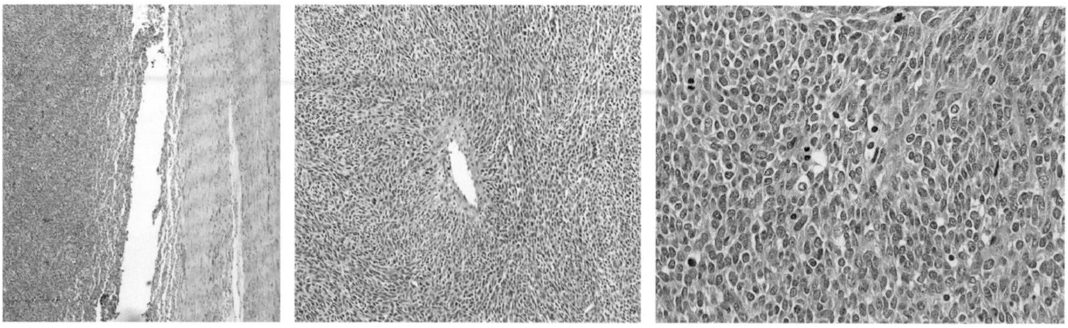

图 2-14-17 肾滑膜肉瘤在光镜下 HE 染色表现

（二）免疫组织化学染色

肿瘤细胞恒定表达 Vimentin 和 Bcl-2，CD99 也常阳性，但是 Desmin 和 MSA 阴性，肿瘤细胞 CK（AE1/AE3 或 CAM5.2）和 EMA 阴性或仅灶状阳性表达，但是囊腔内衬上皮 CK 和 EMA 阳性（图 2-14-18）。

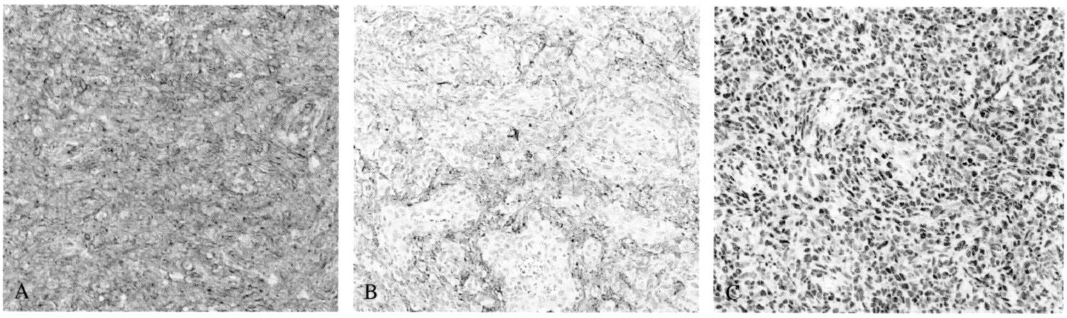

图 2-14-18 肾滑膜肉瘤免疫组织化学染色表现

A. CD99；B. Pan-CK；C. TLE-1

五、诊断和治疗

仅凭临床和影像学特征不足以明确诊断原发性肾滑膜肉瘤，而且该肿瘤的临床表现与其他类型肾肉瘤无特异区别。影像学检查（包括 CT 和 MRI）显示巨大的肿块，包括实性和囊性成分，肿瘤体积大，广泛的腹膜后间隙生长。影像学检查对原发性肾滑膜肉瘤的诊断价值通常需要结合病理学证据。滑膜肉瘤在组织学上可分为双相和双相单相型。后者以上皮细胞为特征或含有梭形细胞成分。肿瘤异型性增加和频繁的有丝分裂通常提示预后不佳。低分化滑膜肉瘤呈深染、细胞核分级高，和细胞质缺少的梭形细胞，为典型的单相型滑膜肉瘤。单相型很难与其他梭形细胞肉瘤（如平滑肌肉瘤、肾母细胞瘤和肉瘤样肾细胞癌）区分，可使用免疫组织化学方法进一步确认病理诊断。滑膜肉瘤通常 bcl-2、CD56 和波形蛋白染色呈阳性，EMA 呈局灶性。

肾滑膜肉瘤恶性程度高，侵袭性强，进展速度快。虽然没有制定统一的诊治指南，但根据国内外文献研究报道，根治性肾切除术仍是首选，术后推荐辅助化学治疗和放射治疗，可以延长患者的生存时间。目前尚未发现该肿瘤的特定化学治疗靶点，但结合其他软组织肉瘤的化学治疗敏感性分析，基于大剂量异环磷酰胺的方案可以推荐。已有报道使用阿柔比星和异环磷酰胺联合化学治疗后，病情完全缓解。此外，索拉非尼靶向作用RAF/MEK/ERK信号通路可以抑制体外培养滑膜肉瘤细胞系生长，提示全身化学治疗（表阿柔比星加异环磷酰胺）后结合靶向治疗有良好疗效。通过肿瘤浸润淋巴细胞进行细胞免疫治疗疗效有待临床观察。癌症抗原NY-ESO-1在80%的滑膜肉瘤患者中表达，一项临床试验显示，过继转移的自体T细胞与针对NY-ESO-1的T细胞受体转导后，介导了NY-ESO-1阳性滑膜肉瘤的消退。

六、预后和随访

原发性肾滑膜肉瘤的预后通常很差，但手术切除后基于异环磷酰胺的化学治疗和细胞免疫治疗已被证实会取得疗效。有关预后的数据很少，远期疗效尚有待观察和随访。

七、基础和转化研究

SYT-SSX融合基因检测在滑膜肉瘤诊断中具有重要价值，分子生物学证实，原发性肾滑膜肉瘤表现出SYT-滑膜肉瘤X2基因融合的特点。软组织滑膜肉瘤SYT-滑膜肉瘤X1基因融合比SYT-滑膜肉瘤X2融合更常见，与软组织滑膜肉瘤相反，迄今为止见到的大多数肾滑膜肉瘤都表现出有SYT-滑膜肉瘤X2基因融合。在软组织滑膜肉瘤中，SYT-滑膜肉瘤X1基因融合与一种组织学类型强相关；这种倾向也与这些肿瘤在肾脏中只有一种梭形组织学改变一致，而双相分化的组织学改变是非常罕见的。也有报道肾滑膜肉瘤可以出现罕见的BCOR-CCNB3基因融合。

典型案例2-14-5　肾滑膜肉瘤

第六节　尤因肉瘤

尤因肉瘤（Ewing sarcoma，ES）起源于骨的小圆细胞肿瘤，好发于红骨髓活跃部位，如长骨近端干骺部位和靠近骨干的部位以及骨盆，极少侵犯骨骺，包括普通尤因肉瘤、大细胞尤因肉瘤和原始外胚层瘤在内的一组恶性肿瘤，彼此关系密切而很难完全区别。骨外尤因肉瘤被认为是骨尤因肉瘤的一种特殊表现形式，具有相似的镜下形态学和超微结构及相同染色体变异，好发于儿童和青少年，没有明显性别差异，多发于脊柱旁、颈背部、腹膜后、胸部和下肢等较深部位的软组织，侵袭性强，预后较差。原发于肾脏的尤因肉瘤极其罕见，文献报道很少。

一、流行病学和病因学

（一）流行病学

尤因肉瘤（ES）又称原始神经外胚层肿瘤（PNET），是一组起源于神经外胚层的未分化肿瘤。肾原发性尤因肉瘤是一种极其罕见的肾脏原发性肿瘤，又称为ES/PNET。1975年，Seemayer等人首次提供了ES/PNET影响肾脏的证据。此后，全世界报告了100多例病例。通过对原发性肾ES/PNET文献的综合回顾，分析了各种因素，包括年龄、性别、疾病指标、诊断时的转移。值得注意的是，一般ES/PNET人群报告的诊断转移率为20%~25%，但肾脏ES/PNET人群的转移率为53%，青少年患者（11~24岁）的转移率为59%。肾脏ES/PNET与对应骨和软组织肿瘤具有相同的组织学和分子特征，但原发性肾ES/PNET表现更具侵袭性，预后更差。

（二）病因学

目前把尤因肉瘤（ES）和原始神经外胚层肿瘤（PNET）视为一类肿瘤，即ES/PNET。它通常出现在儿童和年轻成人的骨骼和软组织中。1975年首次描述了ES/PNET在肾脏中的发生。到目前为止，报告的肾脏ES/PNET病例有限。肾尤因肉瘤（RES）恶性程度高，生长迅速，早期即转移至肺、骨和淋巴结。

二、临床表现

肾脏尤因肉瘤的临床症状无明显特异性，初期症状表现轻微、不易发现，偶尔于体检中发现肾脏肿块，肿瘤生长迅速可出现腹痛、腹部包块和血尿，全身症状表现为体重下降、发热等。实验室检查无特殊，部分病例表现为乳酸脱氢酶（LDH）和NSE升高。

三、影像学

（一）B超

B超提示肿块为低回声和无回声，内部回声不均，混合回声（图2-14-19）。与囊性肾癌难以鉴别。

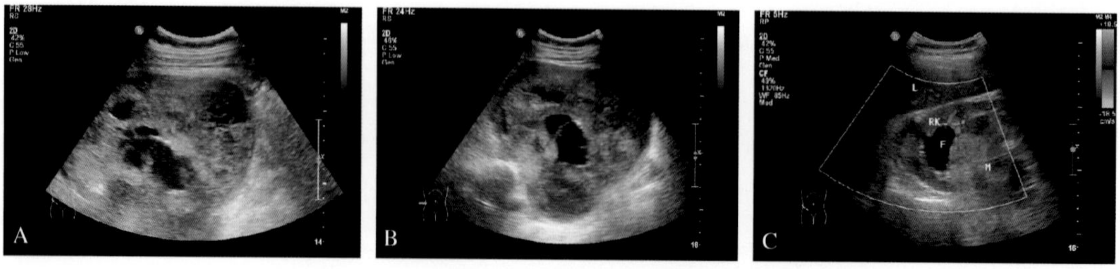

图2-14-19 肾脏尤因肉瘤B超影像

（二）CT

CT 表现为肾脏内孤立的、体积较大的、边界不清的、不规则状软组织肿块，肿块多呈浸润性生长；平扫肿块密度不均，内部坏死、囊变多见，实性部分呈等、稍低密度，坏死囊变呈低密度，偶可见出血，呈高密度，钙化少见；增强扫描实质部分强化程度不一，多呈轻中度强化，以分隔样、花环状、蜂窝状强化为主，坏死、囊变区无强化，其强化方式具有一定特征性，部分病例肾静脉、下腔静脉内可见癌栓形成（图 2-14-20）。因此，肾实质内单发，体积较大，形态不规则，密度不均匀，与周围组织分界不清，增强后呈不均匀轻－中度渐进性强化的软组织肿块时，应考虑到肾脏 ES/PNET 可能。

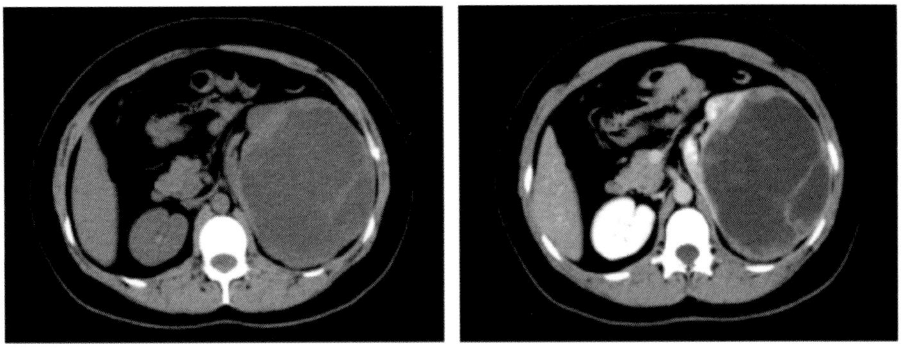

图 2-14-20　肾脏尤因肉瘤 CT 影像

（三）MRI

MRI 在 T_1W1 呈等、稍低信号，T_2W1 呈混杂信号（图 2-14-21）。

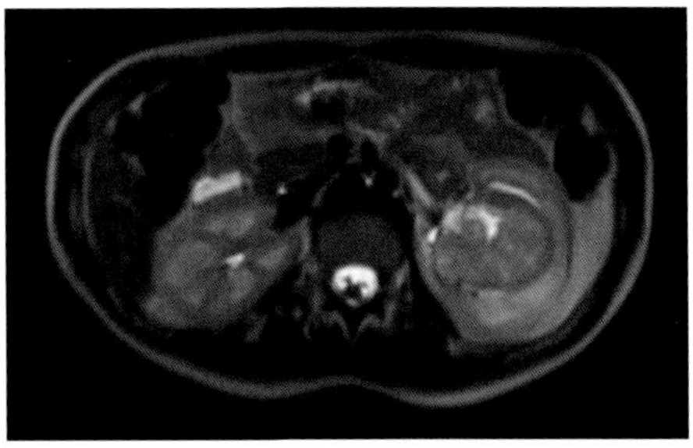

图 2-14-21　肾脏尤因肉瘤 MRI 影像

（四）影像学鉴别诊断

尤因肉瘤原发于肾脏者极少，影像学上与其他类型肉瘤无明显特征性差异，但根据其影像表现如腹膜后实性或囊实性肿块，形态欠规则，密度不均，不规则强化等特点，术前诊断肾脏恶性肿瘤不难，最终依赖手术后病理确诊。

四、病理学

（一）大体和 HE 染色

肾脏尤因肉瘤的诊断主要依靠穿刺及术后病理检查。尤因肉瘤的大体病理特点呈不规则分叶状或结节状，质软而脆，切面灰黄色或褐色，内见出血及坏死囊变。显微镜下见片状或菊团样排列的小圆细胞。镜下瘤细胞较均匀，呈小圆形，细胞核圆形或卵圆形，核膜清楚，染色质细而分散，核仁小，细胞质少，嗜伊红明显，偶尔可见不规则小空泡，核分裂象可见，但不多。瘤细胞排列成片和小叶状，小叶之间为血管纤维组织间隙，可出现菊团样结样组织（图 2–14–22）。

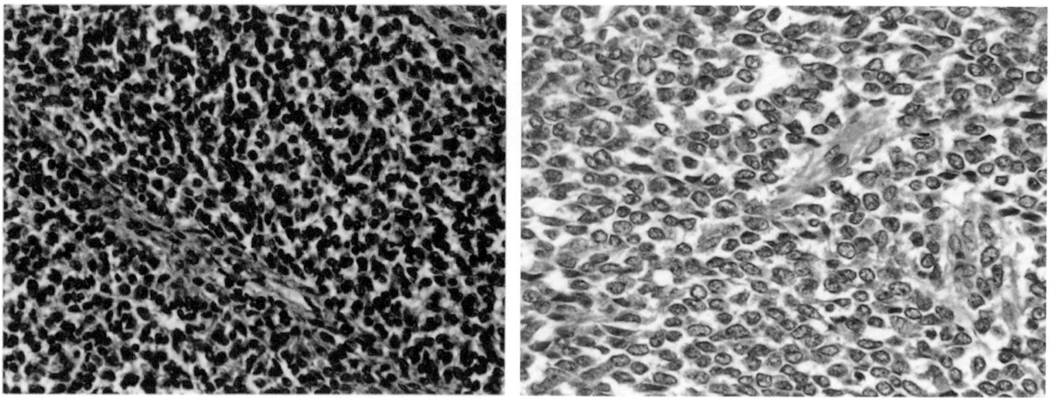

图 2–14–22 肾脏尤因肉瘤在光镜下 HE 染色表现

（二）免疫组织化学染色

免疫组织化学染色包括 CD99、NSE、vimentin、chromogranin、cytokeratin、SMA 和 WT–1，其中 CD99 是尤因肉瘤家族一种相对特异性的抗原。CD99 特征性弥漫膜阳性，Cyclin D1、FLI1、ERG 核阳性，WT–1 核阴性，30% 的病例 CK 不同程度阳性（图 2–14–23）。

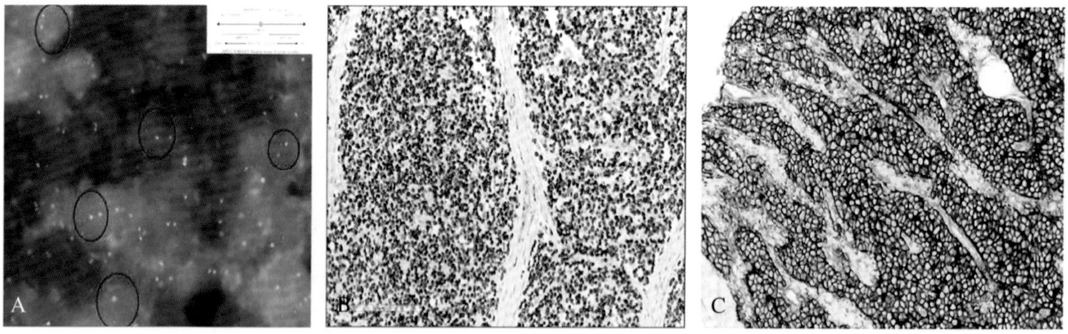

图 2–14–23 肾脏尤因肉瘤 FISH 和免疫组织化学染色

A. 阳性融合荧光原位杂交（FISH）结果（大多数细胞核中有 1 个黄色融合信号及 1 对分裂的红色和绿色信号）；B. 免疫组织化学（IHC）图像，NKX 2.2 阳性；C. 免疫组织化学（IHC）图像，CD 99 阳性

五、治疗

目前推荐的一线治疗仍然是手术切除结合化学治疗和（或）放射治疗。化学治疗方案与骨尤因肉瘤基本相似，主要使用蒽环类药物和烷化剂为基础，化学治疗对病灶较局限的患者疗效较好，对手术切缘阳性及无法手术切除的肿瘤，局部姑息性放射治疗能缓解症状，提高患者的生存质量。减瘤术后的肾脏尤因肉瘤患者，随访 17 个月后复查残余肿

瘤生长较慢，未出现远处转移。通过总结分析 116 例肾脏尤因肉瘤患者的临床资料发现，M_1 期患者化学治疗是有效的治疗手段。最近动物实验研究发现，利用针对尤因肉瘤相关抗原 GD2 的 T 细胞靶向治疗能有效地延缓肿瘤生长，减少肺部转移。

六、预后和随访

肾原发性尤因肉瘤是一种罕见的肾脏肿瘤，其临床进展迅速，由于诊断晚、转移早，死亡率高。准确诊断和患者得到充分及时的治疗是预后的关键。同时肿瘤血栓、肺转移、局部淋巴结转移、肿瘤分期以及对治疗的反应仍然是预后的关键因素。

七、基础和转化研究

骨外 ESFT，与肾源性 SRBCT，胚芽占优势的肾母细胞瘤以及 CIC-DUX4 融合阳性肉瘤细胞学表现大体一致。细胞学上，这些肿瘤包含均匀的圆形至椭圆形细胞群，具有薄的嗜碱性细胞质边缘，细胞核呈深蓝色，染色质颗粒细，分布均匀。细胞的核质比非常高。婴儿期出现先天性中胚层肾瘤、肾母细胞瘤、透明细胞肉瘤、儿童横纹肌样肿瘤和骨外 ESFT，青少年和年轻人中存在 CIC 肉瘤。近年来发现一系列小圆细胞肿瘤，包括尤因肉瘤、EWSR1- 非 ETS 融合的圆形细胞肉瘤、CIC 基因重排肉瘤、BCOR 基因改变的未分化肉瘤。ESFT 和 CIC 肉瘤通常通过免疫组织化学对 CD99、NKX2 和 FLI-1 进行染色，可预测存在 EWS-FLI1 易位的肿瘤，而 CIC-DUX4 融合可识别 CIC 肉瘤。

典型案例 2-14-6　尤因肉瘤

（江　军　童大力）

▶▶▶ 参考文献

[1] Valery JR，Tan W，Cortese C. Renal Leiomyosarcoma：A Diagnostic Challenge. Case Reports in Oncological Medicine，2013，459282：1-3.

[2] Konno M，Osawa T，Hotta T，et al. Primary renal leiomyosarcoma with a tumor thrombus in the inferior vena cava. IJU Case Reports，2022，5（1）：66-69.

[3] Kim YJ，Moon HS，Lee ES，et al. Recurrent Renal Leiomyosarcoma Mimicking a Colonic Submucosal Tumor：A Case Report. J Korean Soc Coloproctol，2011，27（5）：270-274.

[4] Dhawan S，Chopra P，Dhawan S. Primary renal leiomyosarcoma：A diagnostic challenge. Urology Annals，2012，4（1）：48-50.

[5] Darlington D，Anitha FS. Atypical Presentation of Renal Leiomyosarcoma：A Case Report. Cureus，2019，11（8）：e5433.

[6] Connor J，Tsui JF，He W，et al. Primary renal embryonal rhabdomyosarcoma in an adult patient. BMJ Case Rep，2020，(13)：e231000.

[7] Mehrain R，Nabahati M. A case of rhabdomyosarcoma of kidney mimicking nephroblastoma. Caspian J Intern Med，2013，4 (1)：621–623.

[8] Lin WC，Chen JH，Westphalen A，et al. Primary Renal Rhabdomyosarcoma in an Adolescent with Tumor Thrombosis in the Inferior Vena Cava and Right Atrium：A Case Report and Review of the Literature. Medicine (Baltimore)，2016，95 (21)：e3771.

[9] 王金有，魏晓军，姜娟霞 . 肾脏横纹肌肉瘤临床病理分析并文献复习 . 赣南医学院学报，2014，34 (4)：595–596.

[10] Subramanian H，Parepalli D，Srinivas BH，et al. Primary Renal Angiosarcoma With Lymph Node Metastasis– A Rare Intriguing Malignancy with a Grim Outcome. Urology，2021，(153)：14–15.

[11] Heo SH，Shin SS，Kang TW，et al. Primary renal angiosarcoma with extensive hemorrhage：CT and Mri findings. Int Braz J Urol，2019，(45)：402–405.

[12] Gourley E，Digman G，Nicolas M，et al. Primary renal angiosarcoma. BMJ Case Rep，2018，bcr–2017–222672.

[13] 潘洁娜 . CT 诊断原发性肾血管肉瘤一例 . 功能与分子医学影像学（电子版），2017，6 (3)：1277–1278.

[14] 刘斌，邢传平，钱震，等 . 血管肉瘤的电镜及免疫组化观察 . 西北国防医学杂志，2004，25 (1)：25–27.

[15] 刘彤华 . 泌尿系统及男性生殖器官肿瘤病理学和遗传学 . 世界卫生组织肿瘤分类及诊断标准系列（2006 版）.

[16] Puri T，Goyal S，Gupta R，et al. Primary Renal Osteosarcoma with Systemic Dissemination. Saudi J Kidney Dis Transpl，2012，23 (1)：114–116.

[17] Leventis AK，Stathopoulos GP，Boussiotou AC，et al. Primary Osteogenic Sarcoma of the Kidney：A Case Report and Review of the Literature. Acta Oncologica，1997，36 (7)：775–777.

[18] Huang CK，Zhu X，Xiong W，et al. A case report of primary osteosarcoma originating from kidney. Medicine，2019，98：4 (e14234).

[19] Beltran AL，Montironi R，Carazo JL，et al. Primary Renal Osteosarcoma. Am J Clin Pathol，2014，(141)：747–752.

[20] 孔伟，陈文坚，熊伟坚 . 原发性肾脏骨肉瘤一例 . 中华放射学杂志，2016，50 (9)：709–710.

[21] Huang Y，Liu DW，Luo JH，et al. Primary renal synovial sarcoma：A case report and literature review. Journal of Cancer Research and Therapeutics，2018，14 (Spl)：S268–269.

[22] Krishnappa P，Keshavamurthy M，Tabrez S，et al. Primary Renal Synovial Sarcoma–A rare histology. Urology Case Reports，2020，(33)：101402.

[23] Alzahrani I, Albqami N, Alkhayal A, et al. Primary Renal Synovial Sarcoma Presenting as Haemorrhagic Shock: A Rare Presentation. Journal of Kidney Cancer and VHL, 2021, 8 (3): 1–4.

[24] Setoodeh S, Palsgrove DN, Park JY, et al. Primary renal sarcoma with BCOR–CCNB3 gene fusion in an 18-year-old male: a rare lesion with a diagnostic quandary. Int J Surg Pathol, 2021, 29 (2): 194–197.

[25] 吕长红，彭真年，马英，等．滑膜肉瘤 51 例：光镜、电镜及免疫组织化学观察．重庆医科大学学报，1987，12（2）：101–104.

[26] Zöllner S, Dirksen U, Jürgens H, et al. Renal Ewing tumors. Annals of Oncology, 2013, (24): 2455–2461.

[27] Chew FY, Wu SH, Lin WC. Renal Ewing Sarcoma: A Challenging Diagnosis. Iranian Journal of Kidney Diseases, 2021, 15 (5): 327.

[28] Bradford K, Nobori A, Johnson B, et al. Primary Renal Ewing Sarcoma in Children and Young Adults. J Pediatr Hematol Oncol, 2020, (42): 474–481.

[29] Das S, Aggarwal G, Gupta S, et al. Primary renal Ewing's sarcoma in an adult: an enigma. Innov Surg Sci, 2020, 5 (3–4): 111–113.

[30] Kozel ZM, Reifsnyder JE, Griffths L, et al. Primary renal Ewing Sarcoma masquerading as Wilms in an adolescent female. Urology Case Reports, 2020, (31): 101187.

[31] Cheng L, Xu YJ, Song H, et al. A rare entity of Primary Ewing sarcoma in kidney. BMC Surg, 2020, (20): 280.

[32] Liu C, Cui LG, Wang HL. Renal Ewing's sarcoma/primitive neuroectodermal tumor: a case report and literature review. Journal of Peking University (Health Sciences), 2017, 49 (5): 919–923.

[33] 姚金顺，汪洪祥，雷小勇，等．肾脏尤文氏肉瘤 1 例．安徽医学（Anhui Medical Journal），2015，36（12）：1562–1563.

[34] 唐松林，郑伏甫，邓荣海，等．尤文氏肉瘤 2 例．黑龙江医药科学，2015，38（2）：146–147.

[35] Moch H, Cubilla AL, Humphrey PA, et al. The 2016 WHO Classification of Tumours of the Urinary System and Male Genital Organs—Part A: Renal, Penile, and Testicular Tumours. European Urology, 2016, 70 (1): 93–105.

第十五章 肾囊肿

肾脏是人体内最容易发生囊肿的器官之一，肾脏囊性疾病是肾脏出现了单个或多个内含液体的囊肿的一类疾病，临床上比较常见，通常可将其分为以下几类：单纯性肾囊肿、肾多房性囊肿、多囊肾病、囊性肾癌等，可以发生在青少年、成年和老年人，并有较高的发病率。

肾囊性疾病常无特有的临床症状，一些患者终身也未出现症状。大部分患者通常是因其他疾病检查同时或健康体检时才发现患病。B 超、CT 检查在肾囊性疾病的诊断中发挥了重要作用。Bosniak 分型临床用于指导肾囊肿的诊断和治疗。根据囊肿形态学和影像特点分为五型（表 2-15-1）。对于肾囊肿 Bosniak 分型为Ⅰ、Ⅱ、ⅡF 型的患者，可以不需要手术治疗，密切随访；分型为Ⅲ、Ⅳ型的患者则需要手术治疗。

表 2-15-1　肾囊性病变的 Bosniak 分型

分型	病变性质	影像表现（CT）	治疗建议
Ⅰ型	良性单纯囊肿	发线样囊壁，没有分隔、钙化、实性成分，CT 测量为水样密度，没有强化	不需要手术，建议密切随访，囊肿体积较大时，可考虑手术或者穿刺治疗
Ⅱ型	良性囊肿	有少量纤细分隔，囊壁上或隔上可有小钙化；＜3 cm、高密度、边界锐利、没有增强的囊肿	
ⅡF 型	囊性病变含较多纤细分隔	纤细分隔及囊壁可有强化，可有小部分囊壁或分隔增厚；可有结节样钙化，但没有强化，没有强化软组织；＞3 cm、高密度、完全位于肾内肿物属于该级，此级病变边界清楚	
Ⅲ型	不能定性的囊性肿物	有厚而不规则分隔或囊壁，可见强化	及早手术治疗，考虑肾部分切除术
Ⅳ型	恶性囊性病变	有增强的软组织成分	

第一节　单纯性肾囊肿

一、流行病学和病因学

（一）流行病学

单纯性肾囊肿（simple renal cyst）是肾囊性疾病中最多见的一种。是发生于肾内或者肾脏表面的散发囊肿，多为椭圆形或者圆形，边界清楚，表面有扁平立方上皮覆盖，内含淡黄色囊液。多见于男性及左肾，多为单侧单发，少有单侧多发，双侧发生少见。从新生儿到 18 岁，囊肿的发病率稳定，为 0.1% ~ 0.45%，平均 0.22%。成人随着年龄增长，发病率也增加。研究报道，40 岁以下发病率为 20%，而 60 岁以上约为 33%。

（二）病因学

单纯性肾囊肿的病因及发病机制尚未完全明确，可为先天性肾小球、肾小管结构变异所致，属于非遗传性。但有研究认为，可能存在常染色体显性遗传性单纯性肾囊肿，也可因后天性损伤、感染等造成。

二、病理学

单纯性肾囊肿直径大部分 < 2 cm，也有 < 1 cm 或者 > 10 cm 者。囊壁一般较薄，内衬单层扁平上皮，外观呈蓝色。囊肿多数为单房，内含清亮淡黄色液体，也可伴出血、感染。5% ~ 6% 的单纯性肾囊肿囊内液体为血性，其中 1/3 ~ 1/2 的病例存在囊壁恶性病变。

多见于肾脏下极，起源于肾小管，可见于肾皮质表浅部位，亦可位于皮质深层或髓质，但与肾盂肾盏不相通。囊肿一般多向肾表面生长，边缘光滑，轮廓清楚。当囊肿增至较大时往往会改变肾脏外形，并对邻近输尿管造成挤压，造成输尿管引流不畅，引起梗阻、肾积水、感染。

三、临床表现

单纯性肾囊肿大多数没有自觉症状，常因体检时行 B 超、CT 检查时发现。囊肿直径大多数 < 2 cm，也有 < 1 cm 或者 > 10 cm 者。往往囊肿直径 > 10 cm 才可能出现症状，主要表现为患侧腹部或者后背疼痛不适，以胀痛为主。当囊内出现并发症，如出血或者感染等，以上症状明显：若囊内出血量大可以使囊壁膨胀，包膜受压，可出现腰部剧烈疼痛；如囊肿继发感染，除疼痛加重外，还有全身毒性反应，如发热及全身不适等。一般无血尿，当囊肿较大严重压迫与其相邻的肾实质则可出现镜下血尿，也有可能引起高血压。肾下极囊肿较大可以压迫肾盂、输尿管，引起梗阻性肾积水，甚至泌尿系感染。囊肿会随年龄增长而增大，一般比较缓慢，其大小和位置改变对肾及周围组织会造成继发性影响，应当引起重视。若囊肿短期内迅速增大，要注意出血或癌变可能。

四、影像学及诊断

单纯性肾囊肿根据典型的症状与体征，结合 B 超、CT、MRI 等辅助检查可以明确临床诊断。

（一）B 超

B 超为肾囊肿的首选检查。典型的 B 超显像为囊肿轮廓清晰，呈圆形或者椭圆形，囊内为无回声，囊壁光滑，边界清楚，囊壁处回声增强，并明显大于邻近正常肾实质的信号传导。当 B 超显像为囊壁回声不规则或增强时，应警惕囊肿恶变可能。肾囊肿继发感染时囊壁增厚，由于囊内液体存在炎性颗粒物质或碎屑而导致囊内出现稀疏回声。肾囊肿伴囊内出血时，囊内表现为无回声及回声增强的复合型图像。

（二）CT

CT 示囊肿光滑，呈均匀的圆、椭圆形状，同邻近的肾实质边界清晰。囊肿 CT 值接近于零，其范围在 –20 ~ 20 HU，增强扫描囊肿无强化（图 2–15–1）。仅有小的肾囊肿和肾内囊肿因部分容积效应可出现 CT 值增高。囊肿伴出血或感染时，呈不均质性 CT 值增加，可 > 20 HU，表现为高密度囊肿。高密度肾囊肿易被误诊为肿瘤性病变，增强 CT 扫描囊肿无强化可鉴别诊断。对于诊断为高密度复杂性肾囊肿（Bosniak ⅡF 型）的患者（图 2–15–2），应建议手术治疗或者密切随访。

（三）MRI

MRI 相对于超声和 CT 来说对单纯性肾囊肿的诊断价值较低，尽管它能够更准确地显示囊液的性质，囊液在 T_1WI 上为类似于尿液的低信号时，即使囊壁增厚、内有分隔

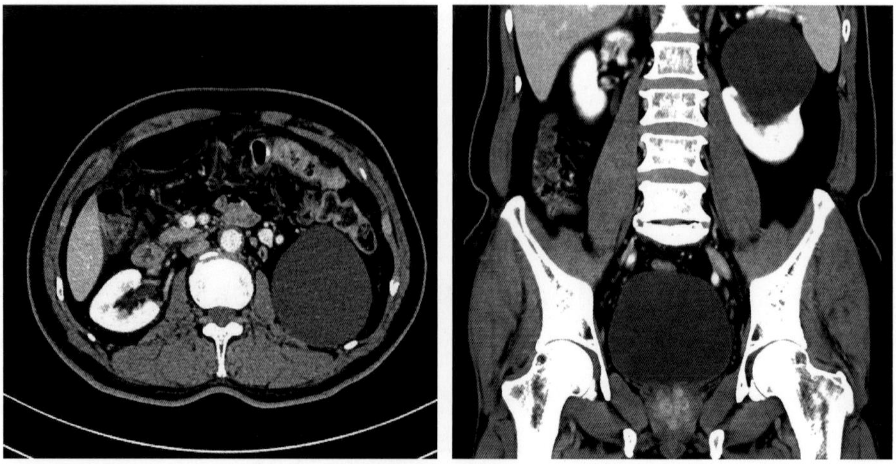

图 2–15–1　单纯性肾囊肿增强 CT 影像

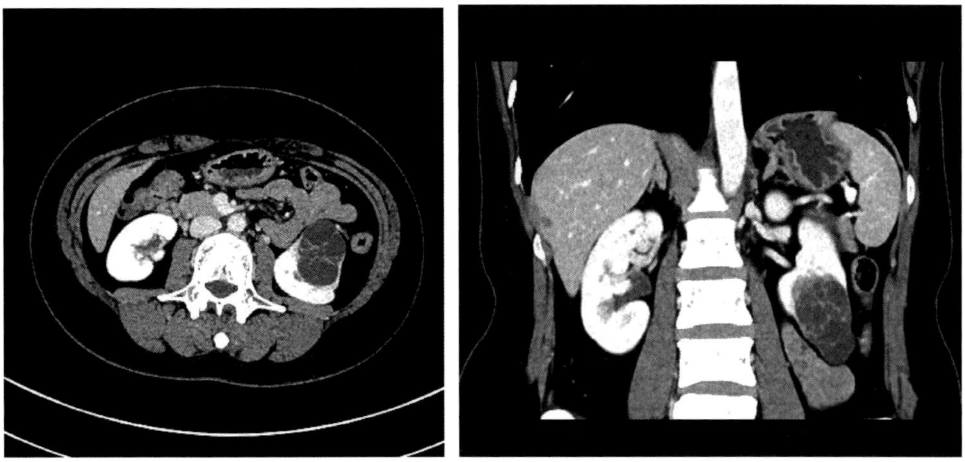

图 2-15-2 Bosniak ⅡF 型肾囊肿增强 CT 影像

也是良性囊肿。T_2WI 上血性囊液为高信号。单纯性肾囊肿易于诊断，主要的诊断难点是判断囊肿是否伴有恶性病变，MRI 增强可以协助诊断囊肿的良恶性。当囊肿为弥散分布、多发、双侧发病时，必须考虑常染色体显性遗传多囊肾病（ADPKD），两者可以使用 CT 和超声来鉴别。通过检查家庭其他人员是否患有 ADPKD，是否有肾功能减退及其他 ADPKD 表现（如肝囊肿）有助于鉴别。

（四）囊肿穿刺和囊液检查

由于无创性检查提高了肾囊肿诊断的准确性，故囊肿穿刺已少用。有以下情况可以选择性应用囊肿穿刺：①可疑有感染，穿刺用于治疗和诊断目的，囊肿感染时抽出液呈暗色、混浊，脂肪及蛋白质含量中度增高，淀粉酶和 LDH 显著增高，细胞学检查有大量炎性细胞，囊液培养可找到病原菌。此法的诊断准确性接近 100%。②超声回声低但是 CT 表现正常。③肾脏病变不确定，又不适宜手术者。

五、鉴别诊断

单纯性肾囊肿虽然容易诊断，但仍须与肾脓肿、多囊肾、肾盏憩室和肾积水等鉴别。

（一）肾脓肿

一般有急性感染的全身表现，如高热、寒战等，一侧肾区剧痛，肌肉紧张，脊肋角有明显叩击痛。血白细胞增多，尿中有白细胞，细菌培养阳性。静脉尿路造影（IVU）示肾盂肾盏受压或充盈缺损。B 超示肾区液性暗区及可导致肾积脓的原发病变。穿刺可抽出脓液。

（二）多囊肾

多囊肾多表现为双侧弥漫性肾囊肿，影像学上多表现双侧弥漫性肿大，且伴有肾盂及周边脏器的挤压变化等，并伴有肾功能的进行性损伤。单纯性肾囊肿则多为单侧单发或多发，可在影像学上进行鉴别。

（三）肾盏憩室

肾盏憩室与肾盂相通，部分可因为囊肿壁薄或者受外力导致其破入肾盂并保持交通，成为假性肾盏憩室；当肾盏憩室与肾盂交通闭锁时，可变成单纯性肾囊肿。排泄性尿路造影可见憩室内有造影剂，但如不能显示憩室与肾盂或肾盏相通的通道，可行逆行造影使通道显影。憩室内偶可有结石阴影。

（四）肾积水

严重肾积水时可有腰部酸痛，并可在腰腹部触及囊性肿块。但 IVU 及逆行肾盂造影显示肾盂肾盏扩大；B 超、CT 检查示肾中心部液性暗区，肾实质变薄；肾图呈梗阻曲线。

六、治疗

单纯性肾囊肿患者往往无症状，因此，对其治疗的观点不一。单纯性肾囊肿的病情并不完全相同，而且疾病发展过程会变化多样，处理方法也要区别对待。

单纯性肾囊肿无明显压迫肾实质或肾盂肾盏，无感染、恶变，输尿管引流通畅，患者无明显症状（如腰痛、血尿、高血压等），很少需要外科治疗，定期影像复查即可。一般认为需要外科处理的指征是：①有疼痛症状或心理压力者；②有压迫梗阻影像学改变者；③有继发出血或怀疑癌变者。或者根据 Bosniak 分型制订相应的治疗方案，对于肾囊肿 Bosniak 分型为Ⅰ、Ⅱ、ⅡF 型的患者，密切随访即可。当肾实质或肾盂肾盏明显受压，或下极囊肿压迫输尿管导致梗阻，患者有明显症状，应给予干预，如经腹腔镜或经后腹腔镜囊肿去顶减压术，经皮穿刺吸引、硬化等方法。对于 Bosniak 分型为Ⅲ、Ⅳ型的患者，因为怀疑囊肿有恶性可能，则需要尽快手术治疗。手术可采用开放或者腹腔镜手术，根据囊肿大小及位置可以采用肾切除术或者肾部分切除术，但术中要避免囊肿破裂，因为一旦囊肿破裂，除了会引起局部肿瘤种植以外，还会提高肿瘤的分期，大大增加了治疗的难度以及肿瘤复发的概率。

B 超引导下肾囊肿穿刺硬化术是在 B 超引导下用细针穿刺囊肿，穿刺后注入硬化剂（如无水乙醇等），适用于年老体弱、不愿手术或手术禁忌者，但此方法复发率较高，另外，硬化剂有可能被吸收而影响正常肾实质功能，硬化剂外渗可造成对周围组织的腐蚀以及组织的纤维粘连等情况出现，再次手术的难度大幅增加。

七、随诊

对于肾囊肿 Bosniak 分型为Ⅰ、Ⅱ型的患者，可以不需要手术治疗，应定期随访观察，每年做一次 B 超即可。Bosniak 分型为ⅡF 型的患者，应密切随访，每隔 6 个月做 CT 增强扫描或 MRI，如果没有进展，以后每年随访一次，至少观察 5 年，如果仍无进展，之后可以根据个人情况选择每年随访一次，或者适当延长随访时间。

第二节 肾多房性囊肿

一、流行病和病因学

肾多房性囊肿（multilocular cyst of kidney）是一种良性、非发育不良的肿瘤病变。Powell 于 1951 年提出了多房性肾囊肿的概念，多见于 4 岁之前的男性幼儿，或者 30 岁之后的女性。幼儿肾脏出现多房性囊肿可能是良性多房性囊肿、多房性囊肿合并部分分化的 Wilms 瘤、多房性囊肿 Wilms 瘤结节，或者是囊性 Wilms 瘤中的一种。当肾多房性囊肿中出现结节时应该当做恶性肿瘤来处理。

二、病理学

肾多房性囊肿一般病变体积较大，周围有被膜覆盖，压迫邻近的肾实质，有时候病变会突出到肾外或者是凸入到肾盂中。“房”的直径从几毫米到几厘米，小房之间互不相通，内含无色、淡黄色或黄色的囊液，囊壁内覆立方上皮细胞或矮柱状上皮细胞。儿童中从囊性多房性囊肿到囊性 Wilms 瘤是一个系列疾病，而且它们也可能来源于同一种组织，但目前还缺乏两种疾病相移行的证据。而且没有任何与 Wilms 瘤相关的疾病（如半身肥大综合征、无虹膜征）伴有良性多房性囊肿。成年人也有多房性囊肿相关的一系列疾病。如果成年人被发现有多房性囊肿，那么可能是多房囊性肾细胞癌，或者是囊性肾细胞癌、囊性嗜酸性细胞瘤或其他少见肿瘤（如肾盂的囊性错构瘤）。

三、临床表现

大部分患者在 4 岁之前或者 30 岁之后发病，5% 的患者在 4～30 岁发病。＜4 岁时男性的发病率是女性的 2 倍，＞30 岁时女性发病率是男性的 8 倍。症状和体征与年龄相关。侧腹部包块是幼儿常见症状，而成年人表现为腹部包块、腹痛或者血尿，出血源于囊肿通过肾盂表面的移行上皮而渗入肾盂。

四、诊断

诊断方法包括静脉尿路造影、超声、CT、MRI、囊肿穿刺抽液并注射造影以及动脉造影。超声和 CT 可以区分多囊肾和多房性囊肿，但不足以区分多房性囊肿、多房性囊肿伴 Wilms 瘤或腺瘤、中胚层肾瘤、囊性 Wilms 瘤、透明细胞肉瘤等。一般来说，囊间分隔回声增强伴有“房”内回声减弱，“房”内有细胞碎片时回声增强。在 CT 上囊间分隔比肾实质密度低，如果含有黏液瘤时，则 CT 表现类似实质脏器。幼儿此类疾病少见组织钙化。动脉造影表现为血管增多或血管减少，另外，肿瘤染色和新生血管形成是常见征象。囊肿穿刺可以发现无色到黄色囊液，造影剂只能进入细针经过的“房”，因为“房”间无交通。

五、鉴别诊断

（一）囊性肾母细胞瘤

超声检查可区别肿块为实质性或囊性，肾母细胞瘤超声显示在腰肌前方以实质为主、带有间隔小液平（坏死出血、肾盂积水）的混合图像。

（二）成人多囊肾

成人多囊肾多为双侧，往往有家族史，可有血尿及腰腹部囊性肿块，如为多囊肾单侧发病时应作鉴别。常同时有肝、胰、脾等脏器的多囊性改变，肾功能呈慢性进行性减退。静脉尿路造影显示患肾明显增大，肾盂肾盏伸长变形，呈蜘蛛脚样。B 超和 CT 示整个肾脏呈弥漫性囊性改变。

（三）多囊性肾发育不良

多囊性肾发育不良（multicystic dysplastic kidney，MCDK）又称先天性肾发育不良性多发性肾囊肿，是临床较罕见的非遗传性肾发育异常，系胚胎发育期肾和输尿管芽融合不良导致的一种畸形。多数发生于一侧肾脏，常伴发其他泌尿系畸形，如对侧膀胱输尿管反流、重复肾、异位肾、肾盂输尿管连接处梗阻及原发性巨输尿管等，影像学表现为患侧肾区未见正常肾盂结构，呈数量不等、大小不一、形态不规则的囊性信号影，各囊肿孤立存在，互不相通。

六、治疗

多房囊性部分分化 Wilms 瘤、多房囊性肾细胞癌的治疗方法是肾切除。如果病变部位比较局限，可以行肿瘤剜除术或者部分肾切除术。术后病理提示为囊性 Wilms 瘤且肿瘤直径 <2 cm 时，可以只行手术治疗；当肿瘤直径 >2 cm，则需要根据分期，按照美国 Wilms 瘤协作组（NWTS）的建议进一步治疗。儿童多房性囊肿的治疗需要考虑以下两点：①对侧肾功能是否正常。②是否合并 Wilms 瘤。NWTS 报道的 Wilms 瘤病例中，至少有 4 例囊性肿瘤发生转移。因此，尽管囊性 Wilms 瘤相对于 Wilms 瘤而言不易转移，但仍有恶变潜能。

第三节 多囊肾病

多囊肾病（polycystic kidney disease，PKD）表现为多个大小不等的囊肿致使双侧肾脏体积增大，功能性肾组织减少的肾脏囊性疾病。多囊肾的病因可能是在胚胎发育过程中，肾小管和集合管间连接不良，使尿液排出受阻，形成肾小管潴留性囊肿。多囊肾患者随着病情的进展，肾实质逐渐受压变薄，导致肾功能丢失。多囊肾属于一种先天性遗传疾病，从遗传学研究角度其一般可分为常染色体显性遗传多囊肾病（ADPKD）和常染色体隐性遗传多囊肾病（ARPKD）两类。

一、常染色体显性遗传多囊肾病

（一）流行病学

常染色体显性遗传多囊肾病（ADPKD）通常又被称为“成人型”多囊肾，是最常见的遗传性疾病之一，占终末期肾病的10%，占全部血液透析患者的7%～15%，也是目前导致肾衰竭的第四大病因。

（二）遗传学特点

ADPKD为一种外显率近100%的常染色体显性遗传病，所以多具有家族聚集性，连续几代均可出现患者。多囊肾病基因包括*PKD1*（占ADPKD患者的85%～90%）及*PKD2*（占5%～10%）。*PKD1*定位于16号染色体短臂1区3带的第3亚带（16p13.3），并具有α球蛋白复合体及磷酸甘油酸激酶这两个特异性的标志基因；*PKD2*位于4号染色体长臂2区1带至3带之间（4q21～23）。*PKD1*与*PKD2*基因突变的临床表现大致相同，但*PKD1*突变的患者病情更严重，临床表现更早且发生肾衰竭或者死亡的平均年龄更低，而*PKD2*突变者发生泌尿系感染和高血压的概率比较高。

（三）临床表现

ADPKD实质上是一种全身性疾病，多在40岁开始出现典型症状。囊肿随着患者年龄的增长逐渐增大，因个体差异，临床表现及严重程度差异也较大，但其对肾脏的影响是共同的，包括：结构异常、功能异常、内分泌功能改变和肾脏并发症等。

ADPKD常见的临床表现如下。

1. 疼痛　是最常见的早期症状，多表现为因囊肿增大牵扯肾包膜及肾蒂血管或神经所致的腰背部或胁腹部胀痛和钝痛。如伴有囊内出血或并发感染时可使疼痛加剧，有20%～30%的患者还可因血块或结石阻塞输尿管而发生肾绞痛。

2. 血尿及贫血　约50%的患者可出现血尿症状，大部分首次发生的年龄在30岁左右，引起血尿的主要原因是囊壁血管牵扯破裂所致，伴有结石和感染时也可引起血尿，血尿严重时输尿管可被凝血块堵塞。

3. 感染及蛋白尿　50%～67%的ADPKD患者既往曾有单侧囊肿感染或肾盂肾炎病史，一般女性多于男性，表现为体温升高、寒战、腰痛及尿路刺激症状等。蛋白尿可见于14%～34%的非尿毒症期患者，在合并终末期肾病的患者中可高达80%，且男性多于女性。

4. 结石与肾积水 10%～20% 的患者有尿酸盐或草酸钙肾结石发生，其形成原因可能与尿中枸橼酸水平下降及感染因素存在等相关，部分结石患者还同时伴有肾积水，但积水有时会对 ADPKD 的诊断产生混淆。

5. 腹部包块 为主要体征，体检时多可于单侧（占 15%～30%）或双侧（占 50%～80%）肾区扪及呈结节状的增大肾脏，单侧者并非对侧没有疾病，只是相对进展较慢。

6. 高血压 约 60% 以上的患者在肾功能损害发生之前就可出现高血压，其发生机制可能与囊肿压迫肾内血管导致远端肾实质缺血和肾素－血管紧张素－醛固酮系统（RAAS）被激活有关。

7. 终末期肾病（ESRD） 约 50% 的患者将最终不可避免地自然进展至终末期肾病，即肾功能不全和尿毒症。ADPKD 患者可因失水、感染及梗阻等因素造成急性肾功能损害，但发生慢性肾衰竭时通常无贫血等症状，且全身状况及血液透析治疗效果一般较好。

8. 合并症 ADPKD 病变除肾脏外，还可有心血管系统、消化系统及其他系统等异常，以肝囊肿为最常见，另可见于胰（约占 10%）、脾（约占 5%）、肺及精囊等处。除高血压外，25%～30% 的 ADPKD 患者可出现心脑血管病变，包括二尖瓣脱垂、主动脉瓣关闭不全及左心室肥大等心脏受累情况。同时，有 4%～16% 的 ADPKD 患者可伴发颅内动脉瘤，有近 9% 的患者死于蛛网膜下腔出血。

（四）诊断

多囊肾患者多因腰背或胁腹部疼痛、血尿、腹部包块等症状而行相关影像学检查时被发现，如发现有家族史及高血压、肾功能异常、其他器官多发囊肿或心脑血管并发症等情况出现时，则更有助于准确诊断。有学者提出，如患者没有家族史支持，但有双侧肾囊肿且合并有以下两个或两个以上症状时，也可以做出初步诊断：双肾体积增大；三个或三个以上的肝囊肿，脑动脉瘤，蛛网膜、垂体、胰腺或脾单个囊肿。

实验室检查包括尿常规、尿渗透压及血肌酐测定等。ADPKD 患者在病程早期即可出现肾功能受损表现，随着病情加重，肾代偿能力丧失及肾浓缩功能受损更加明显，血肌酐会呈进行性升高。

影像学检查包括：①超声：是多囊肾的首选检查，可观察存在许多液性暗区并增大的肾脏，若囊肿太小，也会见到无数异常的小混合回声区布满肾实质，有些囊肿内可伴有出血。②尿路平片（KUB）：可观察到外形不规则且明显增大的肾影，如合并囊肿或肾周感染时，肾及腰大肌影像也可显示不清。③静脉尿路造影（IVU）：可显示双侧肾影增大，肾盂可因受压变形呈蟹爪状，而肾盏扁平而宽，盏颈则被拉长而弯曲变细，肾实质出现空泡或瑞士乳酪样（多孔）图形等。④ CT：可显示双肾体积增大，有众多大小不一的薄壁囊肿，囊液 CT 值接近于水但无明显强化。囊肿伴出血、钙化或同时合并其他脏器囊肿时，CT 诊断率较高；增强 CT 虽然助于显示残存有功能肾皮质的量，但对已有肾功能不全者应慎重使用。⑤ MRI 及其血管成像（MRA）对部分因肾功能不全而无法进行增强 CT 检查或怀疑合并颅内动脉瘤的患者进行筛选。逆行尿路造影及其他尿道内有创检查则易引起感染，非必要时应尽量避免使用。

由于本病的自然史和近 100% 的外显率，条件允许时应进行家族成员筛查。可通过基因连锁分析技术鉴定 16p 染色体上是否存在 α 珠蛋白基因簇下游的高突变区（3′HVR），因其与 ADPKD 基因高度连锁，进而可推断受检者是否带有致病基因。专家共识推荐应进行基因检测的对象包括：①肾脏影像学检查结果不明确者；②无家族遗传病史的散发 PKD 患者；③有患病风险的活体肾脏捐献者；④非典型 PKD 患者和生殖咨询者等。

（五）鉴别诊断

1. 多发单纯性肾囊肿　该病有时在影像学检查方面与 ADPKD 区别不大，但患者家族中往往无类似患者，病因可能是先天性的（胚胎时期形成），也可因创伤、炎症、肿瘤引起，病理上其囊液多为体液（类似血浆），可见红细胞，且临床上一般没有血尿、高血压、肾功能不全、尿毒症、水肿等严重并发症。

2. 肾多房性囊肿　该病特点是多发于单侧，囊肿局限在肾脏某一部分，且由许多孤立性囊肿所组成，未受累肾组织表现正常。病理研究显示，其集合管的分支数明显减少，且开口于囊腔内，这是由于集合管发育停止造成的。诊断可根据 KUB、尿路造影、超声、CT、血管造影及手术探查等。

3. 肾积水　肾积水虽可导致腰痛、腹部肿块以及肾功能损害等临床症状，但其影像学表现与多囊肾可完全不同，因而超声、尿路造影或 CT 等可行鉴别诊断。

4. AML　双侧肾 AML 虽有多发性的特点，但典型脂肪组织的超声回声和 CT 负值与囊肿鉴别不难，如同时存在其他部位的结节性硬化症的临床症状和影像学表现，则更有助于准确诊断。

（六）治疗

ADPKD 至今尚无特效的治疗方法，目前提倡个体化治疗。临床实践表明，多囊肾临床症状加重与肾囊肿体积增大密切相关，同时手术也可加重肾功能损害。目前治疗方法均为对症及支持治疗，旨在避免加速囊肿生长和损害肾功能的危险因素，并控制高血压和预防感染。

1. 对症及支持治疗　无症状患者可正常饮食起居及适当活动，已有肾脏明显肿大者，应注意预防因腰、腹部外伤而引起的囊肿破裂。高血压可使 ADPKD 患者的肾功能明显恶化并引发心脏疾病和颅内出血等，因此有效控制血压可明显减少并发症的发生。伴血尿患者应限制活动，当血尿进行性加重且保守治疗无效时可采用肾动脉超导介入栓塞术。发生肾实质或囊内感染时，病原菌多以大肠埃希菌、葡萄球菌或厌氧菌为主，应选用青霉素类、头孢菌素类或喹诺酮类等广谱抗生素行足量及足疗程的抗感染治疗，严重时可联合用药。合并囊内出血时并发腰痛等症状，可根据实际情况给予镇痛措施。多囊肾由于囊肿的压迫、肾盏扩张和肾内的通道不通畅等原因，一旦合并结石时往往处理困难。

2. 多囊肾穿刺抽液术 对于深层的巨大囊肿合并有感染、腰胀或发热等临床症状，或肾功能及全身情况不宜或不愿接受手术的患者，可在超声或 CT 引导下行较大囊肿的穿刺抽液术，并在囊腔内注入浓度为 95% 的医用无水乙醇以预防囊肿复发。

3. 多囊肾去顶减压术 通过手术的方式对多囊肾进行减压，既可以去除囊液中内源性因子，又可以解除高压囊肿对肾实质的压迫作用，从而使局部缺血得到改善，并缓解残存正常肾脏组织压力及恢复部分肾功能，对早、中期患者还有降低血压、减轻疼痛、提高生命质量、延迟进入肾衰竭终末期等作用。

目前推荐行手术治疗的适应证包括：①临床上有明显腰背胀痛症状；②伴有高血压、血尿和（或）反复尿路感染；③静脉尿路造影显示肾影增大，肾盂肾盏明显受压拉长或畸形；④超声或 CT 显示最大囊肿直径达 4 cm 以上；⑤疑同时有肾肿瘤存在，需要探查；⑥腹部可扪及增大的肾脏和其表面有高低不平的囊肿；⑦多囊肾病伴有肾盂、肾盏结石或输尿管结石引起梗阻。

对于以下患者一般不建议行减压手术：①已进展至尿毒症期或伴有严重高血压的高龄患者；②有严重出血倾向或已合并严重血尿且无法控制的患者；③明确合并有肾恶性肿瘤或肾结核的患者；④围生期的孕妇或合并其他慢性疾病不适合手术的患者等。

4. 透析及肾移植 当患者进入肾衰竭终末期时，应考虑按尿毒症的治疗原则行透析治疗。多囊肾患者因其囊肿壁可产生 EPO 而不易发生贫血，故血液透析的疗效常较好，但应注意因其血细胞比容和血黏度较高，往往容易形成血栓而堵塞瘘管。与血液透析相比，用经济学比较腹膜透析可使多囊肾患者减少约 10% 的治疗费用，且两者的治疗效果相似，但合并有肾和肝大者不宜选择行腹膜透析。

多囊肾一般情况下无须切除，切除的适应证包括：①多囊肾伴有肾肿瘤；②严重的顽固性血尿危及生命；③多囊肾伴有肾结核；④部分肾移植的患者；⑤控制食管裂孔疝症状；⑥不能用药物控制的严重高血压。

肾移植前切除肾脏的优势在于可缓解多囊肾的相关症状，并给移植创造空间，适应人群包括：①反复尿路感染或脓尿；②巨大肾脏引起的难以用药物控制的疼痛和不适；③伴发肾、输尿管结石；④伴发肾肿瘤；⑤持续性严重血尿；⑥巨大肾囊肿压迫下腔静脉。多囊肾患者如同时伴发脑动脉瘤、结肠憩室、胰腺囊肿或肿瘤等，可能影响移植效果。另外，对亲属供肾者有条件时应使用基因检测技术判断供者是否携带多囊肾的致病基因。

5. 药物治疗进展 目前有多种药物显示出对多囊肾的特效，包括：V_2 受体拮抗剂，托伐普坦（tolvaptan）；通过作用于 SST2 受体抑制 cAMP，奥曲肽（octreotide）；mTOR 抑制剂，西罗莫司（sirolimus）；表皮生长因子（EGF）受体－酪氨酸激酶抑制剂，EKI-785 等。其他临床试验中对治疗多囊肾疾病有潜在价值的药物靶点包括：表皮生长因子受体 Erb-B1、Erb-B2、Src 激酶、MEK 和 CDK 等。

6. 中药治疗　中医以温阳益肾、健脾利水为治疗原则，主要是抑制囊肿的进展，从中药雷公藤中提取的活性物质雷公藤内酯（triptolide）可通过 PC-2 途径介导内质网中的 Ca^{2+} 释放，这可使已伴有蛋白尿症状的 ADPKD 患者的 eGFR 明显升高，并可延缓蛋白尿等症状的进展，进而对缓解患者病情的进一步恶化有一定的临床意义。

（七）预后

研究显示，部分 ADPKD 患者可进展为终末期肾衰竭，并最终死于肾衰竭及高血压肾病（HTN）并发症，且 50 岁以上者预后均较差，可见有无症状及发病年龄与患者的预后有较大关系。近年来，伴随分子遗传学的发展，加之早期发现、诊断和治疗，以及降压药和新抗生素的应用，已大大改善了本病的预后。

二、常染色体隐性遗传多囊肾病

常染色体隐性遗传多囊肾病（ARPKD）又称“婴儿型”多囊肾，临床上较为少见，可同时见于兄弟姐妹中而父母则无表现。不同国家报道其发病率为 1∶（10 000～40 000），甚至在新生儿中有 1∶（5 000～10 000）发病率的报道。约 50% 患有此病的新生儿在出生后几小时或几天内就死亡，极少数较轻类型的患者可存活至儿童期或成年。

（一）遗传学特点及分型

ARPKD 是常染色体隐性遗传性疾病，是继发于第 6 号常染色体上的 *PKHD1* 单基因突变所致。本病特点为常伴发门静脉周围纤维增殖性病变、不同程度的胆道扩张和门静脉硬化，且随年龄的增长而加重；发病年龄越小肾脏损害越重，而肝损害则相对越轻；临床症状出现越晚，进展越慢。

1971 年，Blyth 和 Ochenden 将 ARPKD 分为以下 4 种类型。

1. 围生期型　围生期时已有约 90% 的集合小管严重受累，并伴有少量门静脉周围纤维增殖，多于围生期内死亡。

2. 新生儿型　出生后 1 个月出现症状，肾囊肿病变可累及约 60% 的集合小管，伴轻度门静脉周围纤维增殖，多在几个月后由于肾衰竭而死亡。

3. 婴儿型　出生后 3～6 个月出现双肾及肝脾大症状，肾囊性病变可累及约 25% 的肾小管，伴有中度门静脉周围纤维增殖，多于儿童期因肾衰竭死亡。

4. 少年型　肾功能损害相对轻微，偶见肾衰竭，仅有约 10% 以下的肾小管发生囊性变，但肝门静脉区严重纤维性变，一般于 20 岁左右因肝并发症和（或）门静脉高压死亡。

（二）病理

肾脏保持幼稚小叶状，在病理切片上可以看到从肾盏到肾包膜呈放射状排列扩张的小管及肾皮质大量细小的囊肿。Guay-Woodford 认为髓质小管扩张先出现，然后是皮质集合小管的扩张，且能够活到儿童期的患儿，皮质囊肿可能是其主要的症状。在出生时即发现患病的年长儿中囊肿大而呈球形，且所有的 ARPKD 患儿均有如高分化胆小管增殖、扩张、分支，并伴有不同程度门静脉纤维化等门静脉周围肝损伤的表现。

（三）临床表现

ARPKD 的临床表现可因发病时期及类型不同而表现为不同程度的肾集合管扩张、门静脉性肝硬化、胆管扩张和先天性肝纤维化（congenital hepatic fibrosis，CHF）等。胎儿期 ARPKD 可因缺少正常的尿液分泌而导致羊水过少，且由于胎盘的“透析”作用，可出现 ARPKD 婴儿血肌酐和尿素氮水平在母亲体内不高而出生后很快升高的现象；起病极早者出生时肝、肾体积相对巨大且质硬，这可能会导致其分娩时受阻；因巨大的肝、肾妨碍横膈活动而造成的呼吸困难可引起新生儿的死亡，肺发育不全和肾衰竭也是此阶段死亡的原因；婴儿期除可显示出 Potter 面容和肢体畸形外，还会伴有贫血、肾性胃萎缩、高血压及生长发育不良等症状。6 个月龄前确诊者，大多数死亡，预后极差；存活到学龄期儿童，临床上则可出现肝功能不全、食管和胃底静脉曲张以及门静脉高压等。而由此继发的脾大和脾功能亢进则可进一步引起贫血、白细胞和血小板减少及肝内主要胆管扩张（Caroli 征）等症状。

（四）诊断与鉴别诊断

ARPKD 应符合常染色体隐性遗传病的特点，仔细调查三代以内家族史十分重要。超声检查时如见子宫内羊水过少及相对正常胎儿增大的且与肝回声比较呈明显均质高回声的肾脏，对围生期型的诊断有明确意义。ARPKD 的囊肿常呈弥散分布且体积较大，而儿童双肾积水多因肾、输尿管、膀胱或尿道畸形引起，但后者的超声影像多表现为增大的肾脏伴低回声肾盂；多囊性肾发育异常多不伴有肝病变，且常表现为低回声囊肿位于很少并失去正常形态的肾实质内；先天性肝纤维增殖症多无肾脏病变；而 Wilms 瘤的超声显像则多表现为单侧性的不均质肿块，且髓质为低回声。

（五）治疗及预后

由于患儿的肾、肝常同时受损，血液透析和肾移植的治疗效果往往不理想。必要的呼吸护理可以减轻症状并延长患儿生命，适当限制钠盐摄入及应用降压药及袢利尿药等可对高血压、水肿及充血性心力衰竭症状有一定改善作用。如门静脉高压症可能引起上消化道出血时，可考虑采用脾肾分流术、胃切除吻合术或内镜硬化疗法等减压手段。因本病至今无有效的治疗方法，故预后极为不佳。

第四节 肾盂旁囊肿和肾窦囊肿

一、肾盂旁囊肿

肾盂旁囊肿（parapelvic cyst）为起源于肾窦外、侵入肾窦的囊肿，是肾盂和肾窦周围的囊肿，又称肾蒂囊肿、肾盂旁淋巴性囊肿、肾盂旁淋巴管扩张、肾门囊肿等。多由肾内梗阻或先天因素造成，通常为单发囊肿。不与肾盂相通，多在肾实质内，有光整的囊壁，衬以扁平上皮或单层立方上皮，囊液清亮，较大者可见到肾实质受压萎缩。有些囊肿恰好位于肾盂旁，其组织来源是肾实质的单纯性囊肿，可以伴或不伴梗阻。

（一）临床表现

囊肿体积较大时包膜张力增加，压迫肾盂及输尿管使平滑肌痉挛，继发梗阻导致的腰痛酸胀为较常见症状。平滑肌痉挛可产生肉眼或镜下血尿，如果囊肿破裂并与肾盂相通后则可出现肉眼血尿甚至条索样血凝块。肾门局部受压，肾素－血管紧张素增高可致高血压。囊肿较大或致严重肾积水可触及腹部包块。合并感染时可有发热、肾区叩痛等症状。

（二）诊断

1. B 超　超声可见到肾门处的液性暗区，与肾盏肾盂的尿液不相通。当囊肿与肾积水难以鉴别时，需进一步 CT 尿路造影或肾盂造影检查。

2. 静脉尿路造影（IVU）　囊腔内无造影剂，较大肾盂旁囊肿可致输尿管变形、移位和拉长，必要时需行逆行尿路造影。

3. 增强 CT　可明确囊肿的大小、数量、与肾盂的关系，以及向肾门内伸展程度等。CT 尿路造影可显示肾盂、肾盏受压并拉长，从而将囊肿衬托得更清楚。但 CT 对囊内出血的鉴别缺乏特异性。增强 CT 还可除外囊性肾癌。

（三）鉴别诊断

肾盂旁囊肿要与肾积水和肾肿瘤鉴别：肾积水患者多无明显临床症状，严重时可出现腰部胀感和腹部肿块，梗阻时可有肾绞痛，伴恶心、呕吐、腹胀及少尿等，影像学可鉴别。早期肾肿瘤无典型临床症状，主要依靠超声、增强 CT 及 MRI 等诊断；晚期肾脏恶性肿瘤有血尿、腰痛和肿块等临床表现。体积较大时可出现腰腹部胀痛不适，查体可触及增大的包块。

（四）治疗

肾盂旁囊肿为良性病变，出现以下情况时需手术治疗：①压迫肾盏、肾盂及输尿管出现梗阻而影响功能，合并继发感染及结石者；②与肾脏其他占位病变尤其是恶性肿瘤难以鉴别者；③囊肿较大，有明显腰痛、血尿、高血压等临床症状；④有自发性破裂或外伤性破裂出血。手术方式可选择腹腔镜手术、输尿管软镜腔内切开术或开放手术。B 超引导下穿刺不做首选推荐。术前建议行肾动脉 CTA 检查，辨认囊肿和肾门解剖结构的关系，确认囊肿是否与肾盂相通。腹腔镜手术囊肿切除时，切除大部分囊壁，切除边缘稍远离肾实质，以免出血难以控制。术中通过输尿管导管注入亚甲蓝，辨认肾盏肾盂、肾盏憩室和肾盂旁囊肿。

二、肾窦囊肿

肾窦囊肿（renal sinus cyst）是指肾门内来源于肾窦的其他结构（如动脉、淋巴、脂肪等）的囊肿。肾窦呈盲囊状腔隙，由肾门深入到肾实质内，肾窦囊肿主要来源于淋巴，这些囊肿常多发和双侧发病。在 50 岁以后，可伴有炎症、梗阻或者结石。肾窦囊肿常为肾盂肾盏周围外形不规则，呈多囊性丛状生长，甚至向输尿管上段移行，肾盂肾盏受压、拉长，病灶质地较软。

CT 表现为低密度影，伴有漏斗部牵张拉长，肾盂肾盏受压变窄、移位，类似于肾窦部脂肪瘤，所以许多肾窦部脂肪瘤患者被诊断为肾窦部的多囊性疾病。平扫 CT 肾盏、肾盂、输尿管上段囊样低密度影，CT 值 $<$ 20 HU，动脉期病变强化不明显，无法与正常肾盏、肾盂区分；排泄期示肾盏、肾盂周围囊性低密度灶，可延伸到输尿管上段周围，边界清晰，呈多发囊性丛状生长。

肾窦囊肿治疗可选择超声介入治疗或输尿管软镜腔内治疗。超声引导下经过皮肤肾窦囊肿穿刺抽液治疗，可门诊治疗，具有创伤小、痛苦少、费用低的优点，适用于肾窦囊肿等不适宜手术的特殊部位，但有复发可能。输尿管软镜腔内切开引流治疗更彻底，相对而言，对术者要求高，且有一定的并发症。

第五节 肾盏憩室

肾盏憩室（calyceal diverticulum）是肾实质内覆盖移行上皮细胞的囊腔，经过狭窄通道与肾盏或肾盂相连通。憩室外形光滑，常发生于肾盏的穹隆部，常影响上极肾盏。

一、临床特征

肾盏憩室常见有两种类型：Ⅰ型憩室较常见，常位于肾盏杯口内，与肾小盏相连，常因较小而无相关临床症状；Ⅱ型肾盏憩室形状较大，与邻近的肾大盏或肾盏相连，临床症状较为明显。多数小憩室没有任何临床症状，仅在排泄性尿路造影中或超声检查时偶然发现；当憩室继发感染或结石时，便可出现尿频、尿急和尿痛，以及血尿、腰痛等症状。

二、诊断

诊断主要依靠尿路造影、增强 CT 以及 MRI。排泄性尿路造影可发现肾盏憩室及沉积的新月形高密度结石影，随患者体位改变而移动。因憩室感染形成脓肿时，行经皮穿刺引流、逆行肾盂造影、增强 CT 和 MRI 有时对明确诊断和确定憩室的解剖位置有帮助。超声检查可发现液性暗区，而在位置上肾盏憩室比单纯性肾囊肿更靠近肾集合系统，若合并微小结石，超声上的特异表现为分层效应：上方为液性暗区，下方为不伴声影的强回声结石影。

三、治疗

持续疼痛、尿路感染、血尿以及结石形成的患者往往需要手术治疗，无症状的患者无须任何治疗。过去常采用肾部分切除术治疗，现在随着微创技术的发展，可选择行经皮肾镜取石术、黏膜切除及憩室集合系统连通、输尿管镜下憩室口扩大及结石取出、腹腔镜下结石取出及憩室袋形缝合术等。

第六节　髓质海绵肾

髓质海绵肾（medullary sponge kidney）简称海绵肾，是先天性肾脏发育异常性疾病，以肾集合管囊状扩张为特征，肾髓质内钙质沉积和肾结石是其最常见的并发症。文献报道，海绵肾的发病率为 1 :（5 000 ~ 20 000），部分患者具有遗传倾向。显微镜下观察，髓质乳头部及远端集合管呈囊状或憩室样扩张。

一、病因

海绵肾患者大多数是散发性的，部分患者可追溯到家族史，具有遗传倾向，有报道称其为常染色体显性或隐性遗传病。海绵肾并发结石的危险因素目前尚不清楚，可能是由于囊状扩张的集合管内尿液积聚导致囊壁钙质沉积，尿钙增高和反复的尿路感染进一步加重钙盐累积，并最终形成肾结石。

二、病理

本病多累及双侧肾脏。大体观：患肾正常或增大，肾脏乳头部切面多呈现海绵状多孔囊性结构。显微镜下观察：本病的特征性表现为远端集合管的梭状或囊样扩张，扩张的集合管附近常有炎症浸润。囊腔直径 1 ~ 8 mm（其中绝大多数为 1 ~ 3 mm），与正常集合管及肾盏相通，囊腔被覆有集合管上皮，主要为扁平上皮或立方上皮。腔内常含有一些细胞碎屑及含钙化合物，含钙化合物多为沉积在囊状扩张集合管壁上的磷酸钙或草酸钙。有时也会含有黄色液体及小结石，结石大小不一，呈砂粒样，多为磷酸钙或草酸钙结石。

三、临床表现

患者早期可无症状或症状不典型，典型的症状大多出现在 20 岁之后。肾绞痛为最常见的临床症状，其他症状包括尿路感染、镜下或肉眼血尿、高血钙、高尿钙及肾钙质沉着等，有时也可有结石排出。临床诊断多以患者因肾绞痛症状或其他疾病去医院拍腹部平片而偶然发现。海绵肾多为双侧发病，发病率女性高于男性，由于女性泌尿系生理结构等因素，女性患者合并尿路感染的发病率也高于男性。

海绵肾患者肾钙质沉积率高达 50%，尿路结石的患者中有 3% ~ 20% 合并海绵肾。海绵肾患者的结石成分多为草酸钙或磷酸钙。海绵肾患者肾脏结构改变，致使血钙丢失过多及异常沉积，负反馈调节致使钙吸收增加和甲状旁腺激素分泌异常增多，血钙增高进一步导致尿钙增多，同时尿液酸化功能下降，肾脏钙盐沉积增多，扩张的小囊内积聚的尿液混杂着细胞碎片及含钙化合物，进一步加重肾脏结石，这些因素周而复始构成恶性循环。

四、诊断

结合临床表现，此病的诊断很大程度上依赖影像学方面的检查。首次检查可以选用 KUB，进一步的诊断需要借助 IVU 或 CTU 三维重建等检查。需要指出的是，超声和 MRI 对海绵肾的诊断灵敏度不高。IVU 为目前诊断海绵肾最主要的检查方法。IVU 中可呈现肾盂肾盏正常或增宽，杯口扩大，锥体集合管呈梭形扩张，造影剂充盈呈灯刷样改变，乳头部集合管囊状扩张，有时有钙化灶沉积，且多沉积在肾锥体部，造影剂充盈于集合管中，表现为扇形、葡萄串状、镶嵌状、放射状排列的条形致密影。当囊内含有结石，且结石密度不均时，肾盏周围扩张的囊腔可呈“菜花状”或“花束状”。CTU 临床检查过程更为简化，对于泌尿系结构的成像更加清晰。典型的 CTU 表现为皮质和髓质交界部位呈点状或片状密度增高的钙质沉着影，同时常伴有皮质区变薄和髓质区增厚。于单个至多个肾锥体内可见多发小结石，结石可散在如点状，也可聚集成团块状或放射状，结石大小不等，直径 0.1 ~ 10 mm。

五、治疗

此病的治疗对象主要以尿路感染及尿路结石等并发症为主。早期患者往往无临床症状，所以不需要特殊治疗，可长期随访，密切观察。由于海绵肾经常伴发高尿钙和肾小管酸中毒引起的低柠檬酸尿症，所以应适量增加饮水量以保证尿量在 2 000 ~ 2 500 mL/24 h，同时可以辅以枸橼酸钾和维生素 B_6，以有效减少尿钙及钙盐沉积所形成的结石。

海绵肾易双侧发病，且结石好发并累及多个肾乳头，肾乳头附近的肾髓质集合管包绕结石呈囊状，伴随着结石个头的增大和数量的增多，以及积液的加重，包绕其外的集合管也进行性囊状扩张。但治疗上依然不主张积极的手术治疗。当出现尿路梗阻或感染等并发症时，可以考虑手术治疗，在术式的选择上，对于直径在 1 ~ 2 cm 的，可以首先考虑体外冲击波碎石术治疗。当出现以下情况：① 结石掉入肾盂及输尿管；② 结石直径≥2 cm；③ 体外冲击波治疗失败；④ 海绵肾伴发不明性质的占位，则首先考虑输尿管镜碎石术，取出结石，解除梗阻。对于下列情况：① 结石较大，输尿管镜难以碎石；② 鹿角形结石；

③ 输尿管走形迂回曲折；④ 肾盂或输尿管及其连接部位的狭窄或梗阻，可以选用经皮肾镜治疗。如果各项检查证实患者为单侧病变且病变较为局限时，术前检查肾功能也正常，可考虑选用手术切除较为局限的病变部位，以彻底消除尿路感染及结石的病因。

第七节 囊状肾细胞癌

一、流行病学和病因学

成人囊状肾细胞癌（cystic renal cell carcinoma）主要指影像学检查呈囊性或囊实混合性改变，术后病理证实癌或低度恶性潜能肿瘤的一类复杂肾占位性病变。Hartman 将其分为多囊性肾细胞癌、单囊性肾细胞癌、肾细胞癌囊性变和单纯性囊肿癌变等类型，总体占肾肿瘤的 3% ~ 14%。单囊性肾细胞癌和单纯性囊肿癌变病例罕见，肾细胞癌囊性变大多见于肾透明细胞癌或乳头状细胞癌继发性病理改变。多囊性肾细胞癌表现为肾脏多房性肿物，多单侧亦可双侧发病。囊性肾癌患者的发病年龄较高，但低度恶性潜能多房囊性肾肿瘤患者发病的平均年龄比非多房囊性低度恶性潜能肾肿瘤低。

本病按最新的 WHO 肾肿瘤分类，有新增管状囊状肾细胞癌（tubulocystic renal cell carcinoma）和获得性囊性疾病相关性肾细胞癌（acquired cystic disease-associated renal cell carcinoma）两类。目前认为，囊性肾癌是起源于肾小管上皮具有囊性改变的肾肿瘤，其确切的发病机制尚不完全清楚。

二、病理

单囊性肾细胞癌的病理特点是单一囊腔，腔内常常充满浆液或血性囊液，囊壁不规则增厚，镜下病理以乳头状癌常见；单纯性肾囊肿恶变是原有囊腔上皮形成一个或多个肿瘤结节，既可能是透明细胞癌，亦可能是乳头状癌（Ⅰ型多见）；肾细胞癌囊性变性由单个或多个充满出血坏死的囊腔组成，肿瘤细胞多数是透明细胞，乳头状癌少见。此三类肿瘤在预后与其对应来源的肾透明细胞癌和乳头状癌类似，临床上需要仔细分析鉴别。

低度恶性潜能的多囊性肾肿瘤表现为完全由囊腔组成的肿瘤，囊腔分隔可见小灶状透明细胞。大体病理为内有浆液或血性液体且大小不等的囊腔，肿瘤有纤维性包膜与周围正常肾组织分隔。镜下见多数囊腔内衬单层上皮，偶见复层上皮或小乳头样结构。透明细胞呈小灶聚集，不形成大结节。分子病理研究发现该肿瘤约 74% 存在染色体 3p 缺失，约 25% 存在 *VHL* 基因突变。其预后良好，原发肿瘤一般不发生远处转移。

管状囊状肾细胞癌大体病理常表现为边界清楚的囊性或囊实性肿物，灰白、灰褐色，可发生在肾皮质或髓质内，呈海绵状或泡沫样，无出血和坏死。可以单独发生也可以与其他肾肿瘤合并存在，肿瘤组织由特征性的小管和囊状结构组成，瘤细胞多呈高分级，但核分裂罕见，可出现远处转移。基因表达谱研究与乳头状肾细胞癌类似，过表达 p53、vimentin 和 p504S。由于不存在血管生成通路上的基因表达上调，故一般认为该类肿瘤不适合血管生成抑制剂治疗。

获得性囊性疾病相关性肾细胞癌常表现为多灶性和双侧性。肿瘤边界清晰，包膜可见灶性钙化，常见出血和坏死。镜下观察肿瘤细胞排列成实性片状、乳头状、腺泡状、筛状或管囊状。80% 的病例中，肿瘤的间质和管腔内可见草酸盐结晶，不伴有纤维化、坏死、核分裂增加或炎症。

值得注意的是，临床上讨论的囊性肾癌主要是通过影像检查发现的肾囊性改变或囊实混合性肿物。但站在病理诊断的角度上，“囊性肾癌”这一名词过于笼统，多数是肾细胞癌伴囊性变，此外还包括多房囊性低度恶性潜能肾肿瘤、管状囊状肾细胞癌和获得性囊性疾病相关性肾细胞癌等少见疾病。

三、临床表现

囊性肾癌无典型症状，多数通过影像学检查发现病变就诊。部分患者可出现肉眼血尿、疼痛、腹部肿块，可伴有血压升高，红细胞沉降率增快等全身症状。管状囊状肾细胞癌、获得性囊性疾病相关性肾细胞癌可表现为伴发疾病的相应症状，如终末期肾病、慢性肾功能不全等。当囊性肾癌就诊时已有远处转移，可出现相应症状，如大量胸腔积液导致的胸闷、骨转移导致的疼痛等。

四、诊断

（一）超声

常规超声检查提示占位为囊性或囊实性，且囊壁不规则增厚，可伴钙化。囊腔多发分隔，可见突入囊腔中的中强回声结节。囊液声像特点为不规则的无回声或絮状弱回声。超声造影可以提高诊断率，表现为“快进快退”“快进慢退”“等进等退”等动态声像特征，与肾癌增强方式基本一致。

（二）CT

CT 扫描是目前诊断该病最有价值的检查手段。平扫病灶多表现为均匀低或液性密度为主的混杂密度，少部分也可能呈均匀稍高密度。肿瘤的形态没有特异性，可呈类圆形或分叶状和不规则增厚的分隔。动态增强扫描可以显示病灶的病理特点，有诊断价值：①囊壁：表现早期强化，囊壁厚度不均一，有壁结节；②分隔：囊腔中有厚度 > 1 mm 的分隔，强化时与囊壁交界处呈“瓣状”“蜂窝状”和“分房状”；③可见钙化：20% 囊性肾癌的囊壁和（或）分隔可出现点状、弧形或线条状钙化；④囊液：囊液内可出现碎屑、絮状物及血凝块。对于肾囊性疾病，Bosniak 分级系统已经被多数放射影像科和泌尿外科医师接受。

术后病理证实为恶性肿瘤的病例常见于术前Ⅲ级和部分ⅡF级中（图2-15-3），但该系统比较容易受主观因素的影响，而限制了其广泛应用。

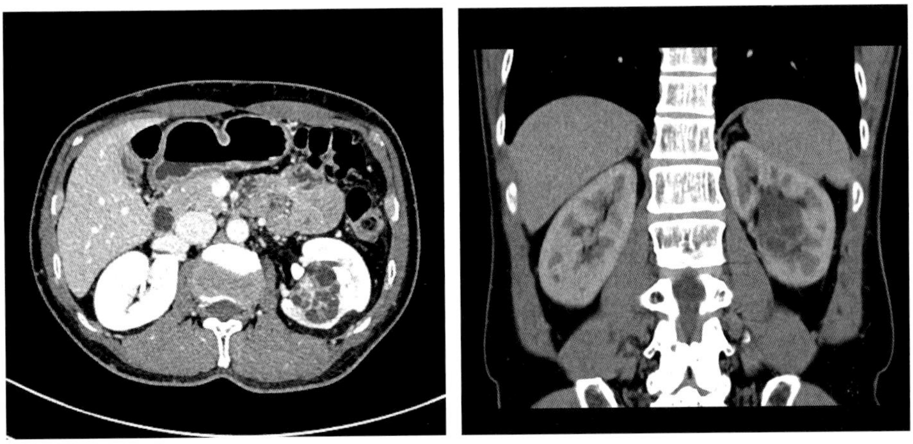

图2-15-3　Bosniak分级Ⅲ级囊性肾癌增强CT影像

（三）MRI

MRI软组织分辨率高，可以进行任意方向扫描，对假包膜、囊壁、分隔、CT不易发现的壁结节及囊内液性成分的观察较CT有优势。囊性肿物在T_1WI多呈不均匀稍低信号，T_2WI呈高信号，肿物内部见条索状低信号分隔影。对囊内出血，MRI检出率较高，出血灶依时间不同而信号不同，囊内可呈现混杂信号影，当囊壁及分隔还有较多含铁血黄素沉积时，见弧线低信号。弥散加权成像呈混杂稍高信号，增强后病灶内见网格形强化影。但是MRI存在对钙化灶不敏感、空间分辨率不高、检查限制条件多且费用贵等缺陷。

五、鉴别诊断

根据病史特点和结合影像学检查特点，囊性肾癌不难与单纯性肾囊肿、黄色肉芽肿性肾盂肾炎、获得性肾囊性改变、肾错构瘤囊性变、重度肾积水等疾病鉴别。但术前难以与淋巴管瘤、囊性部分分化的肾母细胞瘤鉴别，需要依靠病理确定。

（一）单纯性肾囊肿

通常没有临床症状，囊肿生长速度缓慢。囊壁光滑，内衬单层上皮细胞。超声检查为圆形或类圆形囊肿，壁薄而光滑，后方增强而内壁没有分隔或混杂回声信号。CT表现为肿块圆而光滑，内部密度均匀一致，CT值为-20～20 HU，壁菲薄且与肾实质分界锐利，轮廓清晰，没有强化。

（二）黄色肉芽肿性肾盂肾炎

该病是一种慢性破坏性的肾实质炎症，病因仍不明确。由细菌感染使得肾组织持续破坏，脂质释放而被炎症细胞吞噬形成黄色瘤细胞，尿路梗阻是最常见的引发感染的原因。

常见的临床症状是腰痛、发热、腹部肿块。CT 扫描表现分弥漫性和局灶性两种类型。前者平扫呈肾影弥漫增大，集合系统结石。肾实质内多发囊实性占位，肾周筋膜增厚或累及腰肌。后者为肾实质内局限占位，有坏死时可见囊性成分，增强扫描炎性囊壁增强，但坏死壁不增强，边缘清楚，大多数伴有结石。

（三）获得性肾囊性改变

慢性肾功能不全患者长期透析导致获得性肾囊性病的概率高，此类患者由于免疫监视能力低下，血清毒素长期作用，囊肿内物质长期的理化刺激等因素，在肾囊肿的基础上容易继发肾肿瘤。超声可协助诊断，但 CT 增强对合并肾细胞癌的判断更准确。

（四）RAML 囊性变

当脂肪含量少或不含脂肪组织的 RAML 发生囊性变时，容易误诊。多见于成年女性，囊性为主，主要依靠影像学诊断，超声显示为低回声。但 CT 检查比超声、IVU 更敏感可靠。必要时，可选择 MRI 和术中冰冻切片病理检查。

六、治疗

诊断明确的囊性肾癌可直接手术治疗，对合适的病例可以采用保留肾单位手术。应注意避免术中囊肿破裂和内容物溢出。

多房囊性低度恶性潜能肾肿瘤外科治疗效果好，推荐保留肾单位手术，适用于肿瘤直径≤4 cm，但术中避免囊壁破裂及内容物溢出，以免导致肾周肿瘤种植转移。对于肿瘤直径＞4 cm 或者复杂性占位时，建议采用保留肾单位手术，囊性肾癌病理等级较低，保肾手术与根治性肾切除术预后一致，保肾手术术后生活质量更高。

七、随诊

囊性肾癌的随访策略应该根据其不同病理类型来制订，随访内容包括术后并发症、肾功能、复发和转移等情况。当病理证实为肾细胞癌囊性变，应该严格按照肾细胞癌随访策略进行。

典型案例 2-15-1　囊性肾细胞癌

（崔心刚）

参考文献

[1] McDougal W S，Wein A J，Kavoussi L R，et al. Campbell-Walsh Urology. 11th ed. New York：Elsevier Health Sciences，2015.

[2] 孙颖浩 . 吴阶平泌尿外科学 . 北京：人民卫生出版社，2019.

［3］Koutlidis N，Joyeux L，Méjean N，et al. Management of simple renal cyst in children：French multicenter experience of 36 cases and review of the literature. J Pediatr Urol，2015，11（3）：113–117.

［4］Wood CG，Stromberg LJ，Harmath CB，et al. CT and MR imaging for evaluation of cystic renal lesions and diseases. Radiographics，2015，35（1）：125–141.

［5］Bosniak MA.The use of the Bosniak classification system for renal cysts and cystic tumors. J Urol，1997，157（5）：1852–1853.

［6］Basiri A，Radfar MH，Lashay A. Laparoscopic management of caliceal diverticulum：Our experience，literature review，and pooling analysis. J Endourol，2013，27（5）：583–586.

［7］Moch H，Cubilla AL，Humphrey PA，et al. The 2016 WHO classification of tumours of the urinary system and male genital organs–Part A：renal，penial，and testicular tumours. Eur Urol，70（1）：93–105.

［8］Ong AC，Devuyst O，Knebelmann B，et al. Autosomal dominant polycystic kidney disease：the changing face of clinical management. Lancet，2015，385（9981）：1993–2002.

第十六章 肾血管平滑肌脂肪瘤

肾血管平滑肌脂肪瘤（renal angiomyolipoma，RAML）是肾脏非上皮来源良性肿瘤，人群中发病率 3% ~ 10%。1998 年 WHO 第 2 版肾肿瘤分类将肾脏非上皮肿瘤分为肾血管平滑肌脂肪瘤、平滑肌瘤、脂肪瘤、血管瘤和淋巴管瘤等。2004 年 WHO 第 3 版将血管平滑肌脂肪瘤归类为肾间叶性肿瘤。临床上将肾血管平滑肌脂肪瘤分为散发型、结节性硬化复合症相关型、上皮样血管平滑肌脂肪瘤等。上皮样血管平滑肌脂肪瘤是血管平滑肌脂肪瘤的特殊类型，以上皮样成分为主，具有潜在的恶性生物学行为，为诊断治疗增加了挑战。

第一节 散发性肾血管平滑肌脂肪瘤

一、流行病学和病因学

（一）流行病学

肾血管平滑肌脂肪瘤由 Grawitz 在 1900 年首次报道。1911 年，Fischer 最早描述该疾病的组织病理学特征，由不同比例的厚壁血管组织、平滑肌组织和不同成熟程度的脂肪组织三部分构成。20 世纪中期，Morgan 将本病命名为血管平滑肌脂肪瘤。

RAML 是最常见的肾脏良性肿瘤。在人群中，RAML 占肾肿瘤的比例不到 10%，多数报道在 3% 左右。在尸检和超声筛查人群中发病率分别为 0.3% 和 0.13%。女性好发，约 80% 的患者为 40 岁左右女性。在我国，RAML 多为散发型，也可作为结节性硬化复合症（tuberous sclerosis complex，TSC）的一种临床表现形式。散发型 RAML 常于 40 ~ 60 岁发病，合并 TSC 的 RAML 常于 20 ~ 40 岁间发病。另有研究报道，RAML 也可发生在散发性淋巴管平滑肌瘤病（lymphangioleiomyomatosis，LAM）患者中，该病较 TSC 更为罕见，且几乎只见于女性。

（二）病因学

RAML 最初被认为是“错构瘤”的一种形式，故临床上也常将其称为“错构瘤”。最近研究表明，RAML 肿瘤起源为单克隆而非多克隆，并普遍认为其起源于血管周围上皮样细胞，归类为血管周上皮样细胞肿瘤（perivascular epithelioid cell tumor，PEComa）家族。最近也有学者提出干细胞起源学说，认为 RAML 是源于干细胞的病变。

RAML 的性质为良性，好发于中年女性，青春期前罕见，妊娠期间肿瘤易迅速增大或破裂，同时，研究表明 RAML 中高表达雌激素受体 ERβ、孕激素受体 PR 和雄激素受体 AR，故推测 RAML 的发病是激素依赖性的。此外，对 TSC 患者的遗传学分析发现了两个 RAML 相关基因，即位于 9q 的 *TSC1*（编码 hamartin 蛋白）和位于 16p 的 *TSC2*（编码 tuberin 蛋白）。

二、临床表现

RAML 起病隐匿，早期常无明显症状，常于体检行 B 超等影像学检查时发现肾脏肿瘤。随着肿瘤体积增大，出现压迫或侵袭肾盂、肾盏以及周围组织器官时，可出现腰腹痛、血尿、可触及的肿块等临床症状，可能因发生出血而导致低血容量性休克，或比较隐蔽的症状（如贫血、高血压等）。最严重的并发症为腹膜后大出血，也称 Wunderlich 综合征，据报道发生率可高达 10%，如果不能及时诊断治疗，会危及患者生命安全。而在所有肾肿瘤中，RAML 最易发生自发性出血，其次为肾细胞癌。此外，妊娠可能增加 RAML 出血风险，值得临床警惕。

典型的散发型 RAML 常无家族史，多见于中年女性，单侧发病，外生性生长多见，多数无症状。这类肿瘤生长缓慢，通常体检时偶然发现，随着年龄增长发病率可能会下降。另外，有 20%～30% 的 RAML 患者合并 TSC，约 50% 的 TSC 患者合并 RAML。TSC-RAML 患者往往较为年轻，双侧多发，往往具有临床症状，易合并肾肿瘤，男女发病比例约为 1∶2，女性发病率明显低于散发型 RAML。此外，少数合并 TSC 患者可能出现典型的 TSC 三联征，即癫痫、皮脂腺瘤和智力缺陷等。

三、影像学

由于 RAML 常起病隐匿，影像学检查对发现和诊断 RAML 相当重要。相当一部分 RAML 于健康体检时在 B 超检查过程中被偶然发现，进而经 CT 或 MRI 检查确诊。

目前认为 RAML 是唯一可在 CT 等横断面成像中确诊的良性肾肿瘤。脂肪成分被认为是 RAML 的可靠诊断标志。即便脂肪成分是 RAML 的可靠影像学标志，但由于 RAML 中各类组织类型的差异，RAML 仍需要与肾细胞癌、纤维肉瘤、平滑肌肉瘤、脂肪肉瘤等肿瘤相鉴别。肿瘤中存在脂肪成分是 RAML 的特征性表现，常借此与肾细胞癌鉴别。但这也导致 RAML 与罕见的含脂肪肾细胞癌难以区分，这类肾癌几乎均有钙化表现。此外，乏脂肪型、EAML 等特殊类型 RAML 也易与肾细胞癌混淆。这些特殊的情况，往往需要结合术后病理检查，最终明确诊断。

（一）B超

在超声影像中，RAML 的典型表现为边界清楚的高回声病变，局部可不均匀，后方伴有“声影”。RAML 是所有肾脏病变中回声最强的。超声下的回声表现与三个因素有关：高脂肪含量、不同组织交错存在以及广泛的血管组织。然而，有报道高达 47% 的肾细胞癌超声表现含有高回声成分，并且 RAML 也可不显示“声影”。因此，B 超确诊 RAML 的可靠性并不高。但因 B 超经济、便捷且无创，仍是体检筛查不可替代的手段。同时，B 超在确诊 RAML 患者的检测、随访中具有重要价值。

（二）CT

CT 是 RAML 最常用的确诊方法。主要通过探测肿瘤中的脂肪成分来诊断 RAML。由于肿瘤中脂肪成分含量的差异，界定脂肪成分 CT 值的选择将影响诊断的敏感性和特异性。近来有研究，使用 −10 HU 的截断值研究，RAML 的 CT 诊断曲线下面积为 0.83。如存在超过 20 个 CT 值 < −20 HU，且超过 5 个像素 CT 值 < −30 HU，阳性预测值可达 100%。使用更低的 CT 值可改善特异性，但是以降低敏感性为代价。使用 −10 HU 的阈值可以在诊断 RAML 的敏感性和特异性之间取得最佳平衡（图 2-16-1）。因此，在薄层平扫 CT 上出现 CT 值 −10 HU 或更低密度病变时，该区域被认定为脂肪成分，是 RAML 的可靠诊断标志。

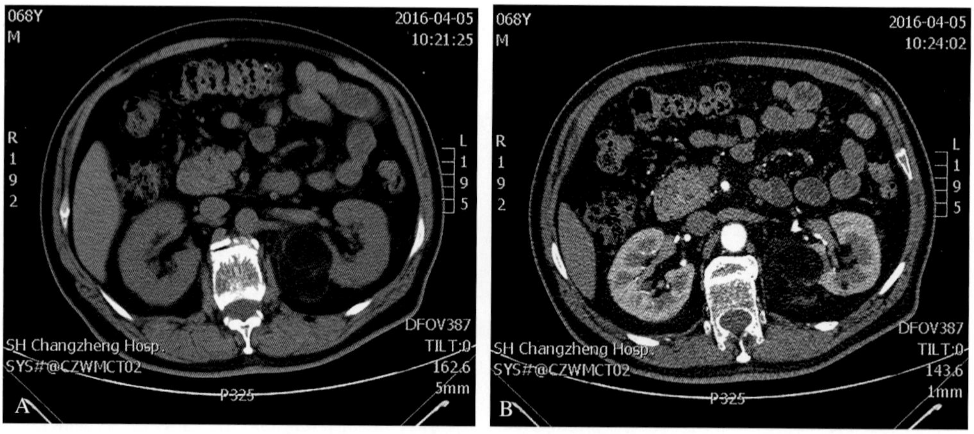

图 2-16-1 肾血管平滑肌脂肪瘤 CT 影像

A. 平扫；B. 增强

尽管 CT 诊断 RAML 的敏感性、特异性均较高，仍有约 5% 的 RAML 因脂肪成分极少，在影像学检查中找不到标志性脂肪信号，即所谓的乏脂肪型 RAML，肿瘤可能以平滑肌成分为主，而在 CT 上表现为高密度信号，并有不同程度的强化，使其与肾细胞癌等肾脏占位性病变难以鉴别。另外，极少数情况下，肾细胞癌可能含有少量的脂肪组织，也使其易与 RAML 混淆。但是这类肾细胞癌往往具有体积较大、边缘不规则、钙化、坏死、囊性变、浸润性生长、瘤栓形成和转移等伴随征象，这些影像特征在 RAML 中极为罕见。

对于富含脂肪的 RAML 不必行增强 CT 检查，但是在肿瘤有出血可能的情况下可行增强 CT 检查。在富含脂肪的大体积 RAML 中，往往包含许多迂曲、扩张的血管，因管壁弹性的减弱，这些血管容易出血。增强 CT 有助于栓塞前识别这些血管。在增强 CT 中，乏脂肪 RAML 与肾透明细胞癌的强化方式不同。由于乏脂肪 RAML 中少量脂肪局限或分散分布，增强 CT 表现为肿瘤内不均匀强化，因 AML 组成成分混杂，比例各异，强化存在多样性，当血管成分含量高时表现为快进快出，当平滑肌成分较多时，则表现为持续强化。而肾透明细胞癌的典型增强 CT 表现为快进快出。此外，乏脂肪型 RAML 的强化程度比肾皮质低，而肾透明细胞癌强化程度与肾皮质相当。但有时乏脂肪 RAML 难以与乳头状肾细胞癌鉴别，两者强化模式相似。肾乳头状细胞癌具有乏血供特点，呈轻度强化，是强化程度最低的肾癌亚型。动态增强扫描在皮髓质期、实质期强化程度明显不及肾皮质及肾实质，并且呈轻度缓慢渐进式强化，强化峰值在实质期（图 2-16-2）。因此，有时需要借助 MRI 来进一步区分。对于少数难以确诊的肾肿瘤，可以结合 MRI 或穿刺活检等明确诊断。

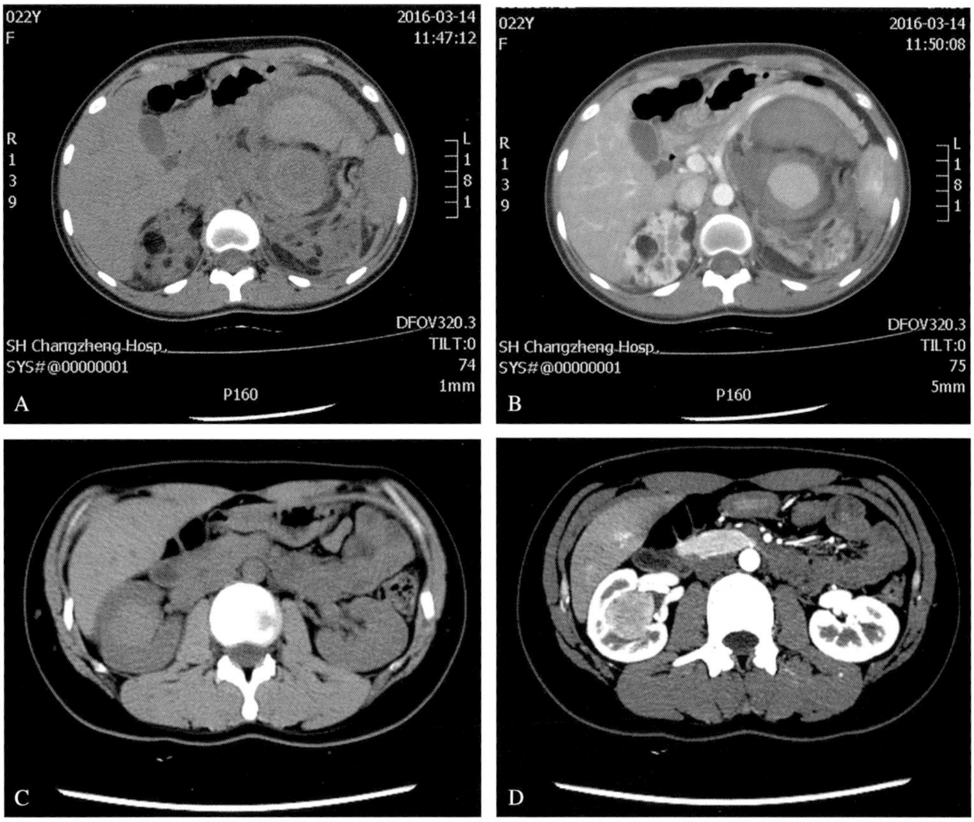

图 2-16-2　典型与乏脂肪型肾血管平滑肌脂肪瘤 CT 平扫与增强影像对比

A 和 B 典型 RAML 肿瘤内可见明显的脂肪信号，部分肿瘤因体积大、血管迂曲脆弱，内部可见出血征象；C 和 D 乏脂肪 RAML 平扫表现为高密度信号，肿瘤内不均匀强化，强化程度比肾皮质低

（三）MRI

当超声和 CT 难以确诊时，T_1 和 T_2 加权 MRI 成像可用于区分 RAML 与其他肾脏病变。由于脂肪组织的存在，在 T_1 和 T_2 加权成像上呈高信号，在脂肪抑制的 T_1 成像中表现为低信号。化学位移成像中，同相和异相 T_1 加权成像中异相图像信号丢失，可用于检测或确认是否存在微量脂肪组织，其特征表现为 RAML 内脂肪与病变的非脂肪成分或正常肾实质之间可呈现化学位移伪影。但是 AML 诊断不应仅基于异相成像时内部成分的信号丢失，因为透明细胞癌也可能因脂肪成分而有相似表现。乏脂肪 RAML 可能很难用 CT 和超声诊断。在 T_2 加权 MRI 中，RAML 内的平滑肌通常呈低信号，而肾透明细胞癌通常呈高信号。然而，乳头状肾细胞癌在 T_2 加权图像上也可能是低信号的，因此可能很难与乏脂肪型 RAML 区分。总体来说，CT 难以确诊的乏脂肪型 RAML 可借助 MRI 进一步明确。

即使有脂肪信号作为影像诊断线索，但仍有个别情况无法完全依靠影像学确诊。①大体积 RAML 与脂肪肉瘤鉴别；②与含脂质成分的 RCC 鉴别；③乏脂肪型 RAML 与 RCC 的鉴别。大体积 RAML 可借助高质量、高分辨率 CT，辨识 RAML 对肾实质楔形压迹等特征性表现，脂肪肉瘤通常仅在肾外推挤、压缩肾实质。含脂肪成分的 RCC 极为罕见，一般同时有钙化表现，而 RAML 中几乎不存在钙化。乏脂肪 RAML 与 RCC 的鉴别最为困难，在 CT 影像上，RAML 平扫期表现为偏高密度，强化更均匀，时相更长。像素分布分析不能区分 RAML 和 RCC。对于部分不能确诊的患者，经皮穿刺活检在 RAML 的诊断中有一定意义。

四、病理学

（一）大体标本

RAML 是实体肿瘤，可表现为结节状膨胀性生长，边界清晰，通常没有包膜。肿瘤切面因脂肪成分含量不同而呈现白色、黄色、粉色、棕褐色或灰褐色等，若伴有瘤内出血，则可见红色切面。瘤内坏死可见于某些体积较大的肿瘤。另有肿瘤内部可出现囊性变。肿瘤质地细腻或质脆、易碎。肿瘤常见于肾皮质，部分位于髓质。

（二）组织病理学

RAML 由不同比例的厚壁血管、平滑肌以及脂肪组织构成，而其比例可能与肿瘤发生的位置有关。有报道发现，肾皮质和包膜下的 RAML 以脂肪成分为主，髓质或皮髓交界处的 RAML 以平滑肌成分为主。

经典型 RAML 由不同比例的脂肪、平滑肌组织及血管混合构成，脂肪成分多为成熟脂肪组织，偶见核异型脂肪母细胞出现；平滑肌成分以梭形细胞为主，围绕血管壁呈放射状或编织状排列，具有平滑肌细胞和黑色素细胞特征，可出现上皮样细胞。

RAML 可能表现出广泛的组织学变异，有时会因出现异型细胞或上皮样细胞等非典型特征而被误认为是肾细胞癌或肉瘤等恶性肿瘤，这些非典型特征通常与肿瘤恶性行为无关。RAML 中可能存在细胞透明化、囊性变或钙化，脂肪成分少或缺失。可以通过免疫组织化学协助明确诊断。RAML 可能与肾细胞癌同时存在，而真正的恶性 RAML 非常罕见。

肾上皮样 AML（epithelioid angiomyolipoma，EAML）是 RAML 的罕见类型，WHO2016 病理分类定义为上皮细胞成分超过 80% 的 RAML。多角形或圆形的瘤细胞呈片状、巢状及血管周围袖套样排列，细胞质嗜酸或透明，细胞核较大，核仁清楚，核质比例高，细胞可见异型成分，可见病理性核分裂象，少数可见多核巨细胞，肿瘤中脂肪及梭形平滑肌细胞成分较为少见。目前认为，EAML 是具有恶性潜能的间叶肿瘤，而其他局部伴有上皮样特点的 AML 常为良性。两种类型的肿瘤内均可见形状不规则且管壁厚薄不均的血管腔，以经典型者更为多见，也可见薄壁分支血管。

（三）免疫组织化学

HMB-45 和 Melan-A 等黑色素细胞标志物在 RAML 梭形细胞组分中通常是阳性的。平滑肌标志物如 SMA 也呈阳性。角蛋白和其他上皮标志物均为阴性。Ki67 在少数病例中超过 1%。

乏脂肪型 AML，每高倍镜视野下脂肪含量低于 25%，易被误认为肾癌，也常于临床被怀疑为 RCC 的患者中发现。黑素细胞标志物（如 HMB-45）染色有助于区分 AML 和恶性肿瘤。

根据 RAML 的病理特征可将其进一步分类为经典 RAML、乏脂肪 RAML 和 EAML。结合大体标本、组织病理学及免疫组织化学综合研判 RAML 类型，对于患者的诊断、治疗、预后及随访具有重要意义。

五、治疗

（一）主动监测及干预指征

RAML 极少恶变，临床上制订治疗策略时需充分考虑其自然病程和疾病特点，需个体化以期得到最佳的治疗效果。RAML 的治疗方案包括主动监测、外科治疗、栓塞或全身治疗。目前，RAML 的监测及治疗指征尚无统一标准，根据目前的回顾性研究报道，一般根据下述因素来决定 RAML 是否需要积极治疗：①肿瘤大小 >4 cm；②出现肿瘤相关症状；③肿瘤的生长部位不佳；④肿瘤生长速度较快；⑤怀疑恶性肿瘤；⑥肿瘤出血风险高，如瘤内存在直径 > 5 mm 的动脉瘤；⑦难以规律随访或获得急救措施；⑧伴发 TSC；⑨育龄期妇女。目前还没有前瞻性随机对照试验比较 RAML 的监测和积极治疗。现有的研究病例数相对较少，且大多数患者为散发型非 TSC 相关 RAML，而这些病例往往表现出更慢的发展速度。

在比较散发型和 TSC 相关 RAML 的生长速率时，Seyam 等人发现，在平均随访 3 年及以上的患者中，散发型 RAML 的间隔增长率为 0.19 cm/ 年，TSC 相关 RAML 的间隔增长率为 1.25 cm/ 年（$P<0.05$）。目前，主动监测患者的影像学检查间隔尚无标准，在制定影像随访策略时，应充分考虑包括病变大小和患者是否患有 TSC 在内的临床信息。

目前，肿瘤直径是否超过 4 cm 仍是外科医生决定干预时机的重要依据。多数回顾性研究，将肿瘤直径 4 cm 作为临界值，随访中直径 >4 cm 的患者更易出现肿瘤破裂出血、疼痛等症状，而直径 < 4 cm 的患者只需随访观察。最近的研究表明，小肿瘤的生长速度较慢且出血风险较低，出血的风险只会随着肿瘤的增大而增加。Kuusk 报告了直径 >6 cm 的肿瘤出血风险显著增加，而 Lee 等认为直径 >7.35 cm 的肿瘤出血风险更高，Luca 及其同事研究了 32 例偶发且直径 < 5 cm 的 RAML，发现 92% 无症状且大小不变。也有报道较大的 RAML，随访长达 18 年仍可保持无症状。这些研究表明，肿瘤大小只是出血等风险的一个重要因素，但非绝对。将肿瘤直径 4 cm 作为采取治疗措施和增加影像学检查频率的标准，可能会导致过度治疗和过度检查。而临床上无症状且 < 4 cm 的 RAML 一般无须干预；直径 4 ~ 8 cm 的 RAML 需要密切随访评估，如果肿瘤大小或症状发生明显变化，则应做好干预准备；直径 >8 cm 的 RAML，均建议手术干预。

在判断哪些患者可通过主动监测安全管理或有出血风险时，肿瘤大小并不是唯一需要考虑的因素。RAML 肿瘤内动脉瘤的大小也是出血的预测因素。Yamakado 等人在 CT 和血管造影上检查了 23 名因散发性 RAML 和 TSC 相关 RAML 而接受治疗的患者肿瘤大小和动脉瘤大小。他们发现，动脉瘤增大（$P<0.05$）和肿瘤增大（$P<0.01$）都与破裂有关，动脉瘤大小与肿瘤大小呈正相关（$P<0.003$）。此外，在对破裂预测因素的多元变量回归分析中，动脉瘤大小（5 mm 为临界值）是破裂的唯一预测因素（$P<0.001$）。

女性妊娠期 RAML 出血是一种罕见的事件，仅在病例报告中有报道，但它可能严重危害孕产妇和胎儿的生命健康安全。研究表明，RAML 可能对激素敏感，从而导致 RAML 在女性妊娠期间易于快速增大和破裂，因此应与育龄妇女讨论 RAML 的预防性治疗，并密切检测妊娠期肿瘤状态。

（二）手术

对于需要干预的 RAML 患者，手术是唯一可以去除肿瘤病灶的一线治疗方案。与肾脏恶性肿瘤外科治疗的发展相似，RAML 的外科治疗已经从肾切除术发展到开放性保留肾单位手术（nephron sparing surgery，NSS）以及目前主流的微创 NSS。在可行的情况下，所有患者均应尽可能考虑 NSS。大量文献证明，部分肾切除术比肾切除术能更好地保留肾功能，并可提高患者生存质量。尽可能保留正常肾脏组织是重要的治疗原则和目标，尤其对于合并肾功能不全、孤立肾、双肾多发肿瘤等情况的 RAML 患者。在合并 TSC 的 RAML 患者中应用 NSS 技术更为关键，这类患者因高复发率和多灶、双侧发病的疾病模式，尽可能保留正常肾组织显得尤为重要。当然，如果肿瘤组织已破坏绝大多数正常肾组织、肿瘤位于肾门行 NSS 手术风险太大、快速生长而高度怀疑恶性肿瘤、肿瘤破裂出血后粘连严重界线不清或选择性动脉栓塞控制出血失败的病例，仍需要考虑行肾切除术。

NSS 手术治疗 RAML 效果确切，术后复发率、并发症发生率较低。与其他肾肿瘤 NSS 类似，肿瘤体积与术中失血量、热缺血时间和住院时间相关。最常见的并发症为肠梗阻、漏尿和出血。关于 RAML 患者 NSS 术后肾功能的研究显示，术后肾功能可能出现轻度下降，但无新发肾功能不全；如患者术前存在慢性肾功能不全，术后可能出现肾功能恶化；少数孤立肾患者 NSS 术后肌酐未发生长期升高。

微创 NSS 治疗 RAML 与治疗肾细胞癌的技术相似，可采用腹腔镜和机器人辅助腹腔镜等手术方式，目前得到广泛应用。评估手术适应证时需着重考虑肿瘤大小、位置、恶性肿瘤可能性，是否合并出血、感染、粘连等情况。同肾细胞癌等恶性肿瘤的微创 NSS 相似，术中应注重肿瘤控制、减少热缺血时间、尽可能保留正常肾组织。与腹腔镜相比，机器人辅助腹腔镜手术能更好地实现上述目标，但后者的治疗费用较高，且在国内的普及程度仍待提高。

RAML 的生长有一定的特点，无论大小与位置，肿瘤与正常肾脏组织通常有带连接，影像学上可表现为楔形嵌入正常肾脏组织中，肾脏轮廓外的肿瘤组织覆于其上，形似伞状或蘑菇状。在 NSS 手术过程中，根据肿瘤的生长特点，可采取顿性剥离或顿性、锐性切除相结合的方式切除肿瘤，对于部分体积较大，脂肪成分含量较多、组织结构疏松的肿瘤，甚至可通过吸引器将部分肿瘤组织吸出，从而减小肿瘤体积，增加操作空间，降低手术难度。鉴于目前微创手术技术的发展，大体积、复杂性、出血合并感染后粘连的 RAML 同样可采取腹腔镜或机器人辅助腹腔镜手术治疗。

手术是 EAML 的首选治疗方案，根据肿瘤大小、生长位置、肾功能等综合因素决定手术方式。由于 EAML 具有恶性潜能，术后可能发生局部复发或远处转移，因此需要采取手术、化学治疗、mTOR 抑制剂以及靶向药物治疗的综合治疗方案。需要注意的是，手术不是 TSC 相关 RAML 患者的一线治疗方案，这是由于这类患者肿瘤往往双侧、多发，手术难以完全切除肿瘤组织，而反复的手术治疗可能会加速肾功能损伤。mTOR 抑制剂等药物治疗是否是更理想的治疗策略，有待验证。

（三）栓塞

目前针对 RAML 的主动干预治疗仍以手术为主。然而，随着栓塞技术越来越多应用于 RAML 的治疗，效果也逐渐得到认可。经皮选择性肾动脉栓塞术（percutaneous selective renal artery embolization，SAE）逐渐成为 RAML 的一线治疗选择之一，其具有安全、操作简单、患者痛苦小、能够快速控制出血并可以最大限度保留正常肾组织等优点。SAE 适用于急性破裂出血、难治性出血造成血流动力学不稳、无法行 NSS 手术、需更大限度保留肾功能以及具有其他手术禁忌的患者。此外，大体积 RAML 行 NSS 术前可采取 SAE 来减小肿瘤体积，缩短手术时间和热缺血时间，减少术中出血，降低手术风险并改善术后肾功能。

可用于栓塞的材料有无水乙醇、聚乙烯醇（PVA）、三丙烯酸酯明胶微球（栓子球）、碘油和弹簧钢圈等。不同栓塞材料在治疗 RAML 中的选择仍存在争议。有学者认为宜选用直径较小的永久栓塞剂，以彻底栓塞血管床，使肿瘤缺血坏死，如 PVA 等；液态栓塞材料可进入更细小的血管分支，似乎可更精确地达到栓塞目的；弹簧圈这样的栓塞材料疗效长远、定位准确，可尽量避免损伤正常肾组织；亦可考虑多种材料相结合，充分发挥各自优势，以彻底阻断肿瘤血供。但目前尚无高质量研究对比不同材料的有效性、安全性及并发症发生率。

SAE 术后常见并发症包括栓塞后综合征、血管损伤、肾梗死、感染或脓肿形成、非靶点栓塞等。栓塞后综合征（post-embolization syndrome，PES）是 SAE 术后最常见的并发症，以发热、腰腹痛和白细胞增多为特征，术后 48 h 左右达到高峰，1 周内缓解。据报道，术后高达 80% 的病例可能出现 PES，通常应用非甾体抗炎药、抗生素等药物保守治疗以缓解。

与 NSS 相比，SAE 术后需要对患者进行更长期的随访。依据病因的不同，SAE 术后 RAML 的复发率在 11% ~ 40% 之间。有研究报道，TSC 患者 RAML 栓塞术后再栓塞率高达 16.7% ~ 61.4%。这一数据表明 RAML 患者需有计划地随访，必要时需再行栓塞治疗。

（四）消融

肿瘤的消融治疗主要包括射频消融术（radiofrequency ablation，RFA）和冷冻消融术，已广泛应用于肾脏恶性肿瘤的治疗，现已用于治疗 RAML。但目前由于相关研究随访时间短，临床意义尚待明确。患者术后随访方案未形成共识，部分患者不得不反复行 CT 等影像学检查，而增加放射性暴露风险以及治疗费用。对于各种原因无法行 NSS 或 SAE 治疗的患者，或 TSC 合并多发 RAML 的患者，消融治疗可能是最佳选择。

射频消融主要通过开放手术、腹腔镜手术和经皮穿刺等入路，通过高频电流在肿瘤组织内部产生热能，导致细胞死亡。目前的研究结果显示，RAF 治疗效果良好，复发率低，并发症少。Xiong 等报道，在 RAML 患者行腹腔镜 NSS 术中使用 RFA 在超声引导下阻断肿瘤血管后，整块切除肿瘤，术中无须阻断肾动脉或缝合肾切口。随访提示肾功能下降 $<10\%$。该研究表明，术前如能明确肿瘤供血血管情况，可通过射频消融阻断肿瘤滋养血管，从而避免 NSS 术中阻断肾动脉。RFA 在急性出血患者中应用的安全性和有效性尚需研究。RFA 主要治疗 <4 cm 的 RAML。近年来还出现了原理与 RFA 相似的微波消融手术，与 RFA 相比，微波消融面积更大，对肿瘤杀伤效果更明显。

冷冻消融与射频消融类似，目前也多用于肾细胞癌的治疗，其治疗入路与 RFA 相似。冷冻消融可使肿瘤细胞死亡或缺血再灌注损伤导致凝固性坏死。Delworth 等首次采用冷冻消融治疗 1 例 TSC 合并 RAML 的孤立肾患者，但术后 3 个月肿瘤增大，治疗失败。Byrd 等报道了腹腔镜下冷冻消融 RAML，术后随访无复发，并发症与腹腔镜手术相关。腹腔镜下冷冻消融经证实对 >4 cm 病灶也有较好治疗效果。研究发现，经皮穿刺冷冻消融可避免腹腔镜手术相关并发症，但更适用于体积较小的肿瘤。冷冻消融治疗 RAML 具有较好的疗效和安全性，但目前临床应用较少，缺乏大样本前瞻性随机对照研究。

（五）全身治疗

mTOR 抑制剂依维莫司和西罗莫司等药物适用于治疗无法耐受手术、栓塞、消融治疗的 TSC 合并 RAML、散发性淋巴管平滑肌瘤病（LAM）的患者。2012 年国际结节性硬化症委员会指南推荐 mTOR 抑制剂作为 TSC–RAML 的一线治疗方案。在正常细胞中，mTOR 信号通路通过调节基因转录、蛋白质翻译、核糖体合成等生化过程，影响细胞生长、增殖、凋亡、自噬等生命活动。TSC 患者 *TSC1* 或 *TSC2* 基因突变导致 mTOR 信号通路过度激活，致使细胞增殖不受调节，细胞过度增殖，形成肿瘤样变。*TSC2* 基因突变易引起严重的 RAML、肾囊肿，增加肾癌进展风险等，其突变临床表现较 *TSC1* 更为严重。mTOR 抑制剂除了免疫抑制作用外，还可以持续抑制 mTOR 靶点，从而抑制肿瘤生长与增殖，抑制肿瘤营养代谢和新生血管形成。mTOR 抑制剂可以治疗 TSC 的多种临床表现，包括 RAML、皮肤病变、呼吸系统和神经系统病变等。

第一个试验用于治疗 RAML 的 mTOR 抑制剂是西罗莫司。西罗莫司也被称为雷帕霉素，最初是用于实体器官移植的免疫抑制剂。西罗莫司治疗 RAML 的 4 个Ⅱ期临床试验包括 94 例合并 TSC 或散发性 LAM 的患者，接受了长达 24 个月的治疗。根据实体瘤疗效评价标准（RECIST），将部分缓解定义为体积至少缩小 50% 或最大直径缩小 30%，12 个月时西罗莫司的部分缓解率为 46.8%，但无完全缓解。24 个月与 12 个月时 RAML 体积或最大直径的减少并无显著差异，这表明这些患者在治疗的前 12 个月达到最大反应，而后续治疗可以维持疗效。最常见的不良反应是口腔黏膜炎（37.5%）、呼吸道感染（31.3%）和蛋白尿（31.3%）。有 3 例严重不良事件可能与西罗莫司有关，其中 1 例伴有散发性 LAM 的患者因严重呼吸道感染死亡，另外 2 例因感染住院。这些研究表明，西罗莫司用于治疗 RAML，患者需要维持治疗才能持续获益。

目前，依维莫司是国内外唯一获批用于治疗 TSC 相关 RAML 的 mTOR 抑制剂。关于依维莫司的研究更为广泛。EXIST–2 试验是一项多中心双盲随机对照Ⅲ期临床研究，共纳入 118 名 TSC 或 LAM 相关 RAML 患者，以 2∶1 随机分为依维莫司和安慰剂组，研究终点定义为 RAML 肿瘤负荷至少减少 50%。治疗组中位剂量强度为 10 mg/d，平均剂量强度为 8.6 mg/d，安慰剂剂量为 9.6 mg/d。在 38 周的中位间隔期内，依维莫司组的有效率为 42%，安慰剂组的有效率为 0%。中位达缓解时间为 2.9 个月，80% 的依维莫司组至少有 30% 的缓解。12 个月时，依维莫司和安慰剂组的无进展率分别为 92%（95% CI 89%～100%）和 25%（95% CI 1%～64%），依维莫司组在进展时间上优于安慰剂组（风险比 0.08，[95% CI 0.02～0.37]，$P<0.000\ 1$）。RAML 体积减小后无患者发生进展。这些患者随后被招募到一个长期的开放标签依维莫司试验的延长阶段。原治疗组患者继续服用相同剂量依维莫司，安慰剂组患者改为口服依维莫司，用药中位剂量强度为 8.7 mg/d，相对剂量强度（给药剂量与计划剂量之比）为 0.86。中位随访 47.2 个月后，患者表现出

良好的反应，其中58%的患者肿瘤缩小>50%。最常见不良事件为口腔炎（48%）、鼻咽炎（24%）、痤疮样皮损（22%）、头痛（22%）、咳嗽（20%）和高胆固醇血症（20%）。依维莫司组患者肾功能下降程度低于安慰剂组，且没有患者出现RAML自发出血。此外，EXIST-2研究中发现，治疗组患者血浆VEGF-D和Ⅳ型胶原（collagen type Ⅳ，COL-Ⅳ）较基线水平明显降低，同时肿瘤体积也证明缩小。因此，血浆VEGF-D和Ⅳ型胶原似乎可以用于检测依维莫司治疗的有效性。在应用依维莫司治疗TSC相关RAML期间，应对患者进行充分的宣教，促使患者能够认识并接受药物相关不良反应，规律合理用药，并主动监测肿瘤生长、血压和肾功能等情况。目前关于依维莫司疗效的持久性、治疗的持续时间、长期治疗的药物毒性等问题仍需进一步研究。

（六）妊娠

由于女性妊娠期间循环血容量增加、子宫生长引起的血压升高，以及对雌激素和孕酮的敏感性，RAML有迅速增大的风险。一些案例研究报告，女性RAML患者在妊娠期发生肿瘤破裂，通常可采取提前分娩、急诊或预防性栓塞以及积极动态监测等方式处置。目前尚无证据证实何种处置方案最佳，但为了避免妊娠期RAML破裂出血造成严重后果，往往需采取一定预防性治疗。

（七）破裂出血的治疗

破裂出血是RAML的主要合并症之一。RAML中的血管成分往往发育不完全，厚壁、畸形的血管脆弱易破裂，部分肿瘤内可形成动脉瘤，易自发或在外力作用下出血。患者常会出现腰腹痛、肉眼血尿甚至休克等症状。RAML病灶出现B超下混合性回声、CT下高密度团块都提示破裂出血。MRI也可发现出血，根据信号特点可粗略判断出血发生的时间。

出血量少、生命体征平稳、排除活动性出血的患者可保守治疗。予以绝对卧床结合对症支持治疗。如患者出血量大生命体征不稳定，有休克表现，存在活动性出血或保守治疗无效，则应考虑采取积极治疗措施。可行NSS手术或SAE治疗。

（八）局限性

对于部分RAML，主动监测可能是最合适的选择。RAML大小与出血风险之间的关系仍不清楚，传统以4 cm作为积极治疗的参考值，可能导致过度医疗。当有手术指征时，NSS是首选方案。选择性动脉栓塞术的主要缺点是复发率更高，可能需要二次治疗。消融技术虽然逐步得到重视，但研究数据有限，应用仍相对较少。

如果出现持续性疼痛、急性或重复破裂出血或肿瘤体积较大，应进行积极治疗（SAE、手术或消融）。特定的患者可能会影响治疗方案的选择，如腹部创伤的高危患者、育龄女性或无法规律随访或及时接受救治等。结节性硬化症相关RAML的患者推荐使用mTOR抑制剂依维莫司作为一线治疗。

六、随访

符合动态监测条件的患者应定期主动接受随访，通常每 6 ~ 12 个月进行影像学检查，以评估肿瘤变化情况。若出现肿瘤持续增大，存在破裂出血风险、恶性病变倾向，有妊娠需求、出现明显症状、不能继续主动监测或不能及时接受救治等情况，应及时终止监测而行积极治疗。对接受手术、SAE 或消融治疗患者，术后应密切监测肾功能、短期及长期并发症以及影像学变化情况等。

七、基础和转化研究

mTOR 抑制剂在治疗 RAML 特别是 TSC 相关 RAML 中的应用价值逐渐得到认可，依维莫司为代表的 mTOR 抑制剂治疗效果良好，但是长期治疗模式以及用药安全性管理仍需深入的临床研究与探索。

典型病例 2-16-1　肾血管平滑肌脂肪瘤

第二节　结节性硬化复合症相关肾血管平滑肌脂肪瘤

一、流行病学和病因学

（一）流行病学

结节性硬化复合症（tuberous sclerosis complex，TSC）是一种罕见的累及多系统的常染色体显性遗传综合征，以肿瘤发生为特征，并与神经和行为异常有关。*TSC1* 或 *TSC2* 基因突变导致的 mTOR 通路过度激活是其潜在发病机制。TSC 具有高度的临床异质性，其疾病表现和严重程度往往不尽相同。TSC 通常累及大脑、心脏、皮肤、眼、肾和肺，神经系统症状是导致患者发病和死亡的重要因素。TSC 发病率为 1/6 000 ~ 1/10 000，男女性别比为（2 ~ 3）：1。TSC 最早由德国病理学家 Recklinghausen 于 1862 年在一名患有心脏肌瘤和硬化性脑损伤的婴儿身上发现，该婴儿在出生后不久死亡。1880 年，法国神经病学家 Bourneville 报道了 1 例癫痫发作、偏瘫及智力障碍并伴有 RAML，尸检推测癫痫发作是由大脑皮质结节性硬化改变引起，并将其命名为脑回结节性硬化症（TSC of the cerebral convolution），因此该病也被称为 Bourneville 病。

（二）病因学

1908 年，Berg 首先报道了 TSC 具有遗传特性，同年另一位德国神经病学家 Heinrich Vogt 提出了 TSC Vogt 三联征，包括智力障碍、顽固性癫痫和面部血管纤维瘤。1935 年，

Gutherh 和 Penrose 发现 TSC 为常染色体显性遗传病。1942 年，Sylvan Moolten 首次使用“结节性硬化症”这一称谓。1972 年，西班牙裔美国神经病学家 Manuel Rodriguez Gomez 制定了第一个 TSC 诊断标准，此后在美国他被视为 TSC 之父。1987 年，Fryer 确定了第一个致病基因 *TSC1*。通过对 19 个患者家系 26 个多态性位点标记连锁分析发现，该基因位于染色体 9q34.3，总长度 50 kb，包含 23 个外显子，编码由 1 164 个氨基酸组成、相对分子质量为 130×10^3 的错构瘤蛋白。进一步研究发现，部分患者该染色体区域存在不连锁现象，这些患者 11、12、14 和 16 号染色体可能存在致病基因，进而推断 TSC 致病基因位点具有异质性。1992 年，Kandt 最终确定致病基因 *TSC2*。该基因位于 16p13.3，总长度 45 kb，包含 41 个外显子，编码 1 784 个氨基酸组成、相对分子质量 190×10^3 的马铃薯球蛋白。

在正常细胞中，mTOR 信号通路通过调节基因转录、蛋白质翻译、核糖体合成等生化过程，影响细胞生长、增殖、凋亡、自噬等生命活动。正常生理状态下，TSC 肿瘤抑制基因 *TSC1* 和 *TSC2* 的表达产物，可抑制 mTOR 信号通路。TSC 患者 *TSC1* 或 *TSC2* 基因突变导致 mTOR 信号通路过度活化，致使细胞增殖不受调节，细胞过度增殖，形成肿瘤样变。TSC 可能是由于从头突变或遗传突变引起的。从头突变占所有 TSC 诊断的 2/3，剩下的 1/3 以常染色体显性遗传方式遗传。*TSC1* 和 *TSC2* 基因的不同之处在于，*TSC1* 突变大多是无义或移码突变，导致蛋白质截断，而 *TSC2* 错义突变、大量缺失或重排更常见。此外，在临床诊断为 TSC 的患者中，有 10%～20% 的患者发现了 *TSC1* 突变，而在 70%～90% 的患者中发现了 *TSC2* 突变。*TSC2* 基因突变病例多为散发，易引起严重的 RAML、肾囊肿并增加肾癌进展风险，其突变临床表现较 *TSC1* 更为严重。

二、临床表现

尽管 TSC 没有特征性体征，但各种临床症状通常被视为该综合征的一部分。常见的临床表现包括脑皮质结节、室管膜下结节、室管膜下巨细胞星形细胞瘤、癫痫发作、心脏横纹肌瘤、RAML、视网膜错构瘤、肺淋巴管平滑肌瘤病（LAM）、面部血管纤维瘤、“斑斓”皮损、鲨革斑、智力障碍和孤独症谱系障碍。尽管 TSC 有可能涉及身体各系统的任何器官，但某些器官比其他器官受到的影响更大。神经系统表现，包括癫痫发作和认知障碍，对患者及家属的影响最为突出，其次是肾脏异常。一旦考虑该诊断，可以进行基因检测以寻找 *TSC1* 或 *TSC2* 基因的突变并进行遗传咨询。

三、影像学

TSC 缺乏特异性症状，体格检查和影像学检查结果可协助诊断。国际结节性硬化症共识小组修订了 TSC 诊断标准，纳入了 TSC 基因检测。2012 年 6 月第二届国际结节性硬化症专家共识会议诊断标准包括临床诊断和基因诊断（表 2-16-1）。根据主要和次要特征，将 TSC 临床诊断分为明确或可能。满足 2 项主要或 1 项主要和 2 项次要特征即可做出明确诊断。具有 1 项主要特征或 2 项及以上次要特征的患者作为可能 TSC 诊断。在进行彻底的临床评估后，应进行基因检测以确认疾病和预后。

通过基因检测发现 *TSC1* 或 *TSC2* 基因致病性突变可以明确诊断 TSC。致病性突变指明确导致 TSC1 或 TSC2 蛋白质功能失活的移码突变、无义突变等，导致蛋白质合成受阻的大片段基因缺失突变等，影响蛋白质功能的错义突变等。其他不明确影响蛋白质功能的 *TSC1* 或 *TSC2* 基因突变，不能作为确诊 TSC 依据。因传统基因检测方式有 10%～25% 的 TSC 患者无法检出基因突变，即使基因检测阴性也不能完全排除 TSC 诊断。因此，应根据临床需求以及患者实际情况进一步决定是否进行基因检测。

表 2-16-1 TSC 诊断标准（2012 年国际结节性硬化症专家共识）

明确诊断：2 项主要特征，或 1 项主要特征与 2 项以上次要特征，或存在已确认致病性的 *TSC1* 或 *TSC2* 突变
可能诊断：1 项主要特征或 2 项及 2 项以上次要特征
主要特征：
皮肤 / 口腔：①色素减退斑（*n*>3，直径至少 5 mm）；②血管纤维瘤（*n*>3）；③纤维性头部斑块；④甲纤维瘤（*n*>2）；⑤鲨革斑
中枢神经系统：①皮质发育不良（皮质结节和脑白质放射状移行线）；②室管膜下结节；③室管膜下巨细胞星形细胞瘤
心脏：心脏横纹肌瘤
肺脏：肺淋巴管肌瘤病（LAM）
肾脏：血管平滑肌脂肪瘤（RAML）（*n*>2）
眼：多发性视网膜错构瘤
备注：仅有 RAML 和 LAM 2 项主要特征，无其他特征不能确诊 TSC
次要特征：
皮肤 / 口腔：①“斑斓”皮损；②牙釉质点状凹陷（*n*>3）；③口内纤维瘤（*n*>2）
肾脏：多发性肾囊肿
眼：视网膜色素斑
其他器官：非肾脏错构瘤
遗传学：正常组织的 DNA 中发现 *TSC1* 或 *TSC2* 致病性突变可做出明确诊断

四、肾脏表现

肾脏病变在 TSC 患者中很常见，TSC 患者最常见的肾脏病变是 RAML，有 70%～80% 的成年 TSC 患者合并 RAML。TSC 相关 RAML 通常是双侧、多发，且肿瘤大小和数量随年龄增长而增加。虽然病变本质上是良性的，但随着疾病进展，可引起腹部肿块、腹痛，因肿瘤具有出血倾向而发生急性出血，失血严重者可造成休克甚至死亡，因此应密切注意并及时干预。严重的 RAML 可能导致肾衰竭，是 TSC 患者的最常见致死原因。

TSC 患者第二常见的肾脏病变是单个或多个肾囊肿，见于 45% 的患者，可导致高血压或肾衰竭。同一患者肾脏同时出现囊肿和 RAML 时，高度怀疑 TSC 诊断。在严重病例中，它们可能构成 PKD–TSC 综合征。

五、诊断

TSC 相关 RAML 的诊断主要依靠影像学检查。在超声影像中，RAML 的典型表现为边界清楚的高回声病变，局部可不均匀，后方伴有“声影”。同时，当肿瘤内部存在出血、液化、肿瘤成分差异等因素时，也可表现为低回声、无回声或混合回声等。因此，B 超确诊 RAML 的可靠性并不高。但因其经济、便捷且无创，仍是体检筛查不可替代的手段。CT 是诊断 RAML 最常用的确诊方法。TSC–RAML 在 CT 检查中常表现为大小不一、分隔、多房、边缘清晰的低密度脂肪成分，其中可见条索状组织。CT 主要通过探测肿瘤中的脂肪成分来诊断 RAML。在薄层平扫 CT 上出现 CT 值 –10 HU 或更低密度病变时，该区域被认定为脂肪成分，一般 CT 值为 –40 ~ –20 HU。当肿瘤中存在出血、脂肪成分少等情况时，肿瘤密度增加，CT 值为 20 ~ 60 HU。在增强扫描下，肿瘤可呈现不均匀强化，乏脂肪 RAML 则表现为持续均匀强化。但需注意的是，界定脂肪成分 CT 值的选择将影响诊断的敏感性和特异性。当超声和 CT 难以确诊时，T_1 和 T_2 加权 MRI 成像可用于区分 RAML 与其他肾脏病变。由于脂肪组织的存在，在 T_1 加权成像上呈高信号，T_2 加权成像呈低信号，在脂肪抑制的 T_1 成像中表现为低信号。化学移位成像中，同相和异相 T_1 加权成像中异相图像信号丢失，可用于检测或确认是否存在微量脂肪组织。因 MRI 无辐射、不受肾功能因素影响，TSC–RAML 患者需频繁进行影像学随访及评估，故专家推荐平扫 MRI 作为诊断及随访 TSC–RAML 的首选影像学检查。

TSC–RAML 中上皮样血管平滑肌脂肪瘤（epithelioid angiomyolipoma，EAML）相对常见，影像学检查怀疑结节性硬化症相关上皮样血管平滑肌脂肪瘤（epithelioid angiomyolipoma associated with tuberous sclerosis complex，TSC–EAML）时，建议行带保护鞘的细针穿刺活检，以明确病理性质，排除肾细胞癌。

六、临床分级

目前，TSC–RAML 临床分级多采用荷兰乌德勒支大学医学中心的分级标准（表 2–16–2）。通过 MRI 或腹部增强 CT 评估患者 RAML 的数量、大小以及肾脏解剖形态，综合三组信息进行临床分级。

Eijkemans 等研究认为，当患者分级≥3 时具有高出血风险，并将这些患者作为进行选择性栓塞治疗的候选者。对于 3 ~ 6 级的患者，随着 RAML 分级的增加，每位患者的接

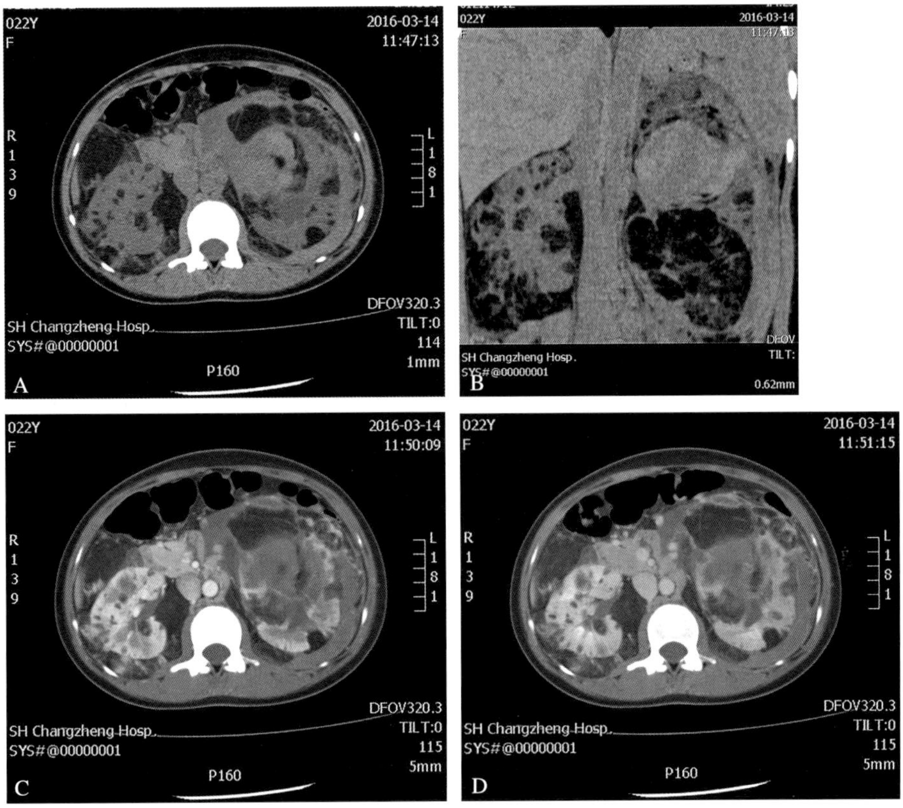

图 2-16-3　TSC 相关肾血管平滑肌脂肪瘤 CT 影像

A 和 B. CT 平扫可见双肾多发肿瘤，表现为大小不一、分隔、多房、边缘清晰的低密度脂肪成分，可见条索状组织；C 和 D. CT 增强影像可见肿瘤呈不均匀强化，左肾巨大肿瘤内存在出血、液化等特点

表 2-16-2　RAML 的临床分级标准

分级	RAML 数量（个）	RAML 大小（cm）	肾脏解剖形态
0 级	无法评估*	无法评估*	正常
1 级	≤5	1.0～3.5	正常
2 级	>5	1.0～3.5	正常
3 级	≤5	至少 1 个直径≥3.5	解剖结构完整
4 级	>5	1～4 个直径≥3.5	解剖结构完整
5 级	>5	至少 5 个直径≥3.5	解剖结构尚可辨认
6 级	>5	至少 1 个直径≥5.0	解剖结构不能辨认

注：*CT 或 MRI 无法评估最大直径<1 cm 的 RAML 病灶。

受栓塞治疗次数相应增加。0～2 级患者通常不接受选择性栓塞治疗。第 3 级每位患者的平均栓塞次数为 0.85 次，第 6 级增至 2.06 次。首次栓塞时患者的平均年龄与 RAML 分级的增加无关。一般来说，栓塞率（每年栓塞次数）随着 RAML 分级的增加而增加。3 级的栓塞率为 0.09，而 6 级的栓塞率为 0.14（P=0.03）。根据这些栓塞率，3 级患者大约每 11 年需要栓塞一次，而 6 级患者每 7 年需要栓塞一次。高血压、贫血、肾功能下降和输血的发生与 RAML 分级增加相关（$P<0.001$），并且贫血在各级中都很常见，贫血可能是 TSC–RAML 患者肾损伤的早期标志。

该研究发现，随着分级增加，RAML 患者出现不良肾脏结局的风险增加。此外，RAML 分级与年龄、栓塞手术次数和每年栓塞次数相关。研究表明，RAML 分级标准可以作为一种诊断工具，可用于初始评估疾病负担，并为临床医生提供一个用于追踪 RAML 进展的量表。

七、治疗

TSC–RAML 治疗的总体原则是最大限度地保护肾脏功能，延长患者的生存时间，目前也更加重视延长患者高质量生活时间。主要治疗方法包括主动监测、药物治疗、动脉栓塞和手术治疗（图 2–16–4）。需要注意的是，栓塞和外科手术治疗往往伴随肾单位丢失，应根据患者肿瘤特点，制订个体化治疗方案。

（一）主动监测

RAML 病理学大多是良性的，且当肿瘤体积较小时，发生破裂出血的风险较低，TSC–EAML 虽然存在潜在恶性可能性，但其发展过程难以预测，因此，对部分低分级患者可以采取主动监测。TSC–RAML 最大直径≤3 cm 且无明显症状的患者适于主动监测，特别是未成年患者。另外，与散发型 RAML 相比，TSC–RAML 的肿瘤生长速度更快，如果 RAML 快速持续增大，可因压迫正常肾组织引起肾素依赖性原发性高血压及肾功能不

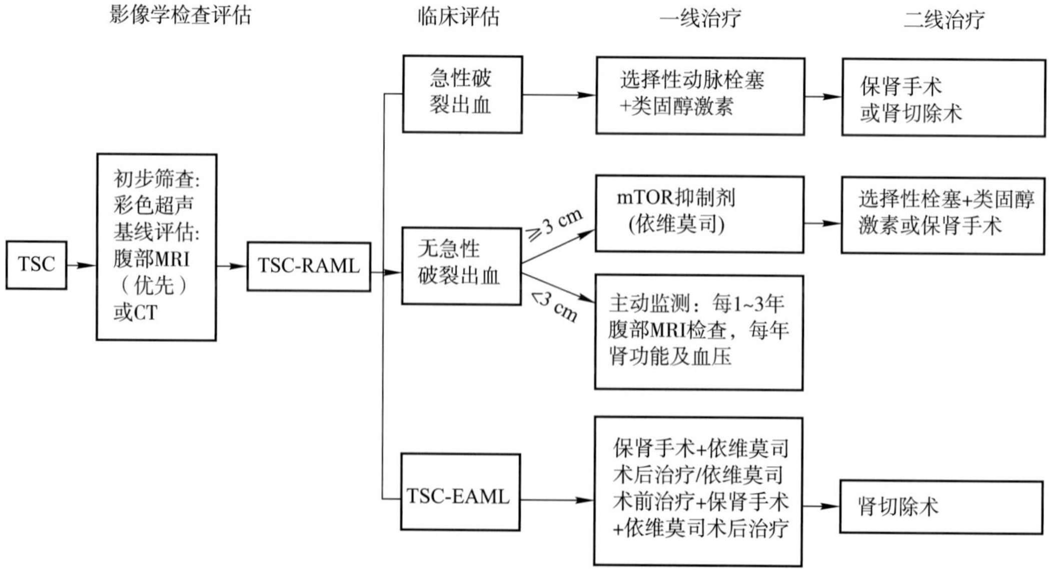

图 2–16–4　TSC–RAML 治疗路线图

全，因此需主动监测肾功能和血压。

目前普遍认为针对 RAML 的干预标准为肿瘤直径≥4 cm、有明显的临床症状、恶性肿瘤风险以及育龄妇女。过去认为 RAML 肿瘤直径超过 4 cm，其破裂出血风险显著增加，但近期研究显示，散发型 RAML 肿瘤生长速度较慢，即使超过 4 cm，仍可采取主动监测。与散发型 RAML 相比，TSC–RAML 生长速度显著快于散发患者。Seyam 等人发现，在平均随访 3 年及以上的患者中，散发型 RAML 的间隔增长率为 0.19 cm/ 年，TSC–RAML 的间隔增长率为 1.25 cm/ 年（$P<0.05$）。因此，对 TSC–RAML 患者需密切监测肿瘤的爆发性增长及恶性潜能，主动监测需要更为密切和谨慎。目前的专家共识认为，对无症状且 RAML 最大直径≤3 cm 的 TSC–RAML 患者，尤其是未成年患者，建议主动监测，每 1 ~ 3 年进行腹部 MRI 检查，评估肿瘤进展，每年至少评估 1 次肾功能并监测血压。乏脂肪型 RAML 在 TSC 中不常见，如怀疑恶性或病灶生长速度超过 0.5 cm/ 年，则需行穿刺活检。

（二）药物治疗

由于 TSC–RAML 的发生与 mTOR 信号通路过度活化有关，因此，2012 年国际结节性硬化症委员会指南推荐 mTOR 抑制剂作为 TSC–RAML 的一线治疗方案。mTOR 抑制剂依维莫司和西罗莫司等药物适用于治疗无法耐受手术、栓塞、消融治疗的 TSC 合并 RAML、散发型淋巴管平滑肌增多症（LAM）的患者。目前，依维莫司是国内外唯一获批用于治疗 TSC 相关 RAML 的 mTOR 抑制剂。

1. mTOR 抑制剂治疗 TSC–RAML 的临床研究　目前，mTOR 抑制剂治疗 TSC 是临床研究的热点问题。由于 TSC 涉及多系统，每个症状都需要在相关临床环境中进行评估和管理。mTOR 抑制剂因其靶向疾病分子缺陷的能力而在 TSC 治疗领域取得了突破性进展。然而，动物模型和临床研究表明，并非所有与 TSC 相关的症状都在相同程度上受益于 mTOR 抑制剂。针对每种症状优化 mTOR 抑制剂治疗的研究仍在进行中。第一个试验用于治疗 RAML 的 mTOR 抑制剂是西罗莫司。西罗莫司治疗 RAML 的四个Ⅱ期临床试验研究证明了西罗莫司治疗 RAML 的短期有效性和安全性，但患者需要维持治疗才能持续获益。目前，关于依维莫司的研究更为广泛。多中心双盲随机对照Ⅲ期临床试验 EXIST–2 试验，证明在有效率、中位缓解时间、无进展率等指标方面，依维莫司组优于安慰剂组。RAML 体积减小后无患者发生进展。这些患者随后被招募到一个长期的开放标签依维莫司试验的延长阶段。中位随访 47.2 个月后，患者表现出良好的反应，其中 58% 的患者肿瘤缩小 >50%。依维莫司组患者蛋白尿、血清肌酐升高、急慢性肾衰竭发生率低于安慰剂组，不良反应发生率及严重程度随治疗时间延长而明显减少或降低，因药物不良反应停药的比例极低，且没有患者出现 RAML 自发出血。2018 年，Cai 等正式公布的研究结果证实依维莫司在中国 TSC–RAML 患者中的有效性及安全性。基于 EXIST–2 和中国的临床研究数据，FDA 和 CFDA 分别于 2012 年和 2016 年正式批准依维莫司治疗不需立即手术的

TSC-RAML 患者。专家共识也建议，无临床症状、生长中的 RAML 最大直径 > 3 cm 的成年 TSC-RAML 患者，优选依维莫司一线治疗。

2012 年起，诺华公司创立的一项非干预性临床研究 TOSCA，通过长期随访（5 年）来自世界各地不同国家各年龄段患者，观察随着时间推移，TSC 不同临床表现治疗模式的变化，评估疾病管理差异。2019 年，Marques 等通过分析该研究公开的数据，发现 mTOR 抑制剂在其研究的绝大多数国家是最常用的 TSC-RAML 治疗选择。但是，由于 TSC 患者可能同时出现多种临床表现，因此将 mTOR 抑制剂的使用归因于单一临床表现可能并不准确。RAML 患者中使用 mTOR 抑制剂，也可能是由于 mTOR 抑制剂越来越多地用于治疗 TSC 患者的其他适应证。但研究表明，随着 mTOR 使用的增加，手术治疗相应减少。在瑞典，接受治疗的 RAML 患者 100% 接受了 mTOR 抑制剂，没有患者进行肾切除术；相比之下，在意大利，只有 12.5% 的患者接受了 mTOR 抑制剂治疗，62.5% 接受了肾切除术。此外，由于 TSC 是一种多器官疾病，系统性应用 mTOR 抑制剂治疗某种特定临床表现可能也会减少 TSC 相关其他疾病手术干预的使用。比较使用和不使用 mTOR 抑制剂治疗的 TSC 患者对其他治疗措施或其他医疗资源的需求情况尚待未来进一步研究。

2. mTOR 抑制剂治疗 TSC-RAML 的疗效评估及预测　EXIST-2 及中国研究数据表明了依维莫司治疗 TSC-RAML 的有效性及安全性，但仍有 40% 左右的患者在长期治疗中病灶体积缩小 < 50%，因此，寻找疗效相关预测指标成为关注焦点。EXIST-2 研究中发现，血浆 VEGF-D 和Ⅳ型胶原可以用于检测依维莫司治疗的有效性。最近研究显示，依维莫司治疗效果与 *TSC1* 或 *TSC2* 基因突变类型、突变位点、突变模式无明显相关性。而 TSC-RAML 病灶组织成分与 mTOR 抑制剂疗效密切相关，脂肪成分少提示从依维莫司治疗中获益更大。

3. mTOR 抑制剂的长期治疗模式探索　长期应用依维莫司会导致不良反应持续存在，同时也会增加患者的经济负担，因此，依维莫司在 TSC-RAML 中的长期治疗模式一直是关注重点。目前研究显示，停用 mTOR 抑制剂后，RAML 病灶不同程度增长，提示停药后 TSC-RAML 存在进展风险。Hatano 等报道了对依维莫司间歇性治疗模式，使用依维莫司有效控制 TSC-RAML 后停药，RAML 增长至基线水平 70% 时再次应用依维莫司治疗后，疗效仍然可靠，不良反应发生率及严重程度也较首次使用时减轻。Wei 等报道了低剂量依维莫司治疗情况，在血药浓度不低于 8ng/mL 的前提下，治疗有效且不良反应可控。通过对不同治疗模式的探索，目前专家共识推荐，在控制不良反应的前提下，优先推荐长期足量使用依维莫司，不建议长期停药；在足量治疗持续时间超过 6 个月的基础上，可以试行间歇性治疗模式或低剂量治疗模式，同时需严密随访，监测疗效和安全性。

4. mTOR 抑制剂治疗安全性管理　在应用依维莫司治疗 TSC 相关 RAML 期间，应对患者进行充分的宣教，促使患者能够充分认识并接受药物相关不良反应，规律合理用药，并主动监测肿瘤生长、血压和肾功能等情况。推荐依维莫司治疗剂量为 10 mg/d，并根据患者肝功能、不良反应及药物相互作用调整剂量，定期监测血药浓度并规律随访复查。依维莫司治疗期间，建议起始 2 周、6 周、12 周后，每 3 ~ 6 个月密切随访评估安全性、血压及肾功能变化情况，推荐 3 个月、6 个月及其后每 6 个月行腹部 MRI 检查评估病灶体积变化。目前关于依维莫司疗效的持久性、治疗的持续时间、长期治疗的药物毒性等问题仍需进一步研究。

（三）选择性动脉栓塞（SAE）

TSC–RAML 最大径 < 4 cm 者肿瘤增长较缓慢，而最大径≥4 cm 的肿瘤，50% ~ 60% 可发生自发性出血，甚至突发大出血导致死亡。SAE 是目前控制 RAML 活动性出血和预防瘤体破裂出血的首选手段。Ewalt 等报道 SAE 治疗 16 例 TSC–RAML，术中未发生并发症，术后 11 例发生栓塞后综合征，随访 3 ~ 9 年，肿瘤体积均有不同程度缩小，未出现瘤体出血和肾衰竭等。相较于散发型 RAML 患者，TSC–RAML 患者 SAE 术后复发率更高。SAE 的另外一个问题是完全阻断 RAML 血流供应与保留正常肾脏组织血流之间的平衡关系，TSC–RAML 因其双侧多发的特点，SAE 单个病灶不能阻止其他病变进展，同时还需面临如栓塞后综合征、急性肾衰竭和感染等并发症。2012 年国际 TSC 共识委员会推荐 SAE 作为 TSC–RAML 的首选治疗方案，并在 SAE 后使用类固醇激素，可有效改善栓塞后综合征症状并减轻炎症。建议栓塞前静脉给予注射用甲泼尼琥珀酸钠（甲泼尼龙）250 mg/m^2 体表面积，最大剂量 260 mg。栓塞后改为口服泼尼松 2 mg/kg，最大剂量 60 mg/d，每隔 2 天逐步减量，2 周后停药。最近有研究表明，预防性 SAE 治疗 TSC–RAML 的长期疗效及预后欠佳。因此将 SAE 应用于 TSC–RAML 急性破裂出血的紧急处理可能更为合理。2012 年国际 TSC 专家共识委员会推荐 SAE+ 类固醇激素为 TSC–RAML 破裂出血的一线治疗方案，对于无症状 TSC–RAML 仅作为二线可选治疗方案。

（四）手术治疗及其他治疗

外科手术仍是 TSC–RAML 个体化可选治疗方案之一。对于 mTOR 抑制剂治疗无效或进展的 TSC–RAML 或 TSC–EAML，可以考虑外科手术治疗。有研究报道，对单个肿瘤体积较大的 TSC–RAML 患者，可尝试依维莫司术前治疗联合 NSS 手术。对 TSC–EAML 患者，则建议术后继续依维莫司辅助治疗，或采用术前应用依维莫司 +NSS 手术 + 术后依维莫司辅助治疗的“三明治”疗法。对于破裂出血风险较高的 TSC–RAML 患者，也可采用局部射频或微波消融治疗，但关于术后远期肾功能的研究尚不足，除因大量出血需行抢救性手术外，应尽量避免肾切除等影响肾功能的手术。

（五）主动干预治疗后和特殊人群的监测随访

目前的专家共识推荐，接受 SAE 或外科治疗的 TSC–RAML 患者，若未接受依维莫司治疗，需更加严密地随访和监测，推荐每 3 ~ 6 个月复查腹部 MRI 以评估病变进展情况；TSC–RAML 孕妇和青少年患者，推荐在安全前提下保守治疗并严密随访。

八、展望

TSC 涉及多器官、多系统，需要规范、科学的多学科合作共同诊治。RAML 是 TSC 成年患者的首要死因。随着对 TSC-RAML 认识的不断加深以及 mTOR 抑制剂的出现，通过规范治疗，已经可以有效控制肿瘤、降低破裂出血风险并显著提高患者的生活质量。虽然仍有许多问题需要探索和解决，但相信越来越多的泌尿外科医生能够更好地认识该疾病，促进国内对 TSC-RAML 的规范诊疗及管理。

典型病例 2-16-2 结节性硬化复合症

第三节 上皮样肾血管平滑肌脂肪瘤

一、流行病学和病因学

上皮样肾血管平滑肌脂肪瘤（epithelioid angiomyolipoma，EAML）是一种罕见的特殊类型的 RAML，占 RAML 的 4.6%～7.7%，平均发病年龄 40 岁，男女发病率约为 1∶1 或女性略高。有别于经典型 RAML，EAML 被发现存在恶性生物学行为，1994 年 Martingnoni 报道了第一例致死性 EAML，1996 年 Mai 等人首次报道 EAML 具有局部复发、淋巴转移以及远处转移倾向，揭示其恶性潜能。2004 年 WHO 肾肿瘤分类将 EAML 定义为一种具有恶性潜能的肾脏间质肿瘤，可能出现复发、局部侵袭、血管侵犯等恶性生物学行为，约 1/3 的 EAML 可发生转移，部分导致患者死亡，预后不良。Nese 等人报告了 41 例 EAML 患者中，复发率、病死率和转移率分别达到 17%、33% 和 49%。目前，EAML 的病因尚不明确，而 Aldin 等人研究报道 194 例 EAML 患者合并结节性硬化症（TSC），其比例明显高于普通型 RAML，而 EAML 患者中超过半数与 TSC 有关。另有研究发现，EAML 好发于中青年女性，人工流产后短时间内肿瘤快速进展。因此 TSC 和中青年女性被认为是 EAML 可能的危险因素。

二、组织病理学

WHO 2016 病理分类将 EAML 定义为上皮细胞成分超过 80% 的 RAML。多角形或圆形的瘤细胞呈片状、巢状及血管周围袖套样排列，细胞质嗜酸或透明，细胞核较大，核仁清楚，核质比例高，细胞可见异型成分，可见病理性核分裂象，少数可见多核巨细胞，肿瘤中脂肪及梭形平滑肌细胞成分较为少见。目前认为，EAML 是具有恶性潜能的间叶肿瘤，而其他局部伴有上皮样特点的 AML 常为良性。两种类型的肿瘤内均可见形状不规则且管壁厚薄不均的血管腔，以经典型者更为多见，也可见薄壁分支血管。

EAML 的大体标本可见肿瘤多质软或质中，边界清楚，无包膜，呈淡黄色、褐色、红褐色，切面可见局灶性脂肪组织，部分可见钙化、囊性变、出血和坏死等。免疫组织化学表现为黑色素细胞标志物 HMB45、Melan-A 阳性，平滑肌标志物 SMA 阳性，Ki67 低表达，上皮细胞标志物 CK、EMA 阴性。

EAML 的组织学标准包括：①混合典型的 RAML 组织成分，包括瘤内脂肪和（或）异常厚壁血管；②可见多核巨细胞，细胞核呈边缘分布，细胞外观表现为“带状”或“阿米巴”样；③免疫组织化学染色见黑色素细胞标志物阳性，上皮标志物阴性。

恶性 EAML 的判断方法：Nese 等提出恶性 EAML 的评估危险因素包括：①伴有 TSC 和（或）伴发 RAML；②肿瘤直径超过 7 cm；③生长方式呈实性巢片状；④侵犯性生长，侵及肾周脂肪、肾静脉等；⑤肿瘤存在坏死。当存在 0 ~ 1 个危险因素时为低危组，2 ~ 3 个为中危组，4 ~ 5 个为高危组。另有研究报道，检测 Ki-67 及 p53 表达情况有助于鉴别 EAML 良恶性。

三、临床表现

EAML 通常起病隐匿，患者多无明显临床症状，肿瘤体积较小时常于体检时偶然发现，有些患者在 TSC 随访时发现，部分患者因肿瘤体积较大或瘤体破裂出血可引起腰部疼痛、酸胀，腰背部触及肿块，血尿等临床表现。出血严重或急性活动性出血可导致患者休克。有研究提示肿瘤出血风险与肿瘤大小及患者年龄有关，肿瘤体积越大、患者年龄越小对应出血风险越高。肿瘤破裂出血是成人因病死亡的主要原因。文献报道 EAML 远处转移常见于肝、肺、腹膜和淋巴结。患者可出现低热、消瘦、体力下降等晚期肿瘤表现。另有文献报道 EAML 合并肾静脉及下腔静脉瘤栓，较为罕见。应注意与肾癌、腹膜后脂肪肉瘤等恶性肿瘤鉴别。

四、影像学

影像学检查方面，鉴别 RAML 中的脂肪成分是 B 超、CT、MRI 等影像学检查的主要线索和特征。但 EAML 中往往脂肪成分少，缺乏特异性的影像学表现，很多情况下与肾癌及其他肾脏恶性肿瘤难以鉴别，影像学诊断极为困难。

（一）B 超

EAML 在 B 超检查影像中表现为实性肿物，回声高低混杂不均匀，边界较清晰，CDFI 可探及丰富血流信号，多为乏脂肪 EAML；表现为囊实性肿物，内部回声不均，可见高回声，边缘稍模糊，CDFI 下可探及少量血流信号，为富含脂肪 EAML，超声造影呈流出型强化。

（二）CT

RAML 因脂肪组织存在，在 CT 中可见明显的脂肪密度。EAML 因多为乏脂肪肿瘤，在平扫 CT 上表现为高密度，多呈圆形或类圆形，常可见出血、坏死等表现。增强扫描时，EAML 肿瘤表现为“快进快出”，皮质期明显强化，髓质期和排泄期减低，亦有报道“快进慢出”。有学者提出“皮质掀起征”“黑星征”“肿瘤内条索征”“皮质期边缘强化征”“劈裂征”等征象有助于明确诊断（图 2-16-5）。有研究认为，“皮质掀起征”“黑星征”在 EAML 的诊断中具有特征性。EAML 中钙化罕见，如果肿瘤中出现钙化征象，应考虑肾细胞癌的可能性。另外，肾细胞癌在 CT 上通常表现为等密度或稍低密度，高密度少见，有助于两者鉴别。

注：皮质掀起征：肿瘤边缘肾皮质高于肾轮廓线以外似杯口状改变或皮质被明显掀起，与肾细胞癌侵犯肾被膜表现不同；黑星征：皮质期及实质期易见肿瘤边缘局限性分布无序排列的脂肪细胞，有助于与富脂肪 RAML 相鉴别；肿瘤内条索征：由瘤内梭形平滑肌细胞和厚壁血管混合形成；皮质期边缘强化征：被肿瘤抬高的肾皮质呈明显线样强化；劈裂征：病灶与肾实质交界面呈尖端指向肾门的楔形改变。

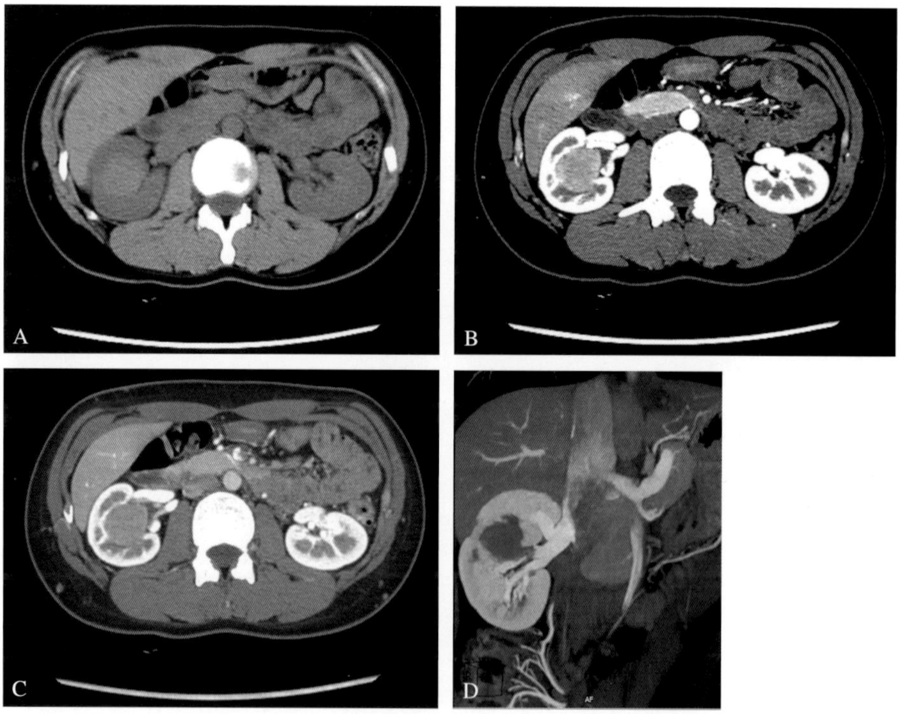

图 2-16-5 上皮样肾血管平滑肌脂肪瘤 CT 影像

A. CT 平扫可见右肾高密度类圆形肿块影。B. 动脉期可见肿瘤不均匀强化，肿瘤边缘可见散在脂肪信号影，称为“黑星征”。C. 皮质期可见肿瘤与肾实质交接呈线样强化，称为“皮质期边缘强化征”。肿瘤强化呈“快进快出”特点。D. CTA 冠状面显示肿瘤呈脂肪密度

（三）MRI

EAML 的 MRI 影像表现呈多样性。但在 T_2WI 图像上较有特征，可能与肿瘤内上皮细胞排列密集、存在平滑肌成分、含水量较少、少或乏脂肪成分等因素相关，病灶表现为低信号，部分病例在 T_1WI 上出现特征性脂肪信号，增强后呈不均匀强化。另有学者提出，T_2WI 低信号为主，少或无脂肪，存在坏死囊变征象，易出血为 EAML 的相对特征（图 2-16-6）。在排除肾细胞癌的基础上，可能有助于诊断 EAML。Kaneko 研究了 MRI 弥散加权成像表观扩散系数（apparent diffusion coefficient，ADC）在诊断 EAML 中的应用价值。该研究首次显示 ADC 值区分 EAML 和乏脂肪型 RAML 的可行性。EAML 的固体成分 ADC 值显著低于乏脂肪型 RAML。实际上，乏脂肪型 RAML 的 ADC 值与 EAML 相似。术前鉴别诊断需要结合 ADC 值与其他影像特征，但 ADC 值可能为乏脂肪型 RAML 与 EAML 的鉴别提供帮助。

五、诊断与鉴别诊断

EAML 临床上较为罕见，起病隐匿且缺乏特征性影像学表现，仅凭借 B 超、CT、MRI 等影像学检查，往往难以与肾细胞癌等肾脏恶性肿瘤鉴别。此时往往需要通过病理组织，根据病理特征及免疫组织化学特征加以鉴别。

EAML 影像学需注意与其他类型肾脏肿瘤相鉴别。①与经典性 RAML 鉴别：富脂肪 EAML 与经典 RAML 较难鉴别，乏脂肪 EAML 在增强 CT 皮质期可观察到“黑星征”有助于两者鉴别，EAML 表现出侵袭性时，影像学容易鉴别。②与肾透明细胞癌鉴别：典型透明细胞癌易出现坏死、囊变，在 T_2WI 上呈高信号，可见低信号假包膜，呈明显流出型强化；而 EAML 在 T_2WI 呈低信号，不均匀强化，延迟期肿瘤内可见条索征，需仔细观察强化特征加以鉴别。③与嗜酸细胞瘤和嫌色细胞瘤鉴别：嗜酸细胞瘤多位于近包膜肾皮质，包膜较完整，富血供结节，信号较均匀，节段性强化反转有助于鉴别；乏脂肪型 EAML 与嫌色细胞瘤主要依赖增强扫描相鉴别，在皮质期 EAML 强化程度高于嫌色细胞瘤，延迟期前者强化程度低，EAML 存在“黑星征”“皮质掀起征”“边缘强化征”等表现，嫌色细胞瘤在 T_2WI 上呈稍高信号，可见低信号假包膜，有助鉴别。④与平滑肌瘤和黑色素瘤鉴别：以梭形平滑肌细胞为主的 EAML 在 T_2WI 上呈低信号，与两者难以鉴别，确诊主要依赖病理诊断。

六、治疗

目前，对于 EAML 的治疗尚缺乏共识，主要依据肿瘤体积大小、有无临床症状、肿瘤生长速度决定处理方式。当肿瘤体积较小、无明显症状、生长速度缓慢时，可密切监测。当肿瘤生长速度加快，影像学检查考虑恶性，或出现恶性生物学行为时，则应积极干预，可考虑手术治疗或尝试 SAE 治疗。

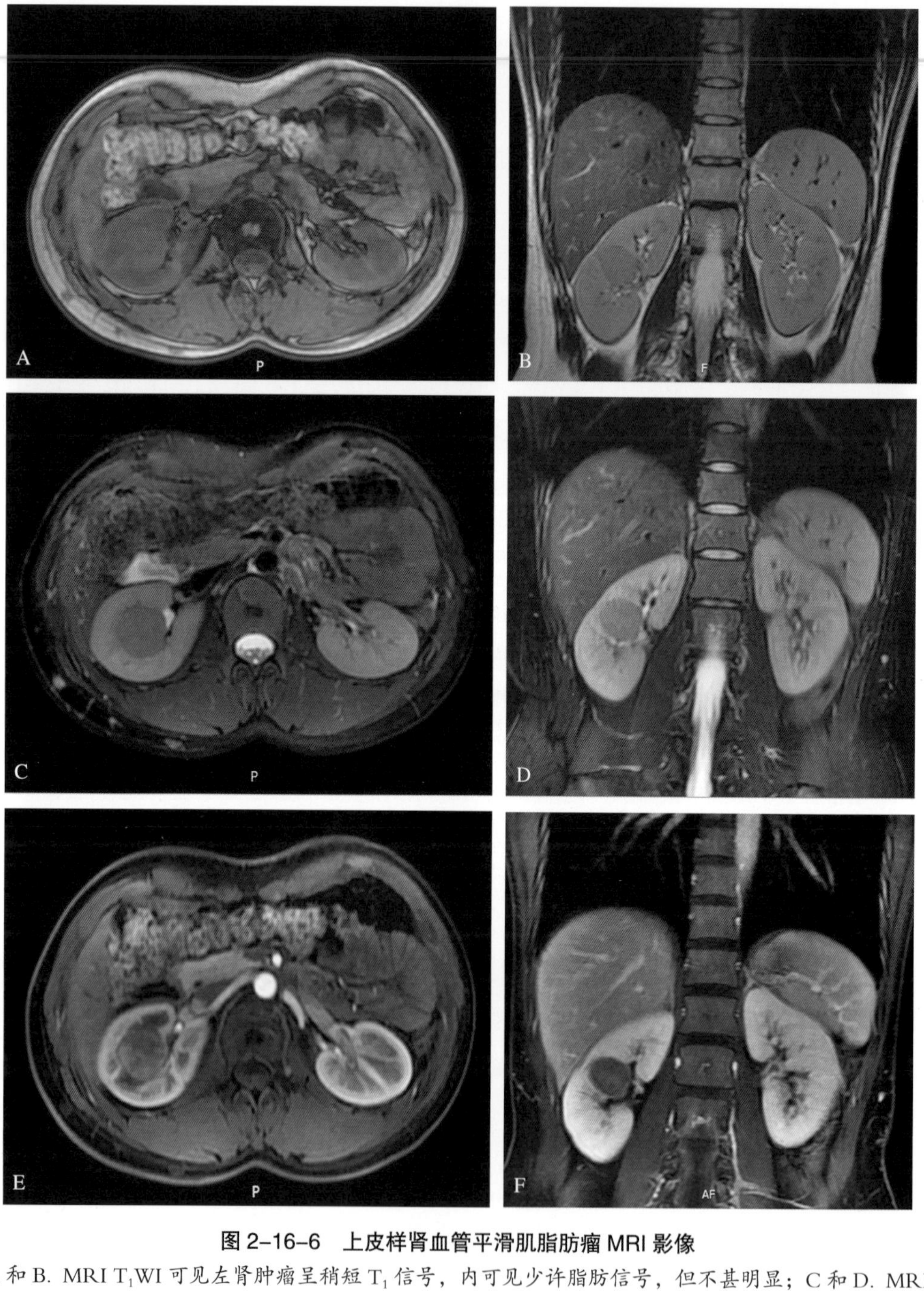

图 2-16-6 上皮样肾血管平滑肌脂肪瘤 MRI 影像

A 和 B. MRI T_1WI 可见左肾肿瘤呈稍短 T_1 信号，内可见少许脂肪信号，但不甚明显；C 和 D. MRI T_2WI 肿瘤呈稍短 T_2 信号，内可见少量散在脂肪信号；E 和 F. MRI 增强皮质期肿瘤呈不均匀强化

手术是局限性 EAML 的首选治疗方式。需根据肿瘤体积、生长位置、双侧肾功能情况决定适合的手术方式。手术方式包括保留肾单位手术和肾切除术。当肿瘤直径 > 4 cm 时，可考虑行肾切除术，如不能排除恶性，推荐行肾切除术；肿瘤≤4 cm 时，可采用保

留肾单位手术，在选择肾部分切除术病例时，需考虑肿瘤生长的位置。机器人辅助肾部分切除术逐渐成为保留肾单位手术更好的选择。手术治疗的原则是在完整切除肿瘤的基础上，尽可能地保留肾脏功能。术中是否需要行淋巴结清扫及清扫范围，目前尚无确切依据。由于 EAML 具有恶性潜能，术后可能会局部复发或远处转移，除手术外，还需采取综合治疗。恶性 EAML 侵犯静脉系统形成瘤栓是疾病进展的高危因素之一，建议行肾切除术 + 瘤栓取出术，术中应切除受侵犯的静脉壁，术后采取积极的辅助治疗和随访方案。

当 EAML 出现肿瘤体积巨大，合并侵犯周边脏器、血管、多发远处转移等表现时，往往无法手术切除，应考虑非手术治疗，包括分子靶向药物、放射治疗、化学治疗、SAE 等治疗，但疗效及预后不佳。

目前对转移性 EAML 治疗的报道较少，尚无标准治疗方案，对部分病情快速进展的 EAML 患者，多采用综合治疗方案。EAML 被认为是 PEComa 家族，可能对阿柔比星、环磷酰胺、顺铂、达卡巴嗪等化学治疗药物敏感。Cibas 报道了阿柔比星有一定疗效，其余化学治疗方案效果不明显。也有报道 EAML 对多柔比星和顺铂无反应。有研究发现，部分 EAML 患者存在 *TSC2* 基因突变，因此可尝试应用 mTOR 抑制剂治疗 EAML。Shitara 等 2011 年首次报道应用 mTOR 抑制剂依维莫司治疗转移性 EAML 有效。国内也有应用靶向药物治疗 EAML 的病例报道，对伴有器官、淋巴结或远处转移的患者，应用舒尼替尼治疗，3 个月左右评估可见肿瘤缩小，但此后肿瘤均发生进展。在免疫治疗领域，Lattanzi 等人报道了应用 PD–1 抑制剂纳武单抗治疗转移性 EAML，疗效明确且持续。但目前仍缺乏前瞻性临床试验验证相关结果。

2021 年 7 月，Aadi Bioscience 公司宣布，美国食品和药物管理局（FDA）已受理 Fyarro（西罗莫司白蛋白结合型纳米颗粒，nab-sirolimus ABI–009）用于治疗晚期恶性血管周上皮样细胞肿瘤（malignant PEComa）的新药申请（NDA），同时予以优先审查。如果获得批准，Fyarro 将成为 FDA 批准的第一款治疗该病的药物。优先审查适用于能明显改善重大疾病的治疗、预防或诊断的在研疗法。Fyarro 的新药申请是依据针对 PEComa 的第一个Ⅱ期、单臂、注册的前瞻性临床试验（AMPECT）。该试验对恶性 PEComa 患者接受静脉注射 Fyarro 100 mg/m^2，每周 1 次，持续 2 周，3 周为一个治疗周期。主要研究终点是由独立放射学检查评估的客观反应率。关键的次要终点包括反应持续时间、无进展生存期和安全性。一个关键的探索性终点是肿瘤生物标志物分析。研究显示，共纳入 34 名患者（可评估安全性），其中 31 名患者可评估疗效。总体缓解率为 39%（95% CI：22% ~ 58%），其中 1 人完全缓解，11 人部分缓解，52% 的患者疾病稳定，10% 进行性加重。反应起效迅速（第 6 周达到 67%）且持久。中位无进展生存期为 10.6 个月（95% CI：5.5 个月，未达到），中位总生存期为 40.8 个月（95% CI：22.2 个月，未达到）。大多数与治疗相关的不良事件为 1 级或 2 级，并且在长期治疗中是可控的。未发生 4 级治疗相关事件。该研究表明，Fyarro 对未接受 mTOR 抑制剂治疗的恶性 PEComa 患者有效，特别是具有 *TSC1* 或 *TSC2* 突变的患者。从反应率、反应的持久性、疾病控制率和安全性角度来看，Fyarro 有望成为该疾病的新治疗选择。上述研究结果已在 2020 年 ASCO 会议上公布。

同样是在 2021 年，Kopparthy 等报道了转移性子宫 PEComa 患者在接受依维莫司治疗失败后，使用 Fyarro 治疗取得快速而持久的疗效。该患者原发肿瘤在诊断时为局部晚期，未发现其他转移性病变，未给予辅助化学治疗，行子宫 + 双侧附件切除术后 6 个月发生双肺转移。随即给予口服依维莫司 10 mg/d，3 周后因依维莫司治疗相关头痛、发热入院，减量至 5 mg/d。治疗 2 个月后肺部病变进展，出现颅脑转移。从而宣告依维莫司治疗失败。随后患者改用 Fyarro 治疗，方案为 3 周一个治疗周期，在第 1 天和第 8 天使用 Fyarro 100 mg/m^2，同时接受脑部放射治疗。两个治疗周期后胸部肿瘤显著减少，表明部分缓解。该病例报道也是第一例接受 mTOR 抑制剂治疗进展后对 Fyarro 有反应的案例。

Fyarro 利用成熟的纳米颗粒白蛋白结合技术，与其他 mTOR 抑制剂相比，具有更优越的药物动力学特性、更宽的治疗窗、显着更高的抗肿瘤活性以及肿瘤内药物积累、更强的靶细胞抑制作用以及更理想的安全性。对 *TSC1* 和 *TSC2* 突变有效的特性也使其有望成为精准治疗 *TSC1*、*TSC2* 突变肿瘤的“广谱”抗肿瘤药。其在 EAML 中的应用前景也十分值得期待。

七、预后

为了更好地预测患者预后，文献中也报道了一些预测模型。Nese 等提出恶性 EAML 的评估危险因素包括：①伴有 TSC 和（或）伴发 RAML；②肿瘤直径超过 7 cm；③生长方式呈实性巢片状；④侵犯性生长，侵及肾周脂肪、肾静脉等；⑤肿瘤存在坏死。当存在 0 ~ 1 个危险因素时为低危组，2 ~ 3 个为中危组，4 ~ 5 个为高危组。Brimo 等提出病理学危险因素包括：①≥70% 非典型上皮样细胞；②≥2 个有丝分裂 /10HPF；③非典型有丝分裂；④坏死。当出现 3 ~ 4 项特征，则考虑恶性潜能。也有研究提出具备肿瘤直径≥5 cm、存在远处转移、周围浸润、肿瘤坏死、异型性细胞、非典型上皮样细胞≥50%、非典型有丝分裂和血管侵袭等 5 项及以上特征，考虑肿瘤具备恶性潜能。另有研究报道，检测 Ki-67 及 p53 表达情况有助于鉴别 EAML 良恶性。EAML 具有潜在的恶性行为，目前对 EAML 预后影响因素仍缺乏统一标准，应对患者进行长期密切随访。

典型病例 2-16-3 上皮样肾血管平滑肌脂肪瘤

第四节　乏脂肪型肾血管平滑肌脂肪瘤

一、流行病学

乏脂肪型 RAML（RAML with minimal-fat）是肾血管平滑肌脂肪瘤的一种类型，占所有 RAML 的 4.5%～5%。大部分 RAML 在 CT 或 MRI 等影像学检查中可见明显的脂肪成分，而 mfRAML 的脂肪成分低于 10%，在影像学中难以检测到或仅可检测到少许脂肪成分。在组织病理学方面，mfRAML 每高倍镜视野下脂肪含量低于 25%，或以平滑肌或血管成分为主，影像学表现不典型，易被误认为肾癌，也常于临床被怀疑为 RCC 的患者中发现。黑素细胞标志物（如 HMB-45）染色有助于区分 AML 和恶性肿瘤。

二、临床表现

mfRAML 临床表现与散发型 RAML 相同，早期无明显症状，常于体检行影像学检查时发现肾脏肿瘤，但影像学易与 RCC 混淆，常于术后病理检查得以确诊。随着肿瘤体积增大甚至破裂，可出现腰腹痛、血尿、腰腹部肿块、低血容量性休克、贫血、高血压、Wunderlich 综合征等。

三、影像学

针对乏脂肪型 RAML，临床上的难点在于影像学鉴别诊断。尽管 CT 诊断 RAML 的敏感性、特异性均较高，仍有约 5% 的 RAML 在影像学上难以与肾细胞癌等肾脏占位性病变鉴别。其可能的原因包括：①因脂肪成分极少，以平滑肌、畸形血管成分为主，而在 CT 上表现为高密度信号，并有不同程度的强化；②肿瘤内少量脂肪信号因瘤内出血被掩盖；③肿瘤较小且脂肪成分少，影像学难以发现。

乏脂肪 RAML 与 RCC 的鉴别最为困难，在 CT 影像上，RAML 平扫期表现为偏高密度，在增强 CT 中，乏脂肪 RAML 强化更均匀，时相更长，与肾透明细胞癌的快进快出强化方式不同，但有时难以与乳头状肾细胞癌鉴别，两者强化模式相似，需要借助 MRI 来进一步区分。像素分布分析不能区分 RAML 和 RCC。目前，多数影像学研究采用定量分析影像学特征以提高鉴别诊断能力。有研究显示，在多排螺旋 CT（MDCT）检查中 mfRAML 的 CT 值和病灶 / 肾实质 CT 比值高于 RCC，用于诊断 mfRAML 灵敏性为 77%、特异性为 75%。随着影像组学发展，通过数学计算，定量提取大量难以观察的病灶内部特征，用于疾病的影像学诊断，目前已应用于肾透明细胞癌的分级及亚型诊断。黄忠江等通过使用基于增强 CT 影像组学特征联合机器学习鉴别 mfRAML 与 RCC，通过交叉验证，获得最佳组学模型为逻辑回归模型，经 Bootstrap 法内部验证，模型 ROC 曲线下面积值为 0.836（95%CI：0.701，0.927）。该研究表明影像组学特征结合临床特征，可较好地鉴别 mfRAML 与 RCC。颜蕾等通过提取三维影像特征，而非以往研究多基于分析二维影像特征，结合影像组学与临床特征构建综合模型，用于术前鉴别 mfRAML 与均质 RCC，具有较高的诊断效能。

对于少数难以确诊的肾肿瘤，可以结合 MRI 或穿刺活检等明确诊断。在形态上，肾内生长的 mfRAML 多呈边缘光整的椭圆形信号，与肾实质分界较为清晰，向肾外生长的 mfRAML 则呈伞状覆盖于肾脏表面，并呈尖端向肾门方向的楔形生长，而 RCC 多为圆形或类圆形，与肾实质交界欠清。在 T_2 加权 MRI 中，RAML 内的平滑肌通常呈低信号，而肾透明细胞癌通常呈不均匀高信号。乳头状肾细胞癌在 T_2 加权图像上可表现为不均匀低信号，凭此与 mfRAML 区分。增强扫描时可表现为快进快出，与 RCC 类似（图 2-16-7）。化学位移 MRI 信号强度衰减百分比在预测 RCC 方面有较高的特异性和敏感性，但在预测 mfRAML 方面效果较差。目前尚无被普遍接受的用于诊断 mfRAML 的 MRI 特征标准。

总体来说，CT 难以确诊的 mfRAML 可借助 MRI 进一步明确。对于部分仍不能确诊的患者，经皮穿刺活检在 mfRAML 的诊断中有一定意义。

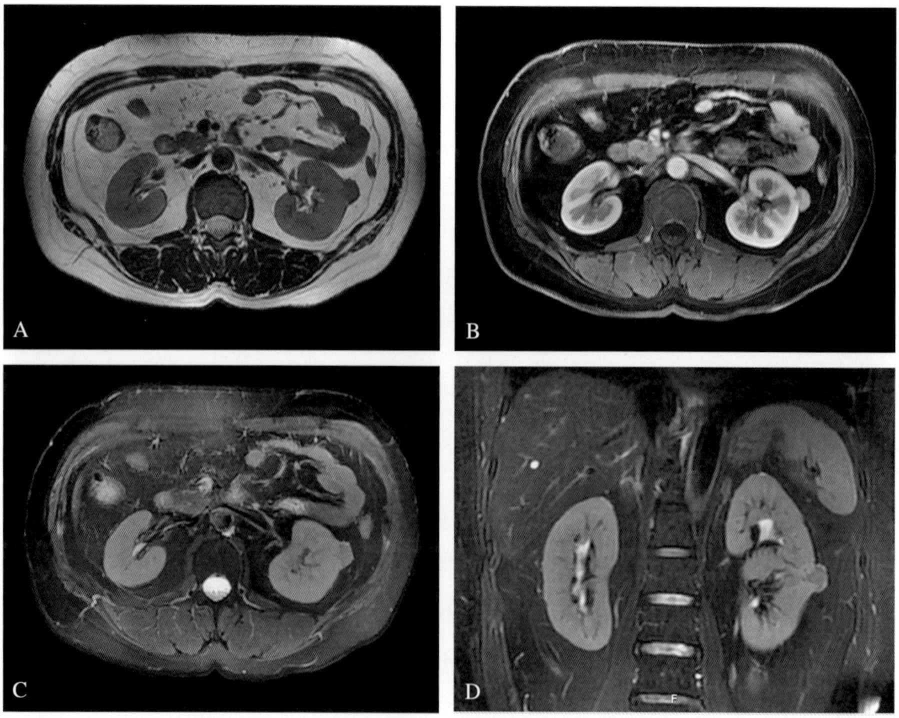

图 2-16-7　乏脂肪型肾血管平滑肌脂肪瘤 MRI 影像

A. T_1WI 左肾可见边缘光整的椭圆形等稍长 T_1 信号，与肾实质分界较为清晰，向肾外生长呈伞状覆盖于肾脏表面，并呈尖端向肾门方向的楔形生长；B. 皮质期轻中度不均匀强化，低于肾实质，内可见脂肪信号影；C 和 D. T_2WI 表现为楔形生长的等稍长 T_2 信号肿物

四、治疗

鉴于 mfRAML 在术前影像学诊断上难以与 RCC 等肾脏恶性肿瘤鉴别，有相当一部分 mfRAML 是在肾部分切除术后通过病理诊断。因此，术前结合不同影像学检查特点，尽可能明确诊断，是 mfRAML 治疗方式选择的关键问题之一。如肾脏部分切除术后诊断为 mfRAML，这类患者可采取术后积极随访的方式，如病情发生变化或进展，则进一步采取主动干预措施。如能依据影像学检查结果明确诊断，mfRAML 可依据散发型 RAML 治疗原则，选择适当的治疗措施。

五、预后和随访

mfRAML 与散发型 RAML 类似，总体预后良好。符合动态监测条件的患者应定期主动接受随访，每 6 ~ 12 个月通过影像学检查评估肿瘤变化。若出现肿瘤持续增大、破裂出血风险升高、恶变倾向、有妊娠需求、出现明显症状、不能继续主动监测或不能及时接受救治等情况，应及时终止监测而行积极治疗。接受主动干预患者应密切监测肾功能、短期及长期并发症以及影像学变化情况等。

（刘 冰 周启玮）

▶▶▶ 参考文献

[1] 孙颖浩 . 吴阶平泌尿外科学 . 北京：人民卫生出版社，2019.

[2] 夏术阶，纪志刚 . 坎贝尔 – 沃尔什泌尿外科学 . 11 版 . 郑州：河南科学技术出版社，2020.

[3] 黄翼然 . 临床肾脏肿瘤学 . 上海：上海科学技术出版社，2018.

[4] Flum AS，Hamoui N，Said MA，et al. Update on the diagnosis and management of renal angiomyolipoma. J Urol，2016，195（4 Pt 1）：834–846.

[5] Saoud R，Kristof TW，Judge C，et al. Clinical and pathological features of renal epithelioid angiomyolipoma（PEComa）：A single institution series. Urol Oncol，2022，40（2）：18–24.

[6] Brian R Lane，Hakan Aydin，Teresa L，et al. Danforth Clinical Correlates of Renal Angiomyolipoma Subtypes in 209Patients：Classic，Fat Poor，Tuberous Sclerosis Associated and Epithelioid. J Urol，2008，180（3）：836–843.

[7] Courtney M，Mulholland D，O'Neill D，et al. Natural growth pattern of sporadic renal angiomyolipoma. Acta Radiol，2021，62（2）：276–280.

[8] Kaneko K，Yoshida S，Yamamoto K，et al. Renal epithelioid angiomyolipoma：Incidence in a Japanese cohort and diagnostic utility of diffusion-weighted magnetic resonance imaging. Int J Urol，2020，27（7）：

599–604.

[9] Moch H，Cubilla AL，Humphrey PA，et al. The 2016 WHO Classification of Tumours of the Urinary System and Male Genital Organs—Part A：Renal，Penile，and Testicular Tumours. Eur Urol，2016，70 (1)：93–105.

[10] Ruiz Guerrero E，Ledo Cepero MJ，Ojeda Claro AV，et al. Renal angiomyolipoma and tuberous sclerosis complex：long-term safety and efficacy outcomes of Everolimus therapy. Actas Urol Esp (Engl Ed)，2021，45 (4)：264–272.

[11] Hatano T，Endo K，Tamari M. Efficacy and safety of low-dose everolimus treatment for renal angiomyolipoma associated with tuberous sclerosis complex. Int J Clin Oncol，2021，26 (1)：163–168.

[12] Vaggers S，Rice P，Somani BK，et al. Evidence–based protocol–led management of renal angiomyolipoma：A review of literature. Turk J Urol，2021，47 (Supp. 1)：S9–S18.

[13] Lee KH，Tsai HY，Kao YT，et al. Clinical behavior and management of three types of renal angiomyolipomas. J Formos Med Assoc，2019，118 (1 Pt 1)：162–169.

[14] Cong X，Zhang J，Xu X，et al. Renal epithelioid angiomyolipoma：magnetic resonance imaging characteristics. AbdomRadiol，2018，43 (10)：2756–2763.

[15] Park BK. Renal Angiomyolipoma：Radiologic Classification and Imaging Features According to the Amount of Fat. AJR，2017，209 (4)：826–835.

[16] Lim RS，Flood TA，McInnes MDF，et al. Renal angiomyolipoma without visible fat：Can we make the diagnosis using CT and MRI? Eur Radiol，2018，28 (2)：542–553.

[17] Lienert AR，Nicol D. Renal angiomyolipoma. BJU Int，2012，110 (4)：25–27.

[18] Hakim SW，Schieda N，Hodgdon T，et al. Angiomyolipoma (AML) without visible fat：Ultrasound，CT and MR imaging features with pathological correlation. Eur Radiol，2016，26 (2)：592–600.

[19] Uysal SP，Şahin M. Tuberous sclerosis：a review of the past，present，and future. Turk J Med Sci，2020，50 (SI–2)：1665–1676.

[20] Cibas ES，Goss GA，Kulke MH，et al. Malignant Epithelioid Angiomyolipoma ('Sarcoma Ex Angiomyolipoma') of the Kidney A Case Report and Review of the Literature. Am J Surg Pathol，2001，25 (1)：121–126.

[21] Saoud R，Kristof TW，Judge C，et al. Clinical and pathological features of renal epithelioid angiomyolipoma (PEComa)：A single institution series. Urol Oncol，2022，40 (2)：18–24.

[22] 黄健 . 中国泌尿外科和男科疾病诊断治疗指南 . 北京：科学出版社，2020.

[23] Bissler JJ，Kingswood JC，Radzikowska E，et al. Everolimus for angiomyolipoma associated with tuberous sclerosis complex or sporadic lymph angioleiomyoma tosis (EXIST–2)：a multicentre，randomised，double–blind，placebo–controlled trial. Lancet，2013，381 (9869)：817–824.

[24] Eijkemans MJC，van der Wal W，Reijnders LJ，et al. Long-term Follow-up Assessing Renal

Angiomyolipoma Treatment Patterns，Morbidity，and Mortality：An Observational Study in Tuberous Sclerosis Complex Patients in the Netherlands. Am J Kidney Dis，2015，66（4）：638–645.

[25] Marques R，Belousova E，Benedik MP，et al. Treatment Patterns and Use of Resources in Patients With Tuberous Sclerosis Complex：Insights From the TOSCA Registry. Front Neurol，2019，（10）：1144.

[26] Wagner AJ，Ravi V，Riedel RF，et al. nab–Sirolimus for Patients With Malignant Perivascular Epithelioid Cell Tumors. J Clin Oncol，2021，39（33）：3660–3670.

[27] Kopparthy P，Murphy M. Rapid and Durable Response With Nab–Sirolimus After Everolimus Failure in a Patient With Perivascular Epithelioid Cell Tumors（PEComas）of the Uterus. Cureus，2021，13（5）：e14951.

[28] Zhang YY，Luo S，Liu Y，et al. Angiomyolipoma with minimal fat：Differentiation from papillary renal cell carcinoma by helical CT. Clin Radiol，2013，68（4）：365–370.

[29] 黄忠江，姜增誉，李健丁，等 . 基于增强 CT 影像组学联合机器学习鉴别均质性肾透明细胞癌与肾乏脂肪血管平滑肌脂肪瘤 . 实用医学杂志，2021，37（17）：2266–2270.

[30] 颜蕾，杨光杰，聂佩，等 . 基于 CT 影像组学模型鉴别肾乏脂肪血管平滑肌脂肪瘤与均质肾透明细胞癌 . 中国医学影像技术，2020，36（5）：733–737.

第十七章 其他类型肾良性肿瘤

人类肾脏发育经过前肾、中肾和后肾三个相互连续并略为重叠的阶段。最终，后肾发育成为成体的永久肾，而前肾和中肾则在发育过程中逐渐退化。除血管平滑肌脂肪瘤外，还有一类来源于后肾残余上皮或永久肾上皮的良性肿瘤，统称为肾脏上皮来源良性肿瘤。肾脏上皮来源良性肿瘤较为少见，主要包括嗜酸细胞瘤、乳头状腺瘤、后肾肿瘤、球旁细胞瘤、肾髓质间质细胞瘤、神经鞘瘤和孤立性纤维瘤等。

已发表文献中尚无准确报道肾脏上皮来源良性肿瘤的发病率，主要因为肾脏上皮来源良性肿瘤患者多无临床症状，实验室检查也无特异性，往往是通过尸检或术后病理检查才发现。随着各种影像学技术的发展，加之健康体检的普及，早期发现肾脏上皮来源良性肿瘤的机会增加，但术前常难以与肾脏恶性肿瘤进行鉴别，确诊需要对可疑病例行穿刺活检或手术切除以进行病理检查。据统计，直径 < 4 cm 的肾脏小占位术后病理提示为良性肿瘤的比例达 21% ~ 34%。治疗方式主要为手术治疗，包括保留肾单位肿瘤切除术，少数病例需要行肾切除术，部分病例也可观察随访。

第一节　嗜酸细胞瘤

肾嗜酸细胞瘤（renal oncocytoma）起源于肾远端小管，因细胞富含嗜酸颗粒而得名。其在肾脏良性肿瘤中相对常见，约占肾上皮性肿瘤的 5%。嗜酸细胞瘤缺乏特异性临床表现，多因影像学检查偶然发现，常被误诊为肾癌，典型的 CT 影像为肿瘤中央星状低密度灶。因为良性肿瘤，保留肾单位手术和主动监测为主要治疗方式。

一、流行病学和病因学

（一）流行病学

1942 年，Zippel 报道了首例肾嗜酸细胞瘤；随后，由 Hamperl 于 1962 年命名为肾嗜酸细胞瘤；最后，Klein 和 Valensi 于 1976 年提出嗜酸细胞瘤是一类不同于其他肾皮质肿瘤的良性肿瘤，该病才获得认可。在肾良性肿瘤中，嗜酸细胞瘤发病率仅次于肾血管平滑肌脂肪瘤，高发年龄为 40 ~ 60 岁。嗜酸细胞瘤占所有实性肾肿瘤的 3% ~ 7%；如果将 < 4 cm 的肿瘤考虑进来，它的发生率可提高到 18%。多为单侧单个肿瘤，4% ~ 13% 可多发或累及双侧肾脏。1982 年，Warfel、Eble 等人发现一例双肾密布 200 余个嗜酸细胞瘤病灶的患者，命名为肾嗜酸细胞瘤病（renal oncocytosis）。1998 年，Weirich 等报道了 5 个家族性肾嗜酸细胞瘤（familial renal oncocytoma）谱系，患者均为青年发病，肿瘤表现为双侧多发、具有复发性。有意思的是，肾嗜酸细胞瘤的发病具有一定的年龄和性别差异，有研究发现在老年偶发肾脏肿瘤患者中嗜酸细胞瘤更常见。另外，包含嗜酸细胞瘤和血管平滑肌脂肪瘤在内的肾良性肿瘤在年轻女性中的发病率是男性的 2 倍。当然，由于肾血管平滑肌脂肪瘤在女性中更常见，因此这一结论还需要更多研究加以证实。

（二）病因学

嗜酸细胞瘤的确切病因不明，但该病的细胞遗传学特点较明显，存在诸多染色体变异，最常见的变异是 1 号染色体和 Y 染色体的缺失，14 号染色体杂合性缺失，以及 11q13 染色体重排等。肾细胞癌常见的 3 号、7 号和 17 号染色体异常（如 *VHL*/*HIF1A* 基因、*VEGF* 基因等）并未见于嗜酸细胞瘤，这从基因层面证实嗜酸细胞瘤有别于肾细胞癌。嗜酸细胞瘤起源于肾小管上皮组织，与其他肾肿瘤相比，其具有独特的细胞起源和遗传异常。嗜酸细胞瘤罕见远处转移，一旦发生需警惕误诊或恶变可能。

二、临床表现

75% 以上的肾嗜酸细胞瘤患者无临床症状，多在体检或因其他疾病检查时发现。少数病例可有轻微腰痛或腹痛，部分病例可有镜下或肉眼血尿，偶尔患者可因血压过低而就诊发现，极少数患者查体时可扪及患侧腰腹部肿块。也有罕见的家族性病例，如 Birt-Hogg-Dubé 综合征患者。

三、影像学

（一）B 超

B 超对嗜酸细胞瘤具有一定的早期筛查作用，但其诊断价值有限。嗜酸细胞瘤在 B 超下多表现为突出肾脏表面的圆形或椭圆形低回声肿块，也可表现为混杂回声或高回声。边界清楚、内部回声均匀，血流呈轮辐状分布，有时可见中央星状瘢痕样改变（图 2-17-1）。

（二）CT

CT 作为嗜酸细胞瘤的首选检查，可提供关键的诊断线索。嗜酸细胞瘤 CT 平扫表现为高密度或等密度肿物，多位于肾皮质，外突生长，边界清楚，无坏死和钙化，多数可见界线清晰的完整包膜。肿瘤体积较小者密度均匀，CT 值为 40 ~ 50 HU。CT 增强扫描表现为轻度均匀强化，CT 值约 60 HU，随后在延迟期消失。因为嗜酸细胞瘤的肿瘤中央有

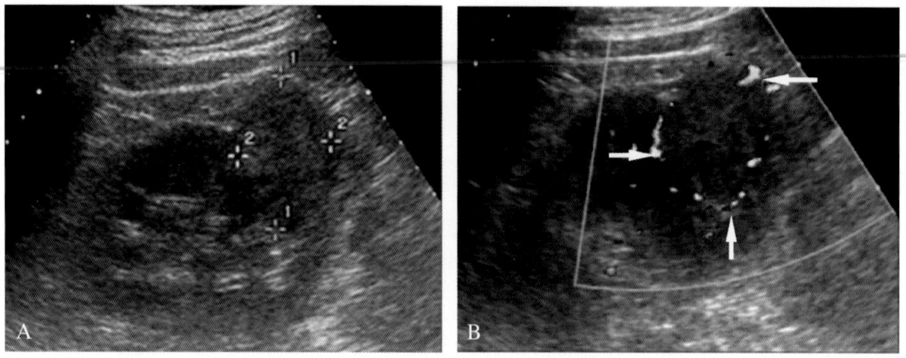

图 2-17-1 嗜酸细胞瘤 B 超影像

A. 超声影像表现为突出肾脏表面的圆形等回声肿块；B. 彩色多普勒血流成像显示肿瘤周围有丰富的血流信号（白色箭头）

纤维组织存在，所以其特征性的增强 CT 表现为强化后呈现“轮辐征或星状瘢痕”（图 2-17-2）；根据不同报道的发生率为 1/3 ~ 1/2，肿瘤体积较小时即可出现，其出现的概率随肿瘤体积增大而增加；由于中心瘢痕早期无明显强化，因此延迟强化有助于清晰显示中心瘢痕。瘢痕影像表现为中心性或偏心性，一般认为，瘢痕的形成是由于肿瘤生长缓慢并长期缺血所致，故肿瘤越大越容易形成瘢痕。早期文献曾将中央瘢痕认为嗜酸细胞瘤的特征性表现，后来发现其他肾脏恶性肿瘤（如嫌色细胞癌和部分透明细胞癌）也有此表现。中央瘢痕虽并非嗜酸细胞瘤特有，但对于诊断嗜酸细胞瘤仍有重要参考价值。嗜酸细胞瘤增强 CT 与肾细胞癌表现类似，但动脉期肿瘤内造影剂少于肾细胞癌，且前者衰减峰常见于肾实质期，后者衰减峰常见于皮质髓质交界期。嗜酸细胞瘤的包膜为邻近的肾实质受挤压而形成的纤维组织，包膜平扫呈低密度，增强扫描呈弧形低密度影，多无明显强化，部分肿瘤包膜较厚，血供丰富，增强扫描呈稍高密度。而影像学上有无侵袭邻近结构和（或）远处转移的证据，这对区分嗜酸细胞瘤和肾细胞癌具有较强的导向价值。

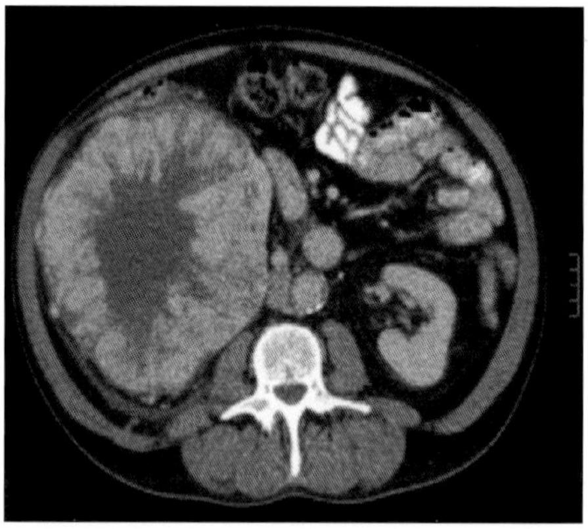

图 2-17-2 嗜酸细胞瘤增强 CT 影像

此外，通过 CT 动态增强扫描，不仅可以显示肿瘤的强化程度，还可以定量分析肿瘤的血流动力学改变，有助于嗜酸细胞瘤的鉴别诊断。在双相多排螺旋 CT 影像上，可以观察到小体积肾嗜酸细胞瘤具有皮质髓质期（造影剂注射后 30 ~ 40 s）和早期排泄期（造影剂注射后 120 ~ 180 s）的节段性强化倒置（segmental enhancement inversion）这一特征性的增强模式。该影像学特征有助于帮助鉴别直径 $<$ 3 cm 的肾脏占位是肾细胞癌还是肾嗜酸细胞瘤。

（三）MRI

大多数嗜酸细胞瘤与正常肾皮质相比，在 T_1WI 上表现为突出于肾脏表面的低信号肿物，部分可呈等信号；T_2WI 上大部分也表现为低信号，也有报道认为是轻微的 T_2 高信号（图 2–17–3）。MRI 可清楚地显示肿瘤周围包膜的完整性，包膜在 MRI 平扫和增强扫描的表现均与正常肾实质类似，提示包膜是由于肿瘤压迫周围正常肾实质形成。MRI 动态增强后肿瘤有强化，且随时间延长，强化有逐渐增加趋势。值得注意的是，当存在中央星状瘢痕时，其在 T_1WI 及 T_2WI 上常表现为低信号的纤维化、硬化或钙化组织；新形成的瘢痕因富含水分，T_2WI 可表现为较高信号。与 CT 相比，MRI 可以在一定程度上鉴别星状瘢痕和肿瘤坏死，后者在 T_1WI 上表现为低信号，而在 T_2WI 上表现为高信号。既往研究显示，MRI 区分肾嗜酸细胞瘤和肾细胞癌的准确率为 84%，其中敏感度和特异度分别为 90% 和 63%。

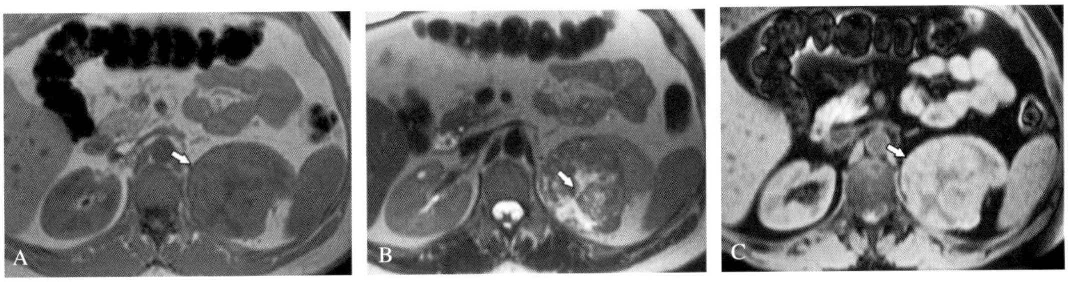

图 2–17–3　嗜酸细胞瘤 MRI 影像

A. T_1 加权图像显示低信号；B. T_2 加权像显示不均匀信号，中心部分为高信号；C. 脂肪抑制 T_1 加权图像显示中心呈低信号

（四）放射性核素显像

近年来，通过 ^{99}Tc 标记的甲氧基异丁基乙腈（^{99}Tc–MIBI）亲肿瘤显像鉴别肾嗜酸细胞瘤和肾细胞癌的方法被普遍看好。在已发表的研究中，均观察到嗜酸细胞瘤和嗜酸细胞/嫌色细胞混合瘤显示出了对 ^{99}Tc–MIBI 的高摄取，这与其他肾脏恶性肿瘤恰巧相反，其诊断灵敏度为 96.0%，特异度为 95.2%。当然，研究者也观察到一些含有高纤维成分的嗜酸细胞瘤呈 ^{99}Tc–MIBI 低摄取；同时部分乳头状肾细胞癌则呈高摄取，其强度要比嗜酸细胞瘤低得多。

（五）肾血管造影

血管造影可见肿瘤中央血管常排列成齿轮状，具有一定特征性，但部分肾腺癌也可有类似表现，所以中央齿轮状血管不能作为嗜酸细胞瘤的诊断依据。现如今，血管造影已不作为诊断肾脏肿瘤的常规检查。

（六）影像学鉴别诊断

嗜酸细胞瘤主要与嫌色性肾细胞癌进行鉴别，两者均起源于肾远曲小管，在形态学和免疫表型等方面具有一定的相似之处。CT 显示嗜酸细胞瘤为富血供肿瘤，动脉期强化明显，具有快进慢出特征；而嫌色性肾细胞癌则为中等血供肿瘤，强化效应低于嗜酸细胞瘤。CT 均可见星状瘢痕，但前者星状瘢痕出现比例高，且较小的肿瘤也可出现；后者只在体积较大、伴有出血坏死时，才出现星状瘢痕（图 2-17-4）。有研究利用 ROC 曲线评价肿瘤病灶强化百分比及肿瘤 - 肾皮质强化指数鉴别两种肿瘤的效能，发现两种方法在皮髓质期及实质期均能较好地鉴别，但也有研究认为 CT 不能明确区分两者。

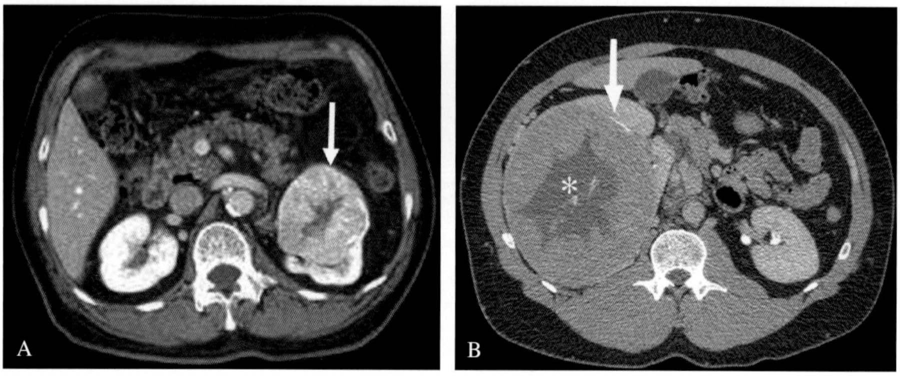

图 2-17-4 嗜酸细胞瘤和嫌色性肾细胞癌的 CT 影像对比

A. 嗜酸细胞瘤在 CT 上为富血供肿瘤，中央可见星状瘢痕；B. 嫌色性肾细胞癌在 CT 上为中等血供肿瘤，星状瘢痕为肿瘤体积较大、伴有出血坏死所致

四、病理学

（一）大体和 HE 染色

肿瘤大小不一，直径 4 ~ 8 cm，也有 > 10 cm 的报道。瘤体切面呈琥珀色或棕色，有别于透明细胞性肾细胞癌的金黄色切面，肉眼观与肝组织相似。肿瘤形态多呈圆形、边界清楚，有完整的假包膜，周围组织受挤压而无肿瘤浸润。肿瘤切面质地均一，可伴有实质的玻璃化和纤维化，常见中央轮辐状瘢痕。需要注意的是，轮辐状瘢痕并非嗜酸细胞瘤所独有，它可以出现在肾嫌色细胞癌和其他生长缓慢的肾肿瘤中。约 1/3 可见瘤内出血、肾周脂肪或血管侵犯，但坏死很少见；另有约 5% 为双侧或多发灶，但肿瘤生物学行为仍为良性。光镜下瘤细胞排列呈巢状或器官样（57.5%）、管囊状（6.3%）、混合型（36.2%），无乳头状或肉瘤样结构。光镜下瘤细胞的特征为富含嗜酸颗粒的大细胞，细胞形态规整，呈圆形或多边形。细胞核分化良好，呈光滑圆形，位于细胞中央，染色质分布均匀一致，部分细胞可见核仁。细胞无明显异型性，罕见细胞分裂象（图 2-17-5）。

（二）免疫组织化学染色

免疫组织化学染色检查 EMA 和 CD117（+），而黑尔胶体铁染色（Hale colloidal iron staining）和波形蛋白（vimentin）（-）（图 2-17-6）。其中，黑尔胶体铁染色是鉴别嗜酸细胞瘤的经典方法，但会有非特异性染色出现。另外，细胞角蛋白（cytokeratin）对于鉴别这些组织染色结果有帮助，其中细胞角蛋白 -7（cytokeratin-7）表达于 66% 的肾嫌色细胞

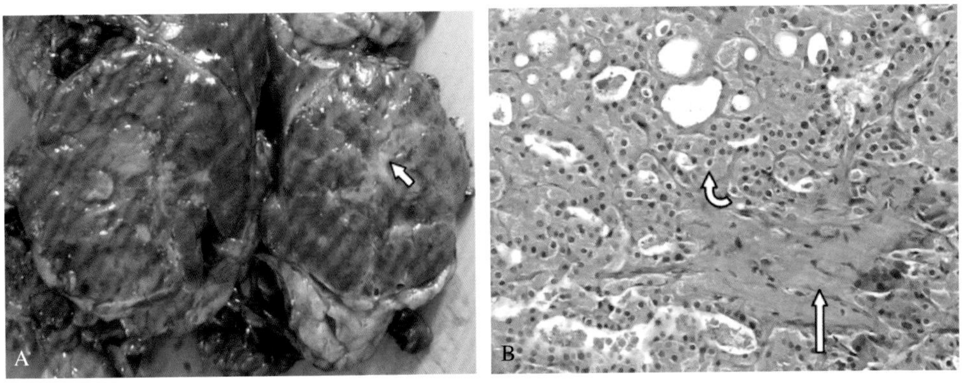

图 2-17-5　嗜酸细胞瘤的大体标本和 HE 染色

A. 大体标本切片照片显示肿瘤中央可见星状瘢痕（白色箭头）；B. HE 染色（×100 倍）显示肿瘤细胞圆形均匀，胞质丰富，嗜酸性粒细胞增多（曲线箭头），细胞被黏液透明质基质包围（直箭头）

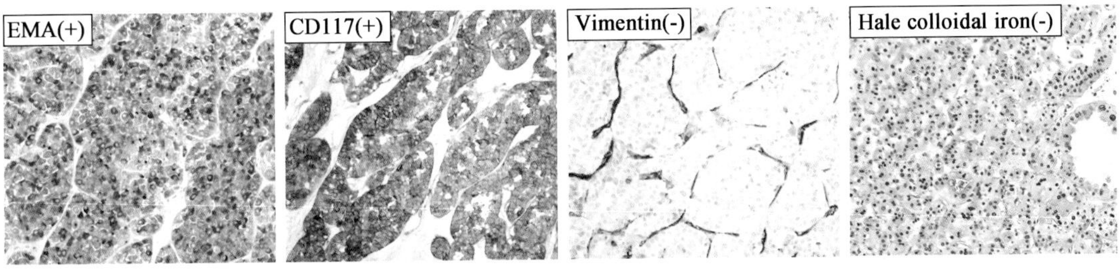

图 2-17-6　嗜酸细胞瘤的免疫组织化学染色

癌中，在嗜酸细胞瘤中只有 5%。小清蛋白（parvalbumin）表达于 100% 的肾嫌色细胞癌，在 47% 的嗜酸细胞瘤中表达。近来还有多个其他标志分子用于嗜酸细胞瘤与肾嫌色细胞癌的鉴别，包括 E-cadherin、Pax-2、Claudin-7、Claudin-8，S100、NPM 和 LMP2 等，但都尚未应用于临床。关于肾嗜酸细胞瘤与肾细胞癌之间的病理学差异总结在表 2-17-1。

表 2-17-1　肾嗜酸细胞瘤与肾细胞癌之间的病理学差异

病理学特征	肾嗜酸细胞瘤	肾细胞癌
大体表现	切面呈琥珀色，与正常肾实质颜色相似	切面呈金黄色，可伴有玻璃化和纤维化
细胞学特征	①细胞核：核膜圆而规则，无核周光晕 ②细胞质：均匀颗粒状 ③细胞骨架：网状伴间质水肿 ④包埋正常小管：存在	①细胞核：多形性，膜不规则，核周透明，内含假性包涵体 ②细胞质：异质性纹理 ③细胞骨架：呈片状或小梁状 ④包埋正常小管：缺失
黑尔胶体铁染色	较弱的顶端或局灶性细小胞质颗粒	较强的弥漫性微空泡状胞质染色
免疫组织化学	① CD117、e- 钙黏蛋白、S100A（+） ②波形蛋白（-）	① CD117（-） ②波形蛋白（+）

此外，Ehsani 等通过免疫组织化学技术研究表明 BCA2（一种 RING E3 连接酶）在嗜酸细胞瘤中 100% 表达（38/38），而在肾细胞癌中不表达（0/114）。BCA2 有望成为嗜酸细胞瘤较为特异的诊断标志物。

近年来，肾脏低级别嗜酸细胞肿瘤（low-grade oncocytic tumor，LOT）的概念被提出，特征是细胞质嗜酸性粒细胞增多，但是细胞角蛋白 –7 和 CD117 均为（–）。在形态学上，它表现出与嗜酸细胞瘤和肾嫌色细胞癌的重叠特征，预后惰性，约占所有嗜酸细胞瘤的 4%。与之对应的另一个概念是高级别嗜酸细胞肿瘤（high-grade oncocytic tumor，HOT），其生长方式与嗜酸细胞瘤一样，呈嵌套状或管状生长。细胞大而均质，细胞核不同于嫌色细胞癌的葡萄干样核，但具有明显的核仁（ISUP 3 级）。免疫组织化学染色检查 CD117（+），但只有一半的肿瘤细胞角蛋白 –7（+）。

（三）电镜观察

电镜下胞质内充满大小一致的成熟线粒体，并呈板层状排列。嗜酸细胞瘤细胞内线粒体较其他类型肾肿瘤大而多，同时缺乏粗面内质网及其他细胞器（图 2–17–7）。这与嫌色性肾细胞癌不同，后者电镜下细胞内除线粒体之外，还有大量的高尔基体和粗面内质网。据上述所见，目前认为嗜酸细胞瘤起源于肾远曲小管，特别是和集合管相连处细胞。

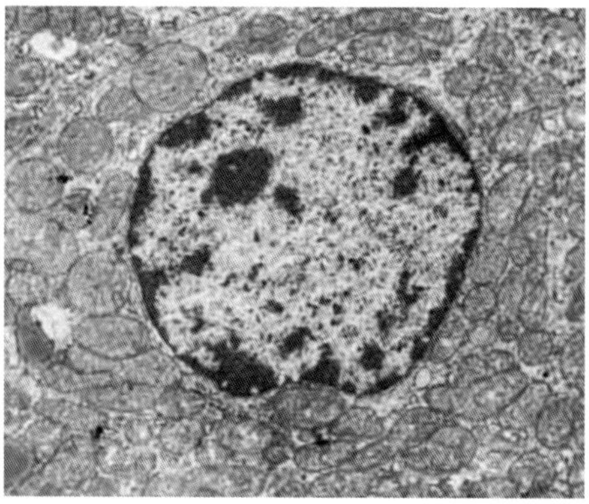

图 2–17–7　嗜酸细胞瘤在电镜下的表现

五、治疗

嗜酸细胞瘤为良性肿瘤，复发风险低，一般选择保留肾单位手术，肿瘤较大者可采用根治性肾切除术，其他治疗还包括消融治疗等。术中冰冻病理难以准确区分嗜酸细胞瘤和嫌色细胞癌，对手术决策的指导意义不大。如肿瘤较小、患者不愿手术者可选择主动监测，随访过程中如果出现以下情况则建议接受手术治疗：①肿瘤直径 > 3 cm；②肿瘤分期进展；③肿瘤直径增速 > 5 mm/ 年。

六、预后和随访

嗜酸细胞瘤为肾良性肿瘤，整体预后较好。研究显示，嗜酸细胞瘤的平均生长速度为每月 0.16 mm 或每年 0.20 ~ 0.28 cm，目前仍没有可以预测其生长速度的预测因子。绝大部分病例在长期随访中未观察到复发或转移。尽管从病理上看嗜酸细胞瘤为良性，但是也要注意到一些极少出现的情况，如直径 > 10 cm 的大体积嗜酸细胞瘤，可能会表现出血管侵袭等特征，甚至会发生肝脏等远处脏器的转移。有研究报道，1 474 例嗜酸细胞瘤患者中有 22 例侵犯血管（发生比例为 1.5%），但这些肿瘤仍旧预后较好，在此后随访的 2.5 年中，并无一例发生肿瘤复发或转移。

七、基础和转化研究

从实验室检查来说，国外有报道能从尿中检测 miR–498、miR–183、miR–205 和 miR–31 等 microRNAs 来协助诊断，但目前临床应用较少，本病最终诊断还是要靠组织病理检查。

第二节　乳头状腺瘤

2016 年，WHO 将肾乳头状腺瘤（renal papillary adenoma，RPA）定义为组织学乳头状或管状结构，直径大小不超过 1.5 cm，无包膜结构且 ISUP 分级为低级别的一种肾脏良性肿瘤。肾乳头状腺瘤患者临床上往往因为体检或其他疾病检查时发现，其缺乏特异性的临床表现，在病理上需要与肾乳头状细胞癌相鉴别。肾乳头状腺瘤患者预后较好，手术切除即可治愈，保留肾单位手术为其主要治疗方式。

一、流行病学和病因学

（一）流行病学

肾乳头状腺瘤可发生于任何年龄，好发于老年人，组织学结构起源于肾小管上皮细胞，目前国内尚无直接流行病学调查数据。2006 年，Wang 等对 542 例肾脏切除标本进行回顾性分析发现，约 7% 的标本中存在单发或多发的乳头状腺瘤。在早期的尸检研究中，肾乳头状腺瘤尸检检出率差异较大。最近的一项研究报道，结果提示肾乳头状腺瘤尸检总体的检出率约为 19%（75/402），其中男性肾乳头状腺瘤检出率约为女性的 5 倍，这一结果提示肾乳头状腺瘤的发病率可能存在性别差异。

（二）病因学

肾乳头状腺瘤病因尚不明确，与遗传、年龄、吸烟及硬化性肾血管疾病等密切相关，常见于长期血液透析的终末期肾病及获得性囊性肾病患者。多种类型的染色体变异（倍增、缺失等）在肾乳头状腺瘤存在，涉及的染色体包括 7 号、17 号及 Y 染色体等。

二、临床表现

大多数患者无明显症状，多在体检时发现，部分患者可有轻微腰痛，偶尔可扪及腰腹部肿块，此外部分病例亦可有镜下或肉眼血尿。

三、影像学

肾乳头状腺瘤在 B 超下表现为肾脏内低回声占位性病变，B 超诊断价值有限，但具有一定的筛查作用。CT 是肾乳头状腺瘤的首选检查手段，其典型表现为肾包膜下单发或多发结节状病灶，边缘清晰、规整，病灶直径 < 1.5 cm，可突向肾皮质外。CT 平扫为等密度或高密度软组织块影，偶见点状钙化，病灶中央为低密度带有网格状囊性变；增强 CT 影像表现大多为轻 ~ 中度强化，因肿瘤体积小且为良性病变，大多数 CT 增强不表现出明显出血及坏死征象。肾乳头状腺瘤在 MRI T_1 加权像 T_1W1 上表现为等信号，而在 T_2 加权像 T_2W1 上表现为高信号，此外在 MRI 增强扫描下呈现轻度的均匀强化。

四、病理学

肾乳头状腺瘤大多数位于肾皮质内，大体观上多数为黄色或灰白色，呈实性结节状，质地中等，大小直径 < 1.5 cm，边界清楚，无明显出血坏死，圆形或圆锥形，切片上呈楔形，尖端对着肾皮质表面，可多发并累及双肾。在光镜下肾乳头状腺瘤多数无包膜，结构由小管状、乳头状组成，肿瘤细胞多呈立方形或柱状，体积较小，多数细胞胞质稀少，细胞核呈圆形或椭圆形，核仁不明显，细胞大小一致，染色质增粗，通常无核分裂象（图 2-17-8）。此外，光镜下可见砂粒体和泡沫样巨噬细胞沉积。在免疫组织化学染色检查中，EMA、CK、CK7 和 AMACR 常呈现阳性。肾乳头状腺瘤在病理诊断上需与乳头状肾细胞癌鉴别，因为乳头状肾细胞癌在光镜下也呈现出与乳头状腺瘤类似的乳头状生长方式。其鉴别要点在于肾乳头状腺瘤不会出现透明细胞区域，而当片状的透明细胞出现，无论肿瘤大小，均应诊断为恶性。乳头状结构的占比和多少对乳头状细胞癌的诊断存在一定参考意义，但不能仅凭乳头状结构的多少或占比（有学者提出 50% 的界限）来诊断，而应综合来判断，结合肿瘤的整体结构、必要的免疫组织化学结果和细胞遗传学检测综合分析判断良恶性。此外，有部分学者基于此两种疾病发生的相关性，组织学及免疫组织化学染色的相似性，认为肾乳头状腺瘤是乳头状肾细胞癌的癌前期病变。

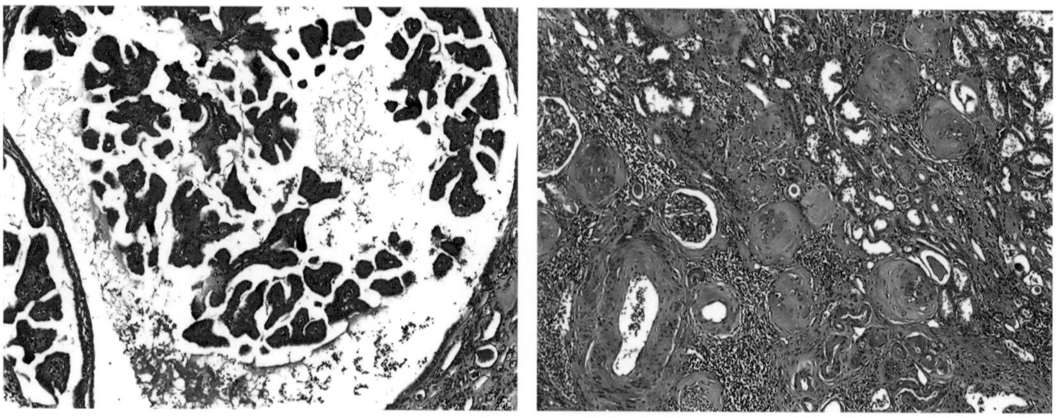

图 2-17-8 肾乳头状腺瘤的病理表现

五、治疗

肾乳头状腺瘤为良性肿瘤，手术切除即可治愈，应尽量采取保留肾单位的肾部分切除手术，首选腹腔镜或机器人辅助手术。

六、预后和随访

肾乳头状腺瘤预后良好，但乳头状腺瘤与乳头状腺癌和乳头状细胞癌存在一定组织学关联，尤其是对于组织学形态不典型的病例，建议术后密切随访观察。

第三节　后肾肿瘤

后肾肿瘤（metanephric tumors）泛指一类罕见的肾脏良性肿瘤，包含 3 种肿瘤，分别是后肾腺瘤（metanephric adenoma，MA）、后肾腺纤维瘤（metanephric adenofibroma，MAF）和后肾间质瘤（metanephric stromal tumour，MST）。后肾肿瘤诊断多依靠病理检查，因其缺乏特征性的临床表现和影像学表现。手术治疗是后肾肿瘤患者的主要治疗方式，患者通常预后较好。

一、流行病学和病因学

（一）流行病学

后肾腺瘤由 Bove 在 1979 年首次报道，1992 年由 Brisigotti 命名，被认为是一种起源于后肾胚基的罕见肾脏上皮肿瘤，占比约为 0.2%。后肾腺瘤存在性别差异，男女发病比例为 1 :（2 ~ 3），好发于 50 ~ 60 岁中老年人，大多数患者为单侧发病，双侧发病患者少见。后肾腺纤维瘤由 Hennigar 首次报道于 2012 年，是胚胎上皮和间质成分共同构成的混合性肿瘤，发病年龄较小（平均发病年龄为 11 岁），年龄跨度从 20 个月至 35 岁不等，男女发病比例约为 2 : 1。后肾间质瘤在 1998 年由 Beckwith 首次报道并命名，是一种好发于婴幼儿的肾脏良性肿瘤，其平均确诊年龄为 24 个月。

（二）病因学

后肾肿瘤目前病因尚不明确，可能与遗传、年龄、性别等因素相关，目前有文献报道，BRAF *V600E* 基因突变常见于后肾腺瘤及后肾间质瘤，另外也有些研究发现，后肾腺瘤中存在 *NF1* 及 *NOTCH1* 基因突变等。

二、临床表现

后肾肿瘤患者缺乏特异性临床表现，可有腰痛、血尿，肿块较大时可扪及腰腹部包块，后肾腺瘤患者可伴有红细胞增多症。

三、影像学

（一）B 超

后肾肿瘤 B 超检查无特异性。后肾肿瘤在 B 超下内回声可表现为均匀或不均匀的边界较清楚的实性肿物。其中后肾间质瘤可有局部囊性病变，B 超下可见大小不一的圆形囊腔，形态规则，但瘤体整体边界欠清，且多无包膜，一般血流信号丰富。

（二）CT

CT 是后肾肿瘤的主要检查手段。后肾腺瘤 CT 平扫可见单侧肾脏单发等密度或稍高密度软组织肿块，大小不等但边界清楚，肿块中间可伴有钙化、出血、坏死及囊性变等。增强 CT 扫描各期强化度低于肾实质，肿块可表现为无明显强化或轻度强化。后肾腺纤维瘤在 CT 平扫下表现为等密度或稍高密度室性肿块，内可伴有囊性低密度区以及点片状钙化，整体边界清楚，在增强 CT 时囊性低密度区可无强化，而等密度区可有轻度强化。后肾间质瘤 CT 平扫表现为类圆形低密度肿块，而在增强扫描时肿块可有部分强化甚至是明显强化。后肾间质瘤瘤体若过大可使肾盂受压部位变形，在分泌期可看到肾盂受压影像。当后肾间质瘤瘤体内有囊性变时，在 CT 平扫和增强下呈现出低密度的囊性病变（图 2-17-9）。

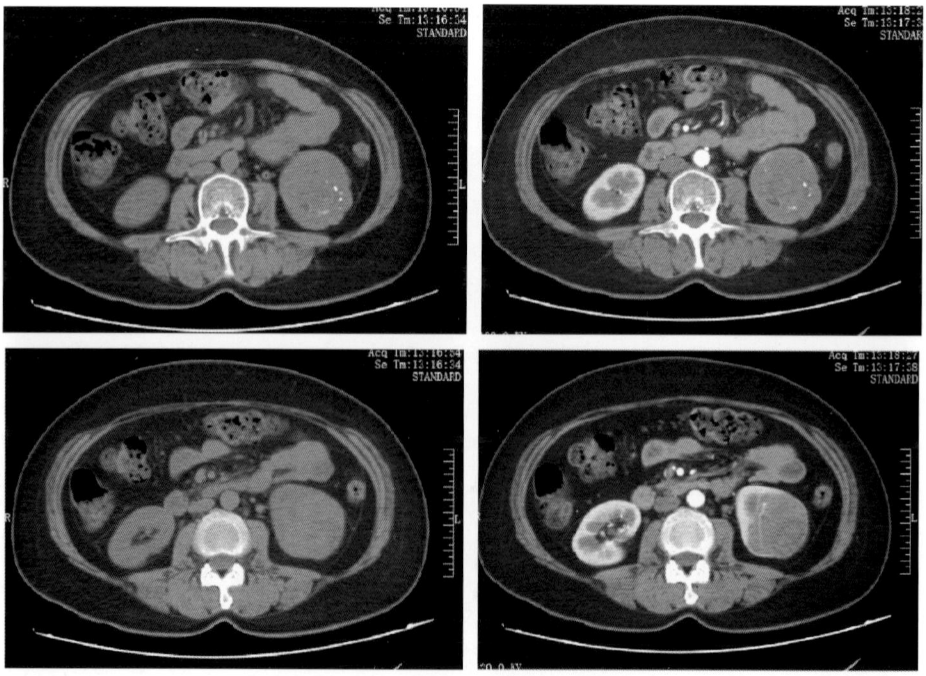

图 2-17-9　后肾肿瘤的 CT 表现

（三）MRI

后肾腺瘤在 MRI T_1 加权像 T_1WI 上较正常肾实质呈等信号或稍低信号，而在 T_2 加权像 T_2WI 上可呈现出等信号、稍低或稍高信号，此外有时可在肿块周围见假包膜影，可能与纤维组织增生和周围肾小管坏死相关。在延迟显影期可见肿块强化，在 DWI 上呈现高信号，有出血时呈现短 T_1 信号，坏死和囊性变区呈现更长的 T_2 信号。后肾腺纤维瘤在 MRI 下通常表现为不规则的异常肿块，在 T_1WI 上和 T_2WI 上均呈现低信号，肿块中央在 DWI 时可呈现出低信号，而肿块边缘可呈现出高信号，肿块与周围组织结构界线清楚（图 2-17-10）。

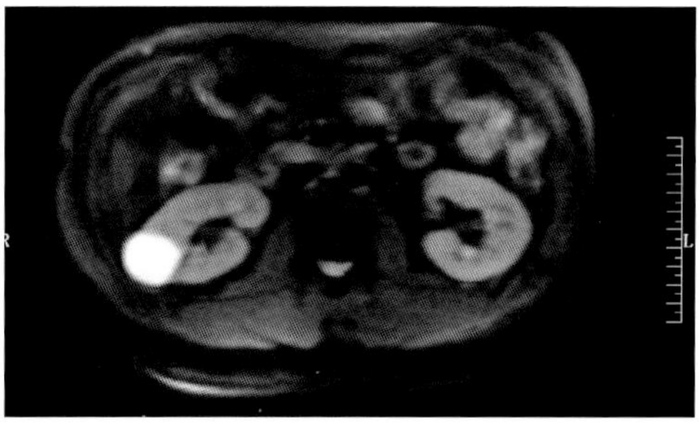
图 2-17-10　后肾肿瘤的 MRI 表现

四、病理学

（一）大体和 HE 染色

在大体观上后肾腺瘤界线清楚，肿块表面颜色可呈现灰色、黄色或棕色，常为孤立性肿块，好发于肾皮质，但也可在肾脏的其他部位，肿块包膜通常较完整，可合并钙化、囊样形状、出血及坏死等。光镜下，可观察到由均匀堆积、连接紧密的上皮细胞组成，细胞呈管状或乳头状排列，肿瘤细胞呈圆形或卵圆形，细胞核小而规则，通常无核分裂象和异型性，细胞质嗜碱性。花蕾样或肾小球样结构是后肾腺瘤独有的结构，具有诊断意义，其是由肿瘤细胞均匀紧密堆积在大腔隙而形成。后肾腺纤维瘤在大体观上可有囊腔且周围界线欠清，肿块颜色为棕褐色或灰白色。在光镜下可以看到上皮结节和间质细胞，此外光镜下可见成纤维细胞排列不均，细胞核为卵圆形，核仁不典型，稍有分裂象。细胞呈嗜酸性并且可有不同程度的透明变性和黏液变性。肿瘤上皮细胞呈小管状、乳头状或小腺泡状排列，细胞大小均匀，多伴有沙砾体。后肾间质瘤在大体观上颜色多为黄褐色，一半左右的肿瘤内部有囊性空腔，此外有时可见多灶性、微浸润肿瘤。在光镜下肿瘤细胞与周围组织界线模糊，肿瘤细胞排列不均匀（图 2-17-11）。

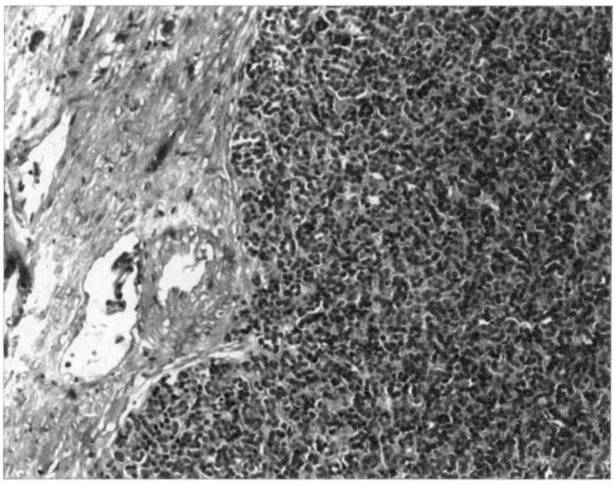
图 2-17-11　后肾肿瘤的病理 HE 染色表现

（二）免疫组织化学染色

后肾腺瘤免疫组织化学染色检查 PAX2、广谱 CK、CD57、WT1 及 Vimentin 多呈阳性，而 CK7、EMA 常为阴性。然而在部分后肾腺瘤中可见 CK7 局灶性阳性，此外有研究显示 CDH17 在绝大多数后肾腺瘤中可阳性表达，具有一定的特异性，可用于与其他类型肿瘤的鉴别。后肾腺纤维瘤免疫组织化学染色检查广谱 CK、CD57 及 Vimentin 常阳性，CK7、EMA 多呈阴性，间质成分 CD34 阳性。后肾间质瘤免疫组织化学可见 CD34 阳性表达，但表达不均匀，此外 Desmin 及广谱 CK 多为阴性。

五、治疗

后肾肿瘤常常被误诊为恶性肿瘤，与肾癌鉴别相对困难，必要时可行穿刺活检明确病理诊断。手术方式首选保留肾单位手术，腹腔镜及机器人辅助均安全有效。手术后若病理确诊，则不需要辅助治疗。

六、预后和随访

尽管后肾肿瘤的预后通常较好，但有个别报道有后肾肿瘤淋巴结转移情况，因此后肾肿瘤仍建议定期随访。

七、基础与转化研究

有研究表明，BRAF V600、ENF1 及 NOTCH1 基因检测可能在后肾肿瘤的诊断及鉴别诊断中提供参考意义，但尚未运用于临床。

第四节 球旁细胞瘤

肾球旁细胞瘤（juxtaglomerular cell tumor，JGCT）又名肾素瘤，临床较罕见，患者多为青少年和年轻人，临床上以高血压和低血钾多见。起源于肾小球旁器复合体具有肌样分化的球旁细胞，具备肾素分泌功能，可激活肾素－血管紧张素－醛固酮系统，导致高血压和低钾血症。腹部 B 超、MRI、CT、PET/CT 等有助于肾球旁细胞瘤的诊断。手术切除是最佳的治疗选择。

一、流行病学和病因学

（一）流行病学

1967 年，Robertson 首次将该病描述为肾小球旁的一种特殊血管平滑肌细胞瘤，Kihara 等人紧接着也报道了一例患者，并最终将该病命名为肾球旁细胞瘤。该疾病较为罕见，目前没有大规模流行病学数据，文献中仅有百余例病例汇报，患者多为青少年和年轻人，其中女性发病率比男性高，存在性别差异。

（二）病因学

肾球旁细胞瘤病因尚不明确，可能与 9、10、11 和 X 染色体部分突变有关。

二、临床表现

本病根据临床表现可分为 3 型：典型、非典型和静止型。典型者的临床症状最典型，高血压和低钾血症为典型症状。非典型患者血钾多为正常，仅表现为高血压，该类型患者占比约为 1/3。静止型患者最罕见，无高血压和低钾血症。

三、影像学

（一）B 超

肾球旁细胞瘤体积较小并且结构与肾实质区别不大，因此腹部 B 超检查较难发现，但体积较大者仍可被发现，典型表现为均匀的低回声肿块，边缘清晰。

（二）CT

CT 能够发现肾脏的占位性病变，是目前容易进行且阳性率最高、假阴性率低的检查方法。CT 平扫可见类圆形或椭圆形等密度肿块，常为单发，周围界线清楚，肿块多位于肾皮质区。肿块 CT 值与正常肾实质相近，增强 CT 可无明显强化，但有部分病例亦可有轻到中度强化（图 2-17-12）。

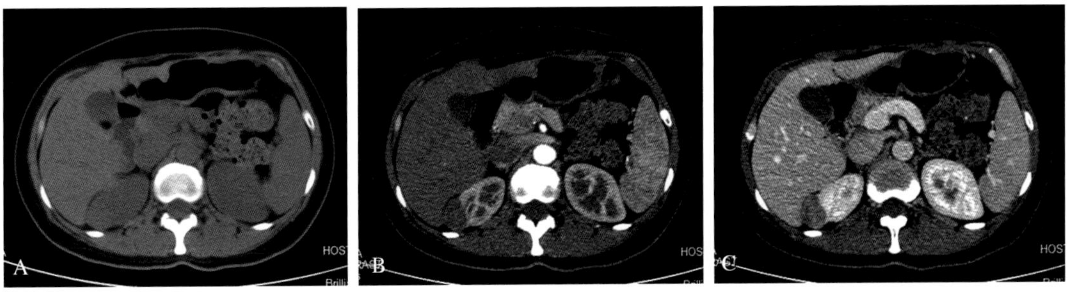

图 2-17-12　肾球旁细胞瘤 CT 表现

（三）MRI

MRI 对诊断肾球旁细胞瘤等肾脏占位性病变的意义重大，且阳性率高。特别是对于肾功能损害或有血液系统疾病等不能接受腹部 CT 增强检查者，可以作为定性和定位诊断。MRI 显示肾脏实性占位，部分病例囊性占位，部分边界清楚，T_1WI 上显示等信号或轻度低信号，强化后可见病变不均匀增强（图 2-17-13）。

（四）影像学鉴别诊断

静止型肾球旁细胞瘤需与肾癌相鉴别。肾球旁细胞瘤由于发病率低、体积小、位于皮质或皮质下，在 CT 平扫上是等密度的，但在增强 CT 上大多数情况下是低密度，少部分

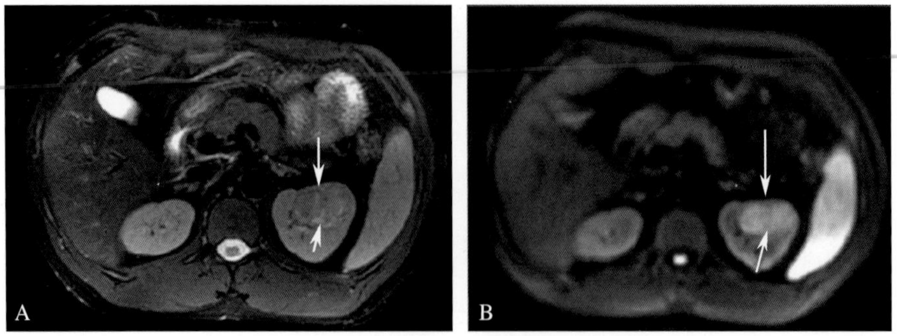

图 2-17-13　肾球旁细胞瘤 MRI 表现

可有轻中度强化。而肾癌尤其是肾透明细胞癌在肾皮质期出现明显的不均匀强化，有“速升速降”的增强特点。

四、病理学

（一）大体和 HE 染色

肾球旁细胞瘤在大体观上颜色为浅棕色至黄色，多为实性肿块，包膜通常完整，局灶可见小囊腔，瘤体大小通常 < 3 cm，部分文献也报道了 > 6.0 cm 肿瘤个案。大多数肾球旁细胞瘤光镜下可见多角形和梭形嗜酸性细胞，可表现为乳头状或实性片状结构，在部分病例中可以观察到上皮成分。血管在肿瘤标本内呈现明显透明化，少部分病例可见局灶性出血（图 2-17-14）。

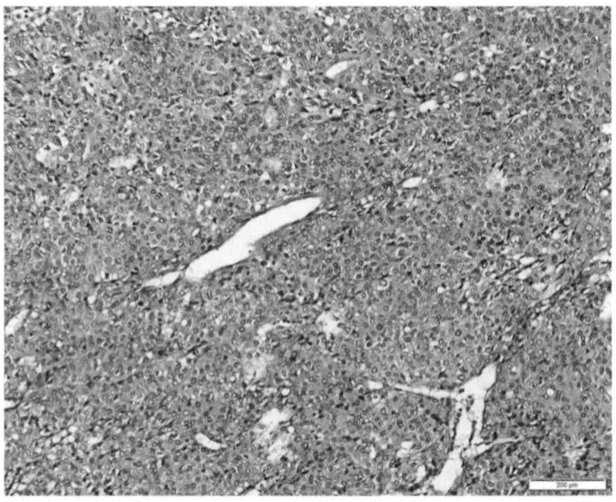

图 2-17-14　肾球旁细胞瘤在光镜下 HE 染色表现

（二）免疫组织化学染色

肾球旁细胞瘤具有肾素分泌功能，因此可通过肾素检查来作为特异性诊断标准。但仍需要与能够分泌肾素的肾脏肿瘤相鉴别，如肾嗜酸细胞和肾母细胞瘤等。免疫组织化学的其他标志物可以协助诊断：vimentin 和 CD34 呈弥漫阳性，CD117 可呈局灶阳性或呈弥漫阳性和 SMA 局灶阳性，部分病例中可见 VEGF 阳性，神经内分泌标志物偶有局灶阳性表现（图 2-17-15）。此外，肾球旁细胞瘤鉴别诊断还包含肾癌、孤立性纤维瘤、血管球瘤等。其中血管球瘤不含上皮成分，通常对 α- 平滑肌肌动蛋白和（或）h-caldesmon

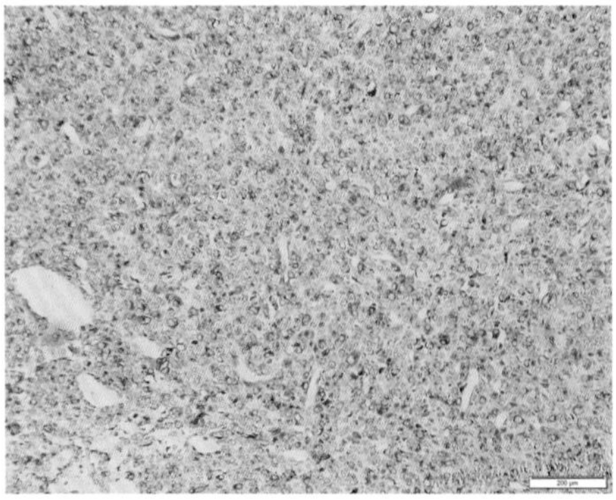

图 2-17-15　肾球旁细胞瘤免疫组织化学染色表现

阳性，并且对 CD34 和肾素呈阴性，血管外皮细胞瘤 / 孤立性纤维瘤极少有厚壁血管或者多边形细胞。孤立性纤维瘤通常包含血管外皮细胞瘤（“鹿角”）血管模式，并且通常位于靠近肾盂或肾包膜的位置。

五、治疗

手术切除是首选治疗方法。单纯肾球旁细胞肿瘤剜除术适用于直径 < 3 cm 的瘤，3 cm 以上的肿瘤患者首选肾部分切除，若同侧肾无功能可选择肾切除。肾球旁细胞瘤患者术后血压和血钾基本能恢复到正常水平，通常预后较好。

六、预后和随访

肾球旁细胞瘤属于良性肿瘤，往往手术切除后预后较好，但仍有个案报道出现转移情况。基于上述个案情况，术后的长期随访显得尤为重要，尤其是对于再次出现高血压或低血钾的患者应怀疑存在肿瘤复发和转移的可能。

第五节　肾髓质间质细胞肿瘤

肾髓质间质细胞肿瘤（renomedullary interstitial cell tumor，RMICT）又称为肾髓质纤维瘤，多在尸检或因其他疾病（如肿瘤、肾无功能等）行肾切除术时偶然发现，肿瘤多数位于肾髓质。大多数患者无明显临床症状，不易被发现，文献报道较少，至今国内外病例报道例数不足百例（除尸检外）。临床无症状者通常无须特殊治疗。

一、流行病学和病因学

（一）流行病学

肾髓质间质细胞肿瘤 1972 年被首次报道，至今国内外文献报道除尸检外的例数不足百例。肾髓质间质细胞肿瘤多在尸检或因其他疾病（如肿瘤、肾无功能等）行肾切除术时检出，尸检检出率为 16% ~ 41.8%，临床标本上的发现率与尸检基本相同。好发于 50 岁以上人群，无明显性别差异，约一半的病例为双侧，直径多为 1 ~ 5 mm，较大或临床上表现为肿块的病例罕见。

（二）病因学

髓质间质细胞肿瘤病因尚不明确，肾髓质是其高发位置，由具有肾髓质间质细胞的超微结构和生化特征的细胞组成，是肾髓质的正常成分，可合成包括前列腺素在内的具有抗高血压作用的血管活性剂，在此基础上，有人提出肾髓质间质细胞肿瘤会因高血压而发展，但没有明确的研究证明其因果关系。

二、临床表现

大多数肾髓质间质细胞肿瘤患者无明显临床症状，极少数患者可出现无痛性血尿。

三、影像学

（一）CT 和 MR

因肾髓质间质细胞肿瘤体积通常非常小且多为偶尔检出，故其影像学资料较少。已有的报道一般具有如下特点：①肿瘤位于肾髓质内。② CT 平扫上肿块多为等密度影，边缘光滑，界线清楚；CT 增强扫描时无明显强化，而在 MRI T_1 加权像及 T_2 加权像低信号。③当肿瘤体积较大时，其内部血供较丰富，肿瘤中央区域可有局灶坏死或囊性变（图 2-17-16）。MRI 上 T_1 加权像呈现出低信号，而在 T_2 加权像上呈现出高信号（不均匀）。

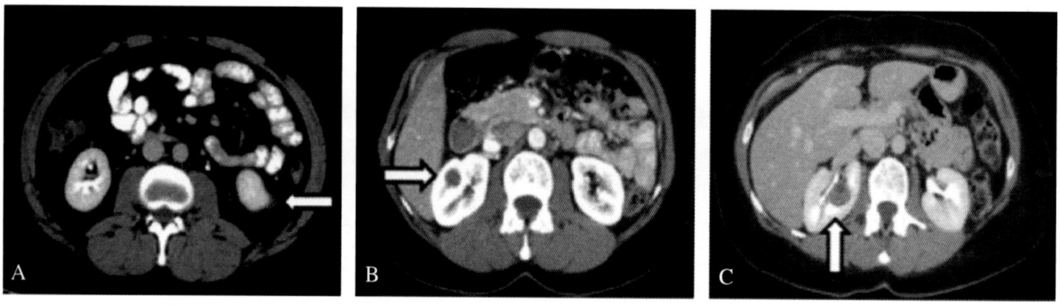

图 2-17-16 髓质间质细胞肿瘤影像

（二）影像学鉴别诊断

肾纤维瘤是肾髓质间质细胞肿瘤主要的鉴别诊断。通常肾纤维瘤体积较肾髓质间质细胞肿瘤大（2 ~ 10 mm），并且大都存在包膜。鉴别要点主要是在 CT 平扫时为高密度，而在 CT 增强时有逐步强化。在 T_1WI 和 T_2WI 图像上均为低信号，但有报道指出，影像学无法区分肾髓质间质细胞肿瘤与其他肾皮质肿瘤。

四、病理学

（一）大体和 HE 染色

肿瘤在大体观上多位于肾脏髓质，肾乳头中或皮质髓质交界处少见，肿瘤呈结节状，球形或卵圆形，无包膜，灰白色，界线大多清楚，肿块大小大多为 0.5 ~ 6 mm（图 2-17-17）。在光

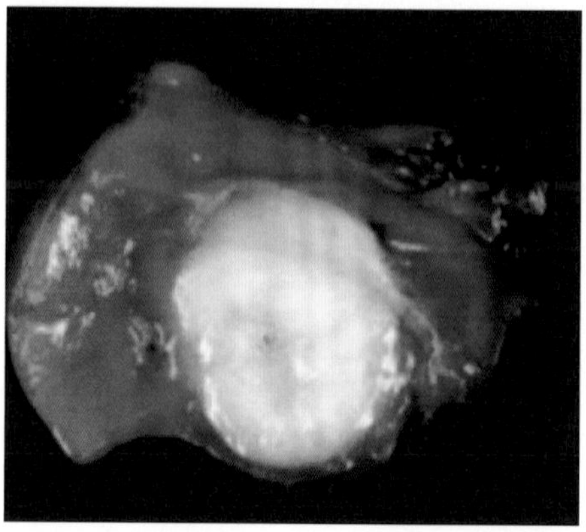

图 2-17-17 肾髓质间质细胞肿瘤标本的大体观

镜下可见梭形肿瘤细胞，部分肿瘤细胞呈现星芒状，肿瘤细胞弥漫分散在疏松的黏液样基质内，此外光镜下可见少部分纤维化肿瘤间质，而在肿瘤边界处有时可见残留的肾小管散在分布（图 2–17–18）。

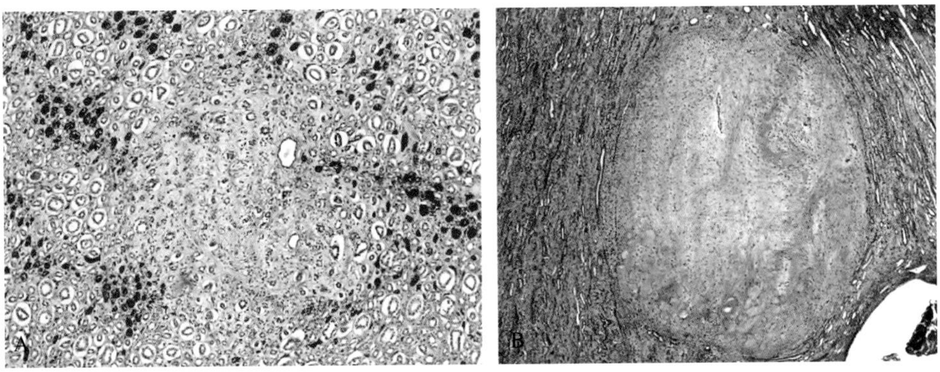

图 2–17–18 肾髓质间质细胞肿瘤标本的 HE 染色表现

（二）免疫组织化学染色

目前针对于肾髓质间质细胞肿瘤上无特异性的免疫组织化学标志物。肿瘤细胞免疫组织化学染色中 Vimentin 和 S100 大多为阴性，而部分病例 CD34 和部分病例 SMA 可呈局灶阳性表现，但阳性强度要弱于平滑肌肿瘤。

五、治疗

绝大多数肾髓质间质细胞肿瘤患者无须特殊治疗，因其发现及诊断极为困难。如果该类患者因肿瘤体积过大导致出现血尿或腰痛等症状可根据患者自身条件选择手术治疗，手术方式可选择保留肾单位手术或根治性肾切除。

六、预后和随访

肾髓质间质细胞肿瘤是极为罕见的良性肿瘤，通常无须治疗且预后良好，但该病确诊较困难，因此对于肾脏微小病变如果不能术前定性建议密切随访，以避免造成非必要的手术创伤和肾单位减少。

第六节 神经鞘瘤

肾神经鞘瘤（schwannoma）起源于施万细胞，生长速度缓慢，是一种少见的肾脏良性肿瘤。肾神经鞘瘤患者通常无典型的临床症状，大多数患者是在体检时发现而就诊。肾神经鞘瘤的主要治疗手段为手术切除肿瘤，因其缺乏特征性的影像学表现，所以术后的病理检查是该疾病的最重要确诊手段。

一、流行病学和病因学

（一）流行病学

神经鞘瘤最早由 Verocay 于 1908 年报道，并于 1932 年由 Massson 认定其起源于中枢神经系统或周围神经系统中的施万细胞。神经鞘瘤好发于头部、颈部、四肢和后纵隔，而腹膜后脏器受累以及发生于肾脏的神经鞘瘤非常罕见，仅占神经鞘瘤的 1%～3% 和腹膜后肿瘤的 1%。肾脏神经鞘瘤自 Phillipc 等人 1955 年首例报道以来全世界文献中报道的病例不到 30 例，多数患者患病年龄在 30～60 岁之间，性别差异不明显。

（二）病因学

有研究表明，神经鞘瘤的发生可能与神经纤维瘤病的发生相关，但其具体的病因及发病机制目前仍不十分清楚，有学者认为，其与多发性神经纤维瘤Ⅱ基因的缺失或基因突变可能有关。肾脏神经鞘瘤通常位于肾门部，其原因在于肾门处含有神经纤维，这部分神经纤维是肾主要交感神经和副交感神经的主要组成部分，这部分神经纤维与肾动脉及静脉一同汇入肾门。

二、临床表现

肾神经鞘瘤患者通常无典型的临床症状。当肿瘤体积过大时，有可能压迫周围的肾盂或输尿管导致出现类似肾绞痛样的腹部不适或腰背部疼痛。如果肿瘤体积较小时，通常不对周围组织造成压迫，多数无明显症状，多在体检时偶尔发现。此外，也有部分患者可合并出现血尿、发热等非特异性临床表现。

三、影像学

（一）B 超

B 超对神经鞘瘤的诊断有一定的筛查和定位作用，但缺乏特异性的表现来与其他肾脏肿瘤进行鉴别。其彩色多普勒超声表现为肾区边界清楚，有环状包膜的低回声结节状团块，团块内回声均匀，如发生液化时可探及片状无回声区域。肿块内可探及少量血流信号或无血流信息显示，部分较大的团块内部可呈“漩涡状”改变。

（二）CT

CT 作为几乎所有病例报告都包含的常规检查手段，对肾神经鞘瘤的临床诊断提供了较为重要的信息。肾神经鞘瘤在 CT 上的表现为位于肾门或肾门旁类圆形软组织影，密度多不均匀，肿块中部可合并有出血、囊性变、钙化和坏死的表现，软组织肿块与周围的界线尚清晰，在增强 CT 扫描时肿块可见强化，强度多为轻到中度的强化，肿块密度在增强扫描时要略高于周围肌肉组织密度，且中央可留有无强化坏死、出血或囊性变区（图 2–17–19）。

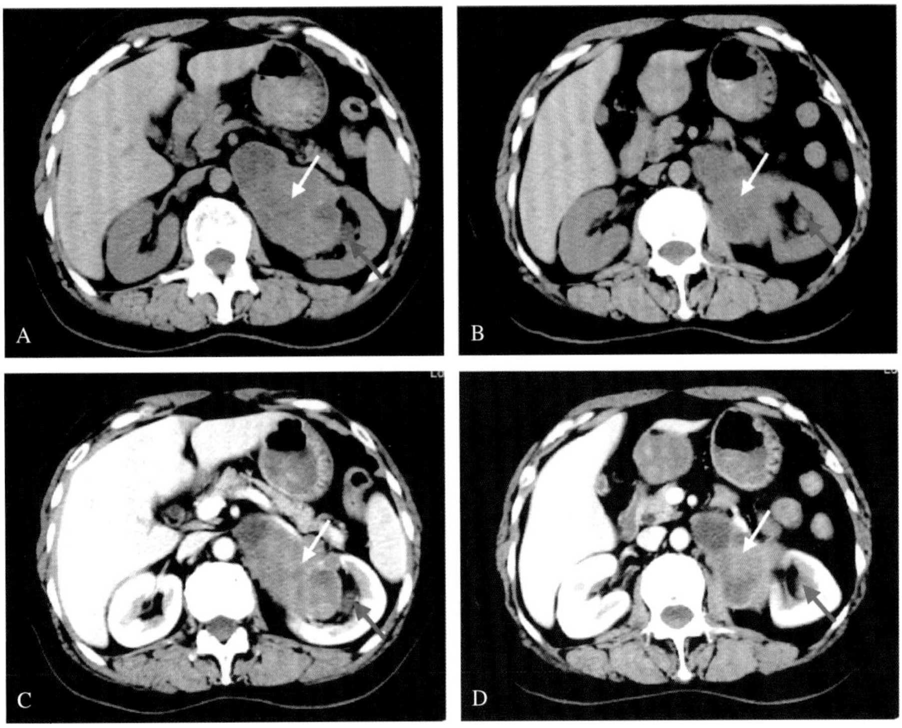

图 2-17-19　肾脏神经鞘瘤的 CT 平扫及增强表现

（三）MRI

肾脏神经鞘瘤的 MRI 表现最初认为 T_1 加权像上是等信号，而在 T_2 加权像上是高信号。但根据多年的案例报告，MRI 特异性较差且无典型影像学特征，也有文献报道部分肿瘤内部强化明显。近期国内文献关于肾神经鞘瘤 MRI 表现的描述大多是肾脏神经鞘瘤在 T_1WI 上常表现为稍低信号到等信号，在钆增强后于 T_1WI 可见肿瘤实体部分均匀增强。肾脏神经鞘瘤在 T_2 加权像上表现为不均匀的高信号与其特有的微观结构有关，Antoni B 区因黏液丰富而信号高于 A 区，同时 Antoni A 区因肿瘤细胞的密集而在 T_2 加权像表现为高信号（图 2-17-20）。

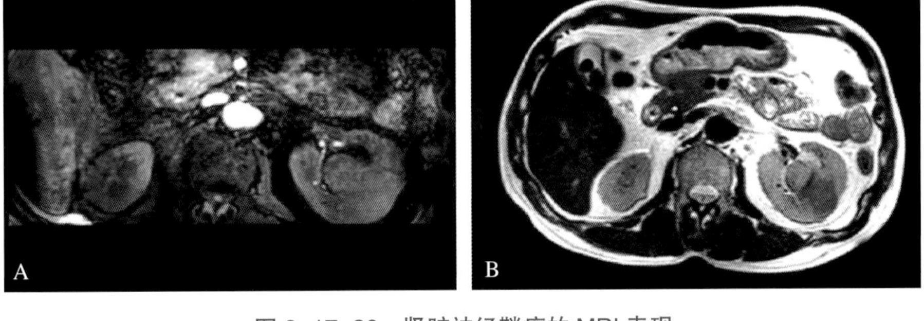

图 2-17-20　肾脏神经鞘瘤的 MRI 表现

（四）影像学鉴别诊断

肾神经鞘瘤需要与肾门部肿瘤、肾盂肿瘤以及乏脂肪的血管平滑肌脂肪瘤等疾病相鉴别。神经鞘瘤和肾盂肿瘤均可并发肾盂积水，但神经鞘瘤多生长在肾盂旁，在分泌造影时不会有充盈缺损。肾门部肿瘤在 CT 平扫上多为圆形及类圆形软组织影，在 CT 增强后肿块会有所强化但强度弱于正常肾实质。相比之下在增强 CT 扫描中，神经鞘瘤常比肾癌表现出更低的增强影像。此外，由于肾细胞癌的恶性特征，影像上通常可见其边界不清或侵犯周围结构。而乏脂肪的肾血管平滑肌脂肪瘤在 CT 平扫上表现为不均匀低密度，部分组织 CT 值为负（即含有脂肪组织），而脂肪成分在 MRI 的 T_1 加权像呈高信号，这些影像学特征均可以与肾神经鞘瘤做鉴别诊断。

尽管 CT 和 MRI 可以为诊断肾神经鞘瘤提供一定的信息，但有文献认为仅靠影像学很难将神经鞘瘤与其他肾脏肿瘤区分开来，最终的确诊需要依靠手术的病理检查以及免疫组织化学染色结果。

四、病理学

（一）大体和 HE 染色

肾神经鞘瘤的体积大小不一，通常瘤体直径 < 5 cm，但亦有 > 10 cm 的个案报道，大体积肿瘤可能发生恶变。在大体观上，肾神经鞘瘤位于肾门周围，形状为圆形或者类圆形，瘤体内部多为灰白色，质地较韧，呈鱼肉状，肿瘤与周围界线清晰，肿瘤包膜通常较完整（图 2–17–21）。此外，一些巨大肿瘤还可包括神经鞘瘤以外的其他病理类型。在光镜下可观察到神经鞘瘤的典型病理征象：Antoni A 和 Antoni B 区，两者在光镜下交替相间。其中 Antoni A 区是细胞增生致密区，而 Antoni B 区是细胞增生疏松区，两者的主要成分分别是梭形细胞成分及丰富的黏液和基质成分；此外，Antoni A 区含有 Verocay 小体，而 Antoni B 区所含细胞数较少。根据光镜下不同的表现可将肾神经鞘瘤分为 Antoni A 型和 Antoni B 型。

（二）免疫组织化学染色

S–100 是诊断肾脏神经鞘瘤特异性标志物之一，在大部分神经鞘瘤瘤体组织中可有不同程度的阳性表达，S–100 颗粒为棕褐色，细胞核及细胞质均可有不均匀阳性表达。Ki–67 多在侵袭性的恶性肿瘤中阳性表达，其在良性肿瘤中阳性率低。当肿瘤组织学形态不够典型时，免疫组织化学检查中若见到弥漫性 S–100 强阳性表达则有助于诊断神经鞘瘤，而 Ki–67 的低表达可用于判断肿瘤的良性征象（图 2–17–22）。

此外，免疫组织化学结果也可帮助进行鉴别诊断，其中 HMB–45 和 actin 在血管平滑肌脂肪瘤为阳性表达，而平滑肌瘤为 desmin（+）和 actin（+），以上标志物在肾神经鞘瘤上多为阴性。肉瘤样肾细胞癌不会强表达 S–100，可以此作为与神经鞘瘤的鉴别点。

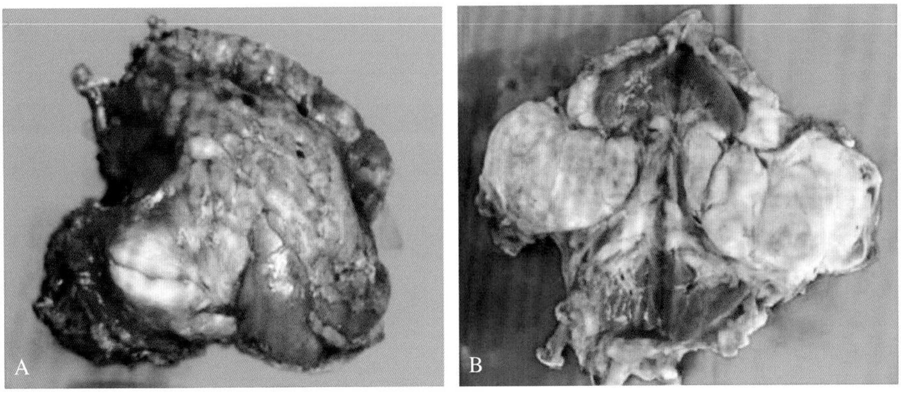

图 2-17-21　肾神经鞘瘤标本的大体观

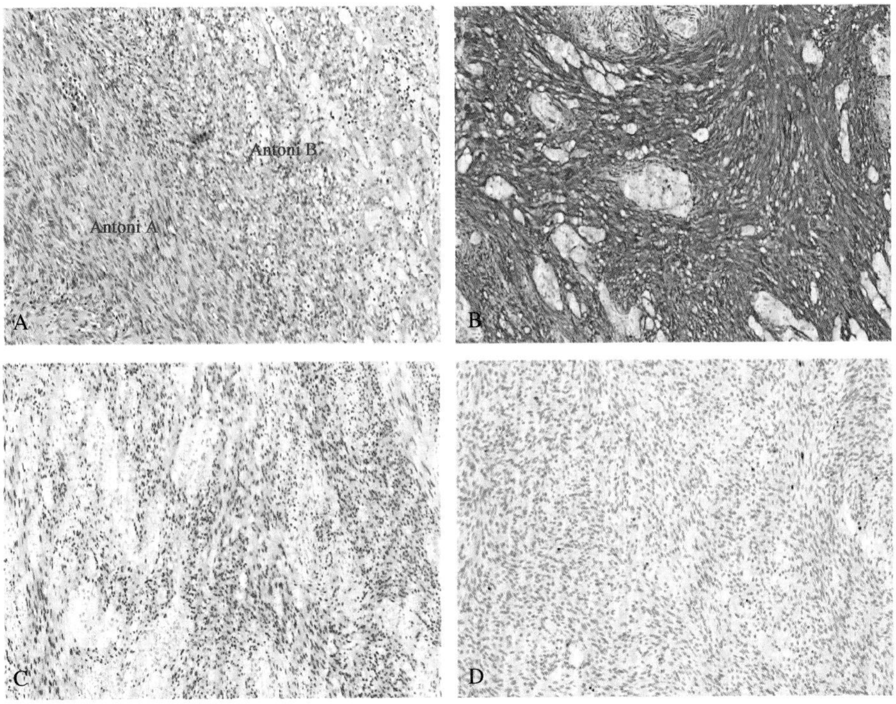

图 2-17-22　肾神经鞘瘤标本的免疫组织化学表现

五、治疗

手术切除是治疗肾脏神经鞘瘤的首选方案，通常患者预后较好。手术方式可根据肿瘤大小、位置以及邻近组织粘连情况来选择，通常为腹腔镜下或开放手术，当肿瘤与肾脏粘连明显或有损伤时，可行肾部分切除术。此外，机器人辅助的腹腔镜肾神经鞘瘤在临床上亦有报道应用（2016 年 Jeremy Kelley 等人完成第一例）。尽管神经鞘瘤多具有良性特征，但仍有局部复发及恶变可能，因此手术时需彻底切除肿瘤，以利于患者的预后并减少复发。

六、预后和随访

大部分患者经手术切除治疗后预后较好，但仍有非常少的患者出现复发以及出现恶变的可能。目前没有足够的证据揭示肾神经鞘瘤的生物学特征和术后复发率，术后患者仍建议定期随访。

七、基础和转化研究

由于肾神经鞘瘤的病例罕见，目前尚未开展肾神经鞘瘤相关的基础和转化研究。

第七节 孤立性纤维瘤

孤立性纤维瘤（solitary fibroma）是一种较罕见的、起源于间充质细胞的梭形细胞肿瘤，大多数为良性肿瘤，少部分有恶性潜能。孤立性纤维瘤缺乏特异性临床表现，常依靠CT、MRI等影像学表现和病理切片以及免疫组织化学结果进行诊断，需要注意与肾癌的鉴别。孤立性纤维瘤通常通过根治性肾切除术手术治疗，大多数患者预后良好。

一、流行病学和病因学

（一）流行病学

孤立性纤维瘤约占所有软组织肿瘤的2%，首次报道于1931年，是一种起源于间充质细胞的梭形细胞肿瘤。虽然它最常发现在胸膜，但也可发生在胸腔外，如眼眶、甲状腺、舌下腺、胰腺和乳腺等部位，发生在肾的孤立性纤维瘤罕见。1996年，Gleb等人首次报道了肾孤立性纤维瘤。截至目前，肾孤立性纤维瘤有文献报道的病例仅有百余例。

肾孤立性纤维瘤的平均发病年龄是52岁（28~85岁），无明显性别差异，极少见儿童患病。临床症状不明显，早期发现困难，因此若检查发现时肿瘤体积一般较大，瘤体最大可达25 cm。

（二）病因学

目前肾孤立性纤维瘤的病因学及其具体的发病机制仍不清晰，有待于进一步的研究。

二、临床表现

肾孤立性纤维瘤的症状通常与肾癌的症状没有区别，包括腰痛或腹痛，肉眼血尿和可触及的肿块。上述症状往往是因肿瘤体积增大压迫或侵犯周围组织而引起。大多数患者在肿瘤体积较小时，未造成周围组织的压迫而没有典型的临床症状或仅有非特异性症状，此类情况下，多因体检发现。

三、影像学

（一）B超

B超对孤立性纤维瘤的诊断有一定的筛查和定位作用，但缺乏特异性的表现来与其他肾脏肿瘤进行鉴别。肾孤立性纤维瘤在超声上被描述为一种低回声或不均匀回声肿块，其边界相对清晰，在肿瘤内有血管分布。

（二）CT

CT平扫及增强为常规检查，可以进一步为诊断带来信息。孤立性纤维瘤在CT平扫上通常表现为不规则的软组织肿块，多为等密度，肿块的边界清晰，与正常肾组织有明显区别，通常无明显肿瘤包膜或肾脏受压表现的假包膜。孤立性纤维瘤在CT增强扫描后肿瘤可以呈现明显不均匀强化，但强度要弱于肾脏皮质（图2-17-23）。有文献报道认为，肾孤立性纤维瘤在CT增强扫描后可出现延迟强化，即随着造影剂注入时间的延长，瘤体的强化程度将逐渐增加，且逐步变为均匀强化。

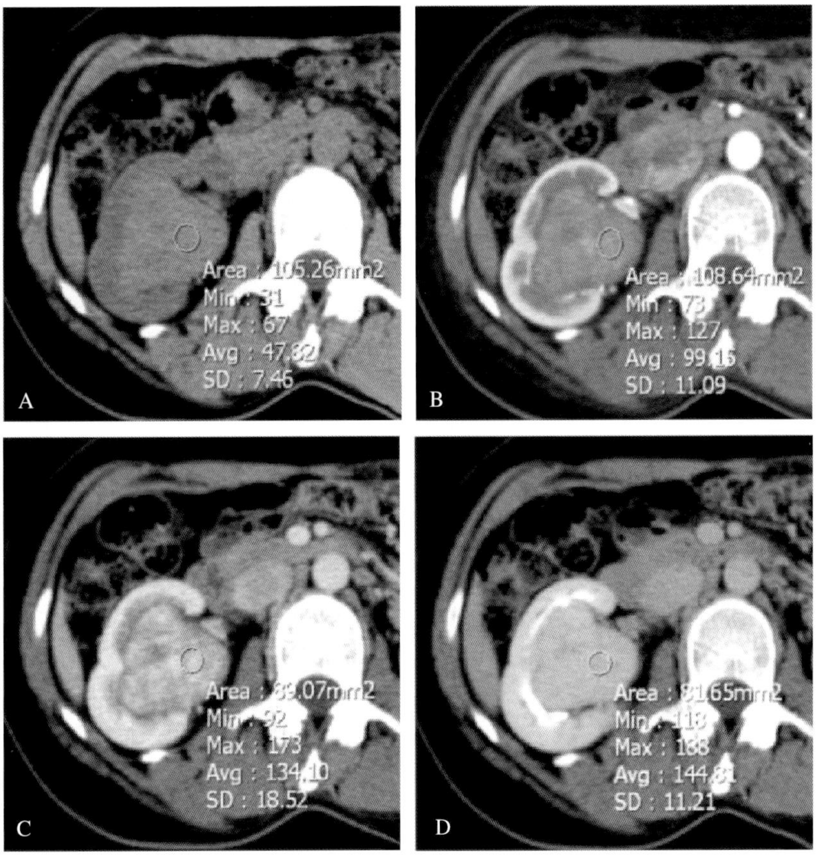

图2-17-23　肾孤立性纤维瘤的CT表现

（三）MRI

MRI 基于其优异的软组织对比度，可以为孤立性纤维瘤的诊断提供有价值的信息。但由于已报道的孤立性纤维瘤的 MRI 图像较少，目前无法确定其在 MRI 上典型的影像学特征表现。基于已有文献报道，孤立性纤维瘤在 T_1 加权相多为等低信号或者等信号，而在 T_2 加权相多为低信号，DWI 呈高信号或轻度高信号，DCE–MRI 多呈进行性轻度强化（图 2–17–24）。孤立性纤维瘤在 T_2 加权相多为低信号的原因在于此类肿瘤富含胶原纤维，这可以作为肾孤立性纤维瘤相对肾恶性肿瘤较特征性的表现用于其鉴别诊断。但当肿瘤体积较大且合并有坏死、黏液样变性及囊性变时，在 T_2 加权相也可表现为高信号。

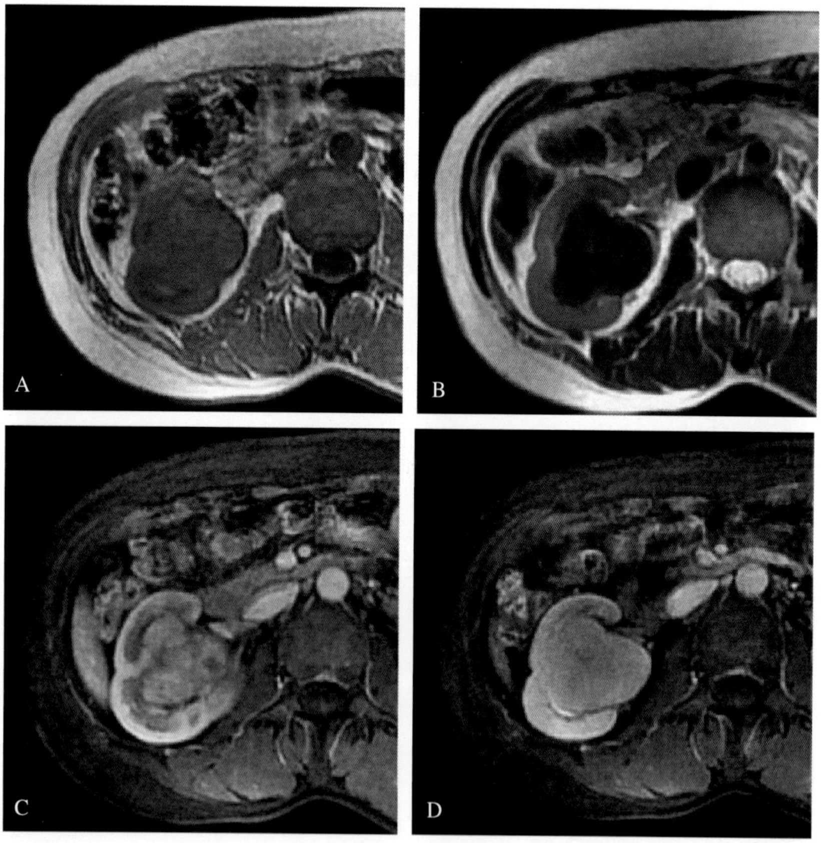

图 2–17–24 肾孤立性纤维瘤的 MRI 表现

（四）影像学鉴别诊断

孤立性纤维瘤最主要的鉴别诊断为肾癌。肾癌是肾脏最常见肿瘤，孤立性纤维瘤的症状及影像学特点与肾癌极为相似，很多肾孤立性纤维瘤术前诊断为肾癌，两者的鉴别要点是：85% 以上的肾癌是透明细胞癌，是富血管的实体肿瘤，在增强 CT 表现为“快进快出”的特点，且大体积的肾癌存在肿瘤坏死、出血、囊变等征象。肾乳头状癌在强化时多无明显强化，因其血供较少；而肾孤立性纤维瘤血供丰富，强化明显。嫌色细胞癌与肾孤立性纤维瘤的主要鉴别要点在于 T_2 加权相，肾孤立性纤维瘤信号更低，且更均匀。此外，肾孤立性纤维瘤还需要与乏脂肪血管平滑肌脂肪瘤等其他类型肾脏肿瘤做鉴别。

四、病理学

（一）大体和 HE 染色

肾孤立性纤维瘤体积大小不一，最大者可达到 25 cm，瘤体的平均大小约为 8.75 cm。在大体观上，肾孤立性纤维瘤的界线清楚，包膜通常不明显，切开后，瘤体质地较硬，为实性肿块，切面多为灰色和黄褐色，可见部分肿瘤瘤体出血和坏死征象（图 2–17–25）。在光镜下，肿瘤标本内可见形态规则、大小一致的梭形细胞，排尿可呈束状或排列不规则，细胞质淡染，细胞核为圆形。光镜下肿瘤细胞异型性不明显，通常无细胞核裂变，肿瘤出血及坏死征象亦难观察到。恶性肾孤立性纤维瘤镜下表现为细胞核拥挤重叠、多形性、核异型性和大量有丝分裂象（图 2–17–26）。

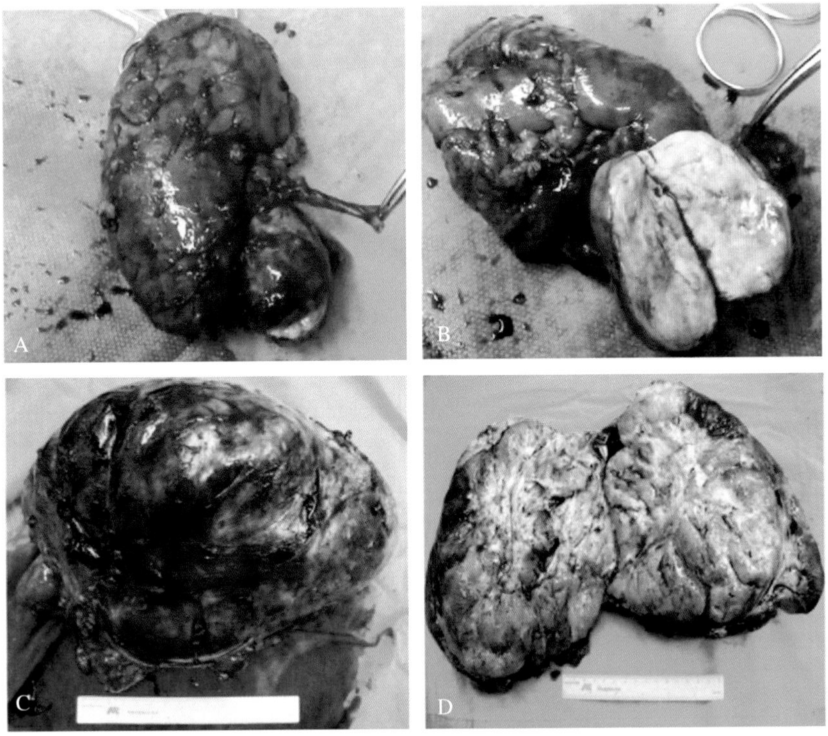

图 2–17–25　良性肾孤立性纤维瘤标本的大体观

（二）免疫组织化学染色

特异性的免疫组织化学染色标志物可以用来区分鉴别孤立性纤维瘤和其他梭形细胞瘤以及肉瘤样肾癌。通常情况下，孤立性纤维瘤细胞免疫组织化学标志物 CD34、CD99、Bcl–2 和波形蛋白常呈现弥漫性阳性表达（图 2–17–27），尤其是 CD34，在大多数孤立性

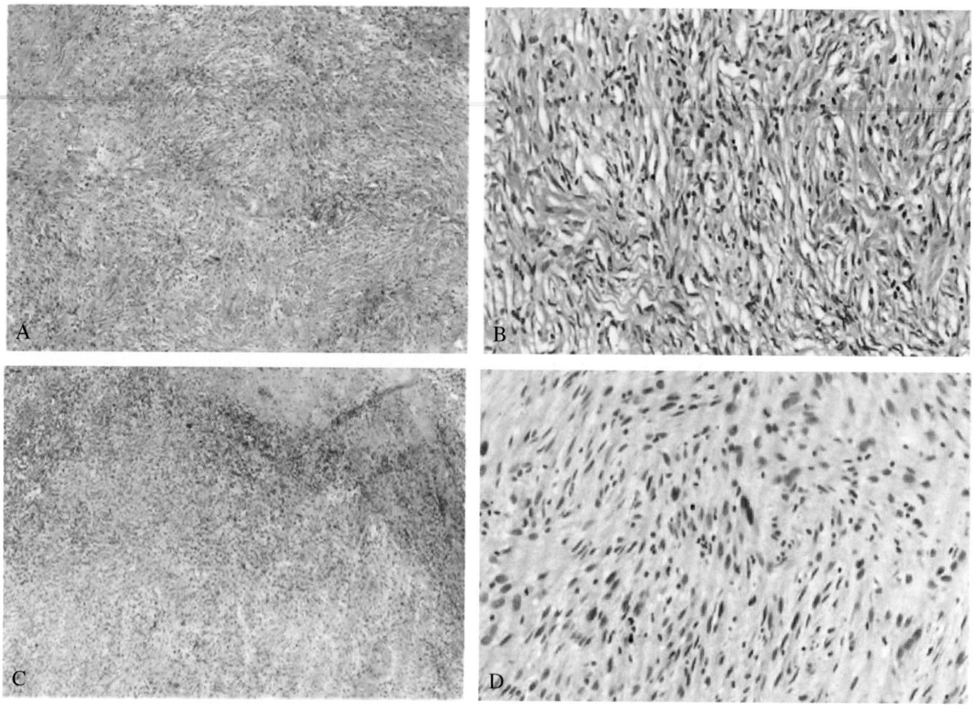

图 2-17-26 良性肾孤立性纤维瘤标本的 HE 染色表现

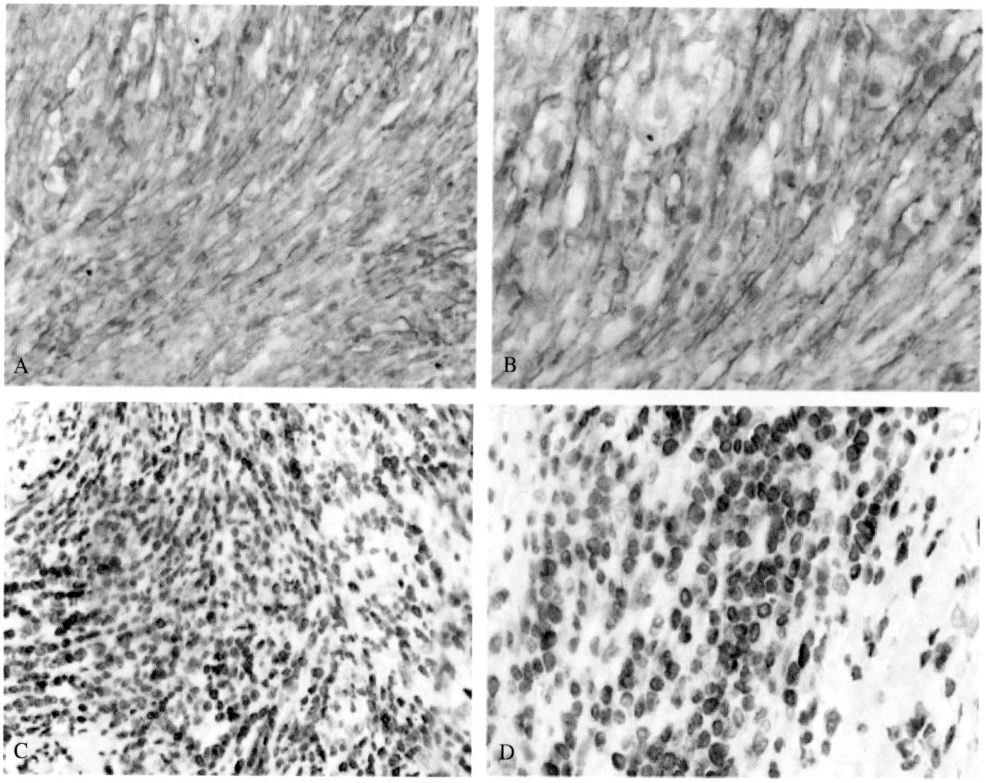

图 2-17-27 良性肾孤立性纤维瘤标本的免疫组织化学染色表现

纤维瘤细胞中均有强阳性表达，对诊断有重要的意义。而其他常见的免疫组织化学染色标志物如 Ki67、desmin、Actin、CD117、S-100、CK 和 α-SMA 大多表达呈阴性。

（三）电镜观察

电镜显示肿瘤组织周围含有丰富的胶原，梭形细胞增生不明显，其胞质延伸到周围的基质中，细胞核形状相对均匀，染色质周围浓缩。梭形细胞的细胞质内可见发育良好的细胞器，包括突出的粗面内质网、线粒体、高尔基体和中间纤维。

五、治疗

肾孤立性纤维瘤患者首选的治疗方法是手术切除。术前无法对肿瘤做出明确诊断，即便考虑到了良性可能，但因为不能百分之百排除恶性，且后期存在恶变的风险，因此对于肿瘤体积较大者通常建议行根治性肾切除手术治疗。然而对于肿瘤体积较小、凸出明显且位置合适的病例可尝试实施保留肾单位的肾部分切除手术。

六、预后和随访

肾孤立性纤维瘤手术切除治疗后通常患者预后良好。然而近年统计发现，约 10% 的肾孤立性纤维瘤术后出现复发及远处转移等恶性表现。而 Demicco 等人在 2012 年报道了一项关于孤立性纤维瘤预后因素风险评估的大型临床研究。他们得出的结论是肿瘤较大（>15 cm）、高龄（>55 岁）和更多的有丝分裂计数（>4 高倍视野）提示转移和死亡的高风险。

七、基础和转化研究

最近有研究者通过研究发现，绝大多数孤立性纤维瘤中存在 *NAB2-STAT6* 基因融合，而另外两篇文献提示了核表达的 *STAT6* 对于孤立性纤维瘤有很强的特异性。因此，*STAT6* 基因有望成为孤立性纤维瘤特异性的免疫组织化学标志物，但需要更多的基础和临床研究证实。

（程　帆　蒋　焜　张　威　秦盛斐）

▶▶▶ 参考文献

［1］McDougal W S，Wein A J，Kavoussi L R，et al. Campbell-Walsh Urology. 11th ed. New York：Elsevier Health Sciences，2015.

［2］孙颖浩 . 吴阶平泌尿外科学 . 北京：人民卫生出版社 . 2019.

［3］Eisengart LJ，Yang XJ. Kidney：Papillary adenoma. Atlas Genet Cytogenet Oncol Haematol，2009，13：

749–750.

[4] 戴宇平，孙祥宙，王飞，等. 肾腺瘤的临床诊断与治疗. 中华泌尿外科杂志，2007，28：91–94.

[5] Abdessater M，Kanbar A，Comperat E，et al. Renal Oncocytoma：An Algorithm for Diagnosis and Management. Urology，2020，(143)：173–180.

[6] Schieda N，Al–Subhi M，Flood TA，et al. Accuracy of segmental enhancement inversion for the diagnosis of renal oncocytoma using biphasic computed tomography (CT) and multiphase contrast-enhanced magnetic resonance imaging (MRI). Eur Radiol，2014，24：2787–2794.

[7] Kim JI，Cho JY，Moon KC，et al. Segmental enhancement inversion at biphasic multidetector CT：characteristic finding of small renal oncocytoma. Radiology，2009，252 (2)：441–448.

[8] Williamson SR，Gadde R，Trpkov K，et al. Diagnostic criteria for oncocytic renal neoplasms：a survey of urologic pathologists. Hum Pathol，2017，63：149–156.

[9] Patel HD，Druskin SC，Rowe SP，et al. Surgical histopathology for suspected oncocytoma on renal mass biopsy：a systematic review and meta–analysis. BJU Int，2017，119：661–666.

[10] Trpkov K，Williamson SR，Gao Y，et al. Low - grade oncocytic tumour of kidney (CD117 - negative，cytokeratin 7 - positive)：a distinct entity? Histopathology，2019，75：174–184.

[11] Romis L，Cindolo L，Patard JJ，et al. Frequency，Clinical Presentation and Evolution of Renal Oncocytomas：Multicentric Experience from a European Database. Eur Urol，2004，45：53–57.

[12] Kawaguchi S，Fernandes KA，Finelli A，et al. Most renal oncocytomas appear to grow：Observations of tumor kinetics with active surveillance. J Urol，2011，186：1218–1222.

[13] Wobker SE，Przybycin CG，Sircar K，et al. Renal oncocytoma with vascular invasion：a series of 22 cases. Hum Pathol，2016，58：1–6.

[14] Wang KL，Weinrach DM，Luan C，et al. Renal papillary adenoma—a putative precursor of papillary renal cell carcinoma. Hum Pathol，2007，38 (2)：239–246.

[15] Caliò A，Warfel KA，Eble JN. Papillary Adenomas and Other Small Epithelial Tumors in the Kidney：An Autopsy Study. Am J Surg Pathol，2019，43 (2)：277–287.

[16] Bove KE，Bhathena D，Wyatt RJ，et al. Diffuse metanephric adenoma after in utero aspirin intoxication. A unique case of progressive renal failure. Arch Pathol Lab Med，1979，103 (4)：187–190.

[17] Brisigotti M，Cozzutto C，Fabbretti G，et al. Metanephric adenoma. Histol Histopathol，1992，7 (4)：689–692.

[18] 杨飞亚，赵钦欣，韩苏军，等. 后肾腺瘤 12 例临床病理特征及诊治分析. 临床泌尿外科杂志，2019，(5)：5.

[19] Hennigar RA，Beckwith JB. Nephrogenic adenofibroma. A novel kidney tumor of young people. Am J Surg Pathol，1992，16 (4)：325–34.

[20] Jiang S. Characterization and Management of Juxtaglomerular Cell Tumor：Analysis of 9 Cases and

Literature Review. Balkan Med J，2020，37（5）：287–290.

[21] Kang S. Magnetic Resonance Imaging Features of a Juxtaglomerular Cell Tumor. J Clin Imaging Sci，2015，5：68.

[22] Wang F. Juxtaglomerular cell tumor：Clinical and immunohistochemical features. J Clin Hypertens（Greenwich），2017，19（8）：807–812.

第十八章 特殊类型肾脏肿瘤

通过前面章节的介绍，我们已了解到肾脏肿瘤中90%均为肾细胞癌（renal cell carcinoma，RCC）。而本章将重点介绍包括转移性肾肿瘤、von Hippel-Lindau综合征、肾神经内分泌肿瘤、肾混合性上皮和间叶性肿瘤、肾淋巴瘤、炎性肾瘤、肾动脉瘤等在内的特殊类型肾脏肿瘤。目前，以上类型肾脏肿瘤的临床资料相对缺乏，影像学表现常无明显特异性，诊治经验不足，容易误诊、漏诊。本章将重点描述它们的临床特征，探讨分析相应的诊断方法及治疗策略，以改善肿瘤患者的预后。

第一节 转移性肾肿瘤

转移性肾肿瘤（metastatic renal tumor）通常是指由肾外器官各种恶性肿瘤转移至肾脏的病灶。肾脏作为富血供器官，为肿瘤转移的好发部位之一。但国内外关于转移性肾肿瘤的报道较少，在过去影像学手段匮乏时，大部分转移性肾肿瘤为尸体解剖时发现。随着近几十年来B超、CT、MRI等影像学水平的提升，不少肾外器官恶性肿瘤患者在随访过程中发现转移性肾肿瘤。转移性肾肿瘤的诊断依赖于影像学检查，由于该类患者分期较晚，治疗方案以姑息为主。

一、流行病学和病因学

由于过去影像学手段的局限性，且患者无症状比例较高，转移性肾肿瘤的发病率往往被低估。早在1948年，Abrams等学者对1 000例死亡的肿瘤患者进行尸检后发现，肾脏出现转移性肿瘤的比例为第12位，发病率约为12.6%。随后Bracken及Klinger学者更大宗尸检样本的研究分别指出，转移性肾肿瘤的发生率为2.36%～7.2%，生存期内随访而诊断的患者较少。我国学者廖洪等对国内两家规模较大肿瘤专科医院14年临床诊治的超过3 000例肾肿瘤患者进行回顾性分析，发现转移性肾肿瘤仅占1%，该数据与马建辉等学者报道的13%的比例差别较大，可能与国内外医疗水平及患者经济水平差异所致。

转移性肾肿瘤的来源部位与人群整体肿瘤发病率一致。1987年，Choyke学者对27例既往被诊断为 8 种不同类型的原发恶性肿瘤患者再发肾占位情况进行临床和影像学特征分析，发现肾占位来源于原发肿瘤的概率是原发肾癌的 4 倍。我国学者高大林等对 49 例肾转移性肿瘤进行分析，结论与国外报道相似，发现生存随访期间所发现的转移性肾肿瘤非常少见，且各原发肿瘤在肾的转移率与人群整体肿瘤发生率相对一致，包括肺、甲状腺、乳腺、胃肠道癌，黑色素瘤及淋巴瘤，这些肿瘤是肾最常见的转移来源。马建辉等学者的数据提示，转移性肾肿瘤原发灶依次为恶性淋巴瘤、肺癌、结直肠癌、食管癌和肝癌等。事实上，任何恶性肿瘤均可能发生肾转移，如子宫内膜腺癌、精原细胞瘤、腺样囊性癌、平滑肌肉瘤、血管周细胞瘤、骨肉瘤和软骨肉瘤等。恶性肿瘤转移至肾脏时，常常累及双肾，Olsson 等学者指出，约 20% 的肺癌患者可在尸体解剖阶段发现肾转移，其中 30%～60% 存在双肾转移灶。淋巴瘤等血液系统疾病出现多发肾转移的比例较其他系统肿瘤更高。

二、临床表现

转移性肾肿瘤患者多数无临床症状，少数可在原发肿瘤随访复查阶段发现镜下血尿、蛋白尿，个别患者通过追问病史可诉轻微腰痛。Choyke 报道了 27 例转移性肾肿瘤病例，其中 23 名患者无与肾脏相关的症状，9 例患者尿液分析正常，9 例镜下血尿，4 例肉眼血尿，4 例蛋白尿。国内数据与之相似，马建辉等报道单中心 72 例患者中血尿、腰痛各占 15.3%，而无泌尿系症状占 68.1%。

三、影像学

（一）B 超

转移性肾肿瘤患者通常无明显的症状，因此生存期内诊断的患者绝大多数为原发恶性肿瘤诊断之后，常规影像学随访期间偶然发现。

超声检查简便易行，在肾肿瘤的筛查中具备一定的普适性。近年来，随着超声诊断水平的提高，当患者肾肿瘤直径 > 1 cm 时，超声诊断的准确性可达 90% 以上。此外，超声造影技术的进展，对于肾肿瘤的良恶性鉴别亦有一定裨益。但是，当肾占位病灶较小或无法鉴别转移性肾肿瘤和肾原发肿瘤时，超声及超声造影在鉴别肾肿瘤良恶性方面仍存在局限性，此时可选用超声引导下经皮肾占位穿刺活检明确病理诊断。

（二）CT

与原发肾肿瘤类似，CT 多期增强扫描为转移性肾肿瘤的首选检查方法。肾脏为富血供器官，其继发的转移性肿瘤多为其他原发恶性肿瘤通过血行转移所致。肾皮质较肾髓质血供更为丰富，因此转移灶可出现在肾包膜下皮髓交界处，沿肾髓质向髓内多灶性生长或在邻近解剖结构侵袭，内生性常见，病灶体积通常不大。因此，增强 CT 下转移性肾肿瘤可呈锥形指向肾门生长，或呈辐射状，边界不清，无明显包膜，病灶较小，增强扫描强化不明显或轻度强化（图 2-18-1）。

但是，由于原发肿瘤的性质不一、特征不同，转移性肾肿瘤的 CT 扫描下表现各异，影像学表现多样化，可为高密度、等密度、低密度，以等密度较为多见，与肾原发肿瘤鉴别时可结合患者既往病史综合判定。

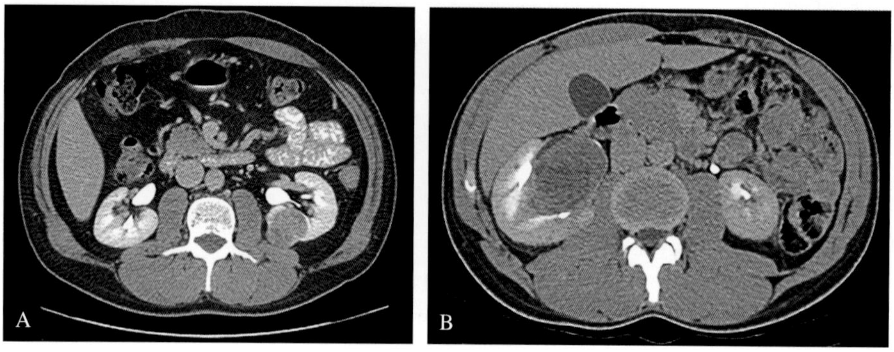

图 2-18-1　转移性肾肿瘤增强 CT 影像

男，48 岁，左肾占位，既往唾液腺腺样囊性癌病史，增强 CT 提示左肾可见直径约 4.1 cm 实性占位，增强扫描轻度强化

（三）其他影像学检查

MRI 目前不作为转移性肾肿瘤的首选检查方法。对于 B 超及 CT 鉴别困难的患者，MRI 可作为补充手段予以鉴别。国内学者王霄英等对 MRI 应用于肾脏占位性病变的定性分析后发现，其定性诊断准确率为 83.1%。此外，绝大多数肾脏恶性病变的边界较清楚，而转移性肾肿瘤的边界可不清，因此 MRI 下病灶边界可对于鉴别有一定帮助。

^{18}F-FDG PET-CT 对于转移性肾肿瘤的诊断也有帮助，敏感性和特异性分别约为 60% 和 100%，其敏感性取决于病变的大小和位置。国外研究提示，肾皮质中不规则 ^{18}F-FDG 的积累可能是多发转移性肾肿瘤的前兆，需引起影像科医师重视。综上，PET-CT 对转移性肾肿瘤最大的价值在于全身各系统转移灶的判断，同时为原发肿瘤的系统治疗提供依据。

国外报道提示，静脉肾盂造影对于直径 3 cm 以下的肾癌诊断敏感性较低，只有 67%，选择性肾血管造影对于肾肿瘤的敏感性也仅仅为 74%，均低于 B 超（79%）、CT（94%）等检查手段，因此不推荐常规应用上述两种手段进行转移性肾肿瘤的诊断。

四、病理学

肿瘤大小不一，直径可从 0.5 ~ 15 cm 不等，国内高大林等学者报道数据提示平均肿瘤直径 6.4 cm，其中超过一半为单灶性病变，46.2% 显微镜下可见浸润性生长，大多数肿瘤边界不清，57.7% 可见肾窦侵犯，且肾静脉侵犯见于 25% 以上的病例，38.5% 显微镜下可见脉管内瘤栓。

转移性肾肿瘤的组织学形态各异，多数与原发肿瘤相似，转移至肾皮质的结肠癌、肺癌、宫颈癌等均呈典型的病理组织学形态（图 2-18-2），结合病史不易漏诊。但部分病理类型与肾原发肿瘤的类型相似，容易混淆，需免疫组织化学以鉴别。如甲状腺乳头状癌肾转移瘤与原发于肾的乳头状肾细胞癌相似，具有上皮样特点或者假乳头结构的恶性黑色素瘤可能与某些未分类的肾细胞癌或集合管癌等难以区分。

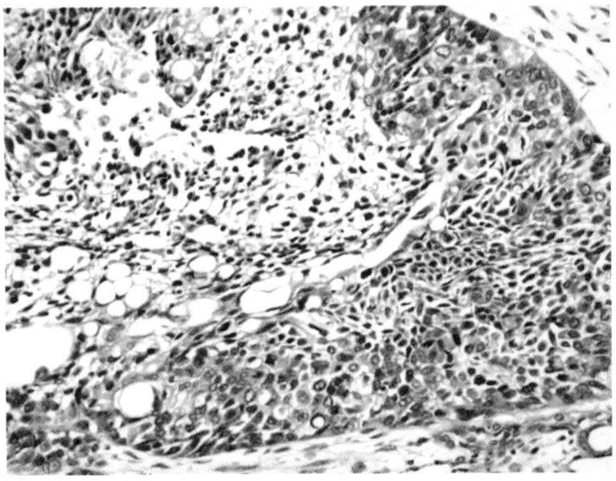

图 2-18-2　非小细胞肺癌肾转移 HE 染色
肾切除标本：肾组织内可见肿瘤细胞呈巢团排列，伴角化，为鳞状细胞癌浸润，结合临床病史，考虑为肺癌肾转移

五、治疗

转移性肾肿瘤的诊断主要依靠影像学检查，同时结合病史对原发肿瘤的进展情况予以评估，若患者初次就诊即表现为独立肾病灶且影像学无法鉴别良恶性，则可考虑行穿刺活检予以明确。对于既往合并肾外原发肿瘤的患者，若随访复查期间出现血尿、腰痛等泌尿系症状，应引起临床医师的高度重视。当 CT 平扫提示肾占位等密度，增强扫描无强化或轻度强化时，应考虑与原发肾癌进行鉴别，明确肾外原发肿瘤是否进展。

无论何种原发肿瘤器官及病理类型，一旦发现远处转移至肾脏，可归类为Ⅳ期晚期肿瘤，治疗方面多采取姑息性手段。对于不同肿瘤，应根据实际情况采取包括放射治疗、化学治疗、靶向治疗、免疫治疗在内的手段进行综合干预。少部分患者可通过手术为主的治疗获得长期无瘤生存。

由于转移性肾肿瘤缺乏国内外指南、专家共识的指导，是否需要手术目前仍存在争议。国内学者马建辉等对 22 例转移性肾肿瘤患者行辅助性肾切除或肾动脉栓塞术，1、2、5 年生存率分别为 36.4%、18.2% 和 18.2%。国内有学者提出，对于以下 4 类患者，可考虑手术切除转移灶：①严重血尿、腰痛但一般状况良好的患者；②孤立的肾转移灶，无其他器官转移；③原发肿瘤病理类型对放射和化学治疗等内科治疗敏感，但肾转移灶缩小不明显；④手术切除后预期寿命可延长 6 个月以上。但对于双肾多发转移、基础条件较差、全身多器官转移灶的患者，建议行多学科会诊综合评判手术利弊。手术方式可采取肾部分切除术、肾根治术、选择性肾动脉栓塞术和射频消融术等，具体方式与原发肾肿瘤无异。

六、预后和随访

转移性肾肿瘤为原发肿瘤的晚期阶段，预后一般较差，国内外无大样本数据报道。国外 Bailey 等学者发现，转移性肾肿瘤患者的总生存期为 9.1 个月。国内廖洪等学者总结的回顾性数据提示，肺癌肾转移患者的总生存期为 11.5 个月，所有转移性肾肿瘤的总生存期也仅为 13.2 个月。但在采取综合治疗后，患者生存期有所延长，其中采取手术切除转移性肾肿瘤合并术后辅助治疗的患者总生存期可达 24.0 个月。

七、基础和转化研究

目前，关于转移性肾肿瘤的基础及转化研究较少，已有研究大多聚焦于转移性肾肿瘤的早期诊断及术后随访监测方面，且转移性肾肿瘤的治疗、预后很大程度上取决于原发肿瘤的治疗方案。

第二节 希佩尔 – 林道综合征

希佩尔 – 林道综合征（von Hippel–Lindau syndrome，VHL 综合征）是由 VHL 基因突变或启动子高甲基化导致的常染色体显性遗传病。目前认为，VHL 综合征表现为多器官肿瘤综合征，临床特征为多发的中枢神经系统血管母细胞瘤、视网膜血管瘤、肾细胞癌或肾囊肿、胰腺肿瘤或囊肿、嗜铬细胞瘤、内淋巴囊肿瘤、生殖系统肿瘤或囊肿等病变。肾脏是 VHL 综合征的主要累及器官之一，其特征是发病年龄早，双侧发生，往往有多发的病灶，且常发生在多发肾囊肿的背景中。VHL 综合征相关肾癌是患者主要死亡原因之一，本节仅对 VHL 综合征相关肾癌进行介绍。

一、流行病学和病因学

（一）流行病学

1904 年，德国眼科专家 Eugene von Hippel 报道了家族遗传的视网膜病变，后将其命名为视网膜血管瘤病。1927 年，瑞典病理学家 Arvid Lindau 等首次提出具有遗传性的中枢神经系统血管瘤，并发现中枢神经系统血管瘤与视网膜血管瘤和内脏肿瘤的发生相关。1964 年，Melmon 和 Rosen 等使用 von Hippel 和 Lindau 两位教授的名字命名这类遗传肿瘤综合征为希佩尔 – 林道综合征（von Hippel–Lindau syndrome），简称 VHL 综合征。

国外文献报道，VHL 综合征的发病率约为 1/36 000，患者 70 岁后外显率接近 100%。荷兰学者研究发现，95% 以上 VHL 综合征患者在 34 岁前出现首发症状。随着医学影像技术和其他诊断技术的进步，VHL 综合征患者初发临床症状的年龄有所提前。龚侃等学者回顾性总结了我国 VHL 综合征患者的发病年龄，发现存在遗传早现现象，即患者家系中子代的发病年龄早于亲代。随后，加拿大多伦多大学研究团队进一步研究发现，家系第一代成员的平均首发年龄为 32.5 岁，第二代为 22.5 岁，第三代为 12 岁，亦呈逐代减小的趋势。VHL 综合征遗传早现现象的发现，可为患者及家属筛查方案的制订提供指导。

VHL 综合征男性患者的预期平均寿命为 59.4 岁，而女性患者的平均寿命仅约 48.4

岁，这种平均寿命差异的原因暂不明确。VHL 综合征患者死亡原因中，约 73% 为 VHL 综合征相关疾病导致的。中枢神经系统血管母细胞瘤和肾细胞癌是 VHL 综合征患者最主要的死亡原因。

（二）病因学

如前所述，VHL 综合征是由 *VHL* 基因突变或启动子高甲基化导致的常染色体显性遗传病。当 *VHL* 基因失活时，细胞质中缺氧诱导因子 α（HIFα）降解障碍，导致细胞内 HIFα 水平升高，转入细胞核中与 HIFβ 结合形成具有生理学功能的异二聚体 HIF 分子。HIF 与靶基因启动子区 DNA 序列中的低氧反应元件（hypoxia response element，HRE）结合，进而启动靶基因的转录表达。目前已知的 HIF 的下游因子主要有血管内皮生长因子（vascular endothelial growth factor，VEGF）、血小板源性生长因子（platelet-derived growth factor，PDGF）、转化生长因子 -α（transforming growth factor，TGF-α）、促红细胞生成素（erythropoietin，EPO）和碳酸酐酶Ⅸ（carbonic anhydrase Ⅸ，CAⅨ）等。这些细胞因子参与血管生长、能量代谢、细胞周期、细胞凋亡及免疫调节等病理生理过程，最终导致肿瘤的发生。

二、临床表现

VHL 综合征发病涉及多个器官，其中肾细胞癌是 VHL 综合征患者重要的临床表现之一，同时也是患者死亡的主要原因之一。临床表现方面，VHL 综合征肾癌与散发性肾癌相似，早期通常不引起特殊症状，患者肾功能和尿常规检查多为正常，多数通过影像学检查被发现。晚期患者可出现血尿、疼痛、腹部肿块等症状体征。

VHL 综合征相关肾囊肿多为双肾多发，病理学上分为单纯性肾囊肿、不典型增生性肾囊肿以及囊性肾透明细胞癌。有研究认为，在 VHL 综合征中肾囊肿为肾细胞癌的癌前病变，有转变为 RCC 的可能。即使影像学提示为单纯肾囊肿，显微镜下仍可见囊壁存在肿瘤细胞。国外学者 Walther 等报道了一例 37 岁的 VHL 综合征患者，其双侧肾脏约存在 600 个微肿瘤和 1 100 个微囊肿，且这些微囊肿内壁存在少量透明细胞。免疫组织化学提示，VHL 综合征相关肾囊肿具有与 RCC 相似的黏附分子、凋亡分子等表达谱，进一步提示肾囊肿的恶变潜能。

三、影像学

由于 VHL 综合征累及多器官，因此影像学对于该病的发现、病变的评估与随访起着重要的作用，同时对于无症状基因携带者的筛查及疾病监测也有着重要的意义。

（一）B 超

泌尿系 B 超对于 VHL 综合征肾脏病变的随访意义较大。VHL 综合征肾脏病变通常包括肾细胞癌和肾囊肿，指南推荐每年进行增强 CT 复查监测。在 CT 随访间歇可应用 B 超严密监测肿物进展，减少不必要的射线累积。对于直径 > 3 cm 的肾细胞癌，B 超可较为容易地发现占位，通常表现为肾周围组织受压，内部可见不规则液性暗区或强弱不等的混合回声区，部分肿瘤内有出血、坏死、机化时，内可有强回声光点。VHL 综合征相关单纯肾囊肿在 B 超下呈圆形的无回声区，囊壁薄而光滑，后方回声增强，多房囊肿或囊内有分割者可见无回声区内存在菲薄的分隔。

（二）CT

增强 CT 是诊断 VHL 综合征肾脏病变的“金标准”，能够评价囊肿及肿瘤的大小和数目。单纯囊肿表现为类圆形水样密度灶，边界清晰，无分隔及软组织密度，增强扫描无强化。简单囊肿多无症状，无须干预治疗，可通过超声进行随访观察以减少辐射对人体的潜在损害。对于复杂囊肿，CT 可见其囊壁增厚，部分伴有实性成分，但 CT 对于单纯囊肿及复杂囊肿的良恶性判断准确度较低，应对病灶进行定期复查，如病灶实性成分短期明显增加，伴增强扫描动脉期明显强化，提示恶变可能。

肾透明细胞癌的 CT 表现为圆形、类圆形或不规则肿块，多位于肾皮质，平扫多呈低密度，内可见更低密度或高密度，代表囊变坏死及出血，部分可见点状、线样钙化灶，有时肿瘤边缘可见假包膜形成。增强扫描皮髓质期可见肿瘤明显强化，强度类似于肾皮质，少数呈低强化，实质期强化减弱（图 2–18–3）。晚期可见静脉瘤栓及远处转移。

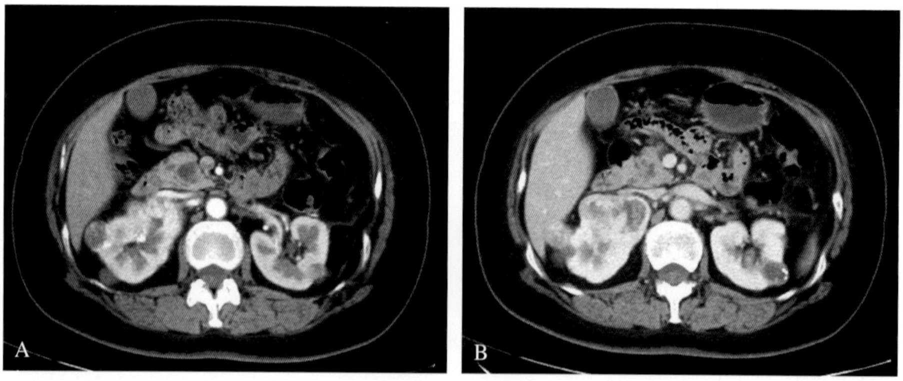

图 2–18–3　VHL 综合征患者腹部增强 CT 影像

（三）其他影像学检查

MRI 主要用于年轻患者或者伴有肾衰竭的患者。常用的序列包括快速 T_2 加权像和脂肪抑制对比增强 T_1 加权像。单纯囊肿表现为 T_1WI 低信号，T_2WI 高信号灶，增强扫描无强化。复杂囊肿或实性肿瘤对比增强扫描可见强化，T_2WI 有时可见周围有低信号假包膜形成。

右肾上极、中极及左肾中下极多发类圆形及不规则软组织密度灶、部分融合，密度不均，增强扫描可见不均匀强化，平扫、皮髓质期、实质期、分泌期实性成分 CT 值分别约 31 HU、53 HU、96 HU、99 HU。部分病灶突出于肾轮廓外，病灶大部局限于肾实质内。

双肾实质内另可见多发大小不等囊状水样密度灶，增强扫描未见明显强化，部分病变囊壁稍厚伴结节或分隔强化。胰腺实质内见弥漫分布大小不等类圆形液性密度灶。

四、病理学

VHL 综合征肾癌的发病特征是双侧发生，往往有多发的病灶，且常发生在多发肾囊肿的背景中。大体肿瘤切面外观从黄色到多彩色，伴有纤维化和出血，较大的肿瘤中可以看到坏死，囊肿大小不一，可有单房或多房性的纤维间隔。所以在病史或病理大体标本表现出多中心、双侧多发和伴随多发囊肿的时候，需要考虑 VHL 综合征相关肾癌的可能性。

VHL 综合征肾癌的镜下表现与典型的肾透明细胞癌无明显差异，其特征为胞质透明的肿瘤细胞呈腺泡样排列，被纤细的纤维血管网包围。肿瘤细胞相对较大，细胞质从透明到颗粒状，富含糖原和脂质。突出的纤细薄壁血管网具有特征性（图 2–18–4）。免疫组织化学表达 PAX–8、CA9、CD10、Vimentin，不表达 CK7。但 VHL 综合征患者的肾囊性病变可从良性囊肿到囊性透明细胞癌，不同于一般人群中发生的单纯性囊肿，其肾囊肿中可能包含有隐匿性肾细胞癌。

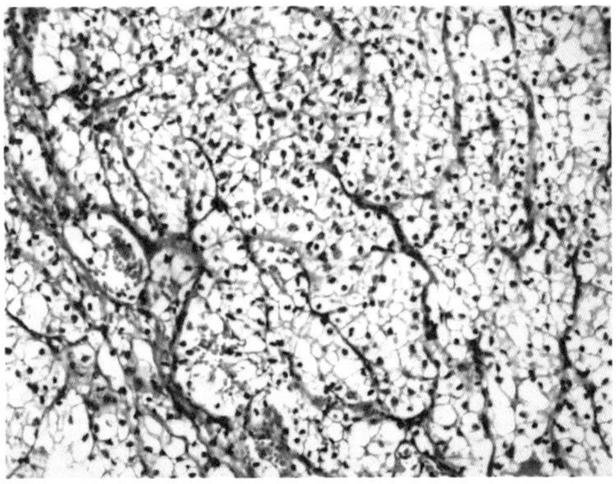

图 2–18–4　VHL 综合征肾癌 HE 染色镜下表现

五、治疗

（一）手术治疗

由于 VHL 综合征相关肾肿瘤具有双侧多发且不断新生的特点，治疗原则与散发性肾癌有较大不同。目前，VHL 综合征相关肾癌的治疗方式包括主动监测、肾部分切除术、根治性肾切除术、射频消融术和药物治疗等。有研究显示，VHL 综合征患者的肾脏平均会有 600 余个微小透明细胞癌病灶和 1 100 多个微小囊肿，保留肾单位手术无法达到治愈。而多次手术将显著增加手术难度和手术风险，对患者生活质量及经济承受能力均有较大影响。另外，针对患者的双肾肿瘤若过早实行双侧根治性切除术将使患者面临维持透析的各种急性和远期并发症，生活质量明显降低。因此，治疗的关键在于确定最佳干预时机及尽可能保留肾功能：一方面需要及时干预避免肿瘤转移危及患者生命；另一方面需要尽可能延长患者的手术间隔时间，同时在可行的条件下尽量实行保留肾单位手术，以维持患者的生活质量。

近年来，保留肾单位手术（nephron sparing surgery，NSS）已经成为 VHL 综合征相关肾癌的标准治疗方式，由于 VHL 综合征患者一生可能经历多次肾脏手术，肾部分切除术的目标是在控制肿瘤进展的前提下尽可能保存正常肾组织。VHL 综合征相关肾癌手术干预的时机是临床医生的最大挑战，干预过早将增加治疗次数，增加手术风险和花费，同时会损失更多的肾功能；而干预过晚将增加保留肾单位的难度，增加肾切除的风险，同时可能会出现肾癌转移、危及患者生命。

目前国际上多主张以最大实性肿瘤直径 3 cm 为手术干预的界值，而部分学者认为以 4 cm 为界值可有效延长患者手术间隔且不增加转移风险。近年来，大量研究表明 VHL 综合征肾癌转移的肿瘤直径在 4.5 ~ 11 cm 之间，提示 3 cm 标准可能并不是最佳干预界点。为了进一步减少患者手术次数，有学者提出将手术干预标准提高至 4 cm。Jilg 等以肿瘤直径 4 cm 为界值分析了 54 名患者的 97 次手术，发现至二次手术的中位时间为 149.6 个月，5 年二次手术率为 21%，10 年二次手术率 42%。与 3 cm 标准相比，延长二次手术时间 27.8 个月。而且，4 cm 标准并未影响患者预后，5 年肿瘤特异性生存率为 100%，10 年肿瘤特异性生存为 90.5%。国内学者龚侃等也回顾性地研究了国人 VHL 综合征的发病特点，得出了肿瘤直径超过 4 cm 后生长速度会加快的结论。因此，在严密监测的前提下，肿瘤直径 4 cm 可能成为 VHL 综合征相关肾癌治疗的新界值。

然而，肿瘤直径并不是影响肾癌转移的唯一因素。Neumann 等发现散发性肾癌的生长速度为 0.26 ~ 0.52 cm/ 年，而 VHL 综合征相关肾癌的生长速度为平均 0.44 cm/ 年，但是具有很大的个体差异。有研究表明，在 VHL 综合征相关肾癌中，生长快的肿瘤（≥1 cm/ 年）比生长慢的肿瘤侵袭性更高，细胞核分级多为Ⅱ级，且转移率高达 25%。因此，这部分肿瘤的手术干预应更为积极。我国 VHL 综合征患者肾癌平均线性生长率与国外报道的接近，有相当一部分患者的肾肿瘤生长缓慢。同时，初始直径 < 4 cm 的肿瘤线性生长率（0.36 cm/ 年）显著低于初始直径≥4 cm 的肿瘤（1.38 cm/ 年）。因此，在对 VHL 综合征肾癌患者观察监测的过程中，对于初始体积较小、生长缓慢的肿瘤可以适当延长影像学检查间隔，减少 X 线辐射对身体的伤害，减轻患者的经济负担。当肾肿瘤最大径达到 3 cm 以上，而保留肾单位手术在技术上可行时，首选肾部分切除术治疗。当双侧均有肿瘤达到界值需要手术治疗时，需要比较两侧的具体情况。

对于双侧肾癌均需限期手术的患者，若一侧可行肾部分切除术而另一侧须行根治性肾切除术时，建议先行肾部分切除术，待术后 3 个月术侧肾功能恢复后再行对侧根治性肾切除术，以尽量避免对孤立肾行肾部分切除术而增加围手术期肾功能不全及相关并发症风险。若两侧均可行肾部分切除术时，基于同样的原因，建议先处理手术较简单、丢肾风险小的一侧。

（二）药物治疗

与散发性肾癌相似，VHL 综合征肾癌对放射和化学治疗不敏感，靶向治疗、免疫治疗等已经成为散发性晚期肾癌的一线方案。而散发性肾癌和 VHL 综合征相关肾癌最重要的发病机制均是 VHL 蛋白失活导致缺氧诱导因子上调和促进血管生成因子表达升高。因此，以血管生成为靶点的多激酶抑制剂（如舒尼替尼、索拉非尼等）理论上对VHL综合征相关肿瘤应有更好的效果。国外学者Jonasch等报道了15例VHL综合征患者在接受4个周期的舒尼替尼治疗后的效果，33%（6/18）的RCC病灶达到部分缓解，另有55.6%（10/18）的病灶疗效评估为稳定。尽管不同研究中RCC客观缓解率有较大差异，但与散发性肾癌相比，疾病进展率明显较低。因此，研究认为舒尼替尼在VHL综合征相关肾癌中较散发性肾癌可能具有更好的效果。国内学者龚侃团队的数据回顾分析了32例接受TKI治疗的VHL综合征患者，治疗的中位时间为22个月，中位随访期为31.5个月。其中31%（11/36）的肾肿瘤，27%（4/15）的胰腺病变达到部分缓解。TKI治疗后，肾细胞癌、肾囊肿和胰腺病变均明显缩小。因此对国人来说，TKI在治疗VHL综合征相关肾肿瘤和胰腺肿瘤上具有明显的效果，且不良反应是可控的。

除了靶向治疗之外，近些年免疫治疗异军突起。因为ICI类药物问世较晚，目前资料有限，治疗肾癌的经验主要来自散发性肾癌，尚无ICI用于VHL综合征相关肾癌的临床研究。帕博利珠单抗、纳武单抗等ICIs药物已写入国内外指南，成为晚期肾癌的一线用药。

对于目前不需要手术的患者，2021年美国FDA批准了HIF-2α抑制剂贝组替凡（belzutifan），该药为第一个也是唯一一个获批用于治疗VHL病患者的系统性疗法。在一项贝组替凡用于61名VHL病患者的Ⅱ期临床试验中，ORR为49%，30例患者达到疾病稳定（SD），2例PR，24个月PFS率为96%，且对于胰腺pNETs及中枢神经系统血管母细胞瘤，也具有较好的治疗效果。但对于可能需要手术治疗的患者，应尽早至专科进行手术适应证评估。贝组替凡与帕博利珠单抗、仑伐替尼、卡博替尼联用的临床研究正在进行中。

六、预后和随访

VHL综合征患者在一生中会经历多次肾脏手术。因此，为了尽可能保存患者肾功能，同时又减少肾癌转移的发生，选择合适的监测方案尤为重要。国外有研究发现，VHL综合征相关肾癌生长速度缓慢，且病理学Fuhrman分级较散发性肾癌低，<3 cm的肿瘤转移风险较低，推荐对于3 cm以下的肾癌，每年行CT检查随访监测。近年来国内也有研究提示，VHL综合征肾癌患者的手术阈值可放宽至4 cm，在避免转移的同时可更好地保护肾功能。主动监测至肿瘤大小3～4 cm时采取手术干预，5年无复发生存率可达76%，8年无复发生存率也可达到20%。对于VHL综合征肾癌术后的随访策略，目前国内外并没有针对性的指南可供参考，临床上可参照美国综合癌症网络（national comprehensive cancer network，NCCN）发布的散发性肾癌的术后随访方案予以实施。

需要注意的是，VHL综合征相关肾癌的生物学特征不同于散发性肾癌，在参照上述指南要求的同时，也需要充分考虑遗传性肿瘤的特点。例如，对于术后复发的VHL综合征肾癌患者，应密切观察病灶生长速度和部位，考虑其多发的特点，选择合适的手术时机，尽量保留患者肾功能。对于出现肾癌远处转移的患者，可考虑应用针对 VEGF、PDGF 的靶向药以及免疫检查点抑制剂进行治疗。但是，目前国内外有关 VHL 综合征患者随访监测方案的循证医学证据较少，未来亟须开展相关临床研究，优化随访监测方案，以期最大限度地延长患者发病后的生存时间，提高患者的生活质量。

七、基础和转化研究

如前所述，VHL 综合征的发病机制与 *VHL* 基因突变导致 HIF 累积引起下游因子失调有关。在常氧条件或 *VHL* 基因野生型下，缺氧诱导因子作为 pVHL 最重要的靶蛋白，对 *VHL* 基因发挥抑癌功能至关重要。虽然多数研究提示，HIF 可通过与靶基因启动子区 HRE 结合后启动基因的转录表达，然而有研究表明，HIF 与 HRE 结合后发挥抑制基因转录表达的作用。pVHL 亦可通过介导 HIF 之外的靶蛋白泛素化降解来调控细胞生理学过程，即 HIF 非依赖的 pVHL 功能。pVHL 与自噬、基因组不稳定性、细胞衰老、初级纤毛不稳定性等多种因素有关，相关研究正在进行中。目前，对 pVHL 的 HIF 依赖功能的研究最为深入，以此为理论基础开发了一系列的肿瘤靶向治疗药物；但 pVHL 的 HIF 非依赖功能的研究则相对有限。进一步探索 pVHL 新的靶蛋白，对深入认识 *VHL* 基因功能，探明治疗新靶点，丰富 VHL 综合征及肾细胞癌患者的治疗选择、延长患者生存时间及提高生活质量具有重要意义。

第三节 肾神经内分泌肿瘤

神经内分泌肿瘤（neuroendocrine tumor，NET）是一种较为少见的肿瘤病理类型，从组织学上常来源于神经内分泌细胞及肽能神经元，其包括了预后较好的类癌和预后较差的未分化神经内分泌癌。泌尿系统神经内分泌肿瘤占全部神经内分泌肿瘤的 1% 以下，其中肾神经内分泌肿瘤是指发生在肾实质的高分化神经内分泌肿瘤，临床极为罕见，已报道病例多为成人，发病年龄为 20～80 岁。

一、流行病学和病因学

（一）流行病学

肾神经内分泌肿瘤在过去属于“类癌”的一种，该类肿瘤好发部位为胃肠道和肺，在泌尿生殖系统发病率为 1% 以下。1966 年，国外学者 Resnick 等首次报道了肾原发性类癌，迄今为止中英文文献共报道此类肿瘤仅 100 余例，相应的临床病理特征及预后的研究较少。2016 年，WHO 泌尿系统与男性生殖系统肾脏肿瘤分类将肾脏的原发性神经内分泌癌（NEC）分为高分化神经内分泌肿瘤（类癌和不典型类癌）、高级别 NEC（小细胞癌和大细胞癌）和副神经节瘤三大类。

肾神经内分泌肿瘤的发病高峰年龄为 20 ~ 80 岁之间，中位发病年龄 52 岁。既往文献报道，对于 40 岁以上的患者，年龄可能是不良预后的显著危险因素。在性别方面，肾神经内分泌肿瘤无明显差异。但是，既往报道马蹄肾患者中，男性类癌患者更为常见，这可能是与马蹄肾的男性患病率较高有关。

（二）病因学

对肾脏原发性神经内分泌瘤的发病机制仍有争议。从解剖学来讲，肾盂中存在极少量的神经内分泌细胞，但在正常肾实质中尚未发现。因此，关于神经内分泌肿瘤的起源，有多个理论证实其源于原始全电位干细胞，这些干细胞随后在神经内分泌方向上分化。此外，也有其他学者提出不同机制，如肾神经内分泌肿瘤是从隐匿的原发性肿瘤部位转移到肾脏，或在全能干细胞分化时出现异常基因序列的激活，导致分化为神经内分泌肿瘤细胞，同时并发先天性肾脏发育异常。国外 Naggar 等学者报道，肾类癌患者中存在 3p21 染色体上一个基因座的杂合性丧失，而这种缺失在肾细胞癌中也很常见，因此推测这可能是包括类癌在内的所有肾肿瘤发病的原因之一。Brian、Romero 等学者分别报道数例类癌合并马蹄肾的患者，据此推测可能是由于胚胎发育期间合并形成峡部的后肾原细胞迁移引起的致畸。

二、临床表现

与其他器官神经内分泌肿瘤一样，肾神经内分泌肿瘤往往生长缓慢，并且多数患者初期不会出现任何症状。在临床就诊的肾肿瘤患者中，由于其临床特征与其他肾肿瘤类似，因此很少会在术前被诊断为神经内分泌肿瘤。但是，基于国外多个研究发现的马蹄肾与肾神经内分泌肿瘤的密切联系，需对这类特殊患者的病理类型进行细致鉴别，除外肾细胞癌等常见类型。

肾神经内分泌肿瘤患者可能出现腰痛或腹痛、血尿、体重减轻或腹部肿块，但其中约 27% 的患者是偶然发现的。45% 的患者就诊时肿瘤直径可达 4 cm 以上，最大可为 30 cm，部分患者伴有淋巴结转移，最常见的转移部位是主动脉旁淋巴结、肺门淋巴结或肝脏。由于神经内分泌肿瘤具有分泌激素和诱发神经内分泌综合征的可能，部分患者会表现以潮红、呼吸困难、腹泻为典型表现的类癌综合征。对于临床可疑为肾神经内分泌肿瘤的患者，可进行尿液 5–HIAA 和血嗜铬粒蛋白 A 水平检测，以协助明确诊断。

三、影像学

B 超、CT、MRI 等常规影像学检查手段不能很准确地鉴别肾神经内分泌肿瘤与常见的肾细胞癌。肾神经内分泌肿瘤在影像学上通常表现为边界清楚的实性包块（图 2–18–5）。在 B 超检查中可表现为高回声团块，边界清晰，MRI 扫描中可在 T_1 及 T_2 加权图像中呈现异常信号，但这些特征难以与其他肾恶性肿瘤鉴别。

国外 Leslie 等学者对 85 例肾神经内分泌肿瘤患者影像学数据进行回顾性分析，发现 CT 扫描结果中，只有 29% 的肾神经内分泌肿瘤呈现高密度，其余为低密度或等密度。增强扫描仅有 18% 明显强化，大多为乏血供肿瘤，约有 33% 的病灶内有钙化。因此，肾神经内分泌肿瘤在 CT 或 MRI 上没有特征性的影像学表现，这使得仅靠影像学来区分肾类癌和肾细胞癌比较棘手。但临床中对于常规影像学手段检测到肾占位的患者，若合并较为少见的激素分泌症状，则应鉴别肾神经内分泌肿瘤与肾细胞癌。

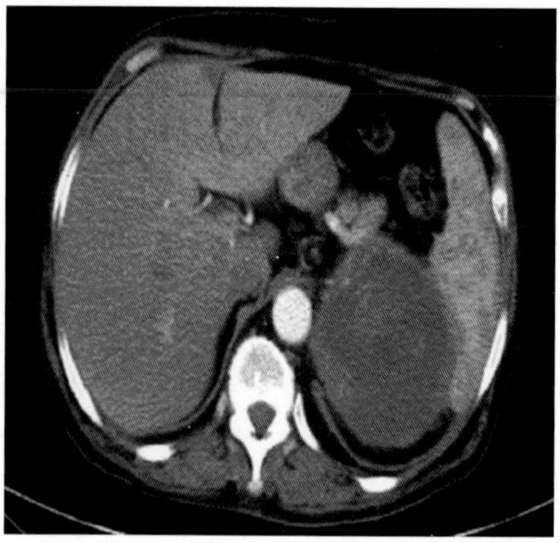

图 2-18-5 肾神经内分泌肿瘤患者腹部增强 CT 影像

随着影像学技术的进展，奥曲肽显像可能是未来准确诊断肾神经内分泌肿瘤的重要方式之一。目前，奥曲肽显像已用于胃肠道类癌的检测，且敏感性较高，可进行胃肠道类癌的诊断和分期。放射性奥曲肽是一种人工合成且降解缓慢的生长抑素类似物，可与生长抑素受体结合。在胃肠道和支气管来源的原发性类癌和转移灶中，超过 85% 的病灶具有生长抑素的高亲和力受体。国外报道提示，奥曲肽显像用于胃肠道类癌的检测敏感性 >85%。目前，尚未有 ^{68}Ga 标记的奥曲肽用于肾神经内分泌肿瘤的研究探索其敏感性和特异性。

四、病理学

肾神经内分泌肿瘤的病理特征与其他部位相似，但由于此类肿瘤罕见且没有完整的神经内分泌综合征表现，因此文献报道有 14.5% 的患者在组织学上被误诊。大体上病灶常为孤立、与相邻的正常肾实质界线清楚，质硬、质地均匀，切面呈黄色或棕褐色，可伴有出血及坏死灶，与不良预后相关，而钙化灶可能与惰性病程有关。

镜下肿瘤细胞呈圆形或多边形，其特征是肿瘤细胞的条索和小梁紧密排列，或实性巢团状排列，浸润于玻璃样变的纤维间质内，典型者呈现玫瑰花样排列。细胞核呈嗜酸性，细胞质呈颗粒状，可见小梁状 / 回旋状、岛状、腺状、实心等细胞排列。细胞核内含有细小的点状染色质，核圆形规则，染色质均匀，核仁不明显，核分裂象（2~4）个 /10HPF。有丝分裂较少（每 HPF 核分裂象 <2）也是此类肿瘤的特征性病理表现之一（图 2-18-6）。

免疫组织化学染色出现后，肾神经内分泌肿瘤的诊断准确性大大提高。神经内分泌肿瘤对 CD56、CgA、突触素和神经元特异性烯醇化酶染色呈阳性，尤其是突触素和 CgA 在肾类癌的阳性率可高达 100% 和 97%，可与肾细胞癌鉴别开来。部分肾神经内分泌肿瘤还可出现前列腺酸性磷酸酶的表达，但通常不表达 WT-1、CD10、CK7 和 TTF-1 等。临床中应联合使用神经内分泌标志物、上皮性标志物、肾源性标志物对肾神经内分泌肿瘤进行联合诊断。

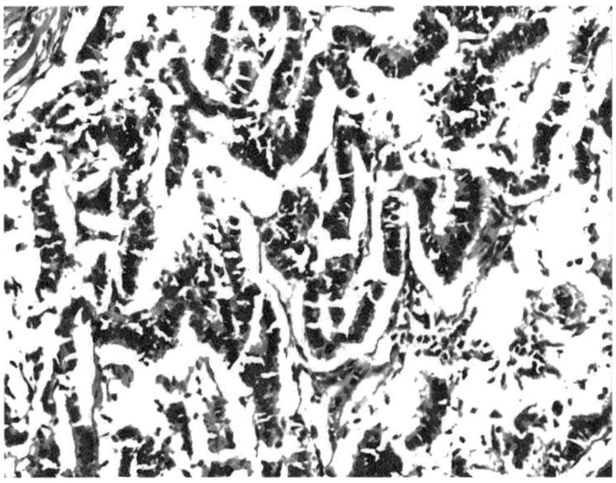

图 2-18-6　肾神经内分泌肿瘤 HE 染色镜下表现
镜下肿瘤细胞呈条索和小梁紧密排列，浸润于玻璃样变的纤维间质内。细胞核呈嗜酸性，细胞质呈颗粒状

五、治疗

手术切除并进行区域淋巴结清扫已被推荐用于肾类癌和其他组织学的早期肾神经内分泌肿瘤的首选治疗方式，手术方式主要为肾部分切除术或根治性肾切除术。但是，许多患者需要术后辅助治疗才能获得最佳生存期。

国外研究结果提示，在术后随访 43 个月后，47% 的肾神经内分泌肿瘤患者接受肾切除术后无疾病复发。由于国内外对于此病的了解有限，尚未有局部晚期或转移性肾神经内分泌肿瘤的标准治疗方案。有学者对肾神经内分泌肿瘤肺转移患者术后采用 6 周期铂类化学治疗，肺部转移灶得到了完全缓解，且整个化学治疗周期患者疼痛症状得到明显控制，生活质量得到提高，中位生存期延长 12 个月。

综上，目前对于肾神经内分泌肿瘤的综合治疗方案包括手术治疗和术后辅助治疗，但缺乏统一、规范的指南，同时也缺乏足够的循证医学证据，已报道的小样本研究结果也存在争议。

六、预后和随访

国外学者 Andrew 等回顾性分析了美国肿瘤登记数据库中 166 例原发性肾神经内分泌肿瘤患者的临床及预后数据，发现 5 年总体生存率为 50%。在排除掉恶性程度较高的小细胞神经内分泌肿瘤后，5 年总生存率上升至 62%，中位生存期 8.9 年。Moch 等学者的研究指出，作为神经内分泌肿瘤中低级别的类癌，仍有一半的患者发生转移，主动脉旁和肺门淋巴结是淋巴结转移最常见的部位，约 34% 的患者发生远处肝转移，而骨、肺和脾转移较为少见。

临床分期与肾神经内分泌肿瘤患者的预后密切相关。初诊为骨转移和肝转移的患者预后较差，总生存期往往不超过半年，仅存在淋巴结转移的患者生存期也通常不超过 3 年。通常，有丝分裂活性、细胞学异型程度、肿瘤坏死或淋巴结转移可作为组织学的预后预测指标。年龄大于 40 岁、肿瘤直径超过 4 cm、有丝分裂数高于 2 个 /10HPF、纯实性占位可认为预示着不良预后。这一预后预测指标与胃肠道神经内分泌肿瘤的分类原则一致。但有报道指出，马蹄肾合并类癌的患者很少出现转移，具体机制尚不明确。

七、基础和转化研究

目前已报道的国内外肾神经内分泌肿瘤病例较少，已有研究样本量不大，均为回顾性分析已诊断的肾神经内分泌肿瘤的影像学、病理学、预后监测等指标，尚无基础研究见诸报道。但鉴于肾神经内分泌肿瘤的发病与其他部位大致相同，未来可参照研究较为成熟的胃肠道神经内分泌肿瘤进行相应的基础研究，找到敏感性和特异性较高的神经内分泌肿瘤诊断及预后监测标志物，以期改善患者生存。

第四节 肾混合性上皮和间叶性肿瘤

肾混合性上皮和间叶性肿瘤（mixed epithelial and mesenchymal tumor of the kidney，MESTK）是一种罕见的肾脏混合性肿瘤，多数为良性，常表现为单侧、孤立病灶，病灶表现呈圆形或卵圆形，边界清晰。患者常无明显临床症状，少数患者可表现为血尿。因该病缺乏临床症状特异性，且影像学检查表现为多房囊性或囊实性病变，常被误诊为囊性肾癌。本节将对肾混合性上皮和间叶性肿瘤进行介绍。

一、流行病学和病因学

（一）流行病学

肾混合性上皮和间叶性肿瘤于1998年首次被国外学者Syrucek等报道，组织学上表现为由位于梭形细胞基质中的分化良好的导管组成，不存在未成熟的上皮或间质组织。其后，国外学者Adsay等在2000年总结了12例呈上皮和间质成分混合，生长模式为实性和囊性并存的肿瘤，发现该类肿瘤存在独特的病理特征，即雌激素及孕激素受体的表达比例较高，回顾既往发表的类似特征肿瘤，提出对于成人中胚层肾瘤、多房性囊性肾瘤伴卵巢样间质、肾盂囊性错构瘤、成人成熟肾母细胞瘤、囊性部分分化肾母细胞瘤和良性混合上皮和间质瘤应统一归类为MESTK。2004年世界卫生组织（WHO）泌尿及男性生殖系统肿瘤分类确定将MESTK作为一个新的独立类别，而后2016年根据分子病理学证据再次更新将成人囊性肾瘤与MESTK合并称为“MEST家族”。

该病临床罕见，目前国内外已报道不足300例，临床上易与多房性囊性肾瘤、复杂肾囊肿等疾病混淆。MESTK的发病表现出明显的性别差异，男女比为1∶（6～11），绝经期女性或长期激素使用史者多见，平均发病年龄46岁，约占全部肾肿瘤的0.02%。

（二）病因学

多项研究结果证明，激素可能与MESTK的发展密切相关。国外学者Adsay等发现，MESTK的女性患者常有长期激素替代治疗的病史，大多数MESTK的间质中可检测到雌激素及孕激素受体阳性，推测激素水平的异常可诱导间质细胞的增殖，进而推动上皮成分的生长。但该假说不能解释少部分患者为青少年男性或无激素应用史的情况，因此其具体发病机制仍有待探究。

此外，国外学者 Kum 等通过激光显微切割技术对 21 例 MESTK 患者的标本进行染色体检查，发现 12 例患者的上皮和基质成分中都观察到了相同的 X 染色体非随机失活模式，认为 MESTK 的上皮和间质起源于共同细胞。

二、临床表现

MESTK 的临床表现与大多数常见的肾肿瘤类似，患者大多数无明显临床症状，可为体检时发现，部分患者可出现腰痛、血尿、腹部包块，也可伴有血尿、尿路感染等症状。MESTK 常为单侧肾脏、孤立病灶，极少数患者为双肾累及。由于此病报道多见于绝经期女性或长期激素应用史的患者，因此可结合临床表现与病史综合诊断。

三、影像学

术前影像学较难鉴别 MESTK 与囊性肾癌、复杂肾囊肿等疾病。MESTK 在超声下通常表现为肾脏的囊实性占位，单发、边界清楚，钙化者肿瘤内可见强回声。CT 和 MRI 对于 MESTK 的诊断价值优于超声。MESTK 在 CT 上的表现以边界清晰、分割明显的囊实性占位为主，增强扫描延迟呈轻度到中度强化（图 2–18–7）。根据 Bosniak 分类可分为Ⅲ～Ⅳ类，不易与囊性肾癌鉴别。国内学者邢念增等提出对下述 5 种情况的囊实性占位应明确 MEST 可能：①界线清楚的囊实性或多房囊性肿物；②肿瘤中心位于肾实质内，呈内生性生长模式，可凸向肾盂；③囊壁及分割厚度 2～10 mm；④囊内容物密度均匀，无出血；⑤囊壁或实性成分 CT/MRI 增强扫描后呈渐进式强化。

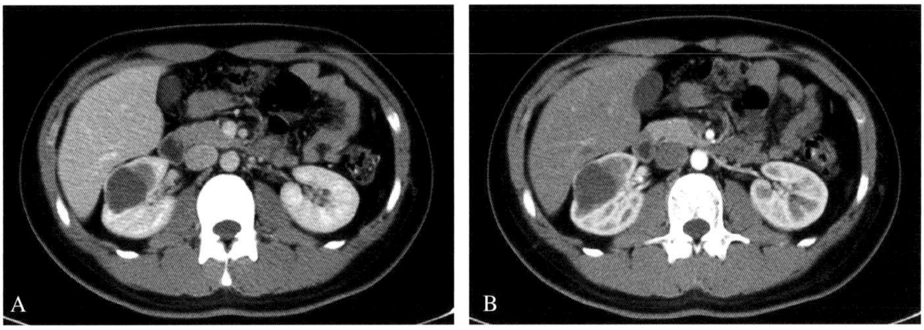

图 2–18–7　肾混合型上皮与间叶性肿瘤的 CT 扫描结果

右肾中部腹侧可见不均匀低密度灶，边界清楚，其内可见纤细分隔；病灶偏外份 CT 值约 24 HU，增强扫描可疑轻度强化，CT 值约 35 Hu，病灶内份稍高密度灶，CT 值约 56 HU

四、病理学

由于影像学鉴别 MESTK 与囊性肾癌存在较大困难，MESTK 的诊断大多依靠术后病理确诊。因此，国内外关于 MESTK 的研究多数聚焦于病理学检测方面。

大体检查方面，MESTK 多为单发，界线清楚，大部分为实性和囊性，突入肾盂，呈膨胀性生长，国外报道提示有约 1/4 的肿瘤为纯实性。肿瘤实性部分呈灰白色、质韧，可见钙化，少见出血。囊腔大小不一，其内充满清亮囊液。

镜下形态学方面，MESTK 具备双向分化特征，但肿瘤组织以间质成分为主，伴有大量上皮成分，不同标本之间的间质及上皮细胞比例存在较大差异。MESTK 可有多种上皮成分，包括扁平、立方和钉状囊衬细胞，胞质淡染、嗜酸或透亮，上皮细胞排列成小管、微囊、大囊、乳头、复杂分支腺管等结构，多种上皮成分的组合常见，超过一半的病例可含有超过 4 种不同的上皮成分。部分标本中可存在叶状和乳头状结构（图 2-18-8）。

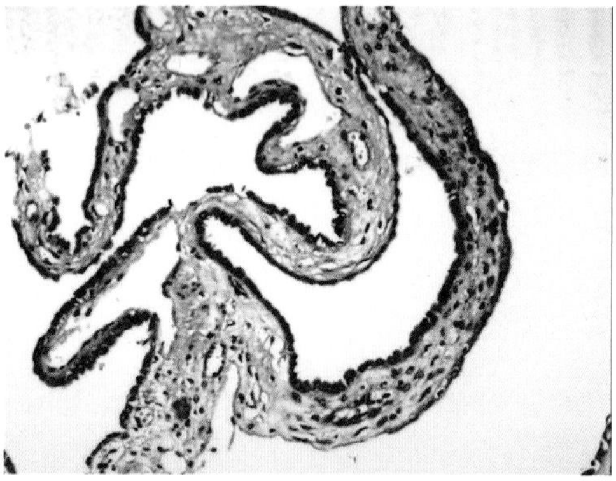

图 2-18-8 肾混合性上皮及间质肿瘤镜下 HE 染色
大体呈囊性肿物，局部上皮脱落，伴有扁平、立方囊衬细胞，胞质淡染，上皮细胞排列成小管、大囊等结构

MESTK 的间质由梭形细胞排列组成，核梭形、卵圆形，染色质稀疏，可见小核仁，常伴包括成纤维细胞及肌成纤维细胞样分化。部分肿瘤可见脂肪成分（34%），并且与肿瘤大小相关，易与肾血管平滑肌脂肪瘤相混淆。在较大的肿瘤中纤维基质细胞较少，脂肪成分较多；而在较小的肿瘤中，梭形细胞基质更为常见。

免疫组织化学染色方面，上皮成分中 CK 强阳性，间质成分中 SMA、ER、PR、Vimentin、desmin 强阳性，但 S-100、CD34、HMB-45 阴性。对于卵巢样间质细胞，可有 inhibin 及 calretinin 的表达。

五、治疗和预后

MESTK 在术前仅仅依靠影像学难以准确诊断，多初步判定为 Bosniak Ⅲ ~ Ⅳ的囊肿或囊性肾癌，不推荐行穿刺活检明确病理。因此对于这部分患者，可行保留肾单位手术或根治性肾切除术。如前所述，本病大多数为良性病变，但国外有个别报道指出 MEST 存在恶性可能，且既往有患者因手术切除不完全导致腹膜种植转移至结肠旁再发 MEST。因此，对于 MESTK 患者，不推荐行囊肿去顶减压术，从而降低囊液外溢造成的种植转移风险。国内外关于此病的多项随访研究结果提示，患者手术切除预后良好，术后患者极少复发。

第五节　肾淋巴瘤

肾淋巴瘤（renal lymphoma）根据其来源可分为原发性肾淋巴瘤（primary renal lymphoma，PRL）和继发性肾淋巴瘤（secondary renal lymphoma，SRL）。正常肾实质组织中不含淋巴组织，目前临床对于 PRL 的诊断始终存在争议。但随着对肾窦部淋巴组织认识的加深以及临床确诊病例报道的增加，越来越多的证据支持 PRL 的存在。

一、流行病学和病因学

原发性肾淋巴瘤（PRL）是原发于肾脏的结外淋巴瘤，临床罕见，占恶性淋巴瘤的 0.1%，占结外淋巴瘤的 0.68%。PRL 可发生于各年龄段，中老年人多见，中位发病年龄为 60 ~ 64 岁，中国患者常于 40 ~ 50 岁发病。男女性别比例约为 2：1，男性略多于女性。多为单侧发病，左侧较右侧常见。肾脏缺乏淋巴组织这一事实让许多人质疑 PRL 是否真的存在，所以 PRL 发生率低并不令人意外，只有少数文献记录完整的病例报道。关于 PRL 起源也有多种假定理论，包括肾包膜或肾周脂肪（含有丰富的淋巴管）的起源，随后扩散到肾实质。据报道，慢性炎症也是一种可能的病因。

继发性肾淋巴瘤（SRL）多因淋巴瘤经血液播散至肾脏，此种情况最为常见，目前认为 90% 的病例是此种情况，也有由腹膜后淋巴结蔓延至肾脏。白血病和淋巴瘤分别是来源于骨髓或淋巴细胞的血液系统恶性肿瘤，累及肾脏较为常见。在恶性淋巴瘤和白血病患者尸检中，SRL 发生率约为 34%。由于临床症状隐匿，临床上很少发现，多数情况下是系统疾病的晚期表现。

在肾淋巴瘤中，非霍奇金淋巴瘤（non-Hodgkin lymphoma，NHL）比霍奇金淋巴瘤（Hodgkin lymphoma，HL）更为常见，与其他结外 NHL 的组织学类型类似，肾 NHL 中弥漫型比结节型更为多见。文献报道多数为大 B 细胞型淋巴瘤或 Burkitt 淋巴瘤，另有小淋巴细胞和 T 细胞淋巴瘤报道，但较为少见。为了避免将 SRL 误诊为 PRL，研究人员报告，PRL 仅应在以下情况下诊断：疾病局限于肾脏，没有任何其他器官或淋巴结受累的证据；在没有其他肾损害原因的情况下出现肾衰竭，淋巴瘤治疗后肾功能迅速改善；无骨髓抑制的表现和白血病征象；发现淋巴瘤 3 个月后未发现其他部位淋巴瘤；或经活检病理确诊。

二、临床表现

肾淋巴瘤临床症状隐匿，多数情况下是系统疾病的晚期表现，患者因疾病或病情缓解可长期存活。PRL 临床表现无特异性，但可能出现血尿、腰痛或进行性肾衰竭等。较为常见的是淋巴瘤B症候群，包括发热、体重减轻和疲劳等。当肾脏被肿瘤广泛破坏或因局部淋巴结增大导致双侧输尿管梗阻，会导致进行性肾功能下降甚至发生肾衰竭。淋巴瘤累及肾脏包括多种疾病表现：肾前急性肾损伤（AKI）、急性肾小管坏死（ATN）、肾血管病变、实质浸润、梗阻、肾小球病变、电解质和酸碱异常。肾脏损伤可能由潜在的恶性肿瘤本身引起，也可能是内科治疗的不良反应。它可能会延迟治疗，进而影响预后和病死率。另外，还可能伴有丙型肝炎病毒感染及中枢神经系统受累等相关症状。

三、影像学

尽管肾淋巴瘤的诊断具有挑战性，但是深入了解其影像学表现，有助于肾淋巴瘤诊断，同时也利于肾淋巴瘤与RCC等其他肾恶性肿瘤的鉴别，也可为活检、治疗方案的选择提供依据。Hartman及其同事将病理与影像学表现相结合，提出肾脏受累的最常见表现模式，肾淋巴瘤在各肾单位间形成多个肾小结节，进一步融合从而形成影像学上可见的团块。

（一）超声

在超声检查中，肾淋巴瘤通常表现为低回声或无回声。也可见到弥漫性肾肿大。然而，超声在检测肾淋巴瘤方面不如增强CT敏感。此外，肾淋巴瘤的超声表现通常是非特异性的，需要进一步的CT或MRI检查。

（二）CT

CT是诊断肾淋巴瘤和检测治疗效果的常用影像学方法。1991年，Heiken及其同事确定了常见肾淋巴瘤相关的影像学特征，肾淋巴瘤可表现为多发肾肿块、难以与RCC区别的单发性肿块、肾脏弥漫性浸润或肿大的腹膜后淋巴结直接侵犯肾脏（图2–18–9）。SRL可为单侧或双侧。少见的SRL可能累及肾窦。肾淋巴瘤是一种典型的乏血供肿瘤。这一特征有助于与富血供肿瘤如RCC、嗜酸细胞瘤和血管平滑肌脂肪瘤鉴别。通过分析CT平扫、皮髓质期和肾实质期影像特征，有助于诊断肾脏淋巴瘤。肾实质期影像可能是诊断肾淋巴瘤等乏血供肿瘤最敏感的时相，但多相研究有助于排除其他诊断。CT平扫有助于鉴别肾淋巴瘤和高密度良性囊肿。平扫图像上CT值≥70 HU的肾肿块是良性高密度囊肿的特征，而肾淋巴瘤通常在平扫上CT值为30～50 HU。同样地，皮髓质期可用于鉴别肾淋巴瘤和RCC，富血供的RCC在该期可清楚地显影。

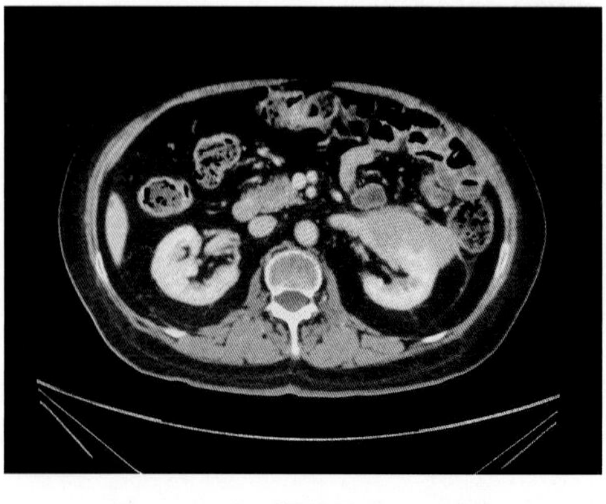

图2–18–9 肾淋巴瘤CT影像

许多良性和恶性肿瘤，包括嗜酸细胞瘤、血管平滑肌脂肪瘤、肾癌和尿路上皮癌可表现为局灶性肾脏肿块。结合患者淋巴瘤的病史、肿块的低血管性以及腹膜后淋巴结肿大，可能有助于 SRL 与这些疾病的鉴别。感染（肾盂肾炎或脓肿）和梗死也可表现为多灶性肾损害，但考虑临床相关性有助于鉴别。血肿、肉瘤、髓外造血和转移是肾周肿块的主要鉴别诊断。感染、白血病和罕见肾肿瘤（包括集合管癌或髓样癌）可表现为双侧肾弥漫性增大。在诊断困难的情况下，可能需要经皮活检。

因 PRL 临床罕见，对其成像特点的研究较少。文献报道显示其与 SRL 有相似的成像特点。PRL 可表现为单发或多发局灶性肿块、浸润性病变或弥漫性双肾增大。单纯作为肾窦肿块发生的 PRL 极为罕见。PRL 通常是大的浸润性肾肿瘤，延伸到肾周间隙和腹膜后。尽管 PRL 具有侵袭性，但很少累及下腔静脉；PRL 的这一特性有助于与 RCC 区分。仔细确认肿瘤不在集合系统内有助于鉴别尿路上皮癌和 PRL，而确诊通常需要活检。

（三）MRI

尽管 CT 是用于评估肾淋巴瘤的最常用的影像学检查方式，但 MRI 更适用于肾功能不全、对造影剂过敏或辐射暴露有高度关注的患者。肾淋巴瘤通常在 T_1WI 和 T_2WI 序列上是低至中等信号强度。然而，在 T_2WI 图像上可能看到不均匀的高信号强度。静脉注射造影剂后，肿块内通常可见轻度不均匀强化，强化程度弱于肾皮质（图 2-18-10）。肾淋巴瘤在 DWI 序列上的成像特征尚未得到很好的确立。有研究显示，肾淋巴瘤往往表现出弥散受限。

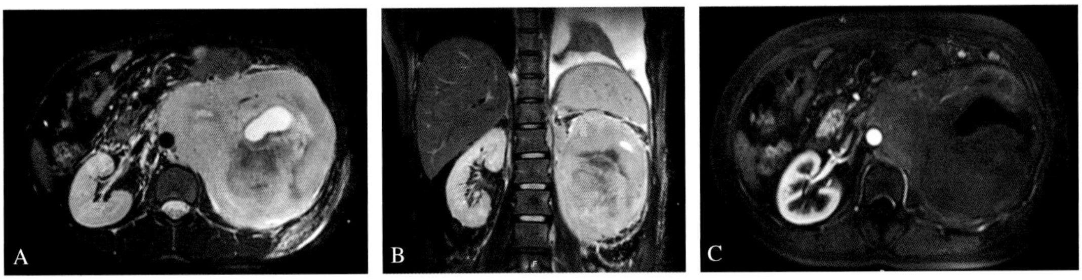

图 2-18-10　肾淋巴瘤 MRI 影像

A、B. MRI T_2WI 示左肾体积弥漫增大，巨大病灶包裹腹主动脉左侧壁 >180°，包绕左肾动脉及左副肾动脉，向前推压左肾静脉，肾周及腹膜后见多发相似信号。C. MRI 增强扫描示病灶呈轻度不均匀持续强化，可见菲薄肾皮质

（四）PET-CT

PET-CT 在结外淋巴瘤的评估中起着重要作用，尤其是考虑到其对肝脾受累的诊断具有更高的敏感性。PET-CT 可见肾淋巴瘤大量摄取 FDG，而包括肾乳头状癌和嫌色细胞癌对 FDG 摄取较低（图 2-18-11）。另外，PET-CT 在评估治疗反应方面也有作用。

四、病理学与组织活检

在肾淋巴瘤中，肾 NHL 比 HL 更为常见，与其他结外 NHL 的组织学类型类似，肾

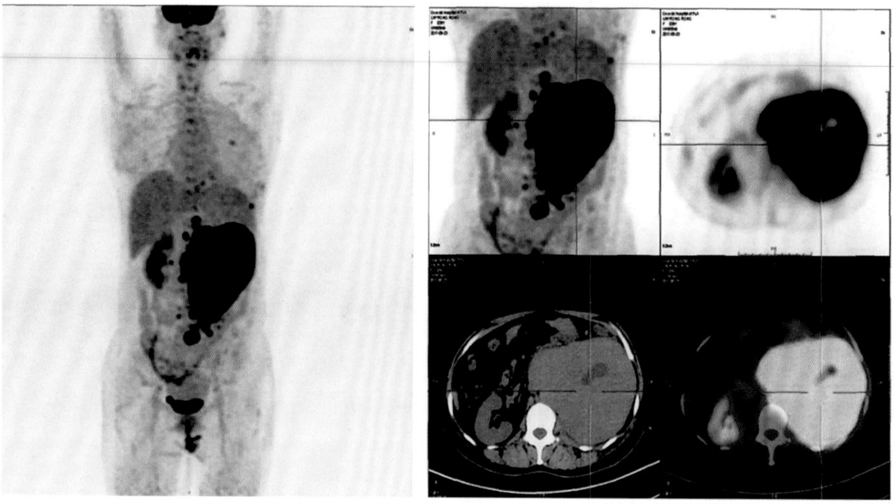

图 2-18-11 肾淋巴瘤 PET-CT 影像

左肾体积增大，结构消失，呈实性肿块影，放射性浓聚，SUV_{max}：10.2。左侧腹腔肠管、脾、胰腺受推移。左侧肾盂及输尿管上段被包绕。腹膜后及髂血管旁多发肿大淋巴结伴放射性浓聚，SUV_{max}：5.8～9.8。腹腔多发肿大淋巴结，部分放射性摄取轻度增高

NHL 中弥漫型比结节型更为多见。文献报道多数为大 B 细胞型淋巴瘤或 Burkitt 淋巴瘤，另有小淋巴细胞和 T 细胞淋巴瘤报道，但较为少见。组织病理学显示间质浸润伴或不伴肾小球受累（图 2-18-12）。也可能存在单纯的肾小球内浸润。

随着技术和诊断准确性的提高，经皮穿刺活检在偶发性肾肿块的诊断中的应用越来越多。最近的研究表明，经皮穿刺活检诊断恶性肿瘤的敏感性和特异性均可达到 90%～100%。如果活检做出良性诊断，可避免不必要的手术治疗。在大多数情况下，PRL 的诊断需要活检，因为影像学检查结果不是特异性的，组织病理学分析有助于制订个体化治疗方案和预测预后。建议使用流式细胞术和免疫组织化学染色进行核心活检，具有更高的诊断准确性。对于 SRL，如果有其他病灶，通常不需要进行肾活检。然而，研究显示淋巴瘤患者的肾细胞癌发病率高于普通人群。孤立性肿块 SRL 与肾透明细胞癌易于鉴别。但与其他组织学亚型的肾细胞癌（如乳头状癌和嫌色细胞癌）可能难以鉴别，在这种情况下，需要考虑肾活检。此外，已知患有淋巴瘤以外的原发性恶性肿瘤的患者，可能发展为表现为肾脏肿块的同步或异时淋巴瘤。当有疑问时，肾活检可能有助于区分肾淋巴瘤和肾转移瘤，因为治疗方法明显不同。

五、治疗

如怀疑淋巴瘤或白血病累及肾脏，应考虑通过穿刺活检获得病理诊断，如需手术探查，应行活检或术中冰冻病理分析，明确肾淋巴瘤诊断。如果怀疑是淋巴瘤或者白血病累及肾脏，应尽量避免肾切除手术，除非患者出现难以控制的出血等严重症状。目前，随着

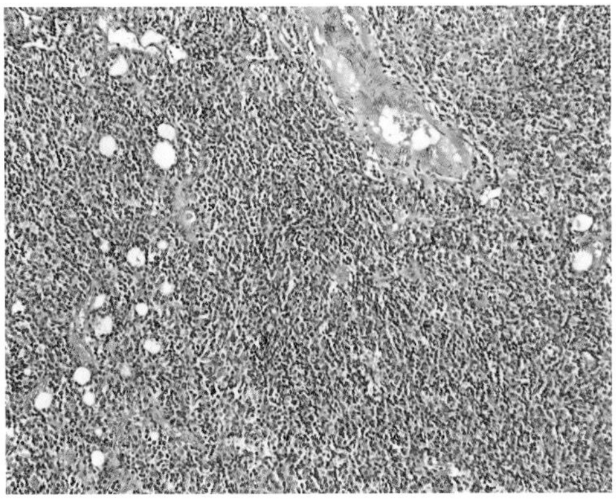

HE 20×

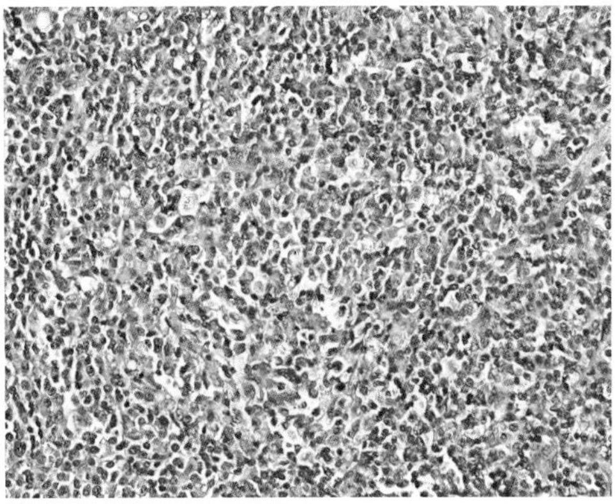

HE 40×

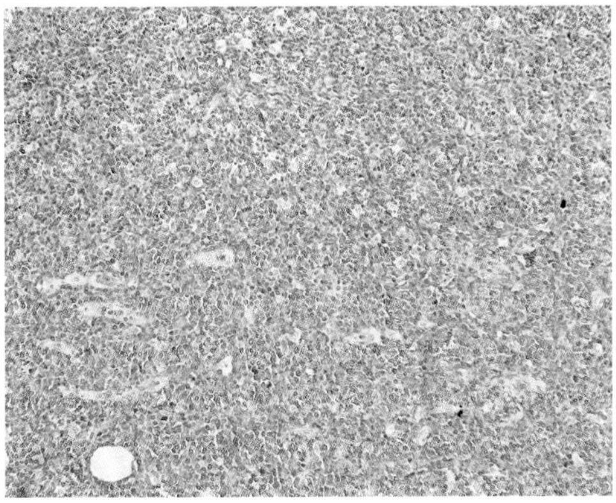

CD20

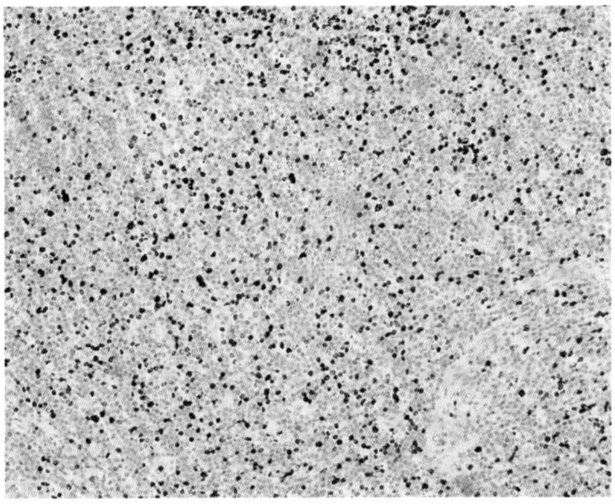

Ki67

图 2-18-12　肾 B 细胞淋巴瘤病理

对淋巴瘤以及肾淋巴瘤的深入认识以及各种新型化学治疗药物的诞生，PRL 的治疗已从首选手术转变为以化学治疗为主的综合治疗。相较于单纯手术治疗，化学治疗为主的综合治疗具备中位生存时间较长、预后较好等优势。NHL 的经典化学治疗方案是 CHOP 方案，即环磷酰胺、多柔比星、长春新碱和泼尼松。利妥昔单抗（rituximab）为代表的分子靶向药物也逐渐应用于 NHL 的治疗，并取得良好的疗效。对于一些极其罕见的 PRL 患者，采用肾切除联合全身化学治疗的治疗方案可能获益。

六、预后和随访

PRL 临床罕见，恶性程度高，通常预后不良。然而最近的报告表明，包括利妥昔单抗、环磷酰胺、多柔比星、长春新碱和泼尼松（“R-CHOP”）在内的早期诊断和化学治疗可能会在开始治疗后 2 ~ 4 周内改善肾功能，并可能提高 5 年生存率。

过去认为，广泛结外淋巴瘤患者的继发性肾脏受累可能不会影响预后。然而，SRL 可导致 6% ~ 16% 的急性肾衰竭或近 25% 的患者肾功能受损。有研究显示，肿瘤大小 ≥10 cm、肾门受累和弥漫性肾浸润可能与较差的预后有关。此外，有研究表明，在弥漫性大B细胞淋巴瘤早期肾脏受累可能与更高的中枢神经系统复发率相关，导致预后较差。因此，判断和识别肾脏受累情况显得很重要，患者可以在标准化学治疗方案中加入利妥昔单抗等分子靶向药物进行治疗，这可能会提高患者的无进展生存率和总生存率，改善预后。

七、基础和转化研究

近年来，以利妥昔单抗为代表的分子靶向药物在治疗淋巴瘤中的应用价值得到了肯定。利妥昔单抗是一种与B细胞CD20抗原结合的嵌合单克隆抗体。它通过多种机制消耗成熟B细胞的水平，如抗体依赖性细胞介导的细胞毒作用、补体依赖的细胞毒作用和B细胞凋亡。利妥昔单抗是美国FDA批准的用于临床治疗非霍奇金B细胞淋巴瘤（NHL）、类风湿关节炎、慢性淋巴细胞白血病（CLL）、肉芽肿伴多血管炎和寻常型天疱疮的药物。它还以其在全球肾病和肾移植中的“标签外”使用而闻名。由于PRL临床少见，目前多数研究为个案报道或回顾性研究，前瞻性研究较少。研究显示，在B细胞类型PRL的治疗过程中，联合应用利妥昔单抗的R-CHOP方案，可大幅度提高患者的PFS和OS。Villa等研究发现，加入利妥昔单抗的联合治疗方案，可改善弥漫大B细胞淋巴瘤为主的PRL预后。Hassan等的回顾性研究发现，与R-CHOP方案相比，不加入利妥昔单抗的CHOP方案，PRL的3年OS较低。R-CHOP方案对肾淋巴瘤患者预后的影响值得期待，也需要大样本前瞻性研究进一步证实相关结论。

自20年前首次获批以来，抗CD20单克隆抗体利妥昔单抗改变了B细胞恶性血液病患者的治疗格局。通过延长疾病的生存期，利妥昔单抗降低了许多B细胞恶性肿瘤患者的病死率并改善了临床预后。过去20年的大量临床数据证实了利妥昔单抗的疗效，并明确了其耐受性。基于这些证据，利妥昔单抗现已常规纳入滤泡性淋巴瘤、弥漫性大B细胞淋巴瘤、慢性淋巴细胞白血病和套细胞淋巴瘤的治疗方案，它在欧洲肿瘤学会（European Society of Medical Oncology，ESMO）和美国国家综合癌症网络（National Comprehensive Cancer Network，NCCN）制定的B细胞恶性血液病临床实践指南中，被制定为推荐治疗方案，并被列入WHO基本药物标准清单。

利妥昔单抗的经验表明，CD20蛋白在寻找淋巴瘤治疗新机制靶点中具有重要价值。抗CD20抗体设计的进展也使B细胞恶性血液病有了新的治疗方法，例如奥比妥珠单抗（obinutuzumab）在一线治疗或利妥昔单抗难治性滤泡性淋巴瘤治疗中，以及在慢性淋巴细胞白血病的患者中，该药均显示出良好的效果。其他新型药物还包括奥法木单抗（ofatumumab）、维妥珠单抗（veltuzumab）和奥瑞珠单抗（ocrelizumab）。开发利用CD20途径的药物的另一个例子是CD20/CD3抗体。此外，皮下给药的利妥昔单抗，因其简化给药方案、减轻患者的治疗负担以及为医疗系统节省资源等潜在优势，作为有症状的晚期B细胞恶性肿瘤患者的基本治疗方法，其地位有望进一步得到加强。

典型病例 2-18-1　肾淋巴瘤

第六节　炎性假瘤

炎性假瘤（inflammatory pseudotumor，IPT）是一种原因不明的良性占位性病变，病灶多由成纤维细胞样梭形细胞、浆细胞、淋巴细胞、嗜酸性粒细胞等炎性细胞构成，临床上较为罕见。炎性假瘤有许多名称，如炎性肌成纤维细胞瘤、术后梭形细胞结节、假肉瘤样肌纤维瘤、浆细胞肉芽肿等，命名的多样化表明了其来源的不确定性。炎性假瘤可发生在胃肠道、肝、眼眶、软组织、气道、肺部、脾、膀胱等全身各处。在泌尿系统中，膀胱是最常见的发病部位，而肾脏受累极为罕见。

一、炎性肾瘤

（一）流行病学和病因学

炎性肾瘤即肾脏炎性假瘤（renal inflammatory pseudotumor，RIP），也称炎性肌成纤维细胞瘤（inflammatory myofibroblastic tumor，IMT），临床罕见，可发生于任何年龄段，男女比例相当。肾脏炎性假瘤的病因尚不明确，一般认为可能与创伤、感染、自身免疫、肿瘤过程、手术等因素有关。也有研究显示，该病可能与 EB 病毒感染、免疫抑制、*ALK* 基因突变等相关。

（二）临床表现

肾炎性假瘤缺乏特异性的临床表现，常见症状包括疼痛、发热、血尿、肾积水，少数病例可出现全身症状如盗汗、体重减轻等。实验室检查可能出现贫血、红细胞沉降率增高、血小板增多、多克隆高丙种球蛋白血症等。

（三）影像学

肾炎性假瘤无特异性影像学特征，难以与其他肾脏肿瘤区别，根据影像学检查结果很难做出明确诊断。

肾炎性假瘤可能表现为边界清晰、息肉样、局部侵袭性或浸润性肿块。超声显示病变呈低回声或高回声，边界不清或边界清楚。增强 CT 无特征性表现，易与肾细胞癌、肉瘤样癌、上皮样血管平滑肌脂肪瘤等混淆。MRI 的 T_2WI 成像可见高、低或等信号，可能与组织类型多样有关（图 2-18-13）。

肾炎性假瘤的鉴别诊断包括肾细胞癌、平滑肌肉瘤、肉瘤样癌、黄色肉芽肿性肾盂肾炎、浆细胞肉芽肿、恶性纤维组织细胞瘤和尿路上皮癌等。这些肿瘤可能与肾炎性假瘤有相似的影像学表现，肾肉瘤表现为扩张性肿块，肾横纹肌肉瘤和血管肉瘤表现为浸润

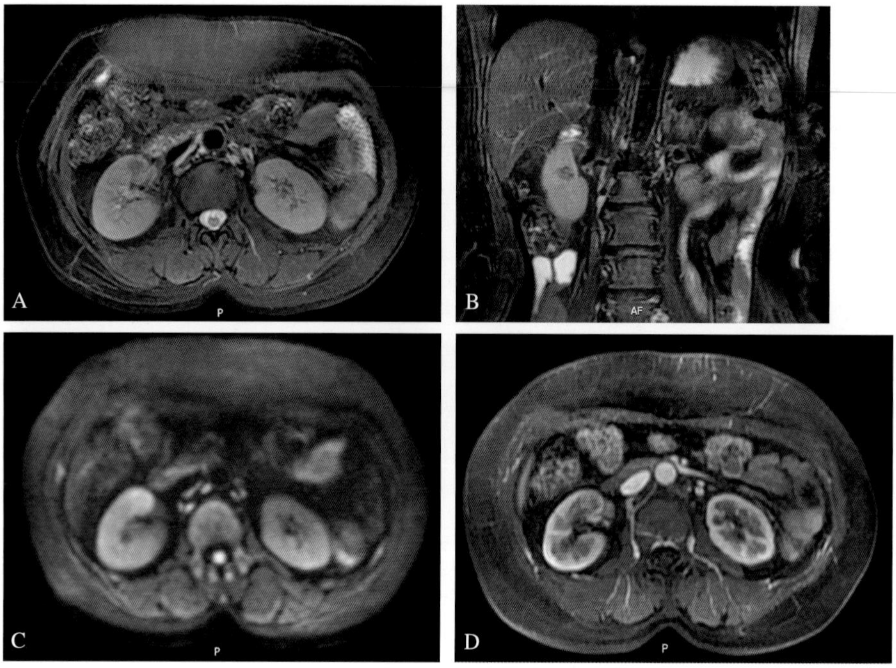

图 2-18-13 肾炎性假瘤 MRI 影像

A、B. MRI T_2WI 示右肾中部前侧稍短 T_2 信号结节；C. MRI DWI 示结节呈稍高信号；D. MRI 增强皮质期轻度强化，未见明确假包膜征象

性生长，黄色肉芽肿性肾盂肾炎通常有慢性炎症病史。肾炎性假瘤和囊性 RCC 之间的区别仍有争议，在 MRI 上看到的 RIP 浸润性可能是区分 RCC 和 RIP 的一个重要特征，因为 RCC 仅在约 6% 的病例中表现为浸润性病变。此外，RIP 的增强模式为延迟强化，与 RCC 不同。可能是由于血管外造影剂在病变的纤维化部位聚集所致。

（四）病理学

大体标本表现为界线清楚的孤立性或多结节肿块，质地较硬，切面可呈灰白色、灰黄色、黄褐色或棕褐色，局部可伴有出血、坏死、钙化或囊性变等。镜下可见病灶主要由梭形细胞、浆细胞、淋巴细胞、嗜酸性粒细胞等炎性细胞构成，细胞呈漩涡状或束状排列，局部可见多量血管，大小不一（图 2-18-14）。炎性假瘤可能具有多种免疫学表型，说明病变可能起源于普通间充质细胞，经过不同的途径分化：①多数向成纤维细胞分化，表达 SMA 和波形蛋白；②向 FDC 细胞分化，表达 CD21 和 CD35；③无明确分化特点，仅表达间充质细胞和组织细胞标志物，如波形蛋白、CD68。

（五）治疗

肾炎性假瘤属于良性病变，治疗以局部手术切除为主。根据病灶的大小、位置、数量、患者肾功能等决定采取肾部分切除术或是肾切除术。必要时应行活检和术中快速冰冻病理检查，以排除恶性肿瘤，避免不必要的肾切除。此外，不能忽视本病可能具有局部浸润的特点，如有恶性生物学特性或无法行肾部分切除术，则应考虑行根治性肾切除，术后

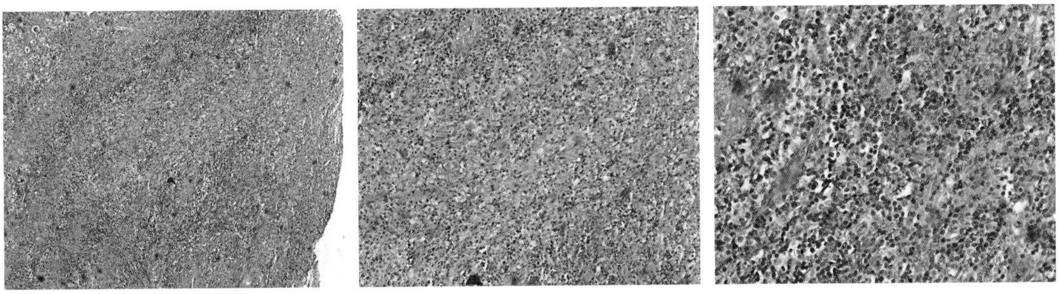
HE 10×
HE 20×
HE 40×

图 2-18-14 肾炎性假瘤病理

肾实质内部正常结构消失，见淋巴细胞、大量浆细胞及泡沫细胞浸润伴纤维组织增生

应密切随访。

（六）预后和随访

肾炎性假瘤属于良性病变，通常预后良好。尽管有部分病例表现出恶性生物学行为，但及时治疗可达到满意的疗效。有局部浸润特点的病例，术后应严密随访。

（七）基础和转化研究

肾炎性假瘤过去也称为炎性肌成纤维细胞瘤（inflammatory myofibroblastic tumor，IMT），文献中也多将两者交叉称谓。目前，已经认识到 IMT 是属于炎性假瘤家族的一个亚群，具有多种浸润性炎症成分，表现出一定的交界性生物学行为。WHO 将其分类为中度恶性，有复发和罕见的转移可能性。研究发现，其发病机制可能与 *ALK* 基因突变有关。这些发现不仅确定了有助于本病诊断的分子特征，还可能为药物干预提供治疗靶点。

二、肾炎性肌成纤维细胞瘤

（一）流行病学和病因学

肾炎性肌成纤维细胞瘤（kidney inflammatory myofibroblastic tumor，KIMT）是属于炎性假瘤家族的一个亚群，是对不确定解剖位置的梭形细胞增殖的总称，具有多种浸润性炎症成分。最近的研究表明，IMT 是一种交界性肿瘤，具有不可预测的生物学潜能，有局部浸润、复发的倾向，但远处转移的风险很小。发病率为全球人口的 0.04%～0.70%，主要发生在儿童和青少年。尚不确定其起源于炎症还是癌变过程。一种具有上皮形态的 IMT 亚型称为上皮样炎性肌成纤维细胞瘤（epithelioid inflammatory myofibroblastic sarcoma，EIMS），其临床进程更为活跃，局部复发率和远处转移率分别超过 80% 和 25%。目前关于 IMT 是炎症还是肿瘤或是两者兼具，仍有争论。所有 EIMS 和大约 50%IMT 存在 ALK 激活，支持肿瘤起源，因为 ALK 在各种血液和实体肿瘤中发挥致癌作用。

IMT 可发生于全身多个部位，常见于肺、腹膜后或腹盆区，在泌尿系统中，IMT 最常见的部位是膀胱，肾脏中极其罕见。IMT 可见于各年龄段，有报道称好发于儿童和青少年，肺外型 IMT 常见于成年女性。由于文献中“炎性假瘤”和“IMT”这两个术语的交替使用，很难获得有关 IMT 发病率和解剖分布的准确数据。

1939 年，Brunn 首次在肺部疾病中发现并报道炎性假瘤，并于 1954 年由 Umiker 和 Iverson 将其命名。1972 年，Davides 等人首次报道肾 IMT。IMT 具有不可预测的生物学潜能，过去普遍认为 IMT 是良性病变，但目前 WHO 将该病变分类为中度恶性，具有复发和罕见转移的可能性。研究发现，IMT 发病机制可能与 ALK 基因突变有关，目前已发现 ALK 基因突变率为 72%，actin 和 desmin 表达率分别为 92% 和 79%。在 ALK 阳性 IMT 患者中发现了可能相关的 TPM3/4、网格蛋白重链和 RANBP2 基因，而 ROS-1 和 PDGFRβ 基因与 ALK 阴性 IMT 有关。ALK 基因突变更常见于儿童，与肿瘤侵袭性和高复发率有关。

（二）临床表现

肾脏 IMT 没有特异性的临床症状，疾病发病隐匿，进展缓慢，病变常局限于肾脏。疼痛、低热、血尿是最常见的症状，血尿可表现为镜下血尿或肉眼血尿。还可能出现排尿困难、尿路感染等泌尿系统症状。少数病例还可能伴有全身症状，如体重减轻、贫血、虚弱、盗汗等，实验室检查结果也可能提示贫血、红细胞沉降率增高、血小板增多等。

（三）影像学

IMT 没有特征性影像学表现。超声显示病变为低回声，病灶内可见血管分布，难以与恶性肿瘤区分。IMT 的 CT 表现多变，平扫为低密度或略高密度，界线不清的浸润性病变或界线清楚的软组织肿块。增强 CT 影像无特异性，易误诊为肾细胞癌、肉瘤样肾癌、上皮样血管平滑肌脂肪瘤、肾盂癌等肿瘤，而 IMT 病灶延迟强化，可能是区别于其他肾脏肿瘤的特征之一。另外，在病灶内部可见坏死、钙化或囊性变等。IMT 在 MRI 上的信号表现为 T_1WI 显示可变信号强度，T_2WI 显示低信号强度。PET-CT 可用于评估 IMT 的原发病灶、复发和罕见的转移病灶，表现为不同程度的 FDG 摄取信号。

（四）病理学

IMT 形态学分类困难，临床上错误分类时有发生。IMT 临床表现不尽相同，并可能发生在身体任何部位，这使得诊断更加困难。WHO 对此病诊断引用了 6 个不同的同义词，包括：浆细胞肉芽肿、炎性肌纤维组织细胞增生、网膜肠系膜黏液样错构瘤、炎性假瘤、炎性纤维肉瘤、炎性肌成纤维细胞肉瘤，表明了 IMT 分类的困难程度。WHO 还强调，IMT 可能很难与假性肉瘤性肌成纤维细胞增生区分，并与 igG4 相关硬化性疾病也有重叠，通过免疫组织化学或 FISH 检测证实 ALK 阳性，可能有助于诊断 IMT。

IMT 的最终诊断依赖于组织病理学和免疫组织化学。大体标本，IMT 表现为质硬肿块，切面呈白色或黄褐色，少数病例可伴有钙化、出血、坏死等表现。镜下组织学特征是梭形细胞增生伴有大量浆细胞、淋巴细胞浸润的良性病灶。此外，黏液性、血管性和炎性区域以及致密的板状胶原也是重要的组织学特征。在一些病例中甚至可以见到骨细胞和异形骨成分。免疫组织化学分析证实，波形蛋白、SMA 和 ALK 和 CK 呈阳性。ALK 是一种在某些恶性肿瘤中发现的蛋白质，在大约一半的 IMT 患者中表达。在 ALK 阳性 IMT 患者中发现了可能相关的 TPM3/4、网格蛋白重链和 RANBP2 基因，而 ROS-1 和 PDGFRβ 基因与 ALK 阴性 IMT 有关。

（五）治疗

由于肾脏 IMT 临床上比较罕见，目前对其治疗尚无共识。IMT 被认为对常规化学治疗和放射治疗有抵抗力，外科手术切除病灶是治疗 IMT 的主要手段。然而，初次手术后，IMFT 有局部复发的趋势，其发生率可能因解剖部位而异。特别是当 IMT 靠近重要结构，而不能完全切除肿瘤时，肿瘤侵犯邻近结构可能会发生局部复发。IMT 相关死亡通常是由于局部侵袭，而不是远处转移引起。考虑到 IMT 局部复发和远处转移的可能性，曾提倡行肾根治性切除术。在术前活检或术中快速冰冻明确病理性质的基础上，行肾部分切除术切除病灶，可避免不必要的肾切除。如 IMT 有恶性生物学特性或无法行肾部分切除术，则应考虑行根治性肾切除，术后应密切随访。由于大多数 IMT 患者对放射治疗和化学治疗不敏感，因此其治疗具有挑战性，对于不能切除或晚期疾病的患者，治疗选择也有限。

近年来，对于 ALK 基因突变致病机制有了更多了解。IMFT 的主要遗传病变是 ALK 基因融合，大约 50% 的 IMT 存在 ALK 突变。这表明 ALK 信号传导参与大多数这些肿瘤的发生发展。染色体易位导致 ALK 融合蛋白的表达，该蛋白表现出不依赖于配体的激酶活性，导致嵌合蛋白自身磷酸化，最终导致肿瘤细胞存活时间延长、增殖增加和细胞迁移增强。抑制 ALK 通路的靶向药物可用于治疗转移性或无法手术切除的 ALK 阳性 IMT，也可应用靶向药物新辅助治疗，以期缓解病情，甚至争取手术机会。除上述方式外，非甾体抗炎药、皮质类固醇等药物治疗 IMT 也有文献报道。

（六）预后和随访

IMT 的预后良好，虽然有局部浸润、复发或远处转移的风险，但非常罕见，保守治疗与手术治疗都应密切随访。

（七）基础和转化研究

IMT 是属于炎性假瘤家族的一个亚群，ALK 基因突变在 IMT 发病机制中的研究，不仅确定了有助于 IMT 诊断的分子特征，还为药物干预提供了治疗靶点。相关研究进展的速度和程度令人惊叹。这一部分将重点介绍几个关于克唑替尼靶向治疗 ALK 相关 IMT 的临床研究。

IMT 中的特定基因改变，为通过 ALK 通路靶向治疗该病提供了强有力的支持。克唑替尼是一种小分子酪氨酸激酶抑制剂（TKI），靶向作用于 ALK、MET、ROS1 和 RON。在非小细胞肺癌中由于 ALK 重排，克唑替尼显示出强大的临床活性。克唑替尼通过竞争性抑制三磷酸腺苷与受体结合来干扰 ALK 通路，从而消除其磷酸化，阻断下游级联事件并抑制 ALK 依赖肿瘤的生长和存活。克唑替尼被批准用于治疗 ALK 阳性或 ROS1 阳性的晚期非小细胞肺癌患者，成年患者的推荐口服剂量为 250 mg，每日 2 次。

2010年，Butrynski于新英格兰医学杂志报道了克唑替尼治疗ALK基因突变IMT。其中1位患者诊断为大网膜晚期IMT，伴有ALK突变，首次手术后很快复发，此后进行了包括高温腹腔灌注化学治疗、全身阿柔比星－异环磷酰胺和经验伊马替尼等治疗，8个月后CT显示复发。遂予克唑替尼200 mg，每日2次治疗。该患者的疾病显示，尽管仍存在广泛的肿瘤负荷，但对克唑替尼的快速反应持续了至少6个月。此后肿瘤进展，并再次接受减瘤手术。术后继续调整克唑替尼至最大耐受剂量250 mg，每日2次。2年后，该患者仍处于完全的影像学缓解状态。这表明，异常表达和结构性激活的ALK在患者肿瘤的生长和维持中起主要作用。也表明，部分不能手术切除或者发生进展的肿瘤患者，经克唑替尼治疗后，可能获得手术治疗机会。另一位缺乏ALK突变的肿瘤患者对克唑替尼没有反应。这些病例支持IMT的一些亚群依赖ALK介导的信号转导机制。此外，Theilen通过文献回顾，分析了30例使用克唑替尼治疗的IMT患者，其中12名患者获得完全或部分缓解。然而，由于一些报告中患者的治疗方案十分复杂，克唑替尼对预后的确切影响尚不清楚。停药后的随访情况未予报道，也影响了对药物效果的评估。此外，可能存在的发表偏倚会增加克唑替尼的有效率。因此，需要前瞻性研究评估克唑替尼对无法手术切除或多灶ALK阳性IMT患者的疗效。欧洲癌症研究与治疗组织（EORTC）发起了一项多国、多肿瘤、前瞻性Ⅱ期临床试验（EORTC 90101 CREATE），以评估克唑替尼在以ALK或MET突变为特征的晚期肿瘤患者中的活性和安全性。CREATE包括6种类型的肿瘤，Patrick Schöffski等于2018年报道了独立IMT队列的研究结果。该研究在比利时、法国、德国、意大利等欧洲8国进行。研究将IMT患者人群分为ALK阳性（12例）和ALK阴性（8例）亚组，确诊IMT的患者接受口服克唑替尼胶囊治疗，基于批准用于ALK阳性非小细胞肺癌的成人剂量给药，起始剂量为250 mg，每天2次，并且中途不增加用量。在没有药物相关毒性的情况下，克唑替尼在每天相同时间连续给药。一个治疗周期为21天。治疗持续到有记录的疾病进展、不可接受的毒性或患者拒绝用药。在研究起始、第1和第2周期的第15天以及每个治疗周期结束时收集患者安全信息，使用不良事件通用术语标准（CTCAE）进行评估，通过CT、MRI评估客观反应。该研究的主要终点是根据实体瘤疗效评价标准1.1版（RECIST），由影像学检查发现患者在治疗过程中任意时间点达到客观缓解率（ORR：完全或部分缓解），并确认缓解患者的比例。次要终点是反应持续时间（DOR）、疾病控制率（DCR）、无进展生存期（PFS）、无进展生存率、总生存期（OS）和安全性。

在确诊IMT患者接受克唑替尼治疗前，其中8位患者曾接受阿柔比星、异环磷酰胺为基础的联合化学治疗，或单用吉西他滨、多西他赛、紫杉醇等药物化学治疗。其中只有一位患者对阿柔比星和异环磷酰胺有部分反应，客观证明了IMT对化学治疗反应不佳。在研究截止时间，患者平均随访863天（IQR 358～1 304），7名患者（35%）仍在接受治疗，达到平均相对剂量强度为94.4%（SD 12.1）。12名ALK阳性患者中有6名（50%，

95% CI 21.1，78.9）和 7 名 ALK 阴性患者中有 1 名（14%，95% CI 0，57.9）实现了客观缓解。ALK 阳性患者的中位缓解持续时间为 9.0 个月（范围 1.4 ~ 41.6，IQR 4.4 ~ 37.3）。在有反应的 ALK 阴性患者中，反应持续时间为 7.6 个月。根据 RECIST 作为最佳反应，所有 ALK 阳性患者均确认完全或部分缓解或疾病稳定，并且在研究发表时 4 名 ALK 阳性反应者仍在反应并接受积极治疗。ALK 阳性组 4 名患者死亡、1 例失访，ALK 阴性组 3 名患者死亡。患者发生的最常见的与治疗相关的非血液学不良事件是恶心、疲劳、视物模糊、呕吐和腹泻。血清谷丙转氨酶升高和低钙血症是最常见的生化不良事件。在 IMFT 患者中未检测到新的或意外的安全信号。5 名患者发生了 8 起严重不良事件，包括：肺炎、不明原因的发热、伴随肌酐升高和败血症的心脏病发作、伴有急性肾功能不全的腹腔脓肿，以及心电图 QT 间期延长。这些患者在治疗期间或治疗终止后 4 周内均未发生死亡。

该研究最终证明了酪氨酸激酶抑制剂在这种罕见疾病中是一种高效的治疗方法，并同时评估了克唑替尼在 ALK 阳性和 ALK 阴性患者中的有效性和安全性。无论评估终点如何，克唑替尼在 ALK 阳性 IMT 患者中疗效显著。在研究结果发表的同时，仍有患者在继续治疗，且肿瘤仍在缩小，克唑替尼最终反应率可能会高于现有报道水平。该研究的局限性在于它是一项非对比单臂研究，病例数较少，考虑到 IMT 的罕见性，该病也的确难以开展大型随机对照试验。作为目前最大规模的 IMT 前瞻性研究，所得出的证据在很大程度上支持了美国 NCCN 克唑替尼治疗 ALK 易位 IMT 的 Ⅰ 期临床试验研究结果，NCCN 基于该研究已经在临床实践指南中推荐使用克唑替尼作为 ALK 易位 IMT 的全身治疗。

此外，该研究只针对成人患者提出了克唑替尼的安全剂量，儿童肿瘤学组（Children′s Oncology Group）在儿童多肿瘤研究中发现，克唑替尼在儿童中耐受性良好，推荐剂量为 280 mg/m^2，每日 2 次。经验表明，大部分 ALK 阳性 IMT 患者，无论成人还是儿童都可从克唑替尼治疗中受益，获得高客观缓解率和长期疾病控制。该研究还提出了免疫组织化学、FISH 作为单一诊断检测准确性不足的问题，在其他关于非小细胞肺癌研究中发现，仅依靠上述两种检测做单一诊断检测方法时，约有 1/4 的 ALK 阳性患者漏诊。作者提出了使用更敏感的 ALK 抗体进行可靠的 ROS1 免疫组织化学分析和融合测序，从而提高 ALK 阳性检出率。

该研究认为，克唑替尼可以作为局部晚期或转移性 ALK 阳性 IMT 患者的标准治疗药物。克唑替尼在 ALK 阴性患者中的作用仍有待确定。

2021 年，Patrick Schöffski 及其同事更新了 EORTC 90101 CREATE 的研究结果，患者中位随访时间延长至 50 个月。在第一阶段研究过程中，由于 IMT 发病率低导致患者入组缓慢，该试验已经达到一阶段的成功标准，两个 IMT 亚组的招募均未达到 35 名患者的最大值。在第二阶段研究中，对继续接受治疗的 5 位患者克唑替尼的疗效及安全性进行评估。截至作者发表结果时，5 位患者接受治疗的相对剂量强度范围为 80.2% ~ 100.0%，其中 2 人减量至 200 mg/m^2，每天 2 次，1 人中断治疗。其余 3 人中有 1 位患者中断治疗。

在更新数据中，ALK阳性IMT患者的ORR为66.7%（8/12，95% CI 34.9%，90.1%），ALK阴性IMT患者的ORR为14.3%（1/7，95% CI 0.0，57.9%）。ALK阳性IMT患者的DOR中位数为39.0个月（范围1.4～76.3）。在ALK阴性IMT患者中，DOR为7.6个月。ALK阳性患者的疾病控制率为100.0%（12/12，95% CI 73.5%，100.0%），ALK阴性患者的疾病控制率为85.7%（6/7，95% CI 42.1%，99.6%）。中位随访50个月时，ALK阳性和ALK阴性患者的中位PFS分别为18.0个月（95% CI 4.0，NE）和14.3个月（95% CI 1.2，31.1）。1年后，ALK阳性和ALK阴性患者的PFS率分别为58.3%（95% CI 27.0，80.1）和57.1%（95% CI 17.2，83.7）。3年后，ALK阳性和ALK阴性患者的PFS率分别为41.7%（95% CI 15.2，66.5）和14.3%（95% CI 0.7，46.5）。在更新数据时，中位随访50个月，10位患者仍存活，其中9人在ALK阳性亚组，1人在ALK阴性亚组。整个研究人群的中位OS为46.9个月（95% CI 20.2，NE）。1年后，ALK阳性和阴性OS率分别为83.3%（95% CI 48.2，95.6）和85.7%（95% CI 33.4，97.9）。3年后，ALK阳性患者的OS率仍为83.3%（95% CI 48.2，95.6），而ALK阴性患者的OS率为34.3%（95% CI 4.8，68.5）。患者治疗相关的非血液不良事件，最常见的是恶心、视物模糊、疲劳、腹泻和呕吐。最常见的血液学和生化不良事件包括：低钙血症、血清谷草转氨酶升高和血清谷丙转氨酶升高。

EORTC 90101 CREATE是第一个评估ALK抑制剂治疗晚期IMT患者疗效的前瞻性Ⅱ期临床试验。作者报道该研究及更新研究结果，显示出克唑替尼治疗ALK阳性IMT患者的ORR高达50%，且到达研究截止时间仍接受积极治疗的患者比例很高，中位随访时间为28个月。在50个月的中位随访中，一些患者的反应状态从病情稳定转变为客观缓解。在更新研究中，克唑替尼治疗ALK阳性IMT患者的ORR（66.7%）高于此前报道的50%，可能与克唑替尼长期治疗肿瘤体积随时间推移进一步缩小有关。而ALK阴性IMT患者的ORR与此前报告一致。该研究达到主要终点时，两组患者的ORR均高于预期。在作者报告更新数据随访期间，又有1名ALK阳性和2名ALK阴性患者IMT进展死亡，表明该罕见疾病危及生命的特征。在更新数据时，仍有10名患者存活，ALK阳性9名，阴性1名。ALK阳性患者的中位DOR为39.0个月，而ALK阴性患者的DOR为7.6个月。ALK阳性和ALK阴性患者的中位PFS分别为18.0个月和14.3个月，ALK阴性患者的中位OS为26.6个月，而ALK阳性患者的中位OS在此更新的分析中仍未达到，可能是由于ALK抑制剂在该疾病中的高度有效性。

通过该研究进一步证实，克唑替尼在ALK阳性IMT患者中非常有效，患者可持续获益。而部分ALK阴性患者经克唑替尼治疗后疾病缓解，表明克唑替尼可能通过其他机制使ALK阴性IMT患者获益。该研究发现，这部分患者肿瘤中存在ETV6-NTRK3融合，可能使ALK阴性IMT对克唑替尼敏感。

基于克唑替尼前所未有的活性和良好的安全性，研究作者提议将克唑替尼作为不符合根治性手术条件的局部晚期或转移性、ALK 阳性 IMT 患者的标准治疗方案。国家综合癌症网络肿瘤学临床实践指南（2021 第 2 版）和 ESMO 软组织肉瘤指南现在建议在伴有 ALK 易位的 IMT 中使用 ALK 抑制剂（如克唑替尼）。

典型病例 2-18-2　炎性假瘤

第七节　肾动脉瘤

肾动脉瘤（renal artery aneurysm，RAA）是由动脉壁弹性组织和中层强度减弱后形成的局限性永久性异常扩张，可发生于肾动脉、肾动脉分支或两者均出现。肾动脉瘤是临床上少见的肾动脉疾病，普通人群发病率为 0.01% ~ 0.09%，好发于女性，多为单发，右侧多于左侧。近年随着影像学技术的进步，肾动脉瘤的检出率逐年增高。肾动脉瘤可引起高血压、血尿、腰痛等临床症状，一旦破裂，可导致患者死亡。临床上对该疾病应给予足够的重视。

一、流行病学和病因学

过去关于肾动脉瘤的大部分信息来自尸检研究。然而，随着影像学技术的发展与普及，肾动脉瘤的检出率明显提高，有研究显示，约为回顾性尸检报告的 70 倍。两者存在巨大差异的原因可能是肾动脉瘤通常很小，有时发生在肾内，因此在常规尸检中不容易发现。目前广泛接受的普通人群发病率约为 0.1%，但肾动脉瘤真正的发病率和自然史仍不清楚。血管造影和计算机断层扫描研究报告的发生率为 0.3% ~ 2.5%。

肾动脉瘤生长缓慢，估计年均增长率为 0.06 ~ 0.6 mm，动脉瘤形态或钙化不影响其生长率。既往数据显示，肾动脉瘤破裂率高达 14% ~ 30%，相关病死率为 80%。大多数破裂是在就诊时发现。

肾动脉瘤是动脉局部薄弱后形成的永久性异常扩张，多是由肾动脉纤维发育不良、动脉壁退行性变、动脉粥样硬化等引起。真性动脉瘤包含血管壁的所有三层，血管壁在内外因素作用下渐进性扩张和变薄，在血流压力下管壁外凸形成动脉瘤。多数情况下可能是由动脉壁内侧异常引起，其中最常见的组织病理学改变是平滑肌减少，动脉中膜缺乏，内弹力层缺失或断裂。这些异常可能是先天存在的，并会受到各种后天因素的影响。弹性纤维退化和溶解导致血管壁变薄，由于管腔内高压导致血管扩张。Henke 等人研究发现，动脉纤维肌发育不良可能是与肾动脉瘤相关的最常见的血管疾病。

动脉粥样硬化病变普遍存在。但 Stanley 等人提出，钙化性动脉粥样硬化改变更可能是肾动脉瘤的结果，而不是主要的致病因素。与妊娠相关的激素和代谢变化导致的血流量增加、腹内压和血管壁改变亦可能是肾动脉瘤致病原因之一。

假性动脉瘤通常是由于血管壁撕裂和动脉周围血肿引起，瘤壁部分由血管周围组织构成。动脉壁的一层或每一层的局灶性破裂引起薄弱区域囊状外突。引起假性动脉瘤的原因可能有：钝性或穿透性创伤、动脉壁或邻近组织的炎症（侵蚀动脉）、感染和继发于外科、内镜和放射学手术的医源性创伤。

肾内动脉瘤是肾实质内的真性或假性动脉瘤。通常需要接受肾切除术或血管内治疗。肾实质内动脉瘤主要由血管壁的炎症改变引起，通常发展为微动脉瘤。

肾动脉瘤可根据其形态和解剖位置进行分类。肾动脉瘤曾有多种分类方法，1975 年 Poutasse 将肾动脉瘤分为：①囊状动脉瘤：约占肾动脉瘤的 75%，多发生于肾动脉分叉处；②梭形动脉瘤：动脉整段均等性扩张至正常直径的 3 ~ 4 倍，肾动脉及分支均可受累，常见于患有狭窄性纤维性肾动脉疾病的年轻高血压患者；③剥脱性动脉瘤：因肾动脉内弹力层撕裂，肾动脉内膜与动脉壁分离；④肾内动脉瘤：约占肾动脉瘤的 17%，易破裂，可能与先天性、创伤、医源性、动脉炎、肿瘤等因素有关。目前应用广泛的是 Rundback 提出的分类方法：1 型为起源于肾动脉主干或主要分支的囊状动脉瘤，2 型为肾动脉主干的梭形动脉瘤，3 型是肾实质内动脉瘤。此分型对临床治疗方案选择有一定的指导意义（图 2–18–15）。

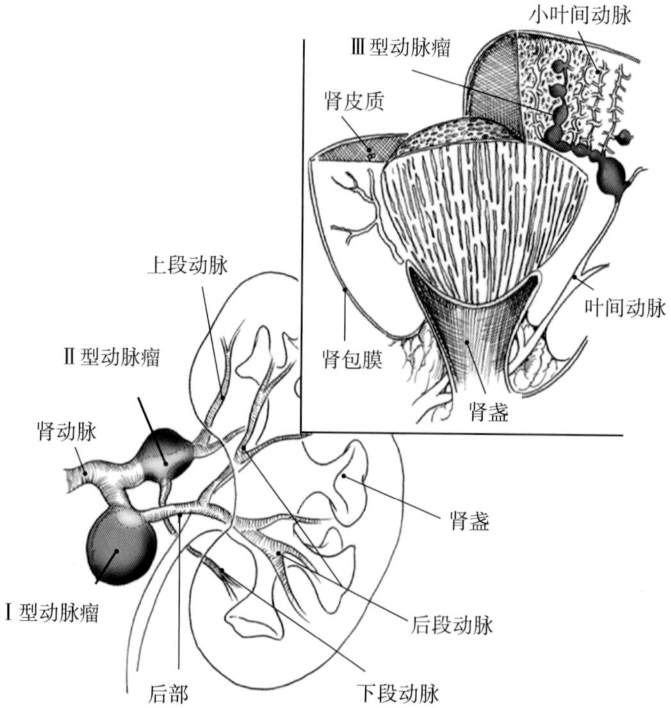

图 2–18–15 Rundback 肾动脉瘤分类

引自：González J，Esteban M，Andrés G，et al. Renal Artery Aneurysms. Curr Urol Rep，2014，15（1）：376.

二、临床表现

目前，肾动脉瘤的自然病程仍不确定，对其临床重要性存在相当大的争议。大多数肾动脉瘤表现为无症状，并且不会造成任何显著的临床表现，多数在体检时偶然发现。然而，少数患者可能出现症状，包括难以控制的顽固性高血压、休克、腰痛、血栓形成、血尿、腹部听诊杂音以及少见的可触及的搏动性包块。

（一）高血压

高血压是肾动脉瘤中最常见的症状，据报道发生率高达 90%。但仍不确定肾动脉瘤与高血压之间的因果关系。

区分合并严重肾动脉狭窄与单纯动脉瘤的患者很重要。纤维发育不良和动脉瘤可引起严重的肾动脉狭窄。大多数纤维肌发育不良患者是患有高血压的年轻女性，血管造影显示肾动脉呈串珠状，动脉瘤位于肾动脉分叉处。此类患者高血压可归因于肾动脉狭窄和肾素 – 血管紧张素系统激活，血管紧张素Ⅱ水平升高导致液体潴留和血管收缩。而在没有明显狭窄的肾动脉瘤中，导致高血压的可能原因是肾动脉机械性扭结、肾实质节段性缺血以及动脉瘤内的湍流改变了血流动力学。

Cummings 等研究发现，经肾静脉肾素活性测定阳性，肾动脉瘤合并血流动力学显著狭窄的患者可以通过手术治愈。无狭窄证据且肾素测定阴性的患者，重建手术后高血压仍无改善。因此，单纯高血压可能不是肾动脉瘤的手术指征。然而，其他研究显示，肾动脉瘤患者不论是否合并狭窄，接受治疗后对血压变化和降压药物使用无明显影响。

（二）动脉瘤破裂

肾动脉瘤破裂可导致急性腹腔内出血，危及患者生命。早期的文献报道显示，肾动脉瘤破裂的风险极高。Ippolito 报道 169 例非钙化动脉瘤患者中有 24 例破裂，Cerny 称 30% 的肾内动脉瘤最终破裂。但是在最近的系列报道中，肾动脉瘤患者在没有手术治疗的情况下随访了 3 ~ 10 年，并无患者发生破裂出血。表明肾动脉瘤的自然病程与其他内脏动脉瘤稍有不同，破裂风险更低，破裂导致的病死率也相当低，约为 10%。但是一旦破裂，则几乎不可避免切除肾脏。< 1.5 cm 的无症状动脉瘤伴有周围钙化不易破裂。而非钙化囊状动脉瘤伴有高血压时破裂的风险超过 20%。孕妇妊娠期肾动脉瘤破裂出血可能危及孕妇及胎儿生命，危害甚大。

（三）其他症状

部分患者可出现侧腹痛。新发疼痛或疼痛加重可能预示动脉瘤迅速扩大或即将破裂。肾动脉瘤可能形成血栓或血栓脱落，阻塞肾脏外周动脉导致多发性肾梗死。肾实质内动脉瘤破裂进入集合系统可表现为血尿。

三、影像学

过去 20 年来，随着影像学技术的进步，我们对肾动脉的认识逐步提高。肾动脉瘤的常用影像学诊断方法包括彩色多普勒超声、计算机断层扫描（CT）、三维对比增强磁共振血管造影（MRA）或数字减影动脉造影（DSA）等。

（一）彩色多普勒超声

彩色多普勒超声是一种廉价、无创的检查技术，适用于筛查。肾动脉冠状位超声检查可完整显示腹主动脉起始端至肾门的肾动脉。超声表现为肾动脉局限性扩张，呈球形、梭形等，为血流湍急的透光性病变。超声下肾动脉瘤可能被误认为囊肿或肾静脉扩张。此外，超声检查非常依赖医生的经验以及患者的配合程度。

（二）多层螺旋 CT 血管成像（MSCTA）

肾动脉局灶性扩张是 CT 成像的关键特征。传统模式的分辨率与 DSA 相当（图 2-18-16）。多平面重建和容积渲染图像可更好地显示肾动脉病变。通过斜视图和旋转视图有助于评估动脉瘤形态或其与分支血管起源的关系。MSCTA 诊断肾动脉瘤的有效性得到广泛接受，但有暴露于电离辐射和造影剂肾毒性的风险。

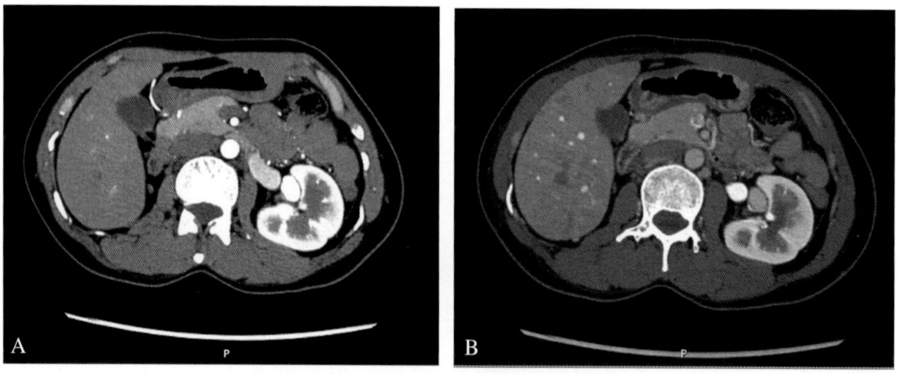

图 2-18-16　肾动脉瘤 CT 成像

A. CT 增强扫描动脉期可见左肾门处血管局灶性扩张，显著强化；
B. CT 增强扫描静脉期可见强化明显减弱，与肾动脉相近

（三）磁共振血管造影

与 CT 相比，磁共振血管造影（MRA）在图像分辨率和诊断准确性方面具有优势，且无电离辐射和造影剂肾毒性风险。适用于无法行 CTA 检查的患者。不足之处在于它成本高昂，可用性相对有限。

（四）数字减影动脉造影

数字减影动脉造影（DSA）可明确诊断动脉瘤的位置、大小以及数目。在检查的同时，可根据病情行肾动脉栓塞或腔内隔绝等介入治疗。因此，尽管与其他影像学检查方

式相比，DSA 是有创性的操作，并发症发生率为 2% ~ 10%。但它仍可作为诊断的首选方法，也是制定血管内介入治疗方案的金标准。

四、手术治疗适应证与禁忌证

手术治疗肾动脉瘤的适应证仍有争议。目前，多数外科医生认为治疗的适应证是动脉瘤破裂或破裂风险高（包括动脉瘤快速增大、怀孕或计划怀孕的女性），出现症状［包括肾动脉狭窄和（或）难治性高血压、腰痛、血尿或动脉瘤相关的栓塞导致肾缺血 / 梗死］或直径 > 2 cm。

动脉瘤手术治疗的主要适应证之一是破裂的风险。实际上，肾动脉瘤破裂、血栓形成和栓塞风险可能远比普遍认为的小，故对偶发性肾动脉瘤患者应慎重考虑手术。肾血管性高血压合并动脉瘤和肾动脉狭窄是手术指征，若有狭窄必须手术治疗并切除动脉瘤。同时患有肾动脉瘤和高血压的患者，除非证明高血压源于肾血管，否则没有明确的手术指征。明确由肾动脉瘤引起的腰痛或血尿，可作为手术指征。直径 < 2 cm 的肾动脉瘤通常不需要手术治疗，小动脉瘤血栓形成可自愈，建议定期进行超声或 CT 扫描随访。

五、肾动脉瘤的治疗

肾动脉瘤的治疗包括密切观察、外科手术、血管内介入治疗。无症状、血压正常且钙化完全的直径 < 2 cm 的动脉瘤可密切观察。开放手术曾是治疗肾动脉瘤的标准方式，其优点在于能够处理复杂肾动脉瘤。近年来，随着腹腔镜及机器人手术技术的推广，肾动脉瘤手术也逐渐走向微创、精细化。血管内介入手术因其相对特殊的微创性，手术并发症较少，越来越受到重视，逐渐取代外科手术，成为治疗肾动脉瘤的首选方法。

（一）开放手术

传统的开放手术具有疗效确切、肾功能损害小、低复发率、低病死率和持久的血管通畅性、良好的血压控制效果等优势。开放手术主要采取肾动脉修复和肾组织切除两种策略，术中要点是保护肾功能。

1. 外科重建　适用于瘤体较小的病例。传统的原位重建包括动脉瘤切除术：①一期血管成形术（带或不带分支再植）；②补片血管成形术；③一期再吻合术；④介入分流术；⑤主动脉肾旁路移植术；⑥内脏肾旁路移植术；⑦小动脉瘤折叠术。此外，还有体外修补和自体肾移植术、自体血管替换或动脉支架材料修复等血管替代手术方式。

2. 肾组织切除　肾部分切除术或肾切除术适用于无法通过原位重建、腔内介入治疗或效果不佳、肾动脉瘤破裂出血、动脉瘤破裂合并缺血性肾萎缩、难治性高血压等患者。需根据肾动脉瘤大小、位置、数目、肾脏功能等选择具体手术方式。但随着腔内介入技术、外科微创技术的进步，肾切除术治疗肾动脉瘤已越来越少。

（二）腹腔镜手术

腹腔镜手术包括普通腹腔镜和机器人辅助腹腔镜手术，对比传统开放手术，腹腔镜手术具有明显的微创优势，但需要术者具备丰富的腔镜下手术经验和手术技巧。机器人辅助腹腔镜因 3D 手术视野、灵活的机械臂、精细的术中操作，在肾动脉瘤的治疗中，显示出独特的优势。Gill 首次应用腹腔镜治疗 1 例 52 岁的女性患者，动脉瘤直径 3 cm，手术效果良好。2006 年，LUKE 等报道了第 1 例机器人辅助腹腔镜治疗 2.5 cm 肾动脉瘤的病例，手术过程顺利。至今，已经有越来越多的腹腔镜及机器人辅助腹腔镜治疗肾动脉瘤的报道。

无论是开放手术还是腹腔镜手术，肾动脉重建、保留肾单位手术的要点是保护肾功能。手术过程中应尽量减少热缺血时间，采取低温保护、利尿脱水等手段，最大限度保护患者肾脏功能。

（三）腔内介入

传统的腔内介入治疗方法包括弹簧圈栓塞、经皮支架植入、肾动脉分支栓塞等技术。随着三维可拆卸线圈、非黏附性液体栓塞剂、重塑技术和多层分流支架等技术的应用，腔内介入治疗的适应证得到了扩大。介入治疗的并发症发生率为 3%～5%，低于外科手术（约为 10%）。介入手术的主要并发症为：急性并发症，包括肾梗死、肾部分梗死或肾衰竭；远期并发症，主要是再狭窄等。治疗期间一旦发生急性肾动脉闭塞，应及时手术重建血流。有研究显示，与开放手术相比，腔内介入治疗在病死率、围手术期复发率、再次干预、肾功能下降和住院时间方面没有显著差异。

弹簧圈栓塞是腔内介入治疗肾动脉瘤最常用的方法，但并不适用于复杂的肾动脉瘤。其原理可能是弹簧圈改变动脉内部血流动力学，导致动脉瘤内血栓形成，降低动脉瘤壁压力，阻止动脉瘤进展，降低破裂风险，但弹簧圈脱落也可能导致远端动脉栓塞，造成严重后果。肾动脉分支栓塞术适用于瘤体位于分支动脉支配的肾脏一极或节段的患者。经皮支架植入术也已逐步开展，但技术难度较高，目前应用相对较少。

六、预后和随访

各类型肾动脉瘤经过个体化治疗均可取得良好的疗效。肾动脉狭窄相关高血压的动脉瘤患者治愈率可能高达 50%～100%。血管腔内介入技术的进步扩大了肾动脉瘤腔内治疗的适应证。尽管应用这些技术的成功率非常高，但远期效果仍不清楚。选择性手术修复相关复发率和病死率非常低，疗效持久。手术病死率主要与急性破裂有关。随着对肾动脉瘤认识的加深以及治疗技术的发展，近几十年来肾动脉瘤破裂的预后已有所改善，但妊娠期动脉瘤破裂的病死率仍然很高。有研究报道，肾动脉瘤破裂及其治疗导致 56% 的母亲死亡，78% 的胎儿死亡。

手术或腔内治疗后的肾动脉瘤随访方案尚无统一标准，但通常建议患者在术后 1 个月和 6 个月时随访，然后每年随访一次。患者每次就诊时应评估血压和肾功能状况。通过超声、CTA、MRA 或 DSA 等影像学技术，评估治疗效果并识别新的动脉瘤。

七、基础和转化研究

随着对肾动脉瘤研究的深入，其治疗理念不断革新、诊断治疗方法不断提升，患者预后得到明显改观。目前对肾动脉瘤的研究，主要集中在发病机制、早期诊断方法、各类型动脉瘤手术适应证、组织工程学材料以及新的微创治疗技术。相信未来肾动脉瘤的诊治技术会使患者更加获益。

典型病例 2-18-3　肾动脉瘤

（龚　侃　周靖程　刘　冰　周启玮）

▶▶▶ 参考文献

[1] Tsai S H，Wang J H，Lai Y C，et al. Clinical-radiologic correlation of mixed epithelial and stromal tumor of the kidneys：Cases analysis. Journal of the Chinese Medical Association，2016，79（10）：554–558.

[2] Mohanty S K，Parwani A V. Mixed epithelial and stromal tumors of the kidney：an overview. Archives of pathology & laboratory medicine，2009，133（9）：1483–1486.

[3] Ye J，Xu Q，Zheng J，et al. Imaging of mixed epithelial and stromal tumor of the kidney：A case report and review of the literature. World Journal of Clinical Cases，2019，7（17）：2580–2586.

[4] Caliò A，Eble J N，Grignon D J，et al. Mixed Epithelial and Stromal Tumor of the Kidney. The American journal of surgical pathology，2016，40（11）：1538–1549.

[5] 王栋，肖泽均，寿建忠，等 . 肾脏混合性上皮间质肿瘤家族八例临床分析 . 中华医学杂志，2019，99（10）：771–774.

[6] Choyke P L，White E M，Zeman R K，et al. Renal metastases：clinicopathologic and radiologic correlation. Radiology，1987，162（2）：359–363.

[7] Adamy A，Von Bodman C，Ghoneim T，et al. Solitary，isolated metastatic disease to the kidney：Memorial Sloan - Kettering Cancer Center experience. BJU international，2011，108（3）：338–342.

[8] Zhou C，Urbauer DL，Fellman BM，et al.Metastases to the Kidney：A Comprehensive Analysis of 151 Patients from a Tertiary Referral Center . BJU Int，2016，117（5）：775–782.

[9] 王霄英，范诒忠，梁妍，等 . MRI 对肾脏占位性病变的定性诊断误诊分析 . 实用放射学杂志，2005（01）：75–78.

[10] 肖英明 . 肾继发性肿瘤的临床诊治及预后分析 . 中华泌尿外科杂志，2016（005）：331–334.

[11] 高大林，周敏，贺慧颖 . 49 例肾转移性肿瘤的临床病理分析 . 临床与病理杂志，2020，40（10）：

2517–2522.

[12] Beroukhim R，Brunet J P，Di Napoli A，et al. Patterns of gene expression and copy-number alterations in von-hippel lindau disease-associated and sporadic clear cell carcinoma of the kidney. Cancer research，2009，69（11）：4674–4681.

[13] Cancer Genome Atlas Research Network. Comprehensive molecular characterization of clear cell renal cell carcinoma. Nature，2013，499（7456）：43–49.

[14] Crossey P A，Richards F M，Foster K，et al. Identification of intragenic mutations in the von Hippel–Lindau disease tumour suppressor gene and correlation with disease phenotype. Human Molecular Genetics，1994，3（8）：1303–1308.

[15] Lamb L，Shaban W. Primary renal carcinoid tumor：a radiologic review. Radiology Case Reports，2014，9（2）：923.

[16] Romero F R，Rais–Bahrami S，Permpongkosol S，et al. Primary carcinoid tumors of the kidney. The Journal of urology，2006，176（6）：2359–2366.

[17] Nguyen A H，O'Leary M P，De Andrade J P，et al. Natural history of renal neuroendocrine neoplasms：a NET by any other name? Frontiers in Endocrinology，2021，11：624251.

[18] Lane B R，Jour G，Zhou M，et al. Renal neuroendocrine tumors. Indian Journal of Urology，2009，25（2）：155.

[19] Romero F R，Rais–Bahrami S，Permpongkosol S，et al. Primary carcinoid tumors of the kidney. The Journal of urology，2006，176（6）：2359–2366.

[20] 郭爱桃，黄恒，韦立新．肾小细胞性神经内分泌癌的诊断与鉴别诊断．中华病理学杂志，2012，41（008）：538–542.

[21] 熊轶，排尔哈提，努尔艾力．肾脏原发性神经内分泌肿瘤五例报告并文献复习．中华泌尿外科杂志，2016（002）：85–89.

[22] 孙颖浩．吴阶平泌尿外科学．北京：人民卫生出版社，2019

[23] 夏术阶，纪志刚．坎贝尔–沃尔什泌尿外科学．11 版．郑州：河南科学技术出版社，2019.

[24] 黄翼然．临床肾脏肿瘤学．上海：上海科学技术出版社，2018.

[25] 黄健．中国泌尿外科和男科疾病诊断治疗指南（2019 版）．北京：科学出版社，2020.

[26] Jiayuan Chen，Jiangtong Peng，Yongqiang Zheng，et al. Primary renal lymphoma：a population-based study in the United States，1980–2013.Sci Rep，2019，9（1）：15125.

[27] Luciano RL，Brewster UC. Kidney Involvement in Leukemia and Lymphoma. Adv Chronic Kidney Dis，2014，21（1）：27–35.

[28] Bokhari MR，Rana UI，Bokhari SRA. Renal Lymphoma. n：Stat Pearls [Internet]. Treasure Island（FL）：Stat Pearls Publishing，2022.

[29] Li SJ，Chen HP，Chen YH，et al. Renal Involvement in Non–Hodgkin Lymphoma：Proven by Renal

Biopsy. PLoS One，2014，9（4）：e95190.

[30] Ubukata M，Hara M，Nishizawa Y，et al. Prevalence and mortality of chronic kidney disease in lymphoma patients：A large retrospective cohort study. Medicine（Baltimore），2018，97（2）：e9615.

[31] Kohn M，Karras A，Zaidan M，et al. Lymphomas with kidney involvement：the French multicenter retrospective LyKID study. Leuk Lymphoma，2020，61（4）：887–895.

[32] Lehners N，Krämer I，Schwarzbich MA，et al. Analysis of clinical characteristics and outcome of patients with previously untreated diffuse large B–cell lymphoma and renal involvement in the rituximab era. Leuk Lymphoma，2016，57（11）：2619–2625.

[33] Abduljawad H，Aslan A，Aldoseri K，et al. Rare presentation of inflammatory myofibroblastic tumor in the kidney. Radiol Case Rep，2020，15（8）：1266–1270.

[34] Selvan DR，Philip J，Manikandan R，et al. Inflammatory pseudotumor of the Kidney. World J Surg Oncol，2007，5：106.

[35] Yuko Nakamura，Masaki Urashima，Reisuke Nishihara，et al. Inflammatory pseudotumor of the kidney with renal artery penetration. Radiat Med，2007，25（10）：541–547.

[36] Ziv Harel，Jeff Perl，Andrew M Herzenberg，et al. Inflammatory Pseudotumor of the Kidney Allograft. Am J Kidney Dis，2009，54（3）：533–537.

[37] Onur MR，Firdolas F，Kocakoç E，et al. Inflammatory Pseudotumor of the Kidney. J Clin Imaging Sci，2011，1：7.

[38] Mc Dermott M. Inflammatory myoflbroblastic tumour. Semin Diagn Pathol，2016，S0740–2570（16）：30066–1.

[39] Surabhi VR，Chua S，Patel RP，et al. Inflammatory Myofibroblastic Tumors Current Update. Radiol Clin North Am，2016，54（3）：553–563.

[40] Palaskar S，Koshti S，Maralingannavar M. Inflammatory myofibroblastic tumor. Contemp Clin Dent，2011，2（4）：274–277.

[41] Coleman DM，Stanley JC. Renal artery aneurysms. J Vasc Surg，2015，62（3）：779–785.

[42] Abreu AL，Medina LG，Chopra S，et al. Robotic Renal Artery Aneurysm Repair. Eur Urol，2020，78（1）：87–96.

[43] Salles G，Barrett M，Foa R，et al. Rituximab in B–Cell Hematologic Malignancies：A Review of 20 Years of Clinical Experience. Adv Ther，2017，34：2232–2273.

[44] Leandro M，Isenberg DA. Rituximab–The first twenty years. Lupus，2021，30（3）：371–377.

[45] Butrynski JE，D'Adamo DR，Hornick JL，et al. Crizotinib in ALK–Rearranged Inflammatory Myofibroblastic Tumor. N Engl J Med，2010，363（18）：1727–1733.

[46] Theilen TM，Soerensen J，Bochennek K，et al. Crizotinib in ALK + inflammatory myofibroblastic tumors–Current experience and future perspectives. Pediatr Blood Cancer，2018，65（4）：10.1002/

pbc.26920.

[47] 王志向，王林辉 . 肾动脉瘤治疗进展 . 现代泌尿外科杂志，2016，21（11）：887–890.

[48] Schöffski P，Sufliarsky J，Gelderblom H，et al. Crizotinib in patients with advanced，inoperable inflammatory myofibroblastic tumours with and without anaplastic lymphoma kinase gene alterations（European Organisation for Research and Treatment of Cancer 90101 CREATE）：a multicentre，single-drug，prospective，non-randomised phase 2 trial. Lancet Respir Med，2018，6（6）：431–441.

[49] Schöffski P，Kubickova M，Wozniak A，et al. Long-term efficacy update of crizotinib in patients with advanced，inoperable inflammatory myofibroblastic tumour from EORTC trial 90101 CREATE. Eur J Cancer，2021，156：12–23.

第十九章

儿童好发肾脏肿瘤

由于发病机制的不同，儿童肾脏起源的常见肿瘤病理类型与成人不同。儿童肾脏肿瘤最常见的病理类型是肾母细胞瘤，约占儿童肾脏肿瘤的 95%，其他病理类型还有：儿童囊性肾瘤、肾透明细胞肉瘤、肾横纹肌样瘤、先天性中胚层细胞肾瘤、婴儿骨化性肾肿瘤等。儿童不同的年龄阶段，好发的肾脏肿瘤病理类型不同，例如，肾透明细胞肉瘤的发病高峰在 2 岁左右；肾横纹肌样瘤几乎从未发生于 5 岁以上的儿童；先天性中胚层细胞肾瘤好发于 3 个月以下的婴儿。此外，同一肿瘤的病理分型较多，不同的病理亚型预后也不同，所以临床医生需要掌握不同亚型的特点，做出相应的治疗及随访。

第一节　肾母细胞瘤

肾母细胞瘤（nephroblastoma）是小儿最常见的原发性恶性肾肿瘤。肿瘤来源于肾未发育成熟的胚胎性残留。现阶段治疗重点是降低低危患儿复发率，对高危低生存率患儿加强治疗。本章节描述了肾母细胞瘤的治疗及其生物学进展。

一、流行病学和病因学

（一）流行病学

肾母细胞瘤占儿童肿瘤的 6%～7%，是儿童最常见的肾肿瘤，在小于 15 岁儿童肾肿瘤中约占 95%。5 岁前患儿占 80%，中位数年龄 3.5 岁。肾母细胞瘤也可在成人中发病。5%～10% 是双侧、多发的，双侧肾母细胞瘤发病中位数年龄低于单侧，男童发病年龄相对于女童更早。部分肾母细胞瘤具有先天性和遗传性，约 10% 的肾母细胞瘤患儿有先天性异常表现及症状，1%～2% 具有家族遗传性。

（二）病因学

大多数肾母细胞瘤发病起源于体细胞的突变，少部分起源于遗传突变。目前研究明确 WT1、CTNNB1、WTX 基因和 11p15 片段的突变是肾母细胞瘤发生的主要原因。

肾母细胞瘤第一个发现的突变基因为 WT1，在体细胞及遗传突变中均可发现，对

WT1 基因进行克隆发现部分染色体 11p13 缺失，即表现为 WAGR 综合征（肾母细胞瘤、虹膜缺失、生殖器异常、智力发育迟滞）。WT1 基因突变往往伴随 CTNNB1 突变，为肾母细胞瘤另一个特定的突变位点。这种突变被称为最典型的一类肾母细胞瘤，病理主要表现为间质为主型，其预后良好，好发于男性，WAGR 与 DDS（Denys Drash syndrome）属于此类肿瘤。肾母细胞瘤合并虹膜缺如主要是由于 WT1 毗邻的 PAX6 基因异常。虹膜缺如伴 WT1 基因缺失患儿 40%～70% 可发生肾母细胞瘤，而虹膜缺如不伴 WT1 基因缺失患儿不发生肾母细胞瘤。

另一个肿瘤抑制基因为 WTX，30% 的肾母细胞瘤由 WTX 体细胞突变引起。多数肿瘤为整个 WTX 基因缺失，1/3 WTX 基因突变的肾母细胞瘤的突变类型为删失突变或错义突变，错义突变的作用至今尚不明确，因为在正常人群中也可发现这种突变，但删失突变及截断突变为肿瘤独有。WTX 突变引起的肾母细胞瘤一般不伴有 WT1 突变。WTX 突变引起的肾母细胞瘤概率与 WT1 及 CTNNB1 一致。WTX 与 WT1 相似，参与 Wnt/β-catenin 的信号通路。WT1、WTX、CTNNB1 突变约占全部肾母细胞瘤的 1/3。

肾母细胞瘤染色体 11p15 片段的基因突变可能是肾母细胞瘤的发生原因之一。70% 的肿瘤 11p15 片段上含杂合丢失（LOH）或印迹丢失（LOI），如 H19 基因。此片段突变可造成 BWS 综合征（Beckwith-Wiedemann syndrome）及过度生长的表型。11p15 片段改变导致表观遗传学改变的肾母细胞瘤被称为第二典型的肾母细胞瘤，此类肾母细胞瘤主要表现为肾发育异常，病理表现以上皮、胚芽为主型为主，肿瘤发病年龄偏大，而出生体重较重。BWS 综合征或偏身肥大患者中 4%～10% 可产生肾母细胞瘤，其中双侧占 21%。

二、临床表现

肾母细胞瘤的患儿大多数因腹胀或腹部包块就诊，常常由父母为患儿穿衣服、洗澡或者触摸患儿腹部时发现，肿块多光滑固定，很少跨越中线。早期可不伴随其他症状，当肿瘤比较大时可有腹部不适、气促等表现，当肿瘤浸润肾盂、肾盏时可出现血尿、腹痛等症状。如果瘤体破裂引发剧烈腹痛，常以急腹症来就诊。有 25%～60% 的患者存在高血压，多由高肾素水平引起。其他伴随症状包括发热、恶心、呕吐等，晚期患儿可出现消瘦、苍白、精神萎靡，甚至出现转移症状。肾母细胞瘤常见的转移部位为肝脏、肺和骨，很少侵犯脑组织。12%～15% 的患儿会伴有先天性畸形，包括泌尿生殖系统异常、偏身肥大和无虹膜症等。

三、影像学

（一）超声检查

腹部 B 超是首选的影像学检查，可以用来辨别肿瘤的位置、性质以及肾静脉和下腔静脉内的情况。同时具有无辐射、便捷的优势。彩色多普勒超声还可以显示肿瘤的血供情况。B 超常见肾实质内中低不均混合回声，呈囊实性；仅见少许或无钙化；肿瘤压迫肾脏，使残留的肾脏呈“新月状”，这种现象也称“握球征”；部分可见肾静脉、输尿管内和下腔静脉内的低回声瘤栓。

（二）CT 检查

平扫时可见肿瘤呈球形或椭圆形，低密度改变，密度不均匀，肿瘤包膜与肾脏边界清晰或者部分不清晰，压迫肾脏，使残余肾脏组织呈“新月形”（图 2-19-1，图 2-19-2）。腹部 CT 是对肿瘤的位置、范围以及对侧肾脏和腹腔内淋巴结情况进行全面评估的最重要的检查，同时可以发现腹腔内的转移灶，如肝转移。胸部 CT 可以评估患者肺转移的情况。

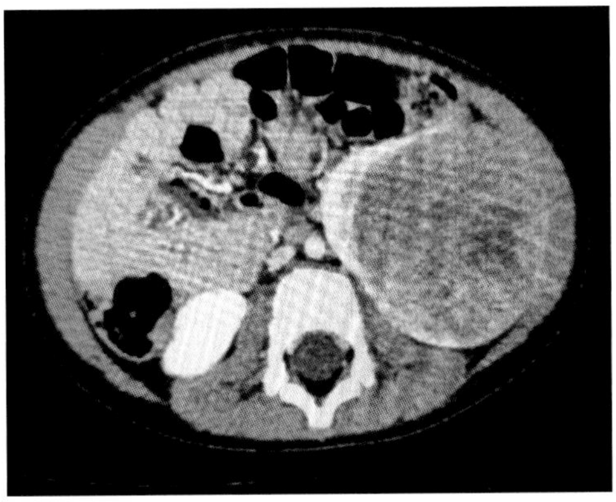

图 2-19-1　肾母细胞瘤 CT 影像

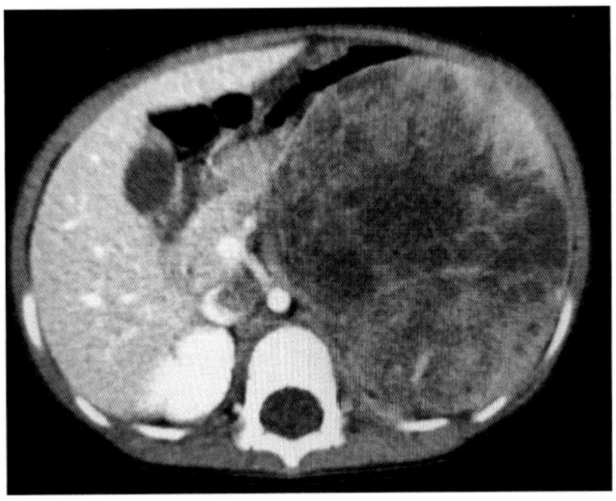

图 2-19-2　肾母细胞瘤及下腔静脉瘤栓 CT 影像

（三）MRI 检查

对肾功能不全、怀疑肾静脉或下腔静脉内存在瘤栓的患者应做腹部 MRI 检查。由于血液流空效应现象，血管在 T_1WI 及 T_2WI 均为无信号影像，因此不需要静脉注射造影剂即可明确鉴别有快速血液流动的血管和栓塞的血管。在肾静脉或下腔静脉内出现瘤栓时，MRI 平扫即可观察到肾静脉或下腔静脉增宽，血液流空现象消失，血管内可见与肾肿瘤一致的信号影。冠状面成像可以明确下腔静脉内瘤栓的大小和长度，可清晰地显示出瘤栓所到达的位置。

（四）PET 检查

PET 对于肾细胞癌的诊断和随访有一定作用，但并非标准诊断方法，主要用于发现远处转移病灶及对化学治疗、放射治疗的疗效进行评定。

（五）肾核素显像

肾核素显像（ECT）利用示踪剂的快速灌注和快速动态连续采集技术来观察双肾的血流灌注情况，能够测定分肾和总的肾小球滤过率，是临床上评价双肾、单肾功能的金标准。较大的肿瘤可表现为占位改变。由于核素显像的分辨力较低，主要用于功能评价，不能为手术提供清晰的肾血管影像，也不能用于评价肾脏和周围组织的解剖关系。

（六）其他检查方法

X 线对于肺转移的发现有一定价值，IVU 可以了解患者肾功能、肿瘤大小，但检查用时长，患儿大多不能配合，需要镇静，临床应用价值不如超声和 CT。

四、分期系统

目前肾母细胞瘤主要的分期系统有 SIOP（儿童肿瘤国际协会）分期系统和 COG（儿童肿瘤研究协作组）分期系统，术前化学治疗的肾母细胞瘤选择 SIOP 分期系统进行分期，直接手术的术前未化学治疗的肾母细胞瘤选择 COG 分期系统进行分期（表 2–19–1）。

表 2–19–1　肾母细胞瘤的分期系统

分期	COG 分期系统	SIOP 分期系统
Ⅰ期	肿瘤局限于肾脏且完整切除，切除前无破裂、活检，无穿透肾包膜或累及肾窦的血管	肿瘤局限于肾脏、若超出肾外肿瘤周围有假包膜且完整切除；肿瘤突入肾盂或输尿管，但未侵犯肾盂或输尿管壁；未累及肾窦血管，可能累及肾内血管；化疗后累及肾窦和肾周脂肪组织的肿瘤坏死。允许经皮细针穿刺活检
Ⅱ期	肿瘤侵犯肾包膜但完整切除，切缘外无肿瘤残存，肿瘤穿透肾包膜或侵犯肾窦血管	肿瘤超出肾外或穿透肾包膜和（或）纤维假包膜，侵犯肾周脂肪；侵入肾窦和（或）肾实质外的血管、淋巴管；侵犯邻近器官或腔静脉；但均可完整切除。允许经皮细针穿刺活检
Ⅲ期	术后存在肉眼或镜下可见的肿瘤残存，包括不能切除的肿瘤、切缘外阳性、术中肿瘤溢出、区域淋巴结转移、腹膜细胞学阳性、横断肿瘤瘤栓。肿瘤切除前破裂或活检	未完整切除肿瘤，切缘阳性；任何腹腔淋巴结转移；术前或术中肿瘤破裂；肿瘤侵犯腹膜；瘤栓未完善取除，横断或分块切除；术前或化学治疗前，开放手术活检
Ⅳ期	血源性转移或腹部以外的淋巴结转移（如肝、肺、骨、脑等）	血源性转移或腹部以外的淋巴结转移（如肝、肺、骨、脑等）
Ⅴ期	双侧肾母细胞瘤	双侧肾母细胞瘤

五、病理学

典型的肾母细胞瘤包含三种组织类型成分：胚芽、上皮和间质。组织学分型是根据肿瘤最大切面组织切片中上述三种成分的比例进行分型。分为胚芽为主型、上皮为主型、间质为主型和混合型。如果有坏死组织，则需将坏死组织去除后再进行计算。术前化学治疗可能会对最初的组织成分产生影响。如果肿瘤细胞完全坏死，无可供诊断的肿瘤细胞则为完全坏死型，提示肿瘤对化学治疗敏感，预后良好。

（一）组织病理分类

1. 胚芽为主型　肿瘤胚芽成分 > 65%，胚芽细胞小，排列紧密，核圆形、椭圆形，核染色质较粗，有小核仁，核分裂象多，胞质少，嗜碱性。根据胚芽的排列分成 4 种类型：弥漫性胚芽型、蛇形胚芽型、结节样或器官样胚芽型、基底细胞样胚芽型。

2. 上皮为主型　肿瘤中上皮成分 > 65%，上皮成分包括各种不同分化程度的腺腔、腺管、菊形团及由上皮细胞团构成的肾小管样结构，罕见情况下也可出现异源性上皮如黏液细胞、鳞状细胞、神经细胞等；根据上皮成分的分化程度又可分为分化型和未分化型。

3. 间质为主型　肿瘤中间质成分 > 65%，间质细胞主要为不成熟的黏液细胞或梭形细胞，骨骼肌是最常见的异源性细胞类型，其他如平滑肌、脂肪、骨、软骨、神经节细胞和神经胶质也可出现。

4. 混合型　肿瘤由上述 3 种或 2 种组织形态组成，各成分均不大于 65%（图 2–19–3）。

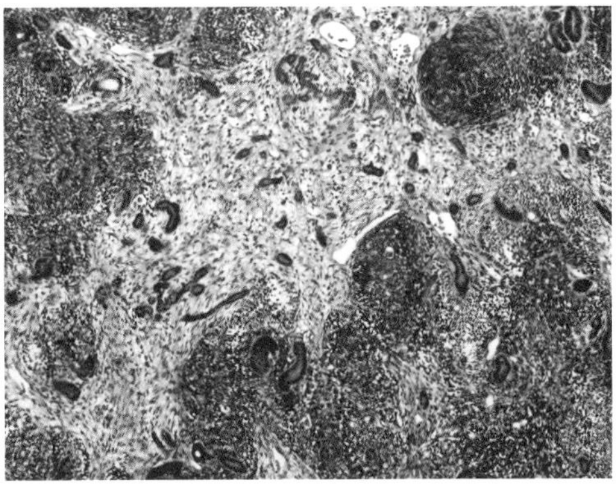

图 2–19–3　肾母细胞瘤（混合型）在光镜下 HE 染色表现

5. 消退型　对进行术前化学治疗的肾母细胞瘤，当整个肿瘤组织超过 2/3 发生坏死消退为消退型。

6. 间变型　在肾母细胞瘤中占比 5% ~ 8%，间变的特征包括：细胞核大深染，出现不典型或者多倍体的核分裂象。依据间变细胞的多少，将肾母细胞瘤分为预后良好和预后不良两种类型，并且分为局灶间变型和弥漫间变型，弥漫间变型预后较差。

7. 特殊类型

（1）畸胎瘤样的肾母细胞瘤　肿瘤组织中除含有肾胚芽、上皮和间质成分，还含有异源性成分如脂肪、软骨、肌肉、鳞状上皮等，异源性成分占肿瘤 50% 以上。

（2）囊性部分分化型　为多囊性肾肿瘤，囊壁被覆扁平、立方上皮，纤维间隔中含有多少不等、不同分化阶段的肾胚芽、上皮性小管或肾小球结构及间叶组织成分，也可见到骨骼肌、软骨、黏液样间质等，预后良好。

（3）胎儿横纹肌瘤型　一种间叶为主的特殊类型，30% 为双侧，肿瘤切面质韧、像子宫肌瘤样。镜下：肿瘤细胞呈长梭形，大部分为分化好的胎儿横纹肌，肌纹理可见，含有岛状分布的原始肾胚芽或原始肾小管成分，预后良好。

（二）肾源性残余

因 Wilms 瘤而切除的肾组织中，25% ~ 40% 的病例可在肾组织中发现灶状异常的、可发展成为肾母细胞瘤的胚胎细胞，这种病变被称为肾源性残余（nephrogenic rests，NR）。肾源性残余有多种演变过程，如成熟、硬化、退化甚至完全消失，但大多不会进展至 Wilms 瘤。在死亡婴儿尸检的肾解剖中，约有 1 % 的肾组织存在肾源性残余。该发生率明显高于 Wilms 瘤在人群中的发生率。由此推断，大多数肾源性残余最终演变为退化。

肾源性残余根据残余在肾中的位置可分为两种组织类型：叶周型（PLNR）和叶内型（ILNR）。PLNR 常被发现于患有 BWS 综合征的儿童，与 11p15 位点相关；而 ILNR 更常在患有与 WT1 基因相关疾病如无虹膜症、WAGR 综合征、DDS 综合征中发现。WT1 基因相关的 Wilms 瘤诊断年龄低于 ILNR 相关的 Wilms 瘤，这些肿瘤在组织胚胎学上表现为间质为主且来源于横纹肌的变异。

当一侧肾中发现多个肾源性残余时，常意味着对侧肾中也存在肾源性残余。小于 12 月龄的 Wilms 瘤中如存在肾源性残余（特别是 PLNR），对侧肾患病率明显增高，因此需要更规律、长期地随访观察及监测。而通过监测已诊断 Wilms 瘤的大于 12 月龄的患儿，常规化学治疗后患异时性肿瘤（间隔时间为 6 个月以上）的研究表明，不是所有肾源性残余都能被完全根除。

肾源性残余增生时可表现为肾肿物，常被误认为小的 Wilms 瘤。行病理组织活检时，只有切片中包含了肾源性残余和正常肾组织的分界才能鉴别两者，否则无法鉴别。Wilms 瘤与正常肾实质的分界处，由于肿瘤压迫正常肾组织常形成假包膜，此特征性表现有助于区分肾源性残余和 Wilms 瘤。形状上两者的鉴别为：Wilms 瘤常为球状，而增生的肾源性残余常表现为椭圆状或扁豆状。

肾母细胞瘤病是指同时存在的多个肾源性残余，弥散性 PLNR 的过度增长形成均有完整包膜的占位，使肾体积增大，但仍保留其原来形状。肾母细胞瘤病的患儿易发展为 Wilms 瘤，且常为双侧病变。

（三）儿童囊性肾瘤

儿童囊性肾瘤（paediatric cystic adenoma）属软组织肿瘤，是由上皮和间质构成的良性囊性新生物，是一种罕见的良性肾脏肿瘤，其与囊性部分分化型肾母细胞瘤容易混淆，故在此一并介绍。儿童囊性肾瘤好发于 2 岁以内的男孩和 4～20 岁、40～60 岁女性，一般单侧发病，双侧的罕见。在临床症状和影像学上与囊性部分分化型肾母细胞瘤无法鉴别，确诊只能依靠病理学检查。两者的唯一区别是囊性部分分化型肾母细胞瘤的间隔内含有芽基、胚胎的间质及上皮成分，而儿童囊性肾瘤的间隔是由分化好的纤维组织构成，其内有成熟的小管状结构。

六、治疗

（一）治疗原则

目前主张手术治疗和化学治疗联合应用。如果可以完整切除肿瘤一般建议先手术；对手术难度较大的病例，可以先化学治疗再手术；如果术前怀疑非肾母细胞瘤，应先活检病理确诊后再化学治疗。

（二）术前化学治疗

虽然术前化学治疗有很多优势，如缩小肿瘤体积、降低肿瘤分期、避免放射治疗等，但术前化学治疗再手术会使肿瘤重要的病理数据丢失，甚至导致误诊，且常规的术前化学治疗并不能提高生存率。因此，一般只有在存在以下情况时需要术前化学治疗：孤立肾的肾母细胞瘤、双侧肾母细胞瘤、肝静脉水平以上的下腔静脉瘤栓、肿瘤侵及周围器官（不包括同侧肾上腺）、需要切除其他器官才能切除的肾母细胞瘤、不能手术的肾母细胞瘤、广泛的肺转移已导致肺损害、肿瘤虽已破裂但生命体征平稳的病例。

（三）单侧肾母细胞瘤手术治疗

目前腹腔镜下或者机器人辅助下肾母细胞瘤切除术在许多中心已经开展，但对于瘤体较大的肿瘤，一般还是选择经腹或者胸腹切口，便于暴露肾脏及肾蒂；切口足够大，避免挤压肿瘤导致破裂。对于影像学评估可以切除的肿瘤，不推荐术前或者术中活检，以免肿瘤分期升高。为了减少手术中挤压肿瘤导致的血行转移，尽可能在游离肿瘤之前离断肾蒂。手术要切除整个肾脏和输尿管，尽可能低位结扎输尿管。肾静脉内的瘤栓可以同肾静脉一起切除，肝静脉水平以下的腔静脉瘤栓需要阻断腔静脉的远近端和对侧的肾静脉，再开放腔静脉取除瘤栓；肝静脉水平以上的瘤栓需要建立体外循环再取栓；侵犯腔静脉的瘤栓，一般先放射治疗。对于未侵犯肾上腺的肿瘤，可以保留肾上腺；术中若肿瘤与肾上腺界线不清则一同切除。一般不建议行淋巴结清扫，腹膜后淋巴结清扫不会改善生存率，且会增加乳糜性腹水的发生率；但必须行同侧肾门、对侧肾门周围、主动脉旁或腔静脉旁的淋巴结活检，淋巴结数量至少 7 枚（活检的淋巴结超过 7 个可以增加阳性率，但生存率不会改善）。即使是Ⅳ期的肿瘤，切除肿瘤及患肾也有意义。

（四）保留肾单位的手术

孤立肾、双侧肾母细胞瘤、马蹄肾以及患有 Denys-Drash 或 Frasier 综合征的患儿需要常规行保留肾单位手术。对于双侧肾母细胞瘤需要行染色体及基因的相关检查，术前化学治疗降低肿瘤体积，再行保肾手术。

其他单侧肾母细胞瘤的患儿若选择保留肾单位手术，需要在保留肾功能和肿瘤复发风险之间权衡。不常规推荐该术式，若采用该术式，术前与家长充分沟通并符合以下所有标准：①瘤体位于肾脏的一极或中部的边缘，没有侵袭周围组织器官；②诊断时肿瘤体积 <300 mL，肿瘤体积小的情况下，淋巴结阳性的概率仅为 2%；③术前肿瘤没有破裂，没有做过活检；④术前影像学检查没有提示肿瘤侵犯肾盂；⑤肾静脉和腔静脉无瘤栓；⑥无多发的肿瘤病灶；⑦手术切缘阴性，且残余肾脏组织至少占原肾的 66%，这样可以对抗残肾术后高滤过。如果保留肾单位手术后切缘为阳性（肾源性残余不认为是切缘阳性），

则需术后放射治疗预防局部复发；如果淋巴结为阳性，术后需要加行放射治疗，不必再次手术切除肾脏；如果病理提示为预后不良型（如弥漫间变型），则需再次手术切除肾脏，然后放射治疗。

（五）自体肾移植

适合于孤立肾，巨大或复杂的肾肿瘤，以及需行保肾手术，但常规手术无法完成的罕见病例。

（六）肾动脉栓塞

术前经导管行肾动脉化学治疗药灌注及栓塞联合全身化学治疗可以辅助治疗不可切除的、转移的或弥漫间变型肾母细胞瘤。

七、预后和随访

由于治疗方法的不断进步，肾母细胞瘤的 5 年总体生存率超过 90%，但病理间变型、肿瘤复发、双侧肾母细胞瘤等患儿的无事件生存率仍不高，且伴有严重的远期并发症。近 1/4 存活的患儿会因治疗方式产生的并发症影响远期的健康状况，包括肾功能不全、不育、心脏毒性（化学治疗时阿柔比星的应用导致）、限制性肺疾病和产生继发性恶性肿瘤。对于完成肾母细胞瘤治疗的患儿，术后前 2 年每 3 个月复查 1 次，术后第 3 年每 4 个月复查 1 次，术后第 4 年每 6 个月复查 1 次，术后第 5 年每 12 个月复查 1 次。复查内容包括肾脏、肝脏、脾脏等彩色超声和胸部的影像学检查。

八、基础和转化研究

抑制胰岛素样生长因子 2（IGF–2）信号途径与肾母细胞瘤发展密切相关。IGF–2 受体 IGF1R 是目前认为最可行的治疗靶点，通过使用与翻译起始位点互补的反义寡核苷酸靶向 IGF1R mRNA 阻止 IGF1R 表达、小分子抑制剂或单克隆抗体阻断 IGF1R 与其配体之间的相互作用，可以抑制肾母细胞瘤肿瘤细胞系生长。目前处于临床研发阶段的药物有 IGF1R 抑制剂 BMS–754807、NVP–AEW541 等。BMS–754807 是一种 ATP 竞争性小分子，在肾母细胞瘤小鼠异种移植模型中使用，可显著抑制肿瘤生长；NVP–AEW541 应用于肾母细胞瘤，可同时抑制 IGF–2 下游 MAPK 信号途径以及细胞周期控制基因 CCNA2 和 CCNB1 表达，抑制肿瘤生长。最新研究显示，IGF1R 不需要其他物质激活，即可直接作为酪氨酸激酶在 IGF 通路中发挥作用，这表明同时使用针对 IGF1R 的单克隆抗体和小分子抑制剂进行联合靶向治疗可能更有效。

典型案例 2–19–1 肾母细胞瘤

第二节　间叶性肿瘤

儿童好发的肾脏间叶性肿瘤主要是：透明细胞肉瘤、横纹肌样瘤、先天性中胚层细胞肾瘤、儿童期骨化性肾肿瘤。儿童肾脏间叶性肿瘤发病率低。人们对间叶性肿瘤的认识多数是在与肾母细胞瘤的比较中形成的，例如肾透明细胞肉瘤，早期将其归为组织学预后不良的肾母细胞瘤亚型。1970 年，Kidd 注意到在过去诊断的肾母细胞瘤中，有一种组织形态与肾母细胞瘤不同、具有骨转移倾向的肾肿瘤，并将这类肿瘤称为“儿童骨转移性肾肿瘤”。1978 年，Beckwith 和 Palmer 证实此类肿瘤具有易发生骨转移、患儿预后差和为非上皮性肉瘤等特点，并建议将其和肾横纹肌样瘤从肾母细胞瘤中分开，归入预后不良的组织类型。肾横纹肌样瘤是一种可能起源于胚胎干细胞或生殖细胞的少见高度恶性肿瘤，曾一度被认为是肾母细胞瘤的特殊亚型。首先由 Beckwiht 和 Palmer 分类为预后不良的横纹肌肉瘤样 Wilms 瘤，HAAS 等于 1981 年正式将其定义为独立类型肿瘤。所以本章节的部分知识点将肾母细胞瘤作为参照进行对比，以较快地熟悉、认识该类疾病。

一、肾透明细胞肉瘤

（一）流行病学和病因学

肾透明细胞肉瘤（clear cell sarcoma of the kidney，CCSK）占肾肿瘤的 3%，是第二常见的小儿肾脏肿瘤，预后不及肾母细胞瘤，复发率和病死率也更高。肿瘤名字起源于肿瘤大多数细胞内存在透明的细胞质。多发于 1～3 岁的儿童（也有报道 2 岁左右为发病高峰），男女发病比率为 2∶1，很少发生于成人和 6 个月以下的婴儿。骨骼是常见的转移部位，因此又称为儿童期骨转移性肾脏肿瘤，若早期发现时没有骨转移病灶，则该肿瘤在影像上往往很难与肾母细胞瘤区分。

（二）临床表现

CCSK 常见的临床表现与肾母细胞瘤相似，以腹部包块或异常隆起、腹痛、贫血等表现多见，其他可伴随呕吐、食欲减退、便秘、发热及高血压等。骨转移患者可有骨痛及骨性包块等表现。

（三）影像学

因 CCSK 初期表现常与肾母细胞瘤相似，术前影像学表现也较难与肾母细胞瘤区别，故术前诊断非常困难，主要靠病理诊断。术前应完善全身骨扫描及头颅 CT，若发现骨、脑转移，需要怀疑 CCSK 的可能。发病高峰年龄为 2 岁左右，瘤体直径常 > 10 cm，包膜一般完整，增强呈云絮状或鱼肉状明显不均匀强化，实性强化区与坏死不强化区相间呈虎斑纹状，具有一定特征性，且侵犯周围血管少见，转移以淋巴结为主。病变有骨转移倾向，若早期即发现可高度提示本病。

（四）病理学

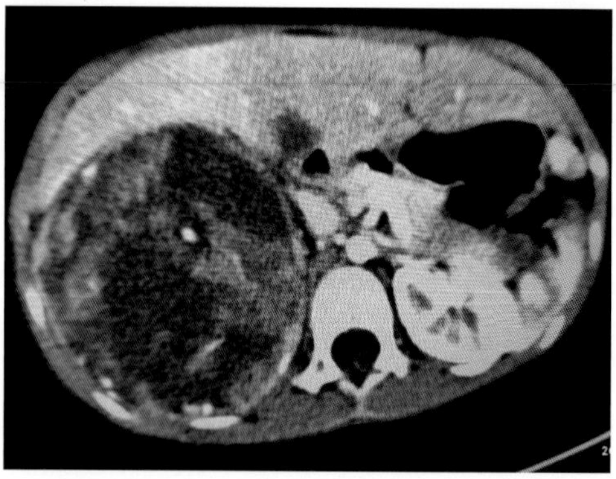

图 2-19-4　肾透明细胞肉瘤 CT 影像

肾透明细胞肉瘤大多体积较大，可呈分叶状，瘤体境界较清楚，但包膜不明显，切面灰白色或略显棕色，鱼肉状，黏液透明样，局部可有囊性变，有的区域质地较韧，编织状，常有黄色坏死灶，但出血不常见。镜下见肿瘤富含细胞成分，瘤细胞体积较小，核圆形、卵圆形多见，染色质均匀细腻，核仁不清楚，胞质淡染或空泡状，包膜不清，核分裂象不定，有的少见，有的可达 3 个 /HPF。瘤细胞排列呈巢状、腺泡状、索状、梁状或栅栏状，其间穿插分支状纤维血管间质，可见黏液样、纤维化及玻璃样变性。玻璃样变性组织有时与骨样基质相似，囊样结构是由于管状结构的瘤组织扩张或间质变性造成的。其中特殊的腺泡样结构和纤维血管间质在肾透明细胞肉瘤的诊断中比透明细胞或硬化更有意义。此外该肿瘤还有多种形态，包括上皮样型、梭形细胞型、硬化型、囊肿型、栅栏型、窦腔型或周细胞瘤样型及多形性或间变型，其中梭形细胞型、多形性或间变型预后更差。免疫表型提示，TLE1、SATB2、Cyclin D1 等在 CCSK 细胞中阳性率较高。

（五）治疗

尽可能先手术切除肿瘤，之后Ⅰ～Ⅳ期患儿均给予长春新碱、环磷酰胺、阿柔比星和依托泊苷化学治疗 24 周，并在术后 9 天内开始放射治疗。对于复发、转移的患者，目前尚无明确的最佳治疗方案。有研究表明，异环磷酰胺、卡铂和依托泊苷化学治疗有效。另有部分复发患儿在高剂量化学治疗后接受了干细胞移植，但疗效尚不明确。

（六）预后和随访

CCSK 是一种罕见的儿童肿瘤，有明显的复发和转移趋势。该病术前诊断困难。与肾母细胞瘤相比，术后需采用强化治疗方案，包括多种化学治疗药联合用药和放射治疗。对 CCSK 患者的长期随访非常必要，因为 30% 的复发发生在诊断 3 年以后，甚至 10 年后也有复发。与肾母细胞瘤不同，CCSK 可以发生骨和脑的转移。双侧 CCSK 患者目前还没有报道，也没有与肾母细胞瘤相关的先天性畸形的报道。

（七）基础和转化研究

有研究证实，CCSK 中大部分有 *BCOR* 基因异常，表现为 *BCOR* 外显子 15 内部串联重复序列，导致 CCSK 表达异常的 *BCOR* 等位基因，约 12% 的病例有染色体 t（10；17）（q22；p13）移位，导致 YWHAE-NUTM2 基因融合。这些基因异常可能是明确 CCSK 病因的突破点。

典型案例 2-19-2　肾透明细胞肉瘤

二、肾横纹肌样瘤

（一）流行病学和病因学

肾横纹肌样瘤（rhabdoid tumor of the kidney，RTK）是高度恶性的肾脏肿瘤，最常见于 2 岁以内的儿童，几乎从未发生于 5 岁以上人群，男性稍多，男女比例 1.5∶1。就诊时，肿瘤常已转移到肺、腹部、淋巴结、肝、骨和脑。其预后不良，诊断后第 1 年内病死率超过 80%。横纹肌样瘤根据肿瘤发生部位不同可分为：RTK、中枢神经系统非典型畸胎样 / 横纹肌样肿瘤（atypical teratoid/rhabdoid tumor，AT/RT）、肾外非中枢神经系统横纹肌样瘤（extrarenal extracranial rhabdoid tumor，EERT）3 类。横纹肌样瘤的分子病理改变为位于 22 号染色体上的 SWI 染色质重塑复合物核心亚基 SMARCB1（INI1）的双等位基因失活，导致 SMARCB1 免疫组织化学表达缺失，因此 SMARCB1 缺失是诊断 RTK 的敏感且较特异的指标，亦有部分 RTK 其 SMARCB1、SMARCA2 和 PBRM1 同时缺失或另一亚基 SMARCA4 发生突变，提示 RTK 发生与 SWI 染色质重塑复合物的功能完整有关。

（二）临床表现

临床表现缺乏特异性，主要为血尿、腹胀及腹部包块等，少数可出现高血压或高钙血症。RTK 缺乏特异性肿瘤标志物，血清 LDH 可反映肿瘤负荷。

（三）影像学

RTK 影像学表现缺乏特异性，96% 为单侧肾脏发病，偶可累及双肾。CT 呈等或低密度，MRI 示 T_1WI 呈稍低信号，T_2WI 呈稍高信号。CT 发现肿瘤多起源于肾门部的髓质，体积较大的不均质肿瘤，瘤内可见肿瘤分叶的细线（典型的线性钙化灶）或沙砾状钙化，伴明显偏心性坏死囊变，且出现肾周包膜下积液 / 血、肾盂受累等征象或伴发颅内肿瘤或早期远处转移时，提示 RTK 可能性较大。全身多灶发病者需与横纹肌肉瘤相鉴别：横纹肌肉瘤为儿童最常见的软组织肉瘤，发病年龄稍大，好发部位与之有所区别，发生在肾和脑者少，主要在头颈部、泌尿生殖道、四肢。CT 平扫为不均匀软组织密度，增强可见不均匀中度强化，内见较多小血管影及坏死。

（四）病理学

大体观肿瘤体积通常较大、无包膜，呈鱼肉状，常伴有出血坏死及囊变。光镜下见形态一致的多角形肿瘤细胞弥漫侵袭性生长，细胞体积中等或较大，核质比高，核仁明显，含嗜酸性胞质，内常见嗜酸性包涵体，坏死及核分裂象常见。免疫组织化学染色示肿瘤细胞 Ki-67 增殖指数高，呈上皮源性、间叶源性及神经源性的多向分化表达，EMA、CK、Vimentin 及神经源性标记产物 Syn、NSE 阳性表达，细胞内结合蛋白 Desmin、Myogenin 等骨骼肌标志物不表达。

（五）治疗

目前还没有标准化的治疗方案，主要采取手术结合放射、化学治疗的强化治疗模式。化学治疗也无统一方案。国际儿童肿瘤研究组织（SIOP）建议术前Ⅰ～Ⅲ期应用长春新碱＋放线菌素D化学治疗4周，Ⅳ期应用长春新碱＋放线菌素D+阿柔比星化学治疗6周。SIOP同时指出虽然术前化学治疗肿瘤缩小，看似对化学治疗敏感，但并不能改善其不良预后。

（六）预后和随访

SIOP报道小于6个月和大于2岁的患儿2年生存率分别为15%、48%，提示RTK预后与年龄有关，小于6个月者预后更差。手术切除后即使辅助化学治疗和放射治疗，预后仍差，易复发，存活率低，SIOP报道随访104例患儿中，60例（58%）术后平均8个月（0～52个月）复发，5年存活率仅为22%。

（七）基础和转化研究。

随着分子生物学的发展，针对hSNF5/SMARCB1/INI1基因的靶向治疗药物，有望改变患儿的预后。

三、先天性中胚层细胞肾瘤

（一）流行病学和病因学

先天性中胚层细胞肾瘤（congenital mesoblastic nephroma，CMN）是一种低度恶性的成纤维细胞肉瘤，约占儿童肾肿瘤的5%。它是3个月以下婴儿最常见的肾脏肿瘤，90%的患儿在1岁以下。男性发病率是女性的2倍。约15%的患儿可在产前检测。产前超声可能有助于诊断，因为本病可能导致羊水过多。

（二）临床表现

一般是查体发现腹部包块，或者是影像学检查发现肾脏的占位性病变。

（三）影像学

影像学显示肾脏实性占位，其中部分病例可见囊性变。影像学的特征与病理组织学亚型有关。经典型的影像学特点是：瘤体一般较大，边界也较清，肿瘤膨胀性生长对周围正常肾组织仅造成挤压，而无浸润破坏，很少出现恶性肿瘤的出血、坏死及钙化等改变，腹膜后也很少能发现肿大的淋巴结，肾静脉瘤栓也少见。细胞型与肾母细胞瘤的影像学特征较难区别。故年龄小于6个月患儿，影像学检查提示肾脏巨大且边界清的肿瘤，也应首先考虑CMN的可能。

（四）病理学

大体上，CMN是一种非常坚硬的肿瘤，切面有呈淡黄色的小梁，与平滑肌肉瘤类似。显微镜下可见由一致的梭形间充质细胞构成。CMN组织病理学表现分为经典型、细胞型和混合型（兼有经典型和细胞型特点）。经典型CMN由梭状细胞构成，类似于婴儿纤维瘤病；细胞型 CMN 变异成坚固的片状生长类型，有丝分裂增多，在组织学上与先天性纤维瘤一致。这两种肿瘤都有类似的染色体易位，位于 12p13 的 ETV 6（TEL）基因与位于 15q25 神经营养因子 -3 受体基因（NTRK-3 基因）融合。在 CMN 中，肿瘤的诱导被推测发生在多能的再生芽基为间质源性时，CMN 不表达 WT1 基因。

（五）治疗

单纯的根治性切除手术通常能取得良好的效果。肿瘤可侵入肾门或肾周软组织，因此完整的手术切除非常重要。肿瘤可出现局部复发和远处转移，尤其是细胞型 CMN。诊断时未满 3 个月的儿童其复发的可能性很小，但据报道在一小部分婴儿患儿中发现存在转移。不常规推荐使用化学治疗和放射治疗，然而，对于不能完整切除的细胞型 CMN、术中肿瘤破溃以及切缘阳性的患儿需予以辅助治疗。一些报道证实，不能手术和肿瘤复发的患者对化学治疗都很敏感。

（六）预后和随访

CMN 总体预后良好，5 年无复发生存率为 94%，总生存率为 96%。少部分病例（约 2%）可出现复发或转移，多发生在细胞型 CMN，少部分为混合型。转移的部位多为脑、骨、心脏和腹膜，发生转移时预后很差。国际小儿肿瘤学协会与小儿肿瘤学和血液学协会（SIOP/GPOH）肾母细胞瘤研究组比较不同 CMN 亚型的预后差异，发现混合亚型和 ETV6-NTRK3 融合阴性的细胞亚型相对经典亚型和 ETV6-NTRK3 融合阳性的细胞亚型更容易复发。

（七）基础和转化研究

2018 年，Wegert 等通过全基因组测序发现大部分的经典型 CMN 具有 EGFR 基因激酶区的内部串联重复突变，断点位于外显子 18～25 区域，并且在每个病例中形成相同的 cDNA 链接序列。另一研究应用优化了的 RT-PCR 引物，成功检测了存放时间较久的甲醛固定石蜡包埋样本，发现所有经典型 CMN 均具有相同链接位点的 EGFR 内部串联重复突变。

四、婴儿骨化性肾肿瘤

（一）流行病学和病因学

婴儿骨化性肾肿瘤（ossifying renal tumor of infancy，ORTI）是一种罕见的婴幼儿肾脏良性肿瘤，预后良好，Chatten 于 1980 年首次报道。ORTI 的组织来源尚未完全明了，主要有以下 3 种观点：①由尿路上皮发展而来。由于 ORTI 多发生在肾盂、肾盏内，且紧邻肾盂上皮，而尿路上皮有一定的骨生成能力，因此，Chatten 认为，肿瘤起源于尿路上皮，而不是后肾。但由于尿路上皮来源的肿瘤多发生在中、老年人，且组织形态学上 ORTI 无尿路上皮细胞的任何细胞学特征，所以这种观点目前并不为大多数学者所接受。②由增生的叶内肾源性残余（intralobular nephrogenic rests，ILNR）发展而来。由于在梭形细胞成分中有胚基细胞围绕小管样结构，有学者认为梭形细胞是ILNR，而多角形细胞又显示ILNR向上皮分化的特征，故Sotelo-Avila和Beckwith认为ORTI是由增生的ILNR发展而来。③属于先天性中胚层细胞肾瘤（CMN）的一种特殊亚型。由于ORTI和CMN都有梭形细胞成分，骨样基质中的多角形细胞显示上皮分化，而梭形细胞显示原始胚基成分的特征，因此，大多数学者认为多角形细胞可能来源于梭形细胞，ORTI可能是CMN的一种特殊亚型。

（二）临床表现

ORTI以婴幼儿多见，男女比约2∶1，以无痛性间断或持续肉眼血尿为主要症状。

（三）影像学

肿瘤伴有明显的钙化或骨化成分，边缘清晰，肿块较小，直径多在3 cm以下。CT可见肾轮廓正常，肾盂、肾盏部位肿瘤内骨样钙化像鹿角状结石，且伴肾盂、肾盏扩张，CT增强提示境界清楚的肿块，强化不明显，中央见骨化灶。

（四）病理学

病理学检查可见肿瘤呈结节状或不规则形，直径1～3 cm，灰粉、灰白或淡褐色。切面肿物常位于肾盂、肾盏内，与肾乳头粘连，并从肾乳头尖端伸入肾盏内，呈灰白色，质硬，局部质软或囊性变，可见出血，无坏死。肿瘤主要由骨样基质、成骨样细胞和梭形细胞组成。免疫组织化学检查见梭形细胞vimentin强阳性，EMA和CK阴性；部分多角形细胞vimentin和EMA阳性，desmin和CK亦可阳性；两种细胞均不表达NSE、CgA及α-SMA。电镜下观察多角形细胞呈上皮分化特征，包括微管形成、紧密连接和桥粒出现，且多数细胞胞质内可见中间丝及扩张的粗面内质网。

（五）治疗

术中尽可能保留肾脏是该病的治疗原则。手术方法宜根据肿瘤部位采取部分肾切除或肾盂切开肿瘤切除术。

（六）预后和随访

婴儿骨化性肾肿瘤为良性病变，在以往报道的病例中，患儿均预后良好，无复发或转移。

（耿红全）

▶▶▶ 参考文献

[1] Chatten J，And WJC，Duckett JW. Ossifying tumor of infantile kidney report of two cases. Cancer，1980，45（3）：609-612.

[2] Middlebrook PF，Jimenez CL，Schillinger JF. Ossifying renal tumor of infancy：a case report. J Urol，

1992，147（5）：1337–1339.

[3] Sotelo–Avila C，Beckwith JB，Johnson JE. Ossifying Renal Tumor of Infancy：A Clinicopathologic Study of Nine Cases. Pediatr Pathol Lab Med，1995，15（5）：745–762.

[4] Xiao-Ping TU，Le–Jian HE. Ossifying renal tumor of infancy：a clinicopathologic observation. Chinese Journal of Diagnostic Pathology，2007（06）：427–430.

[5] 黄澄如 . 实用小儿泌尿外科学 . 北京：人民卫生出版社 .2006.

[6] 焦丽丽，宋宏程，孙宁，等 . 婴儿骨化性肾肿瘤 2 例报告及文献分析 . 临床小儿外科杂志，2010（5）：3.

[7] 何利丽 . 婴儿骨化性肾肿瘤 1 例并文献复习 . 临床与实验病理学杂志，2019，35（04）：477–479.

[8] D'Angio GJ，Breslow N，Beckwith JB，et al. Treatment of Wilms' tumor. Results of the third national Wilms' tumor study. Cancer，1989，64（2）：349–360.

[9] Davidoff AM. Wilms' tumor. Advances in Pediatrics，2012，59（1）：247–267.

[10] Gratias EJ，Dome JS，Jennings LJ，et al. Association of Chromosome 1q Gain With Inferior Survival in Favorable–Histology Wilms Tumor：A Report From the Children's Oncology Group. Journal of Clinical Oncology，2016，34（26）：3189–3194.

[11] Gratias EJ，Jennings LJ，Anderson JR，et al. Gain of 1q is associated with inferior event-free and overall survival in patients with favorable histology Wilms tumor：a report from the Children's Oncology Group. Cancer，2013，119（21）：3887–3894.

[12] Green DM，Breslow NE，Evans I，et al. Relationship between dose schedule and charges for treatment on National Wilms' Tumor Study–4. A report from the National Wilms' Tumor Study Group. J Natl Cancer Inst Monogr，1995，16（19）：21–25.

[13] Grundy PE. Loss of heterozygosity for chromosomes 1p and 16q is an adverse prognostic factor in favorable-histology Wilms tumor：a report from the National Wilms Tumor Study Group. Journal of Clinical Oncology，2005，23（29）：7312–7321.

[14] Kwok F，Wong，Raoul C，et al. Risk of Adverse Health and Social Outcomes Up to 50 Years After Wilms Tumor：The British Childhood Cancer Survivor Study. Journal of clinical oncology：official journal of the American Society of Clinical Oncology，2016，34（15）：1772–1779.

[15] Lopes RI，Lorenzo A. Recent advances in the management of Wilms' tumor. F1000Res，2017，6：670.

[16] Maschietto M，Charlton J，Perotti D，et al. The IGF signalling pathway in Wilms tumours—a report from the ENCCA Renal Tumours Biology-driven drug development workshop. Oncotarget，2014，5（18）：8014–8026.

[17] Niedzielski J，Taran K，Młynarski W，et al. Is the SIOP–2001 Classification of Renal Tumors of Childhood accurate with regard to prognosis? A problem revisited. Archives of Medical Science，2012，8：684–689.

[18] Prasad M，Vora T，Agarwala S，et al. Management of Wilms Tumor：ICMR Consensus Document. Indian J Pediatr，2017，84（6）：437–445.

[19] Scott RH，Stiller CA，Walker L，et al. Syndromes and constitutional chromosomal abnormalities associated with Wilms tumour. J Med Genet，2006，43（9）：705–715.

[20] Ulbright TM，Amin MB，Balzer B，et al. WHO Classification of of Tumours of the Urinary System and Male Genital Organs. Eur Urol，2016，70（1）：93–105.

[21] Vujani GM，Kelsey A，Mitchell C，et al. The role of biopsy in the diagnosis of renal tumors of childhood：Results of the UKCCSG Wilms tumor study 3. Med Pediatr Oncol，2003，40（1）：18–22.

[22] 蒋也平，沈颖，孙宁. 174 例肾母细胞瘤临床特点及生存分析. 首都医科大学学报，2009，30（02）：137–141.

[23] 杨文萍，武海燕，张文，等. 儿童肾母细胞瘤病理诊断共识. 中华病理学杂志，2017，046（003）：149–154.

[24] 中华医学会小儿外科学分会泌尿外科学组. 儿童肾母细胞瘤诊疗专家共识. 中华小儿外科杂志，2020，41（07）：585–590.

[25] 吴湘如，张忠德，殷敏智，等. 儿童肾透明细胞肉瘤 3 例临床病理分析及文献复习. 诊断病理学杂志，2003，10（3）：24–26.

[26] Argani P，Perlman EJ，Breslow NE，et al. Clear cell sarcoma of the kidney：a review of 351 cases from the National Wilms Tumor Study Group Pathology Center. American Journal of Surgical Pathology，2000，24（1）：4–18.

[27] Balarezo FS，Joshi VV，Renshaw AA. Clear Cell Sarcoma of the Pediatric Kidney：Detailed Description and Analysis of Variant Histologic Patterns of a Tumor with Many Faces. Advances in Anatomic Pathology，2001，8（2）：98–108.

[28] Gooskens S，Furtw Ngler R，Vujanic GM，et al. Clear cell sarcoma of the kidney：A review. European Journal of Cancer，2012，48（14）：2219–2226.

[29] John，Weaver，Tammy Ho，et al. Bladder Recurrence of Clear Cell Sarcoma of the Kidney Seven Years After Initial Presentation – ScienceDirect. Urology，2017，106：193–195.

[30] Wong MK，Ng CCY，Kuick CH，et al. Clear cell sarcomas of kidney are characterized by BCOR gene abnormalities including exon. Histopathology，2018，72（2）：320–329.

[31] 刘明，尹秋凤，李芳珍，等. 婴儿原发性肾脏肿瘤的影像诊断. 医学影像学杂志，2014，24（11）：4.

[32] 王冠男，孙宁，张潍平，等. 儿童肾透明细胞肉瘤诊治分析. 中华小儿外科杂志，2018，39（09）：670–675.

[33] Malignant rhabdoid tumours of the kidney（MRTKs），registered on recent SIOP protocols from 1993 to 2005：A report of the SIOP renal tumour study group. Pediatric Blood & Cancer，2011，56（5）：733–737.

[34] Sultan I，Qaddoumi I，Md MS，et al. Age，stage，and radiotherapy，but not primary tumor site，

affects the outcome of patients with malignant rhabdoid tumors. Pediatric Blood & Cancer，2010，54（1）：35–40.

[35] 焦丽丽，宋宏程，孙宁，等．婴幼儿肾脏恶性横纹肌样瘤诊治分析．临床小儿外科杂志，2016，015（004）：368–370.

[36] 任庆国，姜慧峰，孟祥水．2016 版 WHO 肾脏肿瘤分类简介．国际医学放射学杂志，2017，40（02）：195–199.

[37] 张楠，何乐健．儿童恶性横纹肌样瘤临床病理学特点．中国小儿血液与肿瘤杂志，2018，23（03）：113–117.

[38] Casey DL，Wolden SL. Rhabdomyosarcoma of the Head and Neck：A Multimodal Approach. J Neurol Surg B Skull Base，2018，79（1）：58–64.

[39] Dora T，Treger，Tanzina，et al. The genetic changes of Wilms tumour. Nature reviews Nephrology，2019，15（4）：240–251.

[40] Jehangir S，Kurian JJ，Selvarajah D，et al. Recurrent and metastatic congenital mesoblastic nephroma：where does the evidence stand? Pediatric Surgery International，2017，33（11）：1183–1188.

[41] Jenny W，Christian V，Grace C，et al. Recurrent intragenic rearrangements of EGFR and BRAF in soft tissue tumors of infants. Nature Communications，2018，9（1）：2378.

[42] Vokuhl C，Nourkami–Tutdibi N，Furtw Ngler R，et al. ETV6–NTRK3 in congenital mesoblastic nephroma：A report of the SIOP/GPOH nephroblastoma study. Pediatric Blood & Cancer，2018；65(4)：e26925.

[43] 祝明洁，管雯斌，许恪淳，等，小儿先天性中胚层肾瘤临床病理学特征．上海交通大学学报（医学版），2013，33（09）：1263–1266.

第二十章

肾盂尿路上皮细胞癌

上尿路尿路上皮癌是累及肾盏至远端输尿管之间尿路的尿路上皮肿瘤。其中发生在肾盂部位的尿路上皮癌称为肾盂尿路上皮细胞癌（urothelial cell carcinoma of renal pelvis），尽管这些肿瘤与膀胱尿路上皮细胞癌有相似之处，而且大多数数据都是从后者推断出来的，但这两种肿瘤的发生和演进过程存在差异，需在对患者进行诊断和治疗时谨慎鉴别。本章将进一步探讨这些解剖和分子上的差异。外科治疗是肾盂尿路上皮细胞癌最主要的治疗方式，包括保肾手术、根治性肾输尿管切除术、淋巴结清扫术、减瘤性手术、术后辅助治疗和随访。但这些方面学术界还存在不同的意见。

第一节 肾盂集合系统基本结构与功能

肾门（renal hilum）内即中央肾窦（renal sinus），肾窦内衬以肾包膜，并几乎都被肾盂和血管所充满，其余空间则是脂肪。在肾窦内，肾单位的集合小管开口于肾乳头的表面，注入输尿管上段的漏斗状扩张，即肾小盏（minor renal calice）内。肾被膜覆盖在肾皮质的表面并通过肾门延续到肾窦的表面与主要肾小盏的外膜融合。每个肾小盏围绕 1 ~ 3 个肾乳头，很少见围绕更多的肾乳头。邻近的肾小盏汇合形成 2 个或 3 个肾大盏（major renal calices）。尽管个体变化很大，但是每个肾的肾盏往往分布成 7 对（7 个腹侧和远侧部）肾盏注入肾漏斗内。

肾盂（renal pelvis）一般由两个肾漏斗汇合而成，分别来自肾上极肾盏与肾下极肾盏，但有时也会出现第三个来自肾中极的肾漏斗。肾小盏的排列往往是：3 对注入肾上极漏斗，4 对注入肾下极漏斗；如果有中极漏斗，那往往是 3 个在上极，2 个在中极，2 个在下极。肾漏斗的排布以及肾盂在肾内和肾外的面积变化很大。漏斗形的肾盂呈圆锥形向下内经过肾门延续为输尿管。一般情况下不易确定肾盂终止和输尿管起始的位置。此位置一般位于肾门外，邻近肾内侧缘的下部。然而部分人的肾盂全部位于肾窦内，因此肾盂输尿管区可位于肾门附近或完全位于肾窦内（图 2-20-1）。

从细微结构层次而言，集合系统管道近侧部的管壁由 3 层结构构成，它们分别是：结

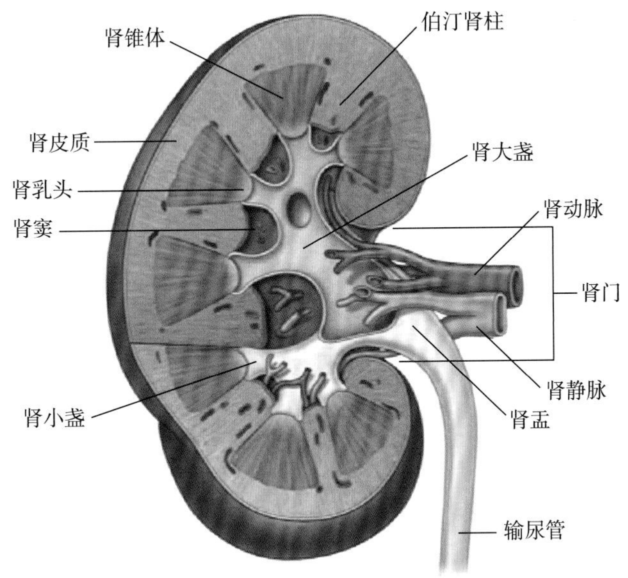

图 2-20-1　肾盂解剖示意图

缔组织构成的纤维膜即外膜、平滑肌层和最内层的黏膜层。外膜为最外一层，由疏松的纤维弹性结缔组织构成，并与腹膜后蜂窝组织连为一体。在近侧端，外膜则与肾的纤维性被膜融为一体。肾盂的肌层由两种在形态和组织化学方面都不同的平滑肌细胞构成。外层平滑肌细胞是与输尿管中的平滑肌细胞相同，在肾盏、肾盂和输尿管中普遍存在。另一种具有许多结构特征的平滑肌细胞在肾小盏形成内肌层，延伸至肾大盏和肾盂。此外，这种肌细胞还形成一薄的肌层，覆盖在每个肾小盏的穹窿部，并穿越相邻肾小盏根部之间的肾实质，借此把相邻的肾小盏连接起来。这种肌细胞止于肾盂输尿管区，所以近端输尿管在结构上缺乏明显的内肌层。肾盂最内层表面衬以移性上皮，其结构与输尿管黏膜上皮结构相同。

在肾小盏上非典型平滑肌细胞可共同作为肾盂和输尿管蠕动的一个或多个起步点。这使得输尿管蠕动稳定为每分钟 6 次。收缩波从若干个肾小盏中一个（或更多）起步点开始，通过邻近肾大盏壁而传播并激活肾盂平滑肌的活动，收缩波从肾向下传播，从而避免压力上升压向肾实质。由于存在若干潜在的起步点，所以部分肾切除不会破坏收缩波的启动。切除后保留的肾小盏仍然有在原位继续发挥启动的功能。

第二节 肾盂尿路上皮细胞癌的基本生物学特征

一、流行病学和病因学

（一）流行病学

肾盂及输尿管在解剖学分类上属于上尿路范畴，发生于这一部位的尿路上皮癌统称为上尿路尿路上皮癌（upper urinary tract urothelial carcinoma，UTUC），UTUC 并不常见，仅占 UCs 的 5%～10%，在西方国家的年发病率估计为 2/10 万。其中肾盂尿路上皮细胞癌和输尿管尿路上皮细胞癌的比例约为 2∶1。幸运的是，UTUC 很少同时在双侧尿路发生。UTUC 发病率在各地区差异较大，巴尔干地区的发病率最高，约占全部肾脏肿瘤的 40%。UTUC 在 70～90 岁的人群中发病率最高，男性是女性的 3 倍。在 UTUC 患者中合并膀胱肿瘤的发生率为 22%～47%，合并对侧上尿路肿瘤发病率为 2%～6%，且多为肾盂尿路上皮细胞癌。与膀胱肿瘤相比，2/3 的 UTUC 是肌层浸润性的，而膀胱肿瘤的这一比例为 15%～25%。根据美国国家癌症研究所的监测、流行病学和最终结果（SEER）数据库对 1973—2005 年的数据评估结果显示，年发病率从每 10 万人年 1.88 例增加到 2.06 例。输尿管尿路上皮瘤增加居多（0.69—0.91）；肾盂肿瘤的发生率在研究期间略有下降（1.19—1.15）。肿瘤的早期诊断率有明显升高的趋势，早期肿瘤（$cT_aN_0M_0$，$cT_{is}N_0M_0$，$cT_1N_0M_0$）的比例从 1973—1984 年的 7.2% 增加到 1994—2005 年的 31%。美国国家癌症数据库（NCDB）1993—2005 年的数据也证实了这一趋势。研究报告了尽管肾盂和输尿管高级别肿瘤显著增加，其早期肿瘤的百分比也显著增加。年龄较大、男性、非西班牙裔黑人和肿瘤分期较晚是生存率较低的相关因素。从 1973—1996 年的另一系列 SEER 数据分析显示，不同肿瘤分期患者的 5 年总体生存率存在显著差异（原位癌 95.1%，局限性癌 88.9%，区域淋巴结转移 62.6%，远处转移 16.5%）。

白人发生上尿路肿瘤的可能性是美国黑人的 2 倍。尽管一些报告表明，黑人男性的疾病特异病死率高于白人男性（7.4% 比 4.9%），女性高于男性（6.1% 比 4.4%），但最近的两项多中心研究发现病理特征和生存结果在性别方面无明显联系。另一项研究显示，在临床病理特征一致的情况下，根治性输尿管肾切除术后的疾病特异性病死率无性别差异（危险比［HR］1.07，$P=0.4$）。值得注意的是，在本研究中，女性与晚期（pT_3）相关（比值比［OR］1.15，$P=0.03$）。一般来说，UTUC 患者比膀胱肿瘤患者年龄大。年龄小于 60 岁的患者应将遗传性 UTUC 列为恶性肿瘤 Lynch 综合征的一部分。高龄可能预示着较差的癌症特异性预后。

（二）病因学

遗传性 UTUC 与遗传性非息肉病性大肠癌（HNPCC）或 Lynch 综合征相关。该综合征患者的 DNA 错配修复基因 *MLH1*、*MSH2*、*MSH6* 和 *PMS2* 发生突变，可能发展成结肠癌、尿路上皮癌、胃癌、胰腺癌、子宫癌、皮脂癌和卵巢癌。相关的尿路上皮癌主要发生在上尿路，这些突变对膀胱恶性肿瘤的风险尚不清楚。与其他非遗传性癌症不同，UTUC 患者通常较为年轻（平均 55 岁），女性更易发生。除发病时年龄较小外，个人病史或有两个一级亲属患有 HNPCC 相关癌症（特别是结肠癌和子宫内膜癌）应考虑遗传因素引起 UTUC 的可能，如果没有正常和肿瘤组织，建议这些患者进行微卫星不稳定性（microsatellite instability）的组织评估或正式的基因检测。

二、危险因素

（一）马兜铃酸

有多项研究表明，在植物马兜铃中发现的马兜铃酸（aristolochic acid）对 *p53* 基因的密码子 139 具有诱变作用。该突变主要发生在巴尔干地区地方性肾病（BEN）和中草药肾病患者中。BEN 的特点是发生在巴尔干国家的一种变性间质肾病，这些植物是当地特有的，在麦田中以杂草的形式生长。它具有家族性，但遗传性并不明显，在过去的 20 年里发病率一直在下降。早期离开家乡的家族成员可不受累，这一事实支持了膳食接触马兜铃酸在 BEN 中的作用。受影响的家庭显示出高得多的 UTUC 发病率，但膀胱癌的发病率并未受影响。肿瘤通常为低级别，与其他原因所致的 UTUC 患者相比，多发肿瘤和双侧肿瘤的发生率更高。女性患者预后较差（HR 2.2），肿瘤大小 > 3 cm（HR 2.8），疾病为 T_3 或 T_4 期（HR 3.1）也是预后不良的独立因素。中草药肾病出现在比利时，100 多名患者在食用含有防己的中草药产品后出现终末期肾衰竭，其中约一半患者出现 UTUC，其组织学特征和遗传特征与 BEN 患者相同。UTUC 在中国大陆及台湾地区有非常高的发病率，很大程度上可能是由于使用的各种草药中含有马兜铃的结果。

（二）吸烟

吸烟似乎是 UTUC 最重要的可调控危险因素，吸烟产生的芳香族胺被代谢成高度致癌 *N*– 羟胺。个体对吸烟影响的易感性可能与中和这种物质的酶的遗传多态性有关。这种危险性似乎与吸烟量相关，每年 400 支及以下吸烟史的人群患病风险为 2.0，每年 1 200 支及以上吸烟史的人群患病风险为 6.2。观察表明，这种危险性在戒烟后仅有部分降低。此外，吸烟所致的危险性似乎更常导致输尿管肿瘤，而不是肾盂肿瘤。

（三）镇痛药物

滥用镇痛剂已被证实是发生上尿路癌症的相关危险因素。在一项研究中，22% 的肾盂癌患者和 11% 的输尿管癌患者报告有将近 2 年的镇痛剂滥用史。非那西丁是记载最明确的镇痛剂肾病致病药物，但大多数患者还有联合服用其他制剂的报告，包括咖啡因、可待因、对乙酰氨基酚（即扑热息痛）、阿司匹林或其他水杨酸类药物。与镇痛剂滥用相关的组织学改变包括基底膜增厚（病变为特异性）和肾乳头瘢痕。有 15% 的上尿路肿瘤患者被证实有基底膜增厚，这一表现提醒医生应注意镇痛剂肾病的存在，并对另一侧受累的危险性进行评价。肾乳头瘢痕化程度似乎也与肿瘤分级密切相关，但与发生鳞状化生或鳞癌并无关联。实验证据支持苯丙酮诱导的乳头状坏死是肾衰竭和癌变的相关因素。随着非那西丁被其无毒代谢物对乙酰氨基酚（acetaminol，acetaminophen）所取代，这类病例的数量有所下降。

（四）砷

在世界某些地区，自流井饮用水中过量的无机砷是一项重大的健康危害，除其他疾病外，还与联合污染的风险增加有关。长期以来，台湾西南部地区长期接触砷与一种被称为黑足病的周围血管疾病有关，这种疾病会导致四肢干性坏疽。这与该地区尿路上皮癌中 UTUC 不成比例地增加（20%～25%）相对应。在这些患者中，输尿管肿瘤的发生率是肾盂肿瘤的 2 倍，它们的表现与其他级别和分期相似的上尿路肿瘤相似。在台湾有男女比例 1∶2 的上尿路上皮肿瘤，相比在世界其他地区，女性风险更高，这可能是由于女性烹饪时暴露于高砷的蒸汽烟雾中。如果这个猜测正确，意味着高砷的吸入及从高砷含量的饮用水中摄入对 UTUC 的风险。

（五）职业暴露

已经有文献报告从事化学、石油和塑料工业的职员上尿路肿瘤发生的危险性显著增高（相对危险度为 4），接触煤或焦炭的患者相对危险度为 4，接触沥青或焦油的患者相对危险度为 5.5。研究提示，β- 萘胺和联苯胺是致癌剂，长期接触后（有 15 年或更长接触史）可能发生肿瘤。这两种物质在大多数国家都被禁止使用。此外，在冶金和印刷中使用的氯化溶剂与 UTUC 的病因有关（OR 1.8）。对于这些职业危害，作为致病因素的类型（接触或吸入蒸气）和暴露时间（平均 7 年）都很重要，而且肿瘤可能在暴露后的很长时间间隔（20 年）发生。

（六）慢性炎症、感染或医源性感染

鳞状细胞癌（少数情况下的腺癌）的发生与尿路结石和梗阻相关的慢性细菌感染有关。此外，使用环磷酰胺（一种烷化剂）似乎也可导致肿瘤发生的危险性增高。习惯性每日使用化学泻药超过 1 年的患者，患 UTUC 的风险为一般人群的 9 倍，但其致癌机制尚不清楚。

（七）咖啡

有报道称，饮用咖啡会增加尿路上皮癌的发病率，然而，这种关系被习惯性喝咖啡的人吸烟混淆。欧洲癌症与营养前瞻性调查对 233 236 名受试者进行了一项平均随访 9.3 年的研究，但未能建立尿路上皮癌风险与水、咖啡、茶和乳制品饮料摄入之间的相关性。

三、分子生物学改变

UTUC 的分子和基因背景似乎与膀胱 UC 相似，Zhang 等人的一项研究发现，肾盂癌和膀胱肿瘤中存在类似的基因表达谱，包括常见的细胞遗传学改变 +1p36、+6p22、+7、+8q22、−9p21、+11q、−13q、+17、+19q13 和 +20q。而微卫星不稳定性和高甲基化似乎是上尿路和下尿路肿瘤的关键区别。尽管近年来分子标志的鉴定取得了多项进展，但没有一项已被验证为临床使用。不过，有一些标志显示出有希望成为未来预后标志物的可能。

（一）细胞周期标记

输尿管镜下获得的细胞学标本的 TP53 核蛋白染色与 UTUC 的存在有良好的相关性。在一项研究中，36 个 TP53 阳性标本中，28 个同时有尿路上皮癌的证据；其余连续评估的患者中有 80% 也证实了 UTUC。所有 14 项 TP53 阴性研究均发生在输尿管镜检查（ureteroscopy）无并发恶性疾病迹象的患者身上。Zigeuner 等人发现，上尿路肿瘤中 TP53 免疫反应性降低和 TP53 过表达与肿瘤晚期和不良预后相关。

（二）CDKN1B

CDKN1B（原 p27）是一种周期蛋白依赖性激酶抑制剂，已被证明可以预测上尿路肿瘤的预后。在一项研究中，CDKN1B 染色水平低表明疾病特异性生存率较低。

（三）细胞凋亡

Bcl−2 和存活素的表达与晚期癌症相关，存活素水平与疾病特异性生存相关。

（四）细胞迁移与侵袭

钙黏蛋白 E 和金属蛋白酶（MMP）的表达与不良预后相关。MMP 的免疫组织化学与 pT 分期和疾病特异性生存率相关。

（五）血管生成

缺氧诱导因子 −1α（hypoxia−inducible factor−1α，HIF−1α）是一种在细胞缺氧适应中起重要作用的转录因子。在一系列的上尿路 UTUC 患者中，2/3 的患者 HIF−1α 表达阳性（在正常尿路上皮中不存在）。HIF−1α 与高 T 分期、淋巴结分期、分级以及癌症特异性生存率显著相关（风险比 2.23，$P = 0.004$）。

（六）细胞增殖

Ki−67 过表达可预测病情进展和疾病特异性生存以及异时性肿瘤的发展。表皮生长因子受体（EGFR）与 UTUC 的分期、分级和鳞状分化有关。核因子 −κB（NF−κB）的过表达和免疫反应性是疾病特异性生存和总生存的预测因子。HER2 过表达虽然在 UTUC 中罕见，但与更高的分期和分级相关，与生存率无关。

（七）细胞分化

Uroplakin Ⅲ表达与较低的分期、分级和疾病特异性生存率相关。在多变量分析中，它作为生存预测因子优于分期和淋巴结状态。Snail 与分期、分级和 LVI 相关，是复发和疾病特异性生存的预测因子。端粒酶 mRNA 组分的原位杂交结果显示，端粒酶 mRNA 组分 hTR 随晚期增加，可能与无病和总生存率相关。Aurora–A 在有丝分裂期间调节纺锤体组装，其过表达与血管浸润和复发有关。

（八）MET 和 RON

c–MET 和 RON 是酪氨酸激酶 MET 原癌基因家族的成员，最近它们在上尿路肿瘤中的作用被研究。c–MET 过表达与血管侵犯相关，临床预后较差，而 RON 过表达与预后无关。

（九）COX–2

环氧合酶 –2（COX–2）的异常表达已被报道在多种形式的人类癌症，包括膀胱尿路上皮细胞癌。Kang 和 coworkers 发现，COX–2 在上尿路肿瘤基质细胞中的异常表达与肿瘤的高分期、高分级和不良预后相关。

（十）微卫星不稳定性

HNPCC 或 Lynch 综合征患者表现出 DNA 错配修复基因的基因组改变。此外，癌症的反向生长模式也与微卫星不稳定性相关，在一项研究中，其敏感性和特异性为 0.82。这一发现表明，微卫星不稳定性可能是上尿路癌反向性生长的标志。Ho 等人报告了一项基于尿液的检测，检测了 30 名患者的 77 个微卫星不稳定性标记，检测出 83.3% 的上尿路肿瘤病例。在切除的肿瘤和正常组织上检测微卫星不稳定性来筛查 Lynch 综合征是一种成熟的结肠癌工具，尤其适用于那些符合 Lynch 综合征标准的 UTUC 患者。

（十一）Ploidy–Flow 血细胞计数

肿瘤倍性已被证明与 UTUC 肿瘤的生存相关。在一项研究中，25% 和 0% 的肿瘤非整倍体分别与 5 年和 10 年生存率相关。

（十二）其他标志物

尿路上皮恶性肿瘤的快速尿检已被广泛研究，以确定下尿路肿瘤。它们在 UTUC 癌症中的价值鲜为人知。NMP22 是一种基于核基质蛋白的标志物，已被发现在 UTUC 癌症患者中升高。虽然该检测在确定低级别肿瘤的存在方面的敏感性可能高于细胞学检测，但特异性较低。据报道，尿 FISH 检测上尿路肿瘤的灵敏度为 87.5%，特异性为 80%。将纤维蛋白原 – 纤维蛋白降解产物（AuraTek FDP）分析与膀胱肿瘤抗原（BTA）检测和尿细胞学进行比较，FDP 检测的准确性为 83%，而 BTA 检测的准确性为 62%，细胞学检测的准确性为 59%。端粒酶活性已被证明存在于大多数（>95%）的 UTUC。它可以在很多患者的去角质尿标本中检测到，因此可能被证明是一种潜在的用于鉴别上尿路癌症的标志物（除了传统的细胞学）。

第三节　肾盂尿路上皮细胞癌的诊断

一、症状与体征

UTUC 可能没有任何症状而单纯依靠检查发现，并且大多数患者在查体中常无明显异常发现，极少数病例可能会触诊到腰腹部肿块。70%～80% 的 UTUC 患者会出现肉眼或镜下血尿的症状。大约 20% 的患者会出现侧腹疼痛。这种疼痛通常为钝痛，由逐渐发生的梗阻和肾盂积水扩张所致。在某些病例中，疼痛急性发作，类似肾绞痛，通常系血块流经集合系统导致梗阻所致。相关全身症状（包括厌食、体重减轻、乏力、发热、盗汗或咳嗽）提示预后较差。几乎所有的上尿路肿瘤均在患者存活时即被确诊，因此 UTUC 很少成为尸检诊断。

二、标志物检查

一项研究表明在尿液 DNA 测序中，根据 TP53、MDM2、RAS 和 FGFR3 的突变状态，对 UTUC 具有很高的诊断价值，敏感性为 82.2%，特异性为 100%。来自小型研究的综合数据提供的证据表明，游离细胞 DNA（cfDNA）和循环肿瘤 DNA（ctDNA）可能具有检测、监测和预测上尿路上皮癌患者的能力。但也有系统研究认为，目前缺乏高质量的数据证明用标志物检查诊断 UTUC 的有效性。在转移性尿路上皮癌的诊断上，有指南建议对患者进行 FGFR3 突变筛查，以便为制订最佳治疗方案提供参考。

三、细胞学检查

尿细胞学检查（urine cytology）是一项相对简便而特异的技术，特别是对高级别肿瘤及原位癌的诊断。单纯尿细胞学的诊断敏感性较低，细胞学检查结果准确性在 1 级、2 级和 3 级肿瘤中分别为 20%、45% 和 75%。目前，尿细胞学仍是推荐的常规检查。输尿管插管，收集肾盂尿液或冲洗液比收集患者自身排尿的尿液可以提供更为准确的细胞学检查结果。逆行输尿管肾盂造影的造影剂可能会导致细胞学标本改变，所以肾腔和输尿管腔的尿细胞学检查应在逆行输尿管肾盂造影之前。在最近的一项研究中，将软输尿管镜尖端置于肾盂内，用被动灌洗方式灌注生理盐水。轻柔进出冲洗搅拌盐水，以获得黏膜细胞脱落到液体中，用 10 mL 注射器从肾盂取 barbotage 液。barbotage 细胞学检测到高达 91% 的癌症，与活检组织学一样有效。荧光原位杂交对 UTUC 分子异常特征的敏感性约为 50%，因此其在临床实践中的应用仍未得到证实。

四、影像学检查

（一）CT

如果检查目的在于分期，CT 或 MRI 在判定浸润范围、集合系统之外的相关肿块以及是否存在淋巴结或远处转移方面是最有价值的。在进行任何治愈性治疗之前，必须排除远处转移。胸部、腹部和骨盆的 CT 是分期的首选诊断技术，同时，尿路上皮癌的 CT 平均密度为 46 HU，范围为 10 ~ 70 HU。与之相比，可透射线的尿酸结石平均密度为 100 HU，范围为 80 ~ 250 HU。因此，在鉴别排泄性尿路造影或逆行尿路造影中所见的可透射线充盈缺损病因方面，CT 扫描具有很好的应用价值。

（二）计算机体层成像尿路造影

计算机体层成像尿路造影（computed tomography urography，CTU）在现有成像技术中对本病具有最高的诊断准确性。一项包含 1 233 名患者的 13 项研究的 meta 分析显示，CTU 对 UTUC 的综合敏感性为 92%（置信区间［CI］：88 ~ 98），综合特异性为 95%。快速采集薄切片允许在多个平面上查看高分辨率各向同性图像，以帮助诊断而不损失分辨率。CTU 对 0.3 cm 以上的肿瘤诊断准确率较高，但对于 < 0.3 cm 的早期小肿瘤则难以发现。尽管静脉肾盂造影是诊断上尿路病变的传统方法，但随着 CTU 在尿路上皮肿瘤诊断中普遍应用，在输尿管和肾盂成像方面几乎等效于静脉肾盂造影。可以了解管壁及管壁外的病变情况，有助于更加明确肿瘤的来源、性质及分期（图 2–20–2）。不过，CTU 使患者接触的辐射剂量有所增大。

（三）磁共振尿路造影

磁共振尿路造影（magnetic resonance urography，MRU）适用于无法接受 CTU 的患者，通常是患者禁忌使用放射或含碘造影剂（图 2–20–3）。对于 < 2 cm 的肿瘤，注射造影剂后，MRU 的敏感性为 75%。由于存在肾源性全身性纤维化的风险，在严重肾功能不全（肌酐清除率 < 30 mL/min）的患者中应谨慎使用含钆对比剂的 MRU。对于 UTUC 的诊断和分期，CTU 通常优于 MRU。

五、内镜检查

（一）膀胱镜

因为上尿路肿瘤常与膀胱癌相关，故要求进行膀胱镜检查（cystoscopy）以除外膀胱同时存在病灶的可能。当膀胱镜检查正常且膀胱和前列腺尿道中没有 CIS 时，细胞学异常可能表明高级别 UTUC。

（二）输尿管镜

输尿管镜检查和活检内镜设备领域所取得的技术进步使软性和硬性输尿管镜成为重要的上尿路肿瘤检查（和治疗）手段。确诊率从单用排泄性或逆行性尿路造影检查的 75%

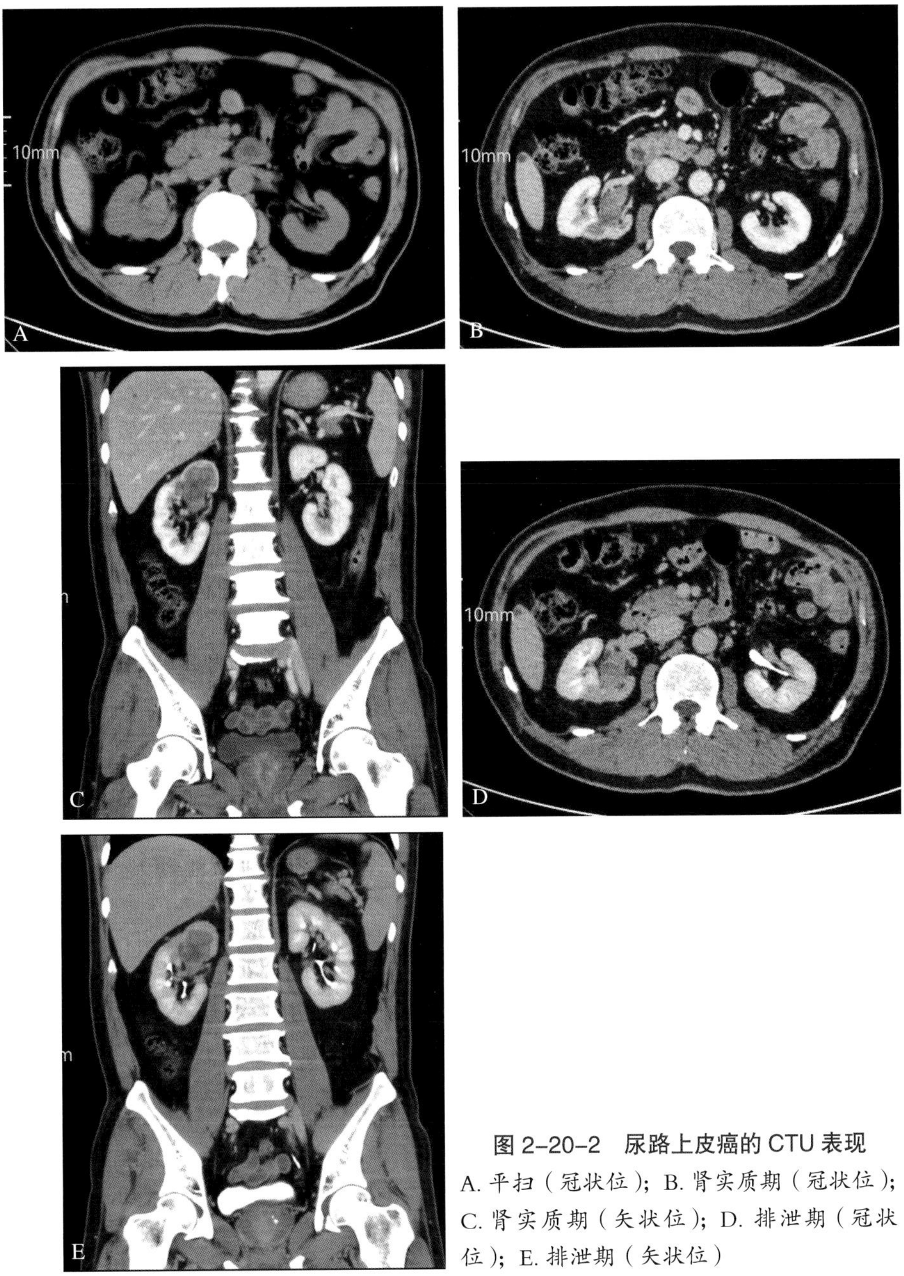

图 2-20-2　尿路上皮癌的 CTU 表现

A. 平扫（冠状位）；B. 肾实质期（冠状位）；C. 肾实质期（矢状位）；D. 排泄期（冠状位）；E. 排泄期（矢状位）

提高到联合输尿管镜后的 85%～90%。输尿管软镜（FURS）用于观察输尿管、肾盂和集合系统，以及对可疑病变进行活检。85% 的肾盂肿瘤为乳头状，其余肿瘤则无瘤蒂。50% 的乳头状癌浸润固有层或肌层，而无瘤蒂肿瘤浸润的发生率为 80%。因此，总体上有 50%～60% 的肾盂肿瘤可浸润至固有层或肌层。输尿管镜活检标本和最终病理检查标本间已确立良好的（78%～92%）组织学相关性。经输尿管镜检查所获取的新鲜标本对于预测最终病理结果提供了最佳可能。无论样本大小如何，输尿管镜活检可以确定 90% 的

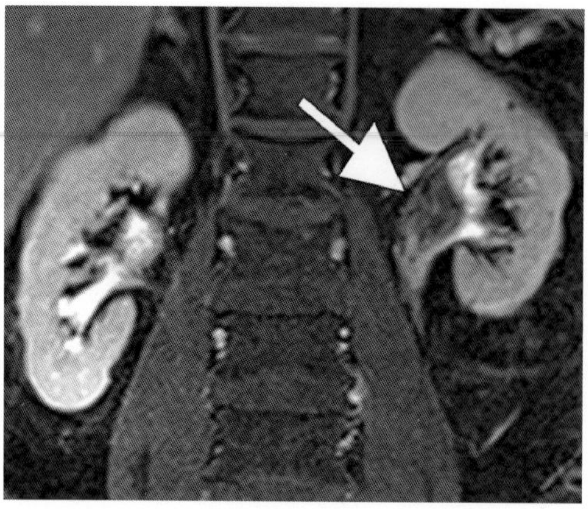

图 2-20-3 尿路上皮癌的 MRU 表现

病例的肿瘤分级。诊断性活检容易低估分级，如果选择保留肾脏的治疗，则必须进行密切随访。URS 还有助于对原位细胞学进行选择性取样。由于输尿管镜所取的标本较小，与最终准确肿瘤分期的相关性很难确定。因此，在预测肿瘤分期方面需要联合影像学检查、肿瘤的大体外观以及肿瘤分级，这样才能让外科医生进行最佳的肿瘤分期预测。输尿管镜活检分级、肾积水等影像学表现和尿细胞学检查可能有助于选择根治性肾－输尿管切除术（radical nephro-ureterectomy，RNU）或保留肾脏治疗（图 2-20-4）。当然目前也有研究表明，术前接受诊断性 URS 的患者在 RNU 后膀胱内复发率较高，因此对于术前临床症状、尿液细胞学检查或者影像学检查已有明显证据的患者，在与患者充分沟通并获得知情同意后可直接行 RNU。输尿管软镜的技术发展和新型成像技术的使用改善了扁平病变的可视化和诊断。窄带成像（NBI）技术的应用近年来不断扩大，是一种具有较好发展前景的诊断技术。光学相干断层扫描和共聚焦激光内镜检查（cellvizio）已在体内用于评估肿瘤分级和分期，与高级别 UTUC 组织学具有良好的相关性。

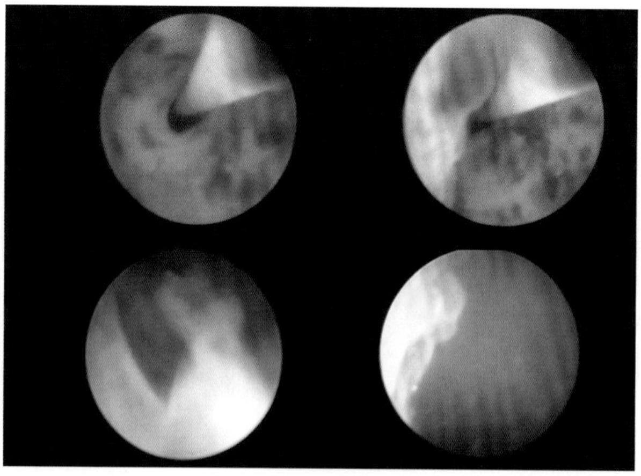

图 2-20-4 尿路上皮癌的输尿管镜下表现

（三）顺行内镜检查

在某些上尿路肿瘤患者中，需要行经皮穿刺通路对肾盂病变进行诊断或治疗。在此类病例中，通过顺行尿路造影和经皮肾镜可以进行肿瘤切除、活检或单纯观察。此种方法可以通过大口径的内镜，特别有助于肾盂内较大体积肿瘤的切除或者减瘤。然而值得注意的是，有研究者发现此种操作术后肿瘤细胞可能在腹膜后或沿肾穿刺通道种植。

第四节　肾盂尿路上皮细胞癌的组织病理学和病理分期

一、肾盂尿路上皮细胞癌的组织病理学

（一）浸润性尿路上皮癌

1. 大体　浸润性尿路上皮癌（invasive urothelial carcinoma）肉眼观可以表现为多种多样，包括乳头状、息肉状、结节状（图 2-20-5）、实性或溃疡性肿块，单发或多发，大小不一，病变周围的黏膜既可以是正常的，也可以呈红斑状。

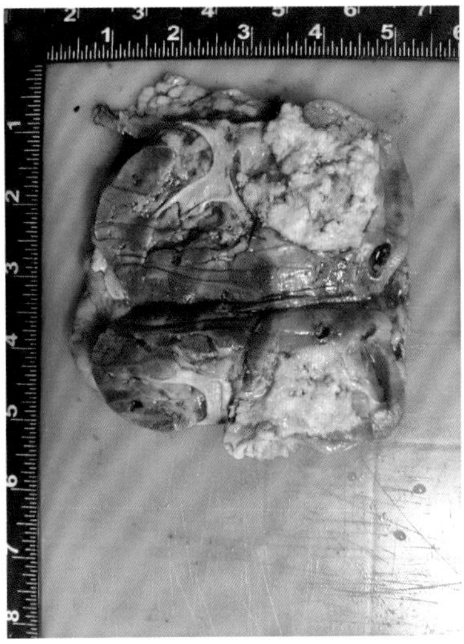

图 2-20-5　大体见肿瘤位于肾盂内，切面灰白色，呈结节状生长

2. 组织病理学　浸润性尿路上皮癌被 WHO 定义为一种浸润至尿路上皮基底膜以下的一种尿路上皮恶性肿瘤。根据肿瘤细胞核的间变程度和组织学结构的异常，可将浸润性尿路分为低级别和高级别。浸润性尿路上皮癌的组织学改变有所不同，大多数早期的癌是乳头状的、低级别，而晚期的癌多表现为高级别的非乳头状结构。

判断固有层浸润的组织形态学标准包括间质纤维组织增生，肿瘤细胞周围有收缩腔隙，浸润灶周边的肿瘤细胞胞质丰富嗜酸性。浸润性尿路上皮癌主要表现为呈巢状结构，在较大的浸润性肿瘤巢状结构周边部，有时可以观察到细胞核呈栅栏状排列，胞质丰富嗜酸性，核不规则，染色深，核仁可见一个或多个，有时可见大的嗜酸性核仁，核分裂象易见。浸润性尿路上皮癌常常会导致间质出现促纤维增生反应，偶尔会非常明显甚至出现假肉瘤样改变。大多数病例，间质有炎症反应，以淋巴细胞和浆细胞为主，白细胞和嗜酸性细胞少见。浸润性癌巢周边可见裂隙，类似脉管侵犯。在邻近浸润性尿路上皮癌病变的尿路上皮通常会存在尿路上皮原位癌。

3. 组织病理学变异型

（1）浸润性尿路上皮癌伴异源性分化　包括伴鳞状分化、腺性分化、滋养叶分化。

浸润性尿路上皮癌伴鳞状分化是指尿路上皮癌中存在不同比例的鳞状成分，是尿路上皮癌伴不同分化最常见类型。判断鳞状分化，必须检出明确的鳞状产物，如细胞内角化、细胞间桥或角化珠，同时应该估算鳞状成分的比例。与单纯性鳞状细胞癌的鉴别在于是否含有尿路上皮成分。

浸润性尿路上皮癌伴腺性分化是指尿路上皮癌中存在真性腺性成分。这种类型最常见腺性成分可表现为小管或肠型腺癌，也可表现为含或不含印戒样细胞的黏液腺癌。

浸润性尿路上皮癌伴滋养叶分化是指尿路上皮癌中可出现不同程度的滋养叶成分。其组织学特征为单个的肿瘤性巨细胞类似于合体滋养层细胞。β–HCG免疫组织化学染色阳性支持滋养叶分化的尿路上皮癌。

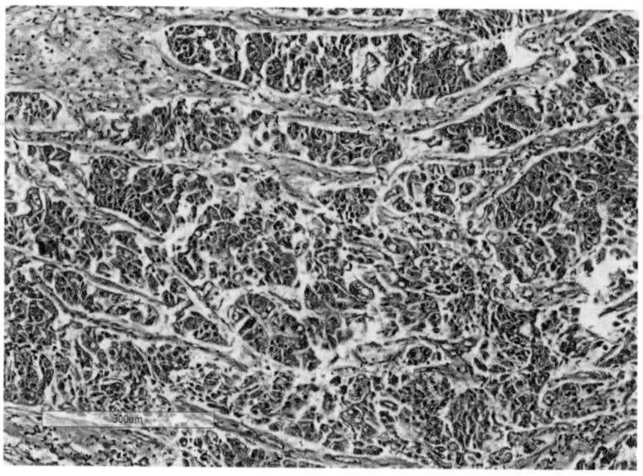

图 2–20–6　浸润性尿路上皮癌，巢状亚型

（2）巢状亚型　是浸润性尿路上皮癌最常见的一种细胞形态温和的变异型，其组织学特征表现为增生紊乱的尿路上皮形融合拥挤的细胞巢。巢状结构相互连接融合，呈浸润性生长，常侵及固有肌层（图 2–20–6）。

（3）微囊亚型　尿路上皮癌微囊变异型由许多直径 1～2 mm 的圆形或椭圆形微囊构成，囊壁衬覆扁平状尿路上皮。囊内含坏死或分泌物，也可出现钙化。

（4）微乳头亚型　肿瘤表面形成以血管为轴心的纤细乳头状结构。浸润性或转移性病变中肿瘤细胞周围出现收缩间隙，类似脉管侵犯。由于此类亚型常出现脉管侵犯，因此预后较差（图 2–20–7）。

（5）淋巴上皮瘤样亚型　肿瘤细胞大，合体样细胞，胞质边界模糊，核多形性，核仁明显，排列成片状、巢状及条索状，间质可见较多的淋巴细胞浸润。

（6）浆细胞 / 印戒细胞样 / 弥漫性亚型　肿瘤特征性表现为疏松或黏液样间质内存在单个黏附性差的恶性肿瘤细胞。肿瘤细胞组织学形态类似于浆细胞。除了浆细胞样肿瘤细胞，还可见到伴或不伴胞质内黏液的印戒样的肿瘤细胞（图 2–20–8）。预后较差，具有较高的复发率和病死率。

（7）巨细胞亚型　肿瘤含有高度奇异的多形性瘤巨细胞和普通的尿路上皮癌。核分裂、肌层浸润和广泛坏死较常见。预后较差。

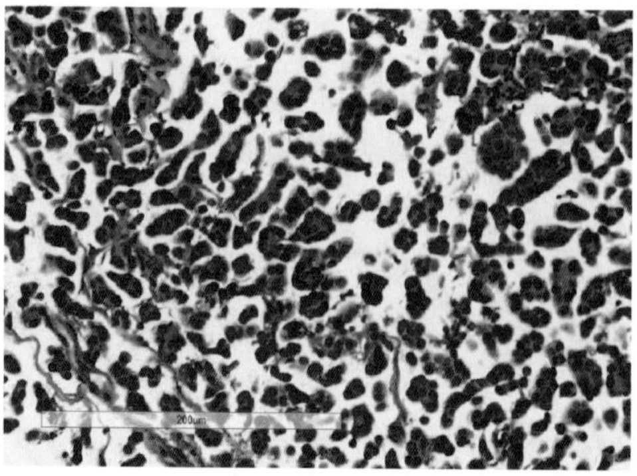

图 2–20–7　浸润性尿路上皮癌，微乳头亚型

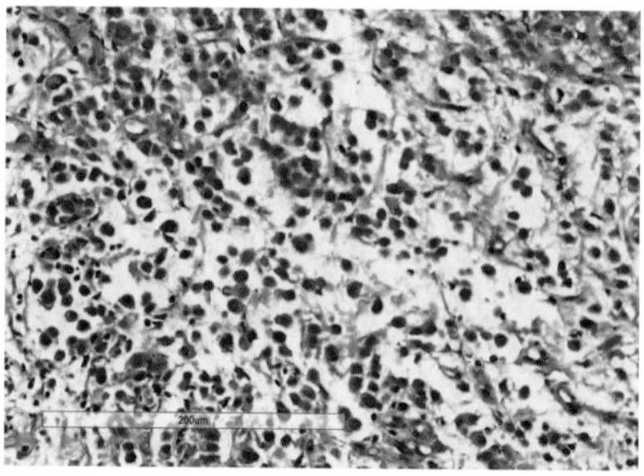

图 2–20–8　浸润性尿路上皮癌，浆细胞亚型

（8）差分化亚型　非常罕见，由未分化的单核癌细胞及反应性破骨细胞样巨细胞构成的癌。

（9）肉瘤样亚型　形态学上类似软组织肉瘤，由梭形肿瘤细胞构成。免疫组织化学染色提示肿瘤细胞具有上皮和间叶组织双分化特征。

（10）富于脂质亚型　是一种罕见的尿路上皮癌，预后较差。肿瘤组织内含有体积大且胞质透亮、多泡状的细胞，类似于脂母细胞。

（11）透明细胞亚型　是一种胞质内富含糖原的尿路上皮癌，呈片状生长，见典型的普通尿路上皮癌区域。

（二）非浸润性尿路上皮癌（non-invasive urothelial carcinoma）

1. 非浸润性乳头状尿路上皮癌，低级别　呈纤细、分支和轻度融合的乳头状结构，肿瘤细胞核形态、大小表现为轻度异型（图 2-20-9）。

2. 非浸润性乳头状尿路上皮癌，高级别　与低级别非浸润性乳头状尿路上皮癌相比，肿瘤细胞核极向、形态、大小和染色质异型更加明显（图 2-20-10）。

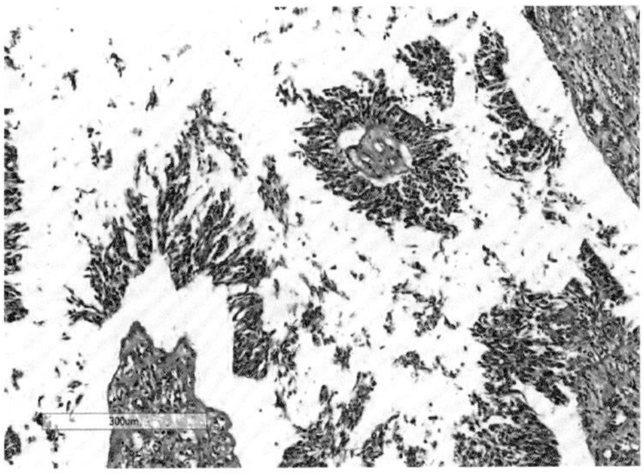

图 2-20-9　非浸润性乳头状尿路上皮癌，低级别

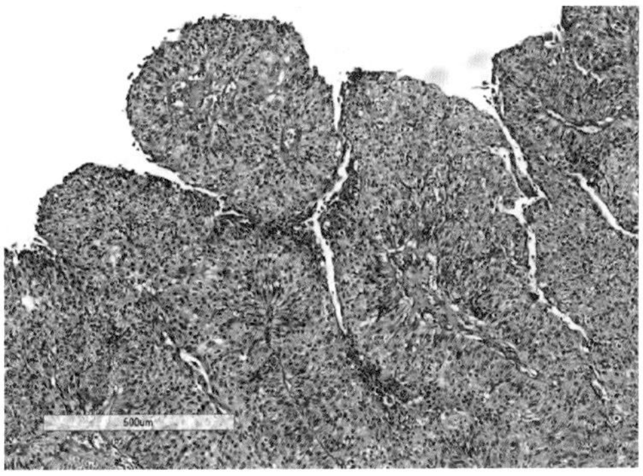

图 2-20-10　非浸润性乳头状尿路上皮癌，高级别

（三）低度恶性潜能的乳头状尿路上皮肿瘤

形态学表现为相互不融合的纤细乳头，与正常尿路上皮相比，层次增多，细胞密度增加，但极向完好，细胞形态正常或轻度异型。核分裂象少见且通常位于基底层（图 2-20-11）。

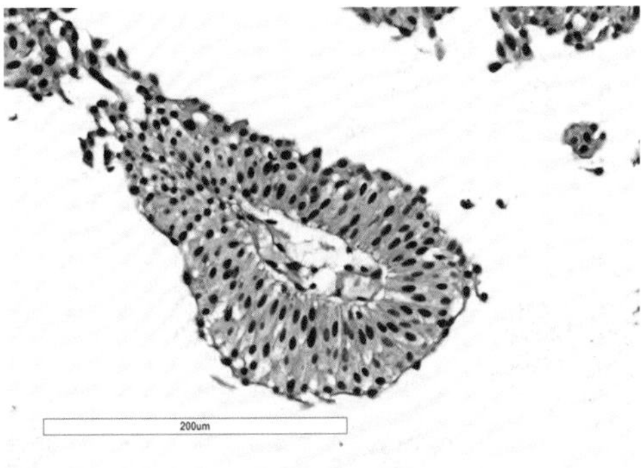

图 2-20-11　低度恶性潜能的乳头状尿路上皮肿瘤

（四）尿路上皮原位癌

尿路上皮扁平性病变也称为高级别尿路上皮内肿瘤（high grade intraurothelial neoplasia，HGIUN），有时也称为重度异型增生。组织学形态：表现为尿路上皮中间到表面的细胞出现显著异型性，且极向消失，核

分裂象多见。

（五）尿路上皮乳头状瘤

尿路上皮呈外生性乳头状生长结构，乳头相互独立，无融合，偶见分支，尿路上皮细胞大小形态基本一致。

（六）内翻性乳头状瘤

肿瘤表面是光滑，肿瘤细胞形成相互连接的梁索状或巢状生长结构，内生性生长，肿瘤细胞巢常常累及固有层，但不累及固有肌层，细胞形态正常－轻微不典型（图 2-20-12）。

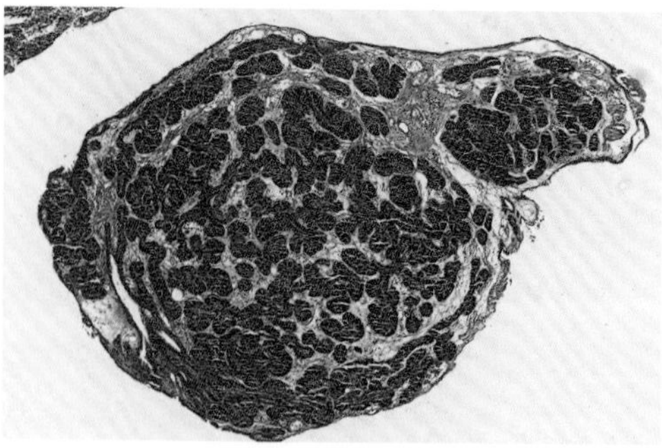

图 2-20-12　内翻性乳头状尿路上皮瘤

（七）恶性潜能未定的尿路上皮增生

尿路上皮明显增厚，无真性乳头形成，细胞形态上与正常尿路上皮相似。

（八）尿路上皮异型增生

扁平性病变，具有明确的细胞和结构异常，但缺乏尿路上皮原位癌的诊断标准。

二、尿路上皮癌病理分期

肾盂尿路上皮细胞癌的病理分期包括 3 个方面的信息：①原发性肿瘤浸润情况；②区域淋巴结转移情况；③全身其他器官的转移情况。TNM 病理分期是评估肾盂尿路上皮细胞癌预后最有价值的一个临床参考指标，建议在病理诊断报告中常规采用。推荐采用国际抗癌联盟（International Union Against Cancer，UICC）在 2017 年发布的第 8 版 TNM 分期法以及 AJCC（American Joint Committee on Cancer）第 8 版 TNM 分期法（表 2-20-1）。

表 2-20-1　肾盂尿路上皮细胞癌 AJCC 第 8 版病理 TNM 分期（pTNM，AJCC 8th Edition）

分期	特征
pT（原发性肿瘤）	
pT_X	原发性肿瘤无法评估
pT_0	无原发性肿瘤证据
pT_a	非浸润性乳头状癌
pT_{is}	原位癌
pT_1	肿瘤侵犯上皮下结缔组织
pT_2	肿瘤侵犯肌层
pT_3	肿瘤侵犯肾盂周围脂肪组织或肾实质
pT_4	肿瘤侵犯邻近器官，或者通过肾组织进入到肾周脂肪组织
pN（区域淋巴结）	
pN_X	区域淋巴结无法评估

续表

分期	特征
pN_0	无区域淋巴结转移
pN_1	单个淋巴结转移，且转移灶最大直径≤ 2 cm
pN_2	单个淋巴结转移，且转移灶最大直径 > 2 cm，或多个淋巴结转移
pM（远处转移）	
pM_1	远处转移

第五节　肾盂尿路上皮细胞癌的治疗

肾盂尿路上皮细胞癌（urothelial cell carcinoma of renal pelvis）和输尿管尿路上皮细胞癌（urothelial carcinoma of ureter）统称上尿路尿路上皮癌，占所有尿路上皮癌的5%～10%，其恶性程度高于膀胱尿路上皮细胞癌，主要的治疗方式包括外科手术治疗、全身药物治疗以及放射治疗等，本部分主要介绍肾盂尿路上皮细胞癌的治疗。

一、外科手术

肾盂尿路上皮细胞癌的外科手术治疗总体原则是：需要考虑肾盂尿路上皮细胞癌与膀胱尿路上皮细胞癌、输尿管尿路上皮细胞癌的同源性，综合评估患者的总体预后、对手术的耐受能力，选择合适的外科手术方式。

（一）根治性切除手术

根治手术的手术范围是患侧肾脏、输尿管全长、输尿管膀胱壁内段以及膀胱内输尿管开口。主要用于高级别的浸润性肿瘤，或临床表现恶劣的中分化无浸润的肿瘤，是目前治疗的标准方案。具体的手术方式变化多样，如完全开放手术完成或腹腔镜结合开放手术，或完全腹腔镜手术完成，具体选择主要依赖于医生自己。一项大型多中心研究回顾性比较了 403 例行开放肾输尿管根治性切除术和 446 例行腹腔镜肾输尿管根治性切除术的上尿路上皮癌患者的 5 年总生存率、疾病特异性生存率和无复发生存率。研究发现，在中位随访时间为 2.2 年的随访中，两组患者的 5 年总生存率和疾病特异性生存率均无差别。开放肾输尿管根治性切除术组患者 5 年无复发生存率略高，但差异无统计学意义。

根治性手术的疗效与多种因素有关，例如，台湾地区的一项多中心研究关注了1988—2021 年的 1 808 例行根治性手术的上尿路尿路上皮癌患者，其中 1 229 例为肾盂尿路上皮细胞癌。通过多因素分析研究了影响其术后生存情况［包括总体生存（OS）、肿瘤特异性生存（CSS）、无病生存（DFS）、无膀胱复发生存（IVRFS）］的相关因素。研究结果显示，同时伴有膀胱尿路上皮细胞癌是所有生存事件的独立不良预后因素。此外，年龄

≥70、存在术前肾盂积水、手术切缘阳性、淋巴管侵犯、更高的病理 T 分期和 N 分期是 OS、CSS、DFS 的独立不良预测因素，远端输尿管尿路上皮细胞癌和多灶性尿路上皮细胞癌是 IVRFS 的独立不良预测因素。值得注意的是，多因素分析显示腹腔镜根治性切除术是 OS、CSS、DFS 的独立有利预测因素，因此腹腔镜根治性切除手术可能提供更好的肿瘤控制效果。

部分肾盂尿路上皮细胞癌可发展出静脉癌栓，目前认为肾盂尿路上皮细胞癌伴随肾静脉、下腔静脉瘤栓，最佳的治疗方法仍然是根治性切除的手术，术后建议用辅助治疗。Tian X 等报道了 8 例肾盂尿路上皮细胞癌伴随肾静脉癌栓、下腔静脉瘤栓的病例。研究人员发现，根治性肾盂输尿管切除术联合癌栓切除术可能是治疗肾盂尿路上皮细胞癌伴静脉癌栓的合理治疗手段，但由于肿瘤恶性程度较高，这些患者即使是术后接受辅助治疗，也很难获得较好的预后。

1. 开放手术　常采取侧卧位，经十二肋或十二肋下腰部斜切口，行患肾及中上段输尿管根治性切除；然后换为平卧位，经下腹部斜切口行下段输尿管和膀胱袖套状切除。

开放手术视野好，手术时间短，最常使用的是腰腹联合双切口。但是开放手术也伴随着创伤大和术中出血量大、较多的术中术后并发症以及较长的恢复时间。由于部分患者的特殊情况，无法接受微创手术，或肿瘤进展较晚，微创手术预判手术操作困难的情况下，开放手术仍然在某些情况下拥有不可替代的地位。开放式根治性肾输尿管全长切除术有多种手术方法，主要取决于外科医生的经验和习惯。患者可以采取仰卧或改良健侧卧位。通常采用腹中线入路，使腹膜后淋巴结和膀胱获得最佳暴露。但是这可能会限制左肾上极的暴露，尤其是在肥胖患者中。切开 Toldt 线后，移动同侧结肠暴露 Gerota 筋膜。暴露肾门，以标准方式离断肾动静脉。尽早结扎输尿管以防止肿瘤脱落细胞进入膀胱。离断肝肾韧带（右侧）或脾肾韧带（左侧），调整肾脏的位置，注意使其保持在 Gerota 筋膜外。

传统开放式远端输尿管切除通过经膀胱、膀胱外或联合入路途径完成膀胱袖套状切除。这些方法都是可以采用的，但是应保证整个输尿管包括输尿管口的壁内段部分和黏膜在直视下完全切除。对于膀胱外入路，轻轻牵引输尿管和膀胱，逐步分离壁内段输尿管，将膀胱袖带与输尿管一起整体移除，注意避免损伤对侧输尿管开口。在经膀胱入路中，进行膀胱前壁切开，并对输尿管进行膀胱内剥离，分离后缝合两个膀胱壁切口。

2. 腹腔镜手术　腹腔镜手术具有创伤小、出血少以及术后恢复时间短等优势，使其得到越来越广泛的应用，且在术后无瘤生存率方面与开放手术无明显差异。目前肾盂癌根治手术中腹腔镜的应用主要分两种形式：一种是采用全腹腔镜的方式进行肾脏输尿管全长以及膀胱的袖状切除，另一种则是采用后腹腔镜切除肾脏和输尿管的中上段，联合膀胱电切镜处理输尿管膀胱开口或联合下腹部开放切口进行输尿管远端及膀胱袖状切除。

Liu 等学者对开放肾输尿管根治性切除术和腹腔镜肾输尿管根治性切除术的疗效进行了 meta 分析，结果显示，腹腔镜肾输尿管根治性切除术手术时间较长，术中出血量较低，输血率较低，术后总并发症率较低，住院治疗时间较短。但是两种手术方式在 2 ~ 5 年的总生存率、肿瘤特异性生存率、无复发生存率方面均无统计学差异。

Kanno 等人提出了后腹腔镜下完成上尿路尿路上皮癌腹膜后淋巴结清扫的方法，他们提出采用整块切除的方法，切除范围包括肾门、主动脉旁淋巴结（左侧）或肾门、腔静脉旁、腔静脉后和主动脉腔静脉间淋巴结（右侧）的上至肾门上 1 ~ 2 cm 下至主动脉分叉水平的淋巴和脂肪组织（图 2-20-13）。此方法能够为上尿路上皮癌患者提供完全、彻底的淋巴结清扫，与传统腹膜后淋巴结清扫具有相似的出血量和并发症发生率，对患者是安全、有效的。但是需要注意，采用此方法行淋巴结清扫操作空间较小，需要扎实的解剖基础和大量的手术经验。此外，采用 hem-o-lok 夹离断肾门周围和腹膜后组织可能降低患者术后乳糜漏的发生风险。

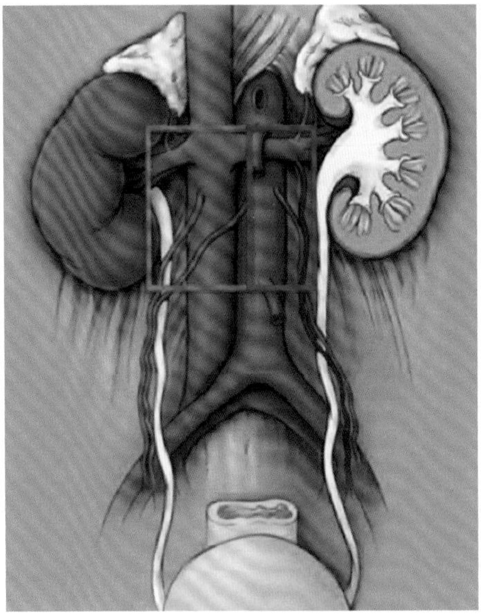

图 2-20-13　肾盂癌淋巴结清扫范围
红框所示为右侧肾盂癌淋巴结清扫范围，蓝框所示为左侧肾盂癌淋巴结清扫范围

单孔腹腔镜肾盂尿路上皮细胞癌手术仅有较小样本量的报道，2011 年，Joo Yong Lee 等人报道了通过自制单孔通道行根治性切除手术的 6 例肾盂尿路上皮细胞癌和 4 例输尿管尿路上皮细胞癌患者，其中两例 T_3 期患者分别行肾门淋巴结清扫术和输尿管远端粘连中转开放手术。该研究认为，单孔腹腔镜用于治疗上尿路尿路上皮癌是可行和安全的，但对于局部晚期病例来说仍然具有挑战性。但是近期相关研究减少，主要是由于学界认为，单孔腹腔镜技术在肾盂尿路上皮细胞癌的治疗中优势并不明确。

（1）半后腹腔镜式　先是采用健侧卧位后腹腔镜进行肾脏切除，再沿输尿管尽可能向下游离至中段，将肾脏放入无菌封闭标本袋后放至最低位。再改为平卧位的开放手术，于腹膜外间隙寻及输尿管，将其提出牵拉并向上分离，用手沿着输尿管向上探至后腹腔取出肾脏。注水使膀胱充盈后，再向下游离至膀胱壁内段，切除包括壁间段在内的约 1 cm 膀胱壁后取出标本，这样即完整切除肾脏、输尿管全长及部分膀胱。

（2）完全经腹腹腔镜式　随着腹腔镜技术的发展，经腹腔完全腹腔镜肾输尿管全长切除术成为了第三种选择。其手术体位采取健侧 45° 斜卧位，在全腹腔镜途径下先游离和切除肾脏及输尿管中上段，再改变持镜方位和操作通道来继续完成输尿管下段和膀胱部分切除。该术式采用经腹腔入路，对腹腔镜操作的熟练及腹腔内解剖结构的熟悉程度均要求较高。

（3）完全后腹腔镜式　一种是经尿道膀胱袖状切除联合后腹腔镜下肾输尿管全长切

除。其方法是在截石位下用膀胱电切镜将患侧输尿管开口环状切断，使其末端完全游离，再改为健侧卧位按照腹腔镜下根治性肾脏切除的步骤完成手术。在电切输尿管开口时要注意将开口电凝封闭，避免手术过程中肿瘤播散。另一种方式则直接选择健侧卧位先行根治性肾脏切除后尽可能向下游离输尿管，再改变持镜方向并增加操作通道，继续游离输尿管至膀胱内黏膜部分后，采用直线切割吻合器闭合或 hem-o-lok 结扎。王林辉等学者通过技术改良，报道了完全后腹腔镜下完成标准膀胱外途径膀胱袖套状切除技术（P.R.E.S.S. 技术），实现了完全后腹腔镜一体位肾输尿管全长切除 + 膀胱袖套状切除，并利用气膀胱效应直视下保证了膀胱充分的袖套状切除，减少膀胱内尿液外溢的风险，并且手术中完全不进入患者腹腔减少了对腹腔脏器的干扰。

3. 机器人辅助腹腔镜　机器人辅助肾切除术联合开放输尿管远端及膀胱袖状切除术最早是在 2006 年由 Rose 等完成。2007 年，Eun 等报道了第一台机器人辅助腹腔镜肾输尿管全长切除术（robot-assisted laparoscopic nephroureterectomy，RALNU）。2020 年，叶华茂等学者报道了一体位经腹腔机器人辅助腹腔镜肾输尿管全长切除术，手术利用 Da Vinci SI 系统完成，术中无须改变患者体位，也无须重新定位器械，从肾切除术转变到远端输尿管和膀胱袖套状切除术时只需调整一下机械臂布置方式（图 2-20-14）。

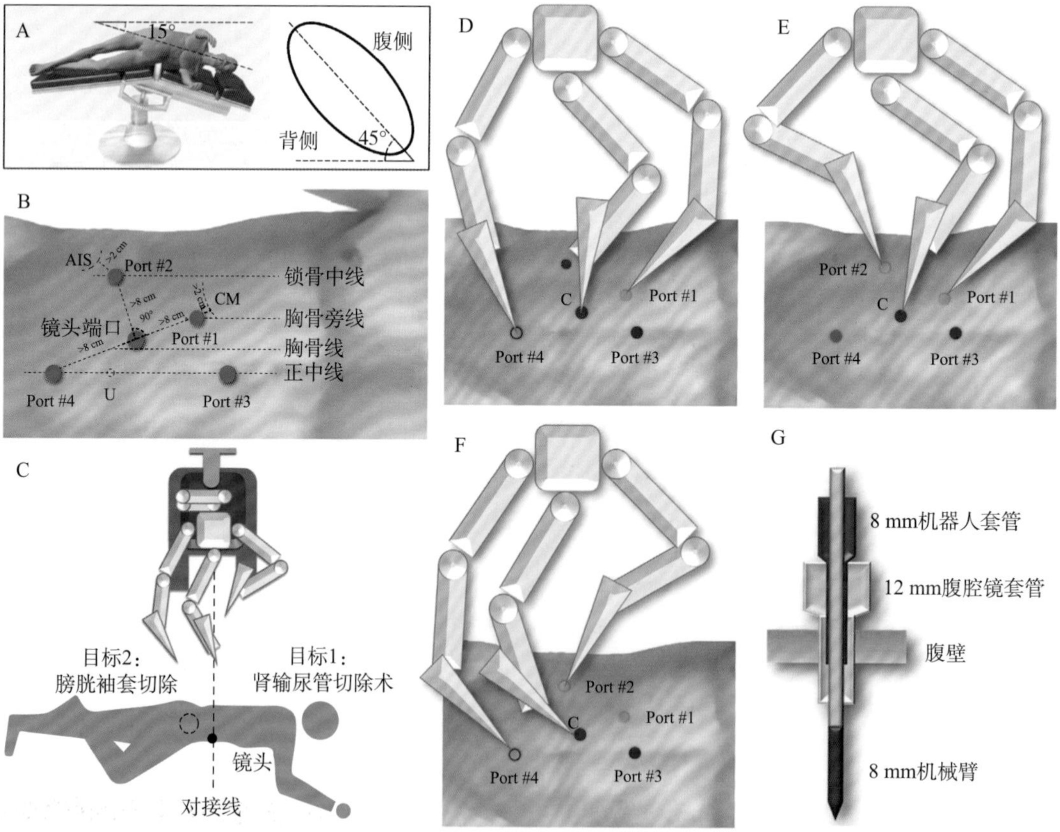

图 2-20-14　一体位经腹腔机器人肾输尿管全长切除术的通道定位及调整方式

相较于开放肾输尿管根治性切除术，机器人辅助腹腔镜肾输尿管全长切除术具有减少术中出血、减少术后疼痛、缩短留院治疗时间和降低术后并发症发生率的优势，但在短期随访中未发现肿瘤学疗效方面的差异。但是多个回顾性研究结果显示，机器人辅助腹腔镜肾输尿管全长切除术与传统腹腔镜根治手术相比，在围手术期指标及短期肿瘤学疗效方面没有显著差异，这一结果需要前瞻性研究以及更长时间的随访来明确。

多数研究均表明，LNU 在术中出血量和住院时间这两方面具有一定优势，而 ONU 则胜在手术时间较短。对于两种术式的疗效方面，除了个别前瞻性研究认为开放手术对于 T_3 期及高级别肿瘤的治疗效果优于腹腔镜手术以外，其他所有的研究均提示两者术后肿瘤特异性生存率和无复发生存率无显著性差异（$P > 0.05$），也就是两者的预后差异从数据上看并不明显。但开放手术在手术过程中对肿瘤及血管能更好控制方面较腹腔镜手术存在优势，由此在对于高分期、高级别肿瘤的治疗中，开放手术应是较优选择。有研究还对 LNU 和 ONU 的术后复发情况进行了荟萃分析，结果提示，LNU 术后膀胱内肿瘤复发率及远处转移概率均低于 ONU，支持选择 LNU。由此可以认为，LNU 在创伤大小、术中出血量和住院时间等方面均优于传统开放手术，但却存在手术时间较长的问题；而在术后生存率的比较中，LNU 与 ONU 虽然未表现出显著的差异，但无论是膀胱内复发率还是远处转移率，LNU 均明显低于 ONU，这就说明在控制术后复发和转移方面 LNU 相对于 ONU 具有更为明显的优势。

（二）保留肾脏的肾盂肿瘤手术

1. 输尿管镜手术　1984 年，Goodman 等学者首次对输尿管镜治疗泌尿道肿瘤进行描述，该术式适用于体积较小的输尿管及肾盂肿瘤。随着小直径硬性和软性输尿管镜的应用，肿瘤位置不再是输尿管镜应用的限制因素。输尿管镜入路的优点是：相较于经皮和开放式手术，其并发症发生率较低，并保持操作的密闭性，较大程度地降低了肿瘤种植风险。输尿管镜的主要缺点与操作设备本身相关，该路径工作视野及通道较小，限制仪器抵达肿瘤；上尿路的某些特殊位置（如肾盏下极），输尿管镜难以触及。同时输尿管镜在切除大体积肿瘤及获取深部位置的肿瘤标本时，不如其他路径方便；也不适用存在尿流改道的患者。

目前临床上有多种类型的输尿管镜，每种器械有各自优缺点。硬性输尿管镜主要用于远端和中段输尿管，不适用于输尿管上段和肾脏，尤其是男性患者。大管径硬镜可提供良好视野、冲洗条件和可视化。使用小口径输尿管硬镜（8F 以下）时，通常不必扩张输尿管。新一代输尿管肾盂镜 < 8F，可轻松抵达输尿管全域，适用于输尿管上段和肾盂位置的操作。输尿管软镜也有一定缺陷，如工作通道小，进而限制灌洗液流量和较大直径器械的通过，也不适用于下极肾盏和存在尿流改道的患者。

有研究评估了输尿管镜治疗肾盂尿路上皮细胞癌是可行的，但该方法有较高的同侧复发率。Daneshmand 等学者发现，患者在经输尿管软镜治疗后，同侧肿瘤复发率可达 90%。

输尿管软镜治疗后的并发症发生率约为14%，主要包括输尿管穿孔和输尿管狭窄。随着输尿管镜、光源技术的迭代，该类并发症的发生率大幅下降。目前输尿管镜还存在镜检准确性和活检操作等局限性，同时输尿管镜操作会促进肿瘤进展及扩散。

2. 经皮肾镜手术　1982年，Tomera等学者首次描述了通过经皮路径治疗上尿路尿路上皮癌，该术式适用于位于肾盂或输尿管近端的大体积肿瘤。经皮肾镜需在超声引导下穿刺患侧肾盏，或肿瘤邻近肾盏，以便完成肿瘤切除。该术式优点是可搭建较大工作通道，视野更大，电切镜可确保切除深度，且电切止血效果优于激光。同时该路径有助于获取组织深部标本，可提高肿瘤分期分级准确性。输尿管镜在处理复杂肾盏结构上（如肾盏下极和伴有尿道改流的患者），可弥补输尿管镜的不足。经皮路径手术后可留置肾造瘘管，方便术后肾镜检查和局部辅助治疗。相较于输尿管镜，经皮路径的主要缺点是：创伤较大，术后并发症发生率较高，特别是出血，同时经皮肾镜破坏了泌尿系统的完整性，增加了肿瘤种植转移的风险。

构建经皮肾镜的路径主要包括以下步骤：首先进行膀胱镜检查，放置开放式输尿管导管。改变体位后，注射造影剂以确定肾盏结构，建立经皮手术通道。对于肾盏肿瘤，应在远端进行穿刺，避免在肿瘤灶原位穿刺。通常情况下建议使用30F肾镜进行球囊扩张。

3. 内镜治疗肾盂尿路上皮细胞癌的能量选择　内镜治疗适用于直径<1 cm，且易于切除（位于输尿管肾盂连接处以上、肾盂和肾盏上部）的单灶肿瘤。经皮肾镜则适用于直径较大的肿瘤，但存在肿瘤种植风险，需多学科协作，包括在治疗后对通道进行放射治疗。当前内镜下切除肾盂输尿管肿瘤的激光包括：钬激光（Holmium：YAG）、铥激光（Thulium：YAG）和钕激光（Nd：YAG）；但是对于上述三种激光疗效的确切比较，尚缺乏大队列对照研究。

钬激光发射器可发射210 nm的红外光谱，并能有效地被水吸收，因此安全性较高。钬激光组织渗透深度<0.5 mm，止血效果不佳，但对周围正常组织损害最小。为了防止瘤体膨胀和有效清除肿瘤，钬激光参数通常设置为：0.6～1.0 J和5～10 Hz。

钕激光器可发射1 060 nm能量波，组织吸收小，穿透性大。当能量设置在20～30 W时，钕激光可使深部（5～6 nm）且病灶较大的肿瘤组织发生凝固性坏死，这对位于肾盂的尿路上皮癌较为适用。Larizgoitia等学者对钕激光进行系统评估，发现该激光的精确度不如其他形式激光。由于钕激光组织穿透性强，术后输尿管发生狭窄的风险较高。铥激光发射器的波长为2 013 nm，其效果依赖肿瘤高度血管化的特征；止血与钬激光相当。

Shvero等学者推荐双激光发射器治疗低危型肾盂尿路上皮细胞癌。该系统包括钕激光和钬激光。通过双脚踏板，两个激光器通过相同光纤交替工作。治疗开始时使用钕激光凝固肿瘤组织表面，形成一层坏死组织，同时保持良好止血；然后用钬激光切除坏死组织。整个过程交替重复使用两类激光，直至管腔内肿瘤组织彻底清除。该方案为术者提供较为干净的手术视野，对体积较大的肿瘤极为合适。此外在切除肿瘤前，对癌灶进行凝固处理可让脱落的肿瘤细胞失活，进而降低肿瘤种植和复发风险。

4. 开放和腹腔镜手术　在一些特殊的肾盂尿路上皮细胞癌患者中，当需要保留肾单位以保留肾功能时，可以考虑开放保守手术，如孤立肾、同时出现的双侧肿瘤等。通过内镜可视化和病变活检明确诊断、肿瘤位置和分级。较小的低度恶性肿瘤可以通过内镜消融治疗，避免开放手术。

手术时，将患者置于健侧卧位。放低手术台头尾端以提升肾脏的位置，并提供最佳的肾门和肾盂暴露。首选腹膜外途径，做一个侧腹切口、肋下切口或胸腹切口。但如果计划行扩大淋巴结清扫术，则应考虑经腹膜途径。切口完成后，类似于根治性肾输尿管全长切除术，移动肾脏以识别肾门。暴露肾血管并使用束带隔离，打开 Gerota 筋膜，使整个肾脏可在其中活动。在切开尿路上皮之前，用海绵填充伤口，将肿瘤溢出和种植的风险降至最低。对肾盂进行脱脂处理以获得最佳可视效果，并进行曲线切口靠近肿瘤。肿瘤切除后，用电刀或氩离子束对其基底部进行电灼。最终，切口缺损较小时用可吸收缝线闭合肾盂，若缺损较大可采用其他方式重建肾盂输尿管，如腹膜瓣移植、回肠瓣移植等。

目前，关于保留肾单位的肾盂肿瘤切除术报道较少，多为个案报道。2010 年，Francesco 等人报道了 1 例接受保留肾单位的肾盂肿瘤切除术患者，由于肿瘤累及肾盂及中下肾盏，因此切除了患侧中下肾，保留患侧上肾盏并与输尿管吻合。2014 年，Stefan 等人报道了 4 例接受保留肾单位的肾盂肿瘤切除术患者，1 例患者接受肾脏髂窝移植并肾盂膀胱造瘘术，1 例患者采用腹膜瓣重建肾盂，1 例患者采用回肠重建肾盂输尿管，1 例患者接受肾上极切除，术后 15 ~ 60 个月的随访时间中均未出现肿瘤复发。

初次肾盂切除术或部分肾切除术后同侧肾盂肿瘤复发的总风险为 7% ~ 60%。保守手术后的复发风险随着肿瘤分期的增加而增加，从 1 级的 10% 以下增加到 2 级和 3 级的 28% ~ 60%。由于缺乏前瞻性、对照、随机试验以及受影响的患者人数较少，肾盂肿瘤保守手术后总体和癌症特异性生存率的估计较为困难。

二、内科治疗

（一）新辅助治疗

目前对于肾盂尿路上皮细胞癌，新辅助化学治疗的研究尚不充分，但考虑到患者接受肾输尿管切除术后肾功能将进一步下降，既往研究表明，术前 GFR 正常的 UTUC 患者在术后 GFR 会下降 1/3，仅有 20% 左右的患者术后 GFR 仍然 > 60 mL/min。因此，术后进行含铂方案化学治疗的人群范围偏窄，总体获益度下降。那么在术前患者肾功能储备良好的状态下进行新辅助化学治疗则可能为 UTUC 患者带来更多的生存获益，新辅助化学治疗可能更有前景。现阶段新辅助化学治疗主要针对高危患者（肾脏积水；肿瘤直径 > 2 cm；尿脱落细胞学或者输尿管镜检高级别肿瘤；多发肿瘤；既往有高级别膀胱癌行根治性膀胱切除术病史；活检病理有其他组织成分，如鳞状细胞癌、腺癌、微乳头状癌、肉瘤样癌和淋巴上皮瘤等）。

一些回顾性研究发现在高危的上尿路上皮癌患者中，接受新辅助化学治疗的患者可有明显的术后分期下降，并有生存延长趋势。Kubota 等进行的一项随机对照研究表明，针对局部晚期（cT3～4/cN+）的上尿路上皮癌患者，术前接受铂类为基础的新辅助治疗，较单纯手术可明显延长 5 年 RFS 率，但 5 年 OS 率无差异。一项包含 14 项回顾性研究的 meta 分析显示，UTUC 患者术前新辅助化学治疗的 pCR 率为 11%（95%CI：8%，15%），pPR（≤$ypT_1N_0M_0$）率为 43%（95%CI：34%，52%），病理降期（cT＞pT）率为 33%（95%CI：14%，52%）。其中有 7 项涉及 848 例患者的研究评估了新辅助化学治疗的 OS，合并 HR 为 0.44（95%CI：0.32，0.59，$P<0.001$），提示新辅助化学治疗相比单纯 RNU 给 UTUC 患者 OS 获益。2022 年 ASCO–GU 大会在 Rapid Abstract Session 专场口头报道了一项多中心前瞻性Ⅱ期新辅助化学治疗临床研究（NCT01261728）结果。该研究入组高危局限性 UTUC 患者（高级别肿瘤，cT2～4a、细胞学阳性），先接受 4 个周期吉西他滨联合顺铂（吉西他滨 1 000 mg/m^2，d1，8；顺铂 35 mg/m^2，d1，8；每 3 周 1 次）新辅助化学治疗。化学治疗后 12 周内进行根治性手术及淋巴结清扫术。主要研究终点是病理缓解率（病理缓解定义为＜pT_2N_0）。次要研究终点包括 pCR 率、无进展生存时间（PFS）、总生存时间（OS）和安全性。该研究入组了 58 例可评估患者，均接受了 GC 方案新辅助化学治疗，最终有 57 例患者进行了手术。术后病理缓解率为 63%，其中病理 pCR 率为 19%。中位随访 3.1 年。2 年及 5 年的 PFS 率分别为 78% 和 65%，2 年及 5 年的 OS 率分别为 93% 和 79%。获得病理缓解的患者获得了更好的 PFS（$P<0.001$）和 OS（$P<0.001$）数据。

近年来，以抗 PD–1/PD–L1 单克隆抗体为代表的免疫治疗在 UBC 的新辅助治疗中多有应用，初期数据令人兴奋，但缺乏以 UTUC 为主要研究人群的研究。PURE02 是一项评估帕博利珠单抗单药新辅助治疗 UTUC 的Ⅱ期研究，研究设计为术前给予 UTUC 患者帕博利珠单抗 200 mg q3w 治疗 3 周期，然后进行 RNU 手术，术后按照 EAU 指南进行管理。该研究目标入组 40 例具有高危特征（包括高级别、多灶病变、肿瘤 >1 cm、肾盂积水等）的 UTUC 患者，主要研究终点是 pCR 率，研究目前还在进行中。其他联合治疗方式，包括免疫联合化学治疗的新辅助治疗的研究也在进行中。

（二）术后辅助治疗

虽然 UTUC 与膀胱尿路上皮细胞癌（UBC）在起源、生物学行为、复发转移特点、化学治疗敏感性、分子改变等方面有诸多差异，但是 UTUC 的治疗主要还是参照 UBC 的模式，传统化学治疗仍然是临床实践中的主要选择。

2018 年首次报道的 POUT 研究是 UTUC 领域的首个Ⅲ期随机对照研究。该研究将 56 个中心 261 例 pT_2–$4N_0$–$3M_0$ 分期的 UTUC 术后患者随机分配至辅助化学治疗组和观察组。辅助化学治疗方案包括：GP 方案（要求 eGFR>50 mL/min）或 GC 方案（eGFR：30～49 mL/min）术后辅助化学治疗 4 周期。在经过近 50 个月中位随访时间之后，2021

年的更新数据显示，辅助化学治疗组和观察组的DFS比较的HR值为0.51（95%CI：0.35，0.76；P=0.000 6），两组的3年OS率分别为79%（95%CI：71%，86%）和67%（95%CI：58%，75%），而5年OS率分别为65%（95%CI：54%，74%）和57%（95%CI：46%，66%）。辅助化学治疗组死亡风险较观察组降低了30%，但统计学上无差异（HR=0.70，95%CI：0.46，1.06；P=0.09）。虽然OS未获益，但POUT研究仍然奠定了UTUC术后辅助化学治疗的地位。

此外，最近的一项系统性回顾和meta分析结果显示，在纳入14项研究共7 983例患者的分析数据中，合并风险比为0.77（95%CI：0.64，0.92；P=0.004），提示RNU术后辅助化学治疗相比于单纯RNU使UTUC患者多获得了23%的生存获益。在癌症特异性生存（CSS）方面，针对18项研究共5 659例患者的汇总分析数据显示，合并风险比为0.79（95%CI：0.69，0.91，P=0.000 1），意味着接受术后辅助化学治疗的UTUC患者比单纯进行RNU的患者的CSS获益增加了21%。同样，综合了4项602例患者数据的DFS分析显示，术后辅助化学治疗的DFS获益提高了48%（合并风险比为0.52，95%CI：0.38，0.70）。

基于这些研究结果，2021年NCCN和CSCO指南目前均推荐对于T3～4或pN+的未接受过术前新辅助化学治疗的高危UTUC患者可考虑进行术后辅助化学治疗，而2021年的EAU指南则对T2～4或pN+的UTUC患者推荐进行辅助化学治疗。

UTUC使用辅助化学治疗的主要局限性仍然是在RNU后可能会影响肾功能，因此影响到铂类药物的使用。而以免疫检查点抑制剂（ICI）为代表的免疫治疗则对患者的肾功能要求相对较低，因此，免疫检查点抑制剂实际上是给UTUC患者的术后辅助治疗带来了新的治疗选择。CheckMate 274研究中纳入了大约21%的高危UTUC患者，随机分配至术后纳武利尤单抗治疗组或安慰剂组。结果显示，纳武利尤单抗辅助治疗后的中位DFS时间为20.8个月，安慰剂组为10.8个月，12个月DFS率分别为62.8%和46.6%（HR=0.70；98.22%CI：0.55，0.90；P<0.001）。在PD-L1表达≥1%的人群中，这种DFS差距更为显著，12个月DFS率分别为67.2%和45.9%（HR=0.55；98.72%CI：0.35，0.85；P<0.001）。但在DFS亚组分析结果中，纳武利尤单抗获益只在UBC中看到，而在肾盂和输尿管来源的UTUC中，并未观察到辅助免疫治疗带来的DFS获益。而另一项IMvigor 010研究中，阿替利珠单抗对比观察组，无论是DFS或是OS均未获得优势，目前，还有另一项Ⅲ期研究——AMBASSADOR研究，其研究设计与IMvigor 010和CheckMate 274研究类似，使用的是帕博利珠单抗进行辅助治疗，对照组也是选择观察而不是安慰剂。研究结果尚未披露。因此，UTUC术后辅助免疫治疗的价值还需要更多的临床研究来验证。此外，包含新辅助及辅助治疗在内的围手术期治疗也是研究热点，方案多以化学治疗联合抗PD-1/L1抗体为主，相关KEYNOTE-866、NIAGARA和CA017-078等Ⅲ期研究均在进行当中。

（三）转移性肾盂尿路上皮细胞癌的治疗

1. 一线治疗 包括肾盂在内的转移性UTUC相关治疗方案也主要来源于转移性尿路上皮癌的相关研究。晚期尿路上皮癌对于铂类为主方案的化学治疗较为敏感，但部分患者无法耐受顺铂为基础的化学治疗，因此对于晚期尿路上皮癌的治疗，根据顺铂类耐受情况分为两类，对于非顺铂方案化学治疗，其疗效较含顺铂方案有所下降。因此，在能够耐受顺铂的情况下，不推荐其他不含顺铂的化学治疗方案或其他治疗。

（1）可耐受顺铂人群的治疗选择

1）吉西他滨联合顺铂 一项吉西他滨联合顺铂方案（GC方案）与甲氨蝶呤+长春碱+阿柔比星+顺铂方案（MVAC方案）对照用于晚期尿路上皮癌一线治疗的随机对照Ⅲ期临床研究显示，GC方案与MVAC方案的疗效数据相当，两组的客观有效率为49.4%与45.7%，中位PFS为7.7个月与8.3个月，中位OS为14.0个月与15.2个月，但GC方案的中性粒细胞减少性感染和黏膜炎显著低于MVAC方案。吉西他滨联合顺铂推荐用法为：吉西他滨1 000 mg/m^2，d1，8，15，顺铂70 mg/m^2，d1或d2，每28天为一周期；或者吉西他滨1 000 mg/m^2，d1，8，顺铂70 mg/m^2，d1或d2，每21天为一周期。

2）剂量密集性MVAC方案（G-CSF支持） 一项DD-MVAC方案与传统MVAC方案对照用于晚期尿路上皮癌一线治疗的随机Ⅲ期临床研究（EORTC3024）显示，两组的客观有效率分别为62%与50%，中位PFS为9.1个月与8.2个月，中位OS为15.1个月与14.9个月，虽然疗效的差异并无统计学意义，但DD-MVAC方案数据更具优势，且耐受性更好。推荐用法：甲氨蝶呤30 mg/m^2，d1+长春碱3 mg/m^2，d1+多柔比星30 mg/m^2，d1+顺铂70 mg/m^2，d1。要求水化和G-CSF支持。

3）紫杉醇+吉西他滨+顺铂（TGP） 一项紫杉醇+顺铂+吉西他滨方案（PCG方案）与吉西他滨联合顺铂用于晚期尿路上皮癌一线治疗的随机对照Ⅲ期临床研究（EORTC30987，肾盂癌占8.3%）显示，两组的客观有效率分别为55.5%与43.6%，中位PFS为8.3个月与7.6个月，中位OS为15.8个月与12.7个月，OS作为主要研究终点未达到统计学差异性（HR = 0.85，$P = 0.075$）。安全性方面，GC组血小板减少和出血发生率高于PCG组（分别为11.4%和6.8%，$P = 0.05$），PCG组有更高的中性粒细胞减少性发热（13.2% vs 4.3%，$P < 0.001$）。PCG方案推荐用法为：紫杉醇80 mg/m^2，d1，8，顺铂70 mg/m^2，d1或d2，吉西他滨1 000 mg/m^2，d1，8，每21天为一周期。

（2）不可耐受顺铂人群的治疗选择

1）吉西他滨联合卡铂 一项评估吉西他滨联合卡铂与MCVI方案（甲氨蝶呤+卡铂+长春碱）的随机对照Ⅱ/Ⅲ期临床研究（EORTC30986）显示，两组客观有效率分别为41.2%与30.3%，中位PFS为5.8个月与4.2个月，中位OS分别为9.3个月与8.1个月。推荐用法为：吉西他滨1 000 mg/m^2，d1，8，卡铂按照AUC = 4.5计算d1，每21天为一周期。

2）吉西他滨联合紫杉醇　一项Ⅱ期多中心临床研究入组了 ECOG 评分为 2 分或 eGFR < 60 mL/min 的部分患者，结果显示双周方案给药客观有效率为 37%，中位 PFS 为 5.8 个月，中位 OS 为 13.2 个月。推荐用法为：吉西他滨 1 000 mg/m^2，d1，8，紫杉醇 80 mg/m^2，d1，8，每 21 天为一周期。

3）单药吉西他滨　吉西他滨作为晚期尿路上皮癌化学治疗敏感药物之一，其单独用于晚期尿路上皮癌的一线治疗的客观有效率为 24% ~ 44%，其中完全缓解率为 8% ~ 17%，中位总生存时间为 8 ~ 13.5 个月。推荐用法为：吉西他滨 1 250 mg/m^2，d1，8，15，每 28 天为一周期；或吉西他滨 1 000 mg/m^2，d1，8，每 21 天为一周期。

4）免疫治疗　以抗 PD-1/L1 单克隆抗体为代表的免疫检查点抑制剂显著提高了晚期尿路上皮癌的二三线治疗效果，对于不能耐受铂类化学治疗的晚期尿路上皮癌患者，一线治疗可以尝试免疫治疗。

阿替利珠单抗首先开展用于不能耐受铂类化学治疗晚期尿路上皮癌一线治疗的Ⅱ期单臂临床研究（IMvigor 210 研究），结果显示客观有效率为 23%，其中上尿路尿路上皮癌患者有效率为 44%，中位无进展生存时间为 2.7 个月，中位总生存时间为 15.9 个月。PD-L1 高表达人群的患者中，客观有效率为 28%，中位总生存时间为 12.3 个月。KEYNOTE-052 研究是观察帕博利珠单抗用于不能耐受顺铂的晚期尿路上皮癌一线治疗的Ⅱ期单臂临床研究，帕博利珠单抗治疗的客观有效率为 28.9%，其中上尿路尿路上皮癌为 26%，58.3% 的患者出现肿瘤缩小，中位疗效持续时间为 30.1 个月，中位 PFS 为 2.2 个月，中位 OS 为 11.3 个月。PD-L1 高表达人群（CPS≥10）的患者中，客观有效率达到 57.3%，中位 OS 为 18.5 个月。在Ⅲ期 DANUBE 研究中，durvalumab+tremelimumab 对比吉西他滨 + 铂类方案在 PD-L1 高表达的晚期尿路上皮癌人群中，中位 OS 有获益（17.9 个月 vs 12.1 个月，HR = 0.74，95% CI 0.59 ~ 0.93）。

IMvigor 130 研究以含铂化学治疗（C 组）为对照，探索了阿替利珠单抗联合化学治疗（A 组）或单药阿替利珠单抗（B 组）用于晚期尿路上皮癌一线治疗的疗效（肾盂癌约占 15%）。研究结果显示，A 组和 C 组的中位 PFS 分别为 8.2 个月、6.3 个月（HR = 0.82；95% CI 0.70，0.96；*P*=0.007），中位 OS 分别为 16.0 个月、13.4 个月（HR = 0.83；95% CI 0.69，1.00；*P*=0.027）。B 组与 C 组中 PD-L1 IC0/1 患者的中位 OS 为 13.5 个月与 12.9 个月，HR=1.07（95% CI 0.86，1.33），而对于 PD-L1 IC2/3 患者，中位 OS 分别为未达到与 17.8 个月，HR=0.68（95% CI 0.43，1.08）。另外一项帕博利珠单抗联合化学治疗（吉西他滨 + 铂类）用于晚期尿路上皮癌一线治疗的 KEYNOTE361 研究，相对于单纯化学治疗，帕博利珠单抗 + 化学治疗可延长中位 PFS（8.3 个月 vs 7.1 个月，*P*=0.003 3）、OS（17.0 个月 vs 14.3 个月，*P*=0.040 7）和客观缓解率（54.7% vs 30.3%）。

在一线治疗取得稳定及以上疗效的患者中，维持治疗目前是以抗 PD-1/L1 单克隆抗体为主。一项阿维鲁单抗与安慰剂对照用于晚期尿路上皮癌一线化学治疗获得疾病稳定或缓解后维持治疗的Ⅲ期随机临床研究显示，阿维鲁单抗联合最佳支持治疗（BSC）相比 BSC 对照组，两组中位 OS 分别为 21.4 个月与 14.3 个月（$P<0.001$），亚组分析结果显示，在总人群、年龄、ECOG PS 评分、PD-L1 状态等亚组中，联合组的生存获益均优于单独 BSC 对照组。另一项研究帕博利珠单抗与安慰剂对照用于晚期尿路上皮癌化学治疗后维持治疗的随机双盲Ⅱ期临床研究（HCRN GU14-182 研究）显示，帕博利珠单抗维持治疗较安慰剂组显著延长中位 PFS，两组分别为 5.4 个月与 3.0 个月（HR=0.65，P=0.039），两组中位 OS 为 22 个月与 18.7 个月（HR=0.91；95% CI 0.52，1.59）。

2. 二线治疗 在转移性 UTUC 二线治疗中，以抗 PD-1/L1 抗体为主的免疫检查点治疗逐渐占据了主要地位。KEYNOTE-045 研究是一项帕博利珠单抗与化学治疗（紫杉醇或多西他赛或长春氟宁）对照用于铂类化学治疗后进展的晚期尿路上皮癌患者的随机Ⅲ期临床研究，两组中位 OS 分别为 10.3 个月与 7.4 个月（HR=0.70；95% CI 0.57，0.85；P=0.000 17），CPS≥10 和 CPS<10 的患者帕博利珠单抗组均有获益。2019 欧洲肿瘤内科大会报道了替雷利珠单抗用于 PD-L1 阳性（TC 或 IC≥25%）的晚期尿路上皮癌常规治疗失败后人群治疗的Ⅱ期临床研究，结果显示其客观有效率为 24%，其中 CR 率 10%，中位 PFS 为 2.1 个月，中位 OS 为 9.8 个月。2020 年美国 ASCO 会议公布了一项特瑞普利单抗用于既往治疗失败后的晚期尿路上皮癌的Ⅱ期研究结果，入组为所有化学治疗失败、不筛选 PD-L1 表达人群，结果显示其客观有效率为 26%，其中 PD-L1 阳性患者的客观有效率达到 39.6%，中位 PFS 为 2.3 个月，中位 OS 为 14.4 个月。其他 PD-1/L1 单抗阿替利珠单抗、纳武利尤单抗、度伐利尤单抗及阿维鲁单抗均在国外获得晚期尿路上皮癌二线治疗适应证，其客观有效率为 15%～25%，较传统二线化学治疗具有更高的客观反应率，免疫治疗的优势通常表现为有效的患者疗效维持时间长，阿替利珠单抗和纳武利尤单抗的中位缓解持续时间分别为 15.9 个月和 20.3 个月。

转移性 UTUC 传统二线化学治疗药物和方案包括多西紫杉醇、紫杉醇、白蛋白紫杉醇、长春氟宁、培美曲塞及吉西他滨 + 紫杉醇。KEYNOTE-045 研究对照组采用了紫杉醇、多西紫杉醇以及长春氟宁等化学治疗药物，对照组客观有效率为 11.4%，中位 OS 为 7.4 个月，均低于帕博利珠单抗组。一项多西他赛联合雷莫芦单抗用于晚期尿路上皮癌二线治疗的随机对照Ⅲ期研究结果显示，多西他赛联合雷莫芦单抗与多西他赛联合安慰剂比较，可以显著改善中位 PFS（4.1 个月 vs 2.8 个月，HR=0.696；95% CI 0.573～0.845；P=0.000 2），中位 OS 分别为 9.4 个月和 7.9 个月（HR=0.088 7；95% CI 0.724～1.086；P=0.25），客观有效率分别为 26% 和 14%。白蛋白紫杉醇与培美曲塞均可以作为晚期尿路上皮癌二线化学治疗的药物选择，其中白蛋白紫杉醇单药用于晚期尿路上皮癌二线治疗的一项Ⅱ期临床研究数据证实其客观有效率为 27.7%，中位 PFS 为 6.0 个月，中位 OS 为 8.0 个月；而另一项培美曲塞用于晚期尿路上皮癌二线治疗的Ⅱ期临床研究结果显示其客观有效率同样为 27.7%，中位 PFS 为 2.9 个月，中位 OS 为 9.6 个月。

化学治疗联合免疫检查点治疗在二线治疗也开始相关研究，PEANUT 研究是帕博利珠单抗联合白蛋白紫杉醇用于含铂化学治疗失败后的转移性尿路上皮癌患者，初步结果提示：中位 PFS 为 5 个月，客观缓解率 44.4%，其中 9 例 CR（14.4%），19 例 PR（30%）。

厄达替尼是一种口服的泛 FGFR 抑制剂（FGFR1-4 抑制剂），国外已经批准用于 *FGFR3* 或 *FGFR2* 基因突变患者在铂类化学治疗期间或化学治疗后出现疾病进展的局部晚期或转移性尿路上皮癌（包括新辅助或辅助铂类化学治疗 12 个月内）。BLC2001 研究是一项厄达替尼用于晚期尿路上皮癌靶向治疗的单臂Ⅱ期临床研究，入组了 99 例合并 FGFR 变异、既往化学治疗失败的患者。79% 的患者合并内脏转移，43% 的患者既往接受过至少两次治疗，2019 年 BLC2001 研究公布了厄达替尼疗效及安全性的最终数据，独立评估的客观有效率为 40%，其中 CR 率为 3%，疾病控制率为 79%，中位无进展生存时间为 5.5 个月，中位生存时间为 13.8 个月。厄达替尼联合抗 PD-1 抗体的研究也在进行中，并在晚期尿路上皮癌中看到了初步疗效。

维迪西妥单抗（RC48）是针对 HER2 的一款抗体药物偶联物（ADC），一项针对既往常规治疗失败的 HER2 阳性（IHC：3+/2+）的晚期尿路上皮癌研究，入组 43 例患者中，客观缓解率为 51.2% 且与 HER2 表达强度相关（在 IHC3+/IHC2+ 且 FISH+ 患者中，客观缓解率为 60%，而 IHC2+ 且 FISH- 患者的客观缓解率为 40%），疾病控制率 90.7%，中位 PFS 和 OS 分别为 6.9 个月、13.9 个月。

3. 三线治疗　对于既往未接受过免疫治疗的患者，抗 PD-1/L1 单抗免疫治疗是较为合适的治疗选择，相应临床研究均入组了三线治疗患者。此外，针对驱动基因的靶向治疗也备受关注，并已经体现出较好的疗效前景。厄达替尼在合并 FGFR2/3 突变的免疫治疗失败患者中的客观有效率高达 59%，因此亦可以选择厄达替尼作为后续治疗选择。抗体偶联药物 enfortumab vedotin（EV）由晚期尿路上皮癌肿瘤细胞表面分子 Nectin-4 的单克隆抗体和微管破坏剂 MMAE 组成。一项将其用于晚期尿路上皮癌常规治疗失败后的Ⅰ期临床研究（EV-101 研究）显示客观有效率为 43%，缓解持续时间为 7.4 个月，中位 OS 为 12.3 个月。另外一项 EV 用于既往接受过含顺铂方案化学治疗和 CPI 治疗的转移性尿路上皮癌患者的Ⅱ期临床试验（EV-201 研究），结果显示客观有效率为 44%，中位 PFS 为 5.8 个月，中位 OS 为 11.7 个月。在 EV-301 随机对照Ⅲ期研究中，探索了 EV vs 化学治疗（多西他赛、紫杉醇及长春氟宁）用于铂类或免疫治疗失败的晚期尿路上皮癌的疗效，在主要终点 OS 方面，中位 OS 分别为 12.88 个月 vs 8.97 个月（HR=0.7，P=0.001 42），次要终点中位 PFS 分别为 5.6 个月 vs 3.7 个月（HR=0.62，$P<0.000\ 01$），客观缓解率分别为 40.6% vs 17.9%（$P<0.001$）。EV 和其他药物的联合治疗研究也在进行中，例如 EV+ 帕博利珠单抗一线治疗顺铂不耐受局部晚期或转移性尿路上皮癌的 EV-103 研究，在 45 例患者中，客观缓解率为 73.3%（95%CI 58.1，85.4），其中 CR 率 15.6%，中位 PFS 为 12.3 个月，中位 OS 为 26.1 个月。

针对 HER2 阳性的转移性 UTUC 患者，研究亦提示维迪西妥单抗三线治疗可获益。此外，维迪西妥单抗还探索了与抗 PD-1 单克隆抗体联合用于局部晚期或转移性尿路上皮癌的临床研究，RC48-C014 是一项由研究者发起的Ⅰb/Ⅱ期试验，旨在评价维迪西妥单抗联合特瑞普利单抗在转移性尿路上皮癌后线治疗中的疗效，在初步的疗效评价中，有 16 例患者达到客观缓解，其中 3 例患者达到 CR，13 例患者达到 PR，客观缓解率为 94.1%。其他靶点的 ADC 药物也在研究中，例如 Trop-2 是一种在尿路上皮癌中高表达的上皮细胞表面抗原，相关的 Sacituzumab-Govitecan 治疗既往铂类或免疫检查点抑制剂后进展的转移性尿路上皮癌的Ⅱ期研究中，客观缓解率为 27%，中位缓解时间 7.2 个月，中位 PFS 和 OS 分别为 5.4 个月和 10.9 个月。

针对特定驱动基因或基因分型的精准治疗在尿路上皮癌中已取得了明显的进展，也是研究的热点，除了上述药物之外，PARP 抑制剂、mTOR 抑制剂、多靶点 TKI 抑制剂等多种药物均在进行相关研究，这也体现了 UTUC 精准治疗的发展趋势。

当前，包括肾盂在内的尿路上皮癌相关内科治疗，无论是围手术期治疗，还是晚期治疗，均获得了较大的进展，为更广泛的患者人群带来了临床获益。此外，尿路上皮癌的内科治疗研究还在不断地向更低毒、更高效、更精准的方向发展，期待相关研究带来更加令人振奋的结果。

三、放射治疗

放射治疗是目前治疗恶性肿瘤的主要手段之一，据 2010 年世界卫生组织（WHO）统计数据显示，在 55% 可治愈的恶性肿瘤中，27% 可通过手术治愈，22% 可通过放射治疗治愈，6% 可通过化学治疗治愈。放射治疗在肿瘤治疗的全程都起着重要作用，2/3 以上的肿瘤患者在治疗的不同阶段需要接受放射治疗。根据不同的治疗目的，主要包括辅助放射治疗（术前、术后放射治疗）、根治性放射治疗以及姑息放射治疗。目前随着放射技术的进步，放射治疗也从既往的二维治疗发展到三维适形放射治疗（3DCRT）、调强放射治疗（IMRT）以及立体定向放射治疗、图像引导放射治疗（IGRT）等，在提高肿瘤部位剂量的同时，减少对周围正常组织的损伤，以期在提高治愈率的基础上，可以更好地保护正常器官功能、提高生活质量。

肾盂输尿管癌患者的预后与肿瘤分级、分期明显相关，有关报道术后 5 年生存率为 0 ~ 34%。既往关于术后局部复发的情况报道较少且未说明明确的随访方法。Cozad 等报道Ⅲ期病例术后 5 年局部复发率达 50%，恶性分级高的局部复发率甚至高达 60%。远处转移率达 19% ~ 54%。另有综合文献报道，进展期肿瘤单纯根治术后局部失败率达 26% ~ 65%，大部分患者因局部复发和（或）远处转移导致死亡。因此手术与辅助放射治疗和（或）辅助化学治疗联合的综合治疗手段是提高肿瘤的局部控制率和生存期的重要治疗策略。

（一）术前放射治疗

由于肾盂输尿管尿路上皮细胞癌对放射治疗不敏感；术前难以精确地评估肿瘤的分期；加之肾盂、输尿管位于腹盆腔，小肠、膀胱等重要脏器的存在，使放射耐受性降低，从而限制了术前放射治疗的应用。目前国内外临床对肾盂、输尿管癌的术前放射治疗报道较少，且疗效不确切。术前放射治疗对肿瘤较大、手术切除困难者可能有一定益处，在一定程度上可使肿瘤降期，提高手术切除率及 R_0 切除率。由于放射治疗技术的发展（如立体定向放射治疗），使定位及照射等各个环节的精确性增加，可最大限度地减少对周围正常组织的放射损伤。

（二）术后放射治疗

以往很少资料表明肾盂输尿管尿路上皮细胞癌需行常规辅助放射治疗，放射治疗可能对 T_3、T_4 期肿瘤或淋巴结转移的病例有益。Brookland 和 Richter 等在一组回顾性分析中认为，术后放射治疗使局部复发率降低。另外一些报道也得出相似的结论，分化较差的肾盂输尿管移行细胞癌术后辅助放射治疗可提高局部控制率。Maulard 对一组 26 例肾盂输尿管癌行术后放射治疗的病例进行随访分析，肿瘤分级以及是否行辅助放射治疗是影响局部复发的关键因素。生存分析显示，5 年总体生存率和 5 年无瘤生存率分别为 49% 和 30%，与单纯手术结果相似，术后放射治疗降低了局部复发，但并没有转化为 OS 的延长，5 年生存率与肿瘤的分期分级明显相关。

因此，对肿瘤分级高（3～4 级）、临床分期晚（Ⅲ、Ⅳ期）、区域淋巴结阳性或切缘阳性的患者，建议行术后辅助放射和化学治疗，以期消灭瘤床和区域淋巴结内的潜在病灶，减少继发种植和转移，提高局部控制率和生存率。

（三）单纯放射治疗

单纯放射治疗主要用于年老体弱、合并严重心脑血管疾病，有手术禁忌证，无法耐受手术者；对侧肾功能不全或孤立肾或双侧上尿路肿瘤者；病变晚期、肿瘤较大、无法手术切除者，放射治疗可作为缓解疼痛、血尿等症状的姑息治疗手段。

肾盂输尿管尿路上皮细胞癌放射治疗的临床靶区应包括肾筋膜和输尿管全程以及同侧膀胱三角在内的膀胱壁，靶区同时也将主动脉旁或下腔静脉旁的淋巴结包括在内。术前放射治疗的剂量一般为 40～50 Gy，间隔 2～4 周手术。术后放射治疗对亚临床灶的治疗每天以 1.8～2.0 Gy 的分割剂量，总量达 45～50 Gy。对局部切缘阳性或局部晚期（如肿瘤穿透输尿管全层或淋巴结多个阳性）的患者，还应该缩野局部加量 5～10 Gy。对不能切除或肉眼残留病灶，可能需要更高的治疗剂量，病灶总剂量需达到 60 Gy 以上。

（四）放射治疗毒副反应

肾盂输尿管尿路上皮细胞癌放射治疗的不良反应及并发症与其他腹部盆腔肿瘤相似。不良反应包括恶心、呕吐、腹泻、腹部不适及阵发性痉挛、骨髓抑制等。右侧尿路肿瘤患者放射治疗可能导致肝损伤。哥本哈根癌症治疗中心曾报道一组 27 例肾盂输尿管癌放射治疗数据，处方剂量采用每天 2.5 Gy 的大分割治疗，总量 50 Gy。随访结果显示，3 例发生肝损伤而出现生化异常，3 例出现十二指肠及小肠炎，6 例出现十二指肠及小肠出血，在 9 例肠道并发症患者中，4 例需要外科手术干预，另 5 例死于相关并发症。有 4 项回顾性研究报道了术后辅助放射治疗的不良反应，Chen 等人报道了在 67 例接受术后辅助放射治疗患者中，Ⅲ级胃肠道不良事件和Ⅲ级中性粒细胞减少症的发生率均为 3%。Jwa 等人在研究中报道了接受术后放射和化学治疗的患者中，11 例（31%）出现了严重的中性粒细胞减少症，其中 10 例（27.8%）为Ⅲ级，1 例（2.8%）为Ⅳ级。联合全身化学治疗可能是导致或加剧这些不良事件发生的重要原因。肾盂输尿管肿瘤放射治疗并发症的发生率与放射总量、分割剂量和放射技术有关。三维适形或调强技术可使上尿路肿瘤放射治疗的并发症发生率明显降低。Stein 等报道一组 56 例接受术后放射治疗的病例，照射总量 46 Gy，仅 3 例（5%）出现明显的放射毒性反应，均在未应用 CT 引导技术辅助治疗的病例中发生。另一组应用 CT 引导技术的 12 例患者，照射总量 45 Gy，而无一例发生远期并发症。

肾盂输尿管尿路上皮细胞癌发生率较低，手术是主要的治疗手段，单纯手术后的局部复发率较高，对于高分期、高分级肿瘤，肿瘤切除不彻底，切缘阳性，有肉眼或镜下残留或伴区域淋巴结转移的患者，术后放射治疗可能降低局部复发率，潜在提高总生存率。对于病变晚期，肿瘤较大、无法手术切除者，放射治疗可作为姑息减症的治疗手段，以缓解疼痛及血尿等症状。后续还有待于大量随机对照研究来进一步证实放射治疗的疗效。

典型病例 2-20-1 肾盂尿路上皮细胞癌

第六节 肾盂尿路上皮细胞癌的预后与随访

肾盂尿路上皮细胞癌是一类较罕见的肿瘤，每年新发病例约为 2/100 000。接受根治性治疗的患者，其肿瘤学结局往往并不满意。随访期间膀胱、局部或远处复发的风险可高达 47%、18% 和 17%。鉴于较高的肿瘤复发率，需要术者制订完善的监测方案，包括膀胱镜和影像学等检查，以便及时发现肿瘤复发或转移。本部分将对肾盂尿路上皮细胞癌的预后与随访进行总结。

鉴于肾盂尿路上皮细胞癌术后复发及死亡的风险逐年递增，Guillaume 等学者回顾性分析了 1989—2012 年间，在 15 个国际医学中心接受根治性肾 – 输尿管切除术（radical nephro-ureterectomy，RNU）治疗共计 3 544 名 UTUC 患者的预后情况，该研究得出如下结论：①施行 RNU 的 UTUC 患者的 5 年膀胱癌无复发生存率（bladder cancer recurrence-free survival）、CSS 和 OS 分别为 54.9%、72.2% 和 62.6%；②并且随着术后时间的推移，多项病理参数对于 UTUC 患者的评估价值逐渐减弱，但年龄和性别的预后价值随着生存时间的进展，得到放大；③辅助化学治疗对于肾盂尿路上皮细胞癌患者并没有生存获益；④无论存活率如何，肿瘤位置、是否存在原位癌、膀胱袖带切除类型都是条件膀胱内无复发（conditional intravesical recurrence-free，IVRFS）的长期有效的预测因子。Keisuke 等学者对 364 例接受腹腔镜根治性肾输尿管切除术的 $T_{a\sim3}N_0M_0$ 期局限性肾盂尿路上皮细胞癌患者进行长期随访［主要观察目标为条件生存率（conditional survival，CS）］，该研究发现：①根治性肾输尿管切除术后 176 例患者出现膀胱内复发（48.4%），93 例（25.5%）死于局限性上尿路上皮癌。②术后 5 年膀胱内无复发率为 41.5%，癌症特异性生存率为 72.9%。在 1、2、3、4 年生存率基础上，5 年有条件膀胱内无复发生存率分别由 41.5% 提高到 60.5%、73.4%、79.5% 和 96.7%。5 年条件性癌症特异性生存率在 1、2、3、4 年分别由 72.9% 提高到 78.4%、85.4%、90.9% 和 95.5%。③常用的临床预测指标对 CS 的预测效能会随膀胱内复发时间的延长而减弱，而 T_2 分期或以下病理分期和腹腔镜根治性肾输尿管切除术对 CS 的影响随时间的推移而保持较高的 CS 预测效能。该项研究的条件生存分析显示，局限性 $T_{a\sim3}N_0M_0$ 的上尿路上皮癌患者，在行根治性肾输尿管切除术后，膀胱内无复发生存率随时间延长而增加。对于 T_2 或低 T 分期的患者行腹腔镜根治性肾输尿管切除术，建议更长的随访周期，检测术后的膀胱内复发事件。由此可见，针对 UTUC 患者必须进行严格的定期随访，进而评估异位肿瘤、局灶复发和远处转移的风险，为后续的治疗方案的选择提供依据。

肾盂尿路上皮细胞癌具有多灶性、易复发的特点。通常情况下，肾输尿管全长 + 膀胱袖状切除是标准治疗方式，可避免局部切除术后肿瘤复发。对于中高危组患者不主张保肾治疗。对于肿瘤位于输尿管末端的低危组患者，可在局部肿瘤切除后做输尿管膀胱吻合，术后辅以放射和化学治疗。对中高危组患者进行局部切除 + 输尿管端端吻合或输尿管膀胱再植，部分患者通过内镜进行腔内治疗，如输尿管镜或经皮肾镜，术后行辅助治疗并加强随访可降低复发风险。保肾治疗适合：高龄高危、手术耐受力差、孤立肾或对侧肾脏功能极差的患者，或者有强烈保肾意愿的患者。除 B 超、CT 及内镜等常规检查以外，尿细胞学及 FISH 检查也是推荐的随访手段（表 2-20-2）。

肾盂尿路上皮细胞癌患者术后监测方案的基石为检测时间维持在 5 年以上的定期膀胱镜检查和尿液细胞学。当前较多学者认为膀胱复发并不属于远处复发。但肾盂尿路上皮细胞癌进行保肾手术时，由于该类尿路上皮癌的复发风险较高，术后 5 年可以进展为 RNU，因此同侧 UUT 需要进行密切的长期随访。Anand 等学者的研究分析了 170 例 UTUC 患者预后差异，其中 81 例单独行内镜治疗，89 例行根治性肾输尿管切除术。两组患者的年龄、膀胱癌史和 Charlson 指数相近。结果发现：①尿液细胞学检查阳性、输尿管镜可视化及活检分级在 RNU 患者中较高（$P<0.001$）。②危险性模型显示肾癌根治性切除术的进展率较高，活检阳性率（HR 11.8，95% CI 2.4，59.5，P=0.003），输尿管镜可见病变率（HR 8.4，95% CI 3.0，23.9，$P<0.001$）。③ Charlson 指数较高的患者行根治性肾切除术的可能

表 2-20-2 EAU2021 推荐随访指南

推荐随访方案	推荐等级
肾输尿管癌根治术后	
低危患者	
3 个月后做膀胱镜检查，如果阴性，9 个月后再做一次膀胱镜检查，然后每年做 1 次，持续 5 年	弱
高危患者	
3 个月时行膀胱镜检查和尿细胞学检查。如果阴性，则在 2 年内每 3 个月复查 1 次膀胱镜检查和细胞学检查，之后每 6 个月复查 1 次直到 5 年，然后每年复查 1 次	弱
计算机断层尿路成像造影及胸部 CT（连续 2 年，每 6 个月 1 次，之后 1 年 1 次）	弱
保肾治疗后	
低危患者	
术后 3 个月和 6 个月进行膀胱镜检查和 CT 尿路造影检查，然后每年进行 1 次，总共 5 年	弱
3 个月后进行输尿管镜检查	弱
高危患者	
在第 3 个月和第 6 个月进行膀胱镜检查、尿液细胞学检查、CT 尿路造影和胸部 CT 检查，然后每年 1 次	弱
在 6 个月和 6 个月时进行输尿管镜检查和尿液细胞学检查	弱

性较小。④未行根治性肾输尿管切除术的患者的 2 年和 5 年生存率分别为 50% 和 20%。

尽管泌尿系统的腔镜技术得到长足进展，肾盂尿路上皮细胞癌保肾脏治疗后的随访依旧较为繁琐，患者术后需要进行多次的内镜检查。肾盂尿路上皮细胞癌保肾手术后，和膀胱癌一样，提倡患者在术后早期（6～8 周内）进行多次的输尿管镜检查（二次检查），尽管在临床工作中该方案并未得到广泛实践。总之，与根治性肾输尿管切除术的患者相比，接受保留肾脏治疗的患者的随访应该更为频繁、严格。

（张振声 余永伟 朱 焱 吴震杰 陈 锐
王 湛 顾 蕾 江爱民 庞庆阳 晏 睿）

▶▶▶ 参考文献

[1] Siegel RL，Miller KD，Jemal A. Cancer statistics，2019. CA Cancer J Clin，2019，69：7-34.

[2] Babjuk M，Burger M，Zigeuner R，et al. EAU guidelines on non-muscle-invasive urothelial carcinoma of the bladder：update 2013. Eur Urol，2013，64：639-653.

[3] Cowan NC. CT urography for hematuria. Nat Rev Urol，2012，9：218–226.

[4] Ito Y，Kikuchi E，Tanaka N，et al. Preoperative hydronephrosis grade independently predicts worse pathological outcomes in patients undergoing nephroureterectomy for upper tract urothelial carci–noma. J Urol，2011，185（5）：1621–1626.

[5] Raman JD，Shariat SF，Karakiewicz PI，et al. Does preoperative symptom classification impact prognosis in patients with clinical–ly localized upper-tract urothelial carcinoma managed by radical nephroureterectomy? Urol Oncol，2011，29：716–723.

[6] Cowan NC，Turney BW，Taylor NJ，et al. Multi-detector computed tomography urography for diagnosing upper urinary tract urothelial tumour. BJU Int，2007，99：1363–1370.

[7] Delahunt B，Amin MB，Hofstader F，et al. Tumours of the renal pelvis and ureter. In：Eble JN，Sauter G，Epstein JI，et al. World Health Organization Classification of Tumours：Pathology and Genetics of Tumours of the Urinary System and Male Genital Organs. Lyon，France：IARC Press，2004.

[8] Chen IA，Chang CH，Huang CP，et al. Factors Predicting Oncological Outcomes of Radical Nephro–ureterectomy for Upper Tract Urothelial Carcinoma in Taiwan. Front Oncol，2021，11：766576.

[9] Tian X，Hong P，Tang S，et al. Urothelial carcinoma of the renal pelvis with renal vein and inferior vena cava tumor thrombus：case series and literature review. Transl Androl Urol，2021，10：2879–2888.

[10] Zlotta AR. Should urologists always perform a bladder cuff resection during nephroureterectomy，and which method should they use? Eur Urol，2010，57：970–972.

[11] Braun AE，Srivastava A，Maffucci F，et al. Controversies in management of the bladder cuff at nephroureterectomy. Transl Androl Urol，2020，9：1868–1880.

[12] Liu G，Yao Z，Chen G et al. Laparoscopic compared with open nephroureterectomy in upper urinary tract urothelial carcinoma：A systemic review and a meta-analysis. Int J Clin Pract，2021，75：e14639.

[13] 吴震杰，姚林，王梁 等 . P.R.E.S.S. 技术膀胱袖套状切除术的操作要点和疗效 . 中华泌尿外科杂志，2021，42：602–608.

[14] Joseph JP，O'Malley P，Su LM. Robot–Assisted Radical Nephroureterectomy. J Endourol，2021，35：S122–S131.

[15] Ye H，Feng X，Wang Y，et al. Single-docking robotic-assisted nephroureterectomy and extravesical bladder cuff excision without intraoperative repositioning：The technique and oncological outcomes. Asian journal of surgery，2020，43：978–985.

[16] Goodman TM. Ureteroscopy with rigid instruments in the management of distal ureteral disease. The Journal of Urology，1984，132：250–253.

[17] D'Andrea D，Matin S，Black PC，et al. Comparative effectiveness of neoadjuvant chemotherapy in bladder and upper urinary tract urothelial carcinoma. BJU international 2021，127：528–537.

[18] Rocco F，Cozzi LA，Gadda F，et al. Open intervascular nephron-sparing surgery for pyelocaliceal

transitional cell carcinoma in solitary kidney planned with contrast-enhanced multidetector CT. Arch Ital Urol Androl，2010，82：198–201.

[19] Latz S，Hauser S，Muller SC，et al. Kidney sparing surgery for urothelial carcinoma of the pyelocalyceal system：is there a role for open techniques? Results from a small series. Urol J，2014，11：1442–1446.

[20] Leow JJ，Chong YL，Chang SL，et al. Neoadjuvant and Adjuvant Chemotherapy for Upper Tract Urothelial Carcinoma：A 2020 Systematic Review and Meta-analysis，and Future Perspectives on Systemic Therapy. Eur Urol，2021，79（5）：635–654.

[21] Birtle A，Johnson M，Chester J，et al. Adjuvant chemotherapy in upper tract urothelial carcinoma（the POUT trial）：a phase 3，open-label，randomised controlled trial. Lancet，2020，395：1268–1277.

[22] Bajorin DF，Witjes JA，Gschwend JE，et al. Adjuvant Nivolumab versus Placebo in Muscle–Invasive Urothelial Carcinoma. N Engl J Med，2021，384（22）：2102–2114.

[23] Von Der Maase H，Hansen SW，Roberts JT，et al. Gemcitabine and cisplatin versus metho-trexate，vinblastine，doxorubicin，and cisplatin in advanced or metastatic bladder cancer：results of a large，randomized，multinational，multicenter，phase Ⅲ study. J Clin Oncol，2000，18（17）：3068–3077.

[24] Von Der Maase H，Sengelov L，Roberts JT，et al. Long-term survival results of a randomized trial comparing gemcitabine plus cisplatin，with methotrexate，vinblastine，doxorubicin，plus cisplatin in patients with bladder cancer. J Clin Oncol，2005，23（21）：4602–4608.

[25] Sternberg CN，De Mulder PH，Schornagel JH，et al. Randomized phase Ⅲ trial of high-dose-intensity methotrexate，vinblastine，doxorubicin，and cisplatin（MVAC）chemotherapy and recombinant human granulocyte colony-stimulating factor versus classic MVAC in advanced urothelial tract tumors：European Organization for Research and Treatment of Cancer Protocol no. 30924. J Clin Oncol，2001，19（10）：2638–2646.

[26] Sternberg CN，De Mulder P，Schornagel JH，et al. Seven-year update of an EORTC phase Ⅲ trial of high-dose intensity M–VAC chemotherapy and G–CSF versus classic M–VAC in advanced urothelial tract tumours. Eur J Cancer，2006，42（1）：50–54.

[27] De Santis M，Bellmunt J，Mead G，et al. Randomized phase Ⅱ/Ⅲ trial assessing gemcitabine/carboplatin and methotrexate/carboplatin/vinblastine in patients with advanced urothelial cancer "unfit" for cisplatin-based chemotherapy：phase Ⅱ–results of EORTC study 30986. J Clin Oncol，2009，27（33）：5634–5639.

[28] De Santis M，Bellmunt J，Mead G，et al. Randomized phase Ⅱ/Ⅲ trial assessing gemcitabine/carboplatin and methotrexate/carboplatin/vinblastine in patients with advanced urothelial cancer who are unfit for cisplatin–based chemotherapy：EORTC study 30986. J Clin Oncol，2012，30（2）：191–199.

[29] Calabrf，Lorusso V，Rosati G，et al. Gemcitabine and paclitaxel every 2 weeks in patients with previously untreated urothelial carcinoma. Cancer，2009，115（12）：2652–2659.

[30] Von Der Maase H. Gemcitabine in transitional cell carcinoma of the urothelium. Expert Rev Anticancer Ther，2003，3（1）：11–19.

[31] Vuky J，Balar AV，Castellano D，et al. Long–term outcomes in keynote–052：phase IIstudy investigating first–line pembrolizumab in cisplatin-ineligible patients with locally advanced or metastatic urothelial cancer. J Clin Oncol，2020，38（23）：2658–2666.

[32] Galsky MD，Arija JÁA，Bamias A，et al. Atezolizumab with or without chemotherapy in metastatic urothelial cancer（IMvigor130）：a multicentre，randomised，placebo-controlled phase 3 trial. Lancet，2020，395（10236）：1547–1557.

[33] Powles T，Park SH，Voog E，et al. Maintenance avelumab + best supportive care（bsc）versus bsc alone after platinum-based first-line（1l）chemotherapy in advanced urothelial carcinoma（uc）：Javelin bladder 100 phase Ⅲ interim analysis. Journal of Clinical Oncology，2020，38（18 Suppl）：LBA1.

[34] Galsky MD，Mortazavi A，Milowsky MI，et al. Randomized Double–Blind Phase Ⅱ Study of Maintenance Pembrolizumab Versus Placebo After First–Line Chemotherapy in Patients With metastatic Urothelial Cancer. J Clin Oncol，2020，38（16）：1797–1806.

[35] Bellmunt J，De Wit R，Vaughn DJ，et al. Pembrolizumab as Second–Line Therapy for Advanced Urothelial Carcinoma. N Engl J Med，2017，376（11）：1015–1026.

[36] Sharma P，Retz M，Siefker–Radtke A，et al. Nivolumab in metastatic urothelial carcinoma after platinum therapy（CheckMate 275）：a multicentre，single-arm，phase 2 trial. Lancet Oncol，2017，18（3）：312–322.

[37] Apolo AB，Infante JR，Balmanoukian A，et al. Avelumab，an anti-programmed death-ligand 1 antibody，in patients with refractory metastatic urothelial carcinoma：results from a multicenter，phase Ib study. J Clin Oncol，2017，35（19）：2117–2124.

[38] Powles T，O'Donnell PH，Massard C，et al. Efficacy and safety of durvalumab in locally advanced or metastatic urothelial carcinoma：updated results from a phase 1/2 open-label study. JAMA Oncol，2017，3（9）：e172411.

[39] Petrylak DP，De Wit R，Chi KN，et al. Ramucirumab plus docetaxel versus placebo plus docetaxel in patients with locally advanced or metastatic urothelial carcinoma after platinum-based therapy（RANGE）：overall survival and updated results of a randomised，double-blind，phase 3 trial. Lancet Oncol，2020，21（1）：105–120.

[40] Yu EY，Petrylak DP，O'Donnell PH，et al. Enfortumab vedotin after PD–1 or PD–L1 inhibitors in cisplatin-ineligible patients with advanced urothelial carcinoma（EV–201）：a multicentre，single-arm，phase 2 trial. Lancet Oncol，2021，22（6）：872–882.

[41] Sheng X，Yan X，Wang L，et al. Open-label，Multicenter，Phase Ⅱ Study of RC48–ADC，a HER2–Targeting Antibody-Drug Conjugate，in Patients with Locally Advanced or Metastatic Urothelial

Carcinoma. Clin Cancer Res，2021，27（1）：43–51.

[42] Tagawa ST，Balar AV，Petrylak DP，et al. TROPHY–U–01：A Phase Ⅱ Open–Label Study of Sacituzumab Govitecan in Patients With Metastatic Urothelial Carcinoma Progressing After Platinum–Based Chemotherapy and Checkpoint Inhibitors. J Clin Oncol，2021，39（22）：2474–2485.

[43] Huang YC，Chang YH，Chiu KH，et al. Adjuvant radiotherapy for locally advanced upper tract urothelial carcinoma. Sci Rep，2016，6：38175.

[44] Chen B，Zeng ZC，Wang GM，et al. Radiotherapy may improve overall survival of patients with T3/T4 transitional cell carcinoma of the renal pelvis or ureter and delay bladder tumour relapse. BMC Cancer，2011，11：297.

[45] Mohapatra A，Strope SA，Liu N，et al. Importance of long-term follow-up after endoscopic management for upper tract urothelial carcinoma and factors leading to surgical management. International Urology and Nephrology，2020，52：1465–1469.

[46] Villa L，Cloutier J，Letendre J，et al. Early repeated ureteroscopy within 6–8 weeks after a primary endoscopic treatment in patients with upper tract urothelial cell carcinoma：preliminary findings. World Journal of Urology，2016，34：1201–1206.

第三篇

手术学

第二十一章

肾脏肿瘤外科治疗的设备和器械

熟悉并掌握外科手术中常用设备和器械的使用，是对手术医师最基础的要求。尤其是近年来在微创、精准的大趋势下，微创保肾手术飞速发展，新型医疗设备不断涌现，国产器械屡见突破。这对从事肾脏肿瘤外科治疗的医生提出了更高、更新的要求，外科医生应当不断更新对于自己能使用的治疗设备和器械的认识，为患者提供最佳的治疗方案。

第一节　开放手术设备和器械

外科手术的操作涉及各种相关的医疗设备及器械，随着微创技术和微创设备的发展，开放手术（open surgery）在泌尿外科中的比例明显降低，但是在涉及复杂性肾脏肿瘤的保肾手术，后腹膜大血管，微创手术中转开放等情况时，开放手术仍有其自身的优势和不可替代的位置。开放手术涉及的手术器械，可以分为常规手术器械（表 3-21-1）和特殊手术器械。在日益复杂的手术的要求下，新的手术器械也在不断地出现，而涉及多种泌尿外科专用设备及器械，手术医师和护士必须熟悉各种专用设备及器械的性能和基本原理。

一、常规肾脏手术开放手术器械

表 3-21-1　常规肾脏手术的开放手术器械

名称	器械
医用缝合针（不带线）	圆针、三角针
外科用手术刀	圆刀、尖刀、弯刀以及大小之分
外科用手术剪	普通线剪、组织剪，直剪，弯剪
外科用手术钳	止血钳、组织钳、持针钳
外科用手术镊	小血管镊、无损伤镊、组织镊、整形镊
外科用拉钩	血管拉钩、扁平拉钩、双头拉钩、皮肤拉钩、S 拉钩

（一）医用缝合针

根据针尖的形状可以把缝合针分为圆针和三角针（图 3-21-1）。圆针根据弧弯度不同分为 1/2、3/8、5/8 弧度等，弧度大者多用于深部组织的缝合。三角针前半部为三棱形，较锋利，用于缝合皮肤等坚韧组织，损伤性较大。圆针多用于体内的缝合，特别是肾脏的缝合均应用圆针。此外，在使用弯针缝合时，用力方向应与弯针的弧线方向一致，拔针时应顺弯针弧度从组织拔出，否则易折断，或切割撕裂缝合的组织。

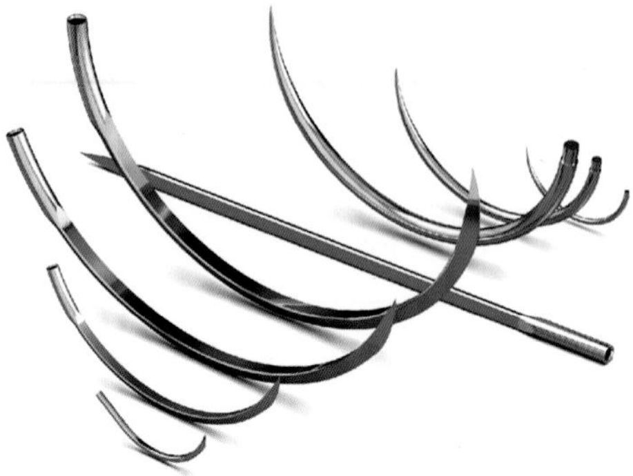

图 3-21-1　常用医用缝合针

（二）基础外科用刀

手术刀一般用于切开和剥离组织，以普通手术刀为例说明，通常手术刀都由刀片、刀柄两部分组成。刀片除了切割组织外，有时也可将刀柄尾端作为钝性分离组织的工具。刀片有圆、尖、弯及大小之分等（图 3-21-2）。

在肾脏外科手术中，除了采用圆刀将皮肤切开外，还常使用执笔式或反挑式执刀。例如切开肾脏包膜，使用刀柄钝性分离肿瘤和正常的肾脏实质。

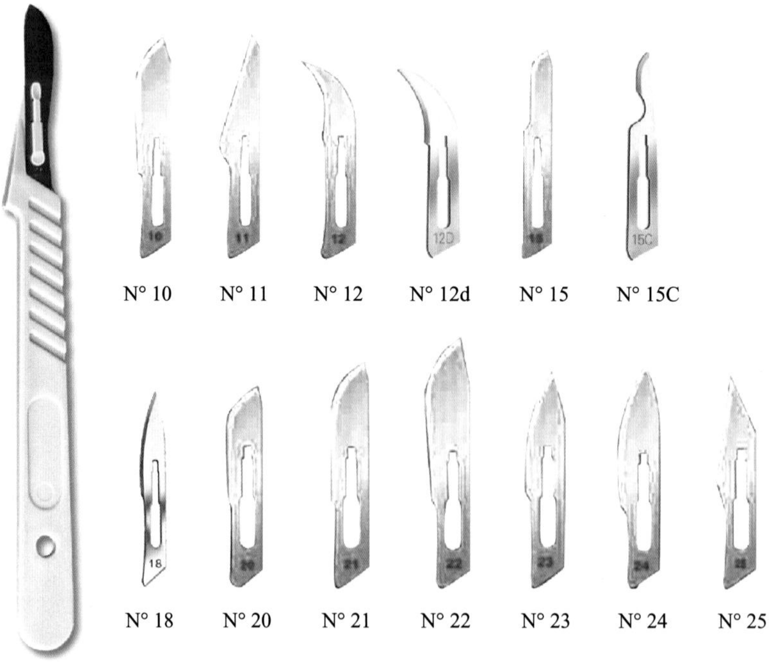

图 3-21-2　常用手术刀片

（三）基础外科用剪

根据手术剪的结构特点有尖、钝，直、弯，长、短各型。根据其用途分为组织剪和线剪。组织剪多为弯剪，锐利而精细，用来解剖、剪断或分离剪开组织，通常浅部手术操作用直剪，深部手术操作用弯剪。线剪多为直剪，用于剪断缝线、敷料、引流物或拆除缝线。线剪与组织剪的区别在于组织剪的刃锐薄，线剪的刃较钝厚（图 3–21–3）。

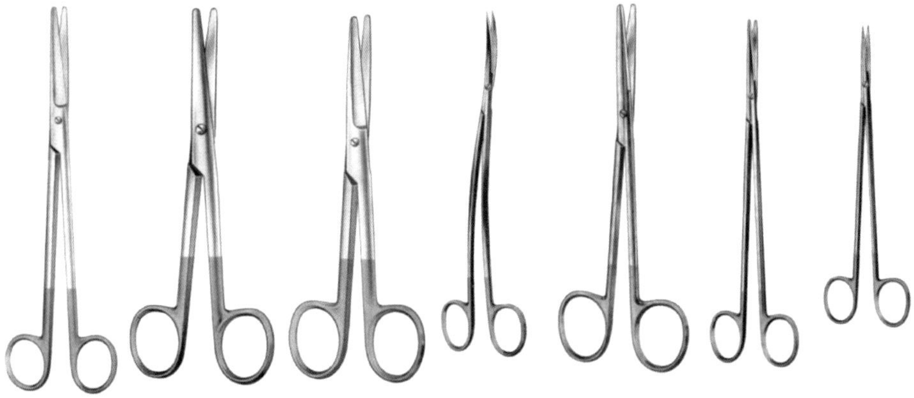

图 3–21–3　常用手术剪

（四）基础外科用钳

手术时最常用到的是止血钳、组织钳、持针钳和帕巾钳等。

1. 止血钳　主要用于钳夹止血，止血时仅夹血管断端及其周围少许组织；也可用于组织的钝性分离，还常用于协助术者拔针。其形状有直、弯两大类，每一类又有大、中、小之分，使用时可根据手术部位，术野深浅、被夹持的组织不同，选择不同形状、不同规格的止血钳（图 3–21–4）。

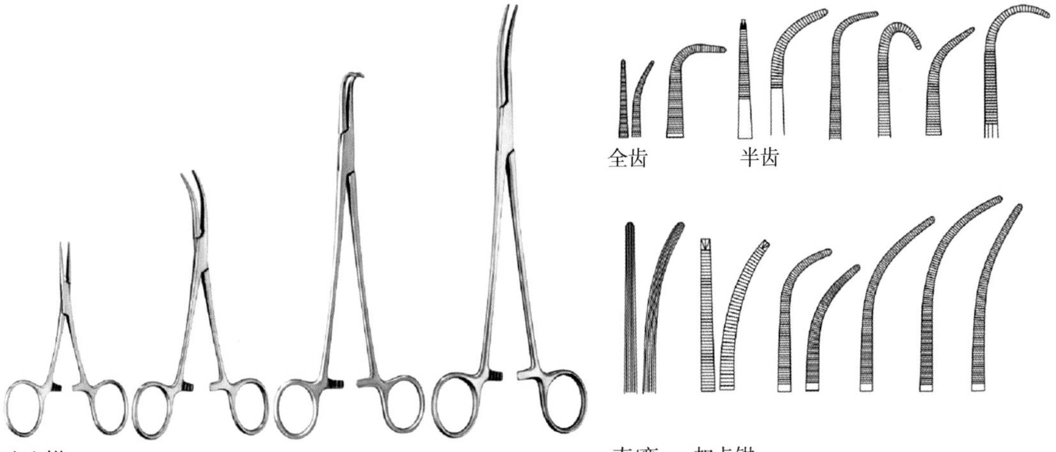

图 3–21–4　常用止血钳

2. 持针钳　又称持针器，用于夹持缝合针缝合各种组织，有时也用作器械打结，其基本结构与血管钳相似，但前端较短粗，有的持针器前端夹针部分加上硬质合金镶片，使器械的性能更加优良、耐用。持针器有大、小不同规格，根据手术部位深浅、缝针大小不同灵活选用（图 3–21–5）。

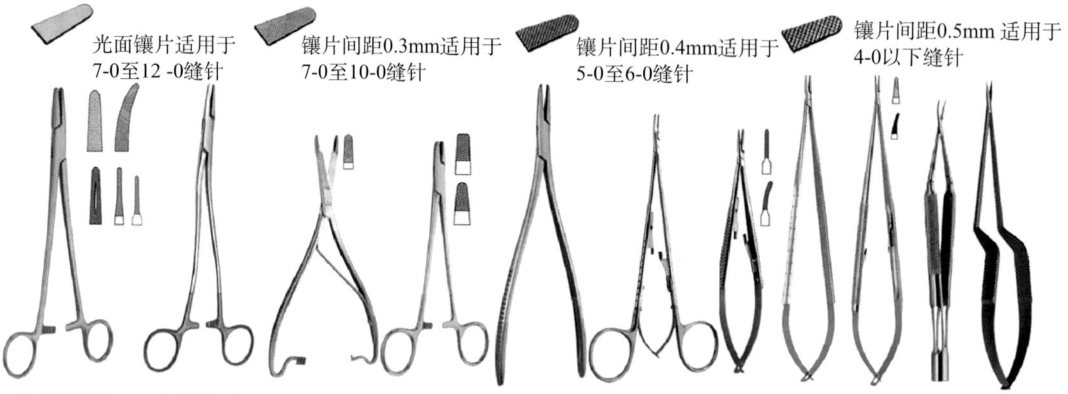

图 3–21–5　常用持针钳

3. 帕巾钳　又称布巾钳，简称巾钳，用于夹持、固定手术巾单。注意使用时勿夹损正常皮肤组织（图 3–21–6）。

4. 组织钳　又称鼠齿钳，用于夹持组织，也用于钳夹纱布垫与皮下组织的固定。头端有一排细齿，弹性较好，钳柄较狭窄，也有大小之分，酌情选用（图 3–21–7）。

5. 肾蒂钳（kidney pedicle forcep）　在泌尿外科肾脏手术中，特别是涉及开放肾癌根治手术时，处理肾脏血管最常用到的是肾蒂钳，可以用该钳子将肾脏的动脉、静脉一起进行闭合。肾蒂钳的特点是钳子的弧度更大，齿槽更长，根据其不同的弧度大小，使用三把肾蒂钳将肾蒂闭合（图 3–21–8）。

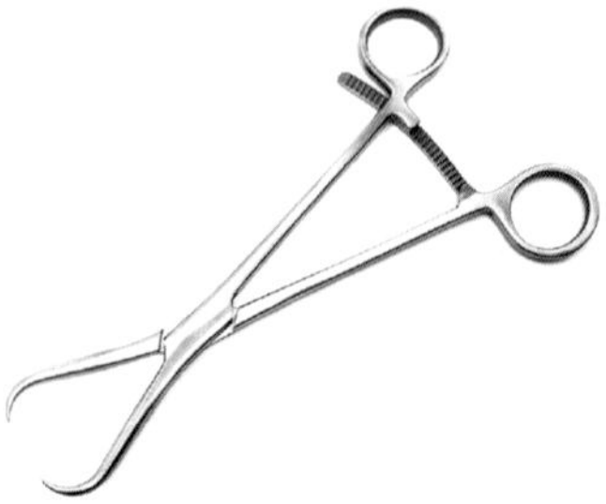

图 3–21–6　帕巾钳

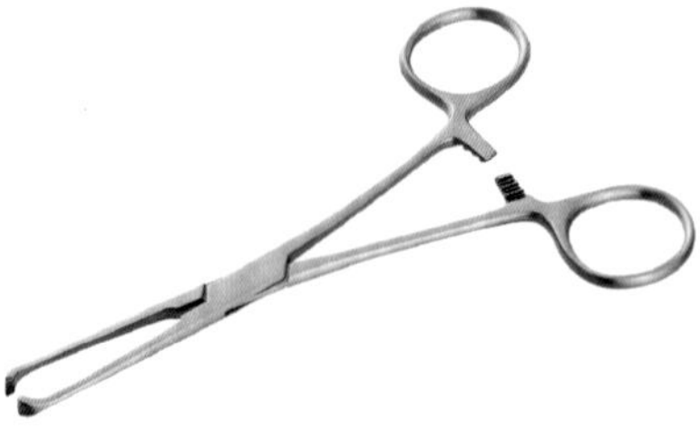

图 3–21–7　组织钳

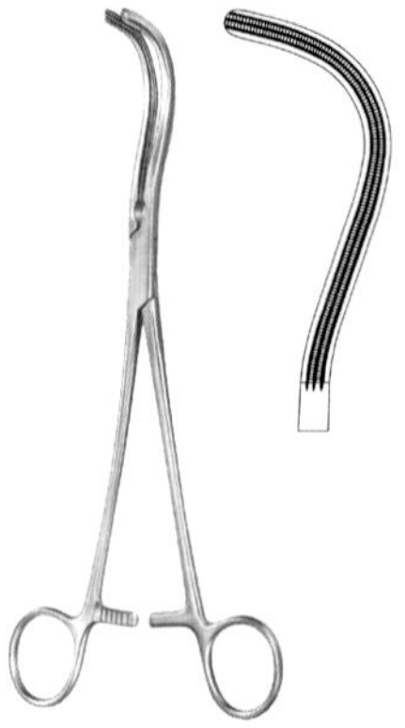

图 3–21–8　肾蒂钳

（五）基础外科用镊夹

手术镊应用原理类似手术钳，既可以用于夹持或提起组织，便于剪切、分离及缝合等，也可以直接用于剥离等操作，还可以夹持缝针及敷料。镊类的夹持强度不如钳类，且没有钳类的锁止牙可以自动固定。但镊类对力量的敏感度和控制度要优于钳类，镊类操作的灵巧性也好于钳类。

手术镊用于夹持组织，以利于解剖及缝合。根据不同的长度分为长镊和短镊。根据尖端有齿与否分为有齿镊、无齿镊。平镊、无齿镊，其尖端无钩齿，有唇头齿，对组织损伤较小，用于夹持一般组织器官和脆弱组织，也用于夹持缝线及敷料。浅部操作时用短镊，深部操作时用长镊，尖头平镊对组织损伤较轻，用于血管、神经手术（图 3–21–9）。

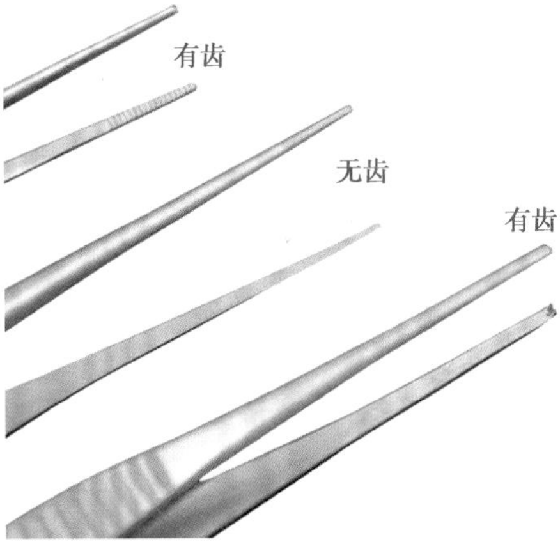

图 3–21–9　常用手术镊

其中的无损伤血管镊，一般用于夹持血管、瓣膜或无损伤针，唇头齿为夹持血管而特殊研制的凹凸齿，亦称为“德贝克齿”（Debakey 齿），这种齿形特别圆润且精细，血管与脆弱组织被夹持而受挤压时的损伤很小，以保证手术安全与质量（图 3–21–10）。

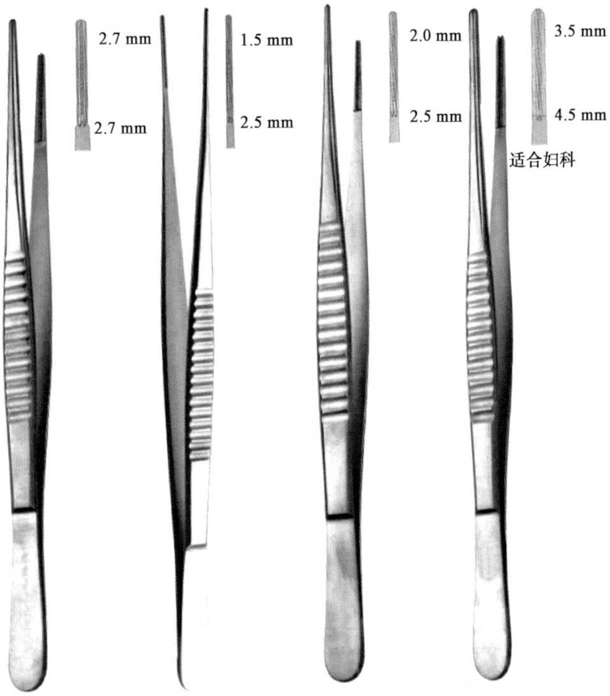

图 3–21–10　无损伤血管镊

（六）基础外科用拉钩

拉钩又称牵开器，可有各种不同形状和大小不同的规格，主要用于手术野的显露（图 3–21–11）。

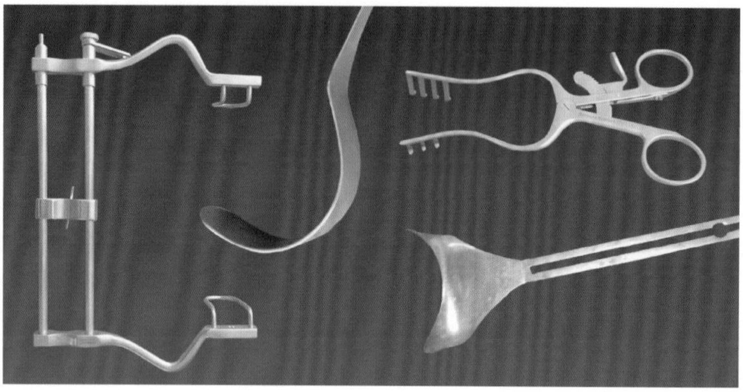

图 3–21–11　常用拉钩

二、特殊手术器械

（一）带针缝线

1. 可吸收缝线　指的是在手术缝合当中，植入人体组织后，能被人体降解吸收的一类新型缝合材料（图 3–21–12）。根据可吸收程度分为羊肠线、高分子化学合成线、纯天然胶原蛋白缝合线。具有的特性包括抗张强度，生物相容性，吸收可靠，操作简便等。其优点有：①组织反应较轻。②吸收时间延长。③有抗菌作用。例如强生公司的薇乔抗菌 T MVIC RYL*Plus，抗菌缝线涂层中加入 IRGACARE MP*（纯度最高的三氯生之一，triclosan），在缝线周围产生抑菌区保护缝线不受细菌定植，有效杀灭引起外科部位感染的常见细菌。

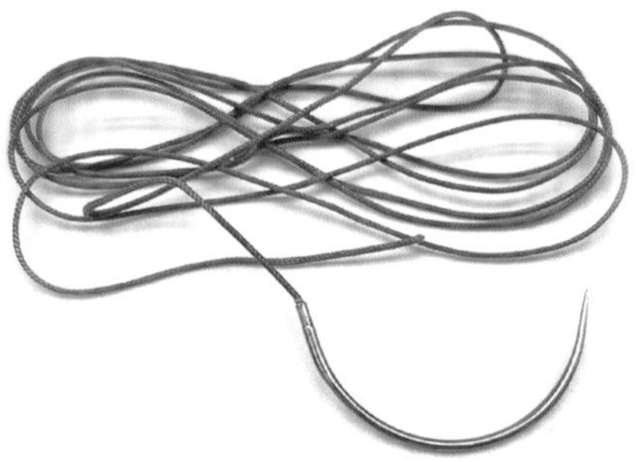

图 3–21–12　可吸收缝线

2. 血管缝线　外科操作不可避免涉及大血管，需要进行血管的修复、补片、移植等方法重建血流，选择合适的血管缝线（vascular suture）至关重要，缝合结束之后要保证没有漏血，也不能出现血管堵塞，而且能够使血液顺畅。常用的血管缝线有以下两种：① prolene 血管缝线：作为非生物性降解性缝线，超乎寻常的光滑表面使其极易穿过组织，不易在动脉外膜留下残根，连续缝合中缝线张力易调节，它能随着组织的机械搏动而延展，并不会因疲劳而断裂，被植入组织后保持久的张力强度，手感顺滑，易于打结，很少有组织阻力感（图 3–21–13）。② GORE–TEX® 血管缝线：是一种柔性生物材料的微孔单丝缝合线，具有出色的处理性，可减少漏洞，减少对软组织近似的刺激。其缝线结合坚固

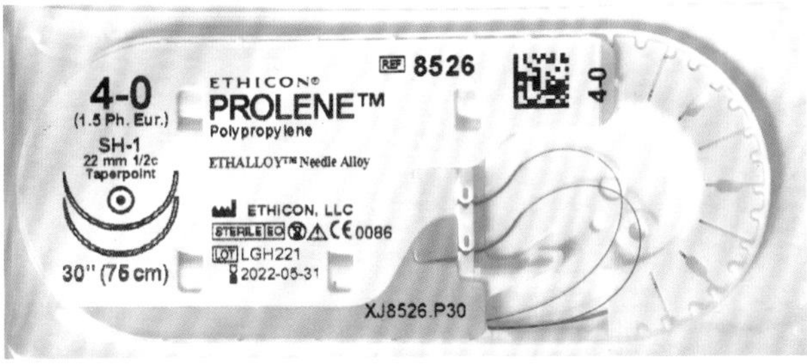

图 3-21-13　prolene 血管缝线

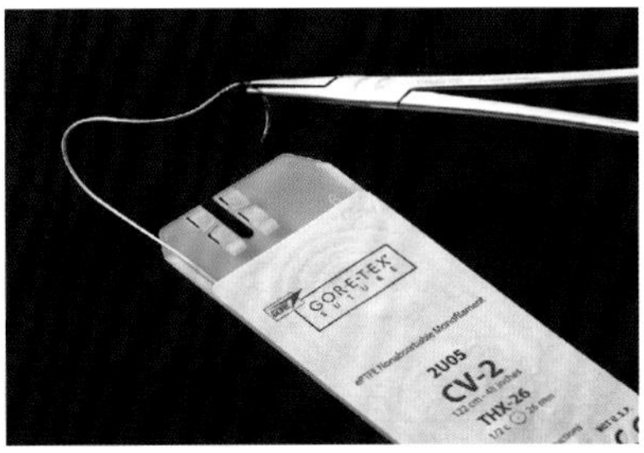

图 3-21-14　GORE-TEX 血管缝线

和韧性，针头近似螺纹直径，允许缝合填补针孔（图 3-21-14）。

（二）血管阻断钳和血管阻断夹

它们是在外科操作时用于术中夹闭血管以阻断血流，并固定血管，从而辅助术者缝合血管的无创性精细手术器械。用于血管手术的血管钳，其齿槽较细、较浅，弹性好，对血管壁、血管内膜的损伤较轻，也称为损伤血管钳（图 3-21-15）。血管阻断夹（vascular occlusion clip）可分为动脉夹（图 3-21-16）和静脉夹（图 3-21-17）两种，既保证了阻断的确切，也尽量减少对血管内膜的损伤。

（三）开放手术结扎钳（hem-o-lok 结扎钳和钛钉钳）

外科开放手术中，深部组织结扎血管或止血时，由于空间狭小，不利于术者进行深部操作。

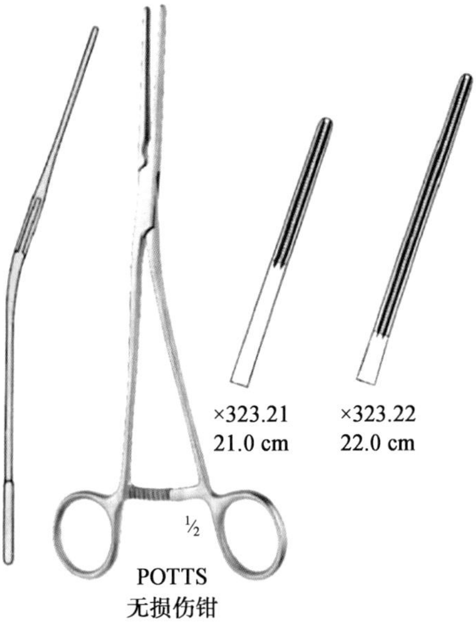

图 3-21-15　血管阻断钳

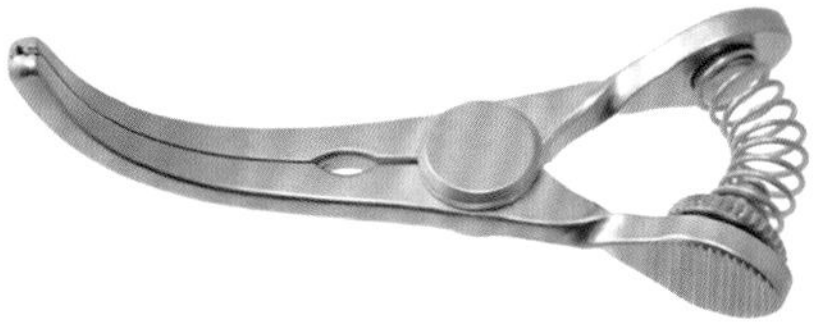

图 3-21-16　血管阻断夹（动脉夹）

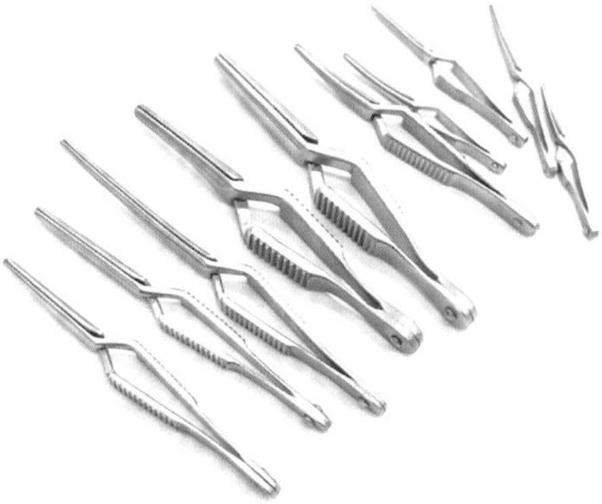

图 3-21-17　血管阻断夹（静脉夹）

为了操作方便及结扎确切，可使用血管及组织结扎钳进行操作，如开放 hem-o-lok 结扎钳和钛钉钳。

（四）医用直线切割闭合器

泌尿外科手术过程中，特别是下腔静脉伴癌栓的手术中，需要对大血管进行离断，如果采用传统钳夹后缝合，会有诸多不便，而采用直线切割闭合器（图 3-21-18），切割吻合可一次完成，而减少术中污染和手术时间，最大限度地保证术野部开放，减少对组织的接触，无污染，降低癌细胞播散的可能性；组织吻合牢固可靠，减少组织反应，降低了并发症概率；操作简单迅速，缩短了吻合时间和手术时间。

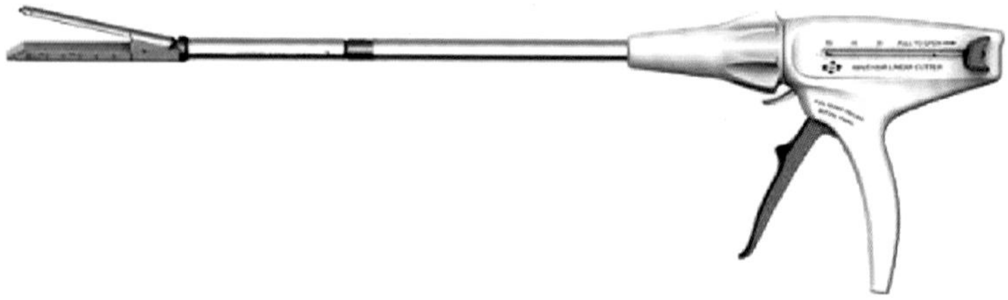

图 3-21-18　医用直线切割闭合器

第二节　腹腔镜手术设备

随着医疗科技的发展，腹腔镜手术（laparoscopic surgery）不断创新，腹腔镜的设备以及器械出现多元化。根据手术操作的需求，术者们可以选择不同的腹腔镜为患者施行手术。相比以往的高清腹腔镜设备，3D 腹腔镜、4K 腹腔镜以及带有荧光功能的腹腔镜各具特色，能更好地应用于临床手术。针对不同的腹腔镜设备以及器械，术者们需要熟悉和了解并掌握新型设备的使用方法，完美地结合手术操作。就腹腔镜手术常用的基本设备本节做简要的介绍，包括光学系统、气腹设备、电外科系统及相关辅助系统等。

一、光学系统

光学系统是腹腔镜设备的核心所在，能够呈现清晰立体的手术画面，光学系统包括摄像系统、腹腔镜镜头、冷光源及导光束。

（一）摄像系统

全高清摄像头分辨率 1 920 × 1 080，通过全高清医用专业级监视器呈现手术画面，给术者带来最直观的视野（图 3-21-19）。

3D 腹腔镜的出现，在原有高清画质的基础上，能更好地体现精致细节，且影像增强，还原立体，术者操控自如（图 3-21-20）。3D 腹腔镜的摄像系统输出 1 080 P 信号到医用

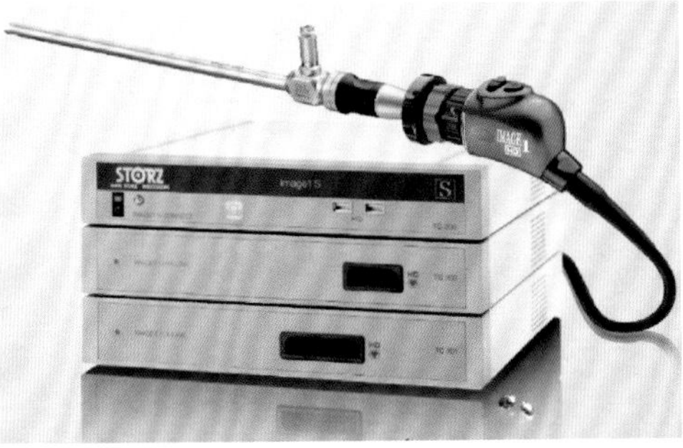

图 3-21-19　腹腔镜设备的摄像系统和腔镜镜头

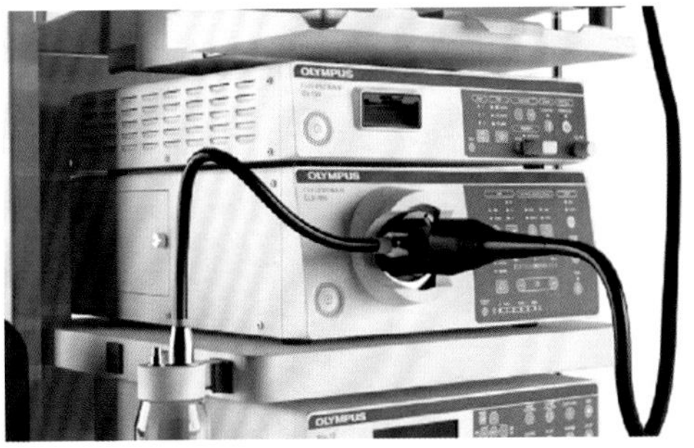

图 3-21-20　3D 腹腔镜设备的摄像系统

高清 3D 监视器上，术者和助手需要佩戴 3D 眼镜，出色的图像画质，给术者带来真实的景深还原感。荧光辅助手术需要相应的荧光摄像系统，在肾脏肿瘤手术的分支血管阻断上带来优势。

4K 腹腔镜的摄像系统呈现超高清影像，其分辨率达 3 840×2 160，相较于全高清，水平与竖直分辨率均提升 1 倍，总像素增加为原来的 4 倍。4K 超高清摄像系统的色域更广，更接近人眼真实色彩（图 3-21-21）。

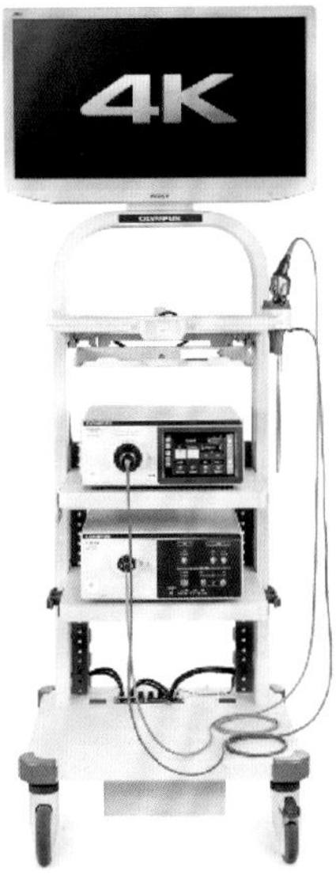

图 3-21-21　4K 腹腔镜设备

先进的医疗设备大多来源于国外进口，随着我国科技水平的加速提升，医疗科技日新月异，医疗设备不断涌现出我国自主研发的好产品。国内生产的腹腔镜，如迈瑞医疗生产的 4K 腹腔镜系统以及康基医疗生产的 4K 腹腔镜系统，都具有很好的临床实用性（图 3-21-22），性能与进口设备不分上下，主要性价比极高，且售后服务得到大力保障。

（二）腹腔镜镜头

常见的腹腔镜镜头为柱状透镜，且镜子的种类繁多，分别有 5 mm、10 mm，0 度、30 度，70 度，工作长度 31 cm、50 cm 等镜型。根据手术部位以及通道大小等选择相应镜子。直视镜、斜视镜均为超广角镜，集成光纤传输，操作者可按照需求改变视野，减少盲区，减少与器械之间的相互干扰（图 3-21-23）。

3D 高清镜不同于以往的柱状透镜，是整体的电子镜，双全高清图像传感器，可提供 3D 及 2D 模式的高清画质（图 3-21-24）。依据人体工程学设计的轻量手柄，保证了术中操作的准确与轻松，降低术中疲劳感。镜体手柄带有可编程的摄像头按钮，可在 3D 和 2D 模式间一键切换，菜单按钮直观导航，智能图形化界面简单明了。3D 高清电子镜前端可弯曲，4 方向 100° 弯曲，保持最佳和正确的观察方向，比传统的硬性镜更加灵活易操作。给助手扶镜的站位以及控制方向带来极大方便。图像传感器设在前端可弯部，通过更

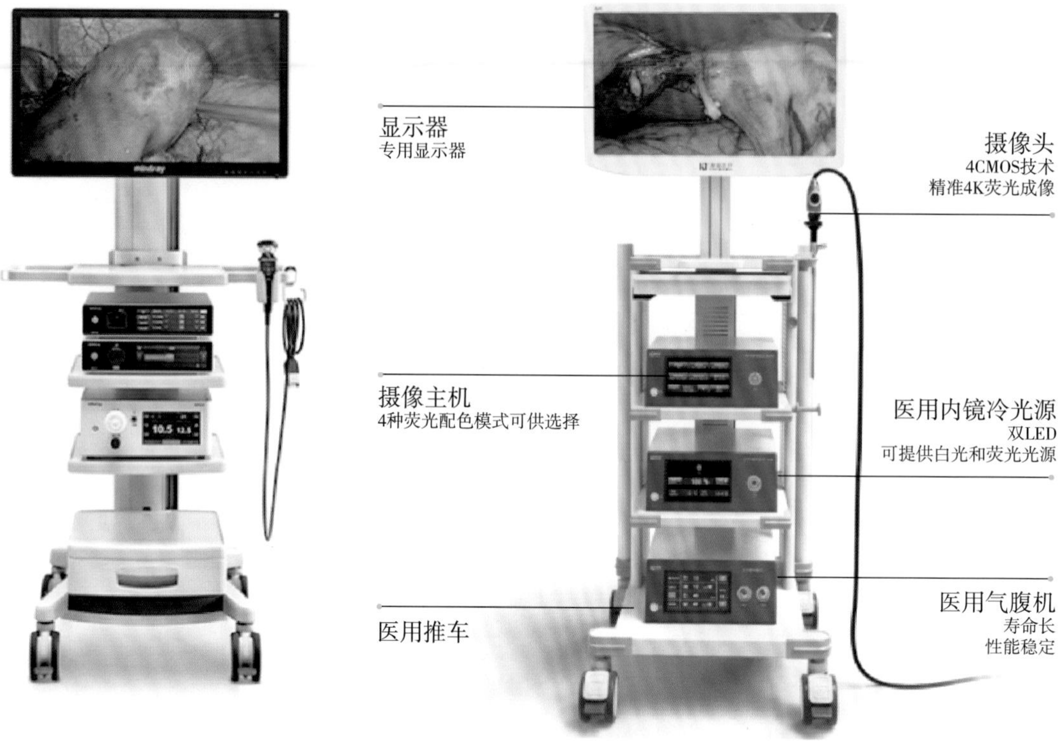

图 3-21-22　国产 4K 腹腔镜设备

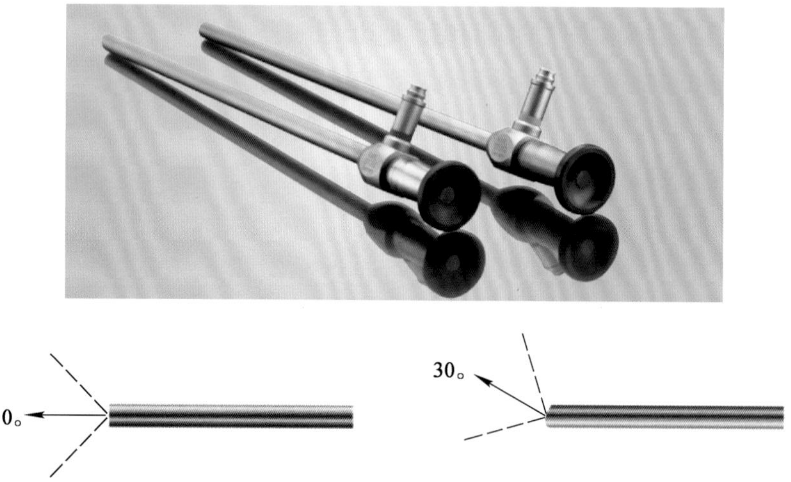

图 3-21-23　腹腔镜设备的腔镜镜头

加明亮，对光线更加敏感，无须手动调焦，自然生成更大的景深感，使 3D 的优势发挥得淋漓尽致。

4K 腔镜需要匹配 4K 的摄像头，分辨率 3 840×2 160 给术者呈现超高清画质，在术中操作时更好地识别组织边界，精细的组织构造也能清晰观察（图 3-21-25）。有效缩短

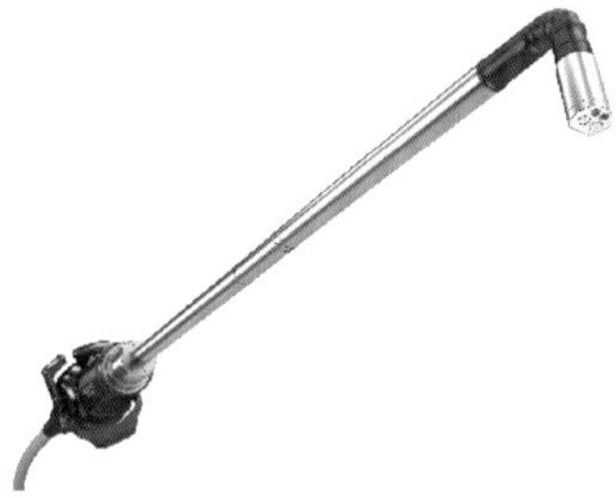

图 3-21-24 3D 腹腔镜设备的腔镜镜头

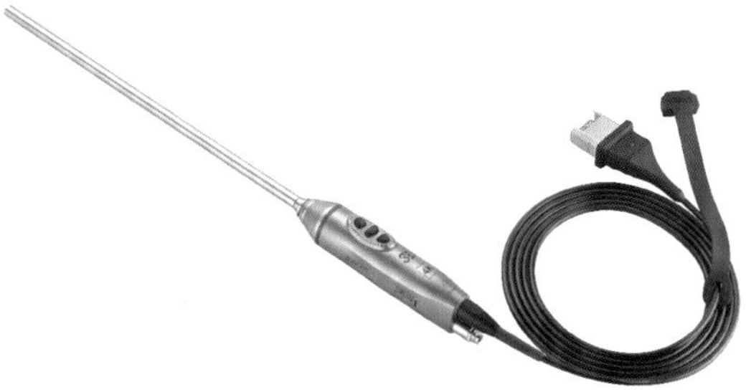

图 3-21-25 4K 腹腔镜设备的腔镜镜头

辨别组织构造的时间，术者操作也能行如流水，从而减少手术时间，给患者减少术中诸多风险。无论 2D、3D 还是 4K 镜头，初次进入人体腔内都会出现起雾现象，因为存在温差，所以在进入腔内前可使用温水先浸泡镜头，水温低于 50℃，预热镜头。同时镜头在术中难免遇见血渍的附着，可使用温水清洗或者碘伏纱布擦拭镜头。储存温水的保温杯底部应置入一小块纱布片，以免镜头深入杯中清洗时出现镜头撞击杯底，减少镜头的磨损。

（三）冷光源及导光束

腹腔镜手术需要高清的手术视野，高清的画质需要清晰明亮的光照。常见的冷光源使用氙气灯，氙气灯光源亮度强，可自动调节光亮度，300 W，6 000 K 色温，提供稳定可靠的光源。目前冷光源设备可使用时长能达 30 000 h，且可以选择待机状态或是工作状态，不浪费光源使用时长。随着荧光技术的推出，冷光源设备也随之出现荧光冷光源，术中根据需要可以连接荧光镜头以及荧光光源，达到荧光术野的要求，保障手术的深入开展（图 3-21-26）。

腹腔镜手术与冷光源匹配的导光束，常见是 4.8 mm，长度约 300 cm（图 3-21-27）。导光束由数以万计的光导纤维组成，光的传送能力强，可适当地弯曲，一端连接镜体一端连接冷光源主机。根据主机品牌以及型号的不同选择不同的导光束。导光束与冷光源的匹配使用，可以更好地提供手术所需的亮度，同时保护镜体，保障导光束的使用寿命。过度地弯曲导光束会导致光导纤维的断裂，减少光的通过性，降低光亮度。导光束虽然传导冷

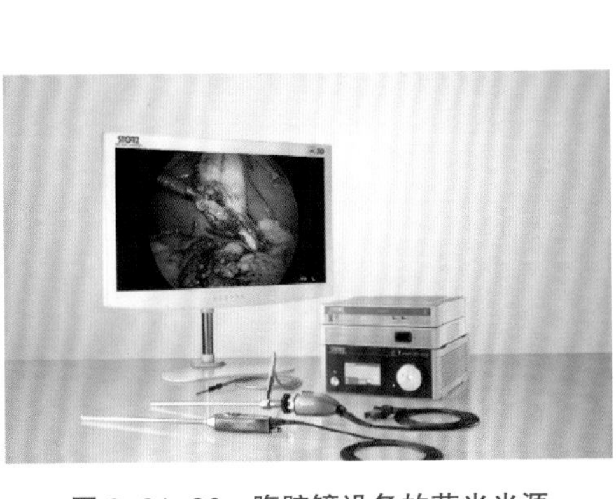

图 3-21-26 腹腔镜设备的荧光光源

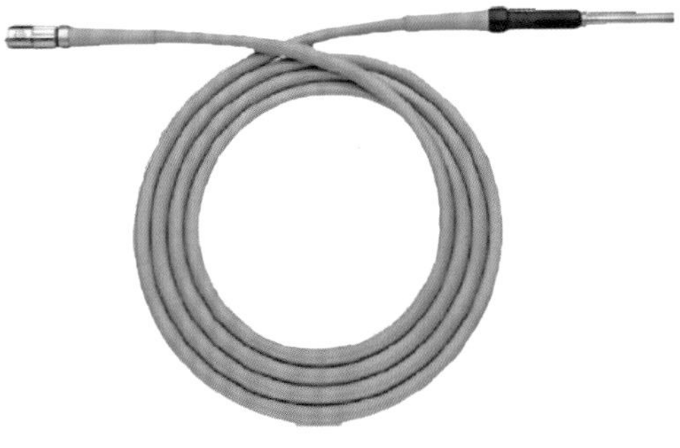

图 3-21-27 腹腔镜设备的导光束

光源的光能，但是依然会产热，连接镜体的一端如果没有接在镜体上，随意搁置在手术台布上将会引起烧焦，所以需要认真检查冷光源的状态和导光束的摆放。

二、气腹设备

腹腔镜手术需要操作空间的建立，使用 CO_2 形成的气腹状态需要气腹设备的支持，气腹设备外接手术室中央气体的 CO_2 通道，或者外接 CO_2 钢瓶。以往普通的气腹机（pneumoperitoneum machine）提供的是单纯的充气模式，以固定的流量值和压力值来维持使用状态。可是腹腔镜的手术操作存在多孔性，且术中需要间断更换器械，非常容易造成气腹压力的变化，从而导致术野空间的改变。给术者带来麻烦，术者需要再次等待气腹的形成才能有充足的空间进行操作。恒压智能气腹系统的问世解决了以上的烦扰（图 3-21-28）。恒压智能气腹有三种模式，标准充气模式、除烟模式和恒压除烟模式。能够提供持续稳定的气腹压，持续循环排烟，保障术野洁净清晰，ULPA 过滤等级 0.01 μm，更好地保障了医护人员的身体健康。

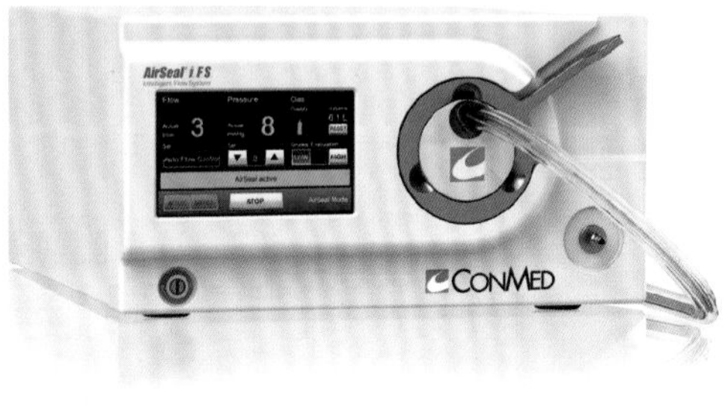

图 3-21-28　恒压智能气腹设备

三、电外科系统

腹腔镜手术的操作离不开电外科平台的支持，泌尿外科基础的电外科设备是超声刀，随着各种电切割电凝系统的出现，给泌尿外科的腹腔镜手术操作带来特色。作为泌尿外科医生，应该了解和掌握这些电外科系统的使用方法，以更好地结合临床，服务病患。

（一）超声刀

超声刀（ultrasound knife）的工作原理是能量的转化，主机将 220 V，50 Hz 民用电转变为 55.5 kHz 高频电脉冲，传递至手柄，手柄内压电陶瓷经过电流后发生形变，电能转化为机械能，并传递至刀头，刀头工作杆以 55.5 kHz 的频率、纵波形式机械振动，刀头将能量传递给钳口内的组织，进行切割凝闭。超声刀经过几代的变革，现已发展到智能能量技术，智能芯片的置入，使得超声刀更加安全，更加智能化（图 3-21-29）。从以往只能切割止血 3 mm 组织到现在可以切割止血 5 ~ 7 mm 的组织，在手术操作中明显提升效率，减少

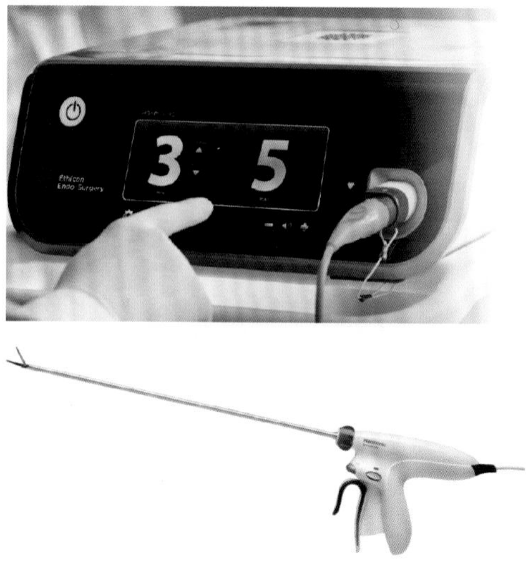

图 3-21-29　超声刀

手术时长。轻便的手柄设计，以及简单的操作按钮，使初次使用者也能轻松驾驭。

（二）双极电凝器

双极电凝（bipolar coagulation）在大血管闭合的操作上优于超声刀，例如ERBE电外科工作站VIO 300 D可以电凝直径7 mm的血管闭合，止血迅速，止血效果优异，保证手术视野的清晰（图3-21-30）。腹腔镜手术一旦术中出血明显，手术视野就暗淡无光，及时的止血操作大大减少手术时间，减少患者术中出血量。双极电凝的能效以及能量值可以根据手术部位、组织厚度和组织大小来调节，过高的能量会使小的组织创面明显结痂，过度的组织损伤亦不利于术后的吸收和恢复。手术的精细程度可以选择不同头型的电凝器械，当然开放手术有开放器械的选择。

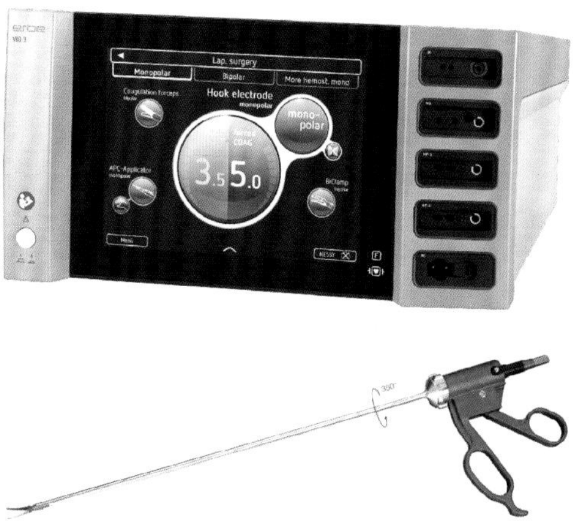

图3-21-30　ERBE电外科工作站及双极电凝

四、辅助系统

（一）腔内超声诊断系统

腹腔镜肾肿瘤肾部分切除手术常常遇见内生性肿瘤，肾脏表面无法看见直观的瘤体，为保障肾肿瘤部分切除手术的开展，术中的腔内超声尤为重要。超声主机需要有常规的B超定位功能，兼性动静脉血流超声。如果使用机器人辅助手术，超声主机需要与机器人联机，术者可直观超声影像与手术操作同步。在腔内超声的指引下，可以很清楚地寻找肿瘤的边界以及深度，更好地保障肾部分切除术的顺利进行（图3-21-31）。

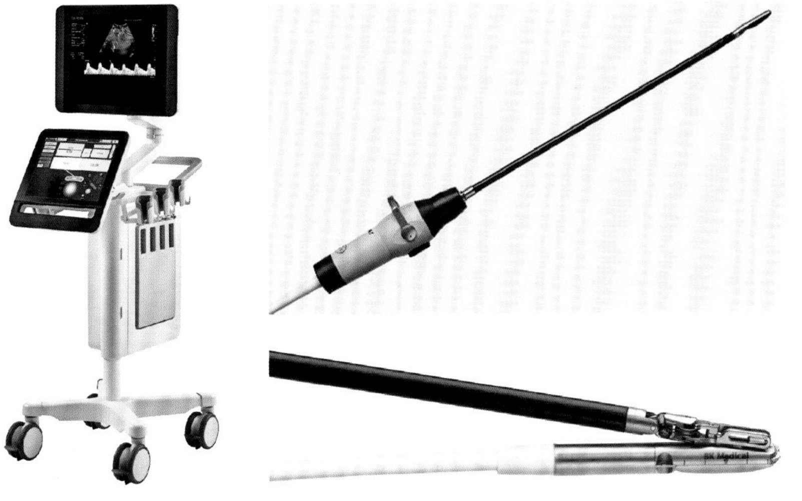

图3-21-31　腔内超声诊断设备及探头

（二）医用影像数据管理系统

腹腔镜手术与日俱增，手术影像资料及相关数据庞大，人为地一项项记录不合实际，也容易出现混乱。医用影像数据管理系统，可以很好地解决以上疑难问题，系统有序地按照需求保存留档（图 3-21-32）。外接光纤网络可以传导实时手术操作视频，让身在病房的医学者们也可以有亲临现场的学习感觉。手术视频的录制，患者信息的匹配导入，不仅给临床带来极大方便，更能有形地展示临床教学，给新入科室的同事创造有利的学习机会。宝贵的手术视频资料可以在各个平台进行交流学习，在原有的基础上不断创新，引领业内一流水平，相互切磋走向国际舞台。

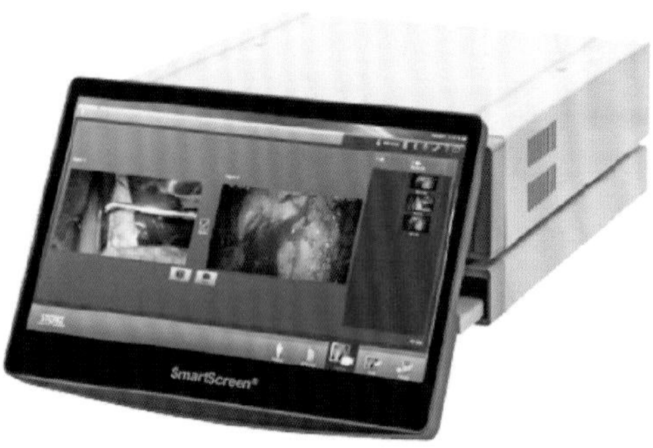

图 3-21-32　医用影像数据管理设备

第三节　腹腔镜手术器械及耗材

一、腹腔镜手术常规器械

（一）气腹针及穿刺器

腹腔镜首先需要建立通道，根据手术部位的需求，可以采取经后腹腔入法或者经腹腔入法。建立气腹初期，使用气腹针向腔内注气，可以很好地保护腔内脏器不受损害。病患的体型不同，皮下脂肪厚度不同，可以选择不同长度的气腹针，气腹针直径约 2 mm，普通长度 10 cm，加长的 15 cm。气腹针外接气腹管，使腔内充气，从而建立器械通道。器械通道和镜体通道根据手术需求进行分布，通道建立使用的穿刺器（trocar）常见的有 5 mm 和 12 mm。穿刺器一样可以选择普通长度 10 cm 的和加长版的 15 cm（图 3-21-33）。以往是金属的气腹针和穿刺器，可以反复使

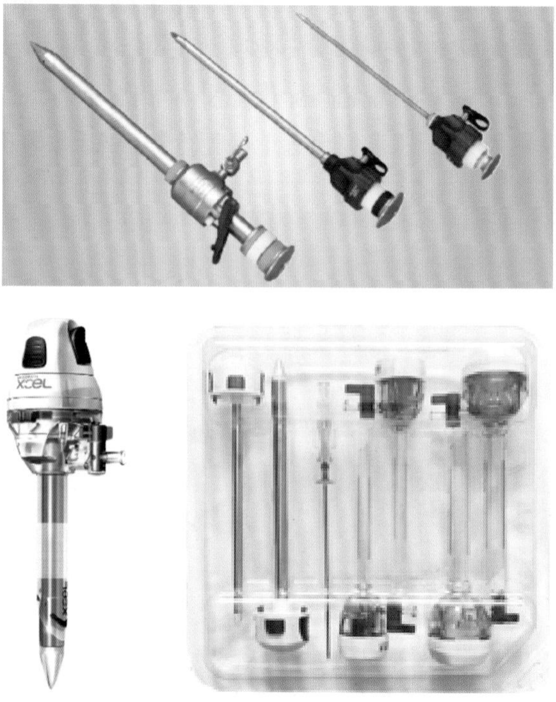

图 3-21-33　腹腔镜穿刺器

用；现在腹腔镜手术感控更加严格，都以一次性的气腹针和穿刺器为主。术者按需选择不同规格、不同型号、不同数量的穿刺器。

（二）手控器械

腹腔镜手术的手控器械，大多以拆装式为主，由手柄、外套管和钳芯组成（图 3-21-34）。可 360° 旋转，轻便灵活，组装也很便捷，容易拆卸清洗，反复使用可降低成本。根据手术实际需求和手术习惯选择相应类型的器械。此类器械大多是直径 5 mm，长度达 36 cm，在特殊体位的手术中可以使用加长版的手术器械，长度可达 45 cm。通道建立好后，术者首先进入手术区域需要使用分离钳对组织进行分离，充分暴露术野。分离钳可以选择双侧可动的尖头分离钳，或者开窗式的分离钳。大块组织可以选择头端加长的分离肠钳等。泌尿外科大多数分离钳和抓钳都属于无损伤钳子，如果出现需要相对固定的组织，也可以使用手柄带有锁扣的抓钳。在术中同时需要吸引器的吸引作用，保障术野的清晰。尤其在使用冷剪刀进行操作时，组织出血明显，冷剪刀的头端根据手术所需，可以选择尖头剪刀或者钝头剪刀。普通的分离钳在分离血管时不具有优势，头端呈直角型的分离钳，可绕过血管背侧，从而充分游离，获取空间才好使用血管结扎夹进行血管夹闭。

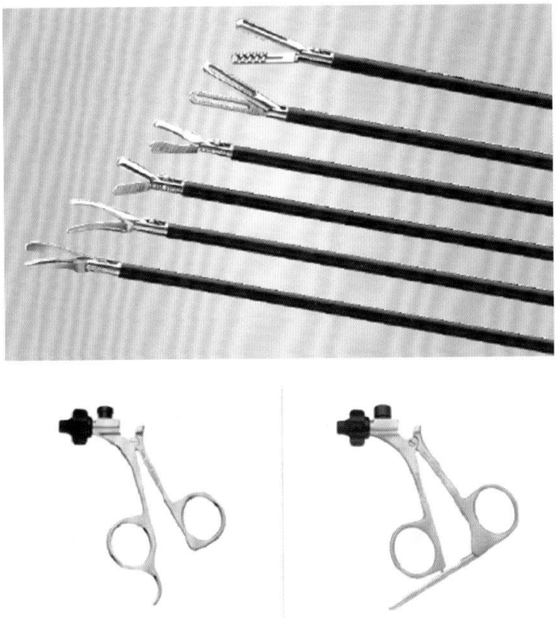

图 3-21-34　腹腔镜常用手控器械

血管结扎夹临床上使用有不同规格，其血管结扎钳也不同，台上护士依照术者所需，递给相应的 hem-o-lok 夹（图 3-21-35）。组织血管结扎夹除了常规的 hem-o-lok，还有可吸收性的 hem-o-lok，可吸收性的夹子在组织恢复中可以很好地融合，减少异物存在感。结扎钛钉在泌尿外科的手术中也常常需要，近年出现的连发钛钉给术者带来便捷，无须反复进入术野，缩短手术时间，也在一定程度上避免钛钉从钳头脱落的现象。

腹腔镜肾肿瘤部分切除术中，阻断动脉供血的器械与普通器械不同。阻断钳分为施夹钳和取夹钳，夹子的型号也有所区别，根据血管分离的充分性，可以选择直头型或者弯头型的动脉阻断夹（图 3-21-36）。阻断钳因工艺需求，相较于普通器械更粗，直径达 12.5 mm，长度与普通器械一样为 36 cm。动脉夹的长度有 45 mm 和 25 mm，常用 25 mm，直型与弯型的动脉夹夹力一样为 2.45 N。

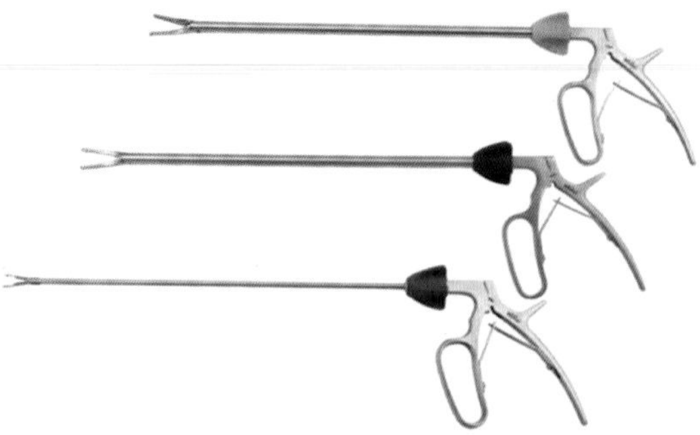

图 3-21-35　腹腔镜 hem-o-lok 夹

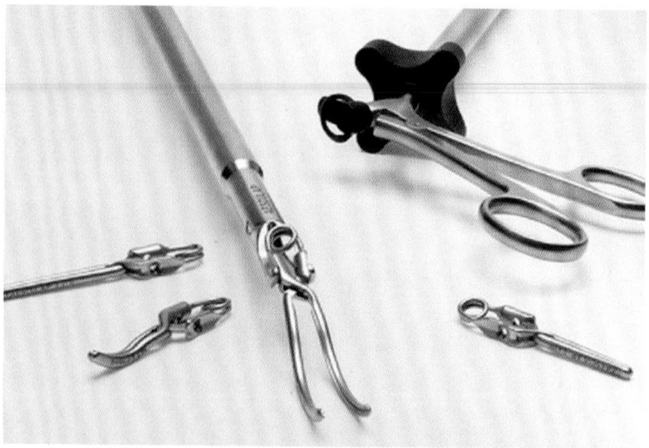

图 3-21-36　腹腔镜血管阻断钳和阻断夹

手术进行中可能需要取相应组织拿来病理活检或者术中冰冻，常规的手术抓钳不容易取出小标本，可能出现破损或者遗漏，因此配套一把活检钳显得尤为重要。活检钳头端是大勺状，一侧开口，可以很好地包裹组织，顺利从腔内取出（图 3-21-37）。

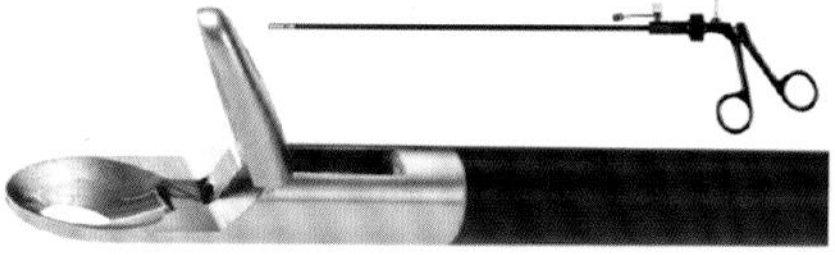

图 3-21-37　腹腔镜活检钳

贯穿手术过程，各种器械的相互配合使用，使得手术一步步顺利开展。针对泌尿外科腹腔镜手术尤其肾肿瘤部分切除手术，术者对持针器的要求较高。在血管阻断的情况下进行缝合，不仅需要与时间赛跑，更要有精准的缝合技巧。持针器需要准确可调的锁齿保证很好的稳固缝针，可夹持 0/0–7/0 缝合材料。手柄的设计应当让术者感觉握持舒适，包括直柄型、枪式型、O 式型和 V 式型等。持针器的钳头分为左弯型和右弯型等，依照术者的常用习惯，选择适合自己的持针器（图 3-21-38）。

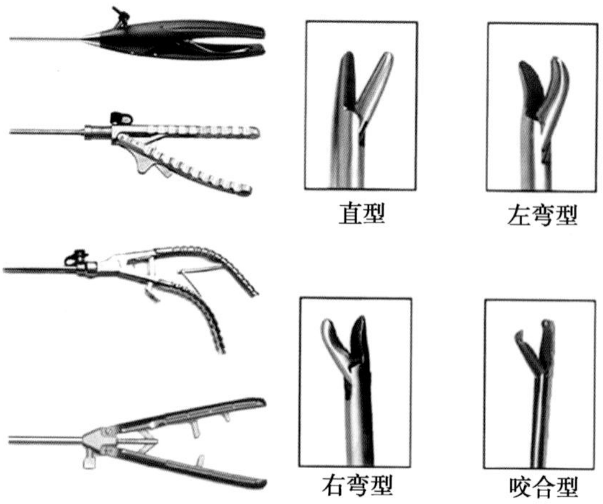

图 3-21-38　腹腔镜持针器

二、腹腔镜手术常规耗材

以上腹腔镜手术常规器械已经提到了相关耗材，如穿刺器、结扎夹、结扎钉，在此不再介绍。如果腔镜手术采取的是单孔入法，那么它所需要的单孔 port 与多通道的穿刺器不同。单孔穿刺器一般由切口保护套、密封帽组件和穿刺器组件构成，切口保护套的直径大小不同，有 110 mm、70 mm 和 50 mm，泌尿外科以 70 mm 常见，根据切口大小来决定（图 3-21-39）。密封帽因材质不同而分为凝胶型和薄膜型，穿刺器组件有 5 mm、10 mm 以及 12 mm 的，需要综合手术需求来做相应选择。单孔手术较多孔手术有着诸多优势，在手术条件允许下，病患为了更好的外观要求，大多会选择单孔术式。对于术者而言，在操作上相对多孔会有所局限，这与操作通道的大小密切相关。

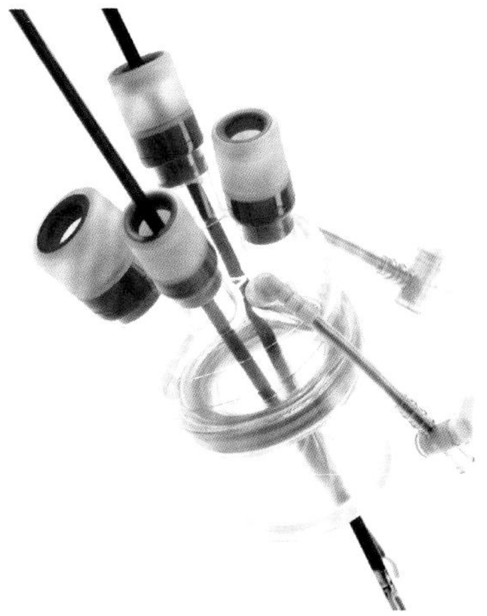

图 3-21-39　单孔穿刺器

腹腔镜肾肿瘤相关手术都需要分离肾蒂血管，在实际操作中经常出现多支动静脉的情况，为了进一步分离和区别供应的血管支，临床可以使用血管吊带进行悬吊和区分（图 3-21-40）。常用的血管吊带为硅橡胶制品，可制成不同的颜色，临床常用红黄蓝三种。其规格一般以 25 cm 长 0.2 cm 宽来包装消毒。血管吊带经过低温等离子消毒后搭上手术台，按照手术需求，截取相应的长度。光滑的表面易绕过血管背侧，达到悬吊区分的效果。在一些具有癌栓的手术中，取癌栓时也可使用血管吊带进行悬拉阻断。

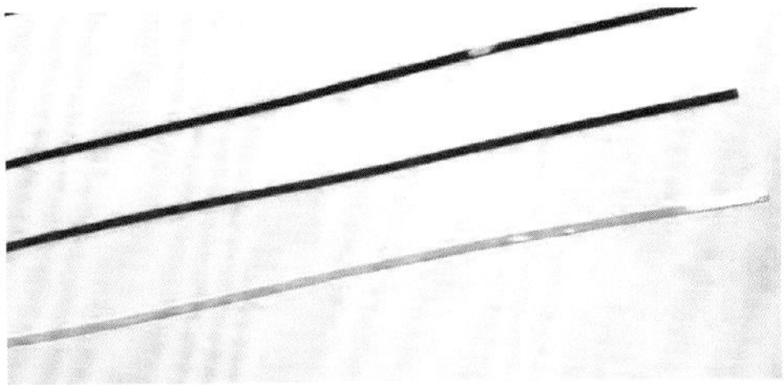

图 3-21-40　血管吊带

腹腔镜肾肿瘤肾部分切除术的创面缝合以往使用滑线缝合，在 hem-o-lok 的夹闭固定下起到缝合包扎作用，张力难以控制。外科缝线倒刺线的出现给创面缝合带来便捷，倒刺线缝合期间可以方便地控制闭合张力并起到紧密的闭合效果，每一次穿过组织之后，不需要靠外力再保持组织闭合（图 3-21-41）。不需要助手的帮助，且缝合没有线结，即可呈现完美的创面组织。倒刺线临床上常见有单针倒刺和双针倒刺两大类，术者根据创面的大小深浅以及操作习惯选择不同的倒刺线。为了更好地区分组织创面，倒刺线常以明亮的颜色来着色，使术者在腔镜下更好地持针拉线缝合。

腹腔镜肾肿瘤手术切除的组织在腔内需要完整地取出，尤其瘤体的取出需要防止肿瘤的种植转移，甚至囊性标本的取出更加要求严格。使用腹腔镜下标本取物袋可以很好地解决此类问题。该取物袋通过穿刺器达到术野中央，推进器的深入可使取物袋最大限度地张开，利用腔镜抓钳将组织带入取物袋，拔除推进器自动收缩取物袋的袋口，收紧袋口再从表皮的切口取出（图 3-21-42）。根据标本的大小可以选择不同规格的标本取物袋，目前临床最大的取物袋直径是 130 mm，还有直径 100 mm 的和直径 80 mm 的。

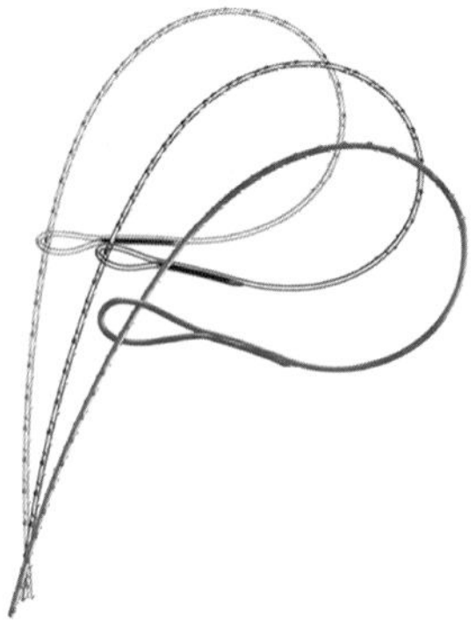

图 3-21-41　倒刺线

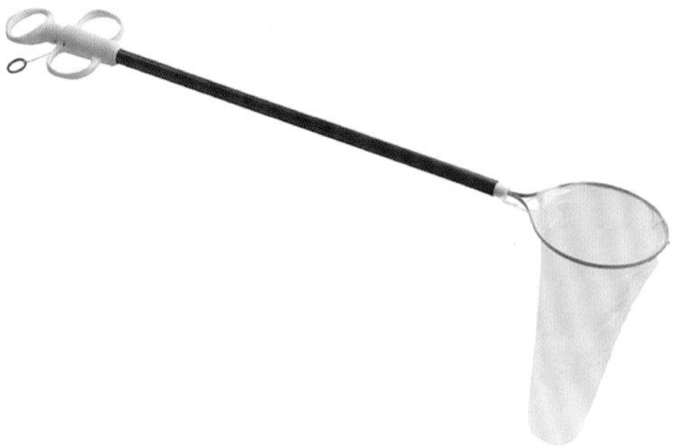

图 3-21-42　标本取物袋

第四节　机器人手术系统和器械

一、机器人手术系统

（一）达芬奇机器人系统

达芬奇机器人系统又称为达芬奇外科手术系统，是一种高级机器人平台。其设计的理念是通过使用微创的方法，实施复杂的外科手术。目前已广泛应用于成人和儿童的泌尿外科、普通外科、胸外科、妇产科、头颈外科以及心脏手术。达芬奇机器人系统由外科医生控制台、床旁机械臂系统、成像系统三部分组成（图 3-21-43）：

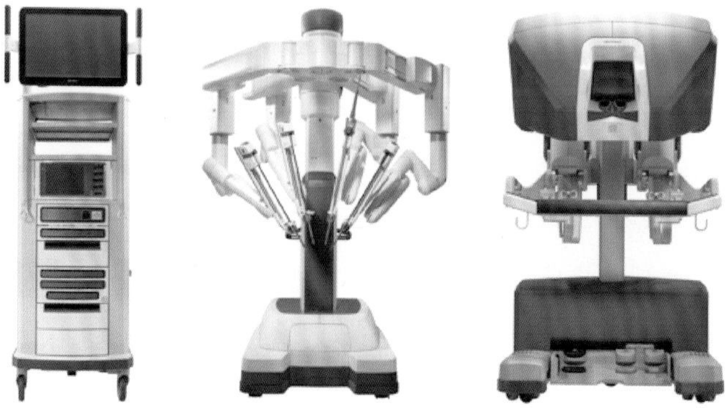

图 3-21-43　达芬奇机器人系统

1. 外科医生控制台　主刀医生坐在控制台中，位于手术室无菌区之外，使用双手和脚，分别通过操作两个主控制器和脚踏板，来控制内镜和手术器械，手术器械尖端与外科医生的双手同步运动。

2. 床旁机械臂系统　是外科手术机器人的操作部件，其主要功能是为器械臂和摄像臂提供支撑。助手医生在无菌区内的床旁机械臂系统边工作，负责更换器械和内镜，协助主刀医生完成手术。

3. 成像系统　其内装有外科手术机器人的核心处理器以及图像处理设备，在手术过程中位于无菌区外，可由巡回护士操作，并可放置各类辅助手术设备。外科手术机器人的内镜为高分辨率三维镜头，对手术视野具有 10 倍以上的放大倍数，使主刀医生较普通腹腔镜手术更能把握操作距离，更能辨认解剖结构，提升了手术精确度。

（二）术锐单孔机器人手术系统

术锐单孔机器人手术系统由主控台车、手术台车和显示系统组成，术者操控主控台车上的主操作器，对手术台车上装载的可形变手术工具和 3D 高清电子内镜进行遥操作控制，可完成多科室的单孔微创手术治疗（图 3-21-44）。作为我国首台获批上市的单孔机器人手术系统，有效填补了国内该领域的空白、实现了零的突破。截至 2023 年 8 月，北京术锐机器人股份有限公司已获得授权专利 225 项。其中，中国发明专利 66 项，实用新型专利 81 项，外观专利 14 项；美国专利 15 项；英国专利 10 项；法国专利 10 项；德国专利 10 项；日本专利 7 项；韩国专利 7 项；加拿大专利 5 项。

依托自主研发的“可形变对偶连续体结构”关键技术，团队设计出高刚性的蛇形手术机械臂。机械臂包括近端构节、远端构节和连接管道，超弹性镍钛合金杆作为结构骨从头至尾贯穿，每根结构骨均可承受推拉力。当推拉驱动近端构节的结构骨时，远端构节产生相应的弯曲运动。该手术机械臂克服了以往单孔机器人的缺陷，拥有动作灵活、精准的特点，能够在狭小的空间内完成各种复杂的手术操作。具体优势如下：

1. 精准性高　高刚性连续体蛇形手术执行臂具有设计紧凑性、运动灵活性和负载可

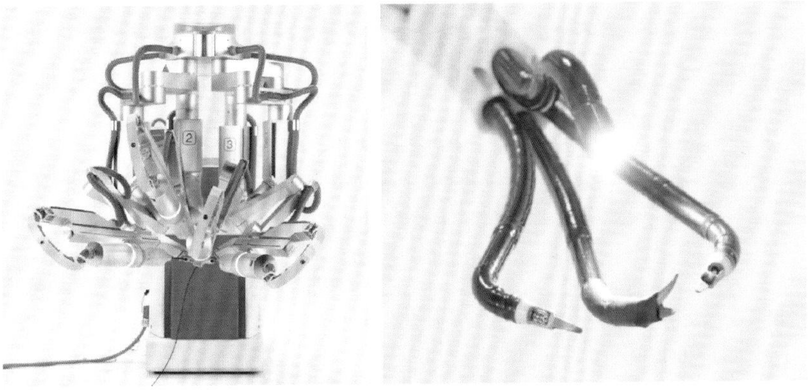

图 3-21-44　术锐单孔机器人系统

靠性等优势，执行臂克服了现有蛇形结构中强度和力度不够的缺陷，引入超弹性镍钛合金结构骨冗余配置，能够在整体连续形变的情况下，保证结构高强度和高刚度，完成各种精准着力的操作。手术操作过程中，主操作器的手柄位姿，对应术区视野中手术工具末端执行器的位姿。术者无需顾及手术工具臂体的弯转方式，"末端执行器位姿跟随主操作器手柄位姿"这一运动方式主要由遥操作控制算法中的瞬时运动学模块保证实现。同时，术者可设置主从运动的行程映射比例，实现主从操作的运动缩减，从而提高手术操作的精细程度。

2. 安全性强　术锐手术机器人采用对偶连续体结构，其机械臂末端的手术工具拥有 7 个主动自由度，仅依靠手术工具的可弯转臂体在病患体内即可实现足够的运动能力，体外定位臂在手术操作过程中保持不动。此种运动机制完全避免了体外定位臂的术中碰撞风险，而因其静止，被医护人员碰撞的风险也显著降低，在安全性上具有显著优势。

其次，手术工具臂体中超冗余布置的结构骨为超弹性镍钛合金材料，表面硬度高、耐磨损，且单一结构骨断裂不会对手术工具整体运动能力产生显著影响，大大提升了手术工具的可靠性。

此外，本系统在机械结构、硬件配置、功能设置、软件构架等方面逐层设置了安全防护手段，如设置冗余编码器实时校验运动关节，设置数十个触点结构实时监测部件安装状态，定位臂连接鞘管后禁止手术台车的推动功能，未获取术部视野时禁止主从操作，术野内手术姿态的仿真提示，关节到达限位时提示，主操作器运动过快时自动断开主从操作状态等。

3. 通用性优　同一系统可在单、多孔术式中通用，产品能够在实现单孔术式的基础上，推广至多孔和经自然腔道的术式，单套系统可以同时满足单、多孔需求，减轻医院支出成本。

4. 操作范围大　本设备的机械臂采用可形变连续体设计，远端集成双弯转构节，最短可以在进入体内 4 cm 后展开操作，最远可以延伸至体内 25 cm，满足了不同场景下的需求。并且在体外定位臂保持静止的安全操作机制下，可实现空间 8 个方向的灵活调整及手术视野的大范围覆盖、两个机械臂之间的最大操作。

（三）图迈机器人系统

图迈机器人系统又称为图迈内镜手术系统，是国产机器人手术系统的代表之一，是一个融合多学科高科技含量技术于一体的高端医疗设备，由医生控制台、患者手术平台和图像平台组成（图 3-21-45）。其采用遥操作技术，实现医生可远离手术台并坐姿操作的手术方式，减轻医生负担；结合机器人技术优势，实现更微创、精准、稳定、安全的手术操作；可应用于广泛的外科手术，包括泌尿外科，以及未来拓展的妇科、胸外科及普外科等手术。该型机器人手术系统具有以下优点：

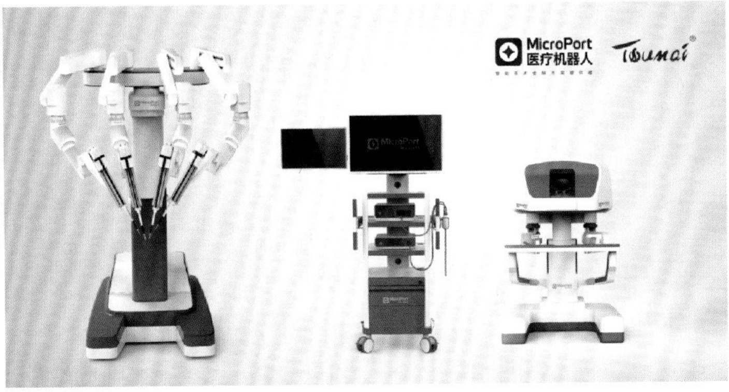

图 3-21-45　图迈机器人系统

1. 安全感知　内置腔镜手术机器人力觉感知呈现组件；实时防护感知，术者头部离开时自动锁定；多层安全防护架构，保障系统安全。

2. 精准灵活　开放术式操控体验，降低学习曲线；高灵巧可转腕器械，简化复杂手术；人手颤动滤除，精准安全操作。

3. 立体真实　沉浸式第一视角的 3D 立体视觉；双路图像采集，真实再现手术视野；1080P 全高清电子镜。

4. 适应性强　4 臂悬吊式设计，满足更多术式体位需要；可适用于机器人单孔腔镜手术，实现一机多用。

二、机器人手术器械

不同于常规腹腔镜手术器械，机器人手术器械有其独特性。首先，其为长轴设计，使用时安装在床旁患者手术车上；其次，在满足微创应用的基础上，符合人体工学设计要求，采用眼 - 手 - 器械头端同步的直觉式控制，活动范围大于人手；最后，具备滤除震颤等内建的安全特性。这些特点本质上为机器人器械提供了一定的灵活性和控制，从而使医生能够在微创手术环境中使用开放手术技术。当然必须强调的是，主刀医生必须通过一定的学习曲线后才能完全掌握机器人各类型手术器械的熟练使用。接下来将以达芬奇机器人系统的常用器械为例，介绍下机器人手术器械的特点。

（一）Cadiere 镊

Cadiere 镊（Cadiere forceps）作为简单的抓持器（抓钳），可用于各种类型的手术，主要用于分离、抓持、操纵和牵拉组织（图 3-21-46）。钳口内表面几何结构为锯齿状和单孔式。锯齿状的设计可咬住组织，使握持更加牢固，但可能会导致相对较高的组织创伤。孔式允许部分组织通过尖齿内的窗口突出，从而使得抓握比非孔式器械更牢固。

（二）ProGrasp 镊

ProGrasp 镊（ProGrasp forceps）是最常用的抓持器（抓钳），其在设计上与 Cadiere 镊

相似，钳口内表面几何结构同样为锯齿状和单孔式（图 3-21-47）。但有一点显著不同，即腕关节有第二个远端关节，该远端关节给器械钳口增加了额外的杠杆作用且具有更大的咬合力。因此，其主要用于强力抓持、操纵和牵拉组织。

（三）Cobra 抓持器

Cobra 抓持器（Cobra graspers）主要用于强力抓持、操纵和牵拉组织。其钳口内表面几何结构为锯齿状和头端带有长的互锁齿（图 3-21-48）。这种头端的互锁齿设计使其具有更大的咬合力，因此不建议将 Cobra 抓持器用于癌组织。

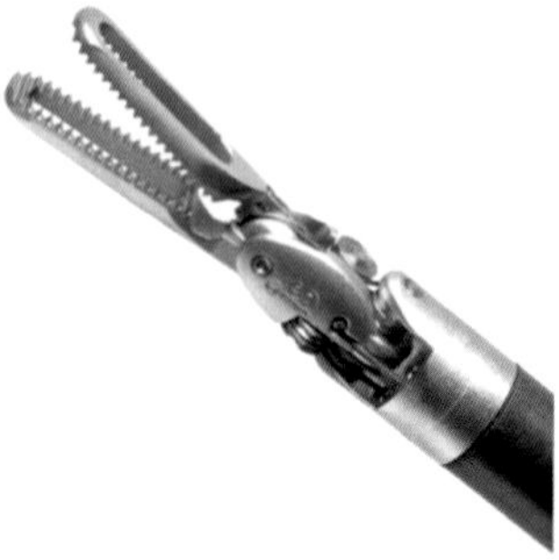

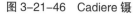

图 3-21-46　Cadiere 镊

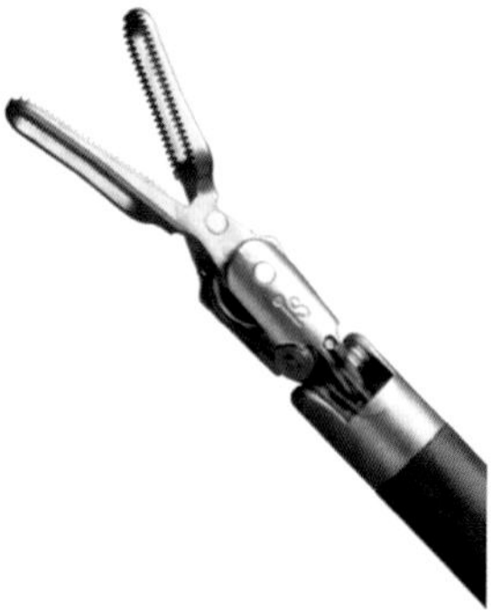

图 3-21-47　ProGrasp 镊

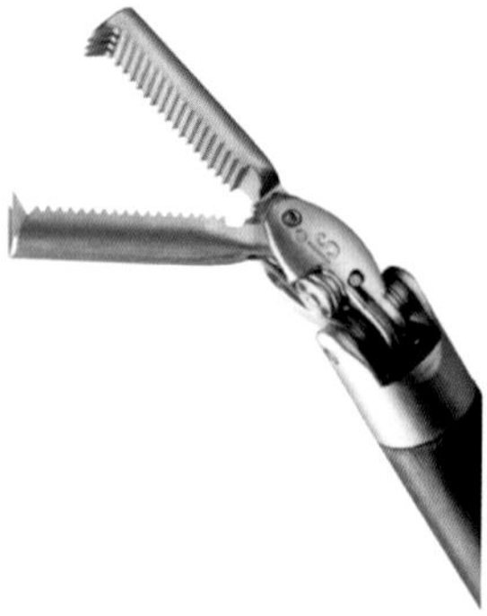

图 3-21-48　Cobra 抓持器

（四）大号和 Mega 持针钳

大号和 Mega 持针钳（large & Mega needle drivers）（针持）主要用于操纵和夹持大号缝合针，以及操纵缝合线并打结（图 3-21-49）。其钳口内表面几何结构为扁平状。抓取面和相对较大的咬合力，使这两个器械可以更加牢固地抓取缝针和缝合线。Mega 持针钳的用途是处理和操纵大号缝针。

（五）SutureCut 大号持针钳

SutureCut 大号持针钳（large suturecut needle driver）（大号带剪刀针持）的钳口拐角处设计有切削刃，可用于切割缝合线，不必再使用剪刀剪线，可减少所需器械数

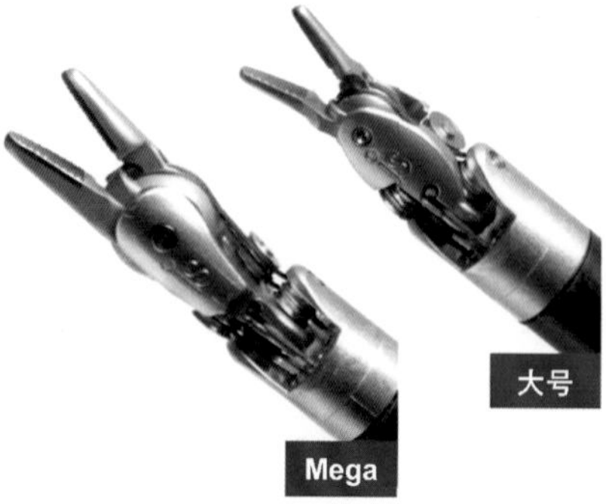

图 3-21-49　大号和 Mega 持针钳

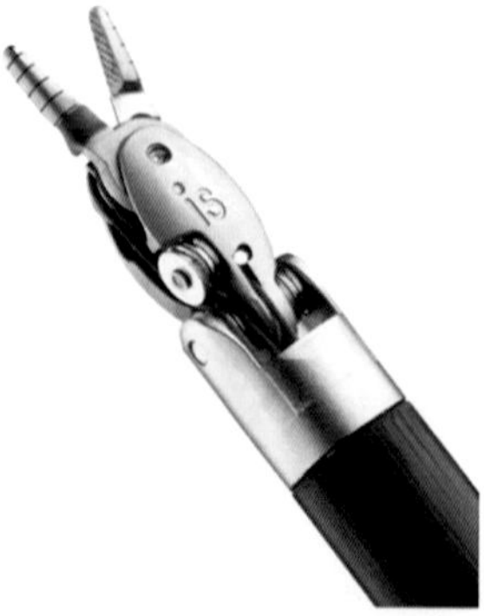

图 3-21-50　SutureCut 大号持针钳

量、减少更换器械的时间（图 3–21–50）。因此其除了用于操纵和夹持缝合针完成打结外，还可用于切断缝合线。另外，在尖齿两侧设有间隔为 1 mm 的刻度线，以协助测量，同时可以降低近端刀片误切缝合线的可能性。

（六）施夹钳

施夹钳（clip applier）主要用于血管和组织束结扎，可分为小号、中大号和大号三种（图 3–21–51）。其钳口内表面几何结构为开沟槽，用于安装止血夹。

（七）单极手术弯剪

单极手术弯剪（monopolar curved scissors）是所有手术中最被广泛使用的器械之一，主要用于切开和分离组织，可通过使用单极能量实现凝固和横断组织（图 3–21–52）。其钳口内表面几何结构为切削刃。

（八）有孔双极镊

有孔双极镊（fenestrated bipolar forceps）属于双极能量器械之一，主要用于分离、抓持、操纵、牵拉和凝固组织和血管（图 3–21–53）。其钳口内表面几何结构为锯齿状和单孔式。

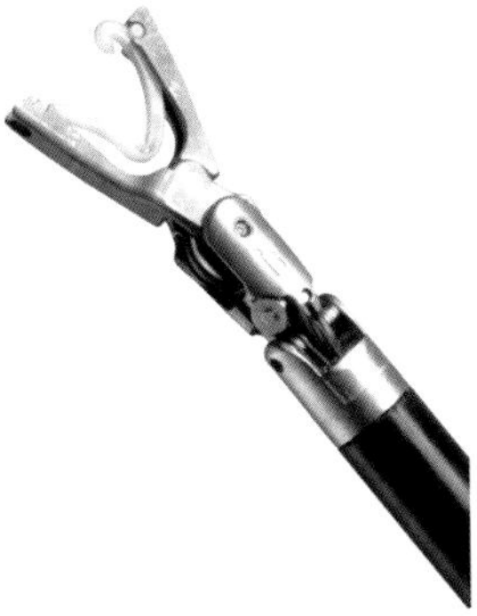

图 3–21–51　施夹钳

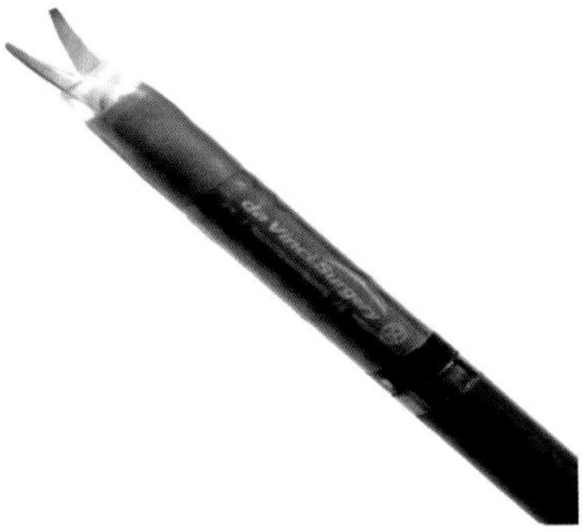

图 3–21–52　单极手术弯剪

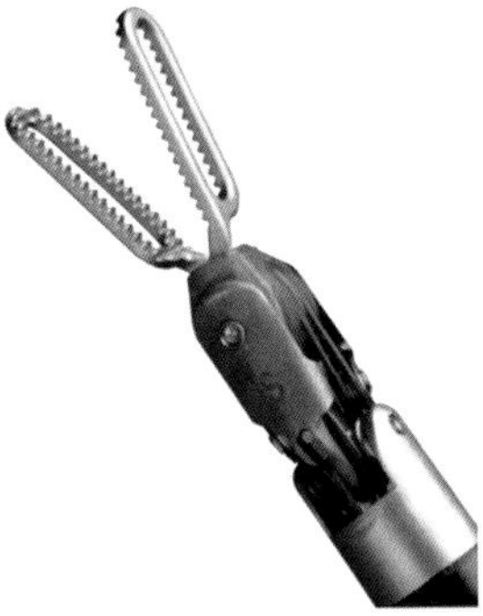

图 3–21–53　有孔双极镊

（九）Precise 双极镊

Precise 双极镊（Precise bipolar forceps）属于双极能量器械之一，同样主要用于分离、抓持、操纵、牵拉和凝固组织和血管（图 3–21–54）。与有孔双极镊相比较，其钳口内表面几何结构在锯齿状和单孔式的基础上，增加了尖头设计，使其牵拉和凝固操作更加精准。

（十）马里兰双极镊

马里兰双极镊（Maryland bipolar forceps）属于双极能量器械之一，同样主要用于分离、抓持、操纵、牵拉和凝固组织和血管（图 3–21–55）。其钳口内表面几何结构在 Precise 双极镊的锯齿状、单孔式和尖头的基础上，增加了弯曲设计，便于特定环境下的应用。

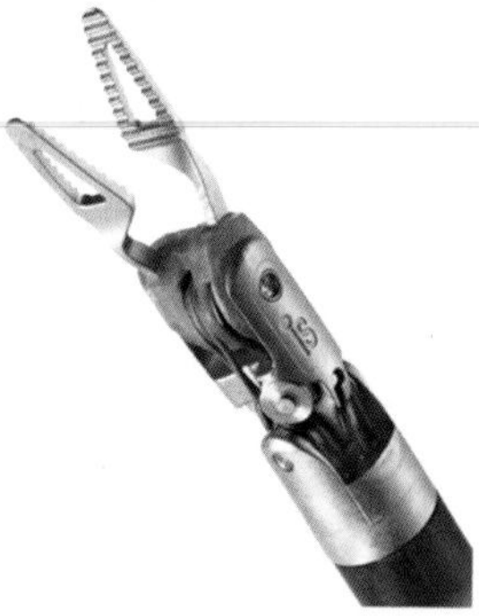

图 3-21-54　Precise 双极镊

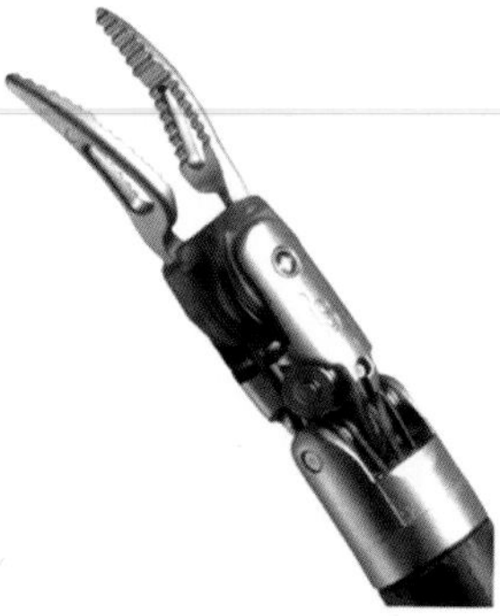

图 3-21-55　马里兰双极镊

第五节　局灶治疗平台和器械

对于肾脏的小肿瘤，在治疗上可以选择常规的肾肿瘤部分切除术，也可以选择相应的局灶治疗（focal therapy）。有些病患身体功能无法耐受长时间的麻醉手术，也有些是孤立肾的肾肿瘤，还有一些内生性的囊性肾肿瘤以及无法阻断肾动脉的肾肿瘤等，这些在手术治疗的方法上均可以考虑局灶治疗。如激光治疗、冷冻治疗、水刀治疗、微波治疗以及射频治疗等。

（一）980 nm 红激光

980 nm 红激光（red laser）是新型半导体激光，激光通过其能量吸收生色团，吸收的激光辐射转化为热能，导致局部温度上升，凭借产生的热量，组织就会凝结或气化（图 3-21-56）。980 nm 红激光可以同时被水和氧合血红蛋白高度吸收，最大功率可达 200 W，具有切割效率高，止血效果好，凝固层薄（≤1 mm）等特点。且 980 nm 红激光具备多种光纤可供选择：直射光纤和侧射光纤。高效率的红激光缩短了热缺血的时间，止血效果可靠，但也存在烟雾大、光纤损耗厉害，切缘易结焦痂。

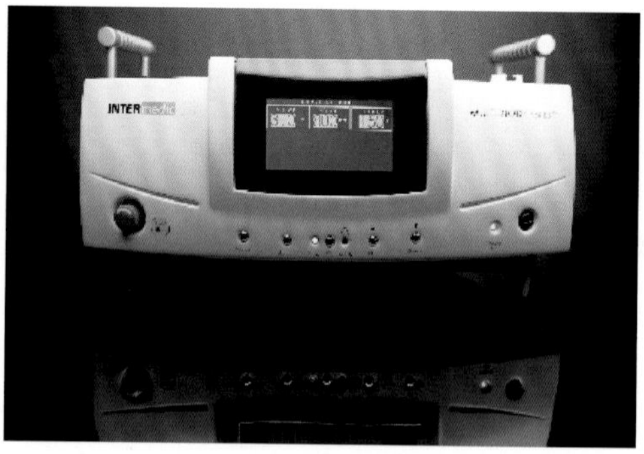

图 3-21-56　980 nm 红激光设备

（二）氩氦刀冷冻消融

近年来，随着肿瘤局部消融技术和影像学引导技术的迅猛发展，氩氦刀（argon helium knife）冷冻技术已广泛应用于临床治疗肿瘤，该技术有着损伤小、定位精准、疗效确切、术后恢复快等优点（图 3-21-57）。目前临床采用的冷冻消融设备主要以液体或气体作为媒介，具有代表性的是氩氦刀系统。其工作原理基于气体节流效应，高压氩气流经小孔迅速进入低压空间后急剧膨胀，吸收周围的热量，使周围组织迅速产生低温，冷冻探针局部温度迅速降至 -140℃，温度急剧降低可引起肿瘤细胞内外冰晶形成、细胞膜破裂、消融区内微血管闭塞，导致肿瘤细胞缺血坏死。同时高压氦气可在 20 s 内使探针温度从 -140℃上升至 20 ~ 40℃，迅速复温会进一步加重肿瘤细胞损伤。

（三）水刀

水刀（water jet scalpel）即水束分离技术，在众多工业领域得到广泛应用，用以切割材料或分离材料的不同层次。在医疗科技板块，使用水刀进行肾肿瘤肾部分切除术可以很好地保留血管并切除实质组织达到无阻断肾脏部分切除术。水刀的特点是利用成本低廉的无菌生理盐水作为介质，使用不同的手柄，调节水压 0 ~ 80 bar，利用头端直径 120 μm 精细分离肾肿瘤，操作简单，且程序可存储（图 3-21-58）。水刀对正常组织破坏小，有利于组织病理分析，且具有高度的组织选择性，不损伤血管神经，减少术中出血，手术视野清晰。

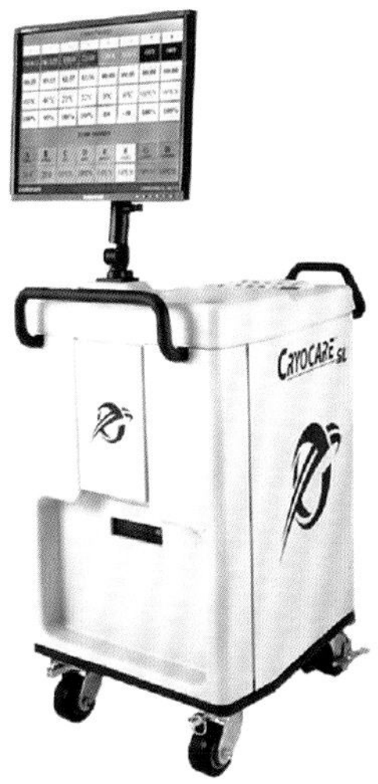

图 3-21-57　氩氦刀设备

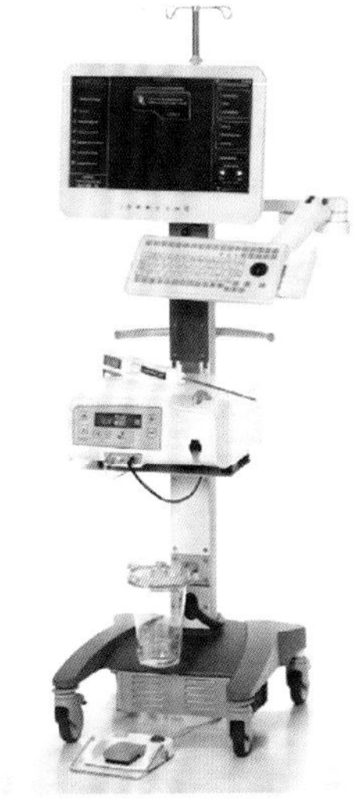

图 3-21-58　水刀设备

（四）微波消融

肿瘤微波消融（microwave ablation）技术起源于温热治疗，其历史可追溯到公元前 5 世纪。随着微波消融领域的探索和发展，进一步推动了这项治疗技术。目前的微波消融，实现了穿刺系统、辐射系统与水冷循环系统的融合，针尖由硬质材料制成，无须引导针，可直接穿刺，且含有内置水冷循环系统，可以降低杆温（图 3-21-59）。微波消融针可承受较大功率的输出，消融范围增大，凝固范围更加符合临床实际要求。简单的主机操作界面，根据需求设定功率与时间，对于术者和助手而言没有明显的学习曲线即可轻松驾驭。

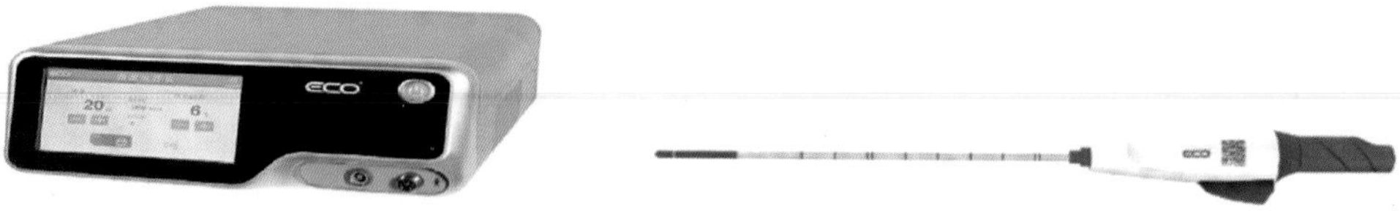

图 3-21-59　微波消融设备

（冯　翔　肖成武　吴小凤　徐　红　张　威）

▶▶▶ 参考文献

[1] 张旭. 泌尿外科腹腔镜与机器人手术学. 2 版. 北京：人民卫生出版社，2015.

[2] 梅骅，陈凌武，高新. 泌尿外科手术学. 3 版. 北京：人民卫生出版社，2020.

[3] Sun YH，Smith AD，Yang B. The Training Courses of Urological Laparoscopy. London：Springer-Verlag，2012.

[4] Ingels A，Campi R，Capitanio U，et al. Complementary roles of surgery and systemic treatment in clear cell renal cell carcinoma. Nat Rev Urol，2022，19（7）：391-418.

[5] Yuan SM. Surgical treatment of renal cell carcinoma with inferior vena cava tumor thrombus. Surg Today，2022，52（8）：1125-1133.

[6] Holmes-Martin K，Zhu M，Xiao S，et al. Advances in Assistive Electronic Device Solutions for Urology. Micromachines（Basel），2022，13（4）：551.

[7] Cranston D，Leslie T，Ter Haar G，et al. A Review of High-Intensity Focused Ultrasound in Urology. Cancers（Basel），2021，13（22）：5696.

郑重声明